Paul L. Marino

Das
ICU-Buch

Paul L. Marino

DAS

ICU

BUCH

Praktische Intensivmedizin

Deutsche Bearbeitung:

Kai Taeger

unter Mitarbeit von

Thomas Bein, Anton Frey, Helmuth Forst,
Klaus Hörauf, Christoph Metz, Martina Reng, Joachim Schickendantz,
Frank Vescia, Gunther Wiesner

154 Abbildungen

Urban & Schwarzenberg · München–Wien–Baltimore

Anschrift des Herausgebers:

Professor Dr. med. Kai Taeger
Klinik für Anästhesiologie
Klinikum der Universität Regensburg
Franz-Josef-Strauß-Allee 11
93042 Regensburg

Lektorat: Dr. med. Thomas Hopfe, München
Redaktion: Petra Münzel M. A., München
Herstellung: Adolf Schmid, München

Die Deutsche Bibliothek – CIP-Einheitsaufnahme

Marino, Paul L.:
Das ICU-Buch : praktische Intensivmedizin / Paul L. Marino
Dt. Bearb. Kai Taeger. Unter Mitarb. von Thomas Bein ... –
München ; Wien ; Baltimore : Urban und Schwarzenberg, 1994
ISBN 3-541-16761-0
NE: Taeger, Kai [Bearb.]

Druck: Appl, Wemding

Bindung: Großbuchbinderei Monheim

Die englische Ausgabe dieses Buches ist bei Lea & Febiger
unter dem Titel "The ICU Book" erschienen. © 1991 Paul L. Marino

© Urban & Schwarzenberg 1994

ISBN 3-541-16761-0

*"Man is a mystery. It must be solved,
and if you spend all your life trying to solve it,
you must not say the time was wasted.
I have chosen to occupy myself with this mystery,
for wish to be a man."*

FEODOR DOSTOEVSKI
August 16, 1839

Vorwort

In den letzten Jahren ist man von einem einheitlichen Zugang auf intensiv-pflichtige Erkrankungen abgekommen und hat die Intensivmedizin unter diversen anderen Disziplinen aufgeteilt wie einen Besitzstand. Diese Besitz-ansprüche führten zu einem uneinheitlichen Nebeneinander von Intensiv-stationen (zehn Varianten bei der letzten Zählung), die nur wenig Kontakt untereinander pflegen. Auf der anderen Seite sind die Routineabläufe auf allen Intensivstationen bemerkenswert ähnlich, da auf intensivpflichtige Erkran-kungen kein Besitzanspruch erhoben werden kann. Das ICU-Buch will diese gemeinsame Basis der Intensivversorgung und die grundlegenden Prinzipien von intensivpflichtigen Erkrankungen darstellen und nicht auf die Einzel-interessen der verschiedenen Intensivstationen eingehen. Wie der Titel impli-ziert, ist dies ein allgemeines Werk für alle Intensivstationen, unabhängig davon, welche Gebietsbezeichnung auf der Eingangstür steht.

Das vorliegende Werk unterscheidet sich von anderen auf diesem Gebiet, indem es weder einen panoramaartigen Überblick noch einen übertrieben tiefen Einblick in Einzelbereiche gibt. Ein großer Teil der Informationen stammt aus zehn Jahren praktischer Arbeit auf Intensivstationen, davon die letzten drei Jahre sowohl auf einer Inneren als auch auf einer chirurgischen Intensivstation. Die täglichen Visiten sowohl mit dem chirurgischen als auch mit dem medizinischen Team bildeten die Grundlage für die hier niederge-legte Idee einer generellen Intensivversorgung.

Wie schon die Kapitelüberschriften zeigen, ist das Werk eher problem- als krankheitsorientiert, und jedes dieser Probleme wird aus der Sicht des Inten-sivmediziners dargestellt. Statt eines Kapitels über gastrointestinale Blutun-gen gibt es ein Kapitel über die Prinzipien der Volumentherapie und zwei weitere über Volumenersatzmittel. Dies gibt die eigentlichen Aufgaben des Intensivmediziners bei einer Blutung im Gastrointestinaltrakt wieder, näm-lich die Beherrschung der Folgen des Blutverlustes. Die anderen Aspekte des Problems, wie die Lokalisierung der Blutungsstelle, sind Aufgabe anderer Spezialisten. So läuft die Arbeit auf der Intensivstation, und dies zeichnet die Intensivversorgung aus. Spezielle Themen wie Verbrennungen, Schädel-Hirn-Trauma und gynäkologische Notfälle werden in diesem Werk nicht behandelt. Es handelt sich dabei um besondere Untereinheiten mit eigener Literatur und eigenen Spezialisten. Diesen Themen einige wenige Seiten zu widmen würde nur der Vervollständigung des Überblicks dienen und kaum von instruktivem

Wert sein. Die Betonung der Grundlagen im ICU-Buch soll nicht nur bei der Patientenversorgung als Basis dienen, sondern auch einen fundierten Grundstock für den Umgang mit Problemen in der Klinik bieten. Es besteht die Neigung, über die Grundlagen hinwegzuhuschen, um die theoretische Ausbildung schnell hinter sich zu bringen. Das aber führt zu empirischem Vorgehen und zu irrationalen praktischen Angewohnheiten. Ob ein Fieber behandelt oder nicht behandelt werden sollte oder ob eine Blutdruckmanschette genaue Werte liefert – das sind Fragen, die am Anfang der Ausbildung genau analysiert werden müssen, um die Fähigkeit zu trainieren, klinische Probleme effektiv zu lösen. Der forschende Blick muß an die Stelle der überhasteten technischen Annäherung an klinische Probleme treten, damit es eine Fortentwicklung der Medizin gibt. Das ICU-Buch hilft, diesen Blick zu entwickeln. Die Entscheidung für eine Ein-Mann-Autorenschaft – vernünftig oder nicht – war von dem Wunsch getragen, eine einheitliche Sicht darzustellen. Ein großer Teil der Information wird gestützt durch Publikationen, die am Ende dieses Buches aufgelistet sind; Anekdotisches ist auf Minimum reduziert. In dieser Bestrebung sind einige Mängel unvermeidlich, einige Versäumnisse wahrscheinlich, und manches Vorurteil tritt an die Stelle eines soliden Urteils. Meine Hoffnung ist, daß diese Unzulänglichkeiten sich in Grenzen halten.

P. L. Marino

Vorwort der Übersetzer

Die Intensivmedizin hat in den letzten Jahren einen starken Wandel erfahren. Erhebliche Fortschritte in der intensivmedizinischen Therapie ermöglichen heute die erfolgreiche Behandlung auch schwerstkranker Patienten mit komplexen Organfunktionsstörungen. Neben der Möglichkeit, einzelne Organsysteme zunehmend differenziert zu überwachen und wichtige Parameter kontinuierlich zu erfassen, haben ganz neue Einblicke in die pathophysiologischen Reaktionen des Organismus nach Trauma oder Infektion zu neuartigen Therapieansätzen geführt. Ohne die Kenntnis grundlegender Mechanismen des pulmonalen Gasaustauschs, des Sauerstofftransports, des Funktionsprinzips der einzelnen Organsysteme sowie deren Verflechtung untereinander ist eine erfolgreiche Intensivtherapie nicht möglich. Dementsprechend ist die Anzahl intensivmedizinischer Lehr- und Handbücher im deutschsprachigen Raum kontinuierlich angestiegen. Eine Analyse dieser Werke zeigt allerdings, daß eine Lücke besteht zwischen Standardwerken und ausschließlich anwendungsbezogenen Behandlungsschemata. Diese Lücke kann nach Meinung der Übersetzer durch das vorliegende Buch geschlossen werden: Mit dem ICU-Buch steht ein Werk zur Verfügung, das die gebündelte Vermittlung pathophysiologischer Grundlagen mit den aktuell gültigen, klinischen Therapieprinzipien verbindet. Die Einfügung von Tabellen und Flußdiagrammen oder typischen Untersuchungsbefunden erleichtert dem Leser das klinische Verständnis.

Auch in der modernen Intensivmedizin gibt es ungelöste Probleme. Im ICU-Buch werden kontroverse Themen angesprochen und dem Leser verständlich gemacht. Aktuelle Literaturangaben bieten die Möglichkeit der Vertiefung.

Die Übersetzer wünschen dem Buch eine weite Verbreitung und hoffen, daß sich viele intensivmedizinisch interessierte Ärzte und Pflegekräfte von dem engagierten Geist dieses Werkes anstecken lassen.

Regensburg, im Januar 1994

Inhaltsverzeichnis

Teil I

Physiologische Grundlagen der Intensivmedizin

In science,
you don't have to be polite,
you only have to be right.

Max Perutz

KAPITEL 1

Herzfunktion

E ines der Kennzeichen einer schweren kardialen Erkrankung ist es, daß die Leistungsfähigkeit des Patienten eng an die Leistungsfähigkeit seines Herzens gekoppelt ist; letztlich versagen mit dem Herz auch alle anderen lebenswichtigen Organe. Alle Faktoren, die Einfluß auf die Herzfunktion nehmen, wirken sich daher zugleich auf das Schicksal des Patienten aus. Dieses Kapitel gibt eine Übersicht über diese Einflußfaktoren, ihre Wechselwirkungen unter normalen Bedingungen und bei Herzversagen unterschiedlichen Schweregrads [1, 2, 3, 4]. Die meisten Begriffe und Konzepte in diesem Kapitel sind zwar aus der Physiologievorlesung wohlbekannt, sie sollen aber im Folgenden in die klinische Praxis übertragen werden.

Muskelmechanik

Da das Herz ein Muskel ist, kann das mechanische Verhalten einer Muskelfaser zur Beschreibung der mechanischen Leistungsfähigkeit des Herzens dienen. Abbildung 1-1 (a–c) zeigt das hier verwendete Modell einer einzelnen, an einem Ende fixierten Muskelfaser.

1. Wird ein Gewicht (P) an dem freien Ende des Muskels (M) befestigt, so wird der Muskel bis zu einer neuen Ruhelänge gedehnt. Die mechanische Kraft, die den Muskel vor seiner Kontraktion dehnt, wird als **Vorlast** (**Preload**) bezeichnet.
2. Die Dehnung des Muskels durch die Vorlast wird durch dessen „Elastizität" bestimmt. Elastizität beschreibt das Bestreben eines Gegenstandes, nach

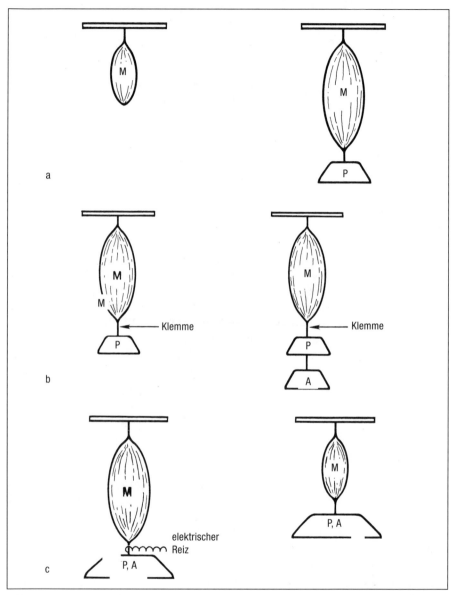

Abb. 1-1 a) Eine an einer Leiste aufgehängte Muskelfaser (M) wird durch ein Vorlastgewicht (P) gedehnt. b) Nach Dehnung des Muskels wird ein zusätzliche Gewicht (A) angeklemmt. c) Das Gesamtgewicht, das der Muskel durch Kontraktion bewegen muß, addiert sich aus P und A.

Tabelle 1-1   Determinanten der Herzarbeit.

Vorlast	die Last, die den Herzmuskel nach Erschlaffung erneut dehnt
Nachlast	die Last, die während der Muskelkontraktion bewegt werden muß
Kontraktilität	die Geschwindigkeit der Muskelverkürzung bei gleichbleibender Vor- und Nachlast
Compliance	das Ausmaß der Muskeldehnung durch die Vorlast

Deformierung in seine ursprüngliche Form zurückzukehren. Je elastischer ein Muskel ist, um so weniger wird er durch die Vorlast gedehnt. Üblicherweise werden die elastischen Eigenschaften des Muskels mit dem Begriff der **Dehnbarkeit** (**Compliance**) beschrieben, dem reziproken Wert der Elastizität.

3. Wird die Länge des vorgedehnten Muskels mit einer Klemme fixiert, so kann ein zweites Gewicht (A) ohne weitere Dehnung befestigt werden. Wird der Muskel durch einen elektrischen Reiz stimuliert und die Klemme entfernt, kontrahiert er sich und hebt beide Gewichte an. Diese Last, die durch die Muskelkontraktion in Bewegung gesetzt werden muß, wird als **Nachlast** (**Afterload**) bezeichnet. Man beachte, daß die Nachlast die Vorlast miteinschließt.

4. Die Fähigkeit des Muskels, beide Gewichte anzuheben, ist ein Maß für dessen Kontraktionskraft, die als **Kontraktilität** bezeichnet wird.

Definitionen

Das mechanische Verhalten des Muskels wird folglich durch vier verschiedene Einflußgrößen bestimmt (Definitionen s. Tab. 1-1). Diese Faktoren nehmen entweder unter Ruhebedingungen oder während aktiver Kontraktion Einfluß: Der ruhende Muskel wird durch die Vorlast und die elastischen Eigenschaften seines Gewebes (der Dehnbarkeit), der kontrahierende Muskel durch sein kontraktiles Verhalten (Kontraktilität) und die Last, die in Bewegung gesetzt werden muß (Nachlast), beeinflußt. Entsprechend verhält sich das gesunde Herz.

Druck-Volumen-Kurven

Das mechanische Verhalten des linken Ventrikels und die Kräfte, die darauf Einfluß nehmen, können in Form von Druck-Volumen-Kurven beschrieben werden (Abb. 1-2).

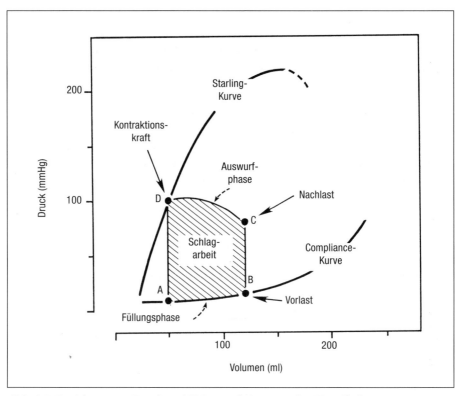

Abb. 1-2 Beziehung von Druck und Volumen beim gesunden Ventrikel.

Die in der Graphik gezeigte Schleife beschreibt die Ereignisse während eines einzelnen Herzzyklus.

Der Herzzyklus

1. Der Ventrikel beginnt sich bei Punkt A zu füllen, wenn die Mitralklappe sich öffnet und Blut aus dem linken Vorhof in den Ventrikel strömt. Das Ventrikelvolumen nimmt stetig zu (entlang der horizontalen Achse), bis der Druck in der Kammer den linken Vorhofdruck überschreitet und sich die Mitralklappe schließt (Punkt B). Das Ventrikelvolumen zu diesem Zeitpunkt ist das enddiastolische Volumen (EDV). Dieses Volumen entspricht im Muskelmodell der Vorlast, da es die (Ventrikel-)Muskulatur bis zu einer neuen (diastolischen) Ruhelänge dehnt. Anders ausgedrückt: Das enddiastolische Volumen entspricht der Vorlast.

2. Bei Punkt B beginnt sich der Ventrikel zu kontrahieren, während Aorten-
   und Mitralklappe noch geschlossen sind (isovolumetrische Kontraktion).
   Der Druck in der Kammer steigt rasch, bis er den Aortendruck überschreitet und die Aortenklappe aufdrückt (Punkt C). Der Druck zu diesem Zeitpunkt entspricht im Muskelmodell der Nachlast, da er nach Beginn der
   Kontraktion (Systole) wirksam wird und eine Kraft darstellt, die überwunden werden muß, ehe der Ventrikel sein Schlagvolumen auswerfen kann.
   Daraus folgt: Der Aortendruck entspricht der Nachlast (in Wirklichkeit beinhaltet die Nachlast mehr als nur den Druck in der Aorta, aber dazu später).

3. Öffnet sich die Aortenklappe, wird das Schlagvolumen entlang der horizontalen Achse von Punkt C nach Punkt D ausgeworfen. Sobald der Druck
   im Ventrikel unter den Aortendruck fällt, schließt sich die Klappe bei
   Punkt D. Die Kontraktilität des Ventrikels bestimmt das Auswurfvolumen
   bei gegebener Vor- und Nachlast. Das heißt, der Druck bei Punkt D wird
   durch die Kontraktilität bestimmt, vorausgesetzt Punkt B (Vorlast) und C
   (Nachlast) bleiben konstant. Anders ausgedrückt: Unter konstanten Last-
   bedingungen ist der systolische Druck ein Maß für die Kontraktilität.
   Nachdem sich die Aortenklappe bei Punkt D geschlossen hat, fällt der
   Druck in der Kammer rasch ab (isovolumetrische Relaxation), bis sich die
   Mitralklappe bei Punkt A wieder öffnet und der Zyklus von neuem beginnt.

4. Die Fläche innerhalb der Druck-Volumen-Schleife beschreibt die Arbeit
   des Ventrikels während eines Herzzyklus (Arbeit ist definiert als die Kraft,
   die erforderlich ist, um einen Gegenstand über eine festgelegte Entfernung
   zu bewegen). Jeder Vorgang, der diese Fläche vergrößert (d.h. eine Zunahme
   der Vorlast, der Nachlast oder der Kontraktilität), erhöht die „Schlagarbeit"
   des Herzens. Die Schlagarbeit ist ein wichtiges Konzept, da Arbeit den Energieaufwand und damit den Sauerstoffverbrauch des Herzens bestimmt. Dieses Konzept wird in Kapitel 14 weiterentwickelt.

Die Starling-Kurve

Die Auswurfleistung des normalen Herzens wird in erster Linie vom enddiastolischen Ventrikelvolumen beeinflußt. Otto Frank beschrieb dies erstmals
1885 an einem Froschherzpräparat. Ernest Starling übertrug diese Beobachtung 1914 auf das Säugetierherz und erfuhr für diese Entdeckung hohe
Anerkennung. Die Starling-Kurve (oder Frank-Starling-Kurve) als Beziehung zwischen enddiastolischem Volumen und systolischem Druck ist in
Abbildung 1-2 dargestellt. Man beachte den steilen Anstieg zu Beginn der
Kurve.

Der steile Verlauf der Starling-Kurve in ihrem aufsteigenden Schenkel zeigt die Bedeutung der Vorlast (Volumen) zur Erhöhung der Auswurfleistung des gesunden Herzens an.

Bis heute fehlt eine Erklärung für diese grundlegende Erkenntnis der Physiologie des Herz-Kreislauf-System. Die Hypothese der „gleitenden Filamente" bei der Muskelkontraktion wurde als ein möglicher Mechanismus in Erwägung gezogen, doch gibt es derzeit wenig Fakten, die diesen Erklärungsversuch stützen [2].

Der absteigende Schenkel

Nimmt das enddiastolische Volumen exzessiv zu, kann der systolische Blutdruck abfallen; dies spiegelt sich in einem absteigenden Schenkel in der Starling-Kurve wider. Dieses Phänomen wurde ursprünglich einer Überdehnung der Herzmuskelfasern zugeschrieben: Diese Überdehnung habe zur Folge, daß die kontraktilen Filamente weit auseinandergezogen würden und damit der notwendige Kontakt zur Aufrechterhaltung der Kontraktionskraft vermindert würde. Der Abfall der Starling-Kurve, wie er ursprünglich beschrieben wurde, könnte aber auch durch die Zunahme der Nachlast und nicht durch eine Zunahme der enddiastolischen Faserlänge bedingt sein. Bei konstanter Nachlast muß der enddiastolische Druck nämlich 60 mmHg übersteigen, ehe das Schlagvolumen abfällt. Da solche Drücke unter klinischen Bedingungen nur selten beobachtet werden, wird die Bedeutung des absteigenden Schenkels der Starling-Kurve heute in Frage gestellt [2].

Es gibt keinen Beweis dafür, daß der absteigende Schenkel der Starling-Kurve unter klinischen Bedingungen vorkommt. Dies bedeutet, daß Hypervolämie die Auswurfleistung des Herzens nicht vermindern und Diurese sie nicht erhöhen dürfte.

Dies ist insofern wichtig, als das Herzversagen häufig mit Diuretika behandelt wird. Dieser Aspekt wird in Kapitel 14 detaillierter dargestellt.

Die Ventrikelfunktionskurve

Das klinische Gegenstück zur Starling-Kurve ist die Ventrikelfunktionskurve (Abb. 1-3). Man beachte, daß das Schlagvolumen hier an die Stelle des systolischen Druckes tritt und der enddiastolische Druck (EDP) an die Stelle des enddiastolischen Volumens (EDV). Beide Werte können am Krankenbett mit Hilfe eines Pulmonalarterienkatheters ermittelt werden (s. Kap. 9).

Die Steigung der Ventrikelfunktionskurve wird bestimmt durch die Kontraktilität des Myokards und durch die Nachlast [1, 2, 3, 6]. Wie in Abbildung 1-3 gezeigt, führen sowohl eine Abnahme der Kontraktilität als auch eine Zunahme der Nachlast zu einer Abflachung des Kurvenverlaufs. Den Einfluß der

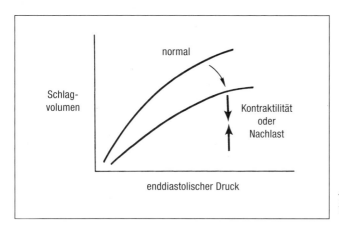

*Abb. 1-3
Funktionskurve des
Ventrikels.*

Nachlast sollte man sich immer vor Augen halten: Er führt nämlich dazu, daß **Ventrikelfunktionskurven keine verläßliche Einschätzung des kontraktilen Zustands des Myokards erlauben** wie manchmal angenommen [6].

Ventrikeldehnungskurven

Das diastolische Füllungsvermögen des Ventrikels kann anhand der Beziehung von Druck und Volumen am Ende der Diastole bestimmt werden (EDP und EDV; s. Abb. 1-4). Die Steigung der diastolischen Druck-Volumen-Kurve ist ein Maß für die Compliance des Ventrikels [7].

$$\text{ventrikuläre Compliance} = \Delta\,EDV\,/\,\Delta\,EDP$$

Wie in Abbildung 1-4 gezeigt, verschiebt eine Abnahme der Compliance die Kurve nach rechts und nach unten, so daß der EDP bei jedem gegebenen EDV vergleichsweise höher ist. Eine Zunahme der Compliance hätte den entgegengesetzten Effekt.

Die Vorlast ist die Ruhedehnung des Muskels und sollte daher eher dem diastolischen Volumen als dem diastolischen Druck entsprechen. Das EDV kann jedoch am Krankenbett nicht routinemäßig gemessen werden, so daß klinisch meist der EDP als Maß für die Vorlast dient (s. Kap. 9). Das Problem beim EDP als Maß für die Vorlast liegt darin, daß er durch Änderung der Compliance beeinflußt wird [7]. Im Beispiel von Abbildung 1-4 könnte der EDP erhöht sein, obwohl in Wirklichkeit das EDV (Vorlast) vermindert ist. Anders ausgedrückt, wird der EDP bei reduzierter ventrikulärer Compliance die Vorlast überschätzen lassen.

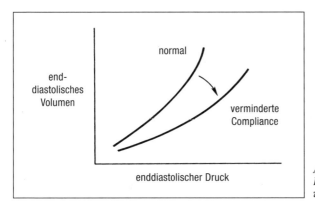

Abb. 1-4 Beziehung von Druck und Volumen während der Diastole.

Der EDP ist nur dann ein verläßlicher Index der Vorlast, wenn die Compliance des Ventrikels normal oder unverändert ist.

Die Compliance des Ventrikels kann bei Intensivpatienten unter verschiedenen Bedingungen vermindert sein (z.B. bei Beatmung mit positivem Druck), wodurch der Wert des EDP als Maß für die Vorlast eingeschränkt ist. Dieser Aspekt wird in Kapitel 14 eingehender diskutiert.

Nachlast

Früher wurde Nachlast als diejenige Kraft definiert, die die Kontraktion der Ventrikel erschwert oder ihr entgegenwirkt. Diese Kraft entspricht der Wandspannung des Ventrikels während der Systole. Abbildung 1-5 zeigt die Komponenten der transmuralen Wandspannung.

Gemäß dem Laplace-Gesetz ($T = p \times r$) ist die transmurale Wandspannung eine Funktion von systolischem Druck und Kammerradius. Der systolische Druck wird bestimmt von dem Widerstand, der dem Blutfluß in die Aorta entgegengesetzt wird, die Kammergröße ist eine Funktion des EDV (d.h. der Vorlast). Wie in dem ursprünglichen Muskelmodell gezeigt, **ist die Vorlast Teil der Nachlast** bzw. der Gesamtlast, die vom Ventrikel bewältigt werden muß.

Vaskulärer Widerstand

Der Begriff der Impedanz beschreibt ein Konzept, das auf pulsatile Flüsse angewandt wird und aus zwei Komponenten besteht: 1. einem Compliance-Faktor, der der Geschwindigkeit der Flußänderung entgegenwirkt, 2. einem resistiven Faktor, der der mittleren Flußgeschwindigkeit entgegenwirkt [6].

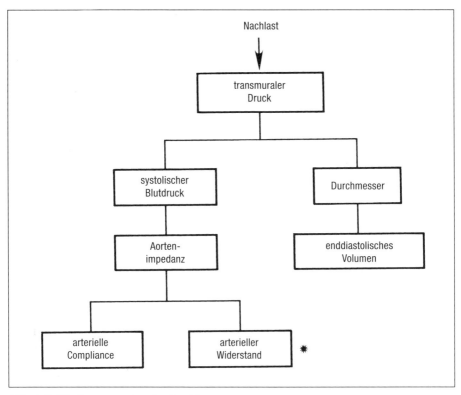

Abb. 1-5 Die Komponenten der Nachlast.

Klinisch steht kein Routineverfahren zur Messung der arteriellen Compliance zur Verfügung, daher dient der arterielle Widerstand als klinisches Maß für die Nachlast. Der arterielle Widerstand wird bestimmt als Differenz der Drücke im zufließenden System (dem mittleren arteriellen Druck) und im abfließenden System (dem venösen Druck), dividiert durch den Blutfluß (d.h. das Herzzeitvolumen). Der pulmonale Gefäßwiderstand (PVR) und der systemische Gefäßwiderstand (SVR) berechnen sich wie folgt:

$$PVR = (PAP - LAP) / HZV$$

$$SVR = (MAP - ZVD) / HZV$$

(HZV: Herzzeitvolumen, PAP: mittlerer Pulmonalarteriendruck, LAP: linker Vorhofdruck, MAP: mittlerer systemischer arterieller Druck, ZVD: zentral-venöser Druck)

Diese Gleichungen ähneln denen zur Beschreibung des Widerstandes in einem elektrischen Stromkreis (Ohmsches Gesetz). Allerdings unterscheidet sich das Verhalten eines elektrischen Widerstandes doch deutlich von der Impedanz gegenüber dem Blutfluß in einem Gefäßkreislauf, der pulsatilen Fluß und Kapazitätsgefäße (Venen) beinhaltet.

Transmurale Kräfte

In Wirklichkeit ist Nachlast eine transmurale Kraft und hat daher eine Komponente, die außerhalb des Gefäßsystems liegt, nämlich den umgebenden Pleuradruck. Ein negativer Pleuradruck addiert sich zur Nachlast, da er bei einem gegebenen intrakavitären Druck den transmuralen Druck erhöht, während ein positiver Pleuradruck den gegensätzlichen Effekt hat [8]. Dies erklärt, warum der systolische Blutdruck (Schlagvolumen) unter (spontaner) Inspiration und damit negativem Pleuradruck abfällt. Der Einfluß des intrapleuralen Drucks auf die Herzfunktion wird in Kapitel 27 ausführlich diskutiert.

Zusammenfassend läßt sich feststellen, daß der Gefäßwiderstand als Indikator für die Nachlast problematisch ist; Ergebnisse experimenteller Studien zeigen, daß der Gefäßwiderstand als Maß für die ventrikuläre Nachlast unzuverlässig ist [9]. Die Bestimmung des Gefäßwiderstandes kann hilfreich sein, wenn man ihn als Determinante des Blutdrucks betrachtet: Da der mittlere arterielle Blutdruck das Produkt aus Fluß (Herzzeitvolumen) und Gefäßwi-

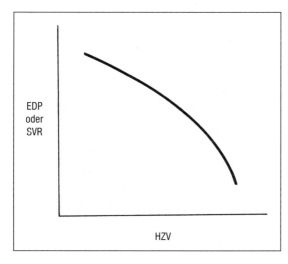

EDP
oder
SVR

HZV

Abb. 1-6 Beziehung zwischen Herzauswurfleistung und enddiastolischem Druck (EDP) bzw. systemisch-vaskulärem Widerstand (SVR).

derstand ist, kann letzterer zur Klärung der Ursache einer Hypotension beitragen. Die Bedeutung des systemischen Gefäßwiderstandes für die Diagnose und Behandlung von Schockzuständen wird in Kapitel 12 genauer behandelt.

Hämodynamik beim Herzversagen

Die Kreislaufreaktionen beim Herzversagen lassen sich beschreiben, indem man das HZV zur unabhängigen, EDP und Gefäßwiderstand (SVR) jeweils zu abhängigen Variablen macht (Abb. 1-6). Wenn das HZV abfällt, steigen sowohl EDP als auch SVR an [6, 10, 11]. Dies erklärt die klinischen Zeichen des Herzversagens:

erhöhter EDP = venöse Stauung und Ödeme

erhöhter SVR = Vasokonstriktion und Minderperfusion

Diese hämodynamischen Veränderungen sind zumindest teilweise Ergebnis der Aktivierung des Renin-Angiotensin-Aldosteron(RAA)-Systems [12]. Die Reninfreisetzung im Herzversagen ist Folge eines verminderten renalen Perfusionsdrucks. Aus Renin wird dann Angiotensin II gebildet, ein potenter Vasokonstriktor, der sowohl den arteriellen als auch den venösen Widerstand erhöht. Die durch Renin vermittelte Freisetzung von Aldosteron aus den Nebennieren bewirkt die Retention von Natrium, die zu erhöhten venösen Drücken und Ödembildung führt.

Progredientes Herzversagen

Die Hämodynamik des progredienten Herzversagens kann mit Hilfe der Kurven in Abbildung 1-7 erklärt werden. Die durchgezogenen Kurven beschreiben die Beziehung zwischen Vorlast und Herzzeitvolumen (Ventrikelfunktionskurven), die gestrichelte Kurve die Beziehung zwischen Gefäßwiderstand (Nachlast) und Herzzeitvolumen. Die Schnittpunkte definieren die Beziehung zwischen Vorlast, Nachlast und Herzzeitvolumen in jedem Stadium einer ventrikulären Funktionsstörung.

Geringgradiges Herzversagen

Bei schlechter werdender Herzfunktion verläuft die Ventrikelfunktionskurve zunehmend flacher, und die Schnittpunkte verschieben sich entlang der Widerstandskurve nach rechts. Im beginnenden Herzversagen verläuft die Vorlastkurve noch steil, und der Schnittpunkt (Punkt M) verlagert sich in den flachen Abschnitt der Nachlastkurve. Anders ausgedrückt:

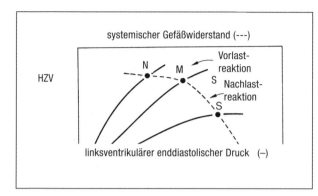

Abb. 1-7 Hämodynamische Veränderungen bei Herzinsuffizienz: N: normale kardiale Funktion, M: geringgradiges Herzversagen, S: schweres Herzversagen. Erläuterung s. Text.

Bei geringgradigem Herzversagen reagiert der Ventrikel auf Veränderungen der Vorlast, nicht aber auf Veränderungen der Nachlast [11].

Die Fähigkeit, bei geringgradigem Herzversagen auf Veränderungen der Vorlast noch zu reagieren, hat zur Folge, daß ein ausreichender Vorwärtsfluß aufrechterhalten werden kann, allerdings um den Preis erhöhter Füllungsdrücke. Dies erklärt die Dyspnoe als dominierendes Symptom des geringgradigen Herzversagens.

Schweres Herzversagen

Verschlechtert sich die Herzfunktion weiter, reagiert der Ventrikel weniger auf die Vorlast (d.h., die Steigung der Ventrikelfunktionskurve wird flacher), und das Herzzeitvolumen fällt ab. Die Ventrikelfunktionskurve liegt nun im steilen Teil der Nachlastkurve (Punkt S):

Bei schwerem Herzversagen reagiert der Ventrikel nicht mehr auf Veränderungen der Vorlast, sondern nur noch auf solche der Nachlast [11].

Beide Faktoren tragen zum verminderten Vorwärtsfluß in den Endstadien des Herzversagens bei. Die Nachlast spielt eine zentrale Rolle, da die arterielle Vasokonstriktion nicht nur das Herzzeitvolumen verringert, sondern auch den peripheren Blutfluß. Die zunehmende Bedeutung der Nachlast in fortgeschrittenen Stadien des Herzversagens ist Grundlage für die Behandlung mit Vasodilatatoren. Einzelheiten dazu in Kapitel 14.

KAPITEL 2

Sauerstofftransport

Vorrangiges Therapieziel bei jeder lebensbedrohlichen Erkrankung ist die adäquate Versorgung des Organismus mit Sauerstoff, um oxidative Stoffwechselprozesse aufrechtzuerhalten. Dieses Kapitel stellt die einzelnen Komponenten des Transportsystems für Sauerstoff dar sowie die Mechanismen zur Aufrechterhaltung der Sauerstoffversorgung beim Gesunden und beim kritisch Kranken. Die Literaturhinweise am Ende des Buches beinhalten einige Übersichtsarbeiten zur weiteren Vertiefung des Themas [1, 2, 3, 4, 5, 6].

Die Determinanten des Sauerstofftransports

Die Komponenten des Transportsystems für Sauerstoff zeigt Abbildung 2-1. Die vier wichtigsten Faktoren sind der Sauerstoffgehalt des Bluts, das Sauerstoffangebot, die Sauerstoffaufnahme und die fraktionelle Sauerstoffextraktion aus dem Kapillarblut. Im Folgenden wird jede einzelne Komponente kurz beschrieben.

Sauerstoffgehalt

Sauerstoff ist im Blut entweder an Hämoglobin gebunden oder im Plasma gelöst. Die Summe beider Fraktionen wird als Sauerstoffgehalt bezeichnet. Der Sauerstoffgehalt im arteriellen Blut (Ca_{O_2}) ist nachfolgend für eine Hämoglobinkonzentration (Hb) von 14 g/dl, eine arterielle Sauerstoffsättigung (Sa_{O_2}) von 98% und einen arteriellen pO_2 (Pa_{O_2}) von 100 mmHg berechnet.

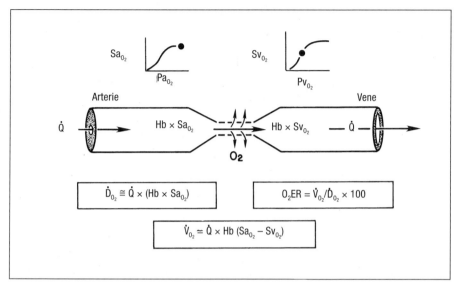

Abb. 2-1 Die Komponenten des Sauerstofftransportsystems. Erläuterung der Formeln und Abkürzungen s. Text.

$$Ca_{O_2} = (1{,}3 \times Hb \times Sa_{O_2}) + (0{,}003 \times Pa_{O_2})$$

normaler $Ca_{O_2} = (1{,}3 \times 14 \times 0{,}98) + 0{,}003 \times 100 = 18{,}1$ [ml/100 ml (oder Vol%)]

Der erste Teil der Gleichung $(1{,}3 \times Hb \times Sa_{O_2})$ beschreibt den an Hämoglobin gebundenen Sauerstoff. Er bedeutet, daß 1 g Hämoglobin 1,3 ml Sauerstoff bindet, wenn es vollständig gesättigt ist (Sa_{O_2} 100%). Der zweite Teil $(0{,}003 \times Pa_{O_2})$ definiert die Menge des im Plasma gelösten Sauerstoffs; sie beträgt 0,003 ml/mmHg.

Man beachte, daß der Pa_{O_2} nur wenig zum Sauerstoffgehalt beiträgt. Trotz seiner Popularität **ist der Pa_{O_2} kein gutes Maß der arteriellen Oxygenierung**. Die wichtigere Blutgasvariable zur Einschätzung der Oxygenierung des arteriellen Blutes ist die Sa_{O_2}. Der Pa_{O_2} sollte der Beurteilung der Effizienz des Gasaustausches in den Lungen vorbehalten bleiben.

Sauerstoffangebot

Das Sauerstoffangebot ($\dot{D}_{O_2}$) ist die mit dem arteriellen Blutstrom konvektiv transportierte Menge an Sauerstoff. Sie ist definiert als Produkt von Herzzeitvolumen ($\dot{Q}$) und arteriellem Sauerstoffgehalt (Ca_{O_2}). Das normale $\dot{D}_{O_2}$ wird unter der Annahme eines Ca_{O_2} von 18 Vol% und eines Herz„index" von 3 l/min/m² (Herzzeitvolumen bezogen auf die Körperoberfläche) bestimmt:

$$\dot{D}_{O_2} = \dot{Q} \times Ca_{O_2} = \dot{Q} \times (1,3 \times Hb \times Sa_{O_2}) \times 10$$

$$\text{normales } \dot{D}_{O_2} = 3 \times (1,3 \times 14 \times 0,98) \times 10 = 540 \text{ ml/min/m}^2$$

Durch den Faktor 10 wird die Einheit Vol% in ml/l umgerechnet. Wenn der Normalwert des Herzindex 2,5 bis 3,5 l/min/m² beträgt [1], dann liegt das normale $\dot{D}_{O_2}$ zwischen 520 und 720 ml/min/m². Tabelle 2-1 beinhaltet die Normalwerte aller Variablen des Sauerstofftransportes, die in diesem Kapitel behandelt werden.

Sauerstoffaufnahme

Die Sauerstoffaufnahme ist der letzte Schritt auf dem Transportweg und spiegelt die Versorgung der Gewebe mit Sauerstoff für deren Stoffwechsel wider. Die Ficksche Gleichung definiert die Sauerstoffaufnahme ($\dot{V}_{O_2}$) als Produkt aus Herzzeitvolumen ($\dot{Q}$) und der Differenz von arteriellem und gemischt-venösem Sauerstoffgehalt ($Ca_{O_2} - Cv_{O_2}$). Die Sauerstoffaufnahme ist nachfolgend für eine gemischt-venöse Sauerstoffsättigung von 73% berechnet:

$$\dot{V}_{O_2} = \dot{Q} \times (Ca_{O_2} - Cv_{O_2}) = \dot{Q} \times (13 \times Hb) \times (Sa_{O_2} - Sv_{O_2})$$

$$\text{normale } \dot{V}_{O_2} = 3 \times (13 \times 14) \times (0,97 - 0,73) = 130 \text{ ml/min/m}^2$$

Man beachte, daß der Ausdruck ($13 \times Hb$) getrennt geführt wird, da er beiden Sauerstoffgehaltsgleichungen gemeinsam ist. Legt man einen normalen Herzindex von 2,5 bis 3,5 l/min/m² zugrunde, liegt der Normalbereich für $\dot{V}_{O_2}$ bei 110 bis 160 ml/min/m² (s. Tab. 2-1).

Tabelle 2-1 Variablen des Sauerstofftransports.

Variable	Normaler Wert
Sauerstoffangebot	520–720 ml/min/m²
Sauerstoffaufnahme	110–160 ml/min/m²
Sauerstoffausschöpfung	22–32%
Serum-Laktat	0–4 mVal/l
gemischt-venöser P_{O_2}	33–53 mmHg
gemischt-venöse Sättigung	68–77%

Man beachte, daß die Werte für Sauerstoffangebot und -aufnahme auf die Körperoberfläche bezogen sind.

Sauerstoffaufnahme und Stoffwechselrate

Die meisten Gewebe sind nicht zur Speicherung von Sauerstoff befähigt (außer dem Muskelgewebe, das Sauerstoff durch Bindung an Myoglobin speichert); die Sauerstoffaufnahme aus den Kapillaren entspricht daher dem Sauerstoffverbrauch durch Stoffwechselprozesse. Diese Annahme ist sinnvoll, solange die Sauerstoffextraktion aus den Kapillaren nicht gestört ist. Ist die Sauerstoffaufnahme beeinträchtigt, wird $\dot{V}_{O_2}$ die Stoffwechselrate unterschätzen lassen. Diese Konstellation findet sich bei kritisch kranken Patienten häufig und ist bei Sepsis, Verbrennungen und Polytrauma beschrieben. Daher muß die Zuverlässigkeit von $\dot{V}_{O_2}$ als Maß für die Stoffwechselrate individuell überprüft werden. Näheres dazu in Kapitel 12.

Sauerstoffextraktionsrate

Die Sauerstoffextraktionsrate (O_2ER) ist die fraktionelle Sauerstoffaufnahme aus dem Kapillarblut und wird aus dem Verhältnis Sauerstoffaufnahme zu Sauerstoffangebot berechnet.

$$O_2ER = \dot{V}_{O_2}/\dot{D}_{O_2} \times 100$$

$$\text{normale } O_2ER = 130/540 \times 100 = 24\%$$

Normalerweise übersteigt das Sauerstoffangebot die Sauerstoffaufnahme bei weitem; dies bedeutet, daß unter normalen Bedingungen nur ein kleiner Teil des verfügbaren Sauerstoffs aus dem Kapillarblut extrahiert wird (22–32%). Dies ermöglicht es den Geweben, einer Verringerung des Blutflusses durch Erhöhung der Extraktionsrate entgegenzuwirken, wie im Folgenden dargestellt.

Die Regulation der Sauerstoffaufnahme

Die Sauerstoffaufnahme auf der Ebene der Mikrozirkulation wird gewährleistet durch eine Anpassung der Extraktion bei geändertem Sauerstoffangebot. Die Fähigkeit, die Sauerstoffextraktion anzupassen, kann im Rahmen schwerer Erkrankungen beeinträchtigt sein, und dies mag als das Kennzeichen für den lebensbedrohlichen Charakter einer Erkrankung gelten.

Die normale Regulation

Der normale Kompensationsmechanismus als Reaktion auf eine Abnahme des Blutflusses ist eine Zunahme der Sauerstoffextraktion, die zur Normalisierung von $\dot{V}_{O_2}$ ausreicht [3, 4]. Dieser Anpassungsmechanismus ist im folgenden Beispiel dargestellt:

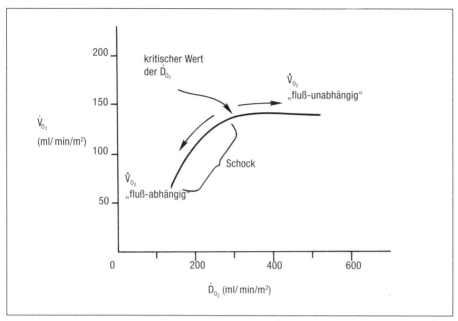

Abb. 2-2 Die Beziehung zwischen Sauerstoffangebot ($\dot{D}_{O_2}$) und Sauerstoffaufnahme ($\dot{V}_{O_2}$) beim Gesunden. Erläuterungen s. Text.

$$\dot{V}_{O_2} = \dot{Q} \times Hb \times 13 \times (Sa_{O_2} - Sv_{O_2})$$

$$\dot{Q} = 3 \text{ l/min/m}^2: \quad \dot{V}_{O_2} = 3 \times 14 \times 13 \times (0{,}97 - 0{,}73) = 110 \text{ ml/min/m}^2$$

$$\dot{Q} = 1 \text{ l/min/m}^2: \quad \dot{V}_{O_2} = 1 \times 14 \times 13 \times (0{,}97 - 0{,}37) = 109 \text{ ml/min/m}^2$$

Der Abfall des Herzindex wird durch eine Zunahme der Differenz von $(Sa_{O_2} - Sv_{O_2})$ ausgeglichen, folglich bleibt $\dot{V}_{O_2}$ konstant. Man beachte den Abfall der Sv_{O_2} von 73 auf 37% infolge der erhöhten Extraktion. Die Beziehung zwischen Sv_{O_2} und O_2ER ist Grundlage des Monitorings der Sv_{O_2} (s.u.).
Die Fähigkeit zur Anpassung der Sauerstoffextraktion bei einem Abfall des Blutflusses ist ein Merkmal jedes Gefäßbetts mit Ausnahme des Koronarkreislaufs und des Zwerchfells. Diese Gewebe extrahieren bereits unter Normalbedingungen maximal Sauerstoff, so daß die Gewebeoxygenierung auch auf geringe Veränderungen des Blutflusses empfindlich reagiert. Die Abhängigkeit der Koronarzirkulation vom Blutfluß ist gut dokumentiert und unterstreicht die Notwendigkeit, das Herzzeitvolumen bei Patienten mit koronarer Herzerkrankung aufrechtzuerhalten.

Die $\dot{D}_{O_2}$-$\dot{V}_{O_2}$-Beziehung

Die Beziehung zwischen Sauerstoffangebot und Sauerstoffverbrauch beim Gesunden ist in Abbildung 2-2 dargestellt. Der flache Teil der Kurve entspricht dem Bereich, in dem die Sauerstoffextraktion abhängig vom Blutfluß wechselt. $\dot{V}_{O_2}$ ist in diesem Bereich unabhängig vom Blutfluß. Der Punkt, an dem $\dot{V}_{O_2}$ abzunehmen beginnt, entspricht dem **Punkt der maximalen Sauerstoffextraktion**, an dem O_2ER nicht weiter gesteigert werden kann. Dieser Punkt wird als **kritischer Wert des Sauerstoffangebots** bezeichnet [7] und stellt den Grenzwert des $\dot{D}_{O_2}$ für eine adäquate Gewebeoxygenierung dar. Wenn $\dot{D}_{O_2}$ unter diesen Schwellenwert fällt, sinkt die Sauerstoffversorgung unter die Norm. Der kritische Wert des $\dot{D}_{O_2}$ wurde unter verschiedenen klinischen Bedingungen gemessen. Ein Wert von 300 ml/min/m² ist nach Koronar-Bypass-Operationen und bei Patienten mit akutem Lungenversagen beschrieben worden [7, 8]. Dagegen konnte in anderen Studien kein einheitlicher Schwellenwert für $\dot{D}_{O_2}$ bei kritisch kranken Patienten ermittelt werden [9, 10]. Das Fehlen eines allgemeingültigen Schwellenwerts bei kritisch Kranken unterstreicht die Notwendigkeit, $\dot{D}_{O_2}$ und $\dot{V}_{O_2}$ individuell zu überwachen.

Flußabhängige $\dot{V}_{O_2}$

Der linke Teil der Kurve in Abbildung 2-2 charakterisiert eine positive lineare Beziehung zwischen Sauerstoffangebot und Sauerstoffaufnahme. Wenn diese Situation eintritt, wird $\dot{V}_{O_2}$ als „flußabhängig" bezeichnet.

Die Sauerstoffaufnahme wird dann flußabhängig, wenn sich die Sauerstoffextraktion als Reaktion auf unterschiedlichen Blutfluß nicht mehr ändert. Diese Flußabhängigkeit ist bei schweren Erkrankungen häufig zu beobachten [5, 6, 9, 10].

Die lineare Beziehung zwischen $\dot{D}_{O_2}$ und $\dot{V}_{O_2}$ weist auf eine gestörte Sauerstoffextraktion auf der Ebene der Mikrozirkulation hin. Bei kritisch kranken Patienten kann die Sauerstoffextraktion fixiert sein und $\dot{V}_{O_2}$ über einen weiten Bereich von $\dot{D}_{O_2}$ flußabhängig werden. Für Patienten im septischen Schock ist dies in Abbildung 15-2 dargestellt. In dieser Situation ist es unbedingt notwendig, das Herzzeitvolumen auf einem adäquaten Niveau zu halten, um die Sauerstoffversorgung der Gewebe zu gewährleisten. Die Beziehung von Sauerstoffangebot und Sauerstoffaufnahme wird in den Kapiteln von Teil IV herausgearbeitet.

Gemischt-venöse Sauerstoffsättigung

Die Beziehung zwischen Herzzeitvolumen und Sauerstoffextraktion, die im vorangehenden Abschnitt dargestellt wurde, besagt auch, daß sich der Sauerstoffgehalt des venösen Blutes in direkter Abhängigkeit vom Herzzeitvolumen ändern muß. Dies ist die theoretische Grundlage für die Anwendung der „gemischt-venösen" (pulmonal-arteriellen) Sauerstoffsättigung zur Überwachung von Veränderungen des Herzzeitvolumens [12, 13].

Determinanten der venösen Sauerstoffsättigung

Die Determinanten der venösen Sauerstoffsättigung lassen sich am besten durch Umstellung der Fickschen Gleichung erkennen.

$$\dot{V}_{O_2} = \dot{Q} \times Hb \times 13 \times (Sa_{O_2} - S\bar{v}_{O_2})$$

$$S\bar{v}_{O_2} = Sa_{O_2} - (\dot{V}_{O_2}/\dot{Q} \times Hb \times 13)$$

Die wichtigste Größe in der $S\bar{v}_{O_2}$-Gleichung ist der Quotient aus Sauerstoffaufnahme und Herzzeitvolumen ($\dot{V}_{O_2}/\dot{Q}$). Setzt man anstelle des Herzzeitvolumens das Sauerstoffangebot, erhält man als Quotienten die Sauerstoffextraktionsrate ($O_2ER = \dot{V}_{O_2}/\dot{D}_{O_2}$). Daraus leitet sich die umgekehrte Proportionalität zwischen $S\bar{v}_{O_2}$ und O_2-Extraktion ab. In Tabelle 2-2 sind die Ursachen für eine niedrige gemischt-venöse Sauerstoffsättigung anhand der Komponenten der $S\bar{v}_{O_2}$-Gleichung aufgelistet.

Oxymetrie

Die Sauerstoffsättigung im arteriellen Blut wird aus den arteriellen Blutgaswerten (P_{O_2}, P_{CO_2} und pH) bestimmt, während die venöse Sauerstoffsättigung direkt gemessen werden muß. Dies erklärt sich aus der Form der Oxy-Hämoglobin-Dissoziationskurve (s. Abb. 2-1). Die Sauerstoffsättigung des arteriellen Bluts liegt im flachen Teil der Kurve und kann ohne großen Feh-

Tabelle 2-2 Mögliche Gründe für eine erniedrigte gemischt-venöse Sättigung.

$$S\bar{v}_{O_2} = Sa_{O_2} - (\dot{V}_{O_2}/\dot{Q} \times Hb \times 13)$$

1)   2)   3)   4)

1) Hypoxämie
2) erhöhte Stoffwechselrate
3) niedriges Herzzeitvolumen
4) Anämie

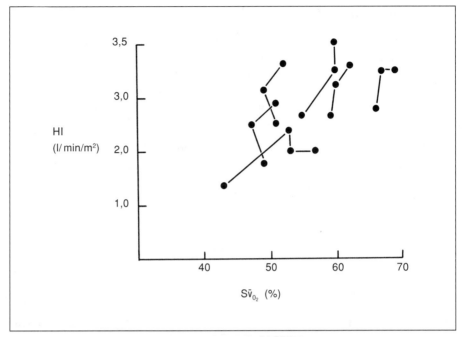

Abb. 2-3 Die Beziehung zwischen der gemischt-venösen Sauerstoffsättigung (Blutprobe aus Pulmonalarterienkatheter) und Herzzeitindex bei Erwachsenen mit akutem Lungenversagen (ARDS). Erläuterungen s. Text.

ler aus den Werten der Blutgasanalyse abgeschätzt werden. Dagegen liegt die venöse Sauerstoffsättigung im steilen Teil der Kurve ($S\bar{v}_{O_2}$ beträgt normalerweise 68–77%) und kann daher bei geringen Meßfehlern der Blutgasanalyse beachtlich schwanken. Deshalb muß die gemischt-venöse Sättigung direkt gemessen werden.

Das Verfahren zur Messung der Sauerstoffsättigung des Hämoglobins wird als Spektrophotometrie bezeichnet und beruht auf der Tatsache, daß verschiedene Hämoglobinkonfigurationen Licht unterschiedlicher Wellenlänge reflektieren. Auf das gemischt-venöse Blut wird die Methode in zwei Varianten angewandt:

1. Eine **In-vitro-Methode**, die die Transmission von Licht durch eine Blutprobe in einer Spezialküvette mißt. Dieses Verfahren wird als Transmissionsspektrophotometrie bezeichnet und ist die traditionelle Methode zur Messung der $S\bar{v}_{O_2}$.

2. Eine **In-vivo-Methode**, bei der Licht über einen Pulmonalarterienkatheter direkt in das strömende Blut der Pulmonalarterie geschickt wird [13]. Das Licht wird vom Hämoglobin im Blutstrom reflektiert und über einen fiberoptischen Lichtleiter zum proximalen Ende des Katheters zurückgeleitet. Der Katheter ist mit einem Photodetektor verbunden, der die Intensität des reflektierten Lichtsstrahls mißt. Diese Methode wird als Reflexionsspektrophotometrie bezeichnet und erlaubt eine kontinuierliche Messung der $S\bar{v}_{O_2}$.

Die Vorteile der In-vitro-Methode sind ihre Zuverlässigkeit und die Möglichkeit, alle Formen des Hämoglobins zu erfassen (Methämoglobin und Carboxyhämoglobin). Der Wert der In-vivo-Methode liegt in der Möglichkeit, die $S\bar{v}_{O_2}$ kontinuierlich am Krankenbett zu überwachen.

Fallstricke

Häufig wird angenommen, daß alle Patienten auf einen verminderten Blutfluß mit einer Erhöhung der Sauerstoffextraktion reagieren können. Dies führt zu der irrigen Vorstellung, daß $S\bar{v}_{O_2}$ geeignet sei, den Blutfluß oder das Herzzeitvolumen zu überwachen. Man erinnere sich aber daran, daß kritisch Kranke oft nicht mehr über diesen Kompensationmechanismus bei erniedrigtem Blutfluß verfügen. Bei diesen Patienten verändert sich die gemischtvenöse Sauerstoffsättigung nur wenig als Reaktion auf Schwankungen des Herzzeitvolumens [10]. Die Zuverlässigkeit der gemischt-venösen Sauerstoffsättigung zur Überwachung von Veränderungen des Herzzeitvolumens bei kritisch kranken Patienten zeigt Abbildung 2-3. Die Patienten dieser Studie litten an respiratorischem Versagen infolge ARDS, und jede Linie entspricht den Messungen an einem einzelnen Patienten. Es ist keine brauchbare Korrelation zwischen gemischt-venöser Sauerstoffsättigung und Herzindex bei dieser Patientengruppe erkennbar. Dieses Phänomen wird typischerweise bei Patienten im Schock beobachtet, kann aber auch bei jedem anderen kritisch Kranken gesehen werden. Aus diesem Grund ist es wichtig, die Beziehung zwischen Herzzeitvolumen und gemischt-venöser Sauerstoffsättigung bei jedem Patienten zu bestimmen, ehe man $S\bar{v}_{O_2}$ oder $P\bar{v}_{O_2}$ zur Überwachung der Änderungen von $\dot{V}_{O_2}$ oder $\dot{D}_{O_2}$ heranzieht.

Laktazidose

Die einzelnen Größen des Sauerstofftransports beschreiben die Sauerstoffversorgung der Gewebe, sagen jedoch nichts darüber aus, ob diese Versorgung auch ausreichend ist. Das bedeutet, daß **eine normale $\dot{V}_{O_2}$ nicht not-**

wendigerweise eine adäquate $\dot{V}_{O_2}$ ist, wenn die Stoffwechselrate massiv gesteigert ist. Wenn der Sauerstoffbedarf die Sauerstoffversorgung übersteigt, wechseln die Gewebe zum anaeroben Stoffwechsel und produzieren Laktatanione und H^+. Daher kann die Serumlaktatkonzentration bei gleichzeitiger metabolischer Azidose zur Abschätzung des Gleichgewichts zwischen $\dot{V}_{O_2}$ und dem Sauerstoffbedarf der Gewebe herangezogen werden.

Laktatkinetik

Laktat ist das Endprodukt der anaeroben Glykolyse, es entsteht jedoch auch unter aeroben Bedingungen. Als normale Laktatproduktion werden 1 mval/kg/h [14] oder 1800 mval/d für einen durchschnittlichen 70 kg schweren Erwachsenen angegeben. Laktat ist gut membrangängig und tritt in das Kapillarblut über. Das Laktatanion wird von der Leber aufgenommen und zur Glukoneogenese verwandt (Cori-Zyklus). Auch die Nieren können Laktat eliminieren, die renale Laktat-Clearance spielt jedoch bis zu einem Serumspiegel von 6 bis 7 mval/l keine große Rolle [14].

Hinweise

Der Serumlaktatspiegel kann entweder in der V. cava superior, der Pulmonalarterie oder in peripheren Arterien gemessen werden [16]. Automatisierte Laktatanalysegeräte, die mit wenigen Mikrolitern Vollblut arbeiten und deren Ergebnis innerhalb von Sekunden vorliegt, sind inzwischen verfügbar [14]. Der normale Serumlaktatspiegel wird meist mit 2 mval/l oder weniger angegeben [14], bei Intensivpatienten unter Belastung gelten jedoch Spiegel bis 4 mval/l als normal [14, 15]. Die Geschwindigkeit der Laktatelimination aus dem Blut kann dazu beitragen, zwischen einer normalen und einer pathologischen Laktatproduktion zu unterscheiden. Die Eliminationshalbwertszeit liegt normalerweise bei 1 Stunde und überschreitet unter pathologischen Bedingungen 2 Stunden [16].

Zuverlässigkeit

Problematisch sind Sensitivität und Spezifität des Serumlaktatspiegels als Marker einer Gewebsischämie.

Sensitivität. Die genaue Sensitivität des Serumlaktatspiegels ist unbekannt. Man ist sich jedoch einig, daß die Messung von Laktat kein sensitiver Marker für eine Gewebsischämie ist. Dies leuchtet ein, da ischämische Gewebe nur einen kleinen Anteil am gesamten venösen Abstrom haben und dies zu einer Verdünnung des Laktats aus ischämischem Gewebe führt. Tatsächlich wird der Abstrom von venösem Blut aus dem ischämischen Gewebe um so geringer und die Verdünnung des Laktats aus diesem Gewebe um so größer sein, je ausgeprägter die Drosselung seines Zustroms ist (und damit das Ausmaß der Ischämie). Somit ist der Wert des Serumlaktats als Marker einer regionalen Hypoperfusion begrenzt.

Spezifität. Die Spezifität wird durch die Leberinsuffizienz als Ursache erhöhter Laktatspiegel eingeschränkt. Ein Leberversagen per se scheint keinen Anstieg des Serumlaktatspiegels zu verursachen [18]. Wenn dagegen eine gestörte Laktat-Clearance mit einer gesteigerten Produktion einhergeht (wie in Schockzuständen), kann die Leber zur Erhöhung des Serumlaktatspiegels beitragen. Die hepatische Laktat-Clearance kann so lange aufrechterhalten werden, bis der hepatische Blutfluß auf 70% des Normalwertes sinkt oder der Lebervenen-pO_2 auf Werte unter 24 mmHg fällt [19]. Dies bedeutet aber, daß die Leber möglicherweise nur eine geringe Rolle bei der Laktatakkumulation in Low-flow-Zuständen spielt, es sei denn, der venöse pO_2 fällt auf niedrige Werte. Derzeit besteht Einigkeit darüber, daß eine Laktatakkumulation im Blut eher einen Anstieg der Laktatproduktion als eine verminderte Clearance widerspiegelt.

Manche klinische Funktionsstörungen gehen mit erhöhten Serumlaktatspiegeln einher, ohne daß ausgedehnte Organischämie vorliegt. Dazu zählen Thiaminmangel, bakterielle Pneumonien, generalisierte Krämpfe, respiratorische Alkalose und das Polytrauma [14, 15, 16]. Diese Störungen müssen bei jedem Patienten mit erhöhten Serumlaktatspiegeln in Erwägung gezogen werden.

Zusammenfassung

Mit Hilfe des Serumlaktatspiegels kann abgeschätzt werden, ob $\dot{V}_{O_2}$ den metabolischen Erfordernissen entspricht. Eine Erhöhung des Serumlaktatspiegels über 4 mval/l, die mehrere Stunden lang anhält, kann als Beweis für eine Gewebsischämie gelten. Ein normaler Serumspiegel schließt jedoch eine Gewebsischämie nicht aus. Besteht der Verdacht auf eine unzureichende Gewebeoxygenierung bei gleichzeitig normalem Serumlaktatspiegel, können serielle Untersuchungen das Problem möglicherweise aufdecken. Mehr über den Nutzen des Serumlaktats bei Schocksyndromen in Kapitel 12.

KAPITEL 3

Beurteilung des Gasaustausches am Krankenbett

D ie erste Vorlesung, die ich an der medizinischen Fakultät hielt, wurde durch die Bank mit verständnislosen Blicken aufgenommen, was wohl kein gutes Vorzeichen für eine geplante akademische Karriere war. Erst später erfuhr ich, daß diese Reaktion Folge mangelnden Verständnisses und nicht eines langweiligen Vortrags war. Die Grundlagen in diesem Kapitel sind dieselben wie damals, aber der Schwerpunkt liegt mehr im Bereich der klinischen Anwendung. Wenn Ihr Blick trotzdem zunehmend verständnislos wird, können vielleicht einige der Übersichtsarbeiten am Ende des Buches Klarheit verschaffen [1, 2, 3, 4, 5].

Ventilations-Perfusions-Verhältnis

Die alveolo-kapillären Einheiten, die in Abbildung 3-1 dargestellt sind, eignen sich zur Beschreibung verschiedener Muster des Gasaustausches. Diese Muster leiten sich aus dem Verhältnis von alveolärer Ventilation ($\dot{V}$) zu kapillärer Perfusion ($\dot{Q}$) ab, gewöhnlich als $\dot{V}/\dot{Q}$-Verhältnis bezeichnet. Abbildung 3-1a zeigt das ideale Verhältnis zwischen Ventilation und Perfusion, $\dot{V}/\dot{Q}$ = 1. Dieses Verhältnis ($\dot{V}/\dot{Q}$ = 1) dient als Referenzwert zur Beschreibung abnormer Muster des Gasaustausches in den folgenden Abschnitten.

Totraumventilation

Der Teil der Ventilation, der nicht am Gasaustausch teilnimmt, wird als Totraumventilation bezeichnet. Das $\dot{V}/\dot{Q}$-Verhältnis ist in diesem Fall größer 1 (Abb. 3-1b). Es gibt zwei Arten der Totraumventilation:

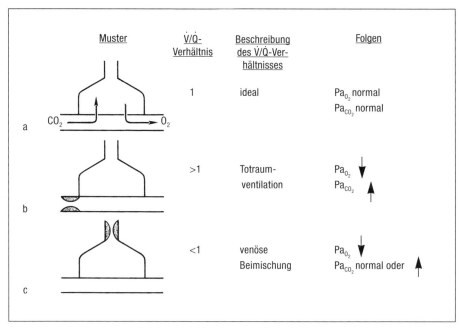

Abb. 3-1 Verschiedene Formen des $\dot{V}/\dot{Q}$-(Miß-)Verhältnisses.

1. **Anatomischer Totraum** ist das Volumen der Luft in den großen zuführenden Atemwegen, die nicht mit Kapillaren in Kontakt kommt. Der Pharynx macht etwa 50% des anatomischen Totraums aus.
2. **Physiologischer Totraum** ist das Volumen der Alveolarluft, die mit dem Kapillarblut nicht vollständig äquilibriert wird. Im Vergleich zur Kapillarperfusion handelt es sich um überschüssige Ventilation.

Der gesamte Totraum (anatomischer und physiologischer) macht beim Gesunden 20 bis 30% des Atemminutenvolumens aus ($V_D/V_T = 0{,}2$–$0{,}3$) [1, 6]. Eine Zunahme des Totraums verursacht sowohl Hypoxämie als auch Hyperkapnie. Eine CO_2-Retention tritt gewöhnlich bei einem Anstieg von V_D/V_T über 0,5 auf [6].

Ätiologische Faktoren. Totraumventilation wird durch eine Überdehnung von Alveolen oder durch Zustände mit niedrigem Blutfluß verursacht. Ersteres kann bei obstruktiven Lungenerkrankungen und PEEP-Beatmung beobachtet werden, letzteres bei Rechts- oder Linksherzversagen, akuter Lungenembolie und Emphysem.

Shunt-Fraktion

Der Teil des Herzzeitvolumens, der nicht vollständig mit der Alveolarluft äquilibriert, wird als „Shunt-Fraktion" (Q_s/Q_t) bezeichnet. Das $\dot{V}/\dot{Q}$-Verhältnis ist in diesem Fall kleiner 1 (Abb. 3-1c). Es gibt zwei Formen des Shunts:

1. Der **echte Shunt** bezeichnet das Fehlen jeglichen Gasaustausches zwischen Blut und Alveolarluft ($\dot{V}/\dot{Q} = 0$). Dies entspricht einem anatomischen Shunt.
2. Die **venöse Beimischung** umfaßt das nicht vollständig mit der Alveolarluft äquilibrierte Kapillarblut. Wenn die venöse Beimischung zunimmt, verhält sie sich mehr und mehr wie echter Shunt.

Die Auswirkungen der Shunt-Fraktion auf die arteriellen Blutgase zeigt Abbildung 3-2. Q_s/Q_t beträgt normalerweise etwas weniger als 10%, was bedeutet, daß über 90% des Herzzeitvolumens am Gasaustausch teilnehmen [1, 2]. Nimmt die Shunt-Fraktion zu, fällt der Pa_{O_2} kontinuierlich ab, während der arterielle Pa_{CO_2} erst ab einem Q_s/Q_t über 50% zunimmt [2]. Der Pa_{CO_2} von Patienten mit intrapulmonalem Shunt ist oft unter die Norm erniedrigt; dies ist ein Ergebnis der Hyperventilation infolge der Grunderkrankung oder der gleichzeitig bestehenden Hypoxämie.

Die Shunt-Fraktion begrenzt die Möglichkeit der Steigerung des arteriellen P_{O_2} durch Erhöhung der inspiratorischen Sauerstoffkonzentration (Abb. 3-3). Mit zunehmendem Q_s/Q_t bewirkt eine Erhöhung der inspiratorischen Sauer-

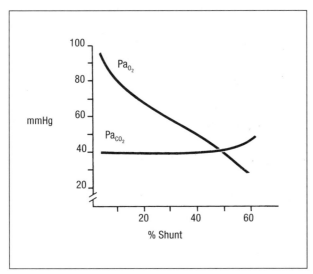

Abb. 3-2 Einfluß der Shunt-Fraktion auf den arteriellen Sauerstoffpartialdruck (Pa_{O_2}) und Kohlendioxidpartialdruck (Pa_{CO_2}) (aus [2]).

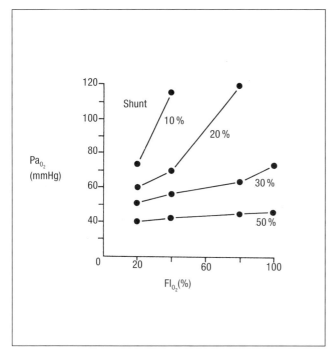

Abb. 3-3 Einfluß der Shunt-Fraktion auf die Beziehung zwischen FI_{O_2} und Pa_{O_2} (aus [2]).

stoffkonzentration (FI_{O_2}) einen immer geringeren Anstieg des Pa_{O_2}. Übersteigt Q_s/Q_t 50%, reagiert der Pa_{O_2} nicht mehr auf Änderungen der FI_{O_2} [2]. In diesem Bereich verhält sich der intrapulmonale Shunt eher wie ein echter (anatomischer) Shunt als wie eine venöse Beimischung. Werden potentiell toxische inspiratorische Sauerstoffkonzentrationen bei einer Shunt-Fraktion über 50% eingesetzt, kann die FI_{O_2} oft reduziert werden, ohne daß dies zu einem bedeutsamen Abfall des Pa_{O_2} führt. Dies kann dazu beitragen, das Risiko der Sauerstofftoxizität zu begrenzen.

Ätiologische Faktoren. Die häufigsten Ursachen einer erhöhten Shunt-Fraktion sind Pneumonie, Lungenödem (kardial und nicht-kardial) und Lungenembolie. Beim Lungenödem (speziell nichtkardialer Genese) und bei der Lungenembolie entspricht die Gasaustauschstörung eher einem wahren Shunt, und der Pa_{O_2} reagiert kaum auf Veränderungen der FI_{O_2}. Bei der Lungenembolie ist der Shunt das Ergebnis einer Umverteilung des Blutes aus der embolisch verschlossenen Region und einer „Überperfusion" der übrigen Lungenbezirke [3].

Berechnungen des Gasaustausches

Die folgenden Formeln dienen dazu, Ventilations-Perfusions-Störungen zu erkennen und ihren Schweregrad zu quantifizieren. Bei der Behandlung von Patienten mit respiratorischem Versagen können diese Formeln hilfreich sein.

Totraum (V_D/V_T)

Die Berechnung des Totraums basiert auf der Differenz zwischen ausgeatmetem P_{CO_2} und endkapillärem (arteriellem) P_{CO_2}. In der gesunden Lunge findet eine vollständige Äquilibrierung zwischen Kapillarblut und Alveolarluft statt, wobei der exspiratorische P_{CO_2} annähernd identisch mit dem arteriellen P_{CO_2} ist. Nimmt die Totraumventilation (V_D/V_T) zu, fällt der exspiratorische P_{CO_2} (Pe_{CO_2}) unter den arteriellen P_{CO_2} (Pa_{CO_2}). Auf diesem Prinzip beruht die Bohrsche Gleichung zur Berechnung von V_D/V_T [6].

$$V_D/V_T = (Pa_{CO_2} - Pe_{CO_2}) / Pa_{CO_2}$$

$$\text{normale } V_D/V_T = 0{,}3$$

Pe_{CO_2} wird bestimmt, indem man die Ausatemluft in einem großen Beutel sammelt und mit Hilfe eines Infrarot-CO_2-Analysegeräts den mittleren P_{CO_2} des Gases bestimmt. Alternativ kann die Ausatemluft durch eine Mischkammer geleitet werden, an deren Ausgang Pe_{CO_2} gemessen wird.

Shunt-Fraktion (Q_s/Q_t)

Die Shunt-Fraktion wird unter Verwendung des Sauerstoffgehalts im arteriellen Blut (Ca_{O_2}), im gemischt-venösen Blut ($C\bar{v}_{O_2}$) und im pulmonalkapillären Blut (Cc_{O_2}) bestimmt.

$$Q_s/Q_t = (Cc_{O_2} - Ca_{O_2}) / (Cc_{O_2} - C\bar{v}_{O_2})$$

$$\text{normale } Q_s/Q_t = 0{,}1$$

Da Cc_{O_2} nicht direkt gemessen werden kann, sollte reiner Sauerstoff geatmet werden, um eine vollständige Sättigung des Hämoglobins in den Lungenkapillaren zu erzielen (d.h. $Sc_{O_2} = 100\%$). Unter diesen Bedingungen wird mit Q_s/Q_t der echte Shunt bestimmt. Werden weniger als 100% Sauerstoff eingeatmet, werden sowohl der echte Shunt als auch die venöse Beimischung gemessen.

Alveolo-arterielle Sauerstoffdruckdifferenz (A-a D_{O_2})

Die Differenz zwischen P_{O_2} in der Alveolarluft und arteriellem Blut wird als alveolo-arterielle Sauerstoffdruckdifferenz bezeichnet. Diese wird aus der Alveolargasgleichung abgeleitet:

$$PA_{O_2} = PI_{O_2} - (Pa_{CO_2}/RQ)$$

Diese Gleichung besagt, daß der alveoläre P_{O_2} (PA_{O_2}) dem inspiratorischen O_2 (PI_{O_2}) entspricht, abzüglich des alveolären (arteriellen) P_{CO_2}. PI_{O_2} ist eine Funktion der inspiratorischen Sauerstoffkonzentration (FI_{O_2}), des Barometerdrucks (P_B) und des Partialdrucks von Wasserdampf (P_{H_2O}) in gesättigtem Gas ($PI_{O_2} = FI_{O_2} \times [P_B - P_{H_2O}]$). Der P_{H_2O} wird bei Körpertemperatur mit 47 mmHg angenommen. Der respiratorische Quotient (RQ) ist das Verhältnis von CO_2-Abgabe und O_2-Aufnahme über die alveolo-kapilläre Grenzschicht ($RQ = \dot{V}_{CO_2}/\dot{V}_{O_2}$). Für einen gesunden Menschen, der auf Meereshöhe Raumluft atmet, berechnet sich die alveolo-arterielle Sauerstoffdruckdifferenz wie folgt ($FI_{O_2} = 0{,}21$, $P_B = 760$ mmHg, $PA_{O_2} = 90$ mmHg, $Pa_{CO_2} = 40$ mmHg, $RQ = 0{,}8$):

$$PA_{O_2} = FI_{O_2} \times (P_B - P_{H_2O}) - (Pa_{CO_2}/RQ)$$

$$= 0{,}21 \times 713 - 40/0{,}8$$

$$= 100 \text{ mmHg}$$

$$\text{normale A-a } D_{O_2} = 10\text{--}20 \text{ mmHg}$$

Die normale alveolo-arterielle Sauerstoffdruckdifferenz variiert mit Alter und inspiratorischer Sauerstoffkonzentration. Der Einfluß des Alters ist im Anhang dieses Buches dargestellt. Den Einfluß der FI_{O_2} zeigt Abbildung 3-4 [9]. Übliche Werte der alveolo-arteriellen Sauerstoffdruckdifferenz gesunder Erwachsener auf Meereshöhe für Raumluft und reine Sauerstoffatmung sind [10, 11]:

FI_{O_2}	normale A-a D_{O_2}
0,21	10–20 mmHg
1,0	60–70 mmHg

Die A-a D_{O_2} steigt jeweils um etwa 5 bis 7 mmHg, wenn die FI_{O_2} um 10% erhöht wird. Der Einfluß der FI_{O_2} auf die A-a D_{O_2} erklärt sich durch den Wegfall der hypoxischen pulmonalen Vasokonstriktion, durch die normalerweise Blut aus minderventilierten Arealen wegverteilt wird. Dadurch kann Blut in diese Gebiete zurückströmen und die Shunt-Fraktion erhöhen.

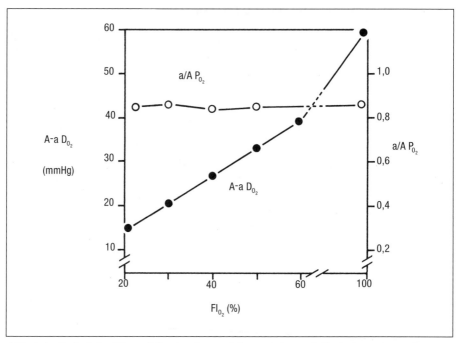

Abb. 3-4 Einfluß der FI_{O_2} auf die A-a D_{O_2} und das a/A P_{O_2}-Verhältnis beim Gesunden (mod. nach [9]).

Mechanische Beatmung. Positive Druckbeatmung erhöht den PI_{O_2}, da der P_B auf Werte über 760 mmHg steigt. Der mittlere Atemwegsdruck kann zum Barometerdruck addiert werden, um die Genauigkeit der Berechnung zu steigern [8]. In dem obigen Beispiel würde ein mittlerer Atemwegsdruck von 30 cmH_2O die A-a D_{O_2} auf 16 mmHg erhöhen, was einer Zunahme um 60% entspricht. Obwohl man diesen Korrekturfaktor kennen sollte, ist seine klinische Bedeutung fraglich.

Das Verhältnis arterieller/alveolärer P_{O_2} (a/A P_{O_2})

Das Verhältnis a/A P_{O_2} wird durch die FI_{O_2} kaum beeinflußt (Abb. 3-4) [9]. Die folgende Gleichung liefert die Erklärung:

$$a/A\ P_{O_2} = 1 - (A\text{-a } D_{O_2})/PA_{O_2}$$

Pa_{O_2} steht im Zähler und im Nenner der Gleichung. Auf diese Weise sollte der Einfluß der FI_{O_2} auf den Pa_{O_2} eliminiert werden. Anders ausgedrückt, ist der a/A P_{O_2}-Quotient ein mathematischer Kunstgriff, um den Einfluß der FI_{O_2} auf Berechnungen des Gasaustausches zu eliminieren. Nachfolgend sind die Normalwerte für das Verhältnis a/A P_{O_2} aufgeführt [9].

FI_{O_2}	normale a/A P_{O_2}-Ratio
0,21	0,74–0,77
1,0	0,80–0,82

Das Pa_{O_2}/FI_{O_2}-Verhältnis

Die Bildung des Quotienten aus arteriellem pO_2 und FI_{O_2} ist einfach durchführbar und korreliert erwiesenermaßen mit Veränderungen von Q_s/Q_t. Die folgenden Beziehungen wurden angegeben [11].

Pa_{O_2}/FI_{O_2}	Qs/Qt
< 200	> 20%
> 200	< 20%

Diagnostisches Vorgehen bei Hypoxämie

Im Fall einer Hypoxämie kann entsprechend dem Flußdiagramm in Abbildung 3-5 vorgegangen werden. Dieses diagnostische Vorgehen erfordert einen Pulmonalarterienkatheter und ist nur bei Patienten auf der Intensivstation anwendbar. In einem ersten Schritt bedient man sich der alveolo-arteriellen Sauerstoffdruckdifferenz, um die Ursache des Problems zu klären. Eine normale a-A D_{O_2} weist auf einen Prozeß ohne Lungenbeteiligung hin (z.B. eine neuromuskuläre Schwäche). Eine erhöhter Gradient weist auf eine Ventilations-Perfusions-Störung oder einen niedrigen gemischt-venösen Sauerstoffpartialdruck hin. Der Einfluß des gemischt-venösen Sauerstoffpartialdrucks auf den arteriellen P_{O_2} wird im folgenden Abschnitt erklärt.

Gemischt-venöser Sauerstoffpartialdruck

Der Sauerstoffpartialdruck des arteriellen Blutes stellt die Summe des Partialdrucks aus gemischt-venösem (pulmonalarteriellem) Blut und Sauerstoff aus der Alveolarluft dar. Bei normaler Lungenfunktion ist der alveoläre Sauerstoffpartialdruck die Hauptdeterminante des arteriellen P_{O_2} (Pa_{O_2}). Bei gestörtem Gasaustausch trägt der alveoläre Sauerstoffpartialdruck in geringerem und der venöse Sauerstoffpartialdruck in höherem Maße zum resultierenden Pa_{O_2} bei. Diese Vorgänge sind in Abbildung 3-6 dargestellt. Die horizontale Achse in dieser Abbildung entspricht dem Weg entlang der Kapillare, und die Geschwindigkeit des Anstiegs des P_{O_2} im Lungenkapillarblut repräsentiert die Rate des Sauerstoffaustausches von den Alveolen zu den Kapillaren. Nimmt

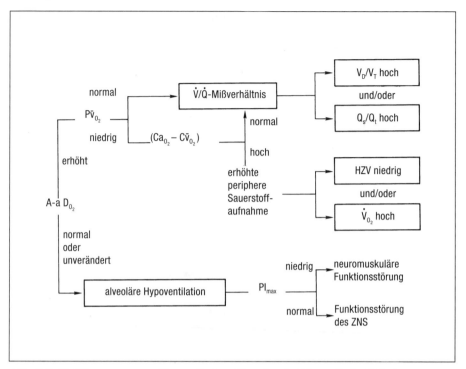

Abb. 3-5 Flußdiagramm zum diagnostischen Vorgehen bei Hypoxämie. Erläuterungen s. Text.

die Sauerstoffaustauschrate ab (in Abb. 3-6 als Shunt bezeichnet), dann fällt der arterielle P_{O_2}. Wenn der Pa_{O_2} zwar konstant ansteigt, der gemischt-venöse P_{O_2} ($P\bar{v}_{O_2}$) jedoch erniedrigt war, resultiert daraus letztlich der gleich (arterielle) P_{O_2} wie bei gestörtem Gasaustausch. Auf diese Weise wird klar, warum nicht in allen Fällen die Lunge für eine Hypoxämie verantwortlich gemacht werden kann [1, 5].

Der Einfluß des gemischt-venösen Sauerstoffpartialdrucks auf den arteriellen P_{O_2} hängt von der Höhe der Shunt-Fraktion ab. Bei normaler Shunt-Fraktion hat der gemischt-venöse P_{O_2} nur geringen Einfluß auf den arteriellen P_{O_2}. Wenn die Shunt-Fraktion dagegen zunimmt, gewinnt der venöse P_{O_2} als Determinante des arteriellen P_{O_2} zunehmend an Bedeutung. Der Extremfall wäre ein Shunt von 100%; dann wäre der $P\bar{v}_{O_2}$ die einzige Determinante des Pa_{O_2}. Daher ist der gemischt-venöse P_{O_2} nur bei Patienten mit bestehenden pulmonalen Problemen von Bedeutung.

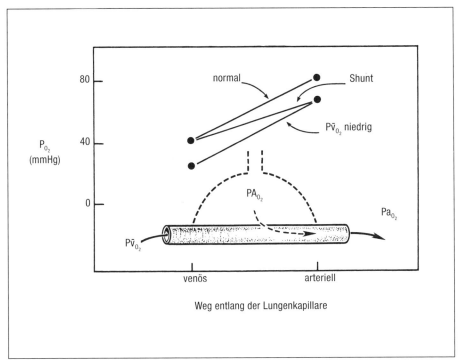

Abb. 3-6 Entstehung der Hypoxämie, $P\bar{v}_{O_2}$: gemischt-venöser (pulmonalarterieller) Sauerstoffpartialdruck. Pa_{O_2}: arterieller Sauerstoffpartialdruck. Erläuterungen s. Text.

Retention von Kohlendioxid

Der Kohlendioxidpartialdruck im arteriellen Blut wird bestimmt durch das Gleichgewicht zwischen CO_2-Produktion im Metabolismus und CO_2-Elimination durch die Lungen.

$$Pa_{CO_2} = K \times (\dot{V}_{CO_2}/\dot{V}_E)$$

(Pa_{CO_2} = arterieller P_{CO_2}, $\dot{V}_{CO_2}$ = CO_2-Produktion, $\dot{V}_E$ = exspiratorisches Minutenvolumen, K = Proportionalitätsfaktor) [12]. Die alveoläre Ventilation kann aus der Beziehung $\dot{V}_E \times (1 - V_D/V_T)$ (wobei V_D/V_T = anatomischer Totraum) abgeleitet und die Gleichung umgeschrieben werden zu:

$$Pa_{CO_2} = K \times (\dot{V}_{CO_2}/V_E \times [1 - V_D/V_T])$$

Diese Gleichung legt die wichtigsten Ursachen für eine CO_2-Retention dar:
1. erhöhte CO_2-Produktion, 2. vermindertes Atemminutenvolumen, 3. erhöhte

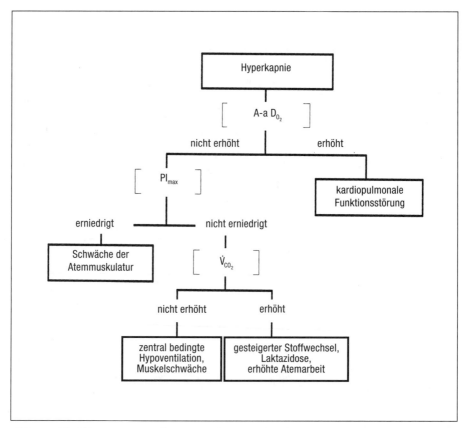

Abb. 3-7 Flußdiagramm zum diagnostischen Vorgehen bei Hyperkapnie.
Erläuterungen s. Text.

Totraumventilation [13]. Diese Ursachen können anhand des Flußdiagramms von Abbildung 3-7 identifiziert werden. Jede dieser Komponenten ist in den folgenden Abschnitten kurz dargestellt.

Vermehrte CO_2-Produktion

Die CO_2-Produktion kann bei intubierten Patienten mit Hilfe eines Gerätes zur indirekten Kalorimetrie bestimmt werden. Diese Geräte besitzen einen Infrarot-CO_2-Analysator, der CO_2 während jeder Ausatmung mißt; gemeinsam mit der Atemfrequenz kann dann die CO_2-Eliminationsrate bestimmt werden.

Respiratorischer Quotient. Die CO_2-Produktion wird bestimmt von der Stoffwechselrate und den verstoffwechselten Substraten (Kohlenhydrate, Fett, Protein). Beim durchschnittlichen Erwachsenen beträgt die normale CO_2-Produktion ($\dot{V}_{CO_2}$) 200 ml/min oder etwa 80% des Sauerstoffverbrauchs (normale $\dot{V}_{O_2}$ = 250 ml/min). Das Verhältnis von $\dot{V}_{CO_2}$ / $\dot{V}_{O_2}$ wird als respiratorischer Quotient (RQ) bezeichnet. Mit Hilfe des RQ wird die Art der Energieverwertung individuell bewertet, da die Verstoffwechslung von Kohlenhydraten, Protein und Fett für jedes Substrat einen spezifischen RQ ergibt. Kohlenhydrate haben den höchsten RQ (1,0), gefolgt von Eiweiß (0,8) und Fetten (0,7). Der Gesamt-RQ ist der durchschnittliche Wert aus der Verstoffwechslung aller drei Substrate. Der RQ liegt beim Erwachsenen normalerweise bei 0,8, wenn die Ernährung aus 70% Kohlenhydratkalorien und 30% Fettkalorien besteht. Mehr zum RQ in Kapitel 39.

Ätiologische Faktoren. Die üblichen Ursachen einer erhöhten $\dot{V}_{CO_2}$ sind Sepsis, Polytrauma, Verbrennungen, erhöhte Atemarbeit, exzessive Kohlenhydratzufuhr, Postaggressionsstoffwechsel und metabolische Azidosen. Die Sepsis ist wohl die häufigste Ursache einer erhöhten $\dot{V}_{CO_2}$. Die erhöhte Atemarbeit während der Weaning-Phase kann zur CO_2-Retention führen, wenn die CO_2-Elimination über die Lungen gestört ist. Übermäßige Zufuhr von Kalorien in Form von Kohlenhydraten kann den RQ auf 1,0 oder höher anheben und damit eine CO_2-Retention begünstigen. Dennoch ist die wichtigste Determinante des arteriellen P_{CO_2} die $\dot{V}_{CO_2}$ und nicht der RQ. So kann trotz normalen RQ die $\dot{V}_{CO_2}$ erhöht sein, dann nämlich, wenn $\dot{V}_{O_2}$ auch erhöht ist. Wie man sieht, kann die isolierte Betrachtung des RQ irreführend sein.

Syndrome mit alveolärer Hypoventilation

Hypoventilationssyndrome führen zu einer Abnahme des Atemminutenvolumens, ohne die intrinsische Lungenfunktion zu beeinflussen (vergleichbar dem Atemanhalten). Wie Abbildung 3-7 zeigt, ist die A-a D_{O_2} eine wichtige Größe zur Differenzierung alveolärer Hypoventilationssyndrome. Die A-a D_{O_2} bleibt in der Regel bei isolierter alveolärer Hypoventilation normal oder unverändert. Dagegen werden kardiopulmonale Störungen von einer Zunahme der A-a D_{O_2} begleitet. Eine Ausnahme stellt die schwere CO_2-Retention auf dem Boden einer Lungenerkrankung dar, bei der die A-a D_{O_2} annähernd normal sein kann. In diesem Fall ist der Atemwegswiderstand so massiv erhöht, daß fast keine Luft die Alveolen erreicht (ähnlich wie beim Atemanhalten). Tabelle 3-1 faßt die Klassifikation der alveolären Hypoventilationssyndrome

Tabelle 3-1 Ursachen der alveolären Hypoventilation beim Intensivpatienten.

Beeinträchtigung des Hirnstamms	1. Opioide, Lidocain usw.
Muskelschwäche	1. Schock bzw. Krankheitsbilder mit niedrigem HZV 2. Sepsis 3. Phosphat-/Magnesiummangel 4. Hypoxie/Hyperkapnie
Neuropathien	1. Schädigung des N. phrenicus nach herzchirurgischen Eingriffen 2. Neuropathie des Intensivpatienten (?) 3. Myasthenie/Guillain-Barré-Syndrom
Idiopathische Erkrankungen	1. Fettsucht-Hypoventilations-Syndrom 2. Schlafapnoe-Syndrom

zusammmen. Die Liste beschränkt sich auf Störungen, die bevorzugt bei Intensivpatienten auftreten. Wenn die A-a D_{O_2} normal oder unverändert ist, sollte die Kraft der Atemmuskulatur überprüft werden; dazu wird der maximale inspiratorische Sog bestimmt wie im folgenden Abschnitt beschrieben.

Schwäche der Atemmuskulatur. Eine Reihe von Faktoren können bei Intensivpatienten zu einer Schwäche der Atemmuskulatur prädisponieren. Häufig sind dies Sepsis, Schock, Elektrolytentgleisungen und herzchirurgische Eingriffe. Bei Sepsis und Schock kann eine unzureichende Perfusion des Diaphragmas ursächlich sein [14]. Während des Einsatzes der Herz-Lungen-Maschine kann die lokale Oberflächenkühlung des Herzens zu einer Läsion des N. phrenicus führen (s. Kap. 2).

Eine Schwäche der inspiratorischen Atemmuskulatur kann durch Messung des maximalen inspiratorischen Sogs (PI_{max}) am Krankenbett erkannt werden [15]. Die Messung erfolgt, indem man den Patienten bis auf das Residualvolumen ausatmen und dann mit maximaler Anstrengung gegen ein geschlossenes Ventil einatmen läßt. Der Normalbereich für PI_{max} ist abhängig von Alter und Geschlecht (s. Tab. 30-2) und liegt bei Erwachsenen meist zwischen 80 und 130 cmH_2O [15]. Eine CO_2-Retention tritt normalerweise auf, wenn der PI_{max} unter 30 cmH_2O fällt. Man beachte, daß PI_{max} ein Maß für die Kraft aller inspiratorisch wirksamen Muskeln ist, nicht nur des Diaphragmas. Dies bedeutet, daß eine isolierte Dysfunktion des Zwerchfells (z.B. bei Schädigung des N. phrenicus) durch PI_{max} nicht erfaßt wird, solange die akzessorischen Atemmuskeln PI_{max} auf dem angestrebten Niveau halten können.

Idiopathische Syndrome. Die idiopathischen Hypoventilationssyndrome werden entsprechend dem Körpergewicht und dem Zeitpunkt ihres Auftretens (tags oder nachts) klassifiziert. Hypoventilation am Tag bei einem pathologisch übergewichtigen Menschen wird als Fettsucht-Hypoventilations-Syndrom bezeichnet, dieselbe Störung bei einem normalgewichtigen Patienten als primäre alveoläre Hypoventilation. Das Schlafapnoesyndrom ist gekennzeichnet durch eine periodische Atmung während des Schlafs und muß nicht mit einer Hypoventilation am Tag einhergehen [13]. Schlafapnoe und Fettsucht-Hypoventilations-Syndrom bessern sich nach Gewichtsreduktion, letzteres spricht auch auf Progesteron an (s. Kap. 26). Ein Zwerchfellschrittmacher wurde bei primär alveolärer Hypoventilation mit begrenztem Erfolg eingesetzt, eine andere Therapie für diese Erkrankung ist nicht bekannt.

TEIL II

Häufige Probleme und ihre Lösungen

*It is astonishing
with how little reading a doctor can
practise medicine, but it is
not astonishing how badly he may
do it.*

SIR WILLIAM OSLER

KAPITEL 4

Zentralvenöse Zugänge

D ie moderne Intensivmedizin ist ohne Kanülierung der großen Hals-
gefäße nicht denkbar. Dieses Kapitel beschreibt die üblichen Zugangswege in der Leiste und am Hals und enthält einige spezifische
Überlegungen zur Punktionstechnik und zur Wahl des Katheterortes. Die
Informationen über die einzelnen Zugangswege sind weitgehend den Über-
sichtarbeiten am Ende des Buches entnommen [1, 2, 3, 4, 5].

Die Ellenbeuge

Über die V. basilica und V. cephalica des Arms können langen Katheter bis in
den Thorax vorgeschoben werden. Bevorzugt wird die V. basilica punktiert,
da sie auf geraderem Weg in den Thorax verläuft. Der Zugang über die Arm-
venen hat höhere Komplikationsraten als andere Wege des zentralvenösen
Zugangs [7].

Vorteile:
1. Kein Pneumothoraxrisiko
2. Geringe Blutungsgefahr

Nachteile:
1. Hohe Infektionsrate
2. Hohes Thromboserisiko
3. Schwierig zu plazieren, Erfolgsquote nur 60% [2]

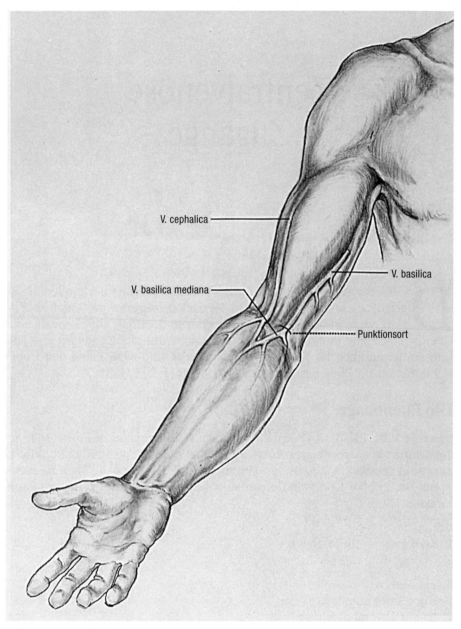

Abb. 4-1 Darstellung der Venen, die durch die Fossa antecubitalis laufen.

Anatomie

Die Anatomie der oberflächlichen Venen in der Ellenbeuge ist in Abbildung 4-1 dargestellt. Die V. basilica verläuft in der Ellenbeuge medial und nimmt dort die V. mediana basilica auf. Sie zieht dann in der medialen Furche zwischen Musculus biceps und Musculus pronator teres zum proximalen Oberarm und dort in die Tiefe, wo sie schließlich die V. axillaris bildet. Die V. cephalica verläuft lateral in der Ellenbeuge, wo sie mit der V. mediana basilica zusammentrifft. In der lateralen Bizepsfurche verläuft sie am Oberarm entlang nach proximal, tritt dort in die Tiefe und mündet in die V. axillaris.

Punktionstechnik

Bevorzugt wird die V. basilica punktiert, da der Verlauf der V. cephalica variieren kann. Der rechte Arm wird aufgrund der geringeren Distanz zur V. cava superior bevorzugt. **Eine Venae sectio sollte wegen der hohen Infektionsrate nur in absolut notwendigen Fällen durchgeführt werden [2].**
Der Patient muß nicht flach liegen, der Arm sollte jedoch gestreckt gelagert sein. Die Vene wird mit einem Stauschlauch oder einer Manschette gestaut und unter Sicht punktiert. Anschließend wird der Katheter vorgeschoben; dabei dient die Entfernung vom Punktionsort bis zum Übergang vom Manubrium zum Corpus sterni zur Abschätzung der Entfernung zur V. cava superior.
Zur Kontrolle wird ein Röntgen-Thoraxaufnahme empfohlen, da die Katheterspitze die V. cava superior perforieren kann (selten).

Blindpunktion

Ist die V. basilica nicht sichtbar, kann die Entfernung zwischen Olecranonspitze und Acromion gedrittelt werden. Die V. basilica ist im distalen Drittel zugänglich, in der Furche zwischen Musculus biceps und Musculus triceps. Sie verläuft in dieser Region oberflächlich zur Arterie und kann daher meist ohne versehentliche arterielle Punktion kanüliert werden.

Kommentar

Die Ellenbeuge sollte wegen des Infektionsrisikos und des häufig notwendigen Katheterwechsels als zentralvenöser Zugangsweg vermieden werden. Zur raschen periphervenösen Kanülierung eignet sich die V. basilica dagegen gut, was häufig übersehen wird. Die Vene ist dicklumig und ohne weiteres blind zu punktieren.

Vena subclavia

Die V. subclavia gilt als etabliertester Zugang für zentralvenöse Katheter. Sie kann mit gleichem Erfolg von supra- und infraklavikulär aus punktiert werden.

Vorteile:
1. Einfache Punktion
2. Angenehm für den Patienten

Nachteile:
1. Pneumothorax (1–2% aller Punktionsversuche)
2. Fehlpunktion der A. subclavia (1% aller Punktionsversuche)

Anatomie

Die anatomischen Leitstrukturen zur Punktion der V. subclavia zeigt Abbildung 4-2. Die Vene verläuft vom äußeren Rand der ersten Rippe am Unterrand der Klavikula bis in Höhe des Sternoklavikulargelenks, wo sie sich mit der V. jugularis interna vereinigt. Die Vene verläuft im Bereich des Ansatzpunkts des klavikulären Anteils des Musculus sternocleidomastoideus unmittelbar unter der Klavikula, wo sie auch punktiert wird. Die V. subclavia liegt ventral vom Musculus scalenus anterior, die A. subclavia verläuft unmittelbar dorsal diese Muskels und zieht unmittelbar über die Lungenspitze hinweg.

Technik

Die Kanülierung erfolgt am flach liegenden Patienten, die Arme sind angelagert, der Kopf ist von der Punktionstelle abgewandt. Zwischen die Schulterblätter kann eine Rolle gelegt werden, dies ist aber nicht immer notwendig.

Infraklavikulärer Zugang. Man sucht den Ansatz des Musculus sternocleidomastoideus an der Klavikula auf. Nach Desinfektion und suffizienter Lokalanästhesie wird unter der Klavikula unmittelbar lateral des Muskelansatzes eingegangen (Punkt 1 in Abb. 4-2). Die Kanüle wird mit nach oben gerichteter Öffnung entlang einer horizontalen Verbindungslinie zwischen beiden Schultern vorgeschoben. Der Punktionskanal soll dabei unmittelbar unterhalb der Klavikula verlaufen. Nach Punktion der Vene soll die Öffnung der Kanüle in Richtung auf die 3-Uhr-Position gedreht werden, damit sich der Führungsdraht in Richtung auf die V. cava superior bewegt.

Supraklavikulärer Zugang. Man sucht den Insertionspunkt des Musculus sternocleidomastoideus an der Klavikula auf. Muskel und Klavikula bilden

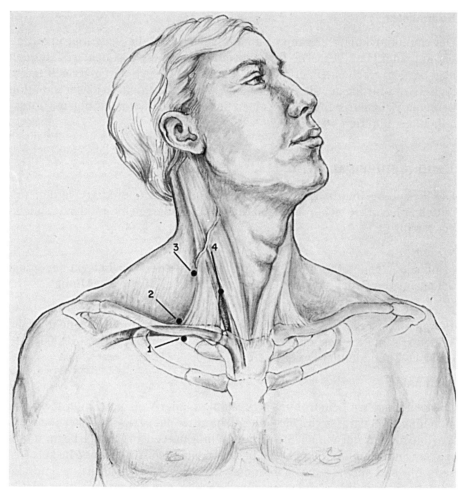

Abb. 4-2 Darstellung der anatomischen Strukturen, die zur Orientierung bei der Punktion der großen Halsvenen (V. subclavia und V. jugularis interna) bedeutsam sind. Die Punkte bezeichnen mögliche Einstichstellen.

an dieser Stelle einen Winkel (Abb. 4-2); die Punktionskanüle wird so eingeführt, daß sie diesen Winkel halbiert (Punkt 2 in Abb. 4-2). Die Öffnung der Kanüle zeigt nach oben. Sobald die Haut durchstochen ist, werden Spritze und Kanüle um 15 Grad in die Frontalebene angehoben und die Kanüle vorgeschoben. Die Vene sollte in 1 bis 2 cm Tiefe erreicht werden.

Kommentar

Der supraklavikuläre Zugang ist am einfachsten, da die Vene hier unmittelbar unter der Haut liegt. Die Inzidenz eines Pneumothorax beider Methoden liegt bei 2%. Nach einem erfolglosen Punktionsversuch darf erst nach radiologischer Kontrolle auf die Gegenseite gewechselt werden. In dieser Situation kann die V. jugularis interna derselben Seite ohne vorherige Röntgen-Thoraxaufnahme punktiert werden.

Vena jugularis interna

Die V. jugularis interna kann im kaudalen Halsdreieck punktiert werden, unmittelbar bevor sie sich hinter dem Sternoklavikulargelenk mit der V. subclavia vereint.

Vorteil:
Minimales Pneumothoraxrisiko. Wird gegenüber der V. subclavia bevorzugt bei beatmeten Patienten oder Patienten mit Hyperinflation der Lunge.

Nachteil:
Hauptrisiko ist die Punktion der A. carotis. Daher wird der Zugang über die V. jugularis interna nicht empfohlen, wenn die Thrombozytenzahl 50 000/mm^3 unterschreitet oder der Quick-Wert unter 50% liegt [2].

Anatomie

Die anatomischen Leitstrukturen zur Punktion der V. jugulars interna sind in Abbildung 4-2 dargestellt. Die Vene zieht unter dem Musculus sternocleidomastoideus den Hals hinab. Sie verläuft schräg unter dem Muskel, beginnt kranial am medialen Rand und endet basal am lateralen Ansatz des Muskels (Insertionspunkt am Sternum). Dreht man den Hals zur Gegenseite, verläuft die Vene in einer geraden Linie vom Ohrläppchen zum Sternoklavikulargelenk. Die Vene liegt in der Karotisscheide lateral des N. vagus und der Arteric.

Punktionstechnik

Die Vene kann von einem vorderen und einem hinteren Zugang aus punktiert werden (Abb. 4-2). Die rechte Seite wird bevorzugt, da die Vene hier direkt zum rechten Vorhof zieht. Transvenöse Schrittmacher sollten, wenn möglich, stets rechts gelegt werden. Der linksseitige Zugang birgt das höhere Risiko einer Ductus-thoracicus-Kanülierung, da dieser dicklumig direkt unter der linken V. jugularis interna verläuft.

Zunächst wird der Patient flach oder in Trendelenburg-Position gelagert, die Arme seitlich anliegend, der Kopf zur Gegenseite gewandt. In dieser Lage sind beide Zugänge möglich.

Der vordere Zugang. Man sucht das Dreieck auf, das von den beiden Köpfen des Musculus sternocleidomastoideus gebildet wird (Punkt 4 in Abb. 4-2), tastet die A. carotis und fixiert sie nach medial. Mit nach oben gerichteter Kanülenöffnung wird dann an der Spitze des Dreiecks eingegangen. Die Kanüle wird in einem Winkel von 45 Grad zur Hautoberfläche vorgeschoben. Wenn die Vene in einer Tiefe von 5 cm nicht getroffen wurde, zieht man die Nadelspitze bis zu Haut zurück und wiederholt den Punktionsversuch mit geringfügig lateraler Zielrichtung. Wurde das Gefäß punktiert, achte man auf Pulsationen: Hellrot pulsierendes Blut weist darauf hin, daß die A. carotis getroffen wurde. Man entfernt in dieser Situation die Kanüle und komprimiert das Gebiet für fünf bis zehn Minuten. Es sollte anschließend kein erneuter Versuch, weder auf der rechten noch auf der linken Seite, unternommen werden, da eine beidseitige Karotispunktion ernste Folgen haben kann.

Der hintere Zugang. Dieser Zugang scheint ungünstiger, ist jedoch hinsichtlich einer Karotispunktion risikoärmer. Man sucht die V. jugularis externa im Bereich des Musculus sternocleidomastoideus auf (Abb. 4-2) und orientiert sich an der Stelle, an der die Vene den lateralen Muskelrand kreuzt (Punkt 3 in Abb. 4-2): Die Einstichstelle liegt 1 cm proximal davon. Man tastet den Muskelbauch und geht mit nach lateral gerichteter Öffnung der Kanüle ein. Die Punktion erfolgt mit um 15 Grad nach oben geneigter Kanüle unmittelbar unter dem Muskel in Richtung auf das Jugulum. Das Gefäß sollte nach 5 bis 6 cm erreicht sein. Man achte darauf, direkt unter dem Muskel zu bleiben, da man leicht zu tief vordringt. Die Karotisscheide sollte hinter und lateral der Trachea liegen.

Kommentar

Die Nachteile des Zugangs über die V. jugularis interna wiegen den einzigen Vorteil, das niedrige Pneumothoraxrisiko, in der Regel bei weitem auf. Bei beatmeten Patienten allerdings kann dieser Vorteil entscheidend sein. Eine versehentliche Punktion der A. carotis erfolgt in 2 bis 10% aller Versuche und kann ernsthafte Folgen haben [2]. Häufig klagen die Patienten über die wegen des Katheters eingeschränkte Beweglichkeit des Halses. Bei agitierten Patienten können heftige Kopfbewegungen zur Katheterthrombose führen. Bei tracheotomierten Patienten liegt die Einstichstelle in der Nähe des Tracheostomas und kann mit infiziertem Sekret aus dem Stoma in Kontakt kommen.

Vena jugularis externa

Die V. jugularis externa ist einfach zu punktieren, da sie unmittelbar unter der Haut liegt (Abb. 4-2).

Vorteile:
1. Kein Pneumothoraxrisiko
2. Blutungen sind kontrollierbar

Nachteil:
Die Schwierigkeit liegt darin, den Katheter vorzuschieben.

Anatomie

Die V. jugularis externa verläuft schräg über den Musculus sternocleidomastoideus und kann durch Inspektion der Hautoberfläche identifiziert werden (Abb. 4-2). Sie zieht dann unter den Muskel und vereinigt sich in einem spitzen Winkel mit der V. subclavia. Der spitze Winkel an dieser Einmündung ist das Haupthindernis, einen Katheter von der V. jugularis externa aus in den Thorax vorzuschieben.

Punktionstechnik

Man lagert den Patienten flach auf dem Rücken und sucht unter der Haut nach der gefüllten Vene. Die Trendelenburg-Lagerung kann für eine ausreichenden Venenfüllung und -identifizierung notwendig sein. Dennoch läßt sich selbst unter optimalen Bedingungen bei bis zu 15 % der Patienten keine Vene nachweisen [1]. Die V. jugularis externa wird durch die umgebenden Strukturen kaum fixiert und weicht daher der Kanüle aus. Während der Punktion kann sie mit Daumen und Zeigefinger fixiert werden. Die Öffnung der Nadel sollte nach oben zeigen, die Punktionsrichtung sollte dem Venenverlauf entsprechen. Der Katheter sollte in der Längsachse der Vene vorgeschoben werden. Falls sich der Katheter nicht leicht vorschieben läßt, darf keine unnötige Kraft eingesetzt werden, da der Katheter die Vene an der Einmündung in die V. subclavia perforieren kann.

Kommentar

Die Schwierigkeit, den Katheter über die V. jugularis externa vorzuschieben, schränkt ihre Wahl als zentralen Zugang ein. Die gängige Indikation ist bei Patienten mit schweren Koagulopathien gegeben. Auch dieser Zugang schränkt die Beweglichkeit des Halses ein und wird von wachen Patienten nur schlecht toleriert.

Vena femoralis

Die V. femoralis ist mit einer Erfolgsquote von 90% und höher am einfachsten zu kanülieren [1]. Obwohl die Einstichstelle in der Leiste liegt, entspricht die Infektionsrate bei Femoraliskathetern, die kürzer als drei Tage liegen, der bei anderen zentralvenösen Zugängen [1].

Vorteile:
1. Einfache Punktion
2. Kein Pneumothoraxrisiko

Nachteile:
1. Eingeschränkte Beweglichkeit des Beines in der Hüfte
2. Thrombose (10%)
3. Punktion der A. femoralis (5% aller Versuche)

Der Zugang über die V. femoralis bietet sich insbesondere während kardiopulmonaler Reanimation an, da die Wiederbelebungsmaßnahmen zum Legen des Zugangs nicht unterbrochen werden müssen und kein Pneumothoraxrisiko besteht.

Anatomie

In Abbildung 4-3 sind die anatomischen Leitstrukturen dargestellt. Die V. femoralis ist die unmittelbare Fortsetzung der V. poplitea, sie wird in Höhe des Leistenbandes zur V. iliaca externa. Sie liegt in der Femoralisscheide medial der Arterie und im Bereich des Leistenbandes nur wenige Zentimeter unter der Haut.

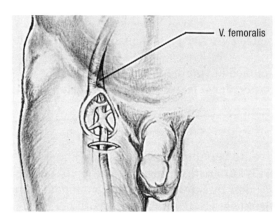

V. femoralis

Abb. 4-3 Anatomie der V. femoralis.

Punktionstechnik

Die Leistengegend sollte wie zu einem operative Eingriff vorbereitet werden, einschließlich Rasur. Katheter und Kanüle sollten länger als für periphere Zugänge üblich sein.

Die A. femoralis wird unterhalb des Leistenbandes palpiert. Sie sollte in der Mitte einer Linie zwischen Spina iliaca superior anterior und Symphyse liegen. Die V. femoralis verläuft dann 1 bis 2 cm medial des palpierten Pulses. Dort wird in einem 45-Grad-Winkel zur Haut eingegangen und die Kanüle in Richtung auf die Schulter vorgeschoben. Nach 3 bis 4 cm sollte die Vene erreicht sein. Nach Punktion des Gefäßes entfernt man die Spritze von der Kanüle und achtet auf Pulsationen: Pulsierendes hellrotes Blut weist auf eine Punktion der A. femoralis hin. In diesem Fall entfernt man die Kanüle und komprimiert die Leistengegend mindestens zehn Minuten lang.

Wenn sich Katheter oder Führungsdraht nicht durch die Kanüle vorschieben lassen (die Kanülenspitze sich aber immer noch in der Vene befindet), senkt man Kanüle und Spritze parallel zur Hautoberfläche ab. Dadurch bewegt sich die Kanülenspitze eventuell von der Gefäßwand weg in das Lumen, und der Katheter kann vorgeschoben werden.

Femoralvenenkatheter sind gewöhnlich 15 bis 20 cm lang. Längere Katheter, die bis in den rechten Vorhof reichen, sind verfügbar, erhöhen jedoch das Risiko einer Verletzung der V. cava und führen häufig zu Thrombosen [1].

Blindpunktion

Wenn der Puls der A. femoralis nicht tastbar ist, kann die V. femoralis folgendermaßen lokalisiert werden [8]:

1. Eine gedachte Linie zwischen Spina iliaca anterior superior und Tuberculum publicum wird gedrittelt.
2. Die A. femoralis liegt an der Grenze zwischen medialem und mittlerem Drittel.
3. Die V. femoralis liegt 1 bis 2 cm medial von diesem Punkt.

Bei dieser Methode der Blindpunktion der V. femoralis wird eine Erfolgsquote von 90 bis 95% angegeben [8].

Kommentar

Die Kanülierung der V. femoralis sollte Verfahren der Wahl sein während kardiopulmonaler Reanimation oder als kurzfristiger Zugang bei komatösen oder gelähmten Patienten. Thrombose- und Infektionsrisiko sind minimal, wenn der Katheter drei Tage oder weniger liegt [1, 8]. Der Zugang wird bei Patienten mit einer relevanten Koagulopathie wegen der Gefahr der Femoralarterienpunktion nicht empfohlen [1].

Vorbereitungen zum Legen eines zentralvenösen Katheters

Folgende formale Empfehlungen zum vorschriftsmäßigen Einführen und zur Pflege zentralvenöser Katheter werden gegeben [6]:

Vorbereitungen des Arztes

1. Händewaschen ist obligatorisch, Seife und Wasser sind ausreichend.
2. Sterile Handschuhe sind für alle nichtperipheren Zugänge erforderlich.
3. Hauben, Kittel und Mundschutz sind nicht Pflicht, da ihr Nutzen nicht bewiesen ist.

Vorbereitung der Haut

1. Ein entfettendes Lösungsmittel (z.B. Aceton) ist zur Vorbereitung der Einstichstelle nicht notwendig.
2. Haarentfernung ist nicht nötig. Falls Haare entfernt werden, ist ein Enthaarungsmittel besser geeignet als ein Rasierer, um die Gefahr von Verletzungen der Haut und einer Infektion zu vermindern.
3. Jodlösung (1–2%ig), gefolgt von 70%igem Alkohol, ist wirksam, ebenso wie Polyvidon-Jodlösung.
4. Die Reinigung soll an der geplanten Einstichstelle beginnen und kreisend nach außen fortgesetzt werden.
5. Das Antiseptikum sollte wenigstens 30 Sekunden mit der Haut in Kontakt bleiben.

Lagerung des Patienten

Spontan atmende Patienten sollen flach oder kopftief (15 Grad) gelagert werden. Dies führt zu einer besseren Füllung der Halsvenen und minimiert das Risiko einer Luftembolie. Eine halbsitzende Lagerung kann bei beatmeten Patienten und Patienten mit akutem Herzversagen angebracht sein.

Legen des Katheters

Ursprünglich wurden zum Legen zentralvenöser Katheter weitlumige Kanülen zur Gefäßpunktion verwendet und dann der Katheter durch die Kanüle vorgeschoben. Diese Methode ist wegen des hohen Risikos der Verletzung von Gefäßen und umliegender Strukturen weitgehend verlassen.

Seldinger-Technik

Die bevorzugte Methode zum Legen zentralvenöser Katheter wird nach ihrem Begründer als Seldinger-Technik bezeichnet [9]. Dieses Verfahren zielt auf eine Minimierung der Verletzung von Gefäßen und umliegenden Strukturen ab. Der schrittweise Ablauf ist in Abbildung 4-4 dargestellt. Eine dünnlumige Kanüle (meist 20 G) wird verwandt, um die Vene zu lokalisieren. Wurde das Lumen der Vene getroffen, wird die Spritze auf der Kanüle entfernt und ein dünner Führungsdraht mit einer flexiblen Spitze (einem sog. J-Draht) durch die Kanüle vorgeschoben. Die Kanüle wird dann über dem Draht entfernt, und dieser dient als Führung für den Katheter in das Gefäß. In Abbildung 4-4 ist der Katheter ein Einführungsbesteck, das über einen Dilatator vorgeschoben wird. Dieses Kathetersystem wird über Führungsdraht und Dilatator vorgeschoben, bis es in gesamter Länge im Gefäß zu liegen kommt. Dann werden Draht und Dilatator entfernt, der Katheter bleibt vor Ort.

Die Seldinger-Technik hat eine Reihe von Vorteilen: Die dünnlumige Punktionskanüle begrenzt die Verletzung des Gefäßes und umliegender Strukturen. Dies kann insbesondere bei versehentlicher arterieller Punktion von Vorteil sein. Das Einführen des Katheters über einen Führungsdraht stellt sicher, daß der Gefäßdefekt an der Punktionsstelle nicht größer ist als der Katheter selbst. Dadurch wird die Gefahr einer Blutung minimiert.

Venöse Luftembolie

Die am meisten gefürchtete Komplikation beim Legen zentralvenöser Katheter ist die venöse Luftembolie [10]. Die Luft kann über ein offenes Kathetersystem in zentrale Venen eindringen, wenn der intrathorakale Druck gegenüber dem Atmosphärendruck negativ ist (z.B. während normaler Inspiration). Die eingedrungene Luft gelangt durch das rechte Herz und blockiert die Lungenstrombahn, was zum akuten Rechtsherzversagen führen kann. Diese Konstellation kann in kürzester Zeit lebensbedrohlich werden, selbst wenn der Druckunterschied zwischen Thorax und Umgebung nur gering ist.

Bei einem Druckgradienten von 4 mmHg können über eine 14-G-Kanüle pro Sekunde 90 ml Luft eindringen und innerhalb von einer Sekunde zur tödlichen Luftembolie führen [3].

Vorbeugende Maßnahmen. Die Prävention steht bei der venösen Luftembolie im Vordergrund, da die Letalität trotz Therapie über 50% beträgt. Der Druck in den zentralen Venen läßt sich erhöhen, wenn man den Patienten in

$\rightarrow$

Abb. 4-4 Einzelne Schritte der Seldinger-Technik, bei der ein Führungsdraht durch eine Nadel geschoben wird.

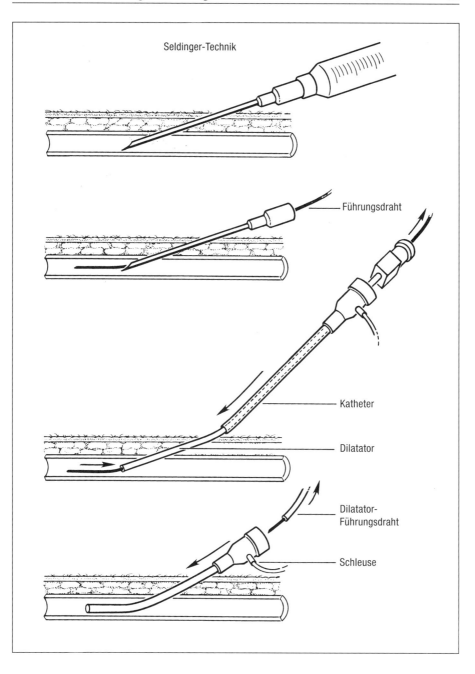

Seldinger-Technik

Führungsdraht

Katheter

Dilatator

Dilatator-
Führungsdraht

Schleuse

Kopftieflage (15 Grad) bringt. Wechselt man die Verbindungen an einem zentralvenösen Katheter, kann passager ein positiver Druck aufgebaut werden, indem man den Patienten hörbar summen läßt. Diese Maßnahme bewirkt nicht nur einen positiven intrathorakalen Druck, sondern erlaubt auch eine hörbare Kontrolle.

Klinik. Das übliche klinische Bild ist eine akut einsetzende Atemnot während des Eingriffs. Hypotension und Herzstillstand können sich sehr rasch entwickeln. Auch kann Luft über ein offenes Foramen ovale zur Blockierung der zerebralen Strombahn und damit zum Apoplex führen. Vorübergehend kann bei der Luftembolie das klassische „Mühlrad-Geräusch" über dem rechten Herzen auskultierbar sein.

Therapie

Die Soforttherapie umfaßt die Lagerung des Patienten auf die linke Seite und die Aspiration von Blut und Luft direkt aus dem Katheter. Leider gibt es bei schwerer Luftembolie nur wenig wirkungsvolle Maßnahmen zur Verminderung der Letalität.

Röntgen-Thoraxaufnahmen als Kontrolle

Röntgen-Thoraxaufnahmen werden grundsätzlich nach Legen aller zentralvenöser Katheter empfohlen. Ziel ist es, die Katheterspitze zu lokalisieren und nach Hinweisen auf Pneumothorax, Hämatothorax oder Perikardtamponade zu suchen.

Technik

Die Aufnahmen sollten möglichst im Stehen oder Sitzen in Exspiration gemacht werden. **Aufnahmen in Exspiration** stellen den Pneumothorax vergrößert dar, da das Lungenvolumen, nicht jedoch das Volumen des Pneumothorax in der Exspirationsphase abnimmt. Der Pneumothorax ist besser erkennbar, weil er dann einen relativ größeren Anteil am Gesamtvolumen der betroffenen Thoraxhälfte hat.

Aufnahmen im Stehen sind bei manchen Patienten nicht möglich (z.B. im Koma). Wenn Aufnahmen im Liegen gemacht werden, muß man daran denken, daß **Pneumothoraces sich beim liegenden Patienten normalerweise nicht im Bereich der Lungenspitzen befinden**, sondern eher subpulmonal oder entlang dem anteromedialen Mediastinum (s. Kap. 29) [11].

Pneumothoraces müssen nicht sofort erkennbar sein, sondern können erst nach 24 bis 48 Stunden auftreten [12]. Das Fehlen eines Pneumothorax auf der Röntgenaufnahme unmittelbar nach Legen des Katheters schließt diese Komplikation daher nicht aus. Die Inzidenz verzögert auftretender Pneumothoraces ist unbekannt. Wiederholte Röntgenaufnahmen sind aber nicht gerechtfertigt, solange der Patient asymptomatisch ist.

Kontrolle der Katheterspitze

Der Lage der Katheterspitze sollte man in folgenden Situationen Beachtung schenken:

1. **Katheterspitze liegt der Wand der V. cava an.** Katheter, die von linksseitigen Gefäßen vorgeschoben werden, können der gegenüberliegenden Wand der V. cava superior anliegen (Abb. 4-5). Eine Katheterspitze, die in dieser Position verbleibt, kann die Wand der V. cava superior perforieren und einen Hämatothorax verursachen [13]. Daher sollte der Katheter stets wenige Zentimeter zurückgezogen werden, wenn er der Wand anliegt.
2. **Spitze im rechten Vorhof.** Die V. cava superior mündet in Höhe des dritten rechten Rippenknorpels in den rechten Vorhof. Ist die Katheterspitze unterhalb dieses Punkts zu sehen, liegt sie möglicherweise im rechten Vor-

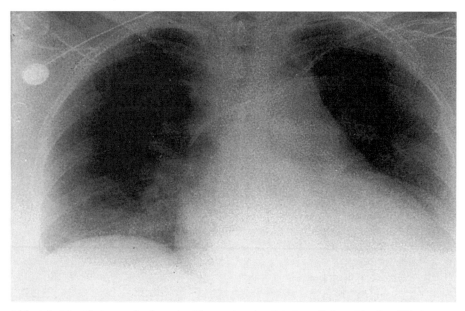

Abb. 4-5 Die Röntgenaufnahme des Thorax (p.a.) zeigt einen linksseitig eingeführten Subklavia-Katheter, dessen Spitze gegen die Gefäßwand der V. cava superior ragt.

hof oder Ventrikel. Diese Katheterspitzen können die Herzwand perforieren und eine Perikardtamponade verursachen [3]. Aus diesem Grund sollte die Katheterspitze, wenn möglich, in der V. cava superior liegen.

KAPITEL 5

Streßulzera

Streßulzera werden häufig als eigenständige Erkrankung und nicht als Ausdruck einer Schleimhautischämie betrachtet. Diese irrige Annahme hat bezüglich der adäquaten Therapie von Streßulzera, besonders hinsichtlich der Rolle einer magensäureblockierenden Therapie, einige Verwirrung gestiftet. Dieses Kapitel begreift Streßulzerationen als Ausdruck einer Schleimhautischämie, nicht einer Magensafthyperazidität.

Ursachen von Streßulzera

Der Begriff „Streßulkus" wurde 1936 von Hans Selye geprägt, um den Zusammenhang zwischen psychosomatischer Erkrankung und peptischen Ulzera zu verdeutlichen. Streßulzera sind jedoch keine tiefen Krater, wie sie für die peptischen Ulzera typisch sind, sondern oberflächliche Erosionen, die auf die Schleimhautoberfläche begrenzt sind [1, 2, 3, 4, 5]. Diese Erosionen treten häufig innerhalb von Stunden nach Aufnahme eines Patienten auf die Intensivstation auf [7]. Daher ist das Therapieziel nicht so sehr, ihr Auftreten zu verhindern, sondern die Inzidenz schwerwiegender Blutungen zu begrenzen.

Pathogenese

Die Magenschleimhaut wird von einer schützenden Schleimschicht bedeckt, die die Mukosa vor der zerstörerischen Wirkung der Magensäure schützt. Ist die Durchblutung der Magenschleimhaut unzureichend, dann löst sich diese natürliche Barriere auf, und die darunterliegende Schleimhaut wird durch die

Säure im Lumen des Magens erodiert. Die oberflächlichen Erosionen, die daraus entstehen, werden als Streßulzera bezeichnet. Entsprechend diesem Konzept ist das zugrundeliegende Problem bei der Streßulzeration eine unzulängliche Durchblutung der Magenwand. Eine Hyperazidität des Magensafts gewinnt erst dann an Bedeutung, wenn die Barriere bereits durch eine lokale Ischämie zerstört ist.

Folgen

Streßulzera bleiben auf die Oberfläche beschränkt und dehnen sich nicht in die Tiefe der Magenwand aus, verursachen also keine Perforation. Hauptproblem ist der meist okkulte Blutverlust [1], der sich nur durch Untersuchung des Magensafts auf okkultes Blut nachweisen läßt. Heftige Blutungen sind ungewöhnlich, aber nicht selten.

Blutungen aus Streßulzera treten bei 20% der Langzeit-Intensivpatienten auf, schwerwiegende Blutungen jedoch nur bei 5% der Patienten [1, 7, 8, 9].

Bei den meisten Patienten schreitet der okkulte Blutverlust nicht zu einer manifesten Blutung fort, daher hat die Überwachung auf okkultes Blut im Magensaft keinen prädiktiven Wert. Schwerwiegende Blutungen sistieren in den meisten Fällen von selbst und werden weder durch Antazida noch durch H_2-Blocker gemildert [10]. Massive Blutungen sind selten, jedoch mit einer Letalität von über 80% belastet [1, 7].

Prophylaxestrategien

Streßulzera treten meist unmittelbar nach Beginn einer schweren Erkrankung auf, so daß das Ziel der Therapie nicht ist, der Entstehung der Läsionen, sondern der Blutung daraus vorzubeugen. Die folgenden Strategien haben sich als wirkungsvoll erwiesen.

Steuerung des Magensaft-pH

Der traditionelle Ansatz zur Prophylaxe von Streßulzera ist es, die Säureproduktion im Magen mit einem H_2-Rezeptorantagonisten zu blocken oder den Magensaft-pH mittels Antazida zu neutralisieren. Beide Methoden sind wirksam und vermindern die Blutungsinzidenz von 20 auf 5% [7, 8].

Antazida sind bezüglich des okkulten Blutverlusts wirkungsvoller als H_2-Blocker, aber beide Methoden sind gleichermaßen wirksam, wenn es darum geht, einer klinisch bedeutsamen Blutung vorzubeugen [7, 8].

Klinische Studien, in denen Antazida und H_2-Blocker in bezug auf einen okkulten Blutverlust verglichen wurden, werden neuerdings in Frage gestellt, da der in diesen Studien verwendete H_2-Blocker (Cimetidin) ein falsch-positives Testergebnis für okkultes Blut liefern kann [8]. Darüber hinaus ist die Prophylaxe eines okkulten Blutverlusts kein angemessenes Therapieziel, da sie nichts über das Auftreten einer relevanten Blutung aussagt. Daher werden Antazida und H_2-Blocker heute in der Prophylaxe einer signifikanten Streßulkusblutung als gleichwertig angesehen.

Luminale Nährstoffe

Die Zufuhr enteraler Ernährung oder von Glukoselösungen in den Magen schützt gegen Streßulkusblutungen ebenso wirksam wie Antazida oder H_2-Blocker [11]. Der Mechanismus könnte, ähnlich wie bei Antazida, die Neutralisation des Magensaft-pH sein. Die andere Möglichkeit ist eine nutritive Wirkung auf die Zellen der Magenschleimhaut; das bedeutet, die Zellen könnten luminale Nährstoffe als Energiequelle zur Bildung einer protektiven Oberflächenschicht nutzen [12]. Unabhängig von ihrem Wirkmechanismus löst die schützende Wirkung der enteralen Ernährung die Probleme der Ernährung und der Streßulkusprophylaxe gleichzeitig. Näheres zu enteraler Ernährung und Mukosafunktion in Kapitel 40.

Zytoprotektion

Zytoprotektive Substanzen bewahren die Integrität der Schleimhautbarriere, ohne den Magensaft-pH zu verändern. Diese Strategie erscheint logisch, da das Problem beim Streßulkus in der Zerstörung der Schleimhautbarriere und nicht in einer Hyperazidität des Magensafts liegt. Die derzeit gängigste zytoprotektive Substanz ist Sucralfat, ein Aluminiumsalz des Saccharosesulfats, das direkt in den Magen instilliert wird. Der genaue Wirkmechanismus ist nicht bekannt, aber möglicherweise ist eine Prostaglandin-vermittelte Verbesserung der Schleimhautdurchblutung beteiligt [13].

Hinsichtlich der Reduktion von Streßulkusblutungen ist Sucralfat vergleichbar den Antazida und H_2-Blockern [13, 14, 15, 16].

Eine Reihe von Vorteilen spricht für Sucralfat anstelle von H_2-Blockern und Antazida. Ein Vorteil sind die Kosten; Sucralfat kostet die Hälfte einer Antazidatherapie und nur $1/15$ einer H_2-Blocker-Therapie [17]. Ein weiterer Vorteil liegt in der fehlenden Toxizität: Sucralfat hat kaum Nebenwirkungen, die einzige bemerkenswerte Nebenwirkung ist eine Hypophosphatämie, da das in der Substanz enthaltene Aluminium im Darm Phosphat bindet [18].

Hämodynamischer Ansatz

Das optimale Vorgehen zur Prävention oberflächlicher Erosionen liegt in der Aufrechterhaltung der Splanchnikusdurchblutung; bisher wird dieser Ansatz allerdings selten als eine Möglichkeit der Streßulkusprophylaxe erwähnt. Die Schwierigkeit liegt dabei in der Überwachung der Splanchnikusdurchblutung. Möglicherweise ergeben sich durch die Messung des intramukosalen pH-Werts mittels eines Tonometriekatheters hier in Zukunft neue Ansätze. Jedenfalls sollte das Auftreten von Streßulzera Anlaß zu einer sorgfältigen Beurteilung der Hämodynamik geben, falls erforderlich auch mit Hilfe eines Pulmonaliskatheters. Bekanntlich ist die Splanchnikusdurchblutung als erste von einem Abfall des Herzzeitvolumens betroffen, so daß darin möglicherweise der Schlüssel zur Lösung des Problems liegt. Die Therapie eines niedrigen Herzzeitvolumens schließt die Gabe von Volumen zur Optimierung der Füllungsdrücke und von Dobutamin zur Erhöhung des Herzzeitvolumens ein (s. Kap. 12 bis 14). Eine Behandlung mit Vasodilatatoren wie dem Prostacyclin oder den Angiotensin-Converting-Enzyme(ACE)-Inhibitoren könnte sinnvoll sein. Das Reninsystem spielt zumindest in Tierversuchen eine wichtige Rolle in der Regulation der Splanchnikusdurchblutung [5].

Magensäure: Freund oder Feind?

Der Standard der Ulkustherapie war traditionell die Kontrolle des Magensaft-pH-Werts; dieses Konzept wird heute in Frage gestellt. Es besteht inzwischen Anlaß zu der Vermutung, daß die Magensäure nicht, wie ursprünglich vermutet, verdauungsfördernd, sondern antibakteriell wirksam ist [19]. Der Erwachsene produziert im Schnitt täglich 1 bis 2 l Speichel, mit dem Mikroorganismen aus dem Mund in den oberen Gastrointestinaltrakt gelangen. Liegt der Magensaft-pH bei 3 oder niedriger, überleben die meisten dieser Bakterien weniger als 15 Minuten [19]. Liegt der Magensaft-pH dagegen bei 4 oder höher (und dies ist in der Regel das Ziel einer säureblockierenden Therapie), vermehren sich die Bakterien und kolonisieren den Mageninhalt. Diese bakterielle Kolonisierung kann zu schweren Infektionen wie Pneumonie oder Sepsis führen.

Aspirationspneumonie

Die am meisten gefürchtete Komplikation der bakteriellen Kolonisierung des Magens ist der Reflux von Mageninhalt in die oberen Luftwege. Diese Regurgitation von bakterienhaltigem Magensaft ist bei kritisch Kranken häufig [22];

dies bedeutet, daß eine säureblockierende Therapie die konkrete Gefahr einer Aspirationspneumonie nach sich zieht. Diese Hypothese wird inzwischen durch Studienergebnisse bestätigt.

Eine nosokomiale Pneumonie entwickelt sich bei beatmeten Patienten unter säureblockierender Behandlung häufiger als bei Patienten unter zytoprotektiver Therapie mit Sucralfat [20, 21, 22].

Diese Beobachtung scheint dafür zu sprechen, auf den routinemäßigen Einsatz von Antazida oder H_2-Blockern zur Streßulkusprophylaxe zugunsten von Sucralfat zu verzichten. Weitere Studien sind für eine endgültige Bewertung notwendig.

Translokation

Die bakterielle Überwucherung des Magens und des Dünndarms kann bis zur Sepsis führen, wenn pathogene Keime über eine zerstörte Schleimhaut Zutritt zum Blutstrom erlangen. Normalerweise fungiert die Schleimhautoberfläche des Darms gegenüber pathogenen Organismen im Darmlumen als Barriere. Wenn diese Barriere infolge von Streßulzera zerstört wird und Bakterien und Endotoxin in die Mukosa eindringen und aus dem Darm in den systemischen Kreislauf gelangen, spricht man von „Translokation" [23]. Folge davon sind Sepsis und Multiorganversagen. Diese Translokation wird heutzutage als wichtige Sepsisquelle bei kritisch Kranken gesehen [23]. Dieses Risiko sollte davon abhalten, mit H_2-Blockern und Antazida eine bakterielle Überwucherung zu begünstigen.

Besondere Empfehlungen

Im Folgenden sind einige Empfehlungen zur Streßulkusprophylaxe bei bestimmten Patientengruppen aufgeführt.

Indikationen

Bestimmte Bedingungen prädisponieren zu Streßulkusblutungen. Im Folgenden sind einige Situationen mit hohem Risiko und ihre vermutlich zugrundeliegenden Mechanismen aufgeführt.

Situation	Mechanismus
1. Beatmung	Ischämie
2. COPD	Hyperazidität
3. Schock	Ischämie
4. niedriges HZV	Ischämie

5. prolongierte Darmparalyse   Barrierestörung
6. Kortikosteroide, Chemotherapie,   Barrierestörung
    ASS, nichtsteroidale Antiphlogistika

Liegt eine der oben genannten Situationen vor, ist eine Prophylaxe indiziert. Darüber hinaus ist jeder Patient, der länger auf einer Intensivstation behandelt wird, Kandidat für eine Prophylaxe.

Magenentleerung

Die Fähigkeit zur Magenentleerung kann im Einzelfall als Entscheidungsgrundlage herangezogen werden (Abb. 5-1). Die Magenentleerung kann abgeschätzt werden, indem ein definiertes Volumen (üblicherweise 50–100 ml) in den Magen gegeben und das Volumen gemessen wird, das nach 30 Minuten wiedergewonnen werden kann. Die Flüssigkeit sollte über 30 Minuten in-

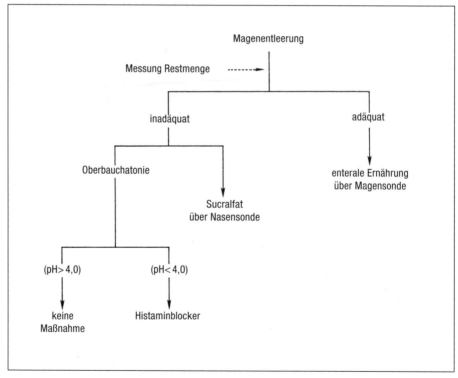

Abb. 5-1 Strategien zur Streßulkusprophylaxe unter Einbeziehung der Magenmotilität.

fundiert werden, da die Bolusapplikation eine Überdehnung des Magens und damit eine Magenentleerungsstörung induzieren kann.

Dünnlumige Ernährungssonden erlauben oft keine Aspiration von Mageninhalt, weshalb großlumige (18–22 F) Magensonden für diesen Test verwendet werden sollten. Wenn das zurückgewonnene Volumen weniger als 50% des infundierten beträgt, gilt die Magenentleerung als ausreichend, und die enterale Ernährung kann begonnen werden.

Therapie

1. Eine **enterale Ernährung** ist die beste Prophylaxe der Streßulkusblutung bei adäquater Magenentleerung; sie hat darüber hinaus den Vorteil, daß sie zusätzlich den täglichen Kalorienbedarf deckt. Besteht im Einzelfall der Verdacht auf eine Regurgitation von Mageninhalt, kann Methylenblau oder eine Lebensmittelfarbe der Nährlösung zugegeben und die Farbe des Sekrets der oberen Luftwege überwacht werden. Diese Methode ist auf intubierte Patienten beschränkt.

2. **Sucralfat** wird bevorzugt, wenn die Magenentleerung für eine Sondenernährung noch nicht ausreicht, aber eine gewisse Menge an Flüssigkeit vom Magen in den Dünndarm übertritt. Dosierung: 1,5 g alle 6 bis 8 Stunden.

3. **H_2-Blocker** werden bei massiver Magenentleerungsstörung intravenös gegeben. Die kontinuierliche Zufuhr ist wirksamer als die Bolusapplikation [17, 24]. Folgende Dosierungen werden für zwei Vertreter dieser Substanzgruppe empfohlen:

   Cimetidin

   Initialdosis 300 mg in 5 Minuten, danach kontinuierliche Infusion von 37,5 mg/h. Der Magensaft-pH-Wert muß gemessen werden. Die Dosis kann in Stufen von 25 mg/h gesteigert werden, bis der Magensaft-pH über 4 ist. Maximaldosis 100 mg/h [17, 24].

   Ranitidin

   Initialdosis 0,5 mg/kg in 30 Minuten, danach kontinuierliche Infusion von 0,25 mg/kg KG/h. **Ziel**: Magensaft-pH über 4, gemessen alle 2 bis 4 Stunden (s.u.) [25].

4. **Antazida** sind als Prophylaxe weniger beliebt, hauptsächlich weil die Dosisfindung zeitaufwendig ist und sie den anderen Methoden nicht überlegen sind. Das folgende Therapieschema hat sich bewährt [26]:
   1 Stunde nach Instillation von 30 ml Antazidum wird der Magensaft-pH gemessen. Falls der pH unter 4 ist, wird die Dosis auf 60 ml verdoppelt und die Abfolge wiederholt, bis der pH über 4 liegt. Das Antazidum wird ein-

bis zweistündlich gegeben und der pH-Wert unmittelbar vor der nächsten Applikation gemessen. Zwischen den Einzelgaben muß die Magensonde abgeklemmt sein. Bei Erbrechen wird jede Stunde 30 Minuten lang der Mageninhalt abgeleitet.

Praxis der Überwachung

Im Mageninhalt kann auch unter der Prophylaxe der pH-Wert gemessen und nach okkultem Blut gesucht werden, allerdings nur mit Einschränkungen. **pH-Wert des Magensafts.** Bei der Überwachung des Magensaft-pH ergeben sich mehrere Probleme:
1. Es besteht keine Einigkeit über den anzustrebenden optimalen pH.
2. Zwischen dem im Magensaftaspirat gemessenen pH-Wert und der Häufigkeit schwerer Blutungen besteht kein Zusammenhang [27].
3. Zwischen dem pH-Wert des Magensaftaspirats und dem pH-Wert auf der Oberfläche der Mukosa wurde nur eine geringe Korrelation gefunden [28].
4. Die Überwachung des pH-Werts vermindert nicht die Inzidenz relevanter Blutungsepisoden [8].
Besonders der letzte Punkt läßt ein Monitoring des pH-Werts zweifelhaft erscheinen. Um diese Probleme zu umgehen, sollte nach Möglichkeit immer Sucralfat verwendet werden.

Testung auf okkultes Blut. Ein Problem wurde bereits angesprochen, nämlich der geringe prädiktive Wert dieses Tests bezüglich schwerer Blutungskomplikationen. Ein weiterer Nachteil ist die hohe Zahl falsch-positiver und falsch-negativer Ergebnisse. Oral zugeführtes Eisen verursacht angeblich keine falsch-positive Reaktion [29]; die wichtigsten Fehlerquellen sind im Folgenden aufgelistet:

Falsch-negatives Ergebnis	**Falsch-positives Ergebnis**
1. Cimetidin	1. Antazida
2. pH = 2–4	2. pH < 2
3. dunkles Fleisch	3. Vitamin C
4. Meerrettich	
5. rohe Kohlrüben	
6. Äpfel, Orangen, Bananen	

Der Hämoccult®-Test sollte nur zur Stuhluntersuchung angewandt werden, während der Gastroccult®-Test speziell für Magensaft entwickelt wurde, um falsch-negative Ergebnisse infolge des niedrigen pH-Werts zu vermeiden [31].

KAPITEL 6

Nosokomiale Diarrhöen

Eine Diarrhö entwickeln über die Hälfte aller Patienten, die mehr als nur ein paar Tage auf einer Intensivstation behandelt werden [1]. Obwohl Diarrhöen manchmal mehr als Ärgernis und weniger als Erkrankung angesehen werden, ist heute doch klar, daß eine Diarrhö eine potentiell lebensbedrohliche Komplikation darstellt. In diesem Kapitel werden insbesondere die durch Antibiotika und Sondenernährung verursachten, im Krankenhaus erworbenen Diarrhöen besprochen.

Pathophysiologie

Trotz der Häufigkeit ihres Auftretens herrscht überraschend wenig Einigkeit über die Definition der Diarrhö. Die gängigen Definitionen beinhalten folgende Punkte [2]:
1. Stuhlgewicht > 200 g/Tag
2. Flüssige Stühle
3. Mehr als drei oder vier Stuhlentleerungen/Tag
4. Zunahme der Stuhlfrequenz

Charakteristisch für die nosokomiale Diarrhö ist die flüssige Konsistenz.

Einteilung

Anhand unterschiedlicher Entstehungsmechanismen können vier Typen von Diarrhöen unterschieden werden.

Osmotische Diarrhö. Die enterale Zufuhr schlecht resorbierbarer Substanzen hoher Osmolalität zieht Wasser in das Darmlumen und erzeugt flüssige Stühle.

Häufige Ursachen:
1. Sondenkost hoher Osmolalität
2. Magnesium

Typisch für die osmotische Diarrhö ist die Tendenz zur Besserung, wenn die auslösende Substanz weggelassen wird [1]. Ein weiteres Kennzeichen ist die sogenannte osmolare Lücke im Stuhl, das heißt die Differenz zwischen gemessener und errechneter Osmolalität. Bei einer osmotischen Diarrhö ist die berechnete Osmolalität um 100 mmol/l geringer als die gemessene, während die Differenz dieser beiden Werte bei Diarrhöen anderer Genese kleiner als 100 mmol/l ist. Die Osmolalität einer Stuhlprobe kann folgendermaßen berechnet werden [2]:

$$\text{Osmolalität des Stuhls} = 2 \times (Na + K)$$

wobei Na die Natriumkonzentration und K die Kaliumkonzentration im Stuhl ist.

Sekretorische Diarrhö. Der Dünndarm produziert normalerweise große Mengen elektrolytreichen Sekrets (9 l/d), von dem ein Großteil wieder resorbiert wird, bevor es den Dickdarm erreicht. Jeder Prozeß, der ein Überwiegen sekretorischer Vorgänge gegenüber der Resorptionsleistung verursacht, hat eine sekretorische Diarrhö zur Folge.

Häufige Ursache:
1. Antibiotika
2. Medikamente (z.B. Theophyllin)
3. Gallensäuren
4. Laxanzien (z.B. Bisacodyl)

Eine sekretorische Diarrhö bessert sich nicht, wenn osmotisch wirksame Substanzen (z.B. Sondenkost) weggelassen werden. Auch findet man keine osmotische Lücke im Stuhl.

Exsudative Diarrhö. Sie entsteht durch Schädigung der Darmmukosa, was zum Übertritt von Protein und Blut in das Darmlumen führt.

Häufige Ursachen:
1. Pseudomembranöse Enterokolitis
2. Intestinale Ischämie
3. Entzündliche Darmerkrankungen

Exsudative Diarrhöen sind durch das Auftreten von Erythrozyten und Granulozyten im Stuhl gekennzeichnet. Massives Auftreten von Blut im Stuhl ist selten.

Motilitätsdiarrhö. Sowohl eine gesteigerte als auch eine verminderte Motilität können zur Diarrhö führen. Hypermotilität vermindert die Resorptionszeit, Hypomotilität fördert die Stase und das Überwuchern von Bakterien.

Häufige Ursachen:
1. Diabetes mellitus
2. Hyperthyreose
3. Partielle Darmobstruktion

Die Motilitätsdiarrhö ähnelt der sekretorischen Diarrhö.

Antibiotika-assoziierte Diarrhö

Antibiotika sind wegen ihres vielfältigen Einsatzes bei dieser Patientengruppe wohl die häufigste Ursache einer Diarrhö auf der Intensivstation. Jedes Antibiotikum kommt als Auslöser in Frage, mit Ausnahme von oralem Vancomycin und möglicherweise den Aminoglykosiden [3, 4].

Eine Antibiotika-assoziierte Diarrhö kann Wochen nach Absetzen eines Antibiotikums auftreten [4]; somit kann praktisch jede nosokomiale Diarrhö auf der Intensivstation durch Antibiotika hervorgerufen sein.

Der Schweregrad der durch Antibiotika hervorgerufenen Diarrhöen kann außerordentlich variieren [5], je nach dem Grad der Entzündungsreaktion in der Darmschleimhaut. Die leichteste Form ist durch wäßrige Durchfälle gekennzeichnet und wird als „unkomplizierte" Diarrhö bezeichnet. Bei fortgeschrittenen Formen findet man ausgedehnte entzündliche Veränderungen des Dickdarms und plaqueartige Auflagerungen auf der Darmschleimhaut, sogenannte Pseudomembranen. Die pseudomembranöse Form der Kolitis ist eine lebensbedrohliche Erkrankung mit einer Letalität von 10 bis 20% [5].

Pathogenese

Übereinstimmend wird heute angenommen, daß die Mehrzahl Antibiotika-assoziierter Diarrhöen durch Clostridium difficile hervorgerufen wird, ein Darmbakterium, das sich vermehrt, wenn die normale Darmflora durch antibiotische Therapie verändert wird [6, 7, 8]. Dieser Keim ist zwar nicht invasiv, bildet aber ein Zytotoxin, das die Dickdarmschleimhaut schädigt [6]. C. difficile kann leicht von einem Patienten zum anderen übertragen werden, z.B. über kontaminierte Gegenstände oder die Hände des Personals [6, 7, 8].

Tabelle 6-1 Manifestationsformen einer pseudomembranösen Kolitis (aus [4]).

Symptom	Häufigkeit
wässrige Diarrhö	90–95%
blutige Diarrhö	5–10%
Fieber	80%
Leukozytose	80%
abdominelle Schmerzen	80–90%
Loslaßschmerz	10–20%

Clostridium difficile ist bei bis zu 40% hospitalisierter Patienten aus dem Stuhl isoliert worden und findet sich an den Händen von 50% des Personals, das Kontakt hatte mit Patienten mit nachgewiesenem Befall.

Über die Hälfte der Keimträger zeigen keine Symptome [6, 7]. Die Übertragung durch das Krankenhauspersonal kann zu weiter Verbreitung und zu endemischen Diarrhöen führen. Aus diesem Grund sind strikte Hygienemaßnahmen beim Umgang mit kontaminiertem Material erforderlich (s. Empfehlung des CDC im Anhang dieses Buches).

Klinik

Die Diarrhö kann bereits während der antibiotischen Behandlung auftreten, aber in fast der Häfte der Fälle beginnt sie zwei bis zehn Wochen nach deren Beendigung [3, 4]. Die Diarrhöen sind üblicherweise wäßrig und makroskopisch nicht blutig [4]. Eine unkomplizierte Diarrhö weist keine weiteren Symptome auf, während entzündliche Diarrhöen von Fieber und anderen Zeichen einer systemischen Erkrankung begleitet sind. Die Manifestationen der pseudomembranösen Kolitis sind in Tabelle 6-1 aufgeführt.

Das **toxische Megakolon** ist eine seltene Komplikation der pseudomembranösen Kolitis [9], kann aber tödlich verlaufen, wenn es nicht rechtzeitig erkannt und aggressiv therapiert wird. Kardinalsymptome des toxischen Megakolons sind aufgetriebenes Abdomen und Ileus. Abwehrspannung liegt nicht regelhaft vor. Abdomen-Übersichtsaufnahmen zeigen dilatierte Kolonschlingen; die Schleimhaut kann sich mit sogenannten Daumenabdrücken darstellen [9]. Bei Verdacht auf ein toxisches Megakolon sollte die medikamentöse Therapie sofort begonnen und eine umgehende chirurgische Intervention erwogen werden [9].

Tabelle 6-2 Nachweishäufigkeit von Clostridium-difficile-Toxin aus Stuhlproben bei Antibiotika-assoziierter Diarrhö.

Situation	positiver Nachweis (%)	Literatur
asymptomatisch	2	[3]
Diarrhö	20	[5]
unspezifische Kolitis	70	[5]
pseudomembranöse Kolitis	> 90	[3]

Diagnose

Die Diagnose der durch Clostridium difficile hervorgerufenen Enterokolitis erfordert einen Labortest, mit dem Zytotoxin im Stuhl nachgewiesen werden kann, oder die endoskopische Untersuchung der Dickdarmmukosa.

Toxinnachweis. Zum Nachweis des Zytotoxins von Clostridium difficile im Stuhl werden verschiedene Tests verwendet. Die Gewebekultur ist die zuverlässigste Methode, aber derzeit nicht überall verfügbar. Am weitesten verbreitet ist ein Latexagglutinationstest, der allerdings unzuverlässig ist. Die Interpretation der Testergebnisse muß also auf der Grundlage der besonderen Erfahrungen der jeweiligen Institution erfolgen. Bei Verwendung der Gewebekultur ist ein positives Testergebnis beweisend für die Diagnose, da falschpositive Ergebnisse selten sind [3]. Die Prävalenz positiver Testergebnisse (Gewebekultur) bei verschiedenen Patientenpopulationen zeigt Tabelle 6-2. Asymptomatische Ausscheider können ein negatives Toxin-Assay trotz positiver Kultur haben [3, 7]. Ein einmalig negatives Testergebnis sollte die Diagnose nicht ausschließen, da die Sensitivität eines Assays variiert [4]. Zwar ist der Wert von Wiederholungsanalysen bei negativem Erstbefund nicht etabliert, doch sollten serielle Untersuchungen vorgenommen werden, wenn der dringende Verdacht auf das Vorliegen der Erkrankung besteht.

Proktosigmoidoskopie. Die endoskopische Inspektion der Dickdarmschleimhaut ist die Methode der Wahl in der Diagnostik der entzündlichen Kolitis. Die Proktosigmoidoskopie ist am Krankenbett leicht durchzuführen und sollte in allen Fällen von Diarrhö vorgenommen werden, bei denen der Verdacht auf eine Kolitis durch Clostridium difficile besteht und die Testung auf Toxin mehrfach negativ war. Gelegentlich beschränken sich die entzündlichen Veränderungen aber auf das Colon ascendens und sind damit der Proktosigmoidoskopie nicht zugänglich [4].

Tabelle 6-3 Behandlung der Clostridium-difficile-Kolitis.

Substanz	Dosis	Kommentar
Vancomycin (oral)	250–500 mg alle 6 h	a) Therapeutikum der Wahl b) 20% Rezidivrate
Metronidazol	500 mg alle 6 h	a) zu empfehlen, wenn orale Therapie nicht möglich
Colestyramin (oral)	4 g alle 8 h	a) effektiv als Monotherapeutikum bei milden Verläufen b) bindet oral applizierte Antibiotika
Dauer der Behandlung: 7–14 Tage		

Therapie

Der erste Schritt in der Behandlung der vermuteten Antibiotika-assoziierten Kolitis ist – wenn möglich – die Beendigung der antibiotischen Therapie (Ausnahme: Aminoglykoside). Außerdem sollten die erforderliche Isolationsmaßnahmen ergriffen werden (s. Anhang). Die medikamentöse Therapie der Clostridien-Kolitis zeigt Tabelle 6-3.

1. **Orales Vancomycin (250–500 mg p.o. alle 6 h)** ist derzeit die Therapie der Wahl, obwohl die Rezidivrate nach Beendigung der Therapie bis zu 20% beträgt [4]. Die Symptome lassen üblicherweise zwei bis drei Tage nach Beginn der Therapie nach, dennoch sollte die Behandlung sieben bis 14 Tage lang fortgesetzt werden. Die intravenöse Gabe ist nicht wirksam.

2. **Metronidazol (500 mg p.o. oder i.v. alle 6 h)** ist eine wirksame Alternative zu Vancomycin [4] und dann indiziert, wenn eine orale Therapie nicht geraten erscheint. Bei Therapieerfolg wird die Behandlung über sieben bis 14 Tage fortgesetzt.

3. **Colestyramin (4 g p.o. alle 8 h)** ist ein Harz, das Zytotoxin bindet und als alleinige Therapie bei mild verlaufender Diarrhö wirksam ist [4]. Die Substanz kann auch zusätzlich zu Vancomycin gegeben werden, muß aber im Intervall appliziert werden, da sie Antibiotika zu binden vermag. **Die Anwendung von Harzen erscheint vielversprechend, da sie die normale Darmflora nicht beeinflussen** und ein Persistieren von Clostridium difficile im Stuhl nicht fördern.

Der Therapieerfolg stellt sich üblicherweise prompt ein, und die klinischen Symptome lassen innerhalb von zwei bis drei Tagen nach [4]. Substanzen mit motilitätshemmender Wirkung (z.B. Opiate) sollten vermieden werden, da sie das Risiko der Entwicklung eines toxischen Megakolons erhöhen [9]. Wenn die Erkrankung trotz Therapie fortschreitet, muß auf ein toxisches Megakolon geachtet werden.

Diarrhöen bei Sondenernährung

Diarrhöen entwickeln sich bei 30 bis 60% aller mit Sondenkost ernährten Patienten [1, 12]. Die Sondenernährung findet immer weitere Verbreitung, folglich nimmt auch die Prävalenz dieser Art von Diarrhö auf der Intensivstation zu.

Pathogenese

Eine Reihe von Faktoren fördern möglicherweise die osmotische Diarrhö bei enteraler Sondenernährung. Einige davon sind [10, 11, 12, 13]:
1. Hyperosmolare Lösungen, Zubereitungen mit hohem Fettanteil
2. Bolusapplikation, jejunale Applikation
3. Atrophie der Dünndarmschleimhaut
4. Hypalbuminämie
Der Osmolalität der Nährlösungen wurde eine große Bedeutung bei der Entstehung von Diarrhöen zugeschrieben, doch fehlen überzeugende Beweise [12]. Viele der neueren kommerziellen Sondenkostzubereitungen sind isoton und sollten eigentlich keine Probleme mehr verursachen. Elektrolytzusätze und Medikamente können hyperosmolar sein und eine Diarrhö in Einzelfällen fördern [13].

Schleimhautatrophie. Bereits nach wenigen Tagen, in denen der Darm nicht beansprucht wird, lassen sich auf der Schleimhautoberfläche des Dünndarms degenerative Veränderungen beobachten. Diese Vorgänge sind ausführlich in Kapitel 40 beschrieben und in Abbildung 40-1 dargestellt. Der Verlust an Resorptionsoberfläche führt zur Malabsorption und zur osmotischen Diarrhö. Diese atrophischen Veränderungen entstehen unter totaler parenteraler Ernährung, und man glaubt, daß sie unmittelbare Folge der Elimination von Nährstoffen aus dem Darmlumen sind [11, 14]. Diese Atrophie ist verantwortlich für Diarrhöen bei Wiederaufnahme der enteralen Nahrungszufuhr nach längeren Phasen der Nichtbeanspruchung des Darms [14].

Hypalbuminämie. Ein niedriger Serumalbuminspiegel vermindert den kolloidosmotischen Druck im Serum und fördert damit den Übertritt von Flüssigkeit aus den Kapillaren in die Darmwand (s. Kap. 23). Auf diese Weise wurde die häufig zu beobachtende Assoziation zwischen Hypalbuminämie und Diarrhöen unter Sondenernährung erklärt [15]. Allerdings stehen die Ergebnisse anderer Studien dazu im Widerspruch [12, 16]. Auch ist von anderen Konstellationen, bei denen die Starlingschen Kräfte in Richtung Ödembildung verändert sind (z.b. die portale Hypertension), nicht bekannt, daß sie Diarrhö verursachen [17]. Derzeit ist die Rolle der Hypalbuminämie bei der Entstehung von Diarrhöen als Folge einer Sondenernährung unklar. Ob beide womöglich nur Ausdruck einer schweren Erkrankung sind, ohne daß sie kausal in Verbindung stehen, müssen weitere Untersuchungen zeigen.

Klinik

Die Diarrhö setzt meist innerhalb der ersten beiden Wochen nach Beginn der Sondenernährung ein [1]. Die Stühle sind wäßrig und ohne Blutbeimengungen, Fieber tritt üblicherweise nicht auf.

Die **nekrotisierende Enterokolitis** ist eine seltene, aber schwere Verlaufsform der Diarrhö, die unter Jejunalsondenernährung bei älteren Patienten mit Herzinsuffizienz bzw. peripherer Verschlußkrankheit auftritt [18]. Klinische Symptome sind Fieber, schmerzhaft aufgetriebenes Abdomen und Diarrhö, die auch blutig sein kann. Zugrundeliegende Ursachen sind Ischämie und Invasion der Darmwand mit Bakterien. Die Ischämie ist Folge einer unzureichenden reaktiven Perfusionssteigerung des Darms auf eine gesteigerte Stoffwechselaktivität der Darmschleimhaut während der Resorption von Nahrung.

Diagnose

Typisch für die Diarrhö infolge Sondenernährung ist ihr Sistieren nach Absetzen der Ernährung. Bis dahin können allerdings einige Tage verstreichen, so daß wertvolle Zeit verlorengeht, falls die Diarrhö durch Clostridium difficile verursacht ist. Da natürlich auch unter Sondenernährung Clostridium difficile auftreten kann [11], sollte bei allen Patienten, die in den letzten Wochen vor Beginn der Diarrhö Antibiotika erhalten haben, diese Ursache ausgeschlossen werden.

Die Diagnose einer Kolitis durch Clostridium difficile muß bei jeder Diarrhö während enteraler Sondenernährung in Betracht gezogen werden, auch wenn kein Fieber besteht.

Das Fehlen von Fieber spricht zwar gegen die Diagnose Clostridien-Kolitis, allerdings haben 20% der Patienten mit toxininduzierter Diarrhö kein Fieber (s. Tab. 6-1).

Die osmolare Lücke im Stuhl kann dazu dienen, zwischen einer Sondenkost-induzierten (osmotischen) Diarrhö und einer toxinverursachten (sekretorischen) Diarrhö zu unterscheiden. Allerdings ist der Wert dieser Berechnung bei Intensivpatienten noch nicht systematisch untersucht.

Therapie

Ziel der Behandlung der Sondenkostdiarrhö ist es, den ursächlichen Faktor, z.b. hyperosmolare Nährlösungen, zu eliminieren, ohne dabei den Darm völlig ruhigzustellen. Das soll verhindern, daß es zur Mukosaatrophie und bei Wiedereinsetzen der Ernährung zur Diarrhö kommt [10, 11, 12, 13, 14]. Eine Ausnahme bildet die nekrotisierende Enterokolitis, bei der die Ernährung sofort unterbrochen werden muß. Folgende Maßnahmen versprechen Erfolg:

1. **Verminderung der Osmolalität** durch Verwendung isotoner Nährlösungen und durch Elimination hyperosmolarer Zusätze. Tritt eine Diarrhö bei isotoner Nahrung auf, ist eine Verdünnung der Nährlösung wenig sinnvoll, da dies nur den Wassergehalt im Darm erhöht. In diesem Fall sollte das Volumen der Nährlösung durch Reduktion der Infusionsrate verringert werden.
2. **Intragastrale Ernährung** sollte – wenn möglich – bevorzugt werden. Das Magensekret verringert die Osmolalität der Nahrung, die in den Dünndarm gelangt, und die Ausdehnung des Magens verlangsamt die Passagezeit. Allerdings wird durch intragastrale Zufuhr die Refluxgefahr erhöht.
3. Eine **verminderte Infusionsrate** bewirkt eine Reduktion der osmolaren Belastung für den Darm. Die Geschwindigkeit der Zufuhr kann halbiert oder noch weiter reduziert werden. Falls dies erfolgreich war, kann die Zufuhr innerhalb von Tagen schrittweise wieder heraufgesetzt werden [10].
4. Ein vollständiger **Stillstand der Darmfunktion sollte vermieden werden**, um die Resorptionsoberfläche zu erhalten und das Risiko einer Diarrhö bei Wiederaufnahme der Ernährung gering zu halten. Gegebenenfalls sollte die enterale Nahrungszufuhr auch mit nur geringen Volumina aufrechterhalten werden. Einzig bei Darmischämie und bei toxischem Megakolon muß auf die enterale Nahrungszufuhr ganz verzichtet werden. Bis die volle enterale Ernährung wieder aufgenommen werden kann, sollte der Nahrungsbedarf parenteral gedeckt werden.

Diarrhöen verschiedener Ursachen

Medikamente

Folgende Medikamente, die auf Intensivstationen zum Einsatz kommen, können bei bestimmten Patienten Diarrhöen hervorrufen.

Tabelle 6-4 Magnesiumgehalt oral applizierter Medikamente (aus: Oster, RJ, Epstein M: Management of magnesium depletion. Am J. Nephrol 1988; 8:349–354).

Präparat	Magnesium (mval/5 ml)
Antazida	
Maalox®-Suspension	10
Riopan®-Gel	8
Gelusil®-Liquid	7
Laxans	
Magnesium-Sulfat	8

Magnesium ist häufig in Antazida enthalten und kann eine osmotische Diarrhö verursachen. Den Magnesiumgehalt gängiger Medikamente im Vergleich zu einem Laxans zeigt Tabelle 6-4.

Magnesiumhaltige Antazida sollten bei jedem Patienten mit Diarrhö – unabhängig von ihrer Ätiologie – ausgesetzt werden. Alternativen zur Prophylaxe von Streßulkusblutungen wurden im vorangegangenen Kapitel besprochen.

Cimetidin galt lange als Ursache für Diarrhöen auf der Intensivstation [1], angeblich als Folge der bakteriellen Überwucherung des Magens und des Dünndarms [19]. Allerdings konnte in neueren Studien kein Zusammenhang zwischen dem Auftreten von Diarrhö und dem Einsatz von H_2-Blockern gefunden werden [12]. Weitere Untersuchungen dazu sind erforderlich.

Theophyllin kann eine sekretorische Diarrhö durch Steigerung der Ausscheidung von Natrium und Chlorid im Ileum verursachen [20]. Eine Prävalenz sekretorischer Diarrhöen unter Theophyllintherapie ist nicht bekannt.

Chinidin verursacht oral verabreicht bei einem Drittel der Patienten Diarrhöen [21]. Die Inzidenz bei parenteraler Zufuhr ist nicht bekannt.

Ischämie des Darms

Eine ischämische Schädigung der Darmschleimhaut kann eine exsudative Diarrhö mit oder ohne Blutbeimengungen verursachen. Über Diarrhö beim Darminfarkt ist wenig publiziert. Tabelle 6-5 zeigt die klinischen Befunde bei Darminfarkt aus einer Untersuchung. Nur sieben von 20 Patienten dieser Studie hatten eine Diarrhö, aber fünf dieser sieben Patienten boten sichtbare Blutbeimengungen. Man beachte, daß charakteristische Befunde des Darminfarkts (z.B. metabolische Azidose) häufig fehlten. Dies unterstreicht, wie schwierig die Diagnose vor der Laparotomie gestellt werden kann. Außer dieser Studie mit geringer Fallzahl liegen keine anderen Untersuchungen zu diesem Thema vor.

Eine Diarrhö, die wenige Tage nach einem Herzstillstand oder einer Episode mit Hypotension auftritt, kann auf eine ischämische Schleimhautschädigung infolge Reperfusion oder „no reflow"-Phänomen hindeuten (s. Kap. 12). Der Stuhl ist in diesen Fällen normalerweise blutig, aber auch darüber existieren keine systematischen Untersuchungen.

Praktisches Vorgehen bei Diarrhö

Folgendes praktische Vorgehen wird in allen Fällen einer akut einsetzenden Diarrhö empfohlen (Abb. 6-1). Eine Ausnahme bildet die blutige Diarrhö. Letztere ist eine Notfallsituation, die ein invasives hämodynamisches Monitoring und andere Maßnahmen erfordert, die im Folgenden nicht behandelt werden.

I. Allgemeine Maßnahmen
    A. An Clostridium-difficile-Kolitis denken
        1. Stuhl auf Toxin untersuchen lassen
        2. Hygienemaßnahmen einleiten
Diese Maßnahmen werden in der Praxis für alle Fälle von Diarrhö im Bereich der Intensivmedizin empfohlen, da die Prävalenz von Clostridium difficile in

Tabelle 6-5 Klinische Symptome bei 20 Patienten mit Darminfarzierung (aus: Cooke M, Sande MSA: Diagnosis and outcome of bowel infarction on an acute medical service. Am J Med 1983; 75:984–991).

Befund	Anzahl der Patienten
abdominelle Schmerzen	15
abdomineller Druckschmerz	15
Nachweis von okkultem Blut im Stuhl	13
metabolische Azidose	9
Diarrhö	7
blutige Diarrhö	5
fehlende Darmgeräusche	7
gespanntes Abdomen	3
Darstellung ödematöser Darmschlingen durch Röntgenaufnahme	1

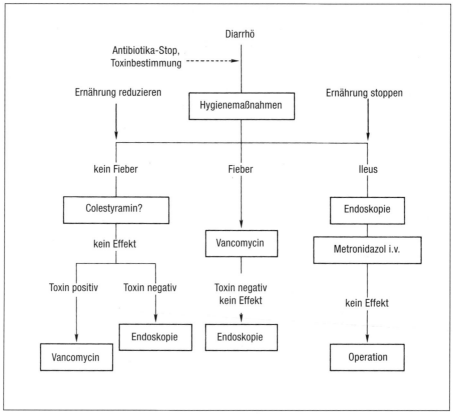

Abb. 6-1 Strategie für das Vorgehen bei nosokomialer Diarrhö. Dies gilt nicht für blutige Diarrhö.

dieser Patientengruppe hoch ist. Falls ein Test auf Toxin nicht zur Verfügung steht, sollte bei Hochrisikopatienten eine Endoskopie erwogen werden.

II. Spezifische Maßnahmen

Das Auftreten von Fieber, Ileus oder anderen Zeichen der Sepsis diktiert das Vorgehen beim individuellen Patienten.

    A. Ileus und pralles Abdomen

        1. Orale Ernährung absetzen

        2. Notfallendoskopie zum Ausschluß von Ischämie, Pseudomembranen oder Entzündungen erwägen

3. Abdomenübersichtsaufnahme zum Ausschluß von Stenosen, Darmwandödem bzw. anderen Hinweisen auf Ischämie
4. Hämodynamischen Zustand überprüfen, insbesondere wenn erst vor kurzem Phasen niedrigen Blutdrucks oder einer kardiovaskulären Instabilität vorlagen
5. Beginn der Therapie mit Metronidazol (500 mg i.v. alle 6 h), falls keine Hinweise auf Ischämie oder Stenose vorliegen

Das Hauptaugenmerk beim Ileus richtet sich auf Ischämie, nekrotisierende Enterokolitis, pseudomembranöse Kolitis und toxisches Megakolon. Die Gabe von Metronidazol i.v. erfolgt, bis eine Diagnose feststeht.

B. Fieber mit oder ohne andere Zeichen der Sepsis
   1. Vancomycin oral (500 mg alle 6 h)
   2. Endoskopie, falls kein Toxinnachweis möglich oder Befund negativ
      a. Falls Darmschleimhaut entzündlich verändert, Beginn der Therapie mit Vancomycin oder Metronidazol
      b. Wenn die Darmschleimhaut normal erscheint, eventuell Therapie mit Colestyramin und Suche nach anderen Gründen für das Problem

Fieber ist kein dominierendes Symptom der durch Sondenernährung hervorgerufenen Diarrhö, sondern der Kolitis durch Clostridium difficile. Die meisten Fälle von Clostridien-Kolitis zeigen einen Rückgang des Fiebers und der anderen Symptome nach zwei bis drei Tagen Behandlung mit Vancomycin. Eine Diarrhö, die darüber hinaus weiterbesteht, weist auf eine andere Ursache hin.

C. Diarrhö ohne andere Symptome
   1. Unter Sondenernährung
      a. Fettanteil nach Möglichkeit vermindern
      b. Elektrolyt- und Medikamentenzusätze eliminieren
      c. Zufuhr um die Hälfte reduzieren
   2. Absetzen aller potentiell auslösenden Medikamente, einschließlich Antibiotika (wenn möglich), Theophyllin und magnesiumhaltiger Antazida
   3. Eventuell Versuch mit Colestyramin (4 g p.o. alle 8 h)
   4. Falls Diarrhö sich nicht bessert:
      a. Vancomycin oral
      b. Endoskopie zum Ausschluß einer entzündlichen Darmerkrankung
      c. Toxintest wiederholen, wenn das initiale Testergebnis negativ war

Bei einer Diarrhö ohne weitere klinische Symptome kann es sich um eine „unkomplizierte" Antibiotika-assoziierte Diarrhö handeln. Colestyramin kann bei allen Prozessen, die toxinvermittelt sind, wirksam sein. Eine nach dem obigen Schema abgeklärte, aber persistierende Diarrhö erfordert den erneuten Ausschluß einer Kolitis infolge Clostridium difficile (engmaschige Beobachtung heißt das Schlüsselwort).

KAPITEL 7

Thrombembolie-risiko

B estimmte Patientengruppen neigen besonders zu tiefen Beinvenen-thrombosen (TVT). Vorrangig Thromben der großen proximalen Ober-schenkel- und der Beckenvenen embolisieren dann in die Lunge. Die tödliche Lungenembolie ist die gefürchtetste Folge der Beinvenenthrombose; sie kommt bei bis zu 5% der Risikopatienten vor [1, 2, 3, 4]. Eine ganze Reihe von Prophylaxemaßnahmen werden bei Risikopatienten zur Verhütung thrombembolischer Komplikationen angewandt, wodurch wohl mehrere Tausende Menschenleben pro Jahr gerettet werden [4].

Das Kapitel ist in drei Abschnitte gegliedert: Zuerst werden die Patienten mit erhöhtem Thromboserisiko ausgemacht, dann die am besten geeigneten Vorsorgemaßnahmen für jede Patientengruppe ausgewählt und schließlich das Vorgehen bei Verdacht auf Lungenembolie (LE) beschrieben.

Risikopatienten

Tabelle 7-1 zeigt die Inzidenz der TVT und tödlicher LE bei verschiedenen Patientengruppen, wenn keine Vorsorgemaßnahmen ergriffen werden [1, 2, 3, 4, 5]. Die Mehrzahl der Risikopatienten befinden sich in der postoperativen Phase, bevorzugt nach Hüft- und Knieoperationen. Mehrere Faktoren begünstigen Thrombosen in der postoperativen Phase. Dazu gehören venöse Stase, Endothelschädigung (als Folge von Verletzungen oder Operationen) und eine vermehrte Gerinnungsneigung (infolge Thromboplastinfreisetzung während der Operation und verminderter Antithrombin-III-Spiegel).

Tabelle 7-1 Risikofaktoren einer Thrombembolie [1, 5].

Patientengruppe	TVT	tödliche LE*
Hüft- und Knieoperationen	40–70%	1–3%
allgemeinchirurgische Eingriffe		
hohes Risiko	30–60%	1–2%
mäßiges Risiko	10–40%	< 1%
geringes Risiko	< 3%	< 0,01%
neurochirurgische Eingriffe	25–50%	1–3%
Prostatachirurgie	10–40%	
internistische Erkrankungen		
akuter Myokardinfarkt	20–40%	< 1%
Schlaganfall	60%	
andere Erkrankungen	10%	

* Inzidenz bei Patienten ohne vorherige Prophylaxe

Orthopädische Eingriffe

Rekonstruktive Eingriffe an Hüfte und Knie sind mit dem höchsten Thromb-
embolierisiko belastet. Über 50% dieser Patienten entwickeln postoperativ
eine TVT, 3% davon sterben an LE. Diese Gruppe ist auch am wenigsten einer
Prophylaxe zugänglich.

Allgemeine chirurgische Eingriffe

Die Risikofaktoren für TVT nach elektiven Eingriffen an Thorax und Abdomen können wie folgt eingeteilt werden [2]:

Hohes Risiko: TVT oder LE in der Vorgeschichte; ausgedehnte Operationen im Becken oder Abdomen wegen Malignom.

Mäßiges Risiko: Alter des Patienten über 40 Jahre und Operationsdauer
über 30 Minuten.

Geringes Risiko: Alter des Patienten unter 40 Jahre und keine anderen
Risikofaktoren.

Über die Hälfte der Patienten mit hohem Risiko entwickeln eine TVT, wenn
keine prophylaktischen Maßnahmen ergriffen werden (s. Tab. 7-1). Patienten
ohne Risikofaktoren haben nur ein minimales Thromboserisiko; eine routinemäßige Prophylaxe ist daher nur erforderlich, wenn eine frühzeitige Mobi-
lisierung nicht möglich ist.

Sonstige Eingriffe

Neurochirurgische Eingriffe sind mit dem gleichen Risiko für eine TVT behaftet wie Hochrisikopatienten mit allgemeinchirurgischen Operationen. Urologische Operationen bergen je nach Operationsart ein Risiko zwischen 10% (transurethrale Prostatektomie) und 40% (offene Prostatektomie). Die Prophylaxemaßnahmen bei diesen Patientengruppen werden durch das Blutungsrisiko bestimmt.

Internistische Erkrankungen

Es gibt nur zwei internistische Erkrankungen mit eindeutig erhöhtem Risiko für TVT und LE: den Schlaganfall und den akuten Myokardinfarkt. Im Gegensatz zur allgemeinen Meinung ist **Übergewicht kein gesicherter Risikofaktor für Thrombembolie** [5].

Blutgerinnungsstörungen

Auch das Vorliegen einer Blutgerinnungsstörung bietet keinen sicheren Schutz vor TVT und LE, allerdings ist das Risiko gering [6].

Prophylaxekonzepte

Die Prophylaxemaßnahmen gegen Thrombosen umfassen Antikoagulanzien, Maßnahmen zur Kompression der Beine und Filter in der V. cava inferior. Es folgt eine kurze Beschreibung der verschiedenen Methoden und der empfohlenen Regime für verschiedene Patientengruppen (Tab. 7-2).

Low-dose-Heparin

Dosierung: 5000 IE s.c. alle acht bis zwölf Stunden. Beginn zwei Stunden vor der Operation; Fortführung, bis der Patient mobilisiert ist.
Indikationen: Alle Risikogruppen, mit Ausnahme von Patienten, die sich Eingriffen an Hüfte und Knie unterziehen müssen.
Das der Low-dose-Heparinisierung zugrundeliegende Prinzip ist eine Hemmung der Thrombinbildung ohne Erhöhung des Blutungsrisikos. Ein Teil des gerinnungshemmenden Effekts von Heparin beruht auf der Aktivierung von Antithrombin III, wodurch die Umwandlung von Prothrombin zu Thrombin gehemmt wird. Ohne Vorliegen einer aktiven Thrombose sind nur geringe Mengen von Heparin für diese Aktivierung erforderlich. Die Heparindosis wird üblicherweise zwölfstündlich gegeben, das Intervall kann aber bei Risikogruppen auf acht Stunden gesenkt werden. Die plasmatische Gerinnung

Tabelle 7-2 Strategien zur Embolieprophylaxe [1, 2].

Patientengruppe	Maßnahme
1. allgemeinchirurgische Eingriffe	
A. hohes Risiko	A. Low-dose-Heparin (alle 8 h) und pneumatische Kompressionsverfahren oder adaptierte Heparindosis
B. mäßiges Risiko	B. Low-dose-Heparin (alle 12 h) oder Dextran
C. niedriges Risiko	C. Kompressionsstrümpfe
2. orthopädische Eingriffe	
A. Eingriffe an der Hüfte	A. adaptierte Heparindosis oder Marcumarisierung oder Dextran und pneumatische Kompression
B. Schenkelhalsfraktur	B. Marcumarisierung oder Dextran
C. Eingriffe am Knie	C. pneumatische Kompression der Wade
3. neurochirurgische Eingriffe und Prostatachirurgie	pneumatische Kompression
4. Schlaganfall und akuter Myokardinfarkt	Low-dose-Heparin (alle 12 h)

muß unter Low-dose-Heparin nicht überwacht werden. Low-dose-Heparin ist nachweislich wirksam bei der Reduktion von TVT und LE [1, 2, 3, 4] außer nach Hüft- und Knieoperationen.

Ultra-low-dose-Heparin

Dosierung: 1 IE/kg KG/h kontinuierlich i.v.
Die intravenöse Infusion von Heparin wird empfohlen, um Unannehmlichkeiten und Hämatome zu verringern, die mit der s.c. Zufuhr verbunden sind. Obwohl diese Methode sicher und wirksam ist, ist die klinische Erfahrung damit begrenzt [7].

Adaptierte Heparindosis

Dosierung: Beginnend mit einer Dosierung von 3500 IE s.c., wird alle acht Stunden die Dosis erhöht, bis die PTT auf das 1,5fache des Normalwerts verlängert ist [8].
Dieses Regime soll zur Verminderung der Inzidenz tiefer Beinvenenthrombosen nach Hüftoperationen effektiver sein als Low-dose-Heparin [8]. Dennoch bleiben TVT und LE nach Hüftoperationen ein Problem.

Cumarinderivate

Dosierung: z.B. Marcumar®, beginnend mit 3 Tabletten à 3 mg/d (= 9 mg), bis der Quick-Wert den gewünschten therapeutischen Bereich (ca. 20% der Norm) erreicht hat.

Dieses Regime ist der adaptierten Heparindosierung in der Prophylaxe gleichwertig [2, 9], das Blutungsrisiko ist aber erhöht. Wegen der schlechten Steuerbarkeit ist der Einsatz von Cumarinderivaten bei Patienten der Intensivstation selten indiziert.

Dextrane

Dosierung: 6% Dextran 60 oder 10% Dextran 40, 500 ml/Tag infundiert über vier bis sechs Stunden.

Dextrane sind hochmolekulare Polysaccharide, die als Volumenersatzmittel eingesetzt werden (s. Kap. 17). In diesem Zusammenhang wird ihre antikoagulatorische Wirkung (z.B. Abnahme der Plättchenaggregabilität, verminderte Aktivität des Faktors VIII) oft als Nachteil angesehen. Diese Eigenschaften macht man sich aber bei der Prophylaxe postoperativer TVT zunutze. In der oben angegebenen Dosierung in den ersten drei bis fünf Tagen nach der Operation gegeben, sind Dextrane bei mäßig hohem Risiko nach abdominalchirurgischen Eingriffen und nach elektiven Hüftgelenksoperationen zur Prophylaxe der TVT wirksam [2]. Problematisch ist dabei die Volumenbelastung bei Patienten mit Linksherzinsuffizienz.

Kompressionsstrümpfe

Kompressionsstrümpfe sollen bevorzugt distal (im Bereich der Knöchel) Druck auf die untere Extremität ausüben, um so den venösen Rückstrom zu unterstüzen. Sie werden nicht für Hochrisikopatienten zur Prophylaxe der TVT empfohlen [2, 10].

Pneumatische Kompressionsverfahren

Durch intermittierendes Aufblasen einer Kompressionmanschette um den Unterschenkel wird die normale Muskelpumpe des Unterschenkelmuskulatur simuliert, die durch die Bettruhe verlorengeht. Diese Systeme sind bei der Mehrzahl der Hochrisikopatienten wirksam [2, 3], verhindern aber nicht tiefe Oberschenkelvenenthrombosen nach Hüftoperationen [2]. Da Nebenwirkungen nicht beobachtet wurden, wird diese Methode oft bei neurochirurgischen oder urologischen Patienten mit erhöhtem Blutungsrisiko eingesetzt.

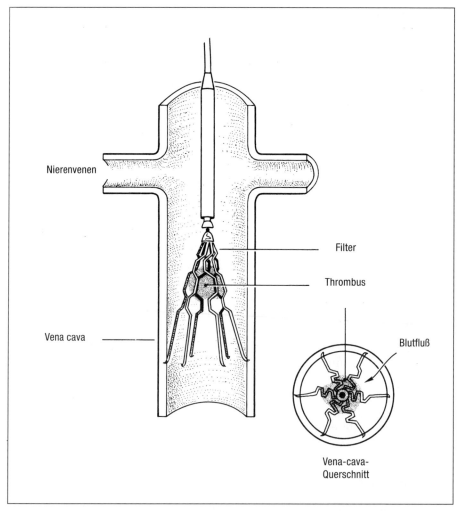

Abb. 7-1 Der Greenfield-Filterschirm. Beachte das Zurückhalten des Thrombus ohne Beeinträchtigung der Gefäßdurchmessers der Vena cava.

Chirurgische Prophylaxemaßnahmen

Operative Prophylaxemaßnahmen zielen nur darauf ab, eine Lungenembolie zu verhindern, nicht dagegen die Entstehung der TVT. Gängiges Vorgehen ist derzeit, durch Einsetzen eines Filters in die V. cava inferior das Verschleppen eines Embolus zu verhindern. Indikationen für dieses Vorgehen sind eine dokumentierte TVT oberhalb des Knies oder orthopädische Operationen mit hohem Risiko, wenn zusätzlich eine der folgenden Bedingungen erfüllt ist [11]:

1. Kontraindikationen gegen eine Antikoagulation
2. LE während voller Antikoagulation
3. Schwere Lungenerkrankung
4. Pulmonalarterieller Hochdruck

Am häufigsten wird der sogenannte Greenfield-Filter verwendet (s. Abb. 7-1). Der konisch geformte Filter wird in geschlossenem Zustand an der Spitze eines Einführungssystems perkutan über die V. jugularis interna oder die Femoralvenen eingeführt. Unterhalb der Einmündung der Nierenvenen wird der Filterkorb geöffnet, wobei sich die Haken an seiner Basis in die Venenwand bohren und den Filter im Blutstrom fixieren. In der Spitze des Filterkorbs können sich Emboli verhängen, ohne daß der Querschnitt der V. cava entscheidend eingeengt wird.

Der Greenfield-Filter wird gegenüber anderen Rückhaltesystemen bevorzugt, da er weniger oft zum Verschluß der V. cava und damit zur venösen Insuffizienz der Beine führt. Nachdem der Filter plaziert ist, kommt es in weniger als 3% der Fälle zu klinisch apparenten Lungenembolien [11].

Vorgehen bei Verdacht auf Lungenembolie

Alle in Tabelle 7-2 aufgeführten Vorsorgemaßnahmen können das Risiko einer TVT oder LE bei Hochrisikopatienten, insbesondere bei orthopädischen Patienten, nicht völlig ausschalten. Leider sind es gerade die Thrombosen der Oberschenkelvenen, die klinisch inapparent verlaufen, so daß erst beim Auftreten einer LE das Problem erkannt wird. Das folgende Vorgehen betrifft also die Patienten, die mit einer LE vereinbare klinische Symptome entwickeln.

Klinik

Die klinischen Zeichen der LE sind weder sensitiv noch spezifisch, d.h., es gibt kein Symptom, das immer vorliegt (Sensitivität), aber auch keines, das nur und ausschließlich bei LE vorkommt (Spezifität). Tabelle 7-3 zeigt die in einer Studie beobachtete Sensitivität und Spezifität klinischer Symptome bei akuter LE [12]. Man beachte, daß pleuritischer Thoraxschmerz nur bei der Hälfte der Patienten mit dokumentierter Embolie vorkommt (Sensitivität), während eine Hypoxämie bei 25% der Patienten fehlt. Da durch die Klinik allein Embolien weder bewiesen noch ausgeschlossen werden können, sind

Tabelle 7-3　Klinische Symptome einer Lungenembolie (aus: [12]).

Befund	Sensitivität	Spezifität
Dyspnoe	0,74	0,38
Pleuraschmerz	0,48	0,64
Hämoptyse	0,22	0,76
Tachypnoe	0,48	0,80
Tachykardie	0,81	0,55
$P_{O_2} < 80$ mmHg	0,74	0,29
radiologische Zeichen eines Infiltrats	0,48	0,57

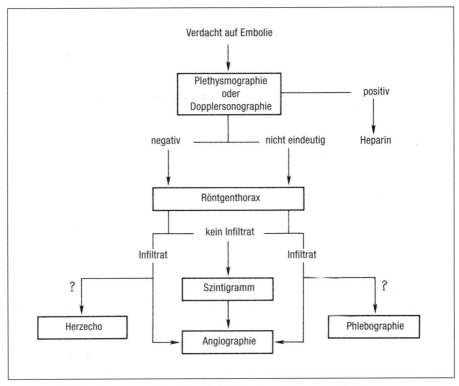

Abb. 7-2　Flußdiagramm zum Vorgehen bei Verdacht auf Lungenembolie. Erläuterungen s. Text.

weitere diagnostische Verfahren erforderlich. Abbildung 7-2 zeigt das diagnostische Vorgehen bei Patienten mit Verdacht auf LE.

Die Suche nach Beinvenenthrombosen

Zuerst wird nicht nach der Lungenembolie, sondern mit nichtinvasiven Methoden nach Zeichen einer Oberschenkelthrombose gefahndet. Der Grund dafür ist, daß die Lungenembolie nicht die originäre Erkrankung darstellt, sondern nur die Manifestation der zugrundeliegenden Beinvenenthrombose ist.

Die meisten Lungenembolien entstammen den tiefen Oberschenkelvenen, und man findet bei der Mehrheit der Patienten mit akuter LE mit nichtinvasiven Methoden Hinweise auf eine Thrombose dieses Venengebiets [13].

Die übliche Behandlung einer unkomplizierten LE ist im Prinzip die gleiche wie bei TVT (nämlich Antikoagulation), so daß keine weiteren diagnostischen Schritte erforderlich sind, wenn eine Thrombose entdeckt worden ist. Die Untersuchung der Beine beginnt mit zwei nichtinvasiven, am Krankenbett durchführbaren Verfahren. Eine Phlebographie sollte wegen des Aufwands und der Risiken möglichst vermieden werden.

Impedanzplethysmographie. Das Prinzip der Impedanzplethysmographie beruht auf der Änderung des elektrischen Widerstands eines Gewebskompartiments, die umgekehrt proportional zur Volumenänderung erfolgt. Abbildung 7-3 zeigt, wie die Methode zur Erkennung einer Oberschenkelthrombose angewandt wird. Elektroden werden um den proximalen Unterschenkel gewickelt und erzeugen einen nicht spürbaren elektrischen Stromfluß in der unteren Extremität. Eine Blutdruckmanschette um den Oberschenkel wird aufgeblasen und staut den venösen Rückfluß, so daß eine kontinuierliche Volumenzunahme des Unterschenkels resultiert (erkennbar am Anstieg der Kurve im Plethysmogramm). Wird die Manschette plötzlich abgelassen, entspricht die Geschwindigkeit des venösen Abflusses der Geschwindigkeit der Volumenabnahme des Unterschenkels (erkennbar an der Steigung des letzten Teils des Plethysmogramms).
Ein Verschluß der proximalen Oberschenkelvenen wird im Plethysmogramm durch folgenden Kurvenverlauf wiedergegeben (Abb. 7-3): Da das Volumen des Unterschenkels bereits erhöht ist, bewirkt das Aufblasen der Manschette eine geringere Volumenzunahme, wodurch die Kurve des Plethysmogramms flacher verläuft. Darüber hinaus hat eine proximale Venenthrombose einen verzögerten venösen Abfluß zur Folge, was sich als geringere Steigung des letzten Teils des Plethysmogramms ausdrückt.

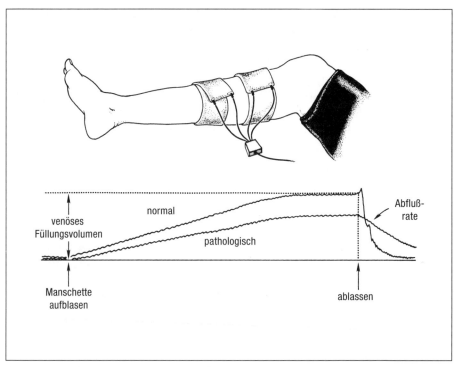

Abb. 7-3 Elektrische Impedanzplethysmographie zum Nachweis tiefer Beinvenenthrombosen.

Das Plethysmogramm eignet sich gut zur Suche nach Oberschenkelvenenthrombosen, weniger für Thromben im Bereich des Unterschenkels [15].

Die Sensitivität und Spezifität der Plethysmographie für Oberschenkelvenenthrombosen beträgt ca. 90 % [15]. Allerdings werden nur komplette Verschlüsse entdeckt, nicht vollständige Verschlüsse können übersehen werden. Die Sensitivität für Unterschenkelvenenthrombosen ist geringer als 70 % [15]. Problematisch bei diesem Verfahren sind falsch-positive Ergebnisse, wie sie durch einen erhöhten Venendruck in der unteren Extremität hervorgerufen werden können, z.B. bei Herzinsuffizienz oder positiver Druckbeatmung. Diese im Bereich der Intensivmedizin häufigen Konstellationen schränken die Brauchbarkeit dieses Tests ein. Auch ein bilateral pathologisches Testergebnis ist wertlos, nur einseitig pathologische Ergebnisse werden bei der Diagnosestellung berücksichtigt.

Doppler-Sonographie. Bei diesem Verfahren wird mittels Reflexion eines Ultraschallsignals die Blutflußgeschwindigkeit bestimmt. Wird ein Ultraschallsignal auf die Femoralvenen gerichtet, reflektieren bewegte Blutzellen den Ultraschall und verändern dabei seine Frequenz (Doppler-Effekt), während durch stehendes Blut die Frequenz der Wellen nicht geändert wird. Auch Änderungen der Blutflußgeschwindigkeit durch Verschlüsse proximal oder distal des angeloteten Venenabschnitts werden zur Diagnose herangezogen. Die Zuverlässigkeit dieses Verfahrens hängt entscheidend von der Erfahrung des Untersuchers ab, liefert aber bei korrekter Anwendung sehr gute Ergebnisse [16].

Phlebographie mit Kontrastmittel. Phlebographien werden nur bei Patienten eingesetzt, bei denen die Plethysmographie und die Doppler-Sonographie keine eindeutigen Befunde liefern und bei denen zugleich ein pathologisches Röntgenbild des Thorax vorliegt. Bei unauffälligem Röntgenbild wird eher ein Perfusionsszintigramm der Lunge durchgeführt (s.u.).

Suche nach Embolien

Durch Untersuchung der Beinvenen als ersten diagnostischen Schritt kann die Zahl der erforderlichen Perfusionsszintigramme und Pulmonalisangiographien verringert werden. Allerdings bieten bis zu 30% der Patienten mit Lungenembolie keine Hinweise auf einen Beinvenenthrombose [13]. Anders ausgedrückt, auch **unauffällige Befunde bei der Suche nach einer Beinvenenthrombose schließen ein akute Lungenembolie nicht aus.** Wie Abbildung 7-3 zeigt, sind zum Nachweis einer Embolie bei offensichtlich fehlender Beinvenenthrombose weitere Untersuchungen erforderlich.

Ventilations-/Perfusionsszintigraphie. Bei fehlenden Zeichen einer Beinvenenthrombose und röntgenologisch normaler Lungenzeichnung bzw. nur einem kleinen, umschriebenen Infiltrat sollte ein Szintigramm durchgeführt werden. Ein normales Szintigramm schließt eine größere Embolie aus, ein pathologisches Szintigramm dagegen ist nicht beweisend für eine Embolie. Aus szintigraphischen Befunden auf die „Wahrscheinlichkeit" einer LE zu schließen ist meist unbegründet. In einer Studie fand sich nur eine geringe Korrelation zwischen szintigraphischen und angiographischen Befunden [14].

Rechtsherzechokardiographie. Während ihrer Passage durch den rechten Ventrikel können Emboli und ihre Fragmente echokardiographisch sichtbar werden [17]. Auch wenn die Emboli selbst nicht darstellbar sind, können oft die indirekten Zeichen der akuten Rechtsherzbelastung auf eine abgelaufene LE hinweisen.

Pulmonalisangiographie. Die angiographische Darstellung der Lungenstrombahn (entweder durch direkte Kontrastmittelinjektion oder in
DSA-Technik) sollte immer dann erfolgen, wenn alle anderen Verfahren nichts
zur Diagnose beitragen oder wenn die Lokalisation des Embolus gewünscht
wird (z.B. bei einem instabilen Patienten, bei dem eine Embolektomie geplant
ist).

TEIL III

Invasives hämodynamisches Monitoring

The trouble
is not in science,
but in the uses
men make of it.

WILDER PENFIELD

KAPITEL 8

Arterielle Blutdruckmessung

Eine der beunruhigenden Enthüllungen über moderne Medizin ist, wie wenig Ärzte über die Blutdruckmessung wissen, obwohl diese Messung auch für grundlegende Entscheidungen herangezogen wird. So wird beispielsweise der mit einer Armmanschette gemessene diastolische Druck zur Entscheidung über eine lebenslängliche antihypertensive Therapie herangezogen, obgleich Unklarheit darüber besteht, welche Phase der Korotkoff-Töne man als den diastolischen Druck verwenden soll. Der 1984 erschienene Bericht des „National Committee on High Blood Pressure" empfahl die Phase IV (Dämpfung des Tons) als diastolischen Druck, wogegen der Bericht desselben Komitees aus dem Jahre 1988 die Phase V (Verschwinden des Tons) als den korrekten diastolischen Druck vorgeschlagen hat [1, 2].

Dieses Kapitel konzentriert sich vorwiegend auf die Interpretation arterieller Drücke, die mittels direkter, intraarterieller Messung gewonnen wurden. Der letzte Abschnitt behandelt die Technik der Katheterisierung der Radial- und Femoralarterien.

Fehlermöglichkeiten der Manschettenmethode

Wenige Meßverfahren sind so beliebt und so wenig verläßlich wie die Blutdruckmessung mit einer aufblasbaren Armmanschette. Nachfolgend sind einige Erfahrungen in verschiedenen klinischen Situationen beschrieben.

Typische Fehlerquellen

Die Technik selbst kann Fehler bergen. So kann beispielsweise der Vorgang des Blähens und Entblähens der Manschette am gleichen Arm einen mehrere Minuten dauernden Anstieg von Blutvolumen und Blutdruck bewirken [3]. Dies könnte eine Erklärung für inkonstante Meßwerte bei gesunden, normotensiven Patienten liefern [4]. Bei älteren, hypertensiven Personen übersteigt der diastolische Manschettendruck in bis zu 70 % der Fälle den tatsächlichen Wert um mindestens 10 % [5]. Bei übergewichtigen Patienten erhält man falsch-hohe diastolische Manschettendrücke, wenn der aufblasbare Teil der Manschette den Arm nicht vollständig umschließt [6]. Dasselbe gilt für magere Patienten, bei denen die Manschettendrücke unter den tatsächlichen Drücken liegen können, wenn der aufblasbare Teil der Manschette überlappt.

Verhältnisse bei niedrigem Herzzeitvolumen („low flow")

Indirekte Messungen mit der Manschette haben vor allem bei Patienten mit schlechter Hämodynamik eine hohe Fehlerquote.

Die Manschettenmethode kann falsch-niedrige systolische Drücke vortäuschen, die bei hypotensiven Patienten um durchschnittlich 34 mmHg und bei Patienten mit Pumpversagen um durchschnittlich 64 mmHg unter dem tatsächlichen systolischen Druck liegen [7].

Die Ungenauigkeit der Manschettenmethode bei sogenannten Low-flow-Zuständen überrascht nicht, da die Korotkoff-Töne durch den Blutfluß entstehen. Mit Abnahme des Blutflusses werden die Töne schlechter hörbar, und die leisen frühen Töne, die den systolischen Druck anzeigen, können ganz fehlen. Dies wird zu falsch-niedrigen Blutdruckwerten führen und kann zu einer unangebrachten Therapie mit vasoaktiven Substanzen Anlaß geben. Dieses Fehlerrisiko bei Low-flow-Zuständen ist der Hauptgrund, weshalb die indirekte Methode mit der Manschette bei kritisch kranken Patienten weitgehend aufgegeben worden ist.

Direkte arterielle Messungen

Das Standardverfahren bei schwerkranken Patienten besteht in der direkten Messung des arteriellen Drucks mit Hilfe von Kathetern, die in der Radial- oder Femoralarterie plaziert werden. Die direkte Methode ist leider auch nicht ohne Schwachpunkte, wie in den folgenden Abschnitten gezeigt wird.

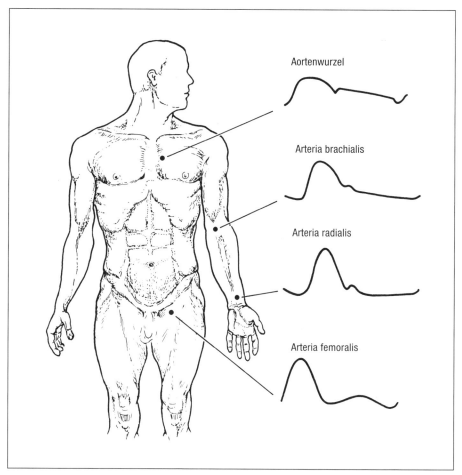

Abb. 8-1 Die arterielle Druckkurvenform an verschiedenen Orten des arteriellen Gefäßsystems.

Die Form der arteriellen Druckkurve

Die Form der arteriellen Druckkurve ändert sich im Verlauf der Druckwelle von der proximalen Aorta zur Peripherie (Abb. 8-1). In der Abbildung 8-1 sind die Stellen markiert, an denen die verschiedenen Druckkurven aufgezeichnet worden sind.

In dem Maß, wie sich die arterielle Druckwelle nach distal von der Aorta wegbewegt, steigt graduell der systolische Druck und sinkt der diastolische Druck [8]. Der Mitteldruck bleibt relativ konstant.

Der systolische Druck kann im Verlauf der Druckwelle nach distal um 15 bis 20 mmHg zunehmen [9]. Die größte Veränderung findet von der proximalen Aorta zu ihren Hauptästen hin statt. Bei Erwachsenen kommt es zu keiner weiteren Veränderung der Kurvenform auf dem Weg von der Brachial- zur Radialarterie [10]. Bei Kindern kann allerdings der systolische Druck in den Fußarterien um 25 mmHg höher sein als in der Radialarterie [11].

Wellenreflexion. Die Veränderung im Profil der arteriellen Druckkurve ist auf Druckwellen zurückzuführen, die von enggestellten peripheren Gefäßen aus zurückgeworfen werden [8]. Die Form der arteriellen Druckkurve entsteht durch die Überlagerung „einfallender" Wellen, die sich von der proximalen Aorta zur Peripherie hin ausbreiten, und „reflektierter" Wellen, die von den peripheren Gefäßen aus „zurückschwingen". Die einfallenden Wellen sind eine Funktion des linksventrikulären Schlagvolumens und der Compliance (Dehnbarkeit) des arteriellen Gefäßbaums. Reflektierte Wellen gehen von Bifurkationsstellen und Bereichen arterieller Einengung aus und sind eine Funktion des peripheren Gefäßwiderstands.

Wenn die Geschwindigkeit der Druckausbreitung hoch ist (bei niedriger arterieller Compliance), kehren die reflektierten Wellen frühzeitig zurück und verschmelzen mit dem systolischen Teil der Druckkurve [8]. Dies führt zu einer Anhebung des systolischen Drucks und zu einem Abfall des diastolischen. Ein Beispiel für eine derartige systolische Druckerhöhung wird im Abschnitt B der Abbildung 8-2 gezeigt (man beachte den spitzen Gipfel der Welle in Abschnitt B im Vergleich zu derjenigen in Abschnitt A). Diese durch Wellenreflexion erzeugte Druckerhöhung stellt den Mechanismus der systolischen Hypertension des älteren Menschen dar [8]. Der Druckanstieg bewirkt einen Anstieg der linksventrikulären Nachlast (Afterload), was zu einer Minderung der Auswurfleistung führen kann. Die Wirksamkeit der Therapie mit peripheren Vasodilatatoren bei der Herzinsuffizienz wird zum Teil auf deren Fähigkeit zurückgeführt, die Amplitude der reflektierten Wellen zu senken [12].

Interpretation. Ein erhöhter systolischer Druck kommt wegen des großen Anteils älterer Menschen an der Gruppe der intensivpflichtigen Patienten häufig vor. Das Ausmaß der Druckabweichung variiert in Abhängigkeit vom jeweiligen Patienten und von der Lokalisation der Messung. Die Druckzunahme sollte in den Radialarterien größer sein als in den Femoralarterien und am ausgeprägtesten in den dorsalen Fußarterien [11]. Es sei daran erinnert, daß die Änderung im Profil der Druckkurve kein Artefakt ist und die gemessenen intraarteriellen Drücke den tatsächlichen Drücken an diesem Punkt des arteriellen Kreislaufs entsprechen.

Die systolischen und diastolischen Drücke in den peripheren Arterien stellen wohl keine exakte Wiedergabe der Drücke in der Aorta dar. Dagegen bleibt der Mitteldruck unverändert, wenn die Druckwelle sich nach peripher hin ausbreitet [8]. Dieser Druck repräsentiert den zentralen Aortendruck. Der aortale Mitteldruck eignet sich zur Bestimmung des linksventrikulären Auswurfwiderstands während der Systole (der Nachlast, „Afterload"). Der diastolische Aortendruck ist der entscheidende Faktor für den koronaren Blutfluß und wäre ein wertvoller Parameter zur Überwachung bestimmter Patienten mit Erkrankung der Koronararterien. Dies ist aber nicht möglich, da der periphere diastolische Druck den diastolischen Aortendruck oft unterschätzen läßt.

Aufzeichnungsartefakte

Die zur Messung des arteriellen Drucks verwendeten Systeme können Artefakte erzeugen, die die Druckkurven verzerren. Werden diese Artefakte nicht als solche erkannt, kann dies zu falschen Schlüssen führen.

Resonanzsysteme

Der Meßkreis besteht aus einem arteriellen Katheter, der über ein flüssigkeitsgefülltes Schlauchsystem mit einem Druckwandler verbunden ist. Die Flüssigkeit im System bildet ein Resonanzsystem, das spontan schwingen und die arterielle Druckkurvenform stören kann [13, 14]. Ein Resonanzsystem ist definiert durch die „Resonanzfrequenz" und den „Dämpfungsfaktor" des Systems. Die Resonanzfrequenz ist die Eigenfrequenz des Systems, in der bei Störungen Schwingungen erzeugt werden. Liegt die Frequenz eines ankommenden Signals nahe der Resonanzfrequenz des Systems, addieren sich dessen Eigenschwingungen zum ankommenden Signal und verstärken dieses. Dieser Systemtyp wird als ein „zu wenig gedämpftes" System bezeichnet. Der Dämpfungsfaktor ist ein Maß für die Tendenz eines Systems, das ankommende Signal abzuschwächen. Ein Resonanzsystem mit einem großen Dämpfungsfaktor wird als „zu stark gedämpftes" System bezeichnet.

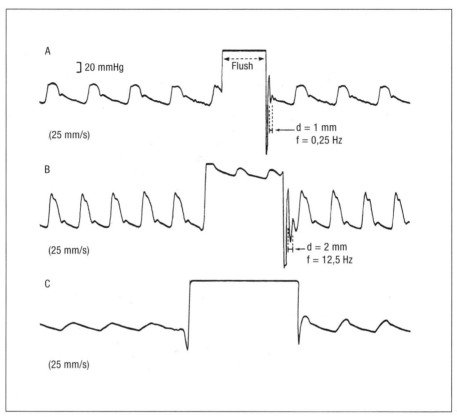

Abb. 8-2 Der Spültest zur Erkennung einer gestörten arteriellen Druckkurvenform:
(A) normaler Test, (B) zu wenig gedämpftes System, (C) zu stark gedämpftes System.

Verzerrungen der Wellenform

Drei Kurvenformen von verschiedenen Meßsystemen werden in Abbildung
8-2 gezeigt. Die Kurvenform in Abschnitt A mit dem abgerundeten Gipfel und
der dikroten Einkerbung ist die normale Kurvenform, die man bei einem
störungsfreien Meßsystem erwartet.

Die Kurvenform in Abschnitt B mit dem spitzen systolischen Gipfel stammt
von einem zu wenig gedämpften Meßsystem. Die in der klinischen Praxis verwendeten Meßsysteme sind regelmäßig zu wenig gedämpft und können zu
einer Überhöhung des systolischen Drucks um 25 mmHg und mehr führen
[14]. Durch Verkürzung des Verbindungsstücks zwischen Katheter und

Druckwandler kann man die Tendenz zur systolischen Überhöhung einschränken. Die Kurvenform in Abschnitt C der Abbildung 8-2 zeigt einen niedrigen systolischen Gipfel mit stufenweisem Anstieg und Abfall sowie kleiner Pulsamplitude. Diese Kurvenform stammt von einem zu stark gedämpften System. Eine übermäßige Dämpfung mindert den Wert des Systems und rührt manchmal von Luftblasen her, die im Verbindungsstück oder im Dom des Druckwandlers eingeschlossen sind. Eine Spülung des „hydraulischen" Systems zur Entleerung der Luftblasen kann helfen, ein zu stark gedämpftes Signal zu verstärken.

Leider ist es nicht immer möglich, anhand der arteriellen Druckkurvenform zu wenig und zu stark gedämpfte Systeme als solche zu erkennen [11]. Der im nächsten Abschnitt beschriebene Test kann hierbei hilfreich sein.

Der Spültest

Mit einer kurzen Spülung des Katheter-Schlauch-Systems kann man feststellen, ob das Meßsystem die Druckkurvenform verändert. Die meisten der kommerziell verfügbaren Druckwandlersysteme (Transducer) sind mit einem Einwegventil ausgerüstet. Öffnet man dieses Ventil, wird ein vom Druckbeutel ausgehender Spülstrom freigegeben. Abbildung 8-2 zeigt die Ergebnisse eines Spültests in drei verschiedenen Situationen. In jedem Fall steigt der Druck bei Beginn der Spülung abrupt an. Dagegen ist die Reaktion am Ende der Spülung in jedem Abschnitt anders.

In Abschnitt A folgen auf die Spülung einige oszillierende Wellen. Die Frequenz dieser Oszillationen ist die Resonanzfrequenz (f) des Meßsystems; sie wird aus dem reziproken Zeitabschnitt zwischen den Schwingungen errechnet. Bei Verwendung eines standardisierten Registrierpapiers mit 1-mm-Unterteilung kann man f bestimmen, indem man den Abstand zwischen den Schwingungen mißt und die Papiergeschwindigkeit durch diesen teilt [11].

$$f\,[Hz] = \frac{\text{Papiergeschwindigkeit [mm/s]}}{\text{Schwingungsabstand [mm]}}$$

In Abschnitt A beträgt der Schwingungsabstand d 1,0 mm und die Papiergeschwindigkeit 25 mm/s; folglich ist f = 25 mm/s : 1,0 mm = 25 Hz. Die Signalverfälschung ist minimal, wenn die Resonanzfrequenz des Meßsystems fünfmal größer ist als die Hauptfrequenz der arteriellen Druckkurve. Bei einer Hauptfrequenz des arteriellen Pulses von annähernd 5 Hz ist die Resonanzfrequenz des Meßsystems in Abschnitt A (25 Hz) fünfmal größer als die Frequenz der ankommenden Welle, weshalb das System diese nicht verfälscht [1].

Im Meßsystem von Abschnitt B deckt der Spültest eine Resonanzfrequenz von 12,5 Hz auf (f = 25 mm/s : 2 mm). Diese liegt zu nah an der Frequenz arterieller Druckkurven. Dieses System verfälscht daher das ankommende Signal und führt zu systolischer Überhöhung. Ein Meßsystem mit einer Resonanzfrequenz von 8 Hz kann bei Messung in der Brachialarterie eine 27%ige Überhöhung des systolischen Druckes verursachen [10].

Der im untersten Abschnitt von Abbildung 8-2 gezeigte Spültest ruft keine Schwingungen hervor. Dies ist ein Hinweis darauf, daß das System zu stark gedämpft ist und zu einer zu niedrigen Druckanzeige führt.

Stellt man fest, daß ein System zu stark gedämpft ist, sollte es gänzlich, einschließlich aller Drei-Wege-Hähne, durchgespült werden, um alle eingeschlossenen Luftblasen zu entfernen. Ist das Problem dadurch nicht zu beheben, sollte die Lage der arteriellen Kanüle verändert oder diese entfernt werden.

Der arterielle Mitteldruck

Der arterielle Mitteldruck ist entscheidend für den peripheren Blutfluß. Dieser Druck wird gegenüber dem systolischen und dem diastolischen Druck vorzugsweise zur Überwachung hämodynamisch instabiler Patienten eingesetzt. Außerdem verändert sich der Mitteldruck nicht, wenn der Meßort im arteriellen Gefäßsystem nach distal wandert, und ist unabhängig von störenden Einflüssen durch das Meßsystem [13].

Der Mitteldruck wird elektronisch gemessen: Erst berechnet man die Fläche unter der arteriellen Druckkurve und teilt dann diese durch die Dauer der Herzaktion. Die meisten elektronischen Meßgeräte zeigen den Mitteldruck kontinuierlich an. Als Schätzwert für den Mitteldruck kann man auch den diastolischen Druck nehmen und ein Drittel der Differenz zwischen systolischem und diastolischem Druck addieren. Diese Schätzung ist allerdings oft unzuverlässig und daher dem elektronisch ermittelten Druck niemals vorzuziehen.

Die Kanülierung von Arterien

Bevorzugte Stellen für die Arterienkanülierung beim Erwachsenen sind die Radial- und die Femoralarterien. Die Brachialarterie wird selten verwendet, weil sie die alleinige Blutzufuhr für Unterarm und Hand darstellt. Die Fußrückenarterie ist bei Erwachsenen wegen an dieser Stelle auftretender Verzerrungen in der Pulskurve nicht beliebt [11].

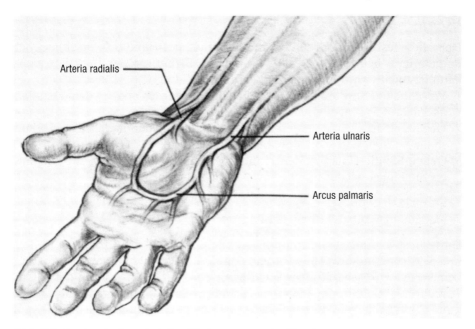

Arteria radialis

Arteria ulnaris

Arcus palmaris

Abb. 8-3 Anatomie der arteriellen Blutversorgung der Hand.

Die Radialarterie

Die Radialarterie wird bevorzugt, weil sie oberflächlich liegt, leicht zugänglich und komprimierbar ist und die zugehörige Hautstelle leicht sauberzuhalten ist. Dazu kommt, daß die Hand über die Ulnararterie und den Palmarbogen einen großzügigen Kollateralfluß erhält, so daß ein Verschluß der Radialarterie keine ischämische Schädigung von Hand und Fingern hervorruft. Der größte Nachteil der Radialarterie ist ihr geringer Durchmesser, der den Erfolg der Kanülierung einschränkt.

Anatomie

Die Oberflächenanatomie der Blutversorgung der Hand ist in Abbildung 8-3 dargestellt. Die Radial- und die Ulnararterie sind Äste der Brachialarterie und versorgen die Hand über den oberflächlichen Palmarbogen. Die Radialarterie verläuft an der palmaren, radialen Seite des Unterarms und ist am Handgelenk direkt medial des distalen Radius in einer länglichen Vertiefung zu tasten.

Der Allen-Test

Der Allen-Test läßt die Kollateraldurchblutung der Hand bei verschlossener Radialarterie beurteilen. Der Test dient der Sicherheit der Radialarterienkanülierung. Er wird folgendermaßen durchgeführt [15]:

1. Verschließen Sie die Radial- und die Ulnararterie jeweils mit dem Daumen und dem Zeigefinger einer Hand.
2. Heben Sie den Arm über den Kopf, und lassen Sie den Patienten die Hand so lang öffnen und schließen, bis die Finger weiß werden.
3. Geben Sie die Ulnararterie frei, und bestimmen Sie die Zeit, die vergeht, bis die Finger wieder ihre normale Farbe annehmen.

normale Reaktionszeit   = 7s
inadäquater Kollateralfluß ≥ 14s

Dieser Test wird allgemein empfohlen ohne Beweis seiner Wertigkeit. In einer prospektiven Studie an 1699 Patienten mit Radialarterienkathetern kam es in keinem Fall zur ischämischen Schädigung der Hände, auch wenn der Allen-Test vor der Kanülierung einen spärlichen Kollateralfluß ergab [16]. Offenkundig gibt es derzeit keinen Beweis, daß die Durchführung des Allen-Tests vor der Arterienkanülierung von Wert ist.

Technik der Kanülierung

Das Handgelenk sollte überstreckt werden, um die Arterie näher an die Oberfläche zu bringen. Man kann das Handgelenk über eine Mullbinde oder mit der freien Hand dorsal flektieren. Die Haut wird auf übliche Weise vorbereitet (s. Kap. 4). Der Durchführende sollte sterile Handschuhe tragen.
Im allgemeinen verwendet man einen 20-G-Katheter mit Mandrin. Der Katheter sollte kurz sein (3 cm), um die Endothelschädigung und die Verfälschung der Kurvenform zu minimieren. Man hält die Nadel wie einen Bleistift und entfernt die Kappe vom transparenten Ende der Nadel, so daß Blut zurückfließen kann, wenn die Arterie punktiert wird. Man tastet die Arterie unmittelbar proximal des Radiusköpfchens und führt den Katheter im 30-Grad-Winkel zur Hautoberfläche ein.
Zur Plazierung der Katheterspitze in der Arterie wird die sogenannte Durchstichtechnik angewandt. Wenn die Nadelspitze die Arterie punktiert, fließt Blut in das transparente Ende der Nadel. Die Katheterspitze befindet sich aber möglicherweise noch nicht im Gefäßlumen, weil sie hinter der Nadelspitze liegt. Um die Katheterspitze im Gefäß zu plazieren, sticht man mit der Nadel zunächst durch die Arterie hindurch und zieht sie dann zurück, bis wieder

Blut kommt. Die Katheterspitze sollte jetzt im Lumen der Arterie sein, so daß man den Katheter über die Nadel vorschieben kann.

Wiederholte Punktionsversuche können zu Thrombosierung und irreversiblem Gefäßverschluß führen. Die derzeitige Empfehlung geht dahin, nach zwei erfolglosen Punktionsversuchen ein anderes Gefäß zu punktieren [17].

Komplikationen

Berichten zufolge kommt es bei 25% der Kanülierungen zu Arterienverschlüssen [16], die in 3% der Fälle irreversibel sind [18]. Ischämische Fingernekrosen sind aber extrem selten [16, 17, 18]. Die Doppler-Untersuchung der Pulse distal der Punktionsstelle ermöglicht keine Prognose [17]. Eine routinemäßige Doppler-Untersuchung ist daher nicht notwendig. Über katheterinduzierte Septikämien wird bei 1 bis 2% der Punktionen berichtet. Im Hinblick auf die Infektionsrate gibt es keinen Unterschied zwischen Radial- und Femoralarterienkathetern [19].

Der Femoralarterienkatheter

Die Femoralarterie ist wegen ihrer Lokalisation weniger beliebt als die Radialarterie. Dagegen ist sie leichter zu kanülieren [20], und ihr Druck liegt näher am Aortendruck als derjenige der Radialarterie [8].

Anatomie

Die Oberflächenanatomie von Femoralarterie und -vene wird in Kapitel 4, Abbildung 4-3 gezeigt. Die Femoralarterie ist die Fortsetzung der A. iliaca externa nach deren Durchtritt unter dem Leistenband. Die Arterie verläuft in der Mitte einer Verbindungslinie von der Crista iliaca anterior superior zur Symphysis pubis. Die Femoralvene liegt medial der Arterie in der Gefäß-Nerven-Scheide.

Technik der Kanülierung

Man bereitet die Leistengegend wie bei einem chirurgischen Eingriff vor und entfernt die Haare in der Umgebung (ein Enthaarungsmittel ist dem Rasiermesser vorzuziehen). Der Katheter sollte ausreichend lang sein, damit er im Gefäß bleibt, aber nicht so lang, daß er die arterielle Druckkurve verfälscht. Zur Minimierung des Traumas wird die Seldinger-Technik empfohlen (s. Kap. 4). Es eignet sich folgendes Material:

1. 21-G–Nadel, 6 bis 7 cm lang
2. Führungsdraht Durchmesser 0,5 mm
3. 18-G-Katheter, 16 bis 20 cm lang

Man stelle sich eine Linie von der Crista iliaca anterior superior zur Symphysis pubis vor. Die Femoralarterie verläuft in der Mitte dieser Linie und kann beim Durchtritt unter dem Leistenband getastet werden. Die Arterie sollte punktiert sein, wenn die Nadel 2 bis 4 cm von der Hautoberfläche aus vorgedrungen ist. Die Femoralvene liegt medial der Arterie und kann versehentlich punktiert werden. Eine venöse Punktion erkennt man daran, daß das durch die Nadel zurückkommende Blut nicht pulsiert.

Komplikationen

Die Komplikationsraten (7–10%) sind bei der Femoral- und der Radialarterie gleich [17]. Obwohl in 3% der Kanülierungen eine Ischämie der Zehen vorkommt, gibt es wenige dauerhafte Schäden [17, 20]. Patienten mit periphervaskulärer Erkrankung weisen keine höhere Komplikationsrate auf [17]. Die Infektionsraten sind niedrig (1–3%) und mit denjenigen anderer arterieller und zentralvenöser Zugänge vergleichbar [19, 20].

KAPITEL 9

Die Welt des Pulmonalarterienkatheters

Man cannot make principles;
he can only discover them.

THOMAS PAINE

D er Pulmonalarterien-Einschwemmkatheter hat die kardiovaskuläre Diagnostik am Krankenbett verändert und der Praxis der Intensivtherapie eine Identität gegeben. Er ist mehr als eine wichtige Entwicklung in der Intensivtherapie, er ist Intensivtherapie schlechthin. Allerdings ist dieser Katheter mit einem Politiker zu vergleichen: Obwohl er gute Arbeit zu leisten scheint, ist man nie sicher, ob man ihm glauben soll.

Dieses Kapitel ist eine Einführung in den Pulmonalarterienkatheter (PA) und seine Leistungsfähigkeit. Man muß gut Bescheid wissen über ihn, wenn man auf einer Intensivstation tätig ist. Vor Beginn dieses Kapitels sollte man nötigenfalls die hämodynamischen Konzepte in Kapitel 1 und 2 nochmals anschauen. Einige ausgezeichnete Übersichtsarbeiten sind am Ende des Buches aufgelistet [1, 2, 3, 4].

Der Einschwemmkatheter

Der Pulmonalarterienkatheter verdankt seinen Ursprung der Bewegung eines Segelboots. Das Prinzip besteht darin, einen aufblasbaren Ballon als Segel zu benutzen, um den Katheter im Blutstrom in die obere Hohlvene zu bringen. Der Katheter wird durch das rechte Herz in die Pulmonalarterien geschwemmt, ohne daß hierfür eine Durchleuchtungskontrolle erforderlich ist. Dieses Prinzip ermöglicht die Rechtsherzkatheterisierung am Krankenbett.

Der Katheter

Die meisten Pulmonalarterienkatheter weisen folgende Merkmale auf:

Länge:	110 cm
Material:	Polyvinylchloride
Größe:	7 F (doppeltes Lumen)
	7,5 F (dreifaches Lumen)
Ballon:	1,5 ml Inhalt
Thermistor:	4 cm vor dem distalen Ende
Öffnungen:	Eine an der Spitze und eine weitere 30 cm proximal der Spitze. Einige Katheter verfügen über eine dritte Öffnung nahe der proximalen.
Zubehör:	Fiberoptiken zur Messung der gemischt-venösen O$_2$-Sättigung im Pulmonalarterienblut. Auch Schrittmacherelektroden stehen zur Verfügung.

Mit Zubehör sind nur Spezialkatheter ausgestattet, nicht aber der Standard-Thermodilutionskatheter.

Die Technik der Katheterisierung

Der Pulmonalarterienkatheter wird über eine großkalibrige (8,5 F) Einführschleuse in die V. subclavia oder V. jugularis interna eingebracht (Näheres über die Einführschleusen s. Kap. 13).

Wenn die über die Einführschleuse hinausgeschobene Katheterspitze im Blutstrom liegt, wird der Ballon mit 1,5 ml Luft aufgeblasen und der Katheter mit dem aufgeblasenen Ballon langsam vorgeschoben. Die während des Vorschiebens der Katheterspitze auf dem Monitor aufgezeichnete Form der Druckkurve dient zu deren Lagebestimmung. Die entlang dem Katheterweg registrierten Kurvenformen zeigt Abbildung 9-1. Die nachfolgende Beschreibung orientiert sich am Vorschieben des Katheters von der V. cava superior

Tabelle 9-1 Drücke im kleinen Kreislauf.

Meßort	Normalwerte (mmHg)
Druck im rechten Vorhof	0–4
Druck im rechten Ventrikel	15–30/0–4
Druck in der Arteria pulmonalis	15–30/6–12
mittlerer pulmonalarterieller Druck	10–18
pulmonalkapillärer Verschlußdruck	6–12

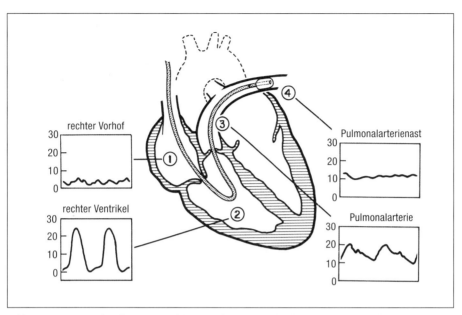

Abb. 9-1 Die verschiedenen Druckkurven beim Vorschieben des Pulmonalarterien-katheters. Erklärung s. Text.

in die Pulmonalarterien. Die normalen Drücke im kleinen Kreislauf zeigt Tabelle 9-1.

1. Die Druckkurve in der V. cava superior entspricht der zentralen Venen-druckkurve (s. nächstes Kap.). Der angezeigte Wert entspricht dem Druck im rechten Vorhof und wird zentraler Venendruck (ZVD) genannt.
2. Wenn die Katheterspitze die Trikuspidalklappe passiert und in den rechten Ventrikel eintritt, erscheint eine Ventrikeldruckkurve mit einer systolischen Druckspitze. Der diastolische Druck ändert sich nicht.
3. Wenn der Katheter durch die Pulmonalklappe in die Pulmonalarterie ge-langt, steigt der diastolische Druck plötzlich an. In der Druckkurve er-scheint eine dikrote Einkerbung. Dies ist die Form der pulmonalarteriellen Druckkurve.
4. Beim weiteren Vorschieben des Katheters in der Pulmonalarterie ver-schwindet die systolische Komponente der Kurve. Dieser letzte Druck wird als „pulmonalkapillärer Verschlußdruck" (PCWP) bezeichnet.
5. Nach Erreichen der PCWP-Position wird der Ballon umgehend entbläht. Jetzt sollte man wieder die pulmonalarterielle Kurve sehen.

Tabelle 9-2 Abgeleitete hämodynamische Parameter.

Parameter	Normalwert	Einheit
CI	2–4	l/min/m²
SVI	36–48	ml/Schlag/m²
LVSWI	44–56	g · m/m²
RVSWI	7–10	g · m/m²
SVRI	1200–2500	dyn · s/cm⁵/m²
PVRI	80–240	dyn · s/cm⁵/m²
$\dot{D}_{O_2}$	500–600	ml/min/m²
$\dot{V}_{O_2}$	110–160	ml/min/m²
O₂ER	22–32	%

(m² = bezogen auf die Körperoberfläche)

Solange der Katheter liegt, bleibt der Ballon vollständig entbläht und wird nur jeweils zur Messung des Wedge-Drucks kurzzeitig aufgeblasen.

Das hämodynamische Profil

Ist der PA-Katheter plaziert, kann man eine große Anzahl an Messungen durchführen. Wie in Tabelle 9-2 dargestellt, können diese zu einem „hämodynamischen Profil" zusammengefaßt werden. Dieses Profil besteht aus neun hämodynamischen Parametern und ermöglicht am Krankenbett eine ziemlich umfassende Beurteilung des kardiovaskulären Systems. Dieses Profil zeigt das Spektrum der bei richtiger Anwendung des PA-Katheters verfügbaren Messungen.

Messungen am Krankenbett

Die folgenden Werte können mit dem Katheter direkt gemessen werden und müssen nicht berechnet werden.

1. Zentralvenöser Druck (ZVD) – Der Druck, der an der proximalen, im rechten Vorhof liegenden Öffnung des Katheters gemessen wird. Sofern keine Obstruktion zwischen Vorhof und Ventrikel vorliegt, sollte der Druck im rechten Vorhof dem enddiastolischen Druck im rechten Ventrikel entsprechen (RVEDP).

$$ZVD = RVEDP$$

2. Pulmonalkapillärer Verschlußdruck – Dies ist der Druck am distalen Ende, wenn der Ballon im distalen Abschnitt eines Hauptstamms der Pulmonalarterie liegt. Dieser Druck wird mit dem linken Vorhofdruck oder dem links-ventrikulären enddiastolischen Druck gleichgesetzt (LVEDP).

$$PCWP = LVEDP$$

Der Verschlußdruck (Wedge-Druck) wird im Detail im nächsten Kapitel behandelt.

3. Das Herzzeitvolumen – Der Thermistor am distalen Katheterende mißt das Schlagvolumen, indem er die Temperaturänderung im Pulmonalarterienblut nach Bolusinjektion einer Lösung, die kälter ist als Blut, aufzeichnet. Dieses Verfahren wird als „Thermodilutionsmethode" bezeichnet und ist Thema von Kapitel 11.

4. Gemischt-venöse Sauerstoffsättigung ($S\bar{v}_{O_2}$) – Die Sauerstoffsättigung in der Pulmonalarterie kann entweder in vivo mit einem speziellen PA-Katheter oder in vitro mit einer Blutprobe aus der distalen Katheteröffnung bestimmt werden. Wie in Kapitel 2 dargestellt, betrachtet man die $S\bar{v}_{O_2}$ als Indikator der Sauerstoffaufnahme in der peripheren Mikrozirkulation.

Die Interpretation der Drücke

Der wichtigste Aspekt des PA-Katheters, den man kennen muß, ist die Grenze der Aussagefähigkeit der Meßwerte. Im Folgenden werden einige dieser Grenzen dargestellt.

1. Die Drücke können sich während respiratorischer Schwankungen des intrathorakalen Drucks verändern. Sie sollten am Ende der Exspiration gemessen werden, wenn der intrapleurale Druck nahe am atmosphärischen Druck liegt (s. Kap. 10).
2. Eine Druckänderung sollte mindestens 4 mmHg betragen, ehe sie als klinisch signifikant erachtet wird [5].
3. Der PCWP sollte niemals den diastolischen pulmonalarteriellen Druck (PAP) übersteigen. Ist dies der Fall, ist der Ballon zu stark aufgeblasen und sollte umgehend entbläht werden, um eine Arterienruptur zu verhindern. Exzessive Alveolardrücke können ebenfalls, wie in Kapitel 10 erörtert wird, zu einem PCWP führen, der den PAP übersteigt.
4. Bei einer Herzfrequenz über 120/min kann der PAP zu hoch gemessen werden, weil die Zeit für den Druck nicht ausreicht, zur Ausgangslinie zurückzukehren [7].
5. Weder der ZVD noch der PCWP stellen ein zuverlässiges Maß für das Blutvolumen dar, aber Änderungen dieser Drücke können mit Änderungen des

Blutvolumens korrelieren [8]. Die schlechte Korrelation erklärt sich aus dem Verhältnis zwischen ventrikulärem Füllungsdruck und ventrikulärer Compliance (s. Kap. 1).

Abgeleitete Parameter

Der Einsatzbereich des Pulmonaliskatheters hat sich beträchtlich erweitert, indem man anhand der Meßergebnisse am Krankenbett durch einfache Berechnungen eine ganze Reihe hämodynamischer Parameter (s. Tab. 9-2) ableiten kann [9]. Man beachte, daß in der Tabelle der Normalwert jedes Parameters und die zugehörigen Formeln und Einheiten jeweils in derselben Zeile stehen. Alle Variablen beziehen sich auf die Körperoberfläche (KO).

1. Cardiac Index (CI, Herzindex): Der Herzindex ist definiert als das durchschnittliche Herzzeitvolumen, dividiert durch die Körperoberfläche (KO) (Thermodilutionsmethode).

$$CI = HZV/KO \ [l/min/m^2]$$

Man beachte, daß die Körperoberfläche in Einheiten in Quadratmetern angegeben ist. Immer wenn die Einheit m^2 enthält, wurde der Meßwert durch die Körperoberfläche geteilt und ist daher niedriger als das tatsächliche Herzzeitvolumen.

2. Schlagvolumenindex (SVI): das während einer Systole ausgeworfene Volumen (HF = Herzfrequenz).

$$SVI = CI/HF \times 1000 \ [ml/Schlag/m^2]$$

3. Linksventrikulärer Schlagarbeitsindex (LVSWI): die vom Ventrikel zu leistende Arbeit, um das Schlagvolumen in die Aorta auszuwerfen. Die Arbeit wird determiniert durch die Kraft (MAP – PCWP) und die bewegte Masse (SVI).

$$LVSWI = (MAP - PCWP) \times SVI \ (\times \ 0{,}0136) \ [g \cdot m/m^2]$$

Der Faktor 0,0136 transformiert Druck und Volumen in eine Einheit der Arbeit.

4. Rechtsventrikulärer Schlagarbeitsindex (RVSWI) ist durch den systolischen Druck des rechten Ventrikels (PAP – CVP) und das Schlagvolumen determiniert.

$$RVSWI = (PAP - ZVD) \times SVI \ (\times \ 0{,}0136) \ [g \cdot m/m^2]$$

5. Systemvaskulärer Widerstandsindex (SVRI): der gesamtvaskuläre Widerstand im großen Kreislauf.

$$SVRI = (MAP - ZVD) \ / \ CI \times 80 \ [dyn \cdot sec/cm^5/m^2]$$

(Der Faktor 80 transformiert Druck und Volumen in [dyn · sec/cm^5].)

6. Pulmonalvaskulärer Widerstandsindex (PVRI): der Gefäßwiderstand der Lunge von der Pulmonalarterie zum linken Vorhof. Er errechnet sich aus der Druckdifferenz im Lungenkreislauf (PAP – PCWP) und dem Blutfluß (CI).

$$PVRI = (PAP - PCWP)/CI \times 80$$

Es sei daran erinnert, daß der PCWP dem linken Vorhofdruck entspricht, so daß die Differenz PAP – PCWP das Druckgefälle im ganzen Lungenkreislauf, nicht nur in den Pulmonalarterien darstellt.

7. Sauerstofftransportkapazität ($\dot{D}_{O_2}$): die pro Minute zu den Kapillaren transportierte O_2-Menge, berechnet aus Herzindex und O_2-Gehalt des arteriellen Blutes (Ca_{O_2}).

$$\dot{D}_{O_2} = CI \times Ca_{O_2} \ [ml/min/m^2]$$

8. Sauerstoffaufnahme ($\dot{V}_{O_2}$): die pro Minute vom Kapillarbett aufgenommene O_2-Menge, berechnet als Produkt aus Herzindex (CI) und arterio-venöser O_2-Gehaltsdifferenz. ($Ca_{O_2} - Cv_{O_2}$).

$$\dot{V}_{O_2} = CI \times (Ca_{O_2} - Cv_{O_2}) \ [ml/min/m^2]$$

Obwohl $\dot{V}_{O_2}$ oft als „Sauerstoffverbrauch" bezeichnet wird, ist sie nicht unbedingt ein Maß für den Sauerstoffverbrauch im Stoffwechsel.

9. Sauerstoffextraktionsrate(O_2ER): die fraktionelle O_2-Aufnahme durch die Kapillaren oder das Gleichgewicht zwischen O_2-Angebot und O_2-Aufnahme.

$$O_2ER = \dot{V}_{O_2}/\dot{D}_{O_2} \times 100$$

Vom Computer erstellte hämodynamische Profile

Die Erstellung des eben beschriebenen hämodynamischen Profils ist zeitaufwendig und langweilig, wenn hierfür kein Computer verwendet wird. Der Computer ist ein ausgezeichneter Rechner, kann Stunden an Zeit einsparen und gleichzeitig das Risiko menschlichen Irrtums bei den Berechnungen eliminieren.

Die Anwendung der Profile

Das hämodynamische Profil kann in verschiedene Gruppen unterteilt werden mit dem Ziel, spezifische Aspekte der kardiovaskulären Funktion auszuwerten. Es folgen einige Beispiele dafür, wie das Profil auf spezifische Fragestellungen zugeschnitten werden kann.

Die ventrikuläre Dysfunktion

Die Funktion jedes Ventrikels kann anhand der ventrikulären Füllungsdrücke (Vorlast), des systemischen und pulmonalvaskulären Widerstands (Nachlast) und des Schlagvolumens beurteilt werden.

	rechter Ventrikel	linker Ventrikel
Vorlast	ZVD	PCWP
Schlagvolumen	SVI	SVI
Nachlast	PVRI	SVRI

Das Schlagvolumen wird anstelle des Herzzeitvolumens verwendet, um den Einfluß der Herzfrequenz auszuschalten. Eine Änderung der Herzfrequenz beispielsweise führt zu einer Änderung des Herzzeitvolumens, und dies könnte irrtümlich als Änderung der zugrundeliegenden Herzfunktion interpretiert werden.

Bei Patienten mit vermindertem Herzzeitvolumen infolge akuter Ischämie oder Infarkt kann die Schlagarbeit bestimmt werden mit dem Ziel, das Herzzeitvolumen zu erhöhen und die Schlagarbeit zu verringern (s. Kap. 14).

Die Hypotension

Zwei Variable bestimmen den mittleren arteriellen Blutdruck (MAP):

$$MAP = CI \times SVRI$$
$$= (Fluß) \times (Widerstand)$$

Mit Hilfe des Veränderungsmusters dieser Variablen können spezifische Formen des klinischen Schocks identifiziert und behandelt werden. Der Nutzen dieser zwei Variablen beim Schock wird im Detail in Kapitel 12 vorgestellt.

Die periphere Sauerstoffbalance

Die Änderungen des O_2-Angebots ($\dot{D}_{O_2}$) und der O_2-Aufnahme ($\dot{V}_{O_2}$) können für die Diagnose und das therapeutische Vorgehen beim klinischen Schock von großem Wert sein.

	$\dot{D}_{O_2}$	$\dot{V}_{O_2}$	O_2ER
hämorrhagischer Schock	niedrig	niedrig	hoch
septischer Schock	hoch	hoch	niedrig

Die $\dot{V}_{O_2}$ ist speziell beim Schock ein wertvoller Parameter, weil ein entscheidendes Merkmal der Schockzustände eine in Relation zum Bedarf des oxidativen Metabolismus unzureichende $\dot{V}_{O_2}$ ist. Die Bedeutung der $\dot{V}_{O_2}$ beim klinischen Schock wird in Kapitel 12 vorgestellt. Die Möglichkeit, hämodynamische Profile auf spezifische Probleme hin auszurichten, erhöht deren Nutzen und wird der individuellen Situation des Patienten eher gerecht.

Komplikationen

Die Katheterisierung der Pulmonalarterie ist nicht ohne Nebenwirkungen, aber nur wenige sind lebensbedrohlich [3, 4, 12]. Viele dieser Komplikationen sind unspezifisch und kommen bei allen Typen intravasaler Katheter vor. Dennoch gibt es einige typische Komplikationen des PA-Katheters.

Ventrikuläre Arrhythmien können in über 50% der Fälle bei der Passage des Katheters durch das rechte Herz vorkommen [12]. Diese Arrhythmien sind jedoch meistens harmlos und verschwinden beim Zurückziehen des Katheters [11, 13]. Eine prophylaktische Therapie mit Antiarrhythmika ist nicht notwendig [13]. Ein Rechtsschenkelblock entwickelt sich in 3% der Fälle, verschwindet aber gewöhnlich innerhalb von 24 Stunden.

Eine Pulmonalarterienruptur ist selten. Aus den ersten zehn Jahren seit Einführung des Katheters sind zehn Fälle bekannt [14]. Das typische Erscheinungsbild ist eine akute Hämoptyse. Diese Komplikation ist oft tödlich. Gelegentlich wurden solche Fälle konservativ beherrscht, aber in der Regel war eine Thorakotomie erforderlich.

Beurteilung

Der PA-Katheter ist zu einem Bestandteil der routinemäßigen Versorgung der Patienten auf der Intensivstation geworden und ist so populär, daß sein weitverbreiteter Einsatz als „Kult" abgestempelt wurde [15]. Trotz seiner Beliebtheit gibt es kaum einen oder keinen Nachweis dafür, daß dieser Katheter das klinische Resultat verbessert hat. In einer diesbezüglichen Studie änderte sich die Überlebensrate bei Patienten mit akutem Myokardinfarkt durch den Einsatz des PA-Katheters nicht [16]. In einer solchen Situation kann es aber sein, daß nichts hilft, wenn es eine effektive Therapie nicht gibt.

Es überrascht nicht, daß die Überlebensrate durch den PA-Katheter nicht verbessert wird, werden diese Katheter doch als Instrument zur Überwachung und nicht als Therapeutikum eingesetzt.

Ein Beispiel: Jemand legt bei einem hypotensiven Patienten einen PA-Katheter und stellt einen kardiogenen Schock fest. In dieser Situation ist der Katheter eine wertvolle Hilfe zur Diagnosestellung, wird aber die Überlebensrate nicht verbessern, weil es keine effektive Therapie des kardiogenen Schocks gibt. Es sei daran erinnert, daß der PA-Katheter nur ein Instrument zur Überwachung der kardiovaskulären Funktion ist und keine Therapie oder ein Allheilmittel für hämodynamische Probleme [17].

KAPITEL 10

Der
Wedge-Druck

Der pulmonalkapilläre Verschlußdruck (PCWP) ist traditioneller Bestandteil der Intensivtherapie, und der „Wedge-Druck" ist zu einem gängigen Begriff in der klinischen Praxis geworden. Wie alles, was Tradition hat, wird diese Messung zwar oft, aber oft nicht sorgfältig durchgeführt. Dieses Kapitel wird die Grenzen des Wedge-Drucks hervorheben und auf einige Mißverständnisse im Umfeld dieser Messung hinweisen.

Hervorstechende Merkmale

Man neigt dazu, den Wedge-Druck als einen „Allround-Meßwert" zu betrachten, was aber nicht zutrifft. Die nachfolgenden Aussagen fassen die Hauptmerkmale dieses Druckes zusammen. Der Wedge-Druck
1. ist ein Maß für den Druck im linken Vorhof.
2. ist kein Maß für die Vorlast (Preload) des linken Ventrikels.
3. kann den Druck in den umgebenden Alveolen widerspiegeln.
4. ist kein Maß für den hydrostatischen Druck der Kapillaren.
5. ist nicht der transmurale Druck.
Jede dieser Aussagen wird in den folgenden Abschnitten untersucht. Für weitere Informationen zu diesem Thema sei auf die am Ende des Buches aufgelisteten Übersichtsarbeiten verwiesen [1, 2, 3, 4].

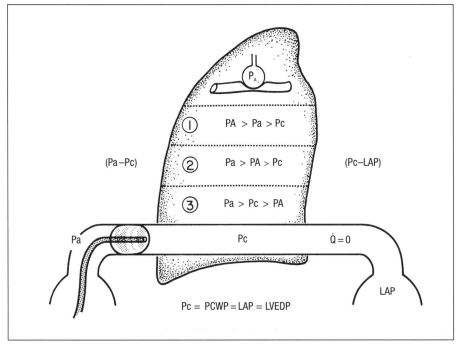

Abb. 10-1 Prinzip der Wedge-Druckmessung. Basierend auf den Zusammenhängen zwischen Alveolardrücken (PA), mittleren pulmonalarteriellen Drücken (Pa) und pulmonalkapillären Drücken (Pc), kann man die Lunge in drei unterschiedliche Zonen aufteilen. Der Wedge-Druck (PCWP) korreliert nur dann mit dem linksatrialen Druck (LAP), wenn der Pc höher ist als der PA (Zone 3). Erklärungen s. Text.

Wedge-Druck und Vorlast (Preload)

Die Methode der Wedge-Druckmessung dient zur Bestimmung des Druckes im linken Vorhof. Diese Information wird zur Abschätzung des intravaskulären Volumens und zur Berechnung der linksventrikulären Funktion verwendet.

Prinzip

Das Prinzip der Wedge-Druckmessung ist in Abbildung 10-1 dargestellt. Der Ballon am distalen Ende eines Pulmonalarterienkatheters wird aufgeblasen, um den Blutfluß zu unterbinden. Dies erzeugt eine stehende Blutsäule zwischen der Katheterspitze und dem linken Vorhof und erlaubt den Drücken an beiden Enden der Blutsäule, sich auszugleichen. Der Druck an der Katheterspitze entspricht dann dem Druck im linken Vorhof. Dieses Prinzip kommt in der unten angeführten „hydraulischen" Gleichung zum Ausdruck (wobei Pc der pulmonalkapilläre Druck, LAP der Druck im linken Vorhof, $\dot{Q}$ der pulmonalarterielle Blutfluß und Rv der pulmonalvenöse Widerstand ist).

$$Pc - LAP = \dot{Q} \times Rv$$

$$\text{Wenn } \dot{Q} = 0: \quad Pc - LAP = 0$$

$$Pc = LAP \ (= PCWP)$$

Der während des Gefäßverschlusses durch den Ballon an der Katheterspitze herrschende Druck wird pulmonalkapillärer Verschlußdruck (Wedge-Druck oder PCWP) genannt. Dieser Druck wird dem linksventrikulären enddiastolischen Druck (LVEDP) gleichgesetzt, wenn keine Obstruktion zwischen linkem Vorhof und linkem Ventrikel vorliegt.

LVEDP als Vorlast (Preload)

In Kapitel 1 wurde die Vorlast als die Kraft definiert, die einen Muskel in Ruhe dehnt, und das enddiastolische Volumen (EDV) als Vorlast des intakten Ventrikels bestimmt. Leider ist das EDV am Krankenbett schwer zu messen (s. Kap. 14), und der enddiastolische Druck (EDP) wurde zum klinischen Maß für die Vorlast. Die Compliance (Volumendehnbarkeit) des linken Ventrikels bestimmt, ob der EDP ein genaues Maß der Vorlast ist. Dies wird in den Compliance-Kurven in Kapitel 1 (Abb. 1-4) und in Abbildung 14-4 in Kapitel 14 dargestellt. Das Problem kann wie folgt zusammengefaßt werden:

Der enddiastolische Druck (Wedge-Druck) ist nur dann ein zuverlässiges Maß für die Vorlast, wenn die ventrikuläre Compliance normal oder unverändert ist.

Beim erwachsenen intensivpflichtigen Patienten von einer normalen oder gleichbleibenden Compliance auszugehen ist problematisch. Obwohl ein gehäuftes Vorkommen diastolischer Anomalien bei kritisch kranken Patienten bisher noch nicht nachgewiesen ist, gibt es verschiedene Zustände, die bei diesen Patienten die ventrikuläre Compliance verändern können. Der häufigste Zustand ist wahrscheinlich die mechanische Beatmung, insbesondere bei hohen Beatmungsdrücken (s. Kap. 27). Andere Faktoren, die die ventrikuläre Compliance verändern können, sind Myokardischämie, ventrikuläre Hypertrophie, Myokardödem, Perikardtamponade und bestimmte Medikamente wie z. B. Kalziumkanalblocker [5]. Wenn die ventrikuläre Compliance niedrig ist oder abnimmt, erlaubt ein erhöhter Wedge-Druck keine Differenzierung zwischen systolischem und diastolischem Herzversagen. Weitere Erläuterungen zu diesem Thema folgen in Kapitel 14.

Wedge-Druck und hydrostatischer Druck

Der Wedge-Druck wird als Maß für den kapillären hydrostatischen Druck verwendet, um beim Patienten die individuelle Neigung zum hydrostatischen Lungenödem zu bestimmen. Das Problem hierbei ist, daß der PCWP bei fehlender Blutströmung gemessen wird und sich daher nicht dazu eignet, Strömungsbedingungen in den Kapillaren wiederzugeben. Die besondere Beziehung zwischen dem Wedge-Druck und dem kapillären hydrostatischen Druck wird in Abbildung 10-2 dargestellt. Wenn der Ballon am Katheterende entbläht ist und der Blutfluß wieder in Gang kommt, überschreitet der Druck in den Kapillaren (Pc) den Wedge-Druck. Die Höhe der Differenz (Pc – PCWP) wird durch die Blutflußrate ($\dot{Q}$) und den Strömungswiderstand (Rv) in den Pulmonalvenen bestimmt. Dies ist in der unten angeführten Gleichung dargestellt (man beachte, daß der PCWP anstelle des LAP der oben angeführten Gleichung steht).

$$Pc - PCWP = \dot{Q} \times Rv$$
$$\text{wenn } Rv = 0: \quad Pc - PCWP = 0$$
$$Pc = PCWP$$

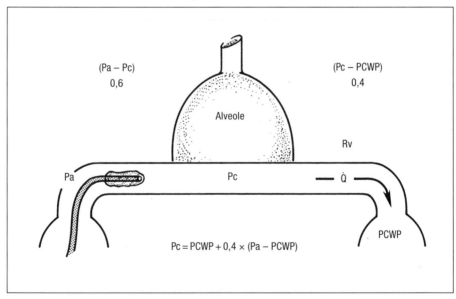

$(Pa - Pc)$
0,6

$(Pc - PCWP)$
0,4

Alveole

Rv

Pa

Pc

$\dot{Q}$

PCWP

$$Pc = PCWP + 0,4 \times (Pa - PCWP)$$

Abb. 10-2 Der Unterschied zwischen kapillär-hydrostatischem Druck (Pc) und dem Wedge-Druck (PCWP).

Die Schlußfolgerung aus dieser Gleichung verdient besondere Beachtung:

Der Wedge-Druck ist nur dann mit dem hydrostatischen Druck gleichzusetzen, wenn der Widerstand in den Pulmonalvenen zu vernachlässigen ist.

Die Lungenvenen tragen jedoch einen beträchtlichen Teil zum Gesamtwiderstand im Pulmonalkreislauf bei, weil der Widerstand in den Pulmonalarterien relativ niedrig ist. Der Lungenkreislauf funktioniert wie ein Niederdruckkreislauf (in Anpassung an den dünnen rechten Ventrikel), und die Pulmonalarterien sind nicht so steif wie die Arterien im systemischen Kreislauf. Als Folge des niedrigen Widerstands in den Pulmonalarterien tragen die Lungenvenen einen größeren Anteil zum Gesamtwiderstand im Lungenkreislauf bei. In Tierversuchen sind die Pulmonalvenen für mindestens 40% des Gesamtwiderstands im Lungenkreislauf verantwortlich [6]. Ihr Anteil beim Menschen ist nicht bekannt, aber vermutlich gleich groß. Geht man von einem pulmonalvenösen Widerstand von 40% des gesamten pulmonalvaskulären Widerstands aus, dann beträgt der Druckabfall in den Pulmonalvenen (Pc – LAP) 40% des gesamten Druckabfalls zwischen der Pulmonalarterie und dem linken Vorhof (Pa – LAP). Unter der Voraussetzung, daß PCWP gleich LAP ist, gilt [4]:

$$Pc - PCWP = 0{,}4 \times (Pa - LAP)$$

$$Pc = PCWP + 0{,}4 \times (Pa - PCWP)$$

Die Differenz zwischen Pc und PCWP ist beim Gesunden zu vernachlässigen, weil der Pulmonalarteriendruck niedrig ist, wie im angeführten Beispiel gezeigt wird. Bei pulmonaler Hypertonie oder erhöhtem pulmonalvenösem Widerstand kann jedoch eine erhebliche Differenz zwischen beiden Drücken bestehen. Dies wird nachfolgend am Beispiel des „Atemnotsyndroms Erwachsener" (ARDS) gezeigt. Diese Erkrankung geht sowohl mit pulmonalarterieller als auch mit pulmonalvenöser Hypertonie einher (s. Kap. 23). In beiden Fällen wird ein Wedge-Druck von 10 mmHg verwendet.

$$PCWP = 10 \text{ mmHg}$$

$$\text{Gesunder:} \quad Pc = 10 + 0{,}4 \times (15 - 10) = 12 \text{ mmHg}$$

$$\text{ARDS:} \quad Pc = 10 + 0{,}6 \times (30 - 10) = 22 \text{ mmHg}$$

Bei Verdoppelung des mittleren pulmonalarteriellen Druckes und Erhöhung des pulmonalvenösen Widerstandes um 50% ist der hydrostatische Druck mehr als doppelt so hoch wie der Wedge-Druck (22 gegenüber 10 mmHg). In diesem Fall beeinflußt die zur Ermittlung des hydrostatischen Druckes verwendete Methode die Therapie. Legt man den korrigierten Wert von 22 mmHg zugrunde, würde die Therapie auf eine Verminderung der pulmonalen Ödemneigung zielen. Geht man von dem gemessenen Wedge-Druck von 10 mmHg aus, ist eine Therapie nicht angezeigt. Dieses Beispiel verdeutlicht, wie der gemessene Wedge-Druck irreführen kann.

Leider kann der pulmonalvenöse Widerstand nicht direkt gemessen werden, und die hier gezeigte Korrekturgleichung ist im Einzelfall unzuverlässig. Nichtsdestoweniger liefert diese Gleichung eine genauere Einschätzung des hydrostatischen Druckes als der Wedge-Druck und sollte daher so lange verwendet werden, bis man eine bessere Methode zur Bestimmung des Pc gefunden hat.

Das Verschlußdruckprofil

Der Abfall des pulmonalarteriellen Druckes zu Beginn der Ballonokklusion erfolgt initial rasch und gegen Ende langsam. Der Druck am Übergang zwischen diesen zwei Komponenten wurde als hydrostatischer Druck in den Lungenkapillaren apostrophiert [8]. Diese Annahme ist allerdings in Frage zu stellen, da sie mit mathematischen Vorhersagen nicht übereinstimmt [9]. Hinzu kommt, daß eine klare Trennung von raschem und langsamem Abfall am Krankenbett nicht immer möglich ist (persönliche Beobachtung). Auf diesem Gebiet sind weitere Untersuchungen erforderlich.

Artefakte durch intrathorakale Druckschwankungen

Der Einfluß des intrathorakalen Druckes auf den Wedge-Druck beruht auf dem Unterschied zwischen intraluminalem Druck (innerhalb des Gefäßlumens) und transmuralem Druck (über die Gefäßwand hinweg). Der intraluminale Druck ist das übliche Maß für den intravasalen Druck, aber der transmurale Druck beeinflußt die Dehnung (Preload) und die Ödemneigung.

Der intraalveoläre Druck kann auf die Pulmonalgefäße übertragen werden und den intravasalen Druck verändern, ohne den transmuralen Druck zu beeinflußen. Der transmurale Druckausgleich hängt von mehreren Faktoren ab (Wandstärke und Compliance) und ist individuell unterschiedlich ausgeprägt. Die folgende Empfehlung soll Irrtümer bei der Wedge-Druckmessung verhindern, die durch nicht bestimmbare Einflüsse des intrathorakalen Druckes entstehen.

Im Thorax entspricht der gemessene intravasale Druck dem transmuralen Druck nur am Ende der Exspiration, wenn der Druck in den umgebenden Alveolen gleich dem Atmosphärendruck ist (Nullreferenz).

Es sei daran erinnert, daß die auf der Intensivstation gemessenen intravasalen Drücke intraluminale Drücke sind, die relativ zum Atmosphärendruck (Null) gemessen werden und den transmuralen Druck nicht exakt wiedergeben, es sei denn, der extraluminale Druck entspricht auch dem Atmosphärendruck. Das ist insbesondere beim Vorliegen respiratorischer Schwankungen im Wedge-Druck-Verlauf von Bedeutung, wie im nächsten Abschnitt gezeigt wird.

Respiratorische Schwankungen

Der Einfluß intrathorakaler Druckschwankungen auf den Wedge-Druck ist in Abbildung 10-3 dargestellt. Die atemabhängigen Schwankungen des Wedge-Druckes werden durch intrathorakale Druckschwankungen verursacht, die auf die Kapillaren übertragen werden. Der tatsächliche (transmurale) Druck ist hierbei möglicherweise während des gesamten Atemzyklus konstant. Der Wedge-Druck wird endexspiratorisch abgelesen und entspricht in Abbildung 10-3 bei mechanischer Beatmung dem tiefsten und bei Spontanatmung dem höchsten Punkt. Auf den meisten Intensivstationen sind die elektronischen Druckmonitore so programmiert, daß sie den Druck in Zeitintervallen

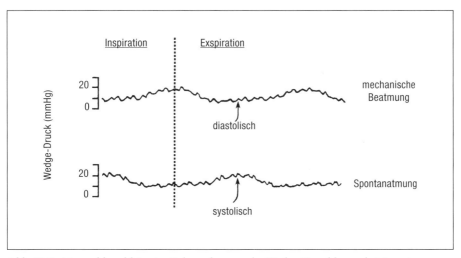

Abb. 10-3 Atemzyklusabhängige Schwankungen der Wedge-Druckkurve bei Spontanatmung und mechanischer Beatmung mit positiven Drücken. Der repräsentative (transmurale) Druck herrscht am Ende der Exspiration, der bei Spontanatmung dem systolischen Plateauwert und bei mechanischer Beatmung dem diastolischen Plateauwert entspricht.

von 4 Sekunden messen (einem Durchlauf der Kurve auf dem Monitor entsprechend). Diese Monitore zeigen drei verschiedene Drücke an: systolischen, diastolischen und Mitteldruck. Als systolischer Druck wird der höchste Wert im 4-Sekunden-Intervall angegeben, als diastolischer der niedrigste, und der Mitteldruck ist der Mittelwert über die 4-Sekunden-Periode. Der Wedge-Druck am Ende der Exspiration kann deshalb durch Wahl der Anzeige des systolischen Druckes bei Spontanatmung und der Anzeige des diastolischen Druckes bei maschineller Beatmung überwacht werden. Beachten Sie, daß der Mitteldruck bei respiratorischen Schwankungen nicht überwacht wird.

Positiver endexspiratorischer Druck

Der intraalveoläre Druck fällt endexspiratorisch nicht auf den Atmosphärendruck ab, wenn ein positiver endexspiratorischer Druck (PEEP) besteht. Folglich ist der endexspiratorische Wedge-Druck möglicherweise höher als der tatsächliche Wedge-Druck [10]. PEEP kann entweder extrinsisch oder intrinsisch sein (Auto-PEEP). Der Auto-PEEP ist oft ein verborgener Prozeß, der durch unzureichende Ausatmung der Alveolarluft entsteht und vermutlich generell bei mechanisch beatmeten Patienten mit obstruktiven Atemwegserkrankungen vorkommt. Wichtig ist, daran zu denken, daß der Auto-PEEP bei mechanisch beatmeten Patienten unentdeckt bleibt, außer man bestimmt ihn (ausführliche Beschreibung s. Kap. 29).

Kommt es bei einem unruhigen, hyperventilierenden Patienten zu einem plötzlichen oder unerklärlichen Anstieg des Wedge-Druckes, ist ein Auto-PEEP als Ursache in Betracht zu ziehen.

Der Einfluß des PEEP auf den Wedge-Druck ist variabel und von der Compliance der Lungen abhängig. Findet die erste Wedge-Druckmessung unter der Anwendung von PEEP statt, kann man den PEEP schrittweise auf Null reduzieren, ohne den Patienten vom Respirator zu trennen. Bei Patienten mit PEEP ist die Trennung vom Respirator umstritten. Einige halten es für gefährlich, weil es zu einer anhaltenden Verschlechterung des Gasaustauschs führen kann [11], während andere nur über eine vorübergehende Hypoxämie berichten [12]. Das mit der Diskonnektion vom Ventilator verbundene Risiko kann gesenkt oder beseitigt werden, wenn die Beatmung mit positivem Druck beibehalten wird, während der PEEP vorübergehend ausgeschaltet wird.

Verursacht PEEP einen Anstieg des Wedge-Druckes, gibt es drei mögliche Erklärungen:

1. PEEP verändert den transmuralen Kapillardruck nicht.
2. PEEP komprimiert die Kapillaren, so daß der Wedge-Druck in Wirklichkeit den Alveolardruck und nicht den linksatrialen Druck darstellt.

3. PEEP in der Umgebung des Herzens vermindert die Dehnbarkeit des linken Ventrikels, was bei gleichem enddiastolischem Volumen zu einem Anstieg des PCWP führt.

Leider ist es unmöglich herauszufinden, welche von diesen Erklärungen beim jeweiligen Patienten zutrifft. Die letzten beiden Bedingungen könnten auch auf eine (relative oder absolute) Hypovolämie hinweisen. In dieser Situation ist eine Volumensubstitution ratsam.

Die Lungenzonen

Für eine genaue Wedge-Druckmessung ist eine zusammenhängende Flüssigkeitssäule zwischen der Katheterspitze und dem linken Vorhof erforderlich. Übersteigt der Druck in den umgebenden Alveolen den Kapillardruck und komprimiert die Kapillaren, gibt der Druck an der PA-Katheterspitze den Alveolardruck anstatt des linksatrialen Druckes wieder. Basierend auf dieser Grundlage der Beziehung zwischen dem Alveolardruck und den Drücken im Lungenkreislauf, ist die Lunge in drei Regionen einzuteilen (Abb. 10-1) [1, 4]. Diese drei Zonen sind von der Lungenspitze zur Basis hin angeordnet. Beachte, daß die unterste Zone (Zone 3) der einzige Bereich ist, wo der Kapillardruck den Alveolardruck übersteigt. Das ist diejenige Region, in der die intravasalen Drücke – schwerkraftbedingt – am höchsten und die Alveolardrücke am niedrigsten sind.

Die Spitze des Pulmonalarterienkatheters sollte unterhalb des linken Vorhofniveaus bleiben (Zone 3), um eine Übertragung des Alveolardruckes auf die Kapillaren zu vermindern oder auszuschließen.

Ist der Patient hypovolämisch oder werden hohe PEEP-Werte angewandt, trifft dies nicht unbedingt zu [1].

Es gibt keine Technik, die es ermöglicht, Katheter am Krankenbett ohne Röntgenkontrolle in Zone 3 zu positionieren. Zum Glück gelangen die meisten Katheter in die abhängigen Lungenzonen, weil der Blutfluß in diesen Bereichen am stärksten ist. Dennoch kommt durchschnittlich jeder dritte Katheter in Lungenregionen oberhalb des linken Vorhofs zu liegen [1].

Die Genauigkeit der Messung unter klinischen Bedingungen

Bei der Wedge-Druckmessung gibt es zahlreiche Fehlerquellen. Über technische Probleme wurde bei 30% der Messungen berichtet [13] und über Interpretationsfehler bei 20% [14]. Meßungenauigkeiten können auch das Resultat des zugrundeliegenden pathologischen Prozesses sein.

Die folgenden Abschnitte beschreiben die praktischen Probleme von Genauigkeit und Zuverlässigkeit der Messung.

Die Verifizierung der Messung

Die Lage der Katheterspitze. Die Katheter werden gewöhnlich bei Patienten in Rückenlage gelegt, und die Katheterspitze gelangt im Blutstrom oft in die hinteren Lungenareale. Dieses Vorgehen sollte zur Plazierung der Katheterspitze unter dem linken Vorhofniveau führen und damit die Bedingungen der Zone 3 erfüllen. Leider können mobile Röntgengeräte die Katheterspitze in der anteroposterioren Ebene nicht lokalisieren; seitliche Aufnahmen in Rückenlage wurden dafür vorgeschlagen [1]. Der Wert seitlicher Aufnahmen wird allerdings durch Berichte in Frage gestellt, die unabhängig von der Lage der Katheterspitze in dorsalen oder ventralen Lungenabschnitten (ober- oder unterhalb des linken Vorhofs) dieselben Drücke registrierten [15]. Seitliche Aufnahmen am Krankenbett sind zeitaufwendig, teuer und nicht allgemein anerkannt. Folgende Bedingungen können auch ohne Röntgenaufnahme anzeigen, daß keine „Zone-3-Verhältnisse" vorliegen [1]:

1. wenn auffallende respiratorische Schwankungen im Druckverlauf vorliegen;
2. wenn der Wedge-Druck unter PEEP um 50 % des PEEP-Wertes oder mehr zunimmt.

Die Oxygenierung des Blutes während der Wedge-Druckmessung. Zur Verifizierung der Katheterlage wurde empfohlen, in Wedge-Position Blut durch die Katheterspitze zu aspirieren [16]. Man bezeichnet eine Blutprobe mit einer Sauerstoffsättigung von 95 % oder mehr als „arterialisiert" und kapillären Ursprungs. In einer Studie erfüllten 50 % der Wedge-Druckmessungen das Kriterium der Sauerstoffsättigung nicht [13], was auf die Eignung dieser Methode zur Verringerung von Fehlern bei der Wedge-Druckmessung hinweist. Patienten mit Lungenerkrankungen weisen aber möglicherweise den vorausgesagten Anstieg der Sauerstoffsättigung nicht auf, was an der lokalen kapillären Hypoxämie liegen kann und nicht unbedingt an der falschen Lage der Katheterspitze [15]. Anscheinend kann ein positiver Test ein Hilfe darstellen, wogegen ein negativer Test wenig Aussagekraft hat, insbesondere bei Patienten mit respiratorischer Insuffizienz. Wir verwenden auf unserer chirurgischen Intensivstation routinemäßig die kontinuierliche Messung der gemischtvenösen Sauerstoffsättigung. Damit kann jede Wedge-Druckmessung ohne zusätzliche Risiken und Kosten auf einfache Weise überprüft werden.

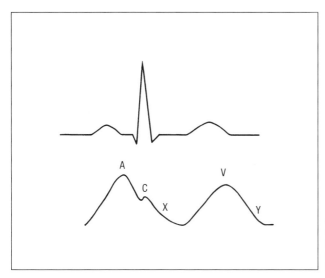

Abb. 10-4 Schematische Darstellung einer Vorhofdruckkurve in Relation zum EKG. Erklärung s. Text.

Atriale Kurvenformen. Die Form der Wedge-Druckkurve kann zur Identifizierung des Druckes als Vorhofdruck herangezogen werden [13]. Die Form einer atrialen Kurve ist in Abbildung 10-4 dargestellt, wobei zur Interpretation des Kurvenverlaufs ein EKG herangezogen wird. Die einzelnen Komponenten dieser Kurve werden wie folgt definiert [2]:

1. Die A-Welle entsteht durch die Vorhofkontraktion und tritt in Verbindung mit der P-Welle im EKG auf. Diese Welle verschwindet bei Vorhofflimmern, Vorhofflattern und akuter Lungenembolie.
2. Der X-Abfall reflektiert die Vorhoferschlaffung. Einen markanten Abfall sieht man bei Perikardtamponade.
3. Die C-Welle markiert den Beginn der ventrikulären Systole bei einsetzendem Mitralklappenschluß.
4. Die V-Welle tritt während der ventrikulären Systole auf und wird durch die Vorwölbung der Mitralklappe in den linken Vorhof verursacht.
5. Der Y-Abfall wird durch die schnelle Vorhofentleerung bei Öffnung der Mitralklappe zu Beginn der Diastole hervorgerufen. Bei Perikardtamponade ist er abgeschwächt oder fehlt.

Die Formabweichung der Vorhofwelle mit der meisten Beachtung ist die hohe V-Welle bei Mitralinsuffizienz. Diese Welle wird durch einen Rückstrom von Blut aus dem linken Ventrikel in den linken Vorhof erzeugt, der über die Pulmonalvenen die Pulmonalklappe erreichen kann [2]. Ausgeprägte V-Wellen können zu einem mittleren Wedge-Druck führen, der den diastolischen pulmonalarteriellen Druck übersteigt [10]. Der Wedge-Druck führt in dieser Situation zu einer Überschätzung des linksventrikulären Füllungsdruckes. Genauere Ergebnisse erhält man, wenn bei Mitralinsuffizienz der diastolische pulmonalarterielle Druck als Füllungsdruck eingesetzt wird.

Auffällige V-Wellen sind nicht pathognomonisch für eine Mitralinsuffizienz. Auch eine Überdehnung des linken Vorhofs (Kardiomyopathie) und ein hoher Blutfluß im Pulmonalkreislauf (Ventrikelseptumdefekt) gehen mit dieser Anomalie einher.

Variabilität

Die inhärente Variabilität der Wedge-Druckmessung liegt bei den meisten Patienten um 4 mmHg, kann aber bis zu 7 mmHg betragen [17]. Das bedeutet, daß eine signifikante Änderung des Wedge-Druckes mindestens 4 mmHg betragen muß.

PCWP und LVEDP

Der PCWP ist in den meisten klinischen Situationen ein genaues Maß für den LVEDP [1]. Die Korrelation zwischen den beiden Drücken kann aber unter folgenden Bedingungen variieren.

1. Aorteninsuffizienz – Der LVEDP kann höher als der PCWP sein, weil der Mitralklappenschluß vorzeitig erfolgt, d.h., während sich der Ventrikel noch weiter durch den retrograden Blutstrom füllt.
2. Steifer Ventrikel – Gegen einen steifen Ventrikel gerichtete Vorhofkontraktionen rufen einen rapiden Anstieg des enddiastolischen Druckes hervor, der die Mitralklappe vorzeitig schließt. Es resultiert ein PCWP, der niedriger als der LVEDP ist.
3. Respiratorische Insuffizienz – Bei Patienten mit Lungenerkrankungen kann der PCWP den LVEDP übersteigen [15]. Vermutlich liegt eine Kontraktion kleiner Venen in hypoxischen Lungenabschnitten zugrunde. Ob eine hinreichende Meßgenauigkeit zu erzielen ist, ist bei keinem dieser Patienten vorherzusagen. Das Fehlerrisiko kann man aber möglicherweise dadurch senken, daß man den Katheter in pathologisch nicht veränderte Lungenabschnitten plaziert.

KAPITEL 11

Die Bestimmung des Herzzeitvolumens mit der Thermodilutionsmethode

D ie Ergänzung des Pulmonalarterienkatheters durch einen Thermistor erweiterte die Meßkapazität des Katheters von zwei auf zehn Parameter. Die Messung, die diesen Zuwachs an Möglichkeiten erlaubt, ist die Bestimmung des Herzzeitvolumens (HZV), die dazu erforderliche Technik wird als „Thermodilution" bezeichnet.

Das Prinzip der Indikatorverdünnung

Das Prinzip der Indikatorverdünnung besagt, daß nach Injektion einer Indikatorsubstanz in den Blutstrom die Blutflußrate an einem stromabwärts gelegenen Punkt der mittleren Indikatorkonzentration indirekt proportional ist. Bei der originalen Indikatorverdünnungsmethode wurde der Farbstoff Indocyaningrün als Indikatorsubstanz verwendet. Die neuere Thermodilutionsmethode verwendet eine kalte Lösung als Indikator (einen thermalen Indikator).

Die Thermodilutionsmethode

Die Thermodilutionsmethode wird in Abbildung 11-1 dargestellt. Eine Glukose- oder Kochsalzlösung, die kälter als Blut ist, wird durch die proximale Öffnung des Pulmonalarterienkatheters im Bolus injiziert und vermischt sich mit dem Blut der rechten Herzkammer. Dadurch sinkt die Bluttemperatur. Das gekühlte Blut gelangt in die Pulmonalarterie und fließt am Thermistor am distalen Ende des Pulmonalarterienkatheters vorbei. Der Thermistor regi-

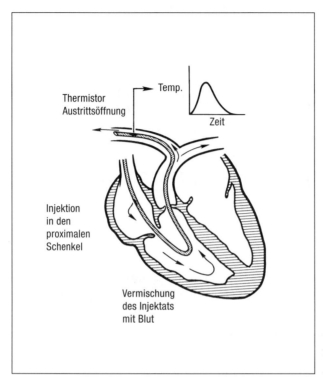

Abb. 11-1 Darstellung der
Thermodilutionsmethode.
Erklärung s. Text.

striert die Temperaturänderung und sendet diese Information an ein elektronisches Gerät, das als „Cardiac Output Computer" bezeichnet wird. Dieses Instrument erfaßt die Temperaturdifferenz zwischen Blut und der injizierten Lösung und zeichnet eine Temperatur-Zeit-Kurve auf wie in Abbildung 11-1 dargestellt. Die Fläche unter der Kurve steht im umgekehrten Verhältnis zur Blutflußrate in der Arteria pulmonalis. Bestehen keine intrakardialen Rechts-Links-Shunts, entspricht die Blutflußrate in der Pulmonalarterie dem Herzzeitvolumen (HZV).

Thermodilutionskurven

Einige Beispiele für am Krankenbett aufgezeichnete Thermodilutionskurven zeigt Abbildung 11-2. Die Kurve im oberen Bild entspricht einem niedrigen Herzzeitvolumen. Man beachte den allmählichen Anstieg und Abfall der Kurve und die im Vergleich zum mittleren Bild verhältnismäßig große Fläche unter der Kurve. Die Kurve im mittleren Bild entspricht einem hohen Herz-

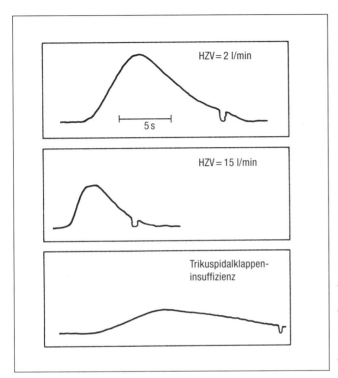

HZV = 2 l/min

|— 5 s —|

HZV = 15 l/min

Trikuspidalklappen-
insuffizienz

*Abb. 11-2 Thermodilu-
tionskurven bei niedri-
gem Herzzeitvolumen
(oberes Bild), hohem
Herzzeitvolumen (mitt-
leres Bild) und Trikus-
pidalklappeninsuffizienz
(unteres Bild).*

zeitvolumen und weist ein früheres und niedrigeres Maximum sowie eine schnelle Auswaschung auf. Das Herzzeitvolumen ist der Fläche unter diesen Kurven umgekehrt proportional. Die elektronischen HZV-Computer berechnen diese Fläche und zeigen das errechnete Herzzeitvolumen auf dem Bildschirm an. Man neigt dazu, sich auf dieses digitale Resultat zu verlassen, ohne es zu hinterfragen, und das kann, wie später gezeigt wird, zu Fehlern verleiten.

Technische Überlegungen

Die folgenden Merkmale der Thermodilutionstechnik sind erwähnenswert.

Die Injektion

Lösung: Eine 0,9%ige Kochsalz- oder eine 5%ige Glukoselösung führen zu gleichwertigen Meßergebnissen [1].

Volumen: Bei Erwachsenen verwendet man 5 bis 10 ml pro Injektion. Ein geringeres Volumen kann bei Erwachsenen ein falsch-hohes Herzzeitvolumen ergeben [1, 2, 3, 4]. Der 5-ml-Bolus bringt zufriedenstellende Resultate mit raumtemperierten Lösungen [4] und vermeidet eine Volumenbelastung durch mehrfache Bolusinjektionen mit 10 ml.

Injektionsdauer: Die Injektion sollte innerhalb von vier Sekunden abgeschlossen sein [1]. Eine längere Injektionsdauer führt zu falsch-niedrigen Meßergebnissen.

Temperatur des Injektats: Injektate mit Raumtemperatur führen zu verläßlichen Resultaten, und es gibt keinen Beweis dafür, daß eisgekühlte Lösungen die Meßgenauigkeit erhöhen [5, 6, 7, 8]. Tatsache ist, daß eisgekühlte Lösungen eine Bradykardie hervorrufen können, die zu Ungenauigkeiten beiträgt und ernsthafte Folgen haben kann [10]. Zum jetzigen Zeitpunkt **gibt es keinen Beweis dafür, daß bei Erwachsenen eisgekühlte Lösungen raumtemperierten Injektionslösungen vorzuziehen sind.**

Die Zahl der Messungen

Es sollte immer eine Serie von Messungen durchgeführt werden und deren Mittelwert als Herzzeitvolumen angenommen werden [1, 2, 3, 4]. Zwei Messungen reichen aus, wenn die Werte um 10% oder weniger voneinander abweichen. Die erste Messung ist oft ungenau, und einige Autoren empfehlen, das Ergebnis der ersten Injektion zu verwerfen [1]. **Meßserien, die um mehr als 10 bis 15% voneinander abweichen, gelten als unzuverlässig** [10].

Der Zeitpunkt der Injektion

Das Herzzeitvolumen kann, besonders bei mechanischer Beatmung, während eines Atemzyklus signifikant variieren. Der Grund dafür ist der Einfluß, den die Blähung der Lunge mit positivem Druck auf das Herzzeitvolumen ausübt (s. Kap. 27). Randomisierte Thermodilutionsmessungen in unterschiedlichen Phasen des Atemzyklus können zu inakzeptablen Abweichungen führen (über 10–15%), während Injektionen, die jeweils am Ende der Exspiration erfolgen, die Variationsbreite auf 5% reduzieren können [6]. Dies führte zu der Empfehlung, den Injektionszeitpunkt immer auf dieselbe Phase des Atemzyklus zu verlegen, vorzugsweise auf die endexspiratorische. Es ist allerdings schwierig, wenn nicht gar unmöglich, den Zeitpunkt der Injektion so zu wählen, daß die Thermodilutionskurve immer genau zur gleichen Zeit innerhalb des Atemzyklus aufgezeichnet wird. Tatsache ist, daß die Injektionszeiten bei schnell atmenden Patienten länger als ein Atemzyklus sein können.

Es ist daher sinnvoller, den Beginn der Injektion auf denselben Abschnitt des Atemzyklus festzulegen. Dauert ein Atemzyklus vier Sekunden (bei einer Atemfrequenz von 15 pro Minute) und braucht das Injektat eine bis vier Sekunden, um den Thermistor zu erreichen, dann sollte, wenn die Injektion mit Beginn der Inspiration erfolgt, am Ende der Exspiration eine Thermodilutionskurve entstehen.

Genauigkeit und Zuverlässigkeit

Die Genauigkeit der Thermodilutionsmethode ist bei verschiedenen Patientengruppen mit derjenigen der direkten Fickschen Methode vergleichbar (dem „Gold-Standard" zur Messung des Herzzeitvolumens) [3, 5, 7, 8]. Tatsächlich ist die Thermodilution bei Patienten mit niedrigem Herzzeitvolumen zuverlässiger als die Farbstoffindikatorverdünnung [8]. Die Fehlerquellen der Thermodilutionstechnik sind in Tabelle 11-1 zusammengefaßt.

Die Trikuspidalinsuffizienz

Die Trikuspidalinsuffizienz ist wegen der hohen Drücke im rechten Herz bei mechanischer Beatmung vielleicht eine der häufigsten Fehlerquellen auf Intensivstationen. Im unteren Bild der Abbildung 11-2 wird eine Thermodilutionskurve bei Trikuspidalinsuffizienz gezeigt. Beachte, daß die Kurve einen niedrigen Gipfel und eine verlängerte Auswaschzeit aufweist. Der niedrige Gipfel entsteht dadurch, daß die kalte Lösung nach rückwärts in die Vena cava gespült wird (so daß es in der Pulmonalarterie zu einer geringeren Abkühlung kommt). Die verzögerte Auswaschung wird durch das verspätete Erscheinen des retrograd in die Vena cava geströmten Injektats hervorgerufen (Rezirkulation). Es entsteht eine Kurve, die häufig zu einer Unterschätzung des Herzzeitvolumens (HZV) führt [9].

Tabelle 11-1 Mögliche Fehlerquellen.

Zustand	Richtung der Veränderung
Trikuspidalinsuffizienz	Abfall
Rechts-Links-Shunt	Anstieg
Links-Rechts-Shunt	Anstieg
niedriges Herzzeitvolumen (?)	Abfall
Katheterthrombus	Abfall

Intrakardiale Shunts

Rechts-Links-Shunts führen zu überhöhten Werten, da ein Teil des kalten Injektats über den Shunt fließt und die Abkühlung in der Pulmonalarterie geringer ist. Die entstehende Thermodilutionskurve weist einen abgeflachten Gipfel auf, der dem bei der Trikuspidalinsuffizienz ähnlich ist.
Intrakardiale Links-Rechts-Shunts führen ebenfalls zu falsch-hohen Werten. In diesem Fall ist das Blutvolumen im rechten Herz erhöht und wird das Injektat verdünnt, wodurch eine Kurve mit geringerer Höhe entsteht.

Situationen mit niedrigem Herzzeitvolumen

Niedrige Herzzeitvolumina können das Zeitintervall verlängern, in dem das Injektat den Thermistor in der Pulmonalarterie erreicht. Es entsteht so eine Thermodilutionskurve wie bei der Trikuspidalinsuffizienz in Abbildung 11-2. Trotz der theoretischen Grenzen der Thermodilution in Situationen mit niedrigem Herzzeitvolumen **gibt es keinen überzeugenden Beweis, daß die Thermodilutionsmethode bei Patienten mit niedrigem Herzzeitvolumen ungenau ist.** Um diese Genauigkeit zu gewährleisten, sollten die Thermodilutionskurven routinemäßig aufgezeichnet und durchgesehen werden.

Zusammenfassung

Die Thermodilutionsmethode ist bei richtiger Durchführung zuverlässig. Der einzige Weg zur Sicherung der Genauigkeit führt über die Aufzeichnung und Durchsicht jeder einzelnen Thermodilutionskurve bei ihrer Entstehung und der Einhaltung konstanter Bedingungen bei seriellen Messungen.

TEIL IV

Schockformen

The patient in shock
has the appearance of being
seriously ill.

NORMAN E. FREEMAN, MD
1940

KAPITEL 12

Allgemeine Richtlinien zur Schockdiagnostik und Schocktherapie

D ieses Kapitel beschäftigt sich mit einfachen Richtlinien zur Schockdiagnostik und Schocktherapie, die im wesentlichen auf den sechs
Variablen pulmonalkapillärer Verschlußdruck (PCWP), Herzzeitvolumen (HZV), systemischer Gefäßwiderstand (SVR), Sauerstofftransport
($\dot{D}_{O_2}$), Sauerstoffaufnahme ($\dot{V}_{O_2}$) und Serumlaktatspiegel (Laktat i.S.) basieren.
Die ersten fünf davon können mit Hilfe eines Pulmonalarterienkatheters er-
mittelt werden. „Schock" wird dabei nicht als Hypotension oder Hypoperfusion, sondern als inadäquate Sauerstoffversorgung der Gewebe definiert. Das
Ziel der Schocktherapie besteht letztlich in der Gewährleistung einer ausreichenden Sauerstoffversorgung der Gewebe, was unter klinischen Bedingun-
gen am besten durch $\dot{D}_{O_2}$, $\dot{V}_{O_2}$ und Laktat i.S. beurteilt werden kann. Die Wiederherstellung normaler Kreislaufverhältnisse kann in diesem Zusammen-
hang als „Mittel zum Zweck" angesehen werden. Die Grundlagen für diesen
Ansatz finden sich in den Kapiteln 1, 2 und 9 sowie in den Reviewartikeln 1
bis 4, die im Literaturverzeichnis am Ende des Buches aufgeführt sind.
Das hier dargestellte Konzept des Umgangs mit Schock hat ein ganz zentra-
les Thema: Zur Beurteilung der Oxygenierung muß man so genau wie möglich die Gewebe betrachten. Schock findet im Gewebe statt; man kann ihn
nicht durch Abhören oder Blutdruckmessungen diagnostizieren. An den
Schock wie an eine „black box" heranzugehen ist bei einer so komplizierten
„Maschine" wie dem menschlichen Organismus falsch.

2-Stufen-Plan zur Schockdiagnostik und Schocktherapie

Stufe I: Herz-Kreislauf-Funktion
  Variable: pulmonalkapillärer Verschlußdruck (PCWP)
  Herzzeitvolumen (HZV)
  systemischer Gefäßwiderstand (SVR)
Stufe II: Sauerstoffstatus
  Variable: Sauerstofftransport ($\dot{D}_{O_2}$)
  Sauerstoffaufnahme ($\dot{V}_{O_2}$)
  Laktat i.S.

Die Schockdiagnostik und -therapie verläuft in zwei Schritten:
Im ersten Schritt wird anhand der Herz-Kreislauf-Parameter PCWP, HZV und SVR die Schockform klassifiziert und entsprechend therapiert. Am Ende stehen, falls möglich, eine Normalisierung der Kreislaufverhältnisse und die Identifizierung der Grundkrankheit.
Im zweiten Schritt wird beurteilt, inwieweit die Sauerstoffaufnahme ($\dot{V}_{O_2}$) nach der initialen Therapie dem Sauerstoffbedarf angepaßt ist. Der Serumlaktatspiegel zeigt an, ob die Sauerstoffaufnahme ausreichend ist oder ob über eine Steigerung des Sauerstofftransports ($\dot{D}_{O_2}$) die Sauerstoffaufnahme erhöht werden muß.

Stufe I: Hämodynamische Konstellationen

Anhand der o.g. Parameter der Herz-Kreislauf-Funktion können drei Schockformen unterschieden werden:

Parameter	Schockform	Ätiologie
PCWP	hypovolämischer Schock	Blutung
HZV	kardiogener Schock	Myokardinfarkt
SVR	„vasogener" Schock	Sepsis

Jede Schockform zeigt eine typische Konstellation der drei Parameter, die sich, wie in Kapitel 1 ausgeführt [4], gegenseitig beeinflussen. In Abbildung 12-1 sind die typischen Konstellationen für die drei Schockformen dargestellt.

Hypovolämischer Schock

Die dem hypovolämischen Schock zugrundeliegende Störung ist ein kritischer Abfall des ventrikulären Füllungsdrucks (meßbar durch den PCWP), der zu einer Abnahme des HZV führt. Als Folge davon kommt es zur Vasokonstrik-

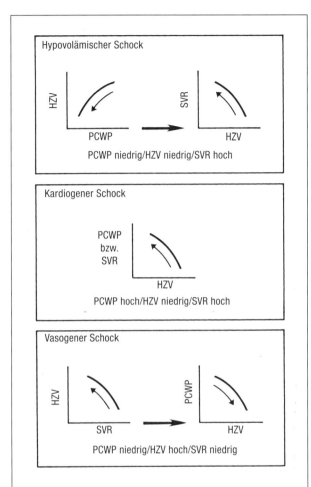

Abb. 12-1 Typische Konstellationen der Parameter der Herz-Kreislauf-Funktion beim hypovolämischen, kardiogenen und vasogenen Schock. Für jede der drei Schockformen ist die zugrundeliegende Störung auf der linken Abszisse aufgetragen. Erläuterungen s. Text.

tion und zum Anstieg des SVR. Der hypovolämische Schock ist also gekennnzeichnet durch:

PCWP niedrig/HZV niedrig/SVR hoch

Kardiogener Schock

Beim kardiogenen Schock kommt es zu einem primären Abfall des HZV, der einerseits zu einem venösen Rückstau (PCWP hoch) und andererseits zu einer peripheren Vasokonstriktion (SVR hoch) führt. Die typische Konstellation sieht also folgendermaßen aus:

PCWP hoch/HZV niedrig/SVR hoch

Vasogener Schock

Der vasogene Schock ist durch eine massive Abnahme des arteriellen (SVR niedrig) und eventuell des venösen (PCWP niedrig) Gefäßtonus gekennzeichnet. Das HZV ist oftmals erhöht, so daß das Zusammentreffen von

PCWP niedrig/HZV hoch/SVR niedrig

eine mögliche Konstellation des vasogenen Schocks ist. Der PCWP kann normal sein, wenn der venöse Gefäßtonus nicht betroffen oder die Compliance des Ventrikels vermindert ist (s. Kap. 15).
Häufige Ursachen des vasogenen Schocks sind:
1. Sepsis/Multiorganversagen
2. Postoperativer Zustand
3. Pankreatitis
4. Trauma
5. Addison-Krise
6. Anaphylaxie

Kombinierte Formen

Mit Hilfe der drei Parameter PCWP, HZV und SVR, die entweder niedrig, normal oder hoch sein können, können insgesamt 27 Möglichkeiten für ein Schockgeschehen definiert werden. Alle diese Schockformen können auf eine Kombination von hypovolämischem, kardiogenem und vasogenem Schock zurückgeführt werden.

Z.B. PCWP normal/HZV niedrig/SVR hoch

setzt sich zusammen aus

kardiogenem Schock: PCWP hoch/HZV niedrig/SVR hoch

und

hypovolämischem Schock: PCWP niedrig/HZV niedrig/SVR hoch

Tabelle 12-1 Schema zur Interpretation des Schockgeschehens anhand der hämodynamischen Konstellation.

Information	Beispiel
1. Festlegen der Konstellation der hämodynamischen Parameter	PCWP niedrig/ HZV niedrig/SVR normal
2. Identifizierung der zugrundeliegenden Störung	Volumenmangel und Vasodilatation
3. Therapie dieser Störung	Volumensubstitution bis PCWP 12 mmHg, ggf. α-(und β-)Agonisten (z.B. Dopamin)
4. Fragen nach der Ätiologie	NNR-Insuffizienz, Sepsis, Anaphylaxie

Interpretation der hämodynamischen Konstellation

Jedes Schockgeschehen kann mit Hilfe des Schemas in Tabelle 12-1 interpretiert werden. Zunächst wird die Konstellation der hämodynamischen Parameter festgelegt. Dann wird die zugrundeliegende Störung identifiziert und entsprechend therapiert. In dem dort aufgeführten Beispiel PCWP niedrig/ HZV niedrig/SVR normal liegt zum einen ein Volumenmangel vor (PCWP!), zum anderen eine Abnahme des Gefäßtonus (beim klassischen hypovolämischen Schock ist der SVR hoch!). Die Therapie besteht also in der Volumensubstitution und gegebenenfalls in der Gabe alpha-(und beta-)agonistischer Substanzen (z.B. Dopamin). Fragen nach der Ätiologie kommen zum Schluß. Im Beispiel sollte an Krankheiten gedacht werden, die mit einem Volumenmangel und einem erniedrigten Gefäßtonus einhergehen.

Therapie der hämodynamischen Störungen

Die folgenden Therapierichtlinien orientieren sich an der Konstellation der hämodynamischen Parameter. Die Medikamente, die in diesem Zusammenhang aufgeführt sind, werden in Kapitel 20 näher besprochen. Die Wirkung dieser Medikamente läßt sich vereinfacht gliedern in alpha-agonistisch (Vasokonstriktion) und beta-agonistisch (Stimulation der Herzfunktion, Vasodilatation).

hämodynamischer Zustand	**Therapie**

1. PCWP niedrig/normal   Volumensubstitution

   Die Volumensubstitution kommt immer vor der Gabe vasoaktiver Substanzen. Die Grenze für die Volumengabe liegt bei einem PCWP von 18–20 mmHg bzw. in der Höhe des kolloidosmotischen Drucks (KOD). Auf die Messung des KOD wird im ersten Teil des Kapitels 23 genauer eingegangen.

2. HZV niedrig
   a) SVR hoch   Dobutamin
   b) SVR normal   Dopamin

   Der reine Beta-Agonist Dobutamin ist Mittel der Wahl bei niedrigem HZV und ausreichendem Blutdruck. Im kardiogenen Schock führt Dobutamin oftmals nicht zum Anstieg des Blutdrucks, da die Zunahme des HZV mit einer Abnahme des SVR einhergeht. Bei schwerer Hypotension führt erst die Kombination von beta-agonistischer und alpha-agonistischer, vasokonstriktorischer Wirkung zum Anstieg des Blutdrucks, da eine Abnahme des SVR als Reaktion auf die Zunahme des HZV (s.o.) verhindert wird.

3. SVR niedrig
   a) HZV niedrig/normal   Alpha- und Beta-Agonist
   b) HZV hoch   Alpha-Agonist*

   *Anmerkung: Reine Alpha-Agonisten sollten, wenn immer möglich, vermieden werden, da sie den Druck auf Kosten der Durchblutung erhöhen. Eine Vasokonstriktion kleiner Gefäße kann unbemerkt bleiben, da der SVR den Widerstand in den kleinen Gefäßen nur unzureichend wiedergibt.

   Falls eine Alpha-agonistische Wirkung erforderlich ist, sollte der Alpha- und Beta-Agonist Dopamin reinen Alpha-Agonisten aus o.g. Gründen vorgezogen werden. Daneben verbessert Dopamin durch Stimulation spezieller Dopaminrezeptoren die Durchblutung im Splanchnikusgebiet und begünstigt damit den renalen Blutfluß.

Die Zahl der vasoaktiven Medikamente sollte sich auf folgende beschränken:

gewünschte Wirkung	**Medikament**
beta	Dobutamin
alpha und beta (erste Wahl)	Dopamin
alpha und beta (zweite Wahl)	Adrenalin
alpha	Dopamin hochdosiert, Noradrenalin

Dopamin kann je nach Dosierung verschiedene Wirkungen entfalten. Da sein Wirkmechanismus teilweise über die Entleerung der Noradrenalinspeicher arbeitet, kann es nach wenigen Tagen zu einem Wirkungsverlust kommen. In diesem Fall ist Dopamin durch Adrenalin oder Noradrenalin zu ersetzen. Falls zur Aufrechterhaltung eines ausreichenden Blutdrucks alpha-agonistisch wirkende Substanzen notwendig sind, ist die Prognose schlecht und die Wahl der Substanz von untergeordneter Bedeutung. Da Katecholamine den Stoffwechsel und den Energiebedarf zu einem Zeitpunkt steigern, an dem die Energieversorgung bereits beeinträchtigt ist, muß vor deren Gabe immer ein ausreichendes intravasales Volumen gewährleistet sein.

Mögliche Folgen nach primär erfolgreicher Schocktherapie

Nach Wiederherstellung ausreichender Kreislaufverhältnisse kann es trotzdem zu einer anhaltenden Minderperfusion mit konsekutiver Schädigung der Gewebe kommen. Auf drei mögliche Ursachen wird im Folgenden näher eingegangen. Sie sollen den Wert der Messung der Gewebeoxygenierung zeigen und die Notwendigkeit der Stufe II der Schocktherapie untermauern.

No-Reflow-Phänomen

Unter dem No-Reflow-Phänomen versteht man eine persistierende Minderperfusion nach erfolgreicher Therapie eines primär ischämischen Ereignisses [5, 6]. Verantwortlich gemacht wird dafür ein Kalziumeinstrom in die glatte Gefäßmuskulatur während des ischämischen Ereignisses mit nachfolgender Vasokonstriktion über mehrere Stunden. Besonders betroffen sind Hirngefäße und Gefäße im Splanchnikusgebiet. Neurologische Schäden, wie sie häufig nach Reanimation zu beobachten sind [6], und Zerstörung der Darmschleimhaut mit der Gefahr der Translokation von Darmbakterien [7] können die Folge sein. Die schlimmste Ausprägung des No-Reflow-Phänomens ist das Multiorganversagen [8], das mit einer hohen Letalität einhergeht.

Reperfusionssyndrom

Im Gegensatz zum No-Reflow-Phänomen werden beim Reperfusionssyndrom die Gewebe wieder durchblutet. Dadurch kommt es zur Einschwemmung angestauter toxischer Metaboliten, was wiederum zu Organschädigungen führen kann [9]. Als Hauptverursacher kommen die Sauerstoffradikale (Radikale haben ein freies Elektron in der äußersten Schale) in Betracht, die Zellmembranen angreifen und eine Kettenreaktion mit Bildung weiterer

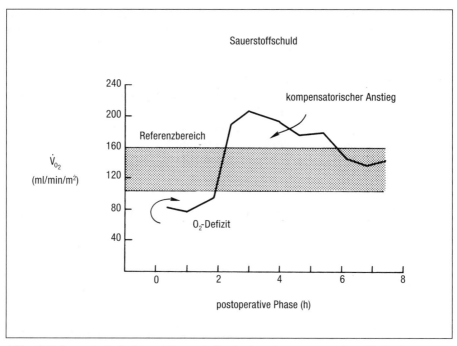

Abb. 12-2 Sauerstoffschuld und Sauerstoffaufnahme im postoperativen Verlauf.
Erläuterungen s. Text.

Radikale auslösen können. Über diesen Mechanismus ließe sich die Schädigung des gesamten Organismus erklären. Versuche mit einer Therapie des Reperfusionssyndroms mit Antioxidanzien haben unterschiedliche Ergebnisse erbracht [11].

Sauerstoffschuld

Die Sauerstoffschuld wird während des ischämischen Ereignisses eingegangen und muß in der Erholungsphase quasi „zurückgezahlt" werden. Abbildung 12-2 zeigt den Verlauf der Sauerstoffaufnahme ($\dot{V}_{O_2}$) bei einem Patienten nach OP einer Darmperforation. Am Ende der OP ist $\dot{V}_{O_2}$ vermindert, was nicht einem verminderten O_2-Bedarf während der Anästhesie entspricht, sondern ein Zeichen der nach wie vor bestehenden Ischämie darstellt. Im frühen postoperativen Verlauf kommt es zu einem deutlichen Anstieg von $\dot{V}_{O_2}$ auf hoch-normale Werte, die sich dann langsam wieder normalisieren. In dieser Phase wird die Sauerstoffschuld zurückgezahlt. Der Verlauf der $\dot{V}_{O_2}$ gleicht der einer reaktiven Hyperämie nach kurzzeitigem Gefäßverschluß. Bei Patienten, die ihre Sauerstoffschuld nicht zurückzahlen können, ist die Gefahr einer anhaltenden Minderperfusion mit nachfolgender Gewebeschädigung besonders hoch.

Das Konzept der Sauerstoffschuld belegt, wie wichtig die Bestimmung des Sauerstoffstatus nach einem Schockereignis ist. Kommt es in der postischämischen Phase zu keinem Anstieg der O_2-Aufnahme (die Sauerstoffschuld wird nicht zurückgezahlt), muß die $\dot{V}_{O_2}$ durch eine Steigerung des Sauerstofftransports ($\dot{D}_{O_2}$) erhöht werden, um Organschäden zu verhindern und die schlechte Prognose dieser Patienten zu verbessern [11].

Stufe II: Gewebeoxygenierung

Da die Wiederherstellung ausreichender Kreislaufverhältnisse nicht gleichbedeutend mit der Behebung von Mikrozirkulationsstörungen ist, wird in Stufe II der Schockdiagnostik und -therapie die Oxygenierung der Gewebe, zumindest näherungsweise, bestimmt.

Sauerstoffaufnahme ($\dot{V}_{O_2}$)

Schock kann als Zustand einer inadäquaten Sauerstoffaufnahme der Gewebe definiert werden.

Von allen hämodynamischen Parametern ist die Sauerstoffaufnahme der beste zur aktuellen Beschreibung eines Schockgeschehens [2, 3].

Wie bereits in Kapitel 2 ausgeführt, ist $\dot{V}_{O_2}$ ein Maß nicht für den Sauerstoffverbrauch, sondern für die Sauerstoffaufnahme aus der Mikrozirkulation. Bei normalen Stoffwechselverhältnissen bedeutet eine $\dot{V}_{O_2}$ unterhalb des Normbereichs eine inadäquate Sauerstoffaufnahme aus der Mikrozirkulation. Entscheidend für eine erfolgreiche Schocktherapie ist letztendlich das Verhältnis von Sauerstoffaufnahme zum tatsächlichen Sauerstoffbedarf (für einen vollständig aeroben Stoffwechsel). Ist der Sauerstoffbedarf, wie z.B. in der Sepsis, erhöht, reicht eine normale $\dot{V}_{O_2}$ nicht aus. Ein Anstieg des Serumlaktatspiegels zeigt den anaeroben Stoffwechsel an. Ziel der Schocktherapie muß es in diesem Fall sein, durch Erhöhung des Sauerstofftransports ($\dot{D}_{O_2}$) die $\dot{V}_{O_2}$ zu steigern. Dies gilt um so mehr, da Patienten mit einer niedrigen $\dot{V}_{O_2}$ eine höhere Morbidität und Mortalität haben als Patienten mit einer normalen oder hohen $\dot{V}_{O_2}$ [2, 3, 4].

Serumlaktatspiegel

Wie oben bereits erwähnt, kann mit Hilfe des Serumlaktatspiegels überprüft werden, ob die Sauerstoffaufnahme dem tatsächlichen Sauerstoffbedarf gerecht wird [3]. Der Serumlaktatspiegel wird üblicherweise aus arteriellem Blut gemessen. Der Normalwert liegt bei Gesunden unter 2 mmol/l, bei kritisch Kranken unter 4 mmol/l [9]. Laktat wird in der Leber metabolisiert, wobei auch eine schwere Leberinsuffizienz alleine nicht zu einem erhöhten Serumlaktatspiegel führt [10].

Sauerstoffaufnahme und Serumlaktatspiegel als Therapieziele

Nach initialer Therapie der insuffizienten Kreislaufverhältnisse (Stufe I) wird in Stufe II der Sauerstoffstatus der Gewebe bestimmt. Abbildung 12-3 zeigt den entsprechenden Algorithmus.

Zustand	Therapie
1. $\dot{V}_{O_2}$ niedrig	
a) PCWP < 18 mmHg	Volumensubstitution
b) PCWP > 18 mmHg	Dobutamin/Dopamin

Bei niedriger $\dot{V}_{O_2}$ (< 110 ml/min/m²) wird zunächst das intravasale Volumen optimiert. Dies gilt nicht nur für Patienten im hypovolämischen Schock, sondern auch für Patienten im septischen oder kardiogenen Schock, solange der PCWP nicht so hoch ist, daß ein Lungenödem entsteht. Die Volumensubstitution ist der Gabe vasoaktiver Medikamente immer vorzuziehen. Führt die Volumensubstitution nicht zu einem ausreichenden Anstieg von $\dot{V}_{O_2}$, kann mit Dobutamin das HZV und damit der Sauerstofftransport ($\dot{D}_{O_2}$) gesteigert werden.

2. $\dot{V}_{O_2}$ normal/hoch	
a) Serumlaktat hoch	Volumensubstitution/Dobutamin
b) Serumlaktat normal	Beobachtung

Ist $\dot{V}_{O_2}$ normal oder hoch, kann über den Serumlaktatspiegel ermittelt werden, ob sie dem Sauerstoffbedarf gerecht wird. Ist dies nicht der Fall (Serumlaktatspiegel > 4 mmol/l), kann mit Volumensubstitution bzw. Dobutamin $\dot{V}_{O_2}$ erhöht werden (s.o.). Ein normaler Serumlaktatspiegel spricht für eine erfolgreiche Schocktherapie.

Zusammenfassung

Das vorgestellte Konzept zur Schocktherapie ist insofern neu, als es die Wiederherstellung ausreichender Kreislaufverhältnisse lediglich als Zwischen-

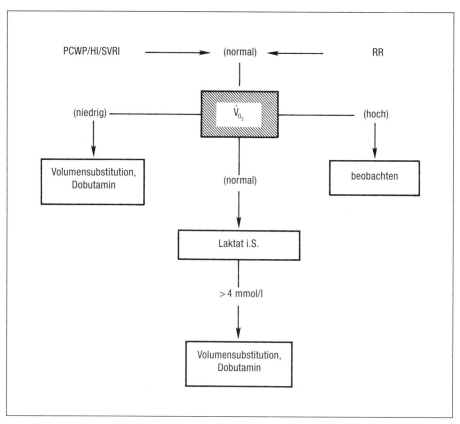

Abb. 12-3 Vorgehen bei Stufe II der Schocktherapie in Abhängigkeit von Sauerstoffaufnahme ($\dot{V}_{O_2}$) und Serumlaktatspiegel.

stufe ansieht. Endgültiges Ziel der Schocktherapie ist vielmehr die suffiziente Oxygenierung der Gewebe. Durch diesen Ansatz hofft man, anhaltende ischämische Zustände zu verhindern und so die Letalität zu senken.

KAPITEL 13

Blutung
und Hypovolämie

D as zentrale Problem beim blutenden Patienten besteht darin, daß der Mensch zwar die Entfernung eines Lungenflügels oder eines Großteils von Leber, Nieren oder Nebennieren überlebt, ein akuter Blutverlust von über 35% aber bereits zum Tod führen kann. Ursache dafür ist das insgesamt geringe Blutvolumen, das einerseits eine ökonomische Herzarbeit ermöglicht, andererseits aber das Herz-Kreislauf-System sehr empfindlich auf Blutvolumenverluste reagieren läßt (steiler Verlauf der Frank-Starling-Kurve). Die Konsequenzen, die sich daraus ergeben, werden in den folgenden Abschnitten näher erläutert.

Flüssigkeitskompartimente und Blutverlust

Der Wassergehalt des Körpers eines erwachsenen Mannes liegt bei einer Größenordnung von 60% der fettfreien Körpermasse [1]. Bei einem Körpergewicht von 70 kg sind das also ca. 40 l, die sich auf folgende Kompartimente verteilen:

Kompartiment	Volumen (l)	% des Gesamtkörperwassers
Intrazellulärraum	23,0	55
Interstitium	8,4	20
Knochen	6,3	15
Plasma	3,2	7,5
Körperhöhlen	1,1	2,5
Gesamt	**42,0**	**100**

Ein Plasmavolumen von 3,2 l entspricht bei einem Hämatokrit von 45% einem Blutvolumen von 5,7 l. Das Blutvolumen macht also 13% des Körperwassers aus. Geht man von einer kritischen Grenze des Blutverlusts von 35% aus, entscheiden damit 4% des Gesamtkörperwassers über Leben und Tod. Die Therapie einer Blutung muß also darauf gerichtet sein, den Verlust dieser 4% zu verhindern.

Physiologische Kompensation eines Blutverlustes

Ein Gesunder toleriert den Verlust von ca. 15% des Blutvolumens ohne weitere Therapie [2]. Untersuchungen an Freiwilligen führten zu dem Ergebnis, daß es zu einer physiologischen Kompensation in drei Phasen kommt [2]. Diese sind in Abbildung 13-1 dargestellt und lassen sich wie folgt beschreiben:

Phase 1. Flüssigkeitseinstrom in die Kapillaren von bis zu 1 l aus dem Interstitium ("transkapilläre Auffüllung"), der ca. eine Stunde nach dem Blutungsereignis beginnt und 36 bis 40 Stunden anhält [3]. Entstehung eines interstitiellen Flüssigkeitsdefizits.

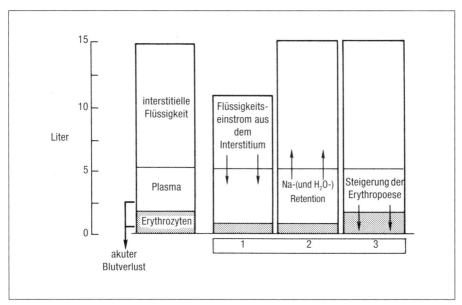

Abb. 13-1 Physiologische Kompensation des geringen Blutverlusts in drei Phasen. Erläuterungen s. Text.

Phase 2. Auffüllen des interstitiellen Flüssigkeitsdefizits durch Aktivierung des Renin-Angiotensin-Aldosteron-Systems mit Retention von Natrium und Wasser.

Phase 3. Beginn einer vermehrten Erythropoese einige Stunden nach dem Blutungsereignis und langsame Restitution (15–50 ml/24 h) des Erythrozytenvolumens, die bis zu zwei Monaten dauern kann [2].

Durch den Einstrom von Flüssigkeit aus dem Interstitium (Phase 1) entsteht das Flüssigkeitsdefizit nicht intravasal, sondern interstitiell. Das primäre Ziel ist der Ausgleich dieses interstitiellen Flüssigkeitsdefizits.

Für die Therapie eines milden Blutverlusts bedeutet dies, daß eine Gabe von kristalloiden Volumenersatzmitteln (z.b. Vollelektrolytlösung, physiologische Kochsalzlösung), die sich gleichmäßig im Extrazellulärraum verteilen, angezeigt ist.

Die Gabe von Blut oder kolloidalen Volumenersatzmitteln würde in dieser Situation keine Korrektur des interstitiellen Flüssigkeitsdefizits bewirken und die physiologische Aktivierung des Renin-Angiotensin-Aldosteron-Systems unterdrücken. Anders ist die Situation bei einem größeren Blutverlust. Hier ermöglicht die Gabe von Kolloiden eine schnellere Substitution des intravasalen Volumens, als es allein mit Kristalloiden möglich ist. Die Kontroverse „Kristalloide oder Kolloide zur Volumensubstitution" wird in Kapitel 17 ausführlicher diskutiert.

Klinisches Bild

Das klinische Bild ist vom Ausmaß des Blutverlusts, von der Zeit, in der er sich entwickelt, sowie von den möglichen Kompensationsmechanismen abhängig. In diesem Zusammenhang sind nachfolgende Aspekte von Bedeutung.

Schweregrad des Blutverlusts

Gemäß der Klassifizierung des „American College of Surgeons" lassen sich ein Blutverlust und das entsprechende klinische Bild einem von vier Schweregraden zuordnen (Tab. 13-1) [4].

Schweregrad I (Blutverlust < 15% des gesamten Blutvolumens). Ein Blutverlust in dieser Größenordnung führt entweder zu keinen klinischen Symptomen oder zu einer sogenannten orthostatischen Tachykardie (Zunahme der Herzfrequenz um mind. 20 Schläge/min beim Aufstehen aus liegender Position).

Schweregrad II (Blutverlust 20–25% des gesamten Blutvolumens). Dieser Schweregrad ist durch einen orthostatischen Abfall des systolischen Blut-

Tabelle 13-1 Schweregrad des Blutverlusts (mod. nach [4]).

Schweregrad	Blutverlust (%)	klinisches Bild
I	15	Tachykardie
II	20–25	orthostatische Hypotension
III	30–40	Hypotension im Liegen
		Oligurie
IV	> 40	Bewußtseinsstörung
		Herz-Kreislauf-Versagen

drucks um mindestens 15 mmHg gekennzeichnet. Der Blutdruck im Liegen ist meist unverändert oder nur geringfügig erniedrigt, die Urinausscheidung ist erhalten.

Schweregrad III (Blutverlust 30–40% des gesamten Blutvolumens). Hier kommt es zu einem Blutdruckabfall bereits im Liegen und zur Oligurie (< 400 ml/24 h).

Schweregrad IV (Blutverlust > 40% des gesamten Blutvolumens). Ein Blutverlust über 40% kann zu einer deutlichen Hypotonie mit der Gefahr des Herz-Kreislauf-Versagens führen.

Zum Nachweis einer orthostatischen Tachykardie oder eines orthostatischen Blutdruckabfalls muß der Patient aufstehen oder sich zumindest so aufsetzen, daß die Beine unterhalb des übrigen Körperniveaus sind.
Wie bereits erwähnt, ist der Blutdruckabfall von der Größe des Blutverlusts und den Möglichkeiten zur Kompensation abhängig. Frühe Kompensationsreaktionen wie Tachykardie und Vasokonstriktion können bei fortgeschrittenem Alter, Diabetes mellitus, Niereninsuffizienz und Therapie mit Beta-Blockern oder Vasodilatanzien ausbleiben. Dadurch tritt die Hypotension frühzeitig ein, die Tachykardie ist abgeschwächt oder fehlt ganz.

Zentralvenöser Druck (ZVD) und pulmonalkapillärer Verschlußdruck (PCWP)

Die Füllungsdrücke des rechten und des linken Herzens (ZVD und PCWP) werden oftmals zur Messung des intravasalen Volumens und als Richtlinie zur Volumentherapie herangezogen. Bei kritisch Kranken kann dies jedoch zu Problemen führen [5]. Zum einen sind ZVD und PCWP per se niedrig, so daß Veränderungen dieser Meßwerte bei Hypovolämie u.U. schwer zu erfassen sind. Zum anderen sind ZVD und PCWP von der Compliance der venösen Gefäße und der Ventrikel abhängig, die infolge der vermehrten Katecholaminfreisetzung erniedrigt sein kann. Die angesprochenen Probleme lassen sich möglicherweise dadurch besser in den Griff bekommen, daß man weniger die Absolutwerte als den Verlauf über die Zeit zur Bestimmung des intravasalen Volumens heranzieht [5]. Daneben kann die klinische Verdachtsdiagnose Hypovolämie bestätigt werden, wenn der Druckunterschied bei der Messung des ZVD im Sitzen und im Liegen mehr als 4–5 mmHg beträgt [6].

Hämatokrit

Ein akuter Blutverlust führt zu keiner Veränderung des Hämatokrits, da anteilmäßig gleich viele korpuskuläre Bestandteile wie Plasma verlorengehen. Erst die Zufuhr von Kristalloiden oder Kolloiden im Rahmen der Volumensubstitution führt zur Abnahme des Hämatokrits.
Dieser Sachverhalt ist in Abbildung 13-2 dargestellt. Die vier Säulen sind jeweils in Erythrozyten- und Plasmavolumen unterteilt. Bei Verlust von 2 l

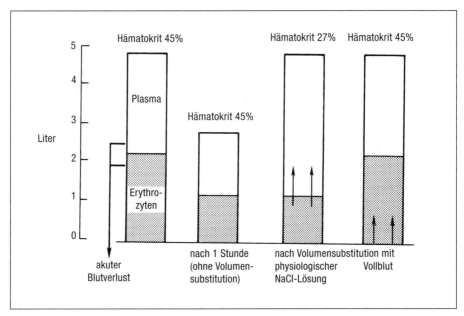

Abb. 13-2 Einfluß von Blutverlust und Volumensubstitution auf den Hämatokrit. Erläuterungen s. Text.

Blut bleibt der Hämatokrit unverändert (beide linken Säulen). Die Volumen-substitution mit physiologischer Kochsalzlösung führt zur Zunahme des Plasmavolumens und damit zur Abnahme des Hämatokrits (mittlere rechte Säule). Wird der Blutverlust mit Vollblut ersetzt, bleibt der Hämatokrit wiederum konstant (ganz rechte Säule).

Der Hämatokrit ist also kein Maß für den Blutverlust, sondern gibt lediglich eine Volumensubstitution mit Kristalloiden oder Kolloiden wieder.

Letztendlich bedeutet dies, daß der Hämatokritabfall nicht durch einen akuten Blutverlust, sondern durch eine Zunahme des Plasmavolumens infolge Volumensubstitution mit Kristalloiden oder Kolloiden bedingt ist. Der Hämatokritabfall kann damit als Zeichen einer erfolgreichen Volumentherapie gelten.

Grundsätzliche Überlegungen zur Volumentherapie

Da die Mortalität in den ersten Stunden nach einem hypovolämischen Schock am größten ist [7], kommt der initialen Volumentherapie besondere Bedeutung zu. In den folgenden Abschnitten werden deshalb einige grundsätzliche Überlegungen zur Wahl des Punktionsortes, des intravasalen Katheters und der Substitutionslösung angestellt.

Wahl des Punktionsortes

Bei einem hypovolämischen Schock werden fast immer die großen zentralen Venen punktiert. Dies erfolgt oftmals in der irrigen Annahme, daß die großen, zentralen Venen höhere Infusionsraten erlauben als kleine, periphere Venen.

Nicht aber die Größe der Vene, sondern Durchmesser und Länge des intravasalen Katheters sind limitierend für die Infusionsrate.

Der Durchmesser der Vene ist in jedem Fall größer als der des Katheters, so daß die Maße des Katheters die entscheidenden Faktoren für die Durchflußrate sind. Zentralvenöse Katheter sind üblicherweise dünner und länger als periphere Verweilkanülen. Die damit verbundene niedrigere Durchflußrate hat zur Folge, daß sie für die reine Volumensubstitution denkbar ungeeignet sind (s.u.).

Wahl des intravasalen Katheters

Nach dem Gesetz von Hagen-Poiseuille ergibt sich [8]:

$$\dot{Q} = \Delta P \times \frac{\pi \times r^4}{(8 \times \mu \times L)}$$

Tabelle 13-2 Einfluß von Katheterdurchmesser und Katheterlänge auf die Durchflußrate (mod. nach [9]).

Katheter	Länge (cm)	Flußrate (ml/min)*
9-F-Einführungsbesteck	14	247
Verlängerungsschlauch	30,5	220
periphere Verweilkanülen		
14 G	5	195
16 G	5	150
zentralvenöse Katheter		
16 G	14	91
16 G	30,5	54

* Wasser bei Schwerkraft

Die Durchflußrate ($\dot{Q}$) durch einen Katheter erhöht sich mit dem Druckunterschied (ΔP) entlang dem Katheter und der Größe des Katheterdurchmessers (der Radius r geht in der 4. Potenz in die Gleichung ein!) bzw. wird limitiert durch die Länge des Katheters (L) und der Viskosität (μ) der Substitutionslösung. Damit ist die oben getroffene Feststellung erklärt, daß die kürzeren und dickeren peripheren Venenverweilkanülen zur reinen Volumensubstitution wesentlich besser geeignet sind als zentralvenöse Katheter (ZVK).

Tabelle 13-2 zeigt die Durchflußraten in Abhängigkeit von der Länge verschiedener Katheter. Die Ergebnisse stammen aus einer Arbeit, bei der Wasser aus konstanter Höhe durch verschiedene Katheter geleitet wurde [9]. Vergleicht man z.B. einen 16-Gauge(G)-ZVK (übliche Länge 30,5 cm) und eine periphere Venenverweilkanüle von 16 G (übliche Länge 5 cm), so unterscheiden sich die Flußraten um den Faktor 3. Die normale Länge eines zentralvenösen Multilumenkatheters beträgt 45 cm. Entsprechend den Überlegungen auf der Grundlage des Hagen-Poiseuilleschen Gesetzes sind die Durchflußraten der ZVK deutlich niedriger als die der peripheren Venenverweilkanülen.

Einführungsbestecke

Durch die Verwendung sogenannter Einführungsbestecke (Abb. 13-3) umgeht man die Probleme in Verbindung mit der geringen Durchflußrate bei zentralvenösen Kathetern. Einführungsbestecke sind mit Durchmessern von 8,5 French (F) (innerer Durchmesser [ID] 2,7 mm) und 9 F (ID 3 mm) im Handel und dienen üblicherweise zum Einbringen von Multilumenkathetern

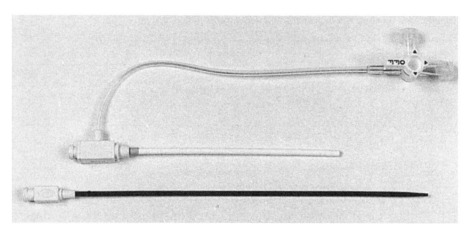

Abb. 13-3 8,5-F-Einführungsbesteck mit seitlichem Anschluß für eine Infusion.

oder Pulmonaliskathetern. Das Lumen des 9-F-Einführungsbestecks ist mit einem ID von 3 mm fast so groß wie das des Standardtransfusionsbestecks (ID 3,2 mm). Aufgrund ihres großen Durchmessers und ihrer geringen Länge sind Einführungsbestecke hervorragend zur schnellen Volumensubstitution geeignet. Einführungsbestecke haben für gewöhnlich auch einen Seitenanschluß (vgl. Abb.), dessen Durchmesser jedoch geringer ist und deshalb nur eine geringere Flußrate erlaubt. Für den schnellen Ersatz großer Volumina sollte der Seitenanschluß aus diesem Grund nicht verwendet werden. Vergleicht man die Flußrate des 9-F-Einführungsbestecks mit der eines 16-G-Katheters gleicher Länge (14 cm), so unterscheiden sich die beiden um den Faktor 3 (Tab. 13-2). Die Flußrate des Verlängerungsschlauchs eines Infusionsbestecks in Tabelle 13-2 ist wahrscheinlich aufgrund seiner Länge (30,5 cm gegenüber 14 cm) etwas niedriger als die des Einführungsbestecks. Trotz des größeren Lumens der Infusionsbestecke ist ihre maximale Flußrate von 300 ml/min nicht größer als die der Einführungsbestecke [10].

Viskosität der Substitutionslösung

Flüssigkeiten fließen durch Röhren in Form laminarer Strömungen. Darunter versteht man ein „Ineinandergleiten" konzentrischer Flüssigkeitsschichten. Viskosität bedeutet dann eine Flußminderung durch eine Abnahme dieser Gleitfähigkeit [8]. Die Viskosität wird als „relative Viskosität" im Vergleich zu Wasser bestimmt. Die relative Viskosität von Plasma beträgt 1,8, die von Vollblut 3 bis 4 [8].

Tabelle 13-3 Einfluß der Substitutionslösung auf die Flußrate (mod. nach [11]).

Substitutionslösung	Flußrate (ml/min)*
Wasser	100
Humanalbumin 5%	100
Vollblut	65
Erythrozytenkonzentrat	20

* durch einen 16-G-Katheter mit 5 cm Länge bei Infusion mit Schwerkraft

Der Einfluß der Viskosität auf die Flußrate kommt im Gesetz von Hagen-Poiseuille zum Ausdruck (s.o.). In Tabelle 13-3 ist die Flußrate verschiedener Lösungen zur Volumensubstitution mit unterschiedlicher Viskosität durch einen 16-G-Katheter mit 5 cm Länge bei Infusion mit Schwerkraft gegenübergestellt [11]. Auffallend ist zum einen, daß zwischen Wasser und 5%igem Humanalbumin kein Unterschied besteht. Dies sollte das Vorurteil der höheren Viskosität kolloidaler gegenüber kristalloiden Substitutionslösungen endgültig widerlegen. Zum anderen ist die höhere Viskosität von Erythrozytenkonzentraten von Bedeutung. Im Vergleich zu Wasser oder 5%igem Humanalbumin ist die Flußrate um den Faktor 5 vermindert. Für die rasche Volumensubstitution sind somit kristalloide und kolloidale Lösungen wesentlich besser geeignet. Die Fließeigenschaften von Erythrozytenkonzentraten können durch Anwärmen und Aufschwemmen in physiologischer Kochsalzlösung verbessert werden (s. a. Kap. 18).

Autotransfusionsmanöver

Durch Autotransfusionsmanöver soll Blut aus der unteren Körperhälfte mobilisiert, der venöse Rückstrom verbessert und damit das HZV erhöht werden. Autotransfusionsmanöver sind vorübergehende Maßnahmen, die entweder während des Transports oder zu Beginn der Reanimation angewendet werden. Unglücklicherweise bringt ihre Anwendung nicht viel und kann sogar schädlich sein. Die Autotransfusion bedient sich entweder der Schwerkraft oder pneumatischer Schienen (Antischockhose).

Autotransfusion durch Ausnützen der Schwerkraft

Die Schwerkraft kann zur Autotransfusion auf zweierlei Art genutzt werden:

1. **Anheben der Beine.** Die Beine werden in einem Winkel von 10 bis 45 Grad passiv von der Unterlage angehoben. Dadurch soll vermehrt Blut aus der unteren Körperhälfte zum Herz zurückfließen.
2. **Kopftieflage.** Der Patient wird um 10 bis 15 Grad in der Horizontalebene gekippt, so daß der Kopf am tiefsten liegt. Man spricht auch von der sogenannten Trendelenburg-Lagerung, die ursprünglich Ende des 19. Jahrhunderts für die suprapubische Zystostomie eingeführt und im Ersten Weltkrieg als „Antischocklagerung" übernommen wurde.

Klinische Wirksamkeit. Keines der beiden Autotransfusionsmanöver unter Ausnutzung der Schwerkraft führt zu einer Zunahme des Blutvolumens in den großen, zentralen Venen [12, 13] oder zu einer anhaltenden Steigerung des Herzzeitvolumens. Dies gilt sowohl für hypovolämische als auch für normovolämische Patienten [14]. Der Blutfluß in der A. carotis soll durch die Trendelenburg-Lagerung sogar negativ beeinflußt werden. Dahingehende Beobachtungen liegen jedoch bisher nur im Tiermodell vor [15].

Falsche Vorstellungen. Die fehlende klinische Wirksamkeit der o.g. Autotransfusionsmanöver ist an sich nicht verwunderlich. Venen sind Kapazitätsgefäße, in denen durch Anheben der Beine oder Kopftieflage nicht ohne weiteres ein Druckgradient aufgebaut werden kann. Dies ist erst der Fall, wenn die Kapazitätsgefäße so gut gefüllt sind, daß sie eine Druckerhöhung nicht mehr ausgleichen können und ein dem Druckgradienten entsprechender Blutfluß entsteht. Bei Hypovolämie sind die Kapazitätsgefäße allemal in der Lage, die Druckerhöhung durch Anheben der Beine oder Kopftieflage zu kompensieren, so daß kein gerichteter Blutfluß entsteht. Nur wenn die Venen ähnlich starr wie die Arterien wären, könnten die genannten Autotransfusionsmanöver zu einem vermehrten Blutfluß nach zentral führen.

Auch die Vorstellung, daß die Kopftief- oder Trendelenburg-Lagerung zwangsläufig zu einer Zunahme des Blutflusses in der A. carotis führt, ist falsch. Der zerebrale Blutfluß wird vom Druckgradienten zwischen der A. carotis und den Hirnvenen determiniert. Steigt durch Kopftieflagerung der Druck in den hirnvenösen Sinus stärker an als in der A. carotis, hat dies eine Abnahme der Hirndurchblutung zur Folge. Auch die Zunahme des Hirndrucks in Kopftieflage, besonders bei entsprechend gefährdeten Patienten (z.B. Schädel-Hirn-Verletzte), darf nicht außer acht gelassen werden.

Schlußfolgerung. Aufgrund der bisher vorliegenden Untersuchungen kann das Anheben der Beine oder die Kopftieflage nicht als wirksame Maßnahme zur Verbesserung des Herzzeitvolumens eingestuft werden. Die Kopftieflage kann darüber hinaus durch Abnahme der Hirndurchblutung bzw. Anstieg des intrakraniellen Drucks sogar zu einer Gefährdung des Patienten führen.

Pneumatische Schienen

Pneumatische Schienen werden an der unteren Extremität und z.T. am Unterbauch angelegt. Sie sollen durch Druck auf die kleinen Venen den venösen Rückstrom verbessern, ohne den arteriellen Einstrom zu verändern [16]. Sie wurden zum Transport von Verwundeten entwickelt und werden auch als Antischockhose (MAST = medical antishock trousers) bezeichnet.

Klinische Wirksamkeit. Die klinische Erfahrung mit Antischockhosen ist entmutigend. Insbesondere führte ihre Anwendung zu keiner Zunahme der Überlebensrate [17]. Oftmals kommt es durch die Antischockhose sogar zu einer Abnahme des HZV. Ein Anstieg des arteriellen Mitteldrucks resultiert nämlich nicht aus einem vermehrten venösen Rückstrom, sondern aus einer Zunahme des systemischen Gefäßwiderstands (SVR) [17], wahrscheinlich durch ungewollte Kompression arterieller Gefäße durch die Antischockhose. Trotzdem kann der Anstieg des arteriellen Mitteldrucks sowohl die Hirndurchblutung als auch den koronaren Blutfluß verbessern [16]. Daneben dienen pneumatische Schienen zur Stabilisierung von Frakturen und können bei der Therapie von Blutungen (Kompressionsverband) hilfreich sein.

Schlußfolgerung. Zum gegenwärtigen Zeitpunkt ist der routinemäßige Einsatz von pneumatischen Schienen (Antischockhosen) als lebensrettende Maßnahme nicht gerechtfertigt.

Therapierichtlinien

Das Ziel der Therapie eines hypovolämischen Schocks muß die Aufrechterhaltung oder Wiederherstellung einer ausreichenden Sauerstoffaufnahme ($\dot{V}_{O_2}$) sein. $\dot{V}_{O_2}$ ist definiert als Produkt aus Herzzeitvolumen ($\dot{Q}$), Hämoglobinkonzentration des Blutes (Hb), Differenz aus arterieller und gemischtvenöser Sauerstoffsättigung ($Sa_{O_2} - S\bar{v}_{O_2}$) und Hüfnerscher Zahl (vgl. Kap. 2):

$$\dot{V}_{O_2} = \dot{Q} \times Hb \times 13 \times (Sa_{O_2} - S\bar{v}_{O_2})$$

Die mit einem Stern versehenen Größen sind bei einem durch eine Blutung verursachten hypovolämischen Schock reduziert. Dabei steht das verminderte HZV infolge Hypovolämie im Vordergrund, während die Anämie erst in zweiter Linie von Bedeutung ist. Dementsprechend kommt auch die Therapie der Hypovolämie vor der der Anämie.

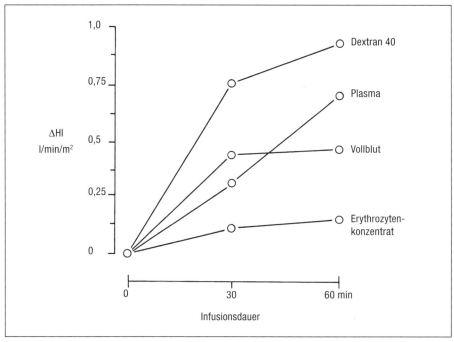

*Abb. 13-4 Einfluß verschiedener Substitutionslösungen auf den Herzindex (HI)
(mod. nach [18]).*

Therapie des verminderten Herzzeitvolumens

Eine Hypovolämie kann mit verschiedenen Lösungen zur Volumensubstitution behoben werden. Diese führen jedoch nicht alle zu einem gleichen Anstieg des Herzzeitvolumens, was Abbildung 13-4 sehr anschaulich zeigt [18].
Patienten mit Sepsis erhielten über 60 Minuten jeweils 500 ml Vollblut,
Erythrozytenkonzentrat, kolloidale Volumenersatzmittel (Dextran 40) oder
Plasma. Nach 30 bzw. 60 Minuten wurde das HZV mittels Thermodilution
gemessen. Zum größten Anstieg des HZV kam es bei Verwendung von Dextran 40, während Erythrozytenkonzentrate das HZV nicht erhöhten. Der
Anstieg des HZV ist umgekehrt proportional zum Anteil zellulärer Bestandteile in der Substitutionslösung. Ganz offensichtlich beeinflußt die erhöhte
Viskosität von Vollblut, v.a. aber von Erythrozytenkonzentrat das HZV
negativ (Gesetz von Hagen-Poiseuille). Ideal sind dagegen zellfreie Substitutionslösungen wie Plasma oder Kolloide.

Kolloidale Volumenersatzmittel oder Blut. Wie aus Abbildung 13-4 hervorgeht, führen Blutprodukte (Vollblut bzw. Erythrozytenkonzentrat) zu einer deutlich geringeren Zunahme des HZV als Kolloide. Entscheidend dafür ist die höhere Viskosität, die bei Anwendung von Erythrozytenkonzentraten die ohnehin mäßigen Fließeigenschaften des Blutes bei niedrigem HZV [8] weiter verschlechtern und sogar zum Abfall (!) des HZV [19] führen kann. Zum gegenwärtigen Zeitpunkt müssen kolloidale Volumenersatzmittel als ideal zur Volumensubstitution bei Hämorrhagie und Hypovolämie angesehen werden. Für die Praxis bedeutet dies einen erheblichen Vorteil, da künstliche Kolloide leicht bevorratet werden können und die zeitraubende Beschaffung von getesteten Blutkonserven leichter überbrückt werden kann.

Kolloide oder Kristalloide. In der Abbildung 13-4 fehlen kristalloide Volumenersatzmittel. Andere Studien belegen jedoch, daß man mit Kristalloiden zwar einen mit Kolloiden vergleichbaren Anstieg des HZV erzielen kann, dazu aber die dreifache Menge benötigt [20]. Aus diesem Grund sind Kolloide vorzuziehen, wenn eine rasche Volumensubstitution angestrebt wird. In nicht lebensbedrohlichen Situationen kann der gleiche Effekt mit Kristalloiden erzielt werden, vorausgesetzt, man infundiert ein entsprechend größeres Volumen. Die Diskussion über den Einsatz von Kolloiden oder Kristalloiden wird in Kapitel 17 weitergeführt.

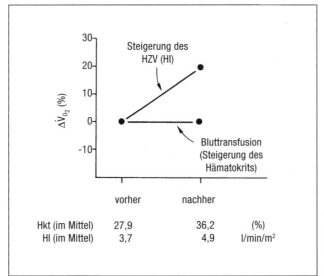

Abb. 13-5 Einfluß des Herzindex (HI) und des Hämatokrits (Hkt) auf die Sauerstoffaufnahme ($\dot{V}_{O_2}$) im hämorrhagischen Schock (mod. nach [22]).

Therapie der Anämie

Nach der Wiederherstellung eines ausreichenden Herzzeitvolumens stellt sich die Frage nach der Substitution von Erythrozyten. Grundsätzlich wird dabei eine Hämoglobinkonzentration des Blutes von mindestens 10 g/dl angestrebt [21], was wohl eher ein Dogma ist als ein wissenschaftlich gesicherter Wert [23]. Entscheidend für die Notwendigkeit der Erythrozytensubstitution ist viel eher, ob die Gewebsoxygenierung, d.h. die Sauerstoffaufnahme ($\dot{V}_{O_2}$), ausreichend ist. Eine normale $\dot{V}_{O_2}$ bei normalen Stoffwechselverhältnissen spricht für eine ausreichende Oxygenierung der Gewebe und stellt die Notwendigkeit der Erythrozytensubstitution in Frage.

Daß die Bluttransfusion alleine zu keiner Zunahme der $\dot{V}_{O_2}$ führt, ist in Abbildung 13-5 dargestellt. Die Daten stammen aus einer Untersuchung an Patienten im hämorrhagischen Schock [22]. Während die Zunahme des HZV von einem Anstieg der $\dot{V}_{O_2}$ begleitet wurde, blieb die Bluttransfusion mit konsekutivem Hämatokritanstieg ohne Einfluß auf die $\dot{V}_{O_2}$. Dafür gibt es zwei mögliche Erklärungen: Entweder befindet sich die $\dot{V}_{O_2}$ auf dem flachen Teil der Kurve, d.h., ein Anstieg des Sauerstofftransports ($\dot{D}_{O_2}$) führt zu keinem weiteren Anstieg der $\dot{V}_{O_2}$ (Abb. 2-2, Kap. 2), oder der Hb-Anstieg wird von einer Abnahme des HZV begleitet, so daß die $\dot{V}_{O_2}$ unverändert bleibt.

Folgendes ist also bei der Bluttransfusion zu beachten:

Die Substitution von Erythrozyten führt nicht zwangsläufig zu einer besseren Oxygenierung der Gewebe. Die Hämoglobinkonzentration des Blutes ist deshalb kein geeigneter Parameter für die Indikation zur Gabe von Erythrozytenkonzentraten.

Eine Konsensuskonferenz über die Praxis der Bluttransfusion kam zu dem Ergebnis, daß wissenschaftlich fundierte Kriterien für die Indikation zur Bluttransfusion notwendig sind [23]. Die Sauerstoffaufnahme ist dafür allemal besser geeignet als die Hämoglobinkonzentration des Blutes.

Abschätzen des Volumenbedarfs

Generell wird der tatsächliche Volumenbedarf leicht unterschätzt. Durch Anwendung der folgenden Regeln (Abb. 13-6), die eine schnelle Abschätzung des Volumenbedarfs bei einem hypovolämischen Patienten ermöglichen, kann dies verhindert werden.

1. **Abschätzen des normalen Blutvolumens:** Das normale Blutvolumen liegt für Männer bei 70 ml/kg KG und für Frauen bei 60 ml/kg KG [24]. Man sollte die fettfreie Körpermasse für die Berechnung heranziehen. Bei Adipösen werden vom tatsächlichen Körpergewicht 10% abgezogen.

normales Blutvolumen

Männer:	70 ml/kg KG bzw. 3,2 l/m^2
Frauen:	60 ml/kg KG bzw. 2,9 l/m^2

prozentualer Volumenverlust

	Volumenverlust (%)	Volumenersatz (%)
ohne klinische Symptome	< 20	20
Orthostase	20	20
Hypotension im Liegen	20–35	30
Herz-Kreislauf-Versagen	> 35	50

Volumenbedarf

Volumenbedarf = prozentualer Volumenverlust x normales Blutvolumen

Volumensubstitution

Vollblut:	Volumenbedarf x 1,0
Kolloide:	Volumenbedarf x 1,0
Kristalloide:	Volumenbedarf x 3,0

Abb. 13-6 Abschätzen des Volumenbedarfs bei Patienten mit akuter Hypovolämie.

2. **Abschätzen des prozentualen Volumenverlusts:** Anhand der Tabelle 13-1 kann der prozentuale Volumenverlust abgeschätzt werden. Dabei ist zu beachten, daß bei bestimmten Patienten (z.B. Diabetiker) die physiologischen Kompensationsreaktionen eingeschränkt sind und der Volumenverlust dadurch überschätzt werden kann.
3. **Berechnung des Volumenbedarfs:** Durch Multiplikation des prozentualen Volumenverlusts mit dem geschätzten Blutvolumen kann der tatsächliche Volumenbedarf berechnet werden.
4. **Volumensubstitution mit Blut bzw. Kristalloiden:**
   a) Ein Blutverlust unter 20% erfordert normalerweise keine Bluttransfusion. Ausnahme von dieser Regel könnten z.B. Patienten mit einer KHK sein.
   b) Da Kristalloide nur zu 20–30% intravasal bleiben, muß bei ausschließlicher Volumensubstitution mit Kristalloiden die infundierte Menge das Dreifache des errechneten Volumenbedarfs betragen [20, 24].

Zielgrößen der Volumentherapie

ZVD und PCWP bzw. $\dot{V}_{O_2}$ und Serumlaktatspiegel (Laktat i.S.) können als Zielgrößen der Volumentherapie verwendet werden.

ZVD und PCWP

Auch wenn ZVD und PCWP als Meßgrößen der ventrikulären Füllungsdrücke bei kritisch Kranken nicht in jedem Fall eine korrekte Einschätzung des Blutvolumens ermöglichen [5], können sie doch als Zielgrößen der Volumentherapie gelten. Folgende Werte werden in der Literatur angegeben:

$$ZVD = 15 \; mmHg \; [25]$$

$$PCWP = 10\text{–}12 \; mmHg \; [26]$$

Der PCWP kann bei Patienten mit Hypertonie oder Linksherzinsuffizienz bis 18 mmHg bzw. bis zum kolloidosmotischen Druck angehoben werden (s. Kap. 14).

$\dot{V}_{O_2}$ und Laktat i.S.

Wie in dem Abschnitt über die Therapie der Anämie ausgeführt, kann die ausreichende Sauerstoffaufnahme ($\dot{V}_{O_2}$) als Ziel der Therapie beim hypovolämischen Schock angesehen werden. Die Wiederherstellung eines normalen Blutvolumens gewährleistet dabei noch nicht die suffiziente Oxygenierung der Gewebe (vgl. Kap. 12). Deshalb ist die Bestimmung von $\dot{V}_{O_2}$ und Laktat i.S. unerläßlich.

Während eines hämorrhagischen Schocks ist die $\dot{V}_{O_2}$ vermindert. In Tierversuchen wurden Abnahmen bis zu 40% beschrieben [27]. Unter Volumensubstitution sollte die $\dot{V}_{O_2}$ auf normale Werte und gegebenenfalls über den Normbereich ansteigen. Oftmals reicht eine normale $\dot{V}_{O_2}$ für den gesteigerten Stoffwechsel im Rahmen des Schockgeschehens nicht aus, was zu einem Anstieg von Laktat i.S. führt. Generell kann mit Hilfe des Serumlaktatspiegels beurteilt werden, inwieweit die $\dot{V}_{O_2}$ dem tatsächlichen O_2-Bedarf entspricht. Auf diese Weise kann eine Minderversorgung der Gewebe frühzeitig erkannt werden.

Die Bestimmung des Serumlaktatspiegels ist relativ aufwendig. Dagegen kann der (negative) **Basenüberschuß** (BE) als indirekter Meßwert für Laktat i.S. leicht mittels Blutgasanalyse und Siggaard-Andersen-Nomogramm bestimmt werden. Viele Blutgasgeräte berechnen BE sogar automatisch. Der Normalwert liegt zwischen +2 und −2. In einer Studie an traumatisierten Patienten wurde der BE als Parameter zur Steuerung der Volumentherapie verwendet

[28]. Dabei wurde ein gleichbleibender oder sogar zunehmender negativer Basenüberschuß als gleichbedeutend mit einer inadäquaten Schocktherapie angesehen. Um den Stellenwert des einfach zu bestimmenden BE endgültig beurteilen zu können, sind weitere Studien notwendig.

KAPITEL 14

Akute Herzinsuffizienz

Die Strategien zur Behandlung der akuten Herzinsuffizienz können aus den Grundlagen der Physiologie des Herzens, die in Kapitel 1 dargestellt sind, abgeleitet werden. Zunächst ist das Links- vom Rechtsherzversagen zu unterscheiden. In einem zweiten Schritt erfolgt dann eine Differenzierung zwischen systolischem und diastolischem Herzversagen. Dabei ist mehr das jeweilige mechanische Problem ausschlaggebend als die zugrundeliegende Erkrankung, obwohl beide natürlich miteinander korreliert sind. In Abbildung 14-1 sind die wichtigsten Ursachen der akuten Herzinsuffizienz beim Erwachsenen aufgeführt.

Diagnostische Überlegungen

An erster Stelle der Diagnostik steht die Identifizierung der Zeichen des beginnenden Herzversagens. Die weitere Diagnostik erfolgt dann anhand der oben genannten Richtlinien mit Differenzierung in Links- und Rechtsherzversagen bzw. systolisches und diastolisches Herzversagen [1, 2].

Zeichen des beginnenden Herzversagens

In Abbildung 14-2 ist die Entwicklung eines myokardialen Versagens bei einem herzchirurgischen Patienten nach Bypass-OP dargestellt. Es lassen sich drei Phasen unterscheiden:
1. Das erste Zeichen einer ventrikulären Dysfunktion ist ein Anstieg des pulmonalkapillären Verschlußdrucks (PCWP). Da der Ventrikel auf eine

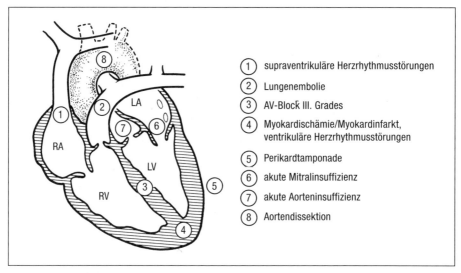

1. supraventrikuläre Herzrhythmusstörungen
2. Lungenembolie
3. AV-Block III. Grades
4. Myokardischämie/Myokardinfarkt, ventrikuläre Herzrhythmusstörungen
5. Perikardtamponade
6. akute Mitralinsuffizienz
7. akute Aorteninsuffizienz
8. Aortendissektion

Abb. 14-1 Typische Ursachen der akuten Herzinsuffizienz. Abkürzungen: RA/LA = rechter und linker Vorhof, RV/LV = rechter und linker Vertrikel.

Steigerung der Vorlast noch adäquat reagiert, ist das Schlagvolumen unverändert (steiler Teil der Frank-Starling-Kurve).

2. Die zweite Phase ist gekennzeichnet durch eine Abnahme des Schlagvolumens, die durch eine Frequenzzunahme kompensiert wird, so daß das Herzzeitvolumen (HZV) gleichbleibt. Damit kommt dem Schlagvolumen besondere Bedeutung bei der frühzeitigen Erkennung der akuten Herzinsuffizienz zu, da es sich wesentlich früher verändert als das HZV. Mit anderen Worten: Das HZV muß immer unter Berücksichtigung der Herzfrequenz interpretiert werden.

3. In der dritten und letzten Phase kann die fortschreitende Abnahme des Schlagvolumens nicht mehr durch die Zunahme der Herzfrequenz ausgeglichen werden, so daß das HZV ebenfalls fällt. Man kann diese Phase auch als kardiale Dekompensation bezeichnen. In der Folge kommt es zur Vasokonstriktion und zur Zunahme des systemischen Gefäßwiderstands, was wiederum Mikrozirkulationsstörungen und einen weiteren Abfall des HZV nach sich ziehen kann.

Zusammenfassend ist die frühe Phase der akuten Herzinsuffizienz gekennzeichnet durch hohe ventrikuläre Füllungsdrücke, Tachykardie, niedriges Schlagvolumen und noch normales Herzzeitvolumen. Durch eine Zunahme

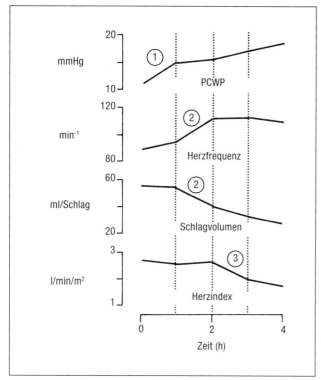

Abb. 14-2
Hämodynamische Ver-
änderungen bei progres-
siver Herzinsuffizienz.

der Vorlast kann in der frühen Phase der akuten Herzinsuffizienz das Schlag-volumen noch gesteigert werden. Sobald dies nicht mehr der Fall ist, kommt es zum Abfall des HZV und zur kardialen Dekompensation.

Rechts- und Linksherzversagen

Rechts- und Linksherzversagen können anhand von zentralvenösem Druck (ZVD) und PCWP folgendermaßen unterschieden werden [3, 4]:

Rechtsherzversagen: ZVD > 10 mmHg und
                      ZVD ≥ PCWP

Linksherzversagen: PCWP > 12 mmHg und
                      PCWP > ZVD

Bei einem Drittel der Patienten mit akutem Rechtsherzversagen werden die oben genannten Kriterien nicht erfüllt [4]. In diesem Fall kann eine Volu-

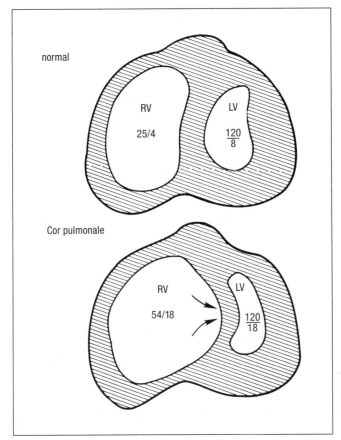

Abb. 14-3 Interventrikuläre Interdependenz und Rechtsherzversagen. RV: rechter Ventrikel, LV: linker Ventrikel.

menbelastung Klarheit bringen [4, 5]. Patienten mit Rechtsherzversagen zeigen einen im Vergleich zum PCWP größeren Anstieg des ZVD. Dagegen steigt bei Patienten mit Linksherzversagen der PCWP stärker an als der ZVD. Eines der Probleme, ZVD und PCWP für die Diagnose einer Insuffizienz des rechten Herzens heranzuziehen, ist die Interaktion zwischen linkem und rechtem Ventrikel. Dies ist in Abbildung 14-3 erläutert. Die Ventrikel haben ein gemeinsames Septum. Eine Vergrößerung der rechten Kammer drängt das Septum nach links und beeinträchtigt die linke Kammer. Diese Interaktion zwischen rechtem und linkem Ventrikel nennt man „interventrikuläre Interdependenz". Durch sie kann die Interpretation ventrikulärer Füllungsdrücke erschwert werden. Tatsächlich können die hämodynamischen Auswirkungen einer Insuffizienz des rechten Herzens der Hämodynamik bei Perikardtamponade sehr ähnlich sein. Dies geht auch aus den diastolischen Drücken in Abbildung 14-3 hervor. Auch die Echokardiographie kann für die Differenzierung zwischen Rechts- und Linksherzinsuffizienz wertvoll sein. Typische echokardiographische Befunde des Rechtsherzversagens sind 1. ein vergrößerter rechter Ventrikel, 2. abnorme Bewegungen der Wand des rechten Ventrikels und 3. ein paradoxer Bewegungsablauf des interventrikulären Septums [4].

Systolisches und diastolisches Herzversagen

Bei 30 bis 40% der Patienten mit akuter Herzinsuffizienz beruht das Herzversagen nicht auf einem myokardialen Pumpversagen (systolisches Herzversagen) [6, 7], sondern auf einer verminderten Dehnbarkeit und Füllung der Ventrikel in der Diastole (diastolisches Herzversagen). Ursachen des diastolischen Herzversagens sind in erster Linie Ventrikelhypertrophie, Myokardischämie, Perikarderguß und Überdruckbeatmung [6]. Damit dürfte das diastolische Herzversagen auf Intensivstationen relativ häufig sein. Da sich die Therapie von systolischem und diastolischem Herzversagen erheblich unterscheidet, ist eine Differenzierung unerläßlich.

Hämodynamische Beurteilung. Das invasive hämodynamische Monitoring trägt nur wenig zur Unterscheidung zwischen systolischem und diastolischem Herzversagen bei. Das Problem liegt darin, daß nicht das enddiastolische Volumen (EDV), sondern der enddiastolische Druck (EDP) bestimmt wird. Wie schwierig die Interpretation dieser Werte ist, zeigt der untere Teil der Abbildung 14-4. Beim diastolischen Herzversagen ist die Compliance-Kurve deutlich flacher als beim systolischen Herzversagen. Während also beim systolischen Herzversagen die Zunahme des EDP mit einem Anstieg des EDV einhergeht, bleibt dieser Anstieg beim diastolischen Herzversagen aus. Anders ausgedrückt ist bei gleichen enddiastolischen Drücken das enddiastolische Volumen beim systolischen Herzversagen deutlich größer. Der obere Teil der Abbildung 14-4 belegt, daß der Anstieg des EDP beim diastolischen Herzversagen genauso ausgeprägt sein kann wie beim systolischen Herzversagen und der EDP deshalb für die Differenzierung wertlos ist.

Enddiastolisches Volumen. Das EDV kann aus der Auswurffraktion (EF) und dem Schlagvolumen (SV) berechnet werden:

$$EDV = SV/EF \times 100$$

Das Schlagvolumen wird über den Pulmonalarterienkatheter durch Thermodilution gemessen, die Auswurffraktion mittels Radionuklidventrikulographie

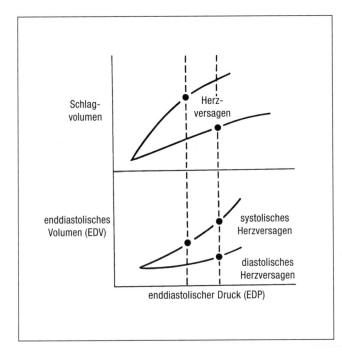

Abb. 14-4 Einfluß des systolischen und diastolischen Herzversagens auf den enddiastolischen Druck (EDP) und das enddiastolische Volumen (EDV).

[8]. Steht eine transportable Gamma-Kamera zur Verfügung, kann die Untersuchung auf der Intensivstation erfolgen. Alternativ kann die Bestimmung der Auswurffraktion auch echokardiographisch erfolgen. Diese Methode ist allerdings nur bei normaler Größe und Geometrie der Ventrikel zuverlässig [6].

Therapierichtlinien

Die Therapie der akuten Herzinsuffizienz verfolgt im wesentlichen zwei Ziele:
1. Verminderung der Vorlast zur Verhinderung der Ausbildung eines Lungenödems
2. Verbesserung der Herzauswurfleistung (Pumpfunktion)
Die im Folgenden dargestellten Therapierichtlinien orientieren sich an den beiden Zielvorgaben und bedienen sich der in Tabelle 14-1 aufgeführten Medikamente in den angegebenen Dosierungsbereichen. Weitere Angaben zu kreislaufwirksamen Medikamenten finden sich in Kapitel 20.

Tabelle 14-1 Medikamentöse Therapie der akuten Herzinsuffizienz.

Medikament	Dosisbereich (Erwachsene)	Wirkungen
Dobutamin	5–20 µg/kg KG/min	positive Inotropie
Dopamin	1–10 µg/kg KG/min	positive Inotropie
	>10 µg/kg KG/min	Vasokonstriktion
Amrinon	5–10 µg/kg KG/min	positive Inotropie und Vasodilatation*
Nitroglyzerin	1–50 µg/min	Vasodilatation (venös)
	>50 µg/min	Vasodilatation (arteriell und venös)
Nitroprussid	0,5–2 µg/kg KG/min	Vasodilatation

* Amrinon wird aufgrund seiner Wirkung auch als „Inodilator" bezeichnet.

Linksherzversagen

Das Vorgehen beim Linksherzversagen orientiert sich am PCWP (Abb. 14-5). Je nach PCWP (niedrig, optimal oder hoch) können drei Vorgehensweisen unterschieden werden.

Niedriger Füllungsdruck.

hämodynamischer Zustand	Therapie
PCWP niedrig	Volumensubstitution bis PCWP optimal

Ein zu niedriger ventrikulärer Füllungsdruck muß vor dem Einsatz kreislaufwirksamer Medikamente durch adäquate Volumensubstitution therapiert werden, da diese nur wirken können, wenn sich der Ventrikel in der Diastole ausreichend füllt.

Optimaler Füllungsdruck. Unter einem optimalen Füllungsdruck versteht man den Druck, der ein maximales Herzzeitvolumen (HZV) gewährleistet, ohne zum Lungenödem zu führen. Dieser Zusammenhang ist in Abbildung 14-6 graphisch dargestellt. Danach ist der optimale Füllungsdruck der höchste Wert der unteren Kurve (Herzinsuffizienz), der noch nicht im schraffierten Bereich (Lungenödem) liegt. Für Patienten mit chronischer Herzinsuffizienz liegt der optimale PCWP bei 20 mmHg (Abb. 14-6) [9]. Da der optimale PCWP vom kolloidosmotischen Druck (KOD) abhängt, muß dieser strenggenommen bei jedem Patienten bestimmt werden, um so den jeweils optimalen PCWP zu definieren. Im Kapitel 23 wird auf diese Problematik näher eingegangen.

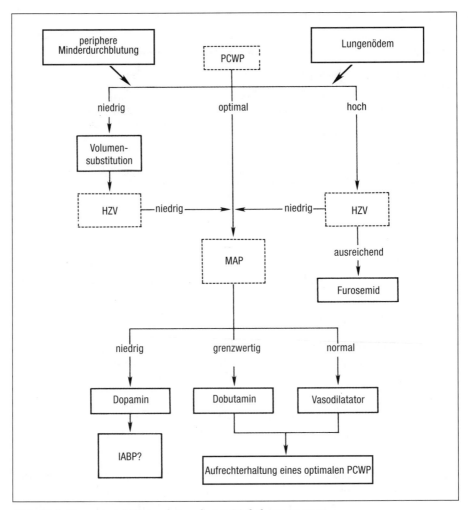

Abb. 14-5 Therapierichtlinien beim akuten Linksherzversagen.

Bei Vorliegen eines optimalen PCWP richtet sich die Therapie nach dem Blutdruck (RR). Die dazu verwendeten vasoaktiven Substanzen werden kontinuierlich verabreicht und sind in Kapitel 20 genauer beschrieben.

hämodynamischer Zustand	Therapie
PCWP optimal, RR niedrig	Dopamin, Dobutamin

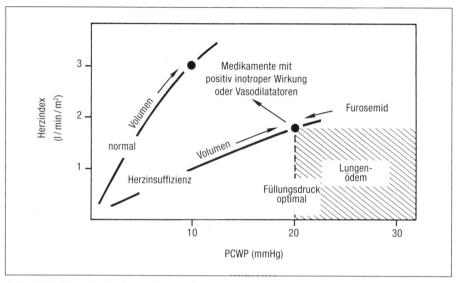

Abb. 14-6 Ventrikelfunktionskurven beim gesunden Herzen und im Herzversagen.

Dopamin stimuliert Beta-Rezeptoren im Herzmuskel und Alpha-Rezeptoren in peripheren Arterien. Dies führt über die positiv inotrope Wirkung zum Anstieg des HZV und durch Vasokonstriktion zur Zunahme des Blutdrucks. Dobutamin bewirkt lediglich eine Steigerung des HZV, da die damit verbundene Abnahme des peripheren Gefäßwiderstands (SVR) eine Zunahme des Blutdrucks verhindert [10, 11].

hämodynamischer Zustand   **Therapie**
PCWP optimal, RR normal   Dobutamin und/oder Amrinon

Dobutamin ist Mittel der Wahl beim systolischen Herzversagen [11]. Die Kombination mit Amrinon erwies sich bei Patienten mit schwerem Herzversagen der alleinigen Therapie mit Dobutamin überlegen [13]. Amrinon wurde ursprünglich als sogenannter Inodilator in die Klinik eingeführt. Neuere Untersuchungen belegen jedoch, daß die vasodilatatorische Komponente im Vordergrund steht und die positiv inotrope Wirkung nur schwach ausgeprägt ist [12]. (Anm. d. Übersetzers: Als Phosphodiesterasehemmer kommt neben Amrinon auch Enoximon in Betracht.)

hämodynamischer Zustand   **Therapie**
PCWP optimal, RR hoch   Nitroprussid etc.

Zur Senkung des erhöhten Blutdrucks stehen mehrere Vasodilatatoren zur Verfügung, die kontinuierlich gegeben werden können [13]. Nitroprussid ist wohl der bekannteste und noch immer weitverbreitet. Problematisch ist die mögliche Kumulation von Zyanid bei bestimmten Patientengruppen (s. Kap. 20), die die Anwendung von Nitroprussid limitiert. Esmolol, ein kurzwirkender Beta-Blocker, senkt ebenfalls den Blutdruck, kann aber das HZV negativ beeinflussen und ist bei Patienten mit schwerer Herzerkrankung relativ kontraindiziert. Esmolol kann zur medikamentösen Therapie der Aortendissektion eingesetzt werden.

Lungenödem. Ist der PCWP so hoch, daß der Patient im hydrostatischen Lungenödem ist, richtet sich die Therapie nach dem HZV.

hämodynamischer Zustand	**Therapie**
PCWP hoch, HZV niedrig	Dobutamin und/oder Amrinon

Dobutamin ist Mittel der Wahl bei Patienten mit Lungenödem und niedrigem HZV. Amrinon führt ebenfalls zur Zunahme des HZV und senkt den PCWP. Wie bereits oben erwähnt, addieren sich die Wirkungen beider Substanzen [13]. Somit stellt die Kombination von Dobutamin und Amrinon die optimale Therapie für diese Patienten dar. Dopamin kann wahrscheinlich durch Vasokonstriktion der Pulmonalvenen zur Zunahme des PCWP führen [16] und sollte deshalb vermieden werden. Vasodilatatoren können die Shunt-Fraktion erhöhen und damit die Hypoxämie verstärken, so daß ihr Einsatz bei Patienten im Lungenödem ebenfalls sorgfältig bedacht werden sollte [14].

hämodynamischer Zustand	**Therapie**
PCWP hoch, HZV normal	Nitroglyzerin, Furosemid (?)

Die Konstellation „Lungenödem und normales HZV" legt den Verdacht auf ein diastolisches Herzversagen nahe. Da in dieser Situation offensichtlich ein hoher Füllungsdruck zur Aufrechterhaltung des HZV notwendig ist, ist eine Therapie mit Diuretika primär nicht indiziert. Dagegen kann Nitroglyzerin in einer Dosierung unter 100 µg/kg KG/min den PCWP und den peripheren Widerstand senken, ohne das HZV negativ zu beeinflussen [14]. Nitroglyzerin kann initial auch sublingual verabreicht werden. Auf die Problematik von erhöhter Shunt-Fraktion und Hypoxämiegefahr bei Anwendung von Vasodilatatoren im Lungenödem wurde bereits hingewiesen. Engmaschige Kontrollen der Blutgase sind deshalb unerläßlich. Falls die Therapie mit Nitroglyzerin nicht zum Erfolg führt, kann ein Versuch mit Dobutamin in niedriger Dosierung unternommen werden. Allerdings sind die Aussichten im diastolischen

Herzversagen eher schlecht. Entwickelt sich unter Dobutamin eine Tachykardie, muß die Therapie abgebrochen werden, da der dringende Verdacht auf ein diastolisches Herzversagen besteht. Im diastolischen Herzversagen würde eine Tachykardie die ventrikuläre Füllung weiter beeinträchtigen.

Läßt sich der PCWP mit Nitroglyzerin (und Dobutamin) nicht senken, kann eine diuretische Therapie mit Furosemid erwogen werden. Die negativen Auswirkungen von Diuretika beim diastolischen Herzversagen wurden bereits erwähnt. Daneben kann Furosemid durch venöse Vasodilatation und periphere Vasokonstriktion das HZV akut verschlechtern [15]. Auch wenn dieser Effekt nur vorübergehend ist, muß davor gewarnt werden.

Rechtsherzversagen

Das therapeutische Vorgehen beim Rechtsherzversagen entspricht im Prinzip dem beim Linksherzversagen. Im Folgenden werden einige besondere Punkte beim Rechtsherzversagen angesprochen, die sich jedoch nur auf das primäre Rechtsherzversagen, z.B. infolge Myokardinfarkt, und nicht auf das Rechtsherzversagen infolge chronisch obstruktiver Lungenerkrankung oder Linksherzversagen beziehen. Die Therapie orientiert sich wieder am PCWP.

hämodynamischer Zustand	Therapie
PCWP < 15 mmHg	Volumensubstitution bis PCWP oder ZVD 20 mmHg bzw. Anstieg von PCWP oder ZVD um 5 mmHg [5]
PCWP > 15 mmHg	Dobutamin

Die Auswirkungen der Volumensubstitution sind beim Rechtsherzversagen nicht vorhersehbar. Sie reichen von der vollständigen Wiederherstellung intakter Kreislaufverhältnisse über ein unverändertes HZV bis zur Verschlechterung des HZV durch die „interventrikuläre Interdependenz" [4, 5]. Dobutamin hat sich bei der Therapie des Rechtsherzversagens infolge Myokardinfarkt [5] oder Lungenembolie bewährt. Nitroprussid wurde ebenfalls beim Rechtsherzversagen eingesetzt, war aber im Vergleich zu Dobutamin schlechter wirksam [5]. Vasodilatatoren, die in erster Linie den venösen Rückstrom vermindern, können einen Abfall des HZV verursachen und sollten nicht angewendet werden. Führt der Verschluß der rechten Koronararterie zu einem Infarkt im rechten Herzen, ist oftmals der AV-Knoten mit betroffen [4]. Eine AV-Dissoziation oder ein AV-Block III. Grades, der auf Atropin therapiefraktär ist, kann die Folge sein. Als Therapie der Wahl gilt die sequentielle Stimulation des AV-Knotens, während die herkömmliche Stimulation des Ventrikels ineffektiv und möglicherweise sogar schädlich ist [4].

Myokardiale Sauerstoffbilanz

Bei Patienten mit koronarer Herzerkrankung muß die Therapie so ausgerichtet sein, daß der koronare Blutfluß (HZV) zunimmt, während die Schlagarbeit des Herzens abnimmt. Dadurch wird die Sauerstoffbilanz positiv, d.h., das Sauerstoffangebot (koronarer Blutfluß) ist größer als der Sauerstoffverbrauch (Schlagarbeit des Herzens).

Die Schlagarbeit des Herzens wird von Vorlast, Nachlast, Kontraktilität und Herzfrequenz bestimmt. Jede Zunahme einer der vier Größen führt zum Anstieg der Schlagarbeit. In Tabelle 14-2 ist der Einfluß verschiedener Therapien auf diese vier Faktoren, den myokardialen Sauerstoffverbrauch und den koronaren Blutfluß gegenübergestellt. Dobutamin führt wegen seiner positiv inotropen Wirkung zum Anstieg von HZV und koronarem Blutfluß, steigert jedoch gleichzeitig den myokardialen Sauerstoffverbrauch (Zunahme von Kontraktilität und Herzfrequenz). Vasodilatatoren reduzieren Schlagarbeit und myokardialen Sauerstoffverbrauch, können aber bei Abfall des diastolischen Aortendrucks auch den koronaren Blutfluß vermindern. Die intraaortale Ballonpumpe beeinflußt die myokardiale Sauerstoffbilanz positiv. Auch wenn der koronare Blutfluß nicht regelhaft zunimmt [17, 20], werden in jedem Fall Schlagarbeit und myokardialer Sauerstoffverbrauch reduziert.

Intraaortale Ballongegenpulsation

Die intraaortale Ballonpumpe (IABP) wurde vor 25 Jahren in die Klinik eingeführt und ist gegenwärtig die einzige anerkannte Methode zur mechanischen Unterstützung der Herz-Kreislauf-Funktion [17, 18, 19, 20]. Der Ballon besteht aus Polyurethan und ist ca. 30 cm lang. Er sitzt am Ende eines großlumigen Katheters, dessen Spitze über die A. femoralis bis unter den Abgang

Tabelle 14-2 Einfluß verschiedener Therapien auf die myokardiale Sauerstoffbilanz.

myokardiale O_2-Bilanz	Dobutamin	Vasodilatatoren	IABP
Vorlast	↓	↓	↓
Kontraktilität	↑↑	→	→
Nachlast	↓	↓↓	↓
Herzfrequenz	→↑	→	→
myokardialer O_2-Verbrauch	↑(→)	↓	↓
koronarer Blutfluß	↑	↑↓	↑→

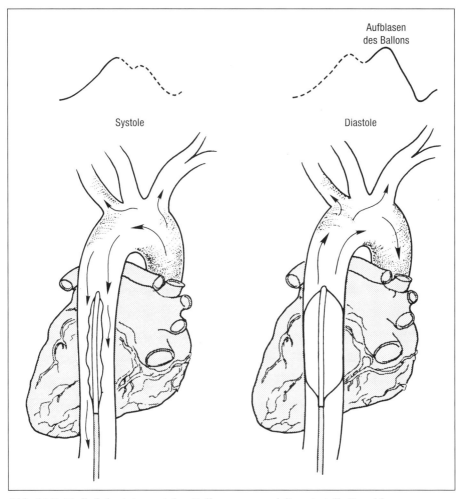

Abb. 14-7 Einfluß der intraaortalen Ballonpumpe auf die arterielle Druckkurve.

der linken A. subclavia vorgeschoben wird. Der Zugang zur A. femoralis kann perkutan oder über eine Arteriotomie erfolgen. Um eine korrekte Plazierung zu gewährleisten, kann die IABP unter fluoroskopischer Kontrolle vorgeschoben werden; das ist aber nicht unbedingt notwendig.

Die IABP funktioniert folgendermaßen: Zu Beginn der Diastole, d.h. beim Schluß der Aortenklappe, wird der Ballon mit 35–40 ml Helium aufgeblasen.

Unmittelbar bevor die Aortenklappe zu Beginn der Systole wieder öffnet, wird der Ballon abgelassen. Dieser Zyklus wiederholt sich in regelmäßigen Abständen.

Hämodynamische Auswirkungen

Das Füllen der IABP führt zu zwei charakteristischen Veränderungen im Blutdruckverhalten, die aus der arteriellen Druckkurve abzulesen sind (Abb. 14-7).
1. Das Aufblasen des Ballons verschiebt Blut von der Aorta in die Peripherie und erhöht damit den maximalen diastolischen Druck. Dadurch kommt es zum Anstieg des mittleren arteriellen Blutdrucks (MAP), was wiederum, bei konstantem Gefäßwiderstand, den Blutfluß in der Peripherie verbessert. Darüber hinaus sollte die IABP auch die Koronardurchblutung verbessern, die bekanntlich v.a. in der Diastole stattfindet und entscheidend vom diastolischen Aortendruck determiniert wird. Dieser Effekt konnte bisher jedoch nur bei hypotensiven und nicht bei normotensiven Patienten nachgewiesen werden [20].
2. Daneben führt das Aufblasen des Ballons zur Abnahme des enddiastolischen Drucks. Die daraus resultierende Verminderung der linksventrikulären Nachlast geht mit einer Zunahme des Schlagvolumens einher.

Indikationen

Die intraaortale Ballongegenpulsation stellt eine vorübergehende, den linken Ventrikel unterstützende Maßnahme in der Erholungsphase dar oder soll die Zeit bis zu einer Operation überbrücken helfen. Daraus lassen sich folgende Indikationen ableiten:
1. vor und nach Eingriffen mit der Herz-Lungen-Maschine
2. Myokardinfarkt mit kardiogenem Schock
3. akute Mitralinsuffizienz
4. instabile Angina pectoris
Die häufigste Indikation mit fast 50% ist die unmittelbar postoperative Phase nach einem Eingriff unter Einsatz der Herz-Lungen-Maschine [18]. Es folgen der Myokardinfarkt mit kardiogenem Schock (23%) und die Anwendung vor Operationen mit der Herz-Lungen-Maschine (20%).

Kontraindikationen

Als Kontraindikation für die Anwendung der IABP gilt die Aorteninsuffizienz, da eine Zunahme des Regurgitationsvolumens zu befürchten ist.

Komplikationen

Für die IABP sind ernste und sogar tödliche Komplikationen beschrieben [17, 18, 19, 20]. Die häufigste Komplikation (30%) ist eine Ischämie der unteren Extremität [18], die sowohl ipsi- als auch kontralateral auftreten kann. Sie kann auch erst nach Entfernen des Katheters entstehen. Entwickelt sich die Ischämie bei einer IABP in situ, genügt oftmals die Entfernung der Ballonpumpe. In ca. 10% der Fälle muß weitergehend therapiert werden [17]. Im Einzelfall kann eine Amputation notwendig werden [19]. Weitere Komplikationen sind die Perforation der Aorta, Niereninsuffizienz und Thrombozytopenie.

Entwöhnung

Die Entwöhnung von der IABP kann auf zwei Wegen erfolgen, die als gleichwertig anzusehen sind. Entweder man reduziert die Häufigkeit der Insufflationen relativ zum Herzzyklus (z.B. im Verhältnis 1 : 2, 1 : 3 usw.), oder man vermindert das Insufflationsvolumen in Schritten von jeweils 25% [18]. Auch für die Dauer der Entwöhnung gibt es keine feste Regeln. Eine Empfehlung lautet, pro 24 Stunden Unterstützung des Kreislaufs mit IABP eine Zeitdauer von sechs Stunden der Entwöhnung vorzusehen, wobei dies bei längerfristigem Einsatz der IABP wohl zu lange ist [18].

Hämodynamische Instabilität nach herzchirurgischen Operationen

Operationen mit der Herz-Lungen-Maschine sind häufig von einer Phase der hämodynamischen Instabilität gefolgt. Die wichtigsten dafür verantwortlichen Faktoren werden im Folgenden angesprochen.

Herzbeuteltamponade

Die Häufigkeit der Herzbeuteltamponade nach Operationen am offenen Herzen liegt bei 3 bis 6% [20]. Üblicherweise tritt die Herzbeuteltamponade in der frühen postoperativen Phase auf. Zu einem späteren Zeitpunkt kann sie durch das Entfernen der Schrittmachersonden ausgelöst werden. Postoperativ verhindert das offene Perikard eine gleichmäßige Ansammlung von Flüssigkeit um das Herz. Die häufigste Ursache einer Tamponade nach herzchirurgischen Eingriffen ist ein Blutkoagel, das zur Kompression des rechten Herzens führt.

Klinisches Bild. Die Diagnose Herzbeuteltamponade ist allein aufgrund des klinischen Bildes oftmals nicht zu stellen. Als typische Symptome der Tamponade gelten:

1. Pulsus paradoxus: Unter einem Pulsus paradoxus versteht man einen Abfall des systolischen Blutdrucks um mindestens 10 mmHg während der Inspiration. Der Pulsus paradoxus kann bei Patienten, die postoperativ nachbeatmet werden, fehlen, da die mechanische Inspiration mit einem Anstieg des systolischen Blutdrucks einhergeht (was auch als „umgekehrter Pulsus paradoxus" bezeichnet wird) [21]. Anders ausgedrückt maskiert die Überdruckbeatmung den inspiratorischen Abfall des systolischen Blutdrucks beim Pulsus paradoxus.

2. Angleichung von ZVD, diastolischem Pulmonalarteriendruck und PCWP: Auch die Angleichung von ZVD, diastolischem Pulmonalarteriendruck und PCWP kann fehlen, wenn der rechte Vorhof von der Tamponade betroffen ist. In diesem Fall ist der ZVD hoch, während Pulmonalarteriendruck und PCWP sukzessive abnehmen.

Diagnose und Therapie. Unter Umständen kann die Herzbeuteltamponade bzw. das Blutkoagel, das sie verursacht, echokardiographisch nachgewiesen werden [22]. Häufig scheitert die Echokardiographie jedoch an technischen Schwierigkeiten in der unmittelbar postoperativen Phase, und eine Thorakotomie ist zur Sicherung der Diagnose unumgänglich. Auch therapeutisch ist die Thorakotomie mit Entfernung der Koagel und Unterbindung blutender Gefäße das Verfahren der Wahl, da bei der Perikardpunktion z.B. die Gefahr der Verletzung neu implantierter Bypasses besteht. Bis zur endgültigen Diagnose bzw. Therapie ist eine großzügige Volumensubstitution gerechtfertigt.

Hämodynamische Veränderungen nach Operationen mit der Herz-Lungen-Maschine

Die Ventrikel-Compliance ist in der Aufwärmphase nach Operationen mit der Herz-Lungen-Maschine vermindert [23]. Als mögliche Ursache wird ein Ödem des Ventrikels nach Abkühlung und Reperfusion diskutiert, obwohl die Ätiologie letztendlich nicht geklärt ist. Der periphere Gefäßwiderstand (SVR) kann durch vermehrte Katecholaminausschüttung erhöht sein [25]. Auch eine Abnahme des SVR wurde beobachtet, deren Ursache aber unklar ist [23]. Die Pumpfunktion ist in der Regel gut [23]. Durch Verschluß der Bypasses oder Hypotension kann es zum Myokardinfarkt kommen.

Therapie. Die Abnahme der Ventrikel-Compliance bedeutet, daß das end-diastolische Volumen (EDV) im Verhältnis zum enddiastolischen Druck (EDP = PCWP) vermindert ist. Bei einem normalen PCWP ist damit das EDV zu niedrig. Ein vermindertes HZV mit einem PCWP im Normbereich muß deshalb durch Volumensubstitution behoben werden. Therapieziel ist ein PCWP von 15–20 mmHg bzw. ein PCWP etwas unter dem kolloidosmotischen Druck (KOD). Eine Messung des KOD empfiehlt sich, da dieser infolge Dilutionshypalbuminämie vermindert sein kann [24].

Die Therapie mit vasoaktiven Substanzen orientiert sich am SVR und am Blutdruck (RR):

SVR	RR	Therapie
hoch	hoch	Nitroprussid[*]
hoch	normal	Dobutamin
hoch	niedrig	Dopamin, IABP
normal	normal	Dobutamin
normal	niedrig	Dopamin, IABP
niedrig	normal	Dobutamin
niedrig	niedrig	Dopamin, Adrenalin

[*] Die kontinuierliche Gabe von Nitroprussid in der postoperativen Phase nach Herz-Lungen-Maschine sollte wegen der Gefahr der Zyanidintoxikation auf wenige Stunden beschränkt bleiben (s. Kap. 20). Alternativ kann Nitroglyzerin eingesetzt werden [25].

KAPITEL 15

Septischer Schock und verwandte Syndrome

Eine der ersten Erfahrungen, die man im Rahmen seiner Tätigkeit auf einer Intensivstation macht, ist die Häufigkeit septischer Krankheitsbilder und deren hohe Mortalität. Dazu kommt die frustrierende Erfahrung, daß auch die zunehmende Zahl hochwirksamer Antibiotika an dieser Situation nichts zu ändern vermocht hat. So war die Mortalität des septischen Schocks im Jahr 1985 mit 41% immer noch so hoch wie kurz nach der Jahrhundertwende (41% im Jahr 1909) [1].

Das Sepsis-Syndrom

Das Sepsis-Syndrom läßt sich definieren als eine Befundkonstellation, der im weitesten Sinne ein entzündliches Geschehen zugrunde liegt, das zu einer Schädigung des gesamten Organismus führt [2]. Die Betonung liegt hier auf dem Unterschied zwischen Entzündung und Infektion. Der Nachweis von Erregern, wie er typischerweise für eine Infektion gefordert wird, ist keine unabdingbare Voraussetzung für ein septisches Syndrom. Zu den klassischen Befunden beim Sepsis-Syndrom zählen:
1. Fieber oder Hypothermie
2. Leukozytose oder Leukopenie
3. Tachypnoe und Tachykardie
4. Organfunktionsstörungen
   a) Bewußtseinsstörung
   b) Hypoxämie
   c) Oligurie

Solche Befunde stellen die Antwort des Organismus auf ein entzündliches Geschehen dar, wobei unterstellt wird, daß diese Entzündung von einer Infektion ausgeht [3]. Die Störungen der Organfunktionen betreffen vor allem Zentralnervensystem (ZNS), Lunge und Niere. Die Organfunktionsstörungen können fortschreiten und in ein sogenanntes Multiorganversagen münden, ein gefürchtetes Krankheitsbild mit hoher Letalität [4].

Das Ziel beim Sepsis-Syndrom ist nicht in erster Linie der Nachweis eines Erregers oder einer Infektion, sondern die Identifizierung der Patienten, die von einem Multiorganversagen bedroht sind.

Essentielle Bestandteile der Therapie des Sepsis-Syndroms sind Antibiotika und ein invasives hämodynamisches Monitoring, um die Entwicklung eines Multiorganversagens zu verhindern.

Mediatoren

Als Folge der Infektion kommt es zur Freisetzung von Mediatoren. Diese Mediatoren sind für die systemischen Veränderungen verantwortlich. Für die Mediatorfreisetzung von besonderer Bedeutung ist **Endotoxin**, ein Lipopolysaccharid der Zellwand gramnegativer Bakterien. Eine Gruppe von Mediatoren sind die sogenannten Zytokine, die aus Makrophagen und zirkulierenden Monozyten freigesetzt werden [3]. Zwei dieser Zytokine, **Interleukin-1** und **Tumor-Nekrose-Faktor** (TNF, Kachektin), wurden isoliert und bei Sepsis im Blut nachgewiesen. Sie sind z.B. für das Auftreten von Fieber durch direkten Einfluß auf den Hypothalamus verantwortlich. Außerdem sind sie in der Lage, neutrophile Granulozyten zu aktivieren. Diese aktivierten Granulozyten führen zur Endothelschädigung, die wiederum für die Organfunktionsstörungen verantwortlich gemacht wird. Klassisches Beispiel dafür ist das ARDS. Im Endstadium des Sepsis-Syndroms führt die generalisierte Endothelschädigung dann zum Vollbild des Multiorganversagens.

Septikämie

Wie bereits oben erwähnt, werden die systemischen Veränderungen durch Mediatoren verursacht und nicht notwendigerweise durch die Streuung von Erregern, so daß der Nachweis von Erregern im Blut für die Diagnose „Sepsis-Syndrom" nicht notwendig ist. Dies erklärt auch die Häufigkeit negativer Blutkulturen beim Sepsis-Syndrom.

Beim Sepsis-Syndrom haben 50% der Patienten negative Blutkulturen [2].

Das Fehlen positiver Blutkulturen kann auch dadurch zustande kommen, daß es nur intermittierend zur Einschwemmung von Erregern in die Blutbahn kommt und in dieser Phase der Septikämie gerade keine Kulturen entnommen werden. In jedem Fall ist die positive Blutkultur für die Diagnose „Sepsis-Syndrom" entbehrlich.

Gelingt die Anzüchtung von Keimen aus der Blutkultur, finden sich häufig typische Erreger bei bestimmten Patientengruppen. Nosokomiale Infektionen werden oft durch Staphylokokken und gramnegative Darmbakterien verursacht. Immunsupprimierte oder mit Antibiotika vorbehandelte Patienten sind häufig von Candida betroffen. Genauere Ausführungen zu dieser Thematik finden sich in den Kapiteln 43 bis 46.

Klinische Befunde

Der klassische klinische Befund in der Sepsis ist Fieber [2]. Es wird durch Zytokin-vermittelte Freisetzung von Prostaglandinen im Hypothalamus ausgelöst [3]. Da septische Patienten mit Fieber eine niedrigere Mortalität haben als solche ohne Fieber [2], ist die unkritische antipyretische Behandlung als Routinemaßnahme abzulehnen. Auf die Vor- und Nachteile von Fieber wird auch in Kapitel 43 eingegangen.

Neben Fieber ist die Leukozytose der zweite typische klinische Befund in der Sepsis. Bakterielle Infekte führen zum Anstieg der Granulozyten und zur vermehrten Freisetzung unreifer Formen aus dem Knochenmark (Linksverschiebung). Das Ausbleiben der Leukozytose bzw. das Auftreten einer Leukopenie in der Sepsis geht mit einer deutlich höheren Mortalität einher [2].

Multiorganversagen

Die nicht beherrschbare Sepsis führt zur Entwicklung eines Multiorganversagens, das definitionsgemäß mindestens zwei Organsysteme betrifft und eine hohe Letalität impliziert [4]. Vom Multiorganversagen häufig betroffen sind ZNS, Lunge, Niere und Leber. Deren Organversagen wird in den folgenden Abschnitten kurz abgehandelt.

Septische Enzephalopathie

Die septische Enzephalopathie äußert sich als Bewußtseinsstörung, die von der Somnolenz bis zum Koma reichen kann. Als Ursache werden die gleichen Mechanismen wie bei der hepatischen Enzephalopathie diskutiert [5]. Diese beruht wohl auf einem Mißverhältnis von aromatischen und verzweigtkettigen Aminosäuren. Aromatische Aminosäuren, die normalerweise in der Leber verstoffwechselt werden, kumulieren während der Sepsis. Verzweigtkettige Aminosäuren, die eine Aufnahme der aromatischen Aminosäuren über die Blut-Hirn-Schranke ins Gehirn normalerweise verhindern, sind vermindert, da sie als Substrate für die Energiegewinnung dienen. Als Folge dieses Mißverhältnisses werden aromatische Aminosäuren ins Gehirn aufgenommen und falsche Neurotransmitter synthetisiert, die zu den typischen Symptomen der septischen Enzephalopathie führen.

ARDS

25% der Patienten mit Sepsis entwickeln ein ARDS, dem pathophysiologisch eine Endothelschädigung in der Lungenstrombahn zugrunde liegt [2]. Klinisch imponiert, wie beim Linksherzversagen, ein Lungenödem, dessen Mortalität aber über 50% beträgt. Diagnose und Therapie des ARDS werden in Kapitel 23 beschrieben.

Akutes Nierenversagen

Die Entwicklung des akuten Nierenversagens ist ein multifaktorielles Geschehen. Folgende Faktoren sind daran beteiligt: Abnahme des systemischen Gefäßwiderstands, Vasodilatation und Hypotonie, Endotoxin-induzierte renale Vasokonstriktion und nephrotoxische Medikamente [6]. Trotz des vermehrten Einsatzes der Hämodialyse liegt die Mortalität bei akutem Nierenversagen nach wie vor über 50% [6]. Dabei ist das akute Nierenversagen nicht die Todesursache, sondern eine Manifestation des fortschreitenden Multiorganversagens. (Anm. d. Übersetzers: Zur Therapie des akuten Nierenversagens wird zunehmend die kontinuierliche arteriovenöse [CAVH] oder pumpengesteuerte venovenöse [CVVH] Hämofiltration eingesetzt, die insbesondere einen schonenden Flüssigkeitsentzug ermöglicht.)

Ischämische Hepatitis

Transaminasenanstieg und intrahepatische Cholestase können Zeichen eines beginnenden Multiorganversagens sein [7]. Als Ursachen werden eine Abnahme des hepatischen Blutflusses und eine Endotoxin-vermittelte Cholestase diskutiert, obwohl in einigen Studien auch eine Zunahme der Leberdurchblutung nachgewiesen werden konnte [7]. Im Gegensatz zu den widersprüchlichen Ergebnissen, was die Pathogenese betrifft, ist das klinische Bild einheitlich und durch einen unerklärbaren Ikterus und einen raschen Transaminasenanstieg gekennzeichnet. Die Transaminasen können sehr hohe Werte erreichen, die üblicherweise innerhalb weniger Tage rückläufig sind. Das beschriebene klinische Bild wird auch als „ischämische Hepatitis" bezeichnet.

Hämodynamische Veränderungen im septischen Schock

Abbildung 15-1 zeigt die wesentlichen hämodynamischen Veränderungen im septischen Schock [2]. Diese sind für das jeweilige Stadium der Sepsis charakteristisch [3]:

	hämodynamischer Zustand		
Frühstadium	PCWP niedrig	HZV hoch	SVR niedrig
Spätstadium	PCWP hoch	HZV normal	SVR normal
Endstadium	PCWP hoch	HZV niedrig	SVR hoch

Das Frühstadium der Sepsis ist durch Tachykardie und sowohl arterielle als auch venöse Vasodilatation gekennzeichnet [8]. Die Tachykardie führt zum Anstieg des Herzzeitvolumens (HZV), die generalisierte Vasodilatation zum

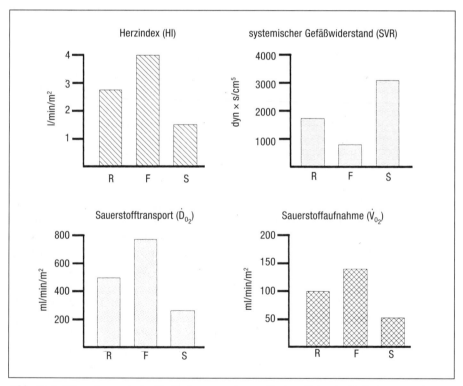

Abb. 15-1 Hämodynamische Veränderungen im septischen Schock. R: Referenzwert, F: Frühstadium des septischen Schocks, S: Spätstadium des septischen Schocks.

Abfall von systemischem Gefäßwiderstand (SVR) und pulmonalkapillärem Verschlußdruck (PCWP). Die Ventrikelfunktion bleibt im Frühstadium der Sepsis unverändert oder verschlechtert sich oftmals sogar [9], so daß das hohe HZV ausschließlich durch die Tachykardie bedingt ist.

Im weiteren Verlauf der Sepsis kommt es zu einer zunehmenden Verschlechterung der Herzfunktion mit konsekutivem Abfall des HZV. Das Endstadium des septischen Schocks gleicht dem des kardiogenen Schocks.

Sauerstoffstatus im septischen Schock

In der hyperdynamen Phase des septischen Schocks nehmen Sauerstofftransport ($\dot{D}_{O_2}$) und Sauerstoffaufnahme ($\dot{V}_{O_2}$) zu [10]. Wie bereits in früheren Kapiteln erwähnt, beschreibt $\dot{V}_{O_2}$ die Sauerstoffaufnahme aus der Mikrozirkulation und nicht den tatsächlichen Sauerstoffverbrauch der Gewebe. Da $\dot{D}_{O_2}$ stärker zunimmt als $\dot{V}_{O_2}$, kommt es zur Abnahme der Sauerstoffextraktionsrate (O_2ER). Der Sauerstoffstatus im septischen Schock sieht also folgendermaßen aus [10]:

$$\dot{D}_{O_2} \text{ hoch}/\dot{V}_{O_2} \text{ hoch}/O_2ER \text{ niedrig}$$

Als Ursache für die niedrige O_2ER wird die Eröffnung von arteriovenösen Shunts diskutiert, die zu Mikrozirkulationsstörungen und damit zur Sauerstoffminderversorgung der Gewebe führt.

Abhängigkeit $\dot{V}_{O_2} / \dot{D}_{O_2}$ im septischen Schock

Die Abhängigkeit der $\dot{V}_{O_2}$ von der $\dot{D}_{O_2}$ in der Sepsis ist in Abbildung 15-2 dargestellt [10, 11, 12, 13]. Während beim Gesunden die Sauerstoffaufnahme in einem weiten Bereich vom Sauerstofftransport unabhängig ist (s. Kap. 2), sind $\dot{D}_{O_2}$ und $\dot{V}_{O_2}$ in der Sepsis linear miteinander korreliert. Damit kann beim septischen Patienten die $\dot{V}_{O_2}$ über eine Steigerung der $\dot{D}_{O_2}$ (z.B. durch Zunahme des HZV) verbessert werden. Die lineare Abhängigkeit der $\dot{V}_{O_2}$ von der $\dot{D}_{O_2}$ bedeutet, daß die Sauerstoffversorgung der Gewebe nicht dem tatsächlichen Sauerstoffbedarf angepaßt ist. Eine $\dot{V}_{O_2}$ über dem Normbereich bedeutet deshalb noch lange nicht, daß die Sauerstoffversorgung der Gewebe ausreichend ist. Aus diesem Grund ist beim septischen Patienten die Bestimmung des Serumlaktatspiegels unerläßlich, da dieser den anaeroben Stoffwechsel bei inadäquater Sauerstoffversorgung der Gewebe anzeigt.

Bedeutung der $\dot{V}_{O_2}$ im septischen Schock

Die $\dot{V}_{O_2}$ ist aus mehreren Gründen ein wertvoller Parameter für die Behandlung von Patienten im septischen Schock.

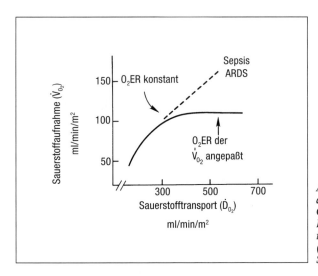

Abb. 15-2 Abhängigkeit der $\dot{V}_{O_2}$ von der $\dot{D}_{O_2}$ beim Gesunden (durchgezogene Linie) und beim Patienten im septischen Schock (gestrichelte Linie). O_2ER: Sauerstoffextraktionsrate.

Tabelle 15-1 Richtwerte für die Therapie des septischen Schocks (mod. nach [11]).

Parameter	Normalwert	Richtwert
Herzindex (l/min/m²)	2,8–3,6	> 4,5
$\dot{D}_{O_2}$ (ml/min/m²)	500–600	> 600
$\dot{V}_{O_2}$ (ml/min/m²)	110–160	> 170
Blutvolumen (l/m²)	2,7	> 3,0 (Männer)
	2,3	> 2,8 (Frauen)

$\dot{V}_{O_2}$ als frühes Zeichen des beginnenden septischen Schocks. Die $\dot{V}_{O_2}$ kann bereits acht bis zwölf Stunden vor den entsprechenden hämodynamischen Veränderungen (Abfall des SVR und des Blutdrucks) vermindert sein [13]. Bei einer solchen Konstellation ist es möglich, frühzeitig gegenzusteuern und dadurch eine längerfristige Sauerstoffminderversorgung der Gewebe zu verhindern und die Prognose zu verbessern.

$\dot{V}_{O_2}$ als Richtwert für die Therapie des septischen Schocks. Die $\dot{V}_{O_2}$ sollte bei Patienten im septischen Schock über dem Normbereich liegen und muß gegebenenfalls über eine Zunahme des HZV, d.h. der $\dot{D}_{O_2}$, erhöht werden. Nur so wird die Sauerstoffversorgung dem gesteigerten Stoffwechsel in der Sepsis gerecht. Die von Shoemaker empfohlenen Richtwerte für die Therapie des septischen Schocks sind in Tabelle 15-1 aufgeführt [11, 12].

$\dot{V}_{O_2}$ **und Schweregrad des septischen Schocks.** Die Abnahme der $\dot{V}_{O_2}$ und der Schweregrad des septischen Schocks sind direkt miteinander korreliert, d.h., je niedriger die $\dot{V}_{O_2}$, desto schlechter ist die Prognose [10, 11, 12]. Eine niedrige $\dot{V}_{O_2}$ sollte deshalb so schnell wie möglich auf hoch-normale Werte (vgl. Tab. 15-1) angehoben werden.

Messungen des Laktats

Mit Hilfe des Serumlaktatspiegels kann beurteilt werden, inwieweit die Sauerstoffaufnahme $\dot{V}_{O_2}$ dem aufgrund des gesteigerten Stoffwechsels erhöhten Sauerstoffbedarf in der Sepsis angepaßt ist. Darüber hinaus sagt der Serumlaktatspiegel auch etwas über die Prognose aus [15, 16]. Normalerweise liegt er unter 2 mmol/l. Arterielle Serumlaktatspiegel über 2 mmol/l gehen mit einer erhöhten Mortalität einher [16]. Obwohl Laktat in der Leber verstoffwechselt wird, sind erhöhte Serumlaktatspiegel auch bei Patienten mit Leberinsuffizienz fast ausschließlich Folge eines Schockgeschehens [10].

Therapieziele beim septischen Schock

Die Therapie des septischen Schocks verfolgt zwei Ziele:
1. Wiederherstellung von Kreislaufverhältnissen, die eine ausreichende Sauerstoffversorgung der Gewebe gewährleisten
2. Bekämpfung der Infektion

Wiederherstellung von Kreislaufverhältnissen für eine ausreichende Sauerstoffversorgung der Gewebe

Die Richtwerte für Herzindex, $\dot{D}_{O_2}$, $\dot{V}_{O_2}$ und Blutvolumen bei der Therapie des septischen Schocks sind in Tabelle 15-1 zusammengefaßt. Der entscheidende Punkt ist die Anhebung der Sauerstoffaufnahme $\dot{V}_{O_2}$ auf Werte, die deutlich oberhalb des Normalbereichs liegen. Diese hohen $\dot{V}_{O_2}$-Werte sollen dem gesteigerten Stoffwechsel in der Sepsis gerecht werden. Erreicht wird die Anhebung der $\dot{V}_{O_2}$ durch eine Erhöhung der $\dot{D}_{O_2}$, da beide linear voneinander abhängig sind (Abb. 15-2) [17]. Die $\dot{D}_{O_2}$ wiederum ist direkt proportional zum Herzindex, der in der Sepsis das 1,5fache des Normalwerts betragen soll.

Sind die in Tabelle 15-1 angegebenen Richtwerte erreicht, sollte der Serumlaktatspiegel bestimmt werden, um zu kontrollieren, ob die erhöhte $\dot{V}_{O_2}$ den tatsächlichen Sauerstoffbedarf decken kann. Der Serumlaktatspiegel sollte unter 2 mmol/l liegen.

Volumensubstitution

Die ausreichende Volumensubstitution ist die wichtigste Maßnahme, um die $\dot{V}_{O_2}$ auf den gewünschten Wert anzuheben. Dabei sind Kolloide Kristalloiden überlegen, was die Steigerung von HZV und $\dot{D}_{O_2}$ betrifft [6]. Allerdings führen Kolloide nur bei Patienten mit einem erhöhten Serumlaktatspiegel zu einem Anstieg der $\dot{V}_{O_2}$ [18, 19]. Wie in Kapitel 14 ausgeführt, wird die Volumentherapie über PCWP und kolloidosmotischen Druck (KOD) gesteuert, wobei der PCWP den KOD nicht überschreiten sollte.

Vasoaktive Substanzen

Die Therapie mit vasokonstriktorisch wirkenden Medikamenten wird normalerweise unumgänglich sein, um der Vasodilatation entgegenzuwirken und einen ausreichenden Blutdruck aufrechterhalten zu können. Der Einsatz dieser Medikamente kann allerdings mit folgenden Nachteilen verbunden sein:
1. Vasokonstriktoren können durch überschießende Wirkung auf Arteriolen zur Laktatazidose führen [20].
2. Katecholamine können den ohnehin gesteigerten Stoffwechsel weiter erhöhen, so daß der Anhebung des HZV und damit der $\dot{V}_{O_2}$ entgegengewirkt wird [19].
3. Die kontinuierliche Gabe von Adrenalin kann durch verstärkte Glykogenolyse zum Anstieg des Serumlaktatspiegels bis 4 mmol/l führen [21].
Die folgenden Medikamente können sich im septischen Schock als wertvoll erweisen (oder auch nicht). Einige von ihnen werden in Kapitel 20 noch genauer beschrieben.

1. Dobutamin

Dosisbereich: 2–20 µg/kg KG/min

Zusammen mit der Gabe von kolloiden (und kristalloiden) Volumenersatzmitteln ist Dobutamin Mittel der Wahl bei der Therapie des septischen Schocks. Dobutamin führt zu einem stärkeren Anstieg von $\dot{V}_{O_2}$ als Dopamin [22] und kann auch bei Patienten wirksam sein, die auf Dopamin nicht ansprechen [23]. Darüber hinaus führt Dobutamin bei Patienten im septischen Schock zum Blutdruckanstieg, ein Effekt, den diese Substanz bei anderen Patientengruppen meist nicht erzeugt.

2. Dopamin

Mittlerer Dosisbereich: 5–20 µg/kg KG/min

Dopamin führt zum Blutdruckanstieg, ohne eine exzessive Vasokonstriktion zu verursachen. Daneben kann Dopamin den renalen Blutfluß verbessern und so die Gefahr des akuten Nierenversagens in der Sepsis vermindern [25].

3. Glukokortikoide

Die hochdosierte Steroidtherapie war beim septischen Schock ungerechtfertigterweise weit verbreitet [25]. Nachdem zwei Multicenterstudien nachweisen konnten, daß die hochdosierte Steroidtherapie zu keiner Verbesserung der Ergebnisse in der Sepsis bzw. beim septischen Schock führt [26, 27], gilt die Therapie mit Glukokortikoiden in hohen Dosen als nicht mehr indiziert.

4. Glukose-Insulin-Kalium(GIK)-Infusion

Die Zufuhr einer Mischung aus Glukose, Insulin und Kalium führte bei Patienten im septischen Schock mit niedrigem Herzindex (< 4 l/min/m^2) zu einer Besserung der Kreislaufverhältnisse [28]. Offensichtlich wirkt GIK positiv inotrop, ohne daß der Mechanismus auf zellulärer Ebene genau bekannt ist. Die Bedeutung des gelegentlich zu beobachtenden Anstieg des Serumlaktatspiegels ist nicht geklärt [22]. Die Indikation für GIK ist gegeben, wenn ein niedriges HZV durch konventionelle Maßnahmen (Volumensubstitution, Therapie mit Katecholaminen) nicht gesteigert werden kann. (Anm. d. Übersetzers: Der Einsatz von Glukose, Insulin und Kalium (GIK) wird in der angloamerikanischen Literatur propagiert, während diese Therapiemaßnahme in Europa nicht sehr verbreitet ist.)

5. Naloxon

Endogene Opioide werden mit der Verschlechterung der Kreislaufverhältnisse beim septischen Schock in Verbindung gebracht [29, 30, 31, 32]. Aus diesem Grund wurde der Opioidantagonist Naloxon sowohl an Tiermodellen als auch bei Patienten im septischen Schock untersucht. Die Ergebnisse waren widersprüchlich und nicht prognostizierbar. Während in einer Studie die Gabe von 0,4 mg Naloxon zu einem Anstieg des Blutdrucks führte [30], blieben in einer anderen Studie Dosierungen bis 1,6 mg/kg KG ohne Wirkung [31].

Naloxon kann in seltenen Fällen zu schweren Nebenwirkungen führen [29, 31]. Insbesondere sollte es nicht in der postoperativen Phase angewendet werden, da es starke Schmerzreaktionen und eine massive Katecholaminfreisetzung mit Hypertonie und Tachykardie hervorrufen kann.

Empfehlungen: Wie GIK kann eine Therapie mit Naloxon in Betracht gezogen werden, wenn die konventionellen Maßnahmen nicht ausreichen. Die Anfangsdosis sollte 2,0 mg (5 Amp.) betragen, und das Medikament sollte innerhalb von drei bis fünf Minuten sichtbare Wirkung haben. Gegebenenfalls kann die Dosis alle 15 Minuten bis zu einer maximalen Einzeldosis von 10 mg verdoppelt werden [32]. Bessert sich der Zustand des Patienten, ist die kontinuierliche Gabe von Naloxon in einer Dosierung von zwei Drittel der Bolusdosis pro Stunde indiziert [32]. Wir verabreichen Naloxoninfusionen seit 1981, ohne wesentliche Nebenwirkungen zu beobachten. (Anm. d. Übersetzers: In Europa wird der Einsatz von Naloxon im septischen Schock sehr kritisch beurteilt und äußerst zurückhaltend gehandhabt.)

Antibiotika

Obwohl die Gabe von Antibiotika ein wesentlicher Bestandteil der Therapie des septischen Schocks ist, ist ihr Nutzen nicht so klar, wie es auf den ersten Blick scheint. So hatte in einer älteren Studie aus dem Jahr 1971 die Wahl des Antibiotikums keinen Einfluß auf die Überlebensrate [33]. Eine andere Untersuchung zeigte, daß die Wahl des Antibiotikums erst 24 Stunden nach Therapiebeginn für die Überlebensrate von Bedeutung ist [34]. Trotz dieser Einschränkungen gilt die allgemeine Empfehlung, bei den ersten Anzeichen eines septischen Geschehens die Therapie mit Antibiotika einzuleiten. Bei unbekanntem Erreger werden Breitspektrum-Antibiotika empfohlen. Wie ein solches Schema aussehen könnte, ist im folgenden Abschnitt dargestellt [35].

Antibiotikatherapie bei unbekanntem Erreger

1. Patienten mit Neutropenie: Ticarcillin plus Aminoglykosid
2. Patienten mit subdiaphragmalem Infektionsherd: Clindamycin plus Aminoglykosid
3. Alle anderen Patienten: Cefazolin plus Aminoglykosid
4. Patienten mit V.a. Methicillin-resistenten Staphylococcus aureus: zusätzlich Vancomycin

Die Therapie bei neutropenischen Patienten (Granulozytenzahl $< 1000/mm^3$) zielt darauf ab, Pseudomonaden durch zwei verschiedene Antibiotika zu erfassen. Bei Infektionen, die vom Gastrointestinaltrakt ausgehen, müssen die anaeroben Keime des Darms, insbesondere Bacteroides fragilis, durch Clindamycin mit erfaßt werden. Dagegen sind Anaerobier bei Infektionen der Gallenblase oder der ableitenden Gallenwege selten, so daß in diesen Fällen die Kombination von Ampicillin oder Cefazolin plus Aminoglykosid empfohlen wird. Genauere Angaben über den Einsatz von Antibiotika auf Intensivstationen finden sich in Kapitel 47.

Das Syndrom des toxischen Schocks

Das Syndrom des toxischen Schocks ist durch das Zusammentreffen von Fieber, Hypotension, Exanthem und Multiorganversagen gekennzeichnet [36]. Es wird durch ein Exotoxin verursacht, das von bestimmten Staphylokokkenstämmen, z.B. Staphylococcus aureus, freigesetzt wird [37]. Der Infektionsherd ist üblicherweise in der Schleimhaut lokalisiert und bleibt darauf begrenzt. Dagegen wird das Exotoxin ins Blut aufgenommen und führt zu den entsprechenden systemischen Veränderungen. Betroffen sind vor allem Frauen, bei denen es durch die Benutzung von Tampons oder während der Geburt zu einer Verletzung der Vaginalschleimhaut gekommen ist, sowie Patienten mit Sinusitis oder Infektionen im kleinen Becken.

Klinisches Bild

Zu Beginn des toxischen Schock-Syndroms treten unspezifische Symptome wie Fieber, Kopfschmerzen und Durchfall auf [36]. Innerhalb der nächsten 24 bis 48 Stunden kommt es zu einer massiven Verschlechterung mit Blutdruckabfall und Multiorganversagen. Neben dem Multiorganversagen ist das Exanthem das herausragende Kennzeichen des toxischen Schock-Syndroms. Da die Blutkulturen üblicherweise negativ sind, stützt sich die Diagnose „toxisches Schock-Syndrom" auf das klinische Bild und damit auf folgende Symptome:
1. Fieber
2. Hypotension
3. diffuses Erythem
4. Multiorganversagen (drei Organsysteme)
Das Exanthem gleicht zunächst einem Sonnenbrand mit weißen Flächen dazwischen. Daneben gibt es eine besondere Form des Exanthems, bei dem es zur Schuppung der Haut, vor allem an Handflächen und Fußsohlen, kommt. Dieses Exanthem heilt üblicherweise in der Erholungsphase nach ein bis zwei Wochen ab [36]. Im Rahmen des Multiorganversagens kann es zu Nierenversagen, Rhabdomyolyse, Hepatitis, Enzephalopathie und Lungenödem kommen. Aufgrund der Hypotension wird in der Regel ein invasives hämodynamisches Monitoring betrieben, das zu Beginn Veränderungen wie in der Frühphase des septischen Schocks zeigt [32]:

PCWP niedrig/HZV hoch/SVR niedrig

Therapie

1. Die großzügige Gabe von Volumenersatzmitteln steht an erster Stelle.
2. Falls die Hypotension trotz Volumensubstitution persistiert, ist Dopamin indiziert.
3. Dobutamin kann gegeben werden, falls eine Steigerung des HZV notwendig ist [38].
4. Bei einem Drittel der Frauen, die ein toxisches Schock-Syndrom nach Verwendung von Tampons erleiden, kommt es nach anfänglicher Besserung zum Wiederauftreten von Symptomen. Dieses Risiko kann durch die Gabe von Antibiotika vermindert werden. Empfohlen werden Vancomycin, Nafcillin oder Cephalosporine der 1. Generation. Auf den akuten Krankheitsverlauf haben Antibiotika keinen Einfluß, da sich die Infektion normalerweise nicht ausbreitet.
5. Selbstverständlich muß der Tampon sofort entfernt werden. Inwieweit Vaginalspülungen als lokale Therapie sinnvoll sind, ist unklar.

Obwohl das toxische Schock-Syndrom einen schweren Verlauf nehmen kann, liegt die Mortalität unter 5% [36].

Anaphylaktischer Schock

Die Häufigkeit von anaphylaktischen/anaphylaktoiden Reaktionen liegt für Patienten im Krankenhaus bei 1:10000. 10% davon sind so schwer, daß sie tödlich enden können. Ausgelöst wird der anaphylaktische Schock v.a. durch Medikamente, Kontrastmittel und Plasmaprodukte, wobei praktisch jedes Arzneimittel, auch Steroide, einen anaphylaktischen Schock auslösen kann [39].

Klinisches Bild

Anaphylaktische/anaphylaktoide Reaktionen auf intravenös verabreichte Arzneimittel treten normalerweise innerhalb der ersten drei Minuten auf. Die wichtigsten Symptome sind Hypotension und Herz-Kreislauf-Stillstand, Larynxödem, Bronchospasmus und angioneurotisches Ödem. Eine Urtikaria ist von untergeordneter Bedeutung und kann bei einer schweren anaphylaktischen/anaphylaktoiden Reaktion ganz fehlen [39].
Die Kreislaufsituation ist durch periphere Vasodilatation und Hypovolämie gekennzeichnet [40]. Letztere ist Folge der erhöhten Kapillarpermeabilität mit Abstrom von Flüssigkeit ins Interstitium.

Tabelle 15-2 Therapie des anaphylaktischen Schocks.

Therapie mit großer Bedeutung	Dosierung
1. Adrenalin	3–5 ml i.v. (1:10000), dann 2–4 µg/min
2. Humanalbumin 5%	je 250 ml
Therapie mit geringerer Bedeutung	
1. Aminophyllin	6 mg/kg KG über 20 min, dann 0,5 mg/kg KG/h
2. Hydrocortison	100–200 mg i.v. alle 4–6 Stunden
3. Diphenhydramin	25–50 mg i.v. alle 4–6 Stunden

Therapie

Der anaphylaktische Schock muß schnell und entschlossen behandelt werden. Die Richtlinien dazu sind in Tabelle 15-2 und in den folgenden Abschnitten aufgeführt [39]. Die therapeutischen Schritte lassen sich in solche mit großer oder geringerer Bedeutung einteilen.

Therapie mit großer Bedeutung

1. Die endotracheale Intubation ist indiziert, sobald die ersten Zeichen für eine Einengung der oberen Luftwege zu erkennen sind. Das Larynxödem ist ein unmittelbar lebensbedrohlicher Zustand, der klinisch am inspiratorischen Stridor erkannt werden kann. Dabei ist allerdings zu beachten, daß der inspiratorische Stridor ein Spätsymptom sein kann, das erst auftritt, wenn die Einengung bereits mehr als 80% beträgt.
2. Adrenalin ist das Medikament der Wahl beim anaphylaktischen Schock. Es verhindert die Freisetzung von Mediatoren aus Mastzellen und basophilen Granulozyten. Adrenalin sollte intravenös, zunächst als Bolus und dann kontinuierlich, verabreicht werden. Alternativ ist die endotracheale Gabe über den liegenden Tubus möglich, falls noch kein intravenöser Zugang geschaffen wurde [39].
3. Aufgrund des Abstroms von Flüssigkeit ins Interstitium, der erhebliche Ausmaße annehmen kann, ist die großzügige Volumensubstitution angezeigt. Kolloidale Volumenersatzmittel (z.B. Humanalbumin 5%) sollten Kristalloiden vorgezogen werden, da sie zu einer schnelleren Auffüllung des

Gefäßsystems führen (vgl. Kap. 17). Da periphere Venenverweilkanülen eine schnellere Volumensubstitution ermöglichen (vgl. Kap. 13), sind zentralvenöse Katheter in der Initialphase der Therapie des anaphylaktischen Schocks nicht indiziert.

Therapie mit geringerer Bedeutung

Die folgenden Medikamente können den Verlauf günstig beeinflussen, ohne daß ihr Nutzen eindeutig bewiesen ist [39].

1. Aminophyllin kann verabreicht werden, wenn ein Bronchospasmus nach Gabe von Adrenalin persistiert. Da Aminophyllin, vor allem in Kombination mit Adrenalin, arrhythmogen wirken kann, sollte die Indikation eng gestellt werden.

2. Steroide werden trotz ihres fraglichen Nutzens fast regelmäßig gegeben. Bis zu ihrem Wirkungseintritt können Stunden vergehen. Für die Hypothese, daß Hydrocortison mit seiner zusätzlichen mineralokortikoiden Wirkung Vorteile gegenüber reinen Glukokortikoiden (z.B. Methylprednisolon) habe, gibt es bisher keinen Anhalt.

3. Auch der Nutzen von Antihistaminika ist höchst fraglich. Üblicherweise wird Diphenhydramin empfohlen.

KAPITEL 16

Herz-Kreislauf-Stillstand und zerebrale Schädigung

A man's dying is more
the survivor's affair than his own.

THOMAS MANN

Circa 200 000 Menschen werden pro Jahr aufgrund eines Herz-Kreislauf-Stillstands reanimiert. Davon überleben ca. 70 000, d.h. 30% [4]. Von den Überlebenden sind jedoch nur 10% in der Lage, ihr Leben normal, d.h. wie vor dem Ereignis, fortzuführen [1]. Diese schlechten Ergebnisse sind in erster Linie auf neurologische Schäden zurückzuführen, die während des Herz-Kreislauf-Stillstands und der Reanimation entstehen. Dieses Kapitel beschäftigt sich mit den Faktoren, die zu diesen neurologischen Schäden führen, und stellt einige Kriterien vor, die eine Aussage über den Grad der Schädigung ermöglichen.

Auf die Darstellung der Basismaßnahmen und der erweiterten Maßnahmen der kardiopulmonalen Reanimation wurde bewußt verzichtet. Sie können in der entsprechenden Literatur nachgelesen werden [1, 2, 3], die unter anderem die Empfehlungen der „National Conference on Cardiopulmonary Resuscitation and Emergency Cardiac Care" beinhaltet.

Fortführung lebenserhaltender Maßnahmen um jeden Preis?

Die moderne Medizin ist geprägt von der Furcht vor rechtlichen Konsequenzen. Aus diesem Grund werden Entscheidungen über die Fortführung lebenserhaltender Maßnahmen bei schwerstkranken Patienten soweit es geht vermieden. Die verheerenden Folgen, die aus dieser Unsicherheit resultieren, mag das folgende Fallbeispiel veranschaulichen.

Der Fall Brophy

Paul Brophy, von Beruf Medizingerätetechniker, wurde im April 1983 an einem Aneurysma der A. basilaris operiert. Vor der Operation gab er einer seiner Töchter eindeutig zu verstehen, daß er nicht als Apalliker weiterleben wolle [5]. Paul Brophy erlangte nach der Operation das Bewußtsein nicht wieder [5]. Der weitere Verlauf läßt sich folgendermaßen skizzieren:

4/83:   Paul Brophy erlangt das Bewußtsein nicht wieder.

9/83:   Paul Brophy wird im vegetativen Status in ein Rehabilitationszentrum verlegt.

12/83: Eine gastrokutane Ernährungsfistel wird angelegt.

2/85:   Frau Brophy fordert die behandelnden Ärzte auf, die Ernährungssonde zu entfernen, um ihren Ehemann, seinem Wunsch entsprechend, in Würde sterben zu lassen.
        Ihre Forderung wird abgelehnt.

9/86:   Der „Massachusetts State Supreme Court" verfügt die Entfernung der Ernährungsfistel.

10/86: Paul Brophy stirbt (nach den anerkannten Kriterien der modernen Medizin).

Dauer des vegetativen Status: 3,5 Jahre

Paul Brophy wird seiner Ehefrau und seinen Töchtern v.a. als Apalliker in Erinnerung bleiben. Ist dieser Preis nicht zu hoch?

Physiologie der kardiopulmonalen Reanimation

Die Maßnahmen der kardiopulmonalen Reanimation sollen für eine gewisse Zeit eine ausreichende Durchblutung von Herz und Gehirn gewährleisten. Wie Abbildung 16-1 zeigt, sind die derzeit verfügbaren Methoden der kardiopulmonalen Reanimation aber weit davon entfernt, diesem Anspruch zu genügen.

Hirndurchblutung

Trotz seines geringen Anteils von nur 2% am Körpergewicht erhält das Gehirn 15% des Herzzeitvolumens. Die Hirndurchblutung bleibt über einen weiten Blutdruckbereich konstant (Autoregulation der Hirndurchblutung). Erst wenn der mittlere arterielle Druck (MAP) unter 60 mmHg abfällt, nimmt auch

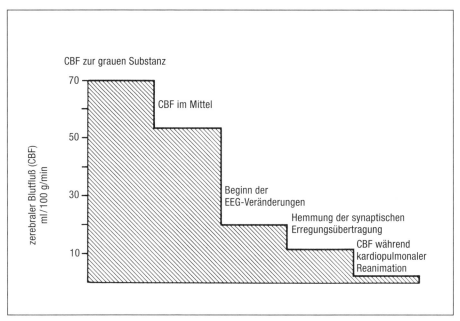

Abb. 16-1 *Veränderungen des regionalen zerebralen Blutflusses (CBF) und klinische Korrelate. (Beachte: Während kardiopulmonaler Reanimation ist der zerebrale Blutfluß nicht einmal für die synaptische Erregungsübertragung ausreichend.)*

die Hirndurchblutung ab [6], wobei Abnahmen bis auf 25 bis 30% der normalen Hirndurchblutung ohne funktionelle Schädigung toleriert werden [7, 8].

Kardiopulmonale Reanimation und Hirndurchblutung

Die konventionelle Herzdruckmassage ist nicht in der Lage, einen ausreichenden zerebralen Blutfluß zu gewährleisten.

Der zerebrale Blutfluß bei der konventionellen Herzdruckmassage beträgt ca. 5% der normalen Hirndurchblutung und ist nicht einmal für den basalen Hirnstoffwechsel ausreichend [7].

Dies ist der Hauptgrund für die niedrigen Überlebensraten und die Häufigkeit neurologischer Defizite nach kardiopulmonaler Reanimation. Im Gegensatz zur konventionellen Herzdruckmassage können mit offener Herzdruckmassage normale bis hoch-normale Werte für den zerebralen Blutfluß erzielt werden [7]. Allerdings wird die offene Herzdruckmassage auf Patienten beschränkt bleiben, die gerade einem Eingriff am offenen Thorax unterzogen werden.

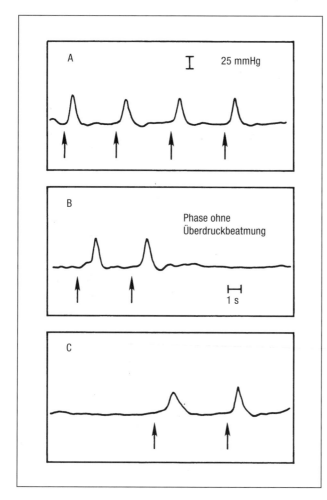

*Abb. 16-2 Blutdruck-
verlauf (A. radialis) bei
einem Patienten mit
Asystolie und inter-
mittierender Überdruck-
beatmung. Die Beatmung
mit einem Ambu-Beutel
(Pfeile; ohne Sternum-
kompression) führt zum
Anstieg des intrathora-
kalen Drucks, der von
einem Anstieg des
Blutdrucks gefolgt ist.*

Thoraxpumpmechanismus

Entgegen der früheren Ansicht, daß der Blutfluß bei der Herzdruckmassage
allein durch eine Kompression des Herzens zwischen Sternum und Wirbel-
säule zustande komme, ist man heute der Meinung, daß zusätzlich ein sogenannter Thoraxpumpmechanismus dafür verantwortlich ist. Durch Erhöhung
des intrathorakalen Drucks, z.B. beim Husten oder durch Überdruckbeatmung, kann beim Herz-Kreislauf-Stillstand ein kurzzeitiger Blutfluß ausgelöst

werden [10]. Der Theorie des Thoraxpumpmechanismus entsprechend stellt der gesamte Thorax eine Pumpe dar, die durch den Aufbau eines intra-/extrathorakalen Druckgefälles einen gerichteten Blutfluß ermöglicht.

Die Herzdruckmassage führt über eine Erhöhung des intrathorakalen Drucks zum vermehrten Auswurf von Blut aus dem linken Ventrikel. Die Ursache dafür könnte die Verminderung der linksventrikulären Nachlast sein.

Wie in Kapitel 1 ausführlich dargestellt, versteht man unter der Nachlast den maximalen transmuralen Druck in der Systole. Durch Erhöhung des intrathorakalen Drucks nimmt der Umgebungsdruck des Herzens zu und damit die Nachlast ab. Daß durch Steigerung des intrathorakalen Drucks wirklich ein meßbarer Blutfluß und Blutdruck erzeugt werden kann, zeigt Abbildung 16-2. Sie stammt von einem Patienten mit Asystolie, bei dem zur kontinuierlichen Überwachung des Blutdrucks die A. radialis kanüliert war. Die Beatmung mit einem Ambu-Beutel (Pfeile) führte zum intermittierenden Anstieg des intrathorakalen Drucks, dem jeweils entsprechende Blutdruckanstiege folgten. Damit belegt Abbildung 16-2 die Bedeutung des Thoraxpumpmechanismus für die Physiologie der kardiopulmonalen Reanimation [11].

Neue Reanimationsmethoden

Die neuen Methoden der kardiopulmonalen Reanimation beruhen auf der Theorie des Thoraxpumpmechanismus und sollen diesen verstärken [11, 12]. Eine dieser Methoden besteht darin, Herzdruckmassage und Beatmung zu kombinieren, was zu einem stärkeren Anstieg des intrathorakalen Drucks führt. Allerdings sind die Ergebnisse, was den Anstieg des zerebralen Blutflusses betrifft, widersprüchlich [9, 11, 12]. Die Erhöhung des intraabdominellen Drucks (z.B. durch manuelle Kompression oder straffe Bandagierung des Abdomens) führt ebenfalls zum Anstieg des intrathorakalen Drucks. Zum gegenwärtigen Zeitpunkt kann diese Methode jedoch nicht generell empfohlen werden [13].

Schädigungen nach kardiopulmonaler Reanimation

Auch nach primär erfolgreicher Reanimation und Wiederherstellung ausreichender Kreislaufverhältnisse kann es zu einer weiteren Organschädigung kommen. Die Ursachen dafür sind No-Reflow-Phänomen und Reperfusionssyndrom, die bereits in Kapitel 12 besprochen wurden. Im Folgenden wird noch einmal kurz auf sie eingegangen, da sie für den Heilungsverlauf von entscheidender Bedeutung sein können.

No-Reflow-Phänomen

Das No-Reflow-Phänomen beschreibt einen Zustand anhaltender Vasokonstriktion nach erfolgreicher Reanimation (detaillierte Angaben zum No-Reflow-Phänomen finden sich bei Safar [3]). Die Vasokonstriktion dürfte Folge des vermehrten Kalziumeinstroms in die glatte Gefäßmuskulatur sein [14]. Für diese Theorie spricht auch, daß im Tierversuch das No-Reflow-Phänomen erfolgreich mit Kalziumantagonisten (Verapamil, Magnesium) therapiert werden konnte [17].

Trotz erfolgreicher Reanimation und Wiederherstellung ausreichender Kreislaufverhältnisse kann noch bis zu 18 Stunden danach eine Minderperfusion lebenswichtiger Organe vorliegen [16].

Von dieser Minderperfusion sind vor allem das Gehirn und die Organe im Splanchnikusgebiet betroffen [7, 14, 16].

Reperfusionssyndrom

Im Gegensatz zum No-Reflow-Phänomen werden beim Reperfusionssyndrom die Gewebe wieder durchblutet. Dadurch können toxische Metaboliten aus ehemals ischämischen Bezirken eingeschwemmt werden, die eine Schädigung des gesamten Organismus nach sich ziehen [15]. Gegenstand der Diskussion sind vor allem Sauerstoffradikale, die auch für die pulmonale Sauerstofftoxizität verantwortlich gemacht werden.

Hirnprotektion

Die schlechten Ergebnisse nach kardiopulmonaler Reanimation sind vor allem auf eine ischämische Schädigung des Gehirns während und nach Reanimation zurückzuführen. Die folgenden Maßnahmen, deren Nutzen noch keineswegs bewiesen ist, sind deshalb darauf ausgerichtet, neurologische Schäden zu minimieren.

Wiederbelebungsmaßnahmen

Die folgenden Maßnahmen zielen darauf ab, den zerebralen Blutfluß während der Reanimation zu verbessern.

Neue Reanimationsmethoden. Bei den neuen Reanimationsmethoden soll durch Steigerung des intrathorakalen Drucks der Blutfluß verbessert werden. Sie gelten laut den Empfehlungen der „National Conference on Cardiopulmonary Resuscitation and Emergency Cardiac Care" aus dem Jahr 1986 jedoch nicht als Standard [2], was auch in dem folgenden Zitat zum Ausdruck kommt:

„Zum gegenwärtigen Zeitpunkt gibt es keinen sicheren Anhalt, daß die Anwendung irgendeiner der neuen Reanimationsmethoden die Überlebenschancen nach Herz-Kreislauf-Stillstand verbessert. Ihr routinemäßiger Einsatz kann deshalb nicht empfohlen werden. Weitere Untersuchungen sollten jedoch durchgeführt werden." [6]

Wie der Ausdruck „routinemäßig" zeigt, handelt es sich um eine unverbindliche Empfehlung. Ich selbst kombiniere routinemäßig Herzdruckmassage und Überdruckbeatmung und verzichte auf jegliche Form der abdominellen Kompression. Bei Schädel-Hirn-Verletzten und bei Patienten mit erhöhtem intrakraniellen Druck verwende ich ausschließlich die konventionelle Herzdruckmassage, da in diesen Patientengruppen die Gefahr besteht, daß mit dem intrathorakalen auch der intrakranielle Druck ansteigt.

Kein Kalzium. Kalzium war wegen seiner positiv inotropen Wirkung bei Asystolie und elektromechanischer Entkoppelung weit verbreitet [18]. Aufgrund seiner zentralen Rolle beim No-Reflow-Phämomen wurde 1986 seine Anwendung auf folgende Indikationen beschränkt [18]:
1. Hyperkaliämie
2. Hypokalzämie
3. Überdosierung von Kalziumantagonisten
Kalziumhaltige Infusionslösungen sollten (meiner Meinung nach) im Rahmen der kardiopulmonalen Reanimation nicht gegeben werden, solange deren Unbedenklichkeit nicht bewiesen ist.

Keine Glukose. Auch Glukose ist bei der Reanimation weitverbreitet, entweder als Standardinfusionslösung oder zur Therapie einer Hyperkaliämie. In Tierversuchen wurde jedoch eine erhöhte Mortalität bei Verwendung von Glukose nachgewiesen [19]. Als Ursache für diese erhöhte Mortalität wird die anaerobe Verstoffwechslung von Glukose zu Laktat in ischämischen Bezirken diskutiert, die zu einer weiteren Gewebeschädigung führt.
Obwohl bisher keine Untersuchungen an Menschen vorliegen, sollte Glukose im Rahmen der Reanimation nur bei strenger Indikationsstellung verabreicht werden.

Maßnahmen nach Reanimation

Die beiden in den folgenden Abschnitten vorgestellten Maßnahmen sollen eine weitere Schädigung nach erfolgreicher Reanimation verhindern. Obwohl ihr theoretischer Ansatz richtig ist, konnte ihr Nutzen bisher nicht belegt werden.

Kalziumantagonisten. Kalziumantagonisten sollen der Prophylaxe und Therapie des No-Reflow-Phänomens dienen. Nach großer Begeisterung Anfang der 80er Jahre ist es in den letzten Jahren wieder ruhiger geworden [14, 17]. In Studien an Tieren konnte sowohl mit Verapamil als auch mit Magnesium eine Aufrechterhaltung des zerebralen Blutflusses erzielt werden [11, 14]. Untersuchungen an Menschen wurden bisher nur mit Magnesium durchgeführt. Leider fehlen darin Angaben, ob durch Magnesium die Überlebensrate verbessert werden konnte [17].

In der klinischen Praxis bleibt der Einsatz von Kalziumantagonisten auf Patienten beschränkt, die nach erfolgreicher Reanimation keine Vasokonstriktoren zur Aufrechterhaltung eines ausreichenden Blutdrucks benötigen. Ist bei diesen Patienten die Sauerstoffaufnahme $\dot{V}_{O_2}$ vermindert (vgl. Kap. 12), sollte die Gabe von Kalziumantagonisten erwogen werden. Ich gebe bei diesen Patienten, vorausgesetzt, sie sind nicht niereninsuffizient, zum frühestmöglichen Zeitpunkt Magnesium (z.B. 4 ml 50%iges $MgSO_4$ = 8 mmol Mg über 20 min).

Steroide und Barbiturate. Steroide werden als antiödematöse Therapie beim Hirnödem verwendet, Barbiturate senken den Hirnstoffwechsel. Obwohl beide Substanzen theoretisch einen hirnprotektiven Effekt haben müßten, konnte dies in klinischen Studien nicht bestätigt werden [7]. Sie gelten deshalb als nicht indiziert.

Neurologische Folgen

Wie bereits oben erwähnt, sind nur 10% der Patienten, die eine kardiopulmonale Reanimation überleben, in der Lage, ihr normales Leben wieder aufzunehmen [4]. Verantwortlich dafür sind insbesondere neurologische Defizite [4, 8].

Bewußtseinsstörungen

In vielen Fällen führen Bewußtseinsstörungen zu so schweren Beeinträchtigungen, daß zeitlebens eine intensive Pflege notwendig ist. Bewußtseinsstörungen können ihrer Ausprägung nach wie folgt eingeteilt werden:

1. **Koma** – Ein Zustand der Bewußtlosigkeit, in dem weder die Augen spontan geöffnet werden noch Abwehrreaktionen auf Schmerzreize ausgelöst werden können oder gar eine verbale Kommunikation möglich ist.
2. **Apallisches Syndrom (persistierender vegetativer Status, Coma vigile)** – Ein dem Koma vergleichbarer Zustand, bei dem jedoch die Augen spontan geöffnet werden. Die Häufigkeit des apallischen Syndroms nach erfolgreicher Reanimation liegt bei 20% [7].
3. **Stupor** – Ein Zustand des Tiefschlafs, der mit starken Reizen durchbrochen werden kann.

4. Somnolenz – Ein Zustand, für den Apathie, mangelndes Interesse an der Umwelt und häufige Schlafphasen typisch sind.

5. Amnesie – Ein Zustand der Wachheit, der durch Erinnerungslücken für Ereignisse vor dem Herz-Kreislauf-Stillstand (retrograde Amnesie) oder für neue Ereignisse (anterograde Amnesie) gekennzeichnet ist.

Die Hirntodkriterien werden von weniger als 2% der Patienten nach primär erfolgreicher Reanimation erfüllt [6]. Sie sind deshalb hier nicht aufgeführt.

Rindenblindheit

Bei der Rindenblindheit sind Netzhaut und Sehnerven intakt. Der Pupillenreflex ist auslösbar. Manche Patienten behaupten sogar, nicht blind zu sein (Anton-Syndrom). Visuelle Reize werden jedoch nicht adäquat beantwortet (z.B. kein Augenzwinkern auf Lichtblitze). Die Prognose der Rindenblindheit ist insgesamt gut, vor allem bei jüngeren Patienten. Allerdings gibt es keine zuverlässigen Kriterien zur Vorhersage des Verlaufs [8].

Krampfanfälle

Etwa ein Drittel der Patienten, bei denen das Bewußtsein nach kardiopulmonaler Reanimation nicht gleich zurückkehrt, leiden an Krampfanfällen [20]. Dabei handelt es sich selten um Grand-mal-Anfälle, sondern üblicherweise um fokale Anfälle und Myokloni.

1. Einfache fokale Anfälle – Fokale, klonische Muskelzuckungen, z.B. einer Extremität.

2. Komplexe fokale Anfälle – Schmatzen, kauen und schlucken, z.T. in Verbindung mit einer psychotischen Komponente (optische oder akustische Halluzinationen).

3. Myoklonus – Fokale oder generalisierte Muskelzuckungen, aber im Gegensatz zum Klonus in Frequenz und Amplitude unregelmäßig.

Krampfanfälle treten normalerweise innerhalb der ersten 24 Stunden auf, können sich jedoch auch erst nach ein bis zwei Wochen manifestieren [6, 20]. Fokale Anfälle haben im Gegensatz zum Myoklonus eine gute Prognose [6]. Die Kombination von fokalen Anfällen und Myoklonus ist möglich. Eine antikonvulsive Therapie führt oftmals, besonders beim Myoklonus, nicht zum gewünschten Erfolg. In vielen Fällen verschwinden die Krampfanfälle aber spontan, so daß nur 2% der Patienten, die nach Reanimation das Krankenhaus verlassen, an Krampfanfällen leiden [6].

Die Richtlinien zur Soforttherapie von Krampfanfällen finden sich im Anhang. Eine prophylaktische Gabe von Antikonvulsiva ist nicht angezeigt.

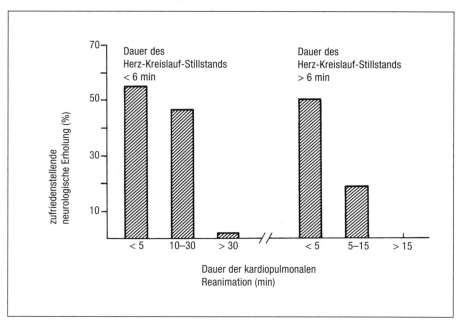

Abb. 16-3 Neurologisches Ergebnis in Abhängigkeit von der zerebralen Ischämiedauer (mod. nach [21]).

Einschätzung des neurologischen Defizits

Nach einer erfolgreichen Reanimation wird bei anhaltender Bewußtlosigkeit früher oder später die Frage nach der weiteren neurologischen Entwicklung gestellt. Gerade für Angehörige ist diese Frage von erheblicher Bedeutung. In den folgenden Abschnitten werden deshalb einige Gesichtspunkte erläutert, die eine Einschätzung des neurologischen Defizits erleichtern sollen.

Dauer der zerebralen Ischämie

Die Dauer der zerebralen Ischämie umfaßt die Dauer des Herz-Kreislauf-Still-stands und der kardiopulmonalen Reanimation bis zur Wiederherstellung aus-reichender Kreislaufverhältnisse. Abbildung 16-3 stammt aus einer großen Multicenterstudie und zeigt den Einfluß der zerebralen Ischämiedauer auf das neurologische Ergebnis [21].

Liegt die Dauer des Herz-Kreislauf-Stillstands unter sechs Minuten und die der kardiopulmonalen Reanimation unter 30 Minuten, kann bei 50% der Pa-

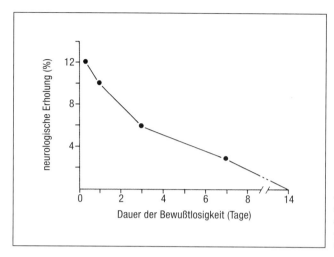

Abb. 16-4 Neurologische Erholung in Abhängigkeit von der Dauer der Bewußtlosigkeit (mod. nach [22]).

tienten mit einem zufriedenstellenden neurologischen Ergebnis gerechnet werden. Dagegen überlebte kein Patient, wenn der Herz-Kreislauf-Stillstand über sechs Minuten andauerte und mehr als 15 Minuten reanimiert wurde.

Dauer des Komas nach Reanimation

Erlangt der Patient nach einer erfolgreichen Reanimation längere Zeit das Bewußtsein nicht wieder, muß dies als prognostisch ungünstiges Zeichen gewertet werden.

Eine kurzzeitige Bewußtlosigkeit nach erfolgreicher Reanimation ist für die Prognose nicht ausschlaggebend, da immerhin 30% dieser Patienten das Bewußtsein wiedererlangen [6].

Die kritische Dauer der Bewußtlosigkeit dürfte bei einigen Stunden liegen. Abbildung 16-4 stammt aus einer Studie an 500 komatösen Patienten, wobei Schädel-Hirn-Verletzte ausgenommen waren [22]. Die Wahrscheinlichkeit einer neurologischen Erholung war bereits sechs bis zwölf Stunden nach Beginn der Bewußtlosigkeit relativ gering, und die Prognose verschlechterte sich mit zunehmender Dauer der Bewußtlosigkeit weiter.

Dauert die Bewußtlosigkeit länger als 24 bis 48 Stunden an, liegt die Wahrscheinlichkeit einer neurologischen Erholung nur noch bei 2 bis 7% [22, 25].

Diese 48-Stunden-Grenze sollte auch bei Gesprächen mit Angehörigen berücksichtigt werden. Nach einer Woche ist nur noch in Ausnahmefällen mit einer neurologischen Erholung zu rechnen.

Koma-Scores. Mit Scores kann neben der Tiefe der Bewußtlosigkeit auch der Verlauf dokumentiert werden. Am bekanntesten ist wohl die „Glasgow Coma Scale" für Schädel-Hirn-Verletzte. Der „Pittsburgh Brain Stem Score" ergänzt die Glasgow Coma Scale für komatöse Patienten mit einer neurologischen oder internistischen Grunderkrankung [3]. Beide Scores sind im Anhang aufgeführt.

In einer 1988 veröffentlichten Studie konnte bei Patienten mit einem außerklinisch erlittenen Herz-Kreislauf-Stillstand mit Hilfe der Glasgow Coma Scale der Verlauf exakt vorhergesagt werden [26]. Bei Patienten mit einem Score gemäß Glasgow Coma Scale am zweiten Tag von mindestens 10 Punkten (max. 15 Punkte) konnte mit einer zufriedenstellenden neurologischen Erholung gerechnet werden. Dagegen war die Prognose bei einem Score von 4 oder weniger Punkten schlecht. Obwohl es sich nur um eine einzige Studie handelt, sollte das Ergebnis bei der Einschätzung des zu erwartenden neurologischen Defizits mit berücksichtigt werden.

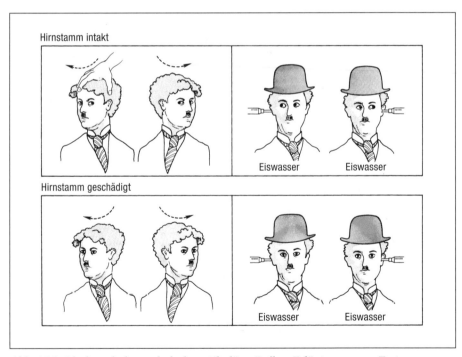

Abb. 16-5 Okulozephaler und okulovestibulärer Reflex. Erläuterungen s. Text.

Hirnstammreflexe

Neben der Dauer der Bewußtlosigkeit können auch folgende Hirnstamm-reflexe prognostisch verwertet werden:
1. Pupillenreflex
2. Kornealreflex
3. okulozephaler Reflex
4. okulovestibulärer Reflex

Okulozephaler und okulovestibulärer Reflex. Okulozephaler und okulove-stibulärer Reflex sind in Abbildung 16-5 dargestellt. Beim okulozephalen Reflex wird der Kopf erst langsam, dann schnell von einer Seite zur anderen gedreht. Bewegen sich die Augen mit dem Kopf, liegt eine Schädigung im Bereich des Hirnstamms vor. Ist der Hirnstamm intakt, bewegen sich Augen und Kopf entgegengesetzt (Drehen des Kopfes zur rechten Seite führt zur Augenbewegung nach links). Der Ausdruck „Puppenaugenphänomen" bezeichnete früher einen Reflex, bei dem das Vorbeugen des Kopfes gele-gentlich zum Öffnen der Augen führte. Heute ist das Puppenaugenphänomen gleichbedeutend mit einem positiven okulozephalen Reflex bei intaktem Hirn-stamm.

Der okulovestibuläre Reflex wird durch Injektion von 30 ml eisgekühlter Kochsalzlösung in den äußeren Gehörgang ausgelöst. Bei intaktem Hirn-stamm kommt es zu konjugierten Augenbewegungen auf die entsprechende Seite und (bei intakter Großhirnrinde) zum Nystagmus auf die Gegenseite.

Hirnstammreflexe als prognostische Kriterien. Die Hirnstammreflexe kön-nen unmittelbar nach Reanimation fehlen, sollten aber innerhalb einer Stunde zurückkehren [6]. Sind die Hirnstammreflexe (v.a. Pupillenreflex und Kor-nealreflex) längere Zeit nicht auslösbar, muß dies als prognostisch ungünstiges Zeichen gewertet werden.

Sind nach einem Herz-Kreislauf-Stillstand Pupillenreflex und Kornealreflex länger als sechs bis 24 Stunden nicht auslösbar, ist die Wahrscheinlichkeit einer neurologischen Erholung äußerst gering [22, 27].

In der oft zitierten Studie von Levy verstarben alle Patienten oder wurden zu Pflegefällen, wenn Pupillenreflex und Kornealreflex länger als 24 Stunden nicht auslösbar waren [27]. Der okulozephale Reflex liefert keine zusätzliche Information, wenn Pupillenreflex und Kornealreflex fehlen. Auch erhaltene Hirnstammreflexe sagen nichts über die Prognose aus.

TEIL V

Vorgehensweisen beim Flüssigkeitsersatz

It is common sense
to take a method and try it:
If it fails, admit it frankly and try another.
But above all, try something.

FRANKLIN D. ROOSEVELT

KAPITEL 17

Kolloidaler und kristalloider Flüssigkeitsersatz

D ie Einführung in das Thema Flüssigkeitsersatz (Kap. 13) bildet die Grundlage für die nächsten zwei Kapitel. Das folgende Kapitel behandelt vorrangig kolloide und kristalloide Lösungen. In Kapitel 18 wird die Bluttransfusionstherapie besprochen.

Weitere Informationen über Flüssigkeitstherapie ohne Blutersatz können den Übersichtsarbeiten am Ende des Buches entnommen werden [1, 2, 3, 4, 5, 6, 7, 8].

Kristalloider Flüssigkeitsersatz

Kristalloide Lösungen sind Zubereitungen aus Natriumchlorid und anderen physiologisch aktiven, löslichen Stoffen. Der Hauptbestandteil kristalloider Flüssigkeiten ist Natrium, und die Verteilung von Natrium im Körper bestimmt die Verteilung der infundierten Kristalloide. Natrium ist der wichtigste gelöste Bestandteil des extrazellulären Raumes (EZR). 80% des EZR befinden sich extravasal. Somit wird sich infundiertes Natrium primär außerhalb des Gefäßkompartiments verteilen.

Kristalloide (Natrium enthaltende) Flüssigkeiten sind darauf angelegt, den interstitiellen, nicht den intravasalen Raum aufzufüllen. Nur 20% der infundierten Natriumchloridlösungen verbleiben im Intravasalraum [1, 2, 3].

Der Einfluß kristalloider Flüssigkeiten auf das Blutvolumen ist in Abbildung 17-1 dargestellt [8]. Eine Infusion von 1 l Ringer-Laktat führt bei einem Erwachsenen durchschnittlicher Größe (1,7 m) zu einem Blutvolumenzu-

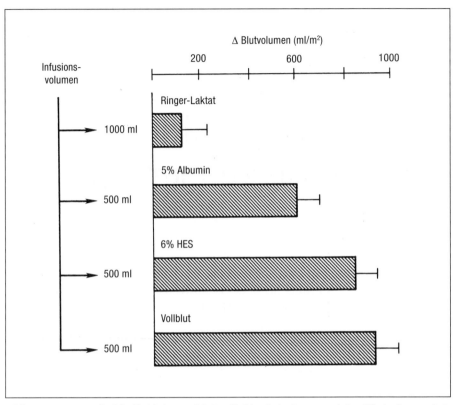

Abb. 17-1 Der Einfluß kolloidaler und kristalloider Infusionen auf das Blutvolumen bei kritisch kranken Patienten (nach [8]).

wachs von 200 ml [2]. Dies entspricht der zu erwartenden Verteilung von Natrium in den einzelnen Kompartimenten des Körperwassers.

Gründe für den Einsatz

Kristalloide Flüssigkeiten sind sehr gut geeignet, um extrazelluläre Flüssigkeitsverluste (Dehydratation) zu ersetzen. Sie werden jedoch auch verwendet, um Blutverluste auszugleichen. Dieses Vorgehen basiert auf der Vorstellung, daß eine akute Blutung (oder Hypovolämie) ein interstitielles Flüssigkeitsdefizit bewirkt, das es aufzufüllen gilt (s. Kap. 13). So erklärte man sich Ergebnisse aus Tierversuchen, die eine höhere Überlebensrate beim hämorrhagischen Schock dann zeigten, wenn dem Blutersatz Salzlösungen zugefügt

Tabelle 17-1 Kristalloide Lösungen.

	Plasma*	NaCl (0,9%)	Ringer- Laktat DAB 7	Inf. Lösung 296 mval®
Na	141 mval/l	154 mval/l	130 mval/l	140 mval/l
Cl	103 mval/l	154 mval/l	112 mval/l	98 mval/l
Ka	4–5 mval/l	–	5 mval/l	5 mval/l
Ca/Mg	5 mval/l /2 mval/l	–	2 mval/l /0 mval/l	0 mval/l /1,5 mval/l
Puffer	Bicarbonat (26 mval/l)	–	Laktat (27 mval/l) Gluconat (23 mval/l)	Acetat (27 mval/l)
pH-Wert	7,4	5,7	5–7,5	4–6,5
Osmolalität (mOsm/kg KG)	289	308	276	296

* Plasma-Werte aus Brenner BM, Rector FC Jr. eds. The Kidney. Philadelphia: W.B. Saunders. 1981:95

wurden [10]. Die Bedeutung des interstitiellen Flüssigkeitsdefizits bei der akuten Blutung ist seither immer wieder angezweifelt worden [11]. Dennoch haben sich Kristalloide in der Flüssigkeitstherapie von Patienten mit akuter Blutung als effektiv erwiesen [1, 3, 4, 6, 12, 28, 29] und werden weiterhin häufig zur Volumentherapie von Traumaopfern eingesetzt.

Kristalloide Lösungen

Die typischen kristalloiden Lösungen sind in Tabelle 17-1 dargestellt. Viele andere Lösungen sind im klinischen Gebrauch, die meisten davon sind Variationen der in der Tabelle gezeigten Lösungen.

Isotone Kochsalzlösung. Isotone Kochsalzlösung ist die Standard-Kristalloidlösung. Sie enthält 9 g Natriumchlorid pro Liter Lösung (0,9%ige Lösung).

Eigenschaften:
1. Leicht hyperton gegenüber Plasma.
2. Saurer pH-Wert.

Risiken:
1. Kann in seltenen Fällen eine hyperchlorämische metabolische Azidose verursachen.

Tabelle 17-2 Mit Ringer-Laktat inkompatible Medikamente*.

Sicher inkompatibel	Teilweise inkompatibel	Möglicherweise inkompatibel	
Cefamandol	Ampicillin	Amikazin	Penicillin
Amphotericin	Vibramycin	Azlozillin	Procainamid
Äthylalkohol	Minocyclin	Mannitol	Propranolol
		Methlyprednisolon	Ciclosporin
		mit Benzylalkohol	Trimethoprim-
		Nitroglycerin	Sulfomethoxazol
		Nitroprussid	Vancomycin
			Vasopressin
			Urokinase

* Aus Griffith CA. J Natl Intravenous Therap Assoc 1986; 9 : 480-483

Ringer-Laktat. Ringer-Laktat ist eine „ausgewogene" Elektrolytlösung, bei der ein Teil des Natriums der isotonen Kochsalzlösung durch Kalium und Kalzium ersetzt ist. Als Puffer ist Laktat zugesetzt. Aus unbekannten Gründen wird diese Lösung gerne zur Flüssigkeitstherapie beim Trauma eingesetzt.

Eigenschaften:
1. Plasmaisoton.
2. Laktat wird in der Leber zu Bikarbonat umgebaut und wirkt als Puffer.
Es gibt keinen Hinweis darauf, daß Ringer-Laktat einen echten Vorzug gegenüber isotoner Kochsalzlösung aufweist. Insbesondere besteht kein Hinweis auf irgendeine Pufferkapazität des Laktats bei Schockzuständen.

Risiken:
1. Das zugesetzte Kalium kann bei Patienten mit Nebenniereninsuffizienz oder Nierenversagen schädlich sein.
2. Das Kalzium birgt bei hypovolämischen Patienten ein Risiko, weil es nach Volumentherapie des hämorrhagischen Schocks das No-Reflow-Phänomen begünstigt (s. Kap. 12).
3. Zusätzlich zu Blutprodukten gibt es verschiedene Medikamente, die aufgrund einer Reaktion mit Kalzium mit Ringer-Laktat inkompatibel sind. Diese Medikamente sind in Tabelle 17-2 dargestellt.

Infusionslösung 296 mval Elektrolyte® (Baxter). Diese Lösung hat eine höhere Pufferkapazität als Ringer-Laktat.

Eigenschaften:
1. Enthält Magnesium anstelle von Kalzium.
Das darin enthaltene Magnesium kann einen günstigen Effekt haben, indem es die kalziuminduzierte Vasokonstriktion blockiert und das No-Reflow-Phänomen, soweit vorhanden, limitiert (s. Kap. 12).

Risiken:
1. Magnesium wirkt vasodilatierend und könnte die kompensatorische Vasokonstriktion beeinträchtigen, die in der Hypovolämie zum Aufrechterhalten des Kreislaufs notwendig ist.

Glukoselösungen

Glukose steht als 5%ige Lösung (50 g/l) in Kochsalz, Wasser oder Ringer-Lösung zur Verfügung. Ursprünglich wurde Glukose intravenös applizierten Flüssigkeiten zugesetzt, um bei kurzdauernden Fastenzuständen ein Kohlenhydrat-Substrat für das ZNS zu liefern (proteinsparender Effekt). Mit Einführung der kompletten parenteralen Ernährung wurde diese Indikation hinfällig.

Eigenschaften:
1. Die 5%ige Glukoselösung liefert 3,4 kcal/g oder 170 kcal/l.
2. Pro 50 g Glukose erhöht sich die Osmolalität einer Lösung um 278 mOsm. Glukose trägt mehr zur Osmolalitätsbelastung als zur Kalorienzufuhr bei. Die Erhöhung der Osmolalität von kristalloiden Standardlösungen durch Glukosezusatz ist nachstehend gezeigt:

Lösung	mOsm/l
0,9% Kochsalz	308
5% Glukose in 0,9% Kochsalz	586
Ringer-Laktat	273
5% Glukose in Ringer-Laktat	527

Zusatz von 50 g Glukose zu Kochsalz oder Ringer-Laktatlösung erhöht die Osmolalität der Lösung auf ungefähr das Zweifache der Plasmaosmolalität. Werden größere Mengen dieser Lösungen infundiert, kann dies zu bedeutsamen Veränderungen der Serumosmolalität führen. Mit jeder weiteren Infusion, die einem kritisch kranken Patienten verabreicht wird, steigt das Risiko einer Hypertonizität, wenn Glukoselösungen routinemäßig verwendet werden.

Risiken:

1. Infusion von Glukose kann die Produktion von Laktat in ischämischen Organen, insbesondere dem ZNS, unterhalten.

Glukose und zerebrale Ischämie. Daß Kohlenhydrate eine zerebrale Ischämie fördern können, ist nicht neu, wird aber anscheinend leicht vergessen [15]. Das ZNS ist für den größten Teil seines Energiebedarfs auf Glukose angewiesen. Entwickelt sich eine zerebrale Ischämie, fördert die Infusion von Glukose die anaerobe Glykolyse, und es werden große Mengen an Laktat produziert. Lokal akkumuliertes Laktat reduziert die Durchblutung weiter und verstärkt das Problem. Dies erklärt, warum in einigen Tierexperimenten eine Infusion von Glukose unter kardiopulmonaler Reanimation mit einer deutlich höheren Mortalität vergesellschaftet ist [16]. Die routinemäßige Gabe von Glukose kann bei Patienten, die von einer zerebralen Insuffizienz bedroht sind, nicht empfohlen werden, solange keine weiteren Informationen vorliegen.

Kolloidaler Flüssigkeitsersatz

Kolloide sind Substanzen mit hohem Molekulargewicht, die nicht ohne weiteres durch Kapillarwände diffundieren. Dadurch, daß sie im Intravasalraum zurückgehalten werden, üben die Teilchen eine osmotische Kraft (den „kolloidosmotischen Druck") aus, die Flüssigkeit in den Blutgefäßen zurückhält. Abbildung 17-1 verdeutlicht die Änderungen des Blutvolumens durch die Infusion von 500 ml einer kolloidalen Lösung (Albumin und HES).

Gründe für ihre Verwendung

Die Hypovolämie ist der am stärksten lebensbedrohliche Aspekt einer akuten Blutung. Kolloide eignen sich besser als Kristalloide zur Erhöhung des intravasalen Volumens und sollten deshalb zur Volumentherapie bei starken Blutungen vorgezogen werden. In den meisten Regimen zur Volumentherapie werden kolloidale und kristalloide Lösungen kombiniert, um sowohl das intravasale als auch das interstitielle Volumen zu vergrößern.

Kolloidale Lösungen

Tabelle 17-3 gibt einen Überblick über Kolloide, die für die klinische Anwendung zur Verfügung stehen.

Humanalbumin. Albumin ist für ca. 80% des kolloidosmotischen Drucks im Plasma verantwortlich und somit ein wirkungsvolles Kolloid. Darüber hinaus

Tabelle 17-3 Kolloidale Lösungen.

	25% Albumin	5% Albumin	HES 6%	Dextran 40
KOD (mmHg)	70	20	30	40
ml pro Einheit	50 oder 100	250 oder 500	500	250 oder 500
Volumen- expansion	4:1	1,3:1	1,3:1	2:1
Blutungs- neigung	–	0,1%	1,0%	1,0%
Kosten *	DM 68,15/50 ml	DM 68,15/250 ml	DM 10,50/500 ml	DM 6,50/500 ml

* Einkaufspreis Krankenhausapotheke, Stand Juni 1993

dient es als wichtiges Transportprotein für Medikamente (z.B. Antibiotika) und Ionen (z.B. Kalzium und Magnesium). Kommerziell hergestelltes Albumin wird aus menschlichem Serum hergestellt, wobei virale Partikel durch Erhitzen denaturiert werden. Diese Zubereitung ist als 5%ige Lösung (50 g/l), als 20%ige Lösung (200 g/l) oder als 25%ige Lösung (250 g/l) in isotoner Kochsalzlösung erhältlich. Die 20%ige und die 25%ige Lösung werden als „salzarm" bezeichnet, da sie in kleinen Mengen (gewöhnlich 50–100 ml) verabreicht werden und nur eine geringe Kochsalzbelastung darstellen.

Eigenschaften:
1. Die 5%ige Lösung besitzt einen kolloidosmotischen Druck (KOD) von 20 mmHg, der dem Plasma-KOD entspricht [18, 19].
2. Die 25%ige Lösung weist einen KOD von 70 mmHg auf [20].
3. Eine Infusion von 5%igem Albumin vergrößert das intravasale Volumen um etwas mehr als die infundierte Menge [8].
4. Eine Infusion von 100 ml 25%igem Albumin vergrößert das Plasmavolumen in etwa um 500 ml [32].
5. Der Effekt hält 24 bis 36 Stunden an [30].

Im Gegensatz zu einer weitverbreiteten Ansicht befindet sich über die Hälfte des Körperalbumins außerhalb des intravasalen Raums. Das infundierte Albumin gelangt irgendwann einmal in das Interstitium und kehrt entweder über die Lymphbahnen in den Blutstrom zurück oder wird als Energielieferant verstoffwechselt.

Nachteile:
1. Größere Mengen können zu einer Verdünnungskoagulopathie führen [7].
2. Kann in seltenen Fällen eine Virus-Hepatitis übertragen [7].
3. Allergische Reaktionen können auftreten, sind aber selten [7, 21].

Hydroxyethylstärke. Hydroxyethylstärke ist eine synthetische Stärke, die als kostengünstige Alternative zu Humanalbumin eingeführt wurde. Sie ist als 6%ige Lösung (60 g/l) in isotoner Kochsalzlösung für den klinischen Gebrauch erhältlich.

Eigenschaften:
1. Die 6%ige Lösung hat einen KOD von 30 mmHg [18, 19].
2. Die akute Volumenexpansion von HES entspricht der von Albumin 5% [18, 19, 22].
3. Die Serumhalbwertszeit ist länger als bei Albumin; nach 24 Stunden ist noch die Hälfte des osmotischen Effekts vorhanden.

Im Unterschied zu Albumin wird HES hauptsächlich renal eliminiert. Die Stärkepolymere sind unterschiedlich groß und werden ständig durch Serumamylase weiter gespalten, bis sie klein genug sind, um renal ausgeschieden werden zu können. Die Elimination der größten Partikel kann Wochen dauern [23].

Nachteile:
1. Unter Infusion von HES steigen die Serumamylasespiegel auf das Zwei- bis Dreifache der Norm und bleiben für fünf Tage in diesem Bereich. Diese Erhöhung der Amylasespiegel ist eine normale Reaktion auf den HES-Abbau und kein Hinweis auf eine Pankreatitis. Bei Verwendung von HES muß zur Diagnostik und Verlaufskontrolle einer Pankreatitis die Serumlipase verwendet werden.
2. Anfängliche Bedenken hinsichtlich einer spezifischen Gerinnungsstörung durch HES konnten nicht bestätigt werden [25], und es wurden große Mengen HES eingesetzt, ohne daß es zu klinisch relevanten Blutungen gekommen wäre [26].
3. Selten können allergische Reaktionen auftreten [7, 21].

HES ist kein Protein; durch Verdünnungseffekte kann die Serumeiweißkonzentration erniedrigt werden. Da die Gesamteiweißkonzentration verwendet wird, um den KOD zu berechnen (s. Kap. 23), muß bei Verwendung von HES als Plasmaexpander der KOD gemessen werden.

Dextrane. Dextrane sind Polysaccharide, die aus Zuckerrübensirup gewonnen werden. Es sind folgende Zubereitungen erhältlich: Dextran-40 (durchschnittliches MG 40000) und Dextran-70 (durchschnittliches MG 70000).

Eigenschaften:
1. Dextran-40 steht als 10%ige Lösung mit einem KOD von 40 mmHg zur Verfügung [18].
2. Die akute Volumenexpansion mit Dextran-40 beträgt ungefähr das Doppelte der zugeführten Menge, aber über 50% sind nach nur sechs Stunden wieder ausgeschieden [7, 18].

Nachteile:
1. Bei Dextrangabe kann die Blutungsneigung erhöht sein durch eine Hemmung der Thrombozytenaggregation, eine beeinträchtigte Aktivierung von Faktor VIII und einer Aktivierung der Fibrinolyse [21]. Es bedarf jedoch hoher Dosen (1,5 g/kg KG/24 h), um diesen antikoagulatorischen Effekt zu erzielen [7, 21].
2. Bei bis zu 1% der Patienten können anaphylaktische Reaktionen ausgelöst werden [7]. Dies kann durch die Vorausinjektion eines Dextranhaptens vermieden werden, das die Bindungsstellen der Dextranantikörper blockiert.
3. Dextrane überziehen die Oberfläche von Erythrozyten und beeinflussen auf diese Weise die Kreuzprobe. Erythrozytenkonzentrate müssen gewaschen werden, um diesem Problem aus dem Weg zu gehen.
4. Dextran wurde als Ursache für ein akutes Nierenversagen beschuldigt [27]. Als Mechanismus wird die Hyperosmolarität des Blutes im Glomerulus angesehen, das zu einer Abnahme des effektiven Filtrationsdrucks führt.

Kolloide gegen Kristalloide: ein Glaubenskrieg

Welche Flüssigkeit den besten Volumenersatz darstellt, ist mehr als ein Diskussionsthema, es ist Gegenstand einer leidenschaftlich geführten, heftigen Auseinandersetzung. Im Folgenden findet sich eine kurze Zusammenfassung der wichtigsten Argumente in dieser Debatte. Wie in jedem Glaubenskrieg liegt wohl auch hier die Wahrheit irgendwo in der Mitte.

Kosten

Kolloide sind wesentlich teurer als Kristalloide. Aus Tabelle 17-3 ist dies klar ersichtlich (die Preise sind die Bezugspreise für eine deutsche Universitätsklinikapotheke, Stand Juni 1993). Die Befürworter der Kristalloide schätzen, daß die Differenz zwischen kristalloider und kolloidaler Volumentherapie pro Jahr in den USA mehr als 500 Millionen Dollar betrage [4]. Die Verfechter von Kolloiden argumentieren, daß der erzielte Nutzen die Kosten pro Patient mehr als rechtfertige.

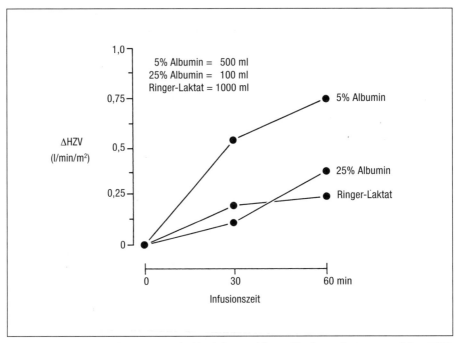

Abb. 17-2 Die Auswirkungen von kolloidalen und kristalloiden Infusionen auf das HZV (nach: Shoemaker WC. Intensive Care Med 1987; 13:230-243).

Hämodynamische Effekte

Kolloide sind den Kristalloiden auf jeden Fall überlegen, wenn es darum geht, das Plasmavolumen schnell zu vergrößern.

Um denselben Plasmavolumeneffekt zu erzielen, müssen zwei- bis viermal soviel kristalloide wie kolloidale Lösungen verabreicht werden [30], und die Zeitspanne bis zum Auffüllen des Volumens kann bei kristalloiden Lösungen doppelt so lang sein wie bei kolloidalen [31].

Auch hinsichtlich der Verbesserung des Sauerstofftransports und der kardialen Auswurfleistung sind Kolloide den Kristalloiden überlegen [32, 33]. Dies ist in Abbildung 17-2 für eine Gruppe erwachsener Intensivpatienten dargestellt [2]. Man beachte, daß im Vergleich zu 5%igem Albumin die zweifache Menge an Ringer-Lösung gegeben wurde, gegenüber 25%igem Albumin sogar die zehnfache Menge. Diese Eigenschaft der Kolloide, die kardiale Auswurfleistung und den Sauerstofftransport zu verbessern, stellt ein offensichtliches Plus dar, soweit es die Therapie von Patienten mit schweren oder sogar lebensbedrohlichen kardiovaskulären Störungen betrifft. Bei Patienten mit geringergradig ausgeprägter Hypovolämie reicht die Gabe von Kristalloiden aus.

Gefahr eines Lungenödems

Bei keiner der beiden Gruppen von Infusionslösungen sollte sich ein Lungenödem entwickeln, wenn eine adäquate hämodynamische Überwachung gewährleistet ist und der pulmonale Kapillardruck unter 20 mmHg gehalten wird [34, 35]. Auch wenn Kristalloide möglicherweise schneller zum Lungenödem führen als Kolloide, scheint das Risiko hierfür – selbst bei Gabe großer Mengen – gering zu sein [4, 17].

Ist die Durchlässigkeit der Lungenkapillaren gesteigert, könnte man annehmen, daß es zum Austritt von kolloider Flüssigkeit aus dem Intravasalraum kommt und durch Übertritt ins Interstitium eine verstärkte Ödembildung verusacht wird. Die derzeitigen Befunde zeigen jedoch, daß Kolloide beim Vorliegen geschädigter Lungenkapillaren nicht häufiger ein Lungenödem erzeugen als Kristalloide [36, 37]. Tatsächlich hat eine Studie ergeben, daß kristalloide Lösungen bei Kapillarlecks eher zum Lungenödem führen [17].

Klinische Ergebnisse

Der letzte und wahrscheinlich wichtigste Sachverhalt in dieser Kontroverse ist das klinische Ergebnis.

Die Überlebensraten im hypovolämischen Schock sind bei der Verwendung kolloidaler bzw. kristalloider Volumenersatzmittel gleich [1, 28, 29].

Selbst wenn bestimmte Subpopulationen von Patienten im schweren hämorrhagischen Schock von einer raschen Volumenexpansion mit Kolloiden profitieren sollten, scheint der klinische Verlauf der meisten Patienten unabhängig von der Art des gewählten Volumenersatzmittels zu sein.

Zusammenfassung

Die **„Loch im Eimer"-Analogie** kann hilfreich sein, das Konzept der Volumentherapie zu erklären. Möchte man einen Eimer füllen, ist es besser, wenn er kein Loch im Boden hat. Entspricht der Eimer dem Intravasalraum, würde die Infusion von kristalloiden anstelle kolloidaler Lösungen bedeuten, ein Loch in den Boden des Eimers machen. Man kann den Eimer auch dann noch füllen, doch benötigt man mehr Volumen und auch mehr Zeit. Zunächst gilt es zu bestimmen, welches Kompartiment aufgefüllt werden muß, danach richtet sich dann die Auswahl des Volumenersatzes. Ist das Ziel die Expansion des Plasmavolumens, sollte man sich für kolloidale Lösungen entscheiden. Geht es aber darum, den gesamten Extrazellulärraum aufzufüllen, sind die kristalloiden Lösungen die Mittel der Wahl.

Hypertoner Volumenersatz: die Zukunft

Die Verwendung von Volumenersatzmitteln in konzentrierter Form ist ein ansprechendes Konzept, da deutlich kleinere Volumina benötigt werden. Dadurch wird das Risiko eines Lungenödems geringer und eine effektive Volumentherapie am Notfallort ermöglicht. Die gegenwärtig praktizierte Methodes des „scoop and run" (schnellstmögliche Rettung und Transport ins Krankenhaus) ist alles andere als optimal, weil die Sterblichkeit bei zivilen Traumen innerhalb der ersten Stunde nach dem Ereignis am größten ist [38]. Besonders das Militär ist an hypertonen Volumenersatzmethoden interessiert, weil kleine Volumina an Infusionslösungen von Soldaten leichter in entlegene Kampfgebiete gebracht werden können.

Hypertone Kochsalzlösungen haben sich in der Therapie des hämorrhagischen Schocks in Tierversuchen und klinischen Studien als effektiv erwiesen [39, 40]. Ein gebräuchliches Rezept ist:

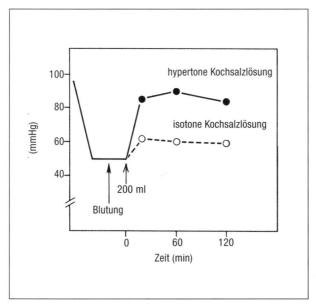

Abb. 17-3 Der Effekt hypertoner Lösungen auf den Blutdruck (aus: [41]).

Flüssigkeit:	7,5%iges Natriumchlorid
Osmolalität:	2400 mOsm/kg KG
Menge:	4 ml/kg KG in 2 min
Wirkungseintritt:	1–2 min
Wirkdauer:	1–2 h

Der Hauptnachteil hypertoner Kochsalzlösungen ist die kurze Wirkdauer. Die Kombination mit einem Kolloid, wie 6%igem Dextran-70, verlängert die Wirkdauer erheblich [41].

Abbildung 17-3 zeigt die Reaktion des arteriellen Blutdrucks auf hypertone Volumengabe. Die Angaben stammen aus einer Studie, in der Tiere einer kontrollierten Blutung ausgesetzt waren, bis der mittlere arterielle Druck auf 50 mmHg abgefallen war [41]. Die Hypotension wurde über drei Stunden aufrechterhalten. Dann wurden den Tieren Einzelgaben von entweder physiologischer Kochsalzlösung oder einer hypertonen Lösung (eine Mischung aus 7,5%igem NaCl und 6%igem Dextran-70) verabreicht. In den nächsten 30 Minuten wurde nichts weiter appliziert (um die Zeitspanne zu simulieren, die benötigt wird, um Unfallopfer in die nächste Klinik zu transportieren). Anschließend wurde die Flüssigkeitstherapie mit Ringer-Laktat fortgeführt. Man beachte den raschen Blutdruckanstieg nach Gabe von hypertoner Lösung und die relative geringe Reaktion auf isotone Kochsalzlösung.

Die größte Gefahr bei Verwendung hypertoner Lösungen ist, eine Hypertonizität des Plasmas zu erzeugen. Dieses Risiko scheint allerdings bei Anwendung kleiner Volumina minimal zu sein [39]. Gegenwärtig ist die Volumentherapie mit hypertonen Lösungen ein vielversprechendes Gebiet, das weiterer klinischer Forschung bedarf.

KAPITEL 18

Prinzipien der Transfusionstherapie

Bluttransfusionstherapie im Krankenhaus wird alles andere als rational betrieben, und es besteht die dringende Notwendigkeit, Richtlinien für Bluttransfusionen zu entwickeln. Dies ist besonders wichtig im Hinblick auf die jüngsten Erkenntnisse der Zusammenhänge zwischen Immunsuppression und Bluttransfusion. Dieses Kapitel wird in die verschiedenen verfügbaren Blutprodukte einführen. Ebenso ist ein Abschnitt über Transfusionsreaktionen und ein anderer über Massivtransfusionen enthalten.

Blutkomponententherapie

Mit der Einführung geschlossener Blutsammelsysteme in den 60er Jahren war es möglich, Vollblut ohne Kontaminationsgefahr in seine Bestandteile aufzutrennen. Durch die Verwendung von Blutkomponenten kann die Transfusionstherapie auf spezifische Bedürfnisse zugeschnitten werden, und es ist möglich, jede Komponente für unterschiedliche Zwecke einzusetzen. Im Folgenden wird eine kurze Beschreibung von Vollblut und seiner einzelnen Komponenten gegeben. Verschiedene umfassende Übersichtsarbeiten zu diesem Thema sind am Ende des Buches genannt [1, 2, 3, 4, 5].

Vollblut

Vollblut wird vom Spender direkt in einen Sammelbeutel eingeleitet. Die „normale" Vollbluteinheit enthält 450 ml Blut, dem 50–60 ml eines flüssigen gerinnungshemmenden Stabilisators zugesetzt sind. Als Antikoagulans wird Citrat verwendet, da es Kalzium bindet. Dextrose dient als Energielieferant für Erythrozyten, und Phosphat wird hinzugegeben, um den pH annähernd normal zu halten (was den Abbau von 2,3-DPG verzögert). Vollblut wird bei 1–6 °C gelagert.

Eigenschaften:
1. Die Haltbarkeit von Vollblut beträgt 21 Tage; die Thrombozyten bleiben jedoch nur ein bis zwei Tage funktionsfähig.
2. Kalium tritt kontinuierlich aus den Erythrozyten aus und kann innerhalb von 21 Tagen extrem hohe Spiegel erreichen.

Indikation:
1. Akute Blutung
Gewöhnlich wird Vollblut innerhalb von Stunden nach Gewinnung in seine Bestandteile aufgetrennt, obwohl es von vielen immer noch als das Volumenersatzmittel der ersten Wahl bei einer akuten Blutung angesehen wird. Länger gelagertes Vollblut birgt das Risiko einer Koagulopathie, da nach 24 bis 48 Stunden keine funktionstüchtigen Thrombozyten mehr vorliegen.

Erythrozytenpräparate

Erythrozytenkonzentrat. Dieses wird hergestellt, indem man Vollblut zentrifugiert und zwei Drittel des Plasmaüberstands entfernt.

Eigenschaften:
1. Enthält 200 ml Zellen (sowohl rote als auch weiße Blutkörperchen) und 100 ml Plasma.
2. Der Hämatokrit schwankt zwischen 60 und 90%, und der Hb reicht von 23 bis 27 g/dl.
3. Die Viskosität steigt exponentiell bei Anstieg des Hb über 20 g/dl [4].
4. Neuartige Konservierungsstoffe können die Viskosität auf Vollblutwerte senken [1].

Indikation:
1. Anämie
Erythrozytenkonzentrate stellen Hämoglobin bereit, sie sind kein Volumenersatz. Erythrozytenkonzentrate sollten als „Viskositätsbelastung" und nicht als Volumenbelastung angesehen werden. Der träge Fluß des Erythrozytenkonzentrats ist in Tabelle 18-1 dargestellt. Die Viskosität wird durch Beimischung von isotoner Kochsalzlösung zur Infusion verbessert.

„Leukozytenarme" Erythrozytenkonzentrate. Um Patienten mit antileukozytären Antikörpern transfundieren zu können, müssen die weißen Blutkörperchen aus den Erythrozytenkonzentraten entfernt werden. Die Leukozyten können auf verschiedene Art abgetrennt werden (z.B. durch Zentrifugation und Filterung), jedoch erreicht keine Technik eine vollständige Trennung.

Eigenschaften:
1. Enthält nur 10 bis 30% der Leukozyten normaler Erythrozytenkonzentrate.
2. Der Hämatokrit ist um 10 bis 30% niedriger als in normalen Erythrozytenkonzentraten.

Indikation:
1. Patienten mit febriler, nicht-hämolytischer Transfusionsreaktion in der Anamnese.

Die häufigste Ursache febriler Transfusionsreaktionen sind Antikörper, die gegen Leukozyten des Spenderbluts gerichtet sind. Durch die Elimination der Leukozyten im Spenderblut kann diese febrile Reaktion verringert werden. Dies wird später in diesem Kapitel noch genauer erörtert.

Gewaschene Erythrozytenkonzentrate. Zur Elimination von Leukozyten und Plasmabestandteilen werden Erythrozytenkonzentrate mit isotoner Kochsalzlösung gewaschen. Das Entfernen von Plasmabestandteilen reduziert das Risiko allergischer Reaktionen auf die Bluttransfusion.

Eigenschaften:
1. Enthalten keine Plasmaproteine und so gut wie keine Leukozyten.
2. Der Hämatokrit ist – wie bei leukozytenarmen Konzentraten – geringer als bei normalen Erythrozytenkonzentraten.
3. Können nur 24 Stunden gelagert werden.

Indikationen:
1. Patienten mit allergischen Transfusionsreaktionen in der Anamnese.
2. Patienten mit IgA-Mangel.

Allergische Reaktionen sind die Folge einer früheren Sensibilisierung gegen Plasmaproteine im Spenderblut (wie später in diesem Kapitel ausgeführt). IgA-Mangel prädisponiert zu allergischen Reaktion ohne vorausgegangene Exposition.

Plasmabestandteile

Fresh frozen Plasma (FFP). Nach Separation der Erythrozyten aus dem Vollblut wird der verbleibende Plasmaanteil bei –18 °C eingefroren und als „fresh frozen plasma" oder FFP bezeichnet.

Eigenschaften:
1. Eine Einheit FFP enthält 200–250 ml Plasma.
2. FFP kann bis zu einem Jahr gelagert werden.
3. Nach dem Auftauen muß FFP innerhalb von sechs Stunden verabreicht werden.

Indikationen:
1. Gabe von Gerinnungsfaktoren bei ausgewählten Patienten mit Lebererkrankungen.
2. Antagonisierung der Effekte von Kumarinderivaten.
3. Sollte **nicht** als Plasmaexpander gegeben werden [5].

Fresh frozen plasma kann Hepatitis übertragen – die geschätzte Inzidenz für Hepatitis Non-A-Non-B ist 1:100 – und bei sensibilisierten Patienten zu allergischen Reaktionen führen.
Wegen dieser Risiken sollte FFP nie als Plasmaexpander eingesetzt werden, solange kolloidale oder kristalloide Lösungen verwendet werden können.

Kryopräzipitate. Kryopräzipitate sind angereichert mit Gerinnungsfaktoren, die man durch Zentrifugation von Fresh frozen plasma erhält. Sie werden wie FFP bei –18 °C tiefgefroren. Das Präzipitat enthält viel Fibrinogen und Faktor VIII. Es wird in Einheiten zubereitet. Gewöhnlich werden pro Transfusion sechs bis zehn Einheiten verabreicht. Das Präzipitat findet hauptsächlich bei der Hämophilie Anwendung. Aufgrund des hohen Infektionsrisikos für Hepatitis und der hohen Kosten wird es auf der Intensivstation nur selten eingesetzt.

Eigenschaften:
1. Enthalten   Fibrinogen (250 mg/Einheit)
                Faktor VIII
                Fibronectin
                von-Willebrand-Faktor
                Antithrombin III
2. Jede Einheit birgt das gleiche Infektionsrisiko für Hepatitis wie eine Einheit Vollblut.

Indikationen:
1. In seltenen Fällen, in denen Gerinnungsfaktoren bei Patienten mit Volumenüberladung, aber ohne massive Blutung benötigt werden.
2. Therapierefraktäre Blutungen bei Urämie oder nach kardiopulmonalem Bypass.

Der von-Willebrand-Faktor des Kryopräzipitats ist das therapeutische Instrument zur Beseitigung der Thrombozytenfunktionsstörung in der Urämie oder nach kardiopulmonalem Bypass. Der klinische Nutzen ist jedoch umstritten (s. Kap. 19).

Fibronectin. Das Kryopräzipitat ist auch reich an Fibronectin, einem Opsonin, das die Phagozytose eingekapselter grampositiver Bakterien (z.B. Staphylokokken) durch neutrophile Granulozyten fördert. Bei kritisch kranken Patienten ist das zirkulierende Fibronectin häufig reduziert [2]. Dies hat zu optimistischen Erwartungen bezüglich des möglichen Nutzens der Fibronectinsubstituion durch Infusion von Kryopräzipitat geführt. Allerdings gelang es in klinischen Studien nicht, bei bedrohlichen Infektionen mit empfänglichen Keimen eine Verbesserung des Ergebnisses durch Infusionen von Kryopräzipitat zu erzielen [2].

Thrombozytenkonzentrate

Die Therapie mit Thrombozyten wird in Kapitel 19 behandelt.

Infusionsstrategien

Die in diesem Abschnitt vorgestellten Strategien zur Infusion von Blutprodukten haben eine Verbesserung der Infusionsgeschwindigkeit sowie eine Reduktion möglicher Komplikationen zum Ziel. In Abbildung 18-1 werden einige der Maßnahmen an einem gebräuchlichen Bluttransfusionssystem aufgezeigt.

Die in Kapitel 13 (Flüssigkeitstherapie) vorgestellten Strategien zur Verbesserung der Infusionsrate ähneln den im Folgenden zu besprechenden Maßnahmen. Jede dieser Maßnahmen findet ihre physikalische Begründung in einer der Strömungsdeterminanten der Hagen-Poisseuille-Gleichung:

$$\dot{Q} = \Delta P \left(\frac{\pi \times r^4}{8 \times \mu \times L} \right)$$

Aus dieser Gleichung ergibt sich, daß die Transfusionsrate gesteigert werden kann durch Erhöhung des Druckgradienten im Infusionssystem (ΔP), durch Verwendung großlumiger (r) und/oder kurzer (L) intravenöser Kanülen und durch Reduktion der Viskosität (μ) der zu infundierenden Flüssigkeit.

Reduktion der Viskosität

Die Viskosität der Erythrozytenprodukte limitiert die Infusionsrate beträchtlich. Der Einfluß der Viskosität auf die Flowrate ist in Tabelle 18-1 dargestellt [7, 8].

Die Flüssigkeiten in der Tabelle wurden über eine 16-G-Kanüle mit 5 cm Länge appliziert, die üblicherweise für Infusionen in eine periphere Vene verwendet werden. Unter Schwerkraftinfusion ist die Infusionsrate am höchsten bei Verwendung von Wasser (Viskosität vernachlässigbar), am kleinsten bei Gabe von Erythrozytenkonzentraten (Viskosität am höchsten). Man beachte, daß die Verdünnung von Erythrozytenkonzentraten (in diesem Fall mit 200 ml isotoner Kochsalzlösung) die Infusionsgeschwindigkeit auf Werte beschleunigt, die einer Vollblutgabe vergleichbar sind.

Verdünnung mit NaCl. Besondere Y-Stücke im Infusionssystem ermöglichen es, Erythrozytenkonzentrate mit der gleichen Menge physiologischer Kochsalzlösung zu verdünnen (Abb. 18-1). Dadurch verdreifacht sich die Flußrate der Erythrozytenkonzentrate [8]. Man sollte hierfür nur isotone Kochsalzlösung verwenden, da das in Ringer-Laktat enthaltene Kalzium zur Gerinnung des Blutes führen kann.

Blutwärmer. Durch Erwärmen verringert sich die Viskosität gekühlten Blutes auf weniger als die Hälfte, wodurch sich die Infusionsgeschwindigkeit erhöht [7]. Dies kann auf einfache Weise geschehen, indem man die Blutbeutel vor der Transfusion in warmes Wasser legt. Nachteilig hierbei ist, daß es bis zu 30 Minuten dauern kann, bis man die gewünschte Temperatur erreicht hat, und daß eine unkontrollierte Überhitzung zur Hämolyse führen kann. Ein kontrolliertes Erwärmen ist durch spezielle Blutwärmer möglich. Diese bestehen aus Windungen von Infusionsschläuchen, die über ein elektrisch geheiztes Wasserbad kontrolliert temperiert werden. Hiermit erzielt man Temperaturen um ca. 32 °C bei Flußraten von bis zu 150 ml/min [10].
Neben der Verbesserung der Infusionsgeschwindigkeit durch das Anwärmen von Blut liegt eine weitere wichtige Indikation in der Verringerung der Hypothermiegefahr durch Massivtransfusion gekühlter Erythrozytenkonzentrate. Die empfohlene Mindesttemperatur zur Transfusion liegt bei 35 °C, auch wenn bedrohliche Herzrhythmusstörungen erst unterhalb von 28 °C Körperkerntemperatur beobachtet werden. Derzeit ist noch nicht sicher dokumentiert, ob Blutwärmer einen Vorteil bringen.

Druckinfusion

Aufblasbare Druckmanschetten können verwendet werden, um den Infusionsdruck zu erhöhen. Die Manschette wird, wie in Abbildung 18-1 gezeigt, um den Blutbeutel gelegt und auf einen Druck von 200 mmHg aufgeblasen. Hierdurch erhöht sich die Flußrate auf das Zwei- bis Dreifache gegenüber der Schwerkraftinfusion [7]. In Tabelle 18-1 ist der Einfluß der Druckinfusion auf die Flußrate dargestellt.

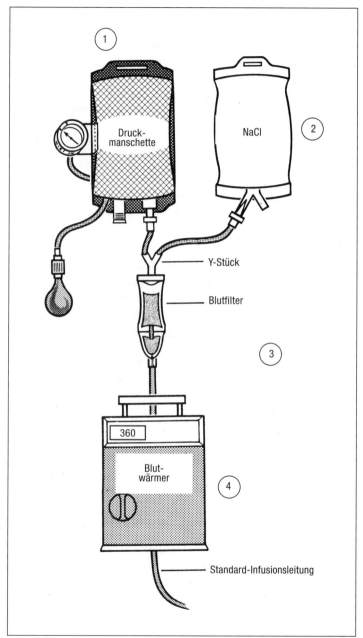

Abb. 18-1 Blut-transfusionssystem mit Darstellung gebräuchlicher Methoden zur Verbesserung der Infusionsrate und Reduktion von Nebenwirkungen.

Tabelle 18-1 Einfluß der Zelldichte und des auf die Infusion ausgeübten Drucks auf die Infusionsrate unter Verwendung einer 16-G-Kanüle mit 5 cm Länge (aus: [7]).

Flüssigkeit	Schwerkraftinfusion	Manschettendruck 200 mmHg
Wasser	100 ml/min	285 ml/min
Vollblut	65 ml/min	185 ml/min
Erythrozytenkonzentrat	20 ml/min	70 ml/min
mit NaCl aufgeschwemmtes Erythrozytenkonzentrat	–	210 ml/min

Manuell komprimierbare Druckkammern, sogenannte Blutpumpen, sollten aufgrund der höheren Traumatisierung der Erythrozyten zurückhaltend verwendet werden.

Katheterabmessungen

In Kapitel 13 wurde der Einfluß der Katheterabmessungen auf die Flußrate detailliert dargelegt (s. Tab. 13-2). Zur Erinnerung:
1. Die Flußrate über eine 5 cm lange Kanüle ist um mehr als 50% höher als über einen 18 cm langen Katheter gleichen Durchmessers.
2. Die Flußrate über eine 14-G-Kanüle ist fast 75% höher als über eine 16-G-Kanüle gleicher Länge.
Die höchsten Flußraten werden bei Verwendung großlumiger Einführschleusen erzielt (s. Tab. 13-2).

Blutfilter

Jedes Transfusionssystem enthält einen Filter, um Verunreinigungen zurückzuhalten, die bei der Lagerung des Blutes entstehen. Diese Verunreinigungen können zugrundegegangene Thrombozyten oder fibrinüberzogene Leukozyten sein. Nach Gabe von drei oder vier Erythrozytenkonzentraten sollten die Blutfilter gewechselt werden, da sonst die Infusionsrate durch Okklusion aggregierter Zellen verringert wird [7, 10]. Mikroaggregate können Standardfilter frei passieren und zu Obstruktionen der Lungenkapillaren führen, was eine Behinderung des Gasaustauschs zur Folge hat. Um dies zu vermeiden, finden besondere Mikroaggregatfilter Verwendung, die bei Mehrfachtransfusionen eingesetzt werden sollten. Bisher konnte allerdings noch nicht nachgewiesen werden, daß diese Filter zur Vermeidung pulmonaler Komplikationen beitragen [1].

Massivtransfusion

Unter Massivtransfusion versteht man den Austausch des gesamten Blutvolumens innerhalb von 24 Stunden, was ca. zehn Vollblutkonserven bei einem durchschnittlichen Erwachsenen entspricht. In den letzten Jahren wurden einige Irrtümer über Massivtransfusionen richtiggestellt:

1. Gerinnungsstörungen sind häufig, aber es besteht keine Relation zwischen der Menge an transfundiertem Blut und dem Risiko der Ausbildung einer Gerinnungsstörung [1, 11].
2. Die Inzidenz von Koagulopathien wird durch die Gabe von Thrombozyten und FFP in festen Intervallen während Massivtransfusionen nicht reduziert [1, 12].
3. Eine Verdünnungsthrombozytopenie entwickelt sich frühestens nach Ersatz des 1,5fachen des Blutvolumens [1, 11].
4. Durch die Infusion großer Mengen an Citrat kann Kalzium im Empfängerblut gebunden werden. Die daraus resultierende Hypokalzämie ist in ihrer klinischen Bedeutung noch unklar. Allerdings kann sich durch die Umwandlung von Citrat in Bikarbonat eine schwere metabolische Alkalose entwickeln [1].
5. Das Auftreten einer Hyperkaliämie durch Massivtransfusion ist selten, eine Hypokaliämie kann jedoch in Verbindung mit einer schweren metabolischen Alkalose entstehen [1].
6. Die Verwendung von Blutwärmern und Mikroaggregatfiltern wird bei Massivtransfusionen empfohlen, wenngleich deren Nutzen nicht bewiesen ist [1].

Akute Transfusionsreaktionen

Bei ca. 10% aller Transfusionsempfänger treten Unverträglichkeitsreaktionen auf. In Tabelle 18-2 sind akute Transfusionsreaktionen und deren Inzidenz aufgeführt [6]. Verzögert auftretende Reaktionen, wie Hepatitis, sind nicht berücksichtigt.

Akute hämolytische Reaktionen

Schwere Transfusionsreaktionen sind selten und in der Regel nicht lebensbedrohlich. Sie werden verursacht durch Empfängerantikörper gegen AB0-Oberflächenantigene der Spendererythrozyten. Diese Antikörper binden Komplement und rufen eine sofortige Lyse hervor. In weniger als einer Stunde können alle Erythrozyten eines Konzentrats vollständig lysiert werden [13].

Tabelle 18-2 Transfusionsreaktionen.

Reaktion	Inzidenz	Ursachen
Fieber	1:50–1:100	Antikörper gegen Spenderleukozyten
Urtikaria	1:100	Sensibilisierung gegen Spenderplasma
Schädigung der Lunge	1:5000	Leukoagglutinine im Spenderblut
akute Hämolyse	1:6000	AB0-Antikörper gegen Spendererythrozyten
tödliche Hämolyse	1:100 000	AB0-Antikörper gegen Spendererythrozyten

Klinische Symptome. Schwere Transfusionsreaktionen treten schon nach Gabe von 10–50 ml Spenderblut auf und werden innerhalb weniger Minuten nach Transfusionsbeginn sichtbar [13]. Häufige Symptome sind Fieber, Atemnot, Brust- und Rückenschmerzen. Blutdruckabfälle können plötzlich auftreten und bei bewußtlosen Patienten oftmals das einzige Symptom darstellen. Eine disseminierte intravasale Gerinnung charakterisiert die schwersten Fälle. Ursachen für die Sterblichkeit sind irreversibles Schockgeschehen und Multiorganversagen.

Vorgehensweise. Bei jedem Patienten, der in Verbindung mit einer Transfusion eine febrile Reaktion zeigt, sollte wie folgt vorgegangen werden:
1. Sofortiger **Abbruch** der Transfusion. Dies ist vermutlich der entscheidende Schritt, da Morbidität und Mortalität hämolytischer Reaktionen in direkter Relation zur transfundierten Menge des inkompatiblen Blutes stehen [13].
2. Sofortiges Überprüfen vom Atmung und Kreislauf. Bei Blutdruckabfall:
   a. Frühestmögliche Volumensubstitution. Kolloide sollten bevorzugt werden, da sie schnell das Blutvolumen erhöhen.
   b. Anheben des Blutdrucks mit Dopamin (Anfangsdosis 5 µg/kg KG/min). Günstig ist der renal vasodilatierende Effekt von Dopamin. Ein Nierenversagen stellt oftmals ein schlechtes prognostisches Zeichen dar, die Inzidenz ist allerdings unklar.
Nach Stabilisierung des Zustands:
3. Blutentnahme und Inspektion des Plasmas auf rötliche bis rote Hämoglobinfärbung.
4. Entnahme einer Urinprobe, die auf Hämoglobin getestet wird. Wenn keine Makrohämaturie vorliegt, reicht ein qualitativer Urostix-Test aus.
5. Aus der Blutprobe sollte ein direkter Coombs-Test durchgeführt werden. Ein positiver Test stellt eine Bestätigung dar, wohingegen eine negative Reaktion auch dann auftreten kann,wenn die meisten Zellen bereits hämolysiert sind.

6. Labortests auf disseminierte intravasale Gerinnung werden empfohlen, haben jedoch für die akute Vorgehensweise am Krankenbett eine untergeordnete Bedeutung.

Fieberhafte, nicht-hämolytische Reaktionen

Febrile Reaktionen treten in 1 bis 4% aller Transfusionen auf [3] und sind verursacht durch Antikörper des Empfängers auf Spenderleukozyten, die im Rahmen früherer Transfusionen oder einer vorausgegangenen Schwangerschaft erworben wurden. Dies stellt die bei weitem häufigste Ursache eines transfusionsassoziierten Fiebers dar.

Klinische Symptome. Das Fieber tritt gewöhnlich eine bis sechs Stunden nach Transfusionsbeginn auf ohne weitere Zeichen einer systemischen Erkrankung. Es können jedoch auch schwere Verläufe auftreten, die denen einer akuten hämolytischen Reaktion ähneln.

Vorgehensweise. Das anfängliche Vorgehen ist das gleiche wie bei der akuten hämolytischen Reaktion. Mit Hilfe einer sorgfältigen Anamnese können vorausgegangene Bluttransfusionen eruiert werden. Die Diagnosestellung erfolgt durch Ausschluß einer Hämolysereaktion. Eine weitere, allerdings seltene Ursache febriler Reaktionen ist eine bakterielle Verunreinigung der Blutprodukte. Dennoch wird die routinemäßige Durchführung einer Blutkultur aus Spender- und Empfängerblut bei Vorliegen von Fieber und systemischen Krankheitszeichen von einigen Autoren empfohlen.

Empfehlungen. Solche Reaktionen treten bei weniger als 50% der Patienten ein zweites Mal auf, so daß für zukünftige Transfusionen keine besonderen Vorsichtsmaßnahmen zu treffen sind. Tritt ein erneuter Fieberschub auf, sollten leukozytenarme Blutprodukte transfundiert werden.

Allergische Reaktionen

Allergische Reaktionen treten in 1 bis 3% der Transfusionsempfänger auf und sind das Ergebnis einer vorausgegangenen Sensibilisierung auf Plasmaproteine früherer Transfusionen [3]. Zu schweren Reaktionen neigen besonders Patienten mit IgA-Mangel, auch ohne vorherigen Kontakt mit Plasmaprodukten [3].

Klinische Symptome. Üblicherweise entwickelt sich unter der Transfusion eine milde Urtikaria und Juckreiz; Fieber kann vorhanden sein. Eine schwere Anaphylaxie mit Blutdruckabfall und pulmonaler Spastik ist selten, tritt jedoch vereinzelt auf.

Vorgehensweise. Liegt kein Fieber vor und ist die Reaktion gering ausgeprägt, muß die Transfusion nicht unbedingt abgebrochen werden. Für gewöhnlich wird die Transfusion nur kurz unterbrochen, um Antihistaminika zu applizieren. Diphenhydramin in einer Dosis von 25–50 mg i.m. kann den Juckreiz lindern. Es kann bei empfindlichen Patienten vor weiteren Transfusionen verabreicht werden. Eine Anaphylaxie wird nach üblichen Kriterien behandelt, mit aggressiver Volumentherapie (bevorzugt Kolloiden) und Gabe von Adrenalin (0,1 ml 1:1000 i.v. bei Hypotension, sonst 0,3–0,5 ml s.c.). Anaphylaktische Reaktionen werden in Kapitel 15 besprochen.

Empfehlungen. Bei Patienten mit einer anaphylaktischen Reaktion in der Anamnese sollten weitere Transfusionen nach Möglichkeit vermieden werden. Wenn eine Transfusion unumgänglich ist, sollten gewaschene Erythrozyten verwendet werden. Eine spezielle Zubereitung gefrorener und von Glycerin befreiter Erythrozyten kann bei hochgradig sensibilisierten Patienten eingesetzt werden. Alle Transfusionen sollten durch den Arzt der Blutbank überwacht und genehmigt werden. Bei allen Patienten mit anaphylaktischen Reaktionen sollte nach einem möglichen IgA-Mangel gesucht werden.

Akute Schädigung der Lunge

Eine häufig diskutierte, in der Praxis aber seltene Folge von Bluttransfusionen ist die akute respiratorische Insuffizienz. Die geschätzte Inzidenz beträgt nur 1 auf 5000 Transfusionen [14]. Eine solche Reaktion wurde nach Gabe von nur einer Einheit Vollblut bzw. Erythrozytenkonzentrat beobachtet [14]. Nach vorherrschender Überzeugung binden sich antileukozytäre Antikörper im Spenderblut an zirkulierende Granulozyten des Empfängers. Es entstehen Leukozytenaggregate, die in den Lungenkapillaren hängenbleiben, dort toxische Substanzen freisetzen und so die Lungenkapillaren schädigen. Durch das „Kapillarleck" resultiert ein Lungenödem, das dem „adult respiratory distress syndrome" (ARDS) ähnelt. Im Gegensatz zum ARDS mit seiner hohen Mortalität nimmt diese Transfusionsreaktion in den meisten Fällen einen günstigen Verlauf. Der genaue Mechanismus dieser Reaktion ist noch unbekannt.

Klinische Symptome. Zeichen der respiratorischen Insuffizienz entwickeln sich gewöhnlich eine bis zwei Stunden nach Transfusionsbeginn. Meist findet sich Fieber; Blutdruckabfälle wurden berichtet [14]. Im Röntgenbild des Thorax zeigt sich das Bild eines Lungenödems. Der pulmonalkapilläre Druck ist in der Regel normal. Anfangs besteht ein schweres Krankheitsbild, das sich jedoch normalerweise in vier bis fünf Tagen bessert und ohne bleibenden Lungenschaden ausheilt.

Vorgehensweise. Die Transfusion sollte bei den ersten Anzeichen einer respiratorischen Insuffizienz gestoppt werden. Die weitere Vorgehensweise wird in Kapitel 23 (Lungenversagen) besprochen. Eine spezifische Therapie, die den Heilungsverlauf dieser respiratorischen Insuffizienz beschleunigt, gibt es nicht.

Empfehlungen. Es gibt keine gesicherten Empfehlungen im Hinblick auf künftige Transfusionen. Von einigen Autoren wird die Anwendung gewaschener Erythrozytenkonzentrate befürwortet, während andere vor jeglicher künftigen Transfusion warnen, wenn sie nicht lebensnotwendig indiziert ist [14].

Ungekreuzte Blutkonserven

Um die Gefahr einer akuten hämolytischen Transfusionsreaktion zu reduzieren, wird eine Kreuzprobe durchgeführt. Dazu werden Spendererythrozyten mit Empfängerplasma inkubiert und die Reaktion abgewartet. Dieser Vorgang kann 45 Minuten oder länger in Anspruch nehmen [15]. Wird Blut benötigt, bevor die Kreuzprobe fertiggestellt werden konnte, können zwei Arten ungekreuzter Blutkonserven transfundiert werden.

Universalspenderblut

Die übliche Blutgruppe zur Transfusion ungekreuzten Blutes im Notfall ist 0-negativ, sogenanntes Universalspenderblut. Bei dieser Blutgruppe befinden sich keine Antigene des AB0- oder Rhesussystems auf der Zelloberfläche, so daß keine hämolytische Transfusionsreaktion vom Empfängerplasma gegen Spendererythrozyten auftreten kann. Die im Spenderserum vorhandenen Anti-A- und Anti-B-Antikörper können jedoch mit Patientenerythrozyten der Gruppen A, B oder AB präzipitieren und so eine Transfusionsreaktion vom Typ Spenderserum gegen Empfängererythrozyten induzieren. Diese Reaktionen sind gewöhnlich ohne Folgen, bei Vorliegen einer ausreichenden Antikörpermenge können jedoch auch schwere Reaktionen auftreten. Nach Massivtransfusion von 0-negativem Blut verfügt der Empfänger über eine ausreichende Menge an Anti-A- und Anti-B-Antikörpern, so daß er Gefahr läuft, eine hämolytische Transfusionsreaktion zu entwickeln, wenn ihm seine eigene Blutgruppe zugeführt wird (es sei denn, diese ist ebenfalls 0-negativ). Diese Probleme mit „Universalspenderblut" haben dazu geführt, „typspezifisches" ungekreuztes Blut für Notfalltransfusionen zu verwenden.

Typspezifisches Blut

Durch Verwendung von typspezifischem ungekreuztem Blut werden die beschriebenen Probleme des Universalspenderbluts umgangen. Die Bestimmung der AB0- und Rhesusgruppe dauert nur wenige Minuten und verzögert die Transfusion nicht. Die Sicherheit des typspezifischen ungekreuzten Blutes wurde in einer Studie an fast 4000 Transfusionen bestätigt [16].

Indikationen für Erythrozytentransfusionen

Man läßt sich heute in der Praxis der Transfusion von Erythrozyten mehr von Dogmen als von Vernunft leiten. Das Ziel einer Bluttransfusion sollte eine adäquate Gewebeoxygenierung sein, im klinischen Alltag jedoch orientiert man sich überwiegend an den Hämoglobin- bzw. Hämatokritwerten.

Optimaler Hämatokrit

Der optimale Hämatokrit muß einerseits so hoch sein, daß ausreichend Sauerstoff für die aeroben Stoffwechselleistungen bereitgestellt wird, und andererseits so niedrig, daß die Viskosität des Bluts verringert und der periphere Blutfluß verbessert wird. Diese Anforderungen werden von einem Hämatokrit um 30% erfüllt [17]. Mit demselben Maßstab geht man auch an das Hämoglobin heran, wenngleich die Analogie in diesem Fall nicht stimmt, da das Hämoglobin die Blutviskosität nicht in der gleichen Weise beeinflußt wie der Hämatokrit. Dennoch wurde ein optimaler Serumhämoglobinwert von 10 g/dl vorgeschlagen [17]. Auf einer kürzlich abgehaltenen Konsensuskonferenz über perioperative Bluttransfusionen wurde festgehalten, daß

„die zur Verfügung stehenden Befunddaten die Regel Hämatokrit/Hämoglobin gleich 30/10 nicht unterstützen" [6].

Im Folgenden sind die Daten zusammengefaßt, die gegen ein Festhalten an einem Hämoglobinwert von 10 g/dl bei allen Patienten sprechen:
1. Patienten mit chronischer Niereninsuffizienz tolerieren niedrigere Hämoglobinwerte ohne sichtbare Krankheitszeichen [6].
2. Der Körper erkennt eine Anämie erst bei Hämoglobinwerten unter 7 g/dl [18].
3. Bei narkotisierten Tieren werden Hämoglobinwerte von 3 g/dl toleriert, solange das Blutvolumen adäquat ist [19].
4. Große chirurgische Eingriffe an Zeugen Jehovas werden erfolgreich ohne Bluttransfusionen durchgeführt, auch wenn die Hämoglobinwerte unter 10 g/dl fallen [20].

5. Orthopädische Eingriffe an Erwachsenen wurden unter Hämodilution auf einen Hämatokrit von 20% erfolgreich durchgeführt [21].

Für Patienten mit koronarer Herzkrankheit gelten diese Aussagen nicht. Diese Patienten benötigen Tranfusionen zu einem früheren Zeitpunkt, besonders wenn fixierte Stenosen der Koronararterien vorliegen [22].

Man sollte die Entscheidung zur Transfusion nicht allein von der arteriellen Sauerstofftransportkapazität abhängig machen. Ein logischeres Entscheidungskriterium wäre ein Maß der Gewebsoxygenierung durch beispielsweise die Sauerstoffaufnahme ($\dot{V}_{O_2}$) aus der Fickschen Gleichung. Diese wird in Kapitel 13 behandelt (s. Abb. 13-4).

KAPITEL 19

Thrombozyten bei kritisch kranken Patienten

Zwischen 1980 und 1985 hat sich die Zahl der Thrombozytentransfusionen mehr als verdoppelt [1], und der Verbrauch steigt weiterhin um ca. 10 bis 15% pro Jahr. Neueste Daten lassen vermuten, daß Thrombozytentransfusionen seltener angebracht sind als vermutet [2, 5]. Dieses Kapitel will einige Richtlinien für die Gabe von Thrombozyten aufzeigen, und es werden spezifische Thrombozytenstörungen beschrieben, denen man auf Intensivstationen begegnet.

Thrombozytäre Gerinnung

Die Thrombozytenzahl im Blutbild wird als Indikator für die thrombozytäre Gerinnungsfähigkeit des Blutes überschätzt, wohingegen die Blutungszeit häufig vernachlässigt wird. Eine normale Blutungszeit bedeutet immer eine adäquate thrombozytäre Gerinnung, eine normale Thrombozytenzahl hingegen nicht.

Die Thrombozytenzahl

Traditionellerweise wird die Thrombozytenzahl durch Auszählen eines Blutausstrichs im Zählraster eines Hämozytometers bestimmt. Diese Standardmethode wurde ersetzt durch zeitsparende elektronische Teilchenzähler, die mit Hilfe von Lichtdispersion oder elektrischen Impedanzänderungen kleine Teilchen von der Größe der Thrombozyten erkennen. Diese Bestimmungsmethode wird durch Thrombozytenaggregation beeinflußt, so daß die ermittelten Thrombozytenzahlen falsch-niedrig sein können. Erythrozyten-

oder Leukozytenfragmente können mit Thrombozyten verwechselt werden und einen zu hohen Wert anzeigen.

Unter Thrombozytopenie versteht man Thrombozytenzahlen unter 150000/mm³; die Fähigkeit, einen Thrombus zu bilden, bleibt aber bis zu einer Zahl von 100000/mm³ erhalten [3]. Bei nicht normaler Adhäsionsfähigkeit der Thrombozyten kann die Gerinnung schon bei Werten über 100000/mm³ gestört sein. Somit ist die Thrombozytenzahl kein verläßlicher Parameter zur Beurteilung der Gerinnung bei gestörter Thrombozytenfunktion. Dies ist der hauptsächliche Nachteil der Thrombozytenzählung.

Blutungszeit

Die Blutungszeit ist ein Maß für die Fähigkeit der Thrombozyten, einen Thrombus zu bilden. Ein standardisiertes Testverfahren ist das nach Ivy und Mielke: Mit einer besonders geformten Lanzette werden zwei identische, normierte Schnitte im Bereich der Beugeseite des Unterarms angebracht. Eine am Oberarm angebrachte Blutdruckmanschette wird auf 40 mmHg aufgepumpt, um die kapilläre Blutung zu erleichtern. Alle 30 Sekunden wird das aus den Schnitten austretende Blut abgetupft, bis die Blutung steht. Aus dem Mittel der Zeiten bis zum Blutungsende bei beiden Schnitten wird die Blutungszeit gebildet.

normale Blutungszeit: 4,5 ± 1,5 Minuten

Die Blutungszeit ist verlängert bei
1. einer Thrombozytenzahl unter 100000/mm³ oder
2. einer gestörten Adhäsionsfähigkeit der Thrombozyten [3].

Indikationen zur Thrombozytensubstitution

Die Richtlinien zur Substitution von Thrombozyten müssen sehr viel strenger definiert werden. Als Beispiel sei eine Universitätsklinik angeführt, an der die Gabe von Thrombozyten in nur 27% adäquat indiziert war [5]. Im Folgenden sind die Richtlinien wiedergegeben, die 1987 von der Konsensus-Konferenz über Thrombozytentransfusionen als Antwort auf das Fehlen rationaler Kriterien erarbeitet wurden [2].

Akute Blutung

Für alle akuten Blutungen – außer Petechien und Ekchymosen – gilt:
1. Eine Indikation zur Thrombozytentransfusion ist gegeben, wenn die Thrombozytenzahl unter 50000/mm³ gesunken ist.

2. In der Regel profitieren Patienten mit normaler Thrombozytenfunktion und einer Thrombozytenzahl über 50000/mm^3 nicht von der Thrombozytensubstitution [2].
3. Bei gestörter Thrombozytenfunktion stellt eine auf das Doppelte der oberen Normgrenze verlängerte Blutungszeit eine Indikation zur Thrombozytensubstitution dar.
4. Bei gestörter Thrombozytenfunktion und zusätzlicher plasmatischer Gerinnungsstörung stellt jede Verlängerung der Blutungszeit eine Transfusionsindikation für Thrombozyten dar.

Massivtransfusion

Die meisten Thrombozyten im Vollblut verlieren durch Lagerung bei 4 °C innerhalb eines Tages ihre Funktionsfähigkeit. Da Vollblut nur wenige Thrombozyten enthält, können Massivtransfusionen zu einer Verdünnungsthrombozytopenie führen.
1. Nach Ersatz des gesamten Blutvolumens eines durchschnittlichen Erwachsenen sinkt der Thrombozytengehalt von normal 250000/mm^3 auf etwa 80000/mm^3 ab [3, 4]. Bei normaler Thrombozytenfunktion reicht dieser Wert für eine normale Gerinnung aus.
2. Bei Erwachsenen tritt eine klinisch signifikante Thrombozytopenie in der Regel erst auf, wenn das 1,5- bis 2fache des Blutvolumens ausgetauscht wurde; das entspricht etwa der Gabe von 15 bis 20 Vollblutkonserven [6].
Eine routinemäßige Substitution von Thrombozyten bei Massivtransfusionen ist somit nicht notwendig. Eine Indikation sollte aus der regelmäßigen Kontrolle der Thrombozytenzahlen abgeleitet werden [2].

Prophylaxe

Üblicherweise werden Thrombozytenkonzentrate verabreicht, um bei Thrombozytenzahlen unter 20000/mm^3 spontane Blutungen zu verhindern [2]. Allerdings werden auch Werte unter 5000/mm^3 ohne Blutungen toleriert [4].
1. Die Grenze von 20000/mm^3 sollte nicht generell bei jedem Patienten als absolute Indikation zur Thrombozytensubstitution gesehen werden [2].
2. Zur Vorbereitung auf einen chirurgischen Eingriff oder bei Verdacht auf das Vorliegen eines unsichtbaren Blutungsgeschehens sollte die Blutungszeit zur Indikationsstellung herangezogen werden. Bei normaler Thrombozytenfunktion reicht eine Thrombozytenzahl von 80000/mm^3 zur Gerinnung aus [3].
3. Für herzchirurgische Eingriffe sind routinemäßige Thrombozytengaben nicht indiziert [2].

4. Bei Thrombozytopenie als Folge immunologischer Krankheitsbilder soll-ten Thrombozyten nicht prophylaktisch substituiert werden.

Thrombozytenkonzentrate

Zur Herstellung von Thrombozytenkonzentraten wird frisches Vollblut zen-trifugiert, und die angereicherten Thrombozyten werden mit einer geringen Menge Plasma versetzt. Ein solches Konzentrat enthält durchschnittlich 5,5 Milliarden Thrombozyten. Die Konzentrate mehrerer Spender (gewöhn-lich acht bis zehn) werden gepoolt und in 50–70 ml Plasma aufgeschwemmt. Thrombozyten können bis zu sieben Tagen gelagert werden, ihre Funktions-fähigkeit reduziert sich jedoch ab dem dritten Tag [3].

Überwachung der Thrombozytenzahl

Die Gabe eines Thrombozytenkonzentrates sollte bei einem durchschnitt-lichen Erwachsenen zu einer Zunahme der Thrombozytenzahl um 5000 bis 10000/mm^3 führen, bei einer Lebensdauer von rund acht Tagen [3, 4]. Diese Werte können zur Kontrolle der Effektivität der Thrombozytensubstitution dienen. Vor Gabe eines Thrombozytenkonzentrats wird der Ausgangswert der Thrombozytenzahl bestimmt und dann im Abstand von einer, sechs und 24 Stunden nach Transfusion. Dabei berücksichtigt diese Methode allerdings weder den fortdauernden Verlust an Thrombozyten noch eine Thrombozyto-pathie. Aus diesem Grund ist die Blutungszeit als Maß der Wirksamkeit von Thrombozytentransfusionen vorzuziehen.

Komplikationen

Thrombozytenkonzentrate setzen sich aus Einzelkonzentraten mehrerer Spender zusammen und beinhalten somit erhöhte Risiken im Hinblick auf die Übertragung viraler Erkrankungen, insbesondere Hepatitis und HIV. Febrile und anaphylaktoide Reaktionen auf Proteine der Plasmasuspension können ebenfalls auftreten.
Thrombozytenmembranen tragen ABO-Antigene, Unverträglichkeitsreaktio-nen vom Major-Typ treten aber nicht auf. Allerdings entwickelt der Empfän-ger nach mehrfacher Thrombozytengabe Antikörper gegen Spenderthrom-bozyten, die die Effektivität weiterer Thrombozytentransfusionen reduzieren. Dieses Problem kann durch Thrombozytenkonzentrate von HLA-identischen Einzelspendern gelöst werden, die durch Thrombapherese hergestellt werden.

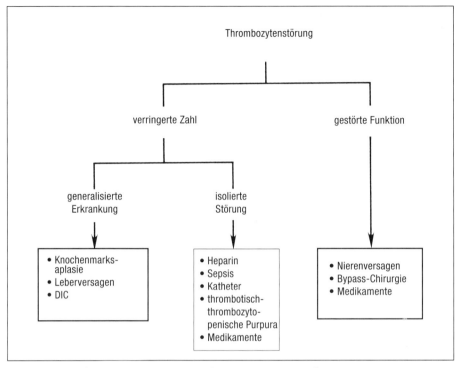

Abb. 19-1 Häufige Ursachen von Thrombozytenstörungen auf Intensivstationen.

Spezielle Thrombozytenstörungen

Die Thrombozytenstörungen, die im Rahmen der Intensivtherapie auftreten, sind in Abbildung 19-1 dargestellt.

Heparin und Thrombozytopenie

Bei ca. 10 % aller Patienten, die Heparin erhalten, entwickelt sich eine Thrombozytopenie, unabhängig von Dosis oder Applikationsart des Heparins [7]. Schon kleinste Mengen Heparin (z.B. zur Spülung von Kanülen) können dieses Phänomen induzieren. Der Mechanismus ist noch ungeklärt, möglicherweise führen heparininduzierte Antikörper zu vermehrter Thrombozytenaggregation. Die Hauptkomplikation ist die Thrombose (überwiegend arteriell), nicht die Blutung. Nur 10 bis 15 % der betroffenen Patienten zeigen schwerwiegende Komplikationen.

Viele der betroffenen Patienten erhielten Heparin zum ersten Mal, wenngleich jeder Patient betroffen sein kann. Die Thrombozytopenie tritt gewöhnlich innerhalb von zwei Wochen nach Beginn der Heparintherapie auf und führt in 50% der Fälle zu Thrombozytenzahlen unter 50 000/mm³. Andere Gerinnungsparameter sind in der Regel unauffällig, und es liegt keine Leukozytose vor. Da Heparin üblicherweise zum Spülen von Kathetern auf der Intensivstation verwendet wird, gilt:

In jedem Fall einer isolierten Thrombozytopenie bei einem Patient mit einem intravasalen Katheter muß Heparin als mögliche Ursache in Betracht gezogen werden.

Vor Gabe von Heparin sollte deshalb bei jedem Patienten der Ausgangswert der Thrombozytenzahl bestimmt werden. Innerhalb der ersten Wochen der Heparintherapie sollte die Thrombozytenzahl alle drei bis vier Tage kontrolliert werden. Entwickelt sich eine leichte Thrombozytopenie, sollte Heparin bei absoluter Indikation weiter gegeben werden. Gleichzeitig ist mit der Gabe von Kumarinderivaten zu beginnen. Heparin ist sofort abzusetzen, wenn die Thrombozytenzahl unter 20 000/mm³ sinkt oder Komplikationen – meist thrombotische Komplikationen – auftreten. **Dann auch keine Katheterspülungen mit Heparin mehr verwenden!** Muß Heparin sofort abgesetzt werden, sollte Dextran-40 (500 ml/24 h) zur vorübergehenden Antikoagulation verwendet werden, bis die Kumarintherapie greift. Akute thrombotische Verschlüsse sollten – bei fehlender Kontraindikation – thrombolytisch therapiert werden.

In nur ca. 30% aller Fälle tritt eine heparininduzierte Thrombozytopenie bei einer späteren Heparingabe erneut auf. Deshalb kann bei absoluter Indikation (z.B. extrakorporaler Kreislauf) auch bei betroffenen Patienten Heparin gegeben werden. Von einigen Autoren wird vorgeschlagen, das Heparinpräparat (soweit bekannt, ob aus Rinder- oder Schweinedarm) zu wechseln; der Wert eines solchen Vorgehens ist derzeit jedoch nicht bewiesen.

Sepsis [8]

Eine Thrombozytopenie bei schweren bakteriellen Infektionen ist fast immer mit einer Bakteriämie assoziiert und resultiert in der Regel aus einem gesteigerten Thrombozytenverbrauch. Die reduzierte Thrombozytenzahl kann isoliert auftreten oder in Verbindung mit einer generalisierten Koagulopathie im Sinne einer disseminierten intravasalen Gerinnung (DIC). Gewöhnlich tritt die Thrombozytopenie bald auf und **kann ein früher Hinweis auf eine Bakteriämie sein**, die sowohl von grampositiven als auch von gramnegativen Bakterien verursacht sein kann.

Pulmonalarterienkatheter [9]

Durch thrombozytäre Anlagerung an die Oberfläche von Pulmonalarterien-kathetern kann es in den ersten ein oder zwei Tagen nach Legen eines Pulmonalarterienkatheters zu einem Absinken der Thrombozytenzahl bis auf 150000/mm^3 kommen. Durch Thrombusbildungen um den Katheter können zentrale Venen verschlossen werden; Blutungen stellen weniger ein Problem dar. Die pulmonale Embolisierung durch einen mobilisierten Thrombus ist ungewöhnlich [10].

Thrombotisch-thrombozytopenische Purpura (TTP) [11]

Dies ist ein zwar seltenes, aber rasch fatal verlaufendes Krankheitsgeschehen, das daher umgehend erkannt werden muß. Bevorzugt betroffen sind junge Erwachsene, vor allem Frauen, nach einer unspezifischen Vorerkrankung. Folgende Befundkonstellation ist wegweisend:
1. Fieber
2. Neurologische Veränderungen
3. Akutes Nierenversagen
4. Thrombozytopenie
5. Hämolytische Anämie durch Mikroangiopathie

Eine massive Thrombozytenaggregation (höchstwahrscheinlich immunologischer Genese) mit resultierenden Gefäßverschlüssen kann rasch zum Multiorganversagen führen. Die Thrombozytopenie geht nicht mit anderen Koagulopathien einher, was eine Differentialdiagnose zur DIC ermöglicht. Die Sicherung der Diagnose gelingt durch Nachweis von Schistozyten im Blutausstrich als Ausdruck der mikroangiopathischen hämolytischen Anämie. In schweren Fällen kann die einzig effektive Maßnahme die sofortige Durchführung einer Plasmapherese oder einer Austauschtransfusion sein. Durch Gabe von Thrombozyten kann der Krankheitsprozeß weiter unterhalten werden, deshalb ist eine Thrombozytensubstitution nicht angezeigt.

Medikamente

Unter Gabe von Antibiotika, Diuretika und H$_2$-Blockern wurden selten isolierte Thrombozytopenien beobachtet. Die orale Applikation von Amrinon führte häufig zu einer Thrombozytopenie, während die intravenöse Gabe als sicher gilt.

Generalisierte hämatologische Erkrankungen

Die Thrombozytopenie kann eine Komponente einer generalisierten Störung des hämatologischen Systems sein, beispielsweise einer Panzytopenie mit

Knochenmarksaplasie oder einer diffusen Koagulopathie mit Leberversagen und disseminierter intravasaler Gerinnung (DIC). Zur Diagnose solcher Grunderkrankungen ist auf das Muster der abweichenden hämatologischen Parameter zu achten. Die Koagulopathie bei Leberversagen kann der bei DIC gleichen (einschließlich der erhöhten Fibrinspaltprodukte). Zur Differential-diagnose kann die Thrombinzeit als Hinweis auf eine Fibrinolyse dienen (pa-thologisch bei der DIC, normal beim Leberversagen) und der Faktor VIII im Serum (erniedrigt bei DIC, normal beim Leberversagen).

Thrombozytäre Adhäsionsstörungen

Nierenversagen [6]

Akutes Nierenversagen und chronische Niereninsuffizienz sind bekannte Ursachen für eine Thrombozytopathie und die daraus resultierende Blu-tungsneigung. Die Ausprägung der Thrombozytopathie ist von Patient zu Patient unterschiedlich und bessert sich unter Dialyse. Als Nachweis kann die Blutungszeit verwendet werden. Durch aggressive Hämodialyse oder Perito-nealdialyse läßt sich die Thrombozytopathie bessern, allerdings sind auch weniger invasive Maßnahmen hilfreich. Diese werden später besprochen.

Extrakorporaler Kreislauf [12]

Wenn Blut bei der extrakorporalen Zirkulation (EKZ) durch den Oxygenator gepumpt wird, verändert sich aus bisher unbekannten Gründen die Throm-bozytenfunktion. Die Schwere der Beeinträchtigung ist abhängig von der Dauer der Bypass-Zeit. In den meisten Fällen ist der Thrombozytendefekt innerhalb weniger Stunden nach Beendigung der EKZ beseitigt. Allerdings kann diese Thrombozytopathie zu den problematischen mediastinalen Blu-tungen beitragen, die bei 3% aller Patienten in der unmittelbaren postopera-tiven Phase gesehen werden.

Medikamente

Folgende Substanzen führen zu einer Beeinträchtigung der Thrombozyten-funktion: Acetylsalicylsäure, Dipyridamol, nicht-steroidale Antiphlogistika, halbsynthetische Penicillinderivate und Dextranlösungen. Intravenös appli-ziertes Nitroglycerin kann ebenfalls zu einer verlängerten Blutungszeit führen, der Mechanismus ist aber noch ungeklärt [13]. Normalerweise führt die medikamenteninduzierte Beeinträchtigung nicht zu Blutungskomplikationen, da die Hämostase erst gestört ist, wenn 80% der Thrombozyten betroffen sind.

In der Notfallchirurgie kann Acetylsalicylsäure Bedeutung erlangen. Die Beeinträchtigung der Thrombozytenfunktion tritt schon bei niedrigen Dosen auf (325 mg) und hält neun bis zehn Tage an, entsprechend der Lebensdauer der Thrombozyten. Deshalb sollte Acetylsalicylsäure spätestens eine Woche vor geplanten chirurgischen oder anderen Eingriffen mit Blutungsrisiko abgesetzt werden. Ist dies nicht möglich, kann die Bestimmung der Blutungszeit hilfreich sein. Eine Blutungszeit von zehn bis zwölf Minuten ist ein Hinweis auf erhöhte Blutungsneigung. Diese kann durch Gabe von einer halben bis ganzen Konserve Thrombozytenkonzentrat pro kg Körpergewicht normalisiert werden [6].

Akuttherapie

Um die Thrombozytenaggregation bei Patienten mit Nierenversagen oder nach extrakorporaler Zirkulation zu stimulieren, wird das synthetische Vasopressin-Analogon DDAVP (Desamino-D-Arginin-Vasopressin) eingesetzt [14, 15]. Diese Substanz führt zur Freisetzung des von-Willebrand-Faktors im Blut, der die Adhäsionsfähigkeit der Thrombozyten verbessert. Bei Erwachsenen kann eine Dosis von 0,3 µg/kg KG DDAVP, intravenös als Kurzinfusion über 30 Minuten appliziert, die Blutungszeit für die Dauer von vier Stunden normalisieren [14]. Im Gegensatz zu Vasopressin besitzt DDAVP keine vasokonstriktorischen Eigenschaften. Diese Substanz sollte nur als Notfallmaßnahme eingesetzt werden, da die wiederholte Gabe zur Wirkungsabschwächung bzw. zum Wirkverlust führt (möglicherweise durch ein Erschöpfen des von-Willebrand-Faktors). Erweist sich DDAVP als unwirksam, kann Kryopräzipitat eingesetzt werden, in dem auch Substanzen enthalten sind, die eine Thrombozytenaggregation fördern.

In unserem Krankenhaus wird DDAVP bei allen Patienten mit bedrohlichen Blutungen in der unmittelbar postoperativen Phase nach koronarer Bypass-Operation empirisch eingesetzt. Bei Patienten mit Nierenversagen und akuter Blutung wird DDAVP verabreicht, wenn die Blutungszeit verlängert und die Thrombozytenzahl unter $100\,000/mm^3$ abgefallen ist. Der Wert eines solchen Vorgehens ist jedoch ungewiß; ein Nutzen von DDAVP in der Therapie von Blutungen, die mit Thrombozytenfunktionsstörung vergesellschaftet sind, muß noch bewiesen werden.

KAPITEL 20

Hämodynamisch wirksame Medikamente

Particular facts are never scientific;
only generalization can establish science.

CLAUDE BERNARD

In diesem Kapitel werden die neun wichtigsten Medikamente besprochen, die zur Kreislauftherapie eingesetzt werden. Es wird nur die intravenöse Therapie beschrieben; die meisten dieser Medikamente können auch nur intravenös appliziert werden. Sie werden in alphabetischer Reihenfolge besprochen. In folgender Liste sind diejenigen Medikamente mit einem Stern gekennzeichnet, für die im Anhang eine Dosierungstabelle abgedruckt ist.

1. Adrenalin
2. Amrinon
3.* Dobutamin
4.* Dopamin
5. Furosemid
6. Glucagon
7.* Nitroglycerin
8 * Nitroprussid
9. Noradrenalin

Dosierungen

Die Wirkdosis der meisten Medikamente wird in Tierversuchen ermittelt. Der Sprung vom Labor zur Therapie am Krankenbett ist somit oft schwierig, da das Labortier gesund und wohlgenährt ist, während der Intensivpatient weit davon entfernt ist. Die Aussage von Claude Bernard trifft diese Situation: Die spezifischen Wirkungen und Dosierungen jedes Medikaments sind nicht so wichtig wie das Verständnis der allgemeinen Wirkungen und der klinischen Anwendungen jeden Arzneimittels. Die empfohlenen Dosierungen sollten nur als allgemeine Richtlinien verwendet werden, alles weitere ergibt sich aus der klinischen Beurteilung, die man am Krankenbett entwickelt.

Berechnung der Infusionsrate

Nach Auswahl eines Medikaments und dessen Dosierung für eine spezifische Anwendung müssen im nächsten Schritt die adäquate Verdünnung und Infusionsrate festgelegt werden. Dazu muß man wissen, wieviel der Substanz in einer Standardampulle enthalten ist und welche Dosis einer Infusionslösung zugesetzt werden muß, um die gewünschte Infusionsrate des Medikaments zu erzielen. Für gewöhnlich übernimmt diese Rechenarbeit das Pflegepersonal oder ein Taschenrechner. Die Rechenmethode, die im Folgenden dargestellt ist, ist für den Fall hilfreich, daß keine Hilfe verfügbar ist.

Infusionen mit konstanter Rate

Die Methode ist in Tabelle 20-1 dargestellt [6]. Man benötigt zweierlei:
1. das Volumen der Infusion: z.B. 250 ml.
2. die Infusionsrate: z.B. 15 Tropfen/min, wobei 1 ml 60 Tropfen entspricht.
Wenn man ein Medikament mit x µg/min infundieren will, müssen x mg des Medikaments in 250 ml physiologischer Kochsalzlösung gelöst werden und die Infusion mit 15 Tropfen/min verabreicht werden.

Tabelle 20-1 Berechnung von Medikamenteninfusionsraten.

WENN:	Infusionsvolumen = 250 ml (= Verdünnungsvolumen)
UND:	Infusionsrate = 15 Tropfen/min
DANN:	x mg des hinzugefügten Medikamentes = vorgesehene Dosis (x µg/min)
WENN	ein Medikament in der Dosierung x µg/min infundiert werden soll
DANN:	x mg des Medikamentes
IN:	250 ml Infusionslösung auflösen
DAMIT	15 Tropfen/min appliziert werden

Man beachte, daß die Dosierungsangabe in µg/min erfolgt und nicht in µg/kg KG/min (bei Angabe der Arzneimitteldosis gebräuchlicher). Ist die Dosierung in µg/kg KG/min angegeben, so muß mit dem Körpergewicht multipliziert werden, um die Dosis pro Zeiteinheit zu erhalten.

Adrenalin

Adrenalin ist das Medikament der Wahl in der Anaphylaxie, bei therapierefraktärer Hypotension und bei der kardialen Reanimation. Adrenalin kann über einen Tubus endotracheal appliziert werden und ist somit im Notfall auch ohne venösen Zugang einsetzbar.

Wirkungen

1. Kombinierter Alpha- und Beta-Rezeptor-Agonist. Die vorherrschende Wirkung hängt von der Dosis und der regionalen Durchblutung ab.
2. Kann zu ausgeprägter peripherer Vasokonstriktion, insbesondere des Splanchnikusgebiets und der renalen Gefäße, führen.
3. Verhindert in der Anaphylaxie die Freisetzung von Mediatoren aus Mastzellen und basophilen Granulozyten als Reaktion auf die Bildung von Antigen-Antikörper-Komplexen.
4. Führt im Stoffwechselgeschehen zu Laktazidose [16], Akkumulation von Ketonkörpern (durch verstärkte Lipolyse) und Hyperglykämie (durch verstärkte Glukoneogenese).

Indikationen

1. Herz- Kreislauf-Stillstand
2. Anaphylaxie
3. Therapierefraktäre Hypotension

Galenik

Erhältlich als Ampullen (1 : 1000) mit 1 ml = 1 mg bzw. 25 ml = 25 mg.

Dosierung (i.v.)

1. Herz-Kreislauf-Stillstand: 2 mg Bolus initial, dann alle drei bis fünf Minuten 1 mg, bis kardialer Eigenrhythmus auftritt.
2. Anaphylaxie: 0,3–0,5 mg (= 1 ml der 1 : 1000-Lösung auf 10 ml verdünnen, davon 3–5 ml), anschließend Dauerinfusion mit 2–4 µg/min. Hierzu kann 1 ml (1 : 1000) = 1 mg Suprarenin® auf 250 ml physiologische Kochsalzlösung verdünnt werden. Diese Lösung enthält dann 4 µg/ml.

3. Refraktäre Hypotonie: Initital 2 µg/min, dann titrieren, bis der gewünschte Effekt erreicht ist.
4. Dosisabhängige Wirkungen:

Renale Vasokonstriktion:	< 1 µg/min
Kardiale Beta-Rezeptor-Wirkung:	1–4 µg/min
Zunehmende Alpha-Wirkung:	5–20 µg/min
Vorrangige Alpha-Wirkung:	> 20 µg/min

Nebenwirkungen

1. Akuter Myokardinfarkt, bedrohliche Arrhythmien und Laktazidose sind gefährliche Nebenwirkungen einer Adrenalinapplikation.
2. In niedrigen Dosen (< 1 µg/min) kann ein akutes Nierenversagen ausgelöst werden. Deshalb sollte Adrenalin mit äußerster Vorsicht eingesetzt werden.

Amrinon

Amrinon ist ein Phosphodiesterasehemmer (wie Theophyllin), der ursprünglich als sowohl inotrop wie auch vasodilatatorisch wirksame Substanz eingeführt wurde [7, 8, 9]. Die inotrope Eigenschaft erwies sich jedoch als unzuverlässig, so daß die vorherrschende Wirkung der Substanz die Vasodilatation ist [8]. Von der amerikanischen Zulassungsbehörde FDA (Food and Drug Administration) wurde die orale Applikationsform wegen des Auftretens bedrohlicher Thrombozytopenien vom Markt genommen [9]. Bei der Akuttherapie mit intravenös verabreichtem Amrinon scheint diese Komplikation keine bedeutende Rolle zu spielen.

Wirkungen

1. Wirkt direkt gefäßerweiternd im arteriellen und venösen Schenkel. Die Kontraktilität kann bei bestimmten Patienten gesteigert werden.
2. Senkt insgesamt die myokardiale Kontraktionsarbeit.

Indikation

Hauptindikation ist die Akuttherapie der linksventrikulären Herzinsuffizienz bei normalem oder ausreichendem Blutdruck, die gegen Digitalis, andere Vasodilatatoren, Diuretika und ACE-Hemmer refraktär ist.

Galenik

Ampullen zu 20 ml = 100 mg Amrinon. Darf nur mit physiologischer Kochsalzlösung bis zu einer Konzentration von 1–3 mg/ml verdünnt werden. Inkompatibel mit Glukoselösungen; die fertige Lösung sollte lichtgeschützt aufbewahrt werden.

Dosierung (i.v.)

1. Beginn mit einem intravenösen Bolus von 0,75–1,5 mg/kg KG, über drei bis fünf Minuten injiziert, anschließend Infusion mit einer Rate von 5–10 µg/kg KG/min [9].
2. Ein weiterer Bolus von 0,75 mg/kg KG kann 15 bis 30 Minuten nach dem ersten gegeben werden [7].

Nebenwirkungen

1. Eine **Thrombozytopenie** (in der Regel nicht unter 70 000/mm³) tritt in 2 bis 3% aller Patienten bei intravenöser Akuttherapie auf [9]. Ursache ist eine nicht-immunologische Zerstörung der Thrombozyten.
2. **Ventrikuläre Extrasystolen** werden in 3% der Fälle berichtet [9]. Amrinon kann die AV-Überleitung bei Vorhofflattern oder -flimmern verbessern.
3. Weitere, seltene Nebenwirkungen (< 2%) sind Blutdruckabfall, Übelkeit, Erbrechen und grippale Infektsymptome [8, 9].

Kontraindikationen

Thrombozytopenie.
Weitere Gegenanzeigen wie für alle Vasodilatatoren (z.B. hypertrophe Kardiomyopathie).

Dobutamin

Dobutamin ist ein synthetisches Katecholamin, das 1978 erstmals klinisch angewendet wurde. Es ist zur bevorzugten positiv inotropen Substanz für die Akuttherapie der septalen Herzinsuffizienz (aber nicht des kardiogenen Schocks) geworden.

Wirkungen

1. Selektiver Beta-1-Agonist (kardiale Stimulation), leichte Beta-2-Stimulation (periphere Vasodilatation).
2. Dosisabhängige Steigerung der kardialen Auswurfleistung (Herzzeitvolumen, HZV) bis zu einer Dosierung von 40 µg/kg KG/min [13]. Reflektorisches Absinken des systemischen Gefäßwiderstands [10], bei gleichzeitiger Reduktion der Vorlast durch verbesserte Auswurfleistung. In der Regel unveränderte Herzfrequenz; bei Hypovolämie kann sich eine Tachykardie entwickeln.
3. Die Veränderung des HZV sowie des peripheren Gefäßwiderstands sind gegensinnig gleich ausgeprägt, so daß der Blutdruck unverändert bleibt.

4. Im Vergleich zu Dopamin führt Dobutamin zu einem stärkeren Anstieg des HZV und wirkt weniger arrhythmogen [11]. Der größere Zuwachs des Herzzeitvolumens resultiert aus der fehlenden vasokonstriktorischen Wirkung des Dobutamins.

5. Mehrere, kurz dauernde Dobutamininfusionen können mit einer länger anhaltenden Verbesserung der kardialen Auswurfleistung einhergehen (bis zu vier Wochen) [12]. Der Mechanismus ist ungeklärt.

Indikationen

1. Positiv inotrope Substanz der Wahl zur Akuttherapie des Herzversagens (sowohl Rechts- als auch Linksherzversagen).

2. Keine oder nur geringgradige Verbesserung des Blutdrucks im kardiogenen Schock aufgrund gleich großer, aber gegensinniger Wirkungen auf HZV und systemischen Gefäßwiderstand.

3. In Kombination mit Amrinon zur Therapie des Low-output-Syndroms [14].

Galenik

Ampullen mit Trockensubstanz (250 mg), in physiologischer Kochsalzlösung zu verdünnen auf eine Konzentration von 1(–5) mg/ml.

Dosierung (i.v.)

Übliche Dosierung: 5–15 µg/kg KG/min. Falls nötig, kann die Infusionsrate mit nur unwesentlichen nachteiligen Wirkungen bis auf 40 µg/kg KG/min gesteigert werden [13]. In Tabelle 20-2 ist eine Dosierungsanleitung für Dobutamin, bezogen auf unterschiedliche Körpergewichte, angegeben.

Nebenwirkungen

Bei Hypovolämie kann eine Tachykardie auftreten. Gelegentlich werden ventrikuläre Arrhythmien beobachtet.

Kontraindikation

Hypertrophe Kardiomyopathie.

Dopamin

Dopamin ist eine Vorstufe der Noradrenalinsynthese im Stoffwechsel. Es verfügt sowohl über Alpha- als auch Beta-Rezeptor-Wirkungen, je nach angewandter Dosierung. Dopamin ist eine der vielseitigsten Substanzen, die derzeit zur Therapie der Hämodynamik verfügbar sind.

Tabelle 20-2 Dobutamindosierung.

Zubereitung	250 mg in 250 ml physiologischer Kochsalzlösung
	entspricht 1 mg/ml
übliche Dosis:	5–15 µg/kg KG/min
Beispiel (vgl. Tabelle unten) Patient:	50 kg
gewünschte Dosis:	10 µg/kg KG/min
ergibt:	30 Tropfen/min

Infusionsrate (Tropfen/min)

Gewicht (kg)	40	50	60	70	80	90	100
Dosis (µg/kg KG/min)							
5	12	15	18	21	24	27	30
10	24	30	36	42	48	54	60
15	36	45	54	63	72	81	90
20	48	60	72	84	96	108	120
40	96	120	144	168	192	216	240

(1 ml = 60 Tropfen)

Wirkungen

1. Stimuliert adrenerge Rezeptoren direkt und indirekt über Freisetzung von Noradrenalin.
2. Verursacht eine selektive Vasodilatation renaler und zerebraler Gefäße sowie im Splanchnikusgebiet über dopaminerge Rezeptoren.
3. In hohen Dosen führt Dopamin zur Vasokonstriktion durch Stimulation peripherer Alpha-Rezeptoren.
4. Erhöht den pulmonalen hydrostatischen Kapillardruck durch pulmonale Venokonstriktion [10].
5. Erhöht die renale Natriumausscheidung, unabhängig vom Einfluß auf die renale Perfusion.

Indikationen

1. Kardiogener und septischer Schock.
2. In dopaminergen Dosen zur Steigerung der Urinproduktion in den ersten Stunden einer oligurischen Niereninsuffizienz [15].

Galenik

Erhältlich in Ampullen mit 50 mg/5 ml; 200 mg/5 ml; 200 mg/10 ml; 250 mg/50 ml zur Verdünnung und Applikation als Tropfinfusion oder über Spritzenpumpe gemäß Dosierungsanleitung (s. Anhang).

Dosierung (i.v.)

1. Anfänglich 1 µg/kg KG/min, dann Steigerung der Infusionsrate, bis gewünschter Effekt eintritt. Üblicher Dosisbereich: 1–15 µg/kg KG/min.
2. Dosisabhängige Wirkungen:

Dopaminerge Wirkungen:	1 µg/kg KG/min
Vorrangig Beta-Wirkungen:	3–10 µg/kg KG/min
Kombiniert Alpha- und Beta-Wirkungen:	10–20 µg/kg KG/min
Vorrangig Alpha-Wirkungen:	20 µg/kg KG/min

Nebenwirkungen

1. Häufigste Nebenwirkungen sind Tachyarrhythmien.
2. In sehr hohen Dosen ausgeprägte Vasokonstriktion.

Kontraindikationen

Patienten mit vorbestehenden Arrhythmien, wenn es alternative Therapiemöglichkeiten gibt.

Furosemid

Aufgrund spezifisch hämodynamischer Wirkungen intravenös applizierten Furosemids wird dieses Diuretikum bei den hämodynamisch wirksamen Medikamenten besprochen. Wird es in der Frühphase der Therapie der akuten Herzinsuffizienz eingesetzt, kann dies fatale Folgen haben. Die hämodynamischen Wirkungen unterscheiden sich deutlich von den diuretischen. Wird die rasche Besserung einer pulmonalen Stauung angestrebt, ist die Gabe von Nitroglycerin vorzuziehen, da Nitroglycerin den venösen Druck senkt, ohne das Herzminutenvolumen zu vermindern.

Wirkungen

1. Furosemid intravenös appliziert (1 mg/kg KG) führt zu einer akuten Zunahme des systemischen Gefäßwiderstands und zur Abnahme der kardialen Auswurfleistung. Diese Reaktion tritt nach fünf Minuten auf und hält ca. 30 Minuten an. Möglicherweise wird diese Vasokonstriktion über eine Aktivierung des Reninsystems ausgelöst [19].

2. Vor Einsetzen der diuretischen Wirkung erhöhen oder erniedrigen sich die ventrikulären Füllungsdrücke [19, 20].
3. Die Diurese setzt 20 Minuten nach Gabe von Furosemid ein und hält ca. zwei Stunden an. Die diuretische Wirkung tritt noch bei einer glomerulären Filtrationsrate von 10 ml/min ein.

Pharmakokinetik

1. Die Plasmahalbwertszeit nach intravenöser Verabreichung beträgt 1,5 Stunden.
2. Die Eliminationshalbwertszeit beträgt sechs Stunden.

Indikationen

1. Ödeme, bedingt durch venöse Stauung; nicht bei Ödemen aufgrund eines nephrotischen Syndroms.
2. Frühe Phase der oligurischen Niereninsuffizienz.

Dosierung (i.v.)

1. Bei normaler Nierenfunktion maximal 20 mg/min i.v., bei Nierenversagen 4 mg/min, um ototoxische Spiegel zu vermeiden.
2. Bei akutem Herzversagen 40 mg inititial. Wenn innerhalb von 60 Minuten kein Effekt erzielt wird, sollte die nächste Dosis verdoppelt werden.
3. Für das akute Nierenversagen gibt es keine gesicherten Empfehlungen. Es werden Dosierungen bis 20 mg/kg KG angegeben.

Nebenwirkungen

1. Ototoxische Wirkungen treten vor allem bei rascher Gabe höherer Dosen auf und werden durch gleichzeitige Gabe anderer ototoxisch wirkender Substanzen (z.B. Aminoglykoside) verstärkt. Die Hörbeeinträchtigung ist normalerweise reversibel (aber nicht immer) und klingt innerhalb von 24 Stunden ab [21].
2. Elektrolytstörungen mit Hypokaliämie, Hypomagnesiämie, Hypochlorämie und Ausbildung einer metabolischen Alkalose.
3. Wechselwirkungen mit nicht-steroidalen Antiphlogistika (z.B. Indometacin) führen zu einer Abschwächung oder sogar Aufhebung der Wirkung von Furosemid und anderen Schleifendiuretika [21].

Kontraindikationen

1. Bekannte Allergie auf Sulfa-Gruppen
2. Ödem bei nephrotischem Syndrom
3. Hepatorenales Syndrom

Glucagon

Die intravenöse Applikation von Glucagon wurde beim Menschen erfolgreich zur Verbesserung der Inotropie eingesetzt [22]. Vorrangig wird Glucagon derzeit zur Antagonisierung einer Beta-Blocker-Überdosierung verwendet [23, 24].

Wirkungen

1. Steigert die Herzfrequenz und die myokardiale Kontraktilität. Die positiv inotrope Wirkung wird nicht über Beta-Rezeptoren vermittelt [22].
2. Dilatiert selektiv die Splanchnikusgefäße.

Indikationen

1. Zur Antagonisierung des negativ inotropen Effekts einer Beta-Blocker-überdosierung [23, 24]. Hat keinen Einfluß auf die Chronotropie.
2. Bei elektromechanischer Entkoppelung, wenn andere Maßnahmen wirkungslos sind.

Dosierung (i.v.)

1. Intravenöser Initialbolus von 1–5 mg, gefolgt von einer Dauerinfusion mit 1–20 mg/h [22].
2. Das als Lösungsvermittler beigefügte Phenol kann toxisch wirken. Glucagon sollte mit 10 ml NaCl verdünnt werden [23].

Nebenwirkungen

1. Übelkeit und Erbrechen kann vor allem nach höheren Dosen (5 mg) auftreten.
2. Hypokaliämie (durch gesteigerte Insulinfreisetzung), Hyperglykämie, verstärkte antikoagulatorische Wirkung von Kumarinderivaten [22].

Kontraindikationen

1. Nicht empfohlen bei Hypertonie.
2. Phäochromozytom, Glucagonom.

Nitroglycerin

Nitroglycerin ist ein Vasodilatator, der seit langem erfolgreich bei Angina pectoris eingesetzt wird. Neuere Hinweise lassen allerdings vermuten, daß sich innerhalb von 24 Stunden eine Tachyphylaxie entwickeln kann [27, 29].

Wirkungen

1. Führt zu direkter Erschlaffung von Arterien und Venen. In niedriger Dosierung (< 50 µg/min) herrscht die venöse Vasodilatation vor, während in höherer Dosierung (> 200 µg/min) die arterielle Vasodilatation überwiegt.
2. Nitroglycerin erhöht den koronaren Blutfluß in Myokardbezirken, die grenzwertig ischämisch sind [27].

Indikationen

1. Myokardiale Ischämie bzw. Myokardinfarkt bei ausreichendem systemischem Druck.
2. Pulmonaler Hochdruck.
3. Wurde erfolgreich eingesetzt beim Herzversagen, besonders wenn dies durch einen akuten Myokardinfarkt bedingt war.

Galenik

1. Kommerzielle Zubereitungen enthalten entweder 1 mg/ml (z.B. Nitrolingual®) oder 5 mg/ml (z.B. Nitrolingual®-konz oder Trinitrosan®). 1:10 verdünnt mit physiologischer NaCl-Lösung ergeben sich Konzentrationen von 0,1 mg/ml bzw. 0,5 mg/ml, die über Spritzenpumpen gut steuerbar appliziert werden können.
2. **Nitroglyerin bindet an PVC-Infusionssysteme** [27]. Da auf diese Weise bis zu 80% der Substanz inaktiviert werden können, sollten Infusionsleitungen aus Polyethylen verwendet werden. Eine Zumischung sollte bevorzugt in Glasflaschen und nicht in Kunststoffflaschen erfolgen.

Dosierung (i.v.)

1. Initial 10 µg/min. Diese Dosis sollte bis zum Erzielen des gewünschten Effekts alle fünf Minuten um 10 µg/min erhöht werden.
2. Übliche Dosierungen bei Angina pectoris sind 50–200 µg/min [27].

Nebenwirkungen

1. Eine **Toleranzentwicklung** auf die kontinuierliche Applikation kann innerhalb von 24 bis 48 Stunden auftreten. Diese ist verursacht durch eine Verringerung der Sulfhydrylgruppen in der Gefäßwand, die Nitroglycerin binden [29]. Durch orale Gabe von 200 mg/kg KG N-Acetylcystein kann diese Toleranzentwicklung zum Teil aufgehoben werden [29].
Bei intermittierender Gabe von Nitroglyerin (12 h Gabe, 12 h Pause) tritt keine Toleranzentwicklung auf.

2. Eine **Methämoglobinämie** kann auftreten, ist aber meist ohne klinische Bedeutung. Das klassische Zeichen dieser Erkrankung ist eine Zyanose trotz adäquater arterieller Blutgase.
   Die aus Nitroglyerin entstehenden Nitrite können Hämoglobin (Hb) in Methämoglobin (MetHb) umwandeln. Wird mehr als 70% des Hb in MetHb verwandelt, so kann dies tödlich sein [31]. Bei einer Infusionsrate des Nitroglycerins von 300 µg/min können bis zu 10% MetHb gebildet werden [31]. Mit einem CO-Oximeter können Methämoglobinspiegel in vitro gemessen werden.
   Durch Gabe von 2 mg/kg KG Methylenblau i.v. über 10 min. können Methämoglobinspiegel über 10% ($\hat{=}$ 1,5 g) rasch gesenkt werden [34].
3. Bei Vorliegen eines Lungenödems kann durch die Gabe von Nitroglycerin eine **Hypoxämie** hervorgerufen werden. Diese wird durch eine Shuntzunahme verursacht, tritt aber nicht regelhaft auf.
4. Durch den hohen Anteil von Äthylalkohol in der intravenösen Zubereitung von Nitroglycerin können **Äthanolvergiftungen** auftreten [34].
5. Bei gleichzeitiger Applikation von Nitroglycerin und Heparin kann es zu einer **Abschwächung der Heparinwirkung** kommen [33].

Kontraindikationen

1. Erhöhter intrakranieller Druck
2. Engwinkelglaukom
3. Allgemeine Kontraindikationen für Vasodilatatoren (z.B. Hypovolämie und Gefäßtamponade)

Nitroprussid

Nitroprussid ist der Vasodilatator der Wahl zur Therapie hypertensiver Krisen [35]. Der Hauptnachteil der Substanz ist die Gefahr einer Cyanidintoxikation, die höher sein dürfte als bisher angenommen [36].

Wirkungen

1. Dilatiert Arterien und Venen durch einen direkten Angriff an der Gefäßwand [35]. Führt ebenso zu einer Vasodilatation der Pulmonalarterien.
2. Erhöht das Schlagvolumen des Herzens, ohne die Herzfrequenz zu beeinflussen. Der ventrikuläre Füllungsdruck nimmt ab, teilweise bedingt durch die venöse Dilatation [35].

Indikationen

1. Gilt als die beste Akuttherapie hypertensiver Notfälle, die nicht mit einer Aortendissektion vergesellschaftet sind.
2. Akuter Myokardinfarkt mit Septumruptur oder Papillarmuskelruptur.
3. Akutes Linksherzversagen ohne Hypotension.
4. Intraoperativ zur kontrollierten Hypotension.

Galenik

1. 1 Amp. enthält 60 mg Natriumnitroprussid in 5 ml Natriumcitrat. Durch Verdünnung 1 : 10 enthält man eine Konzentration von 1,2 mg/ml. Die Lösung sollte über eine Spritzenpumpe appliziert werden.
2. Die Infusion muß lichtgeschützt erfolgen, wenn eine Lichtexposition über drei Stunden zu erwarten ist [37].

Dosierung

Niedriges HZV:	initial 0,2 µg/kg KG/min
Hypertension:	initial 2 µg/kg KG/min
Mittlerer Dosisbereich:	1–6 µg/kg KG/min
Maximaldosis:	2–3 µg/kg KG/min über 72 h

Nebenwirkungen

Als Hauptnebenwirkung muß die Akkumulation von Cyanid und Thiocyanat gesehen werden [36]. Gelegentlich wird über einen Anstieg des intrakraniellen Drucks berichtet [38].

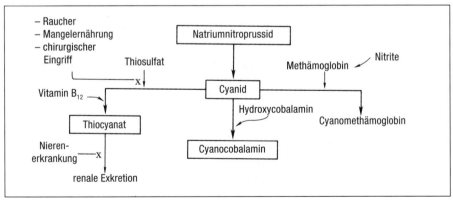

Abb. 20-1 Die Biotransformation von Nitroprussid.

Wie bei anderen Vasodilatatoren tritt eine Hypotension bei Patienten in der Hypovolämie auf.

Beim Abbau von Nitroprussid entsteht Cyanid und Thiocyanat wie in Abbildung 20-1 gezeigt. Das freie Cyanid verbindet sich mit Schwefel zu Thiocyanat, das über die Nieren ausgeschieden wird. Der Schwefel wird von Thiosulfat geliefert, bei diesem Vorgang wird Vitamin B_{12} benötigt.

Zu einer **Cyanidintoxikation** kommt es für gewöhnlich, wenn zu wenig Thiosulfat vorhanden ist. Dies ist üblicherweise bei Rauchern, fehlernährten Personen und nach koronarer Gefäßchirurgie der Fall [36]. Wir haben bei Patienten in der postoperative Phase nach koronarer Bypass-Chirurgie unter Gabe normaler Nitroprussiddosen Cyanidspiegel im Vollblut gefunden, die fünf- bis siebenfach über der Norm lagen. Seither verwenden wir Nitroprussid in diesen Situationen nicht mehr. Ein wichtiger Aspekt der Cyanidintoxikation ist die Tatsache, daß eine Laktazidose oft erst im Spätstadium der Erkrankung auftritt [36, 37, 38, 39]. Die häufigeren klinischen Zeichen sind Kopfschmerzen, Übelkeit, Schwäche, zunehmender Blutdruckabfall und eine Toleranzentwicklung auf Nitroprussid. **Ein steigender Bedarf an Nitroprussid scheint das verläßlichste Zeichen einer Cyanidakkumulation zu sein.** Cyanidspiegel im Blut sollten bestimmt werden (normal: < 5 µg/ml), stehen aber nicht sofort zur Verfügung. Somit muß eine Diagnose in den meisten Fällen nach dem klinischen Aspekt gestellt werden.

Als Prophylaxe kann Nitroprussid mit 1%iger Natriumthiosulfatlösung gemeinsam infundiert werden, um ausreichend Schwefel als Substrat für überschüssiges Cyanid bereitzustellen. Vitamin B_{12} wird für diese Reaktion ebenfalls benötigt; ein Vitamin-B_{12}-Mangel sollte allerdings bei Intensivpatienten für gewöhnlich nicht vorliegen.

Die **Thiocyanatvergiftung** ist ein anderes klinisches Syndrom und wird meistens beim Vorliegen einer renalen Insuffizienz gesehen [35]. Klinisch präsentiert sich diese Erkrankung in Änderungen der Bewußtseinslage wie Verwirrtheit, Lethargie und Koma. Auch hier können Serumspiegel bestimmt werden (toxische Werte liegen > 10 mg/dl); die Diagnose wird jedoch meist nach dem klinischen Erscheinungsbild gestellt.

Kontraindikationen

1. Vitamin-B_{12}-Mangel.
2. Nierenversagen, wenn höhere Dosierungen (> 3 µg/kg KG/min) über 72 Stunden benötigt werden.

Noradrenalin

Noradrenalin ist ein ein kombinierter Alpha-/Beta-Agonist, der im septischen Schock eingesetzt wird [1]. Die Verwendung von Noradrenalin wird durch eine ausgeprägte Vasokonstriktion limitiert.

Wirkungen

1. Hauptsächlich als Alpha-Agonist. Kann in niederen Dosierungen (< 2 µg/min) kardiale Beta-Rezeptoren stimulieren. Führt zu Vasokonstriktion in allen Gefäßabschnitten, einschließlich der Nierengefäße [4]. Zusätzliche Gabe von niedrig dosiertem Dopamin (1 µg/kg KG/min) sollte die renale Perfusion aufrechterhalten [40].
2. Kann im septischen Schock, der auf Dopamingabe therapierefraktär ist, wirksam sein [40].

Indikation

Septischer Schock, der auf Volumengabe und Dopamintherapie refraktär ist.

Galenik

1 Amp. enthält 1 mg/ml Noradrenalin. 1:10 verdünnt mit physiologischer NaCl-Lösung. Applikation über Spritzenpumpe (1 ml = 0,1 mg).

Dosierung

1. Initial 0,1 µg/kg KG/min. Erhöhen der Dosis nach Wirkung.
2. Die effektive Wirkdosis ist variabel, teilweise bedingt durch die herabgesetzte Gefäßantwort im schweren septischen Schock. In einer Studie ergab sich als wirkungsvolle Dosis 0,5–1 µg/kg KG/min, entsprechend 30–70 µg/min bei einem durchschnittlichen Erwachsenen [40].

Nebenwirkungen

Nierenversagen und andere Manifestationen peripherer Vasokonstriktion.

Kontraindikation

Hypotension beim Vorliegen einer peripheren Vasokonstriktion (z.B. im hypovolämischen Schock).

TEIL VI

Kardiale Arrhythmien

A localized change in the heart muscle cell may be sufficient to inaugurate a disturbance of the heartbeat. However, ... these conditions in general are usually due to the peripheral sensitivities or hypersensitivities of the individual nervous patient.

GEORGE HERRMANN, M.D.
1940

KAPITEL 21

Akuttherapie
der Tachyarrhythmien

Akute Arrhythmien sind die Kobolde der Intensivstation, da sie unerwartet auftreten, Verwirrung stiften und im Nu wieder verschwinden. Dieses Kapitel enthält einige Behandlungsstrategien für die häufigsten und unangenehmsten Arrhythmien auf der Intensivstation: die Tachyarrhythmien. Der Schwerpunkt liegt auf den Prinzipien der Akuttherapie und nicht auf dem Erkennen der Rhythmusstörungen. Behandlungsstrategien für die häufigsten Herzrhythmusstörungen sind als Flußdiagramm dargestellt. Die verwendeten Antiarrhythmika werden detailliert in Kapitel 22 dargestellt.

EKG-Klassifikation

Ihre erste Begegnung mit einer Arrhythmie findet gewöhnlich dann statt, wenn eine Pflegekraft auf einen EKG-Streifen vor Ihren Augen deutet und Ihnen mitteilt, daß der Patient „dies gerade produziert hat". Das folgende System erlaubt Ihnen eine schnelle Klassifikation des Herzrhythmus mit Hilfe der drei Parameter **Frequenz, Rhythmus, QRS-Dauer**. Dieses Klassifikationssystem für Tachyarrhythmien wird in Abbildung 21-1 dargestellt [1, 3, 4, 8].

Zunächst unterscheidet man die **Herzfrequenz** nach Bradykardien (Herzfrequenz < 60 Schläge/min) und Tachykardien (Herzfrequenz > 100 Schläge/min).

Dann wird die **Dauer des QRS-Komplexes von 0,12 s** zur Lokalisation des Ortes der Impulsbildung in bezug auf den AV-Knoten benutzt (oberhalb oder unterhalb).

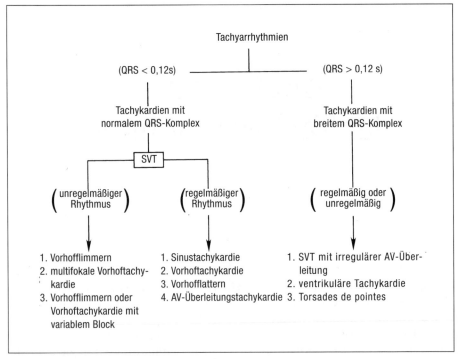

Abb. 21-1 Klassifikation der Tachyarrhythmien.

Schließlich erlaubt die **Regelmäßigkeit des R-R-Intervalls** (die Dauer zwischen zwei aufeinanderfolgenden R-Zacken) das Erkennen des zugrundeliegenden Mechanismus der Rhythmusstörung (z.B. Automatismen oder kreisende Erregungen).

Hilfreiche Anhaltspunkte

Verschiedene Hinweise auf dem Rhythmusstreifen können bei der Identifizierung des Herzrhythmus hilfreich sein.

Herzfrequenz und R-R-Dauer

    a) Regelmäßiger Herzrhythmus   ⇒ Sinustachykardie
       mit > 200 Schlägen/min   unwahrscheinlich
    b) Regelmäßiger Herzrhythmus   ⇒ möglicherweise Vorhofflattern,
       mit 150 Schlägen/min   2 : 1-Block

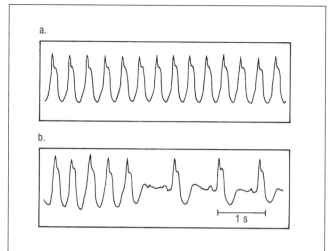

Abb. 21-2 *Von einem Schenkelblock überlagerte SVT, die wie eine VT erscheint (mit freundlicher Genehmigung von Dr. Richard M. Greenberg, M.D.).*

c) R-R-Intervall auffallend unregelmäßig
   Vorhofflimmern, multifokale Vorhoftachykardie

Vorhofmorphologie

a) Gleichförmige P-Wellen	⇒ Sinustachykardie
b) Multiple P-Wellen-Formen	⇒ multifokale Vorhoftachykardie
c) Inverse P-Wellen	⇒ Knotentachykardie
d) Sägezahnförmige P-Wellen	⇒ Vorhofflattern
e) Keine Vorhofaktivität	⇒ paroxysmale Vorhoftachykardie

Bei schneller Herzfrequenz kann die Massage des Karotissinus die Frequenz der Ventrikelantwort verlangsamen und eine Vorhofaktivität aufdecken.

Tachykardien mit breitem QRS-Komplex: Eine Tachykardie mit einem breiten QRS-Komplex kann eine ventrikuläre Tachykardie (VT) oder eine supraventrikuläre Tachykardie (SVT) mit schneller AV-Überleitung sein. Die folgenden Befunde auf dem Rhythmusstreifen können bei der Differenzierung beider Formen helfen [8]:

a) Ausgeprägte R-R-Unregelmäßigkeit	⇒ SVT
b) QRS-Komplex breiter als 0,14 s	⇒ VT
c) Kombinationssystolen	⇒ VT
d) AV-Dissoziation	⇒ VT

Die letzten beiden Zeichen sind für eine VT pathognomonisch [8]. Beim Fehlen dieser Zeichen kann man sich in der Diagnose leicht irren. Dies ist in Abbildung 21-2 dargestellt. Abbildung 21-2a zeigt eine Tachykardie, die einer VT mit einem QRS-Komplex von mehr als 0,14 s Dauer entspricht. Trotzdem zeigt der Rhythmusstreifen der gleichen Arrhythmie in Abbildung 21-2b, daß bei einem Wiedereintritt des Sinusrhythmus der QRS-Komplex unverändert bleibt. Die Tachykardie ist somit eine paroxysmale SVT, die durch einen Schenkelblock überlagert ist.

Tachykardien mit normalem QRS-Komplex

Die in dieser Klasse üblicherweise vorkommenden Tachykardien sind Sinustachykardie und Vorhofflimmern. Paroxysmale Tachykardien treten meist bei jungen, sonst gesunden Patienten auf und sind sehr ungewöhnlich auf der Intensivstation.

Sinustachykardien

Sinustachykardien werden durch folgende vier Charakteristika identifiziert:
1. allmählicher Beginn
2. gleichförmige P-Wellen
3. fixiertes P-R-Intervall
4. regelmäßige Herzfrequenz
Bei Erwachsenen liegt die Herzfrequenz im Bereich von 100 bis 180 Schlägen/min. Die Sinustachykardie ist Ausdruck eines anderen pathologischen Prozesses und keine klinische Störung an sich.

Prinzipielles Vorgehen. Das Auftreten einer Sinustachykardie sollte Sie eher veranlassen, den Ursachen nachzugehen, als durch direktes Eingreifen die Herzfrequenz zu senken. Tachykardien verkürzen die Diastole und verringern die ventrikuläre Füllung. Die Herzfrequenz muß jedoch beim gesunden Menschen über 200 Schläge/min ansteigen, um eine Reduktion des Herzzeitvolumens zu bewirken [2]. Da die Sinusknotenfrequenz 180 Schläge/min in der Regel nicht übersteigt, sind beim Herzgesunden keine wesentlichen hämodynamischen Auswirkungen zu befürchten. Ist der Ventrikel jedoch steif und die diastolische Füllung bereits eingeschränkt, kann schon ein geringer Anstieg der Herzfrequenz zu einer Abnahme des Herzzeitvolumens führen.
Die wichtigsten Gründe, die Herzfrequenz bei einer Sinustachykardie zu senken, sind myokardiale Ischämie oder Infarzierung. Zur Senkung der Herzfrequenz sind Beta-Blocker die Mittel der Wahl. Tabelle 21-2 führt die

Medikamente und ihre Dosierung auf, die eine gesicherte Wirkung bei der Sinustachykardie besitzen.

Vorhofflimmern und Vorhofflattern

Vorhofflimmern und Vorhofflattern sieht man oft bei Erwachsenen auf der Intensivstation und besonders häufig in den ersten Tagen nach einem herzchirurgischen Eingriff [7]. Auch wenn man beide Arrhythmieformen aufgrund ihrer Vorhofmorphologie differenzieren kann, haben beide zumeist die gleiche Ätiologie und die gleichen Behandlungsanforderungen. Sie weisen gewöhnlich auf eine Herzerkrankung hin. Vorhofflimmern kann jedoch auch Zeichen einer manifesten Thyreotoxikose im Erwachsenenalter sein [6].

Behandlungsstrategien

Vorhofflattern und Vorhofflimmern (gemeinsam abgekürzt als AF) reduzieren nicht nur die Füllungszeit, sondern verhindern auch das zeitgerechte Zusammenspiel von Vorhofkontraktion und Ventrikelfüllung und vermindern somit das Herzzeitvolumen. Das Herzzeitvolumen nimmt um ca. 15 bis 30% ab und auch noch mehr, wenn die Ventrikel-Compliance sinkt. Der Verlust der Vorhofkontraktion bei AF wird bei normaler Ventrikelfunktion gut toleriert, bei starrer Ventrikelwand und eingeschränkter Ventrikel-Compliance dagegen schlecht.

Die akute Behandlung des AF wird durch den hämodynamischen Status des Patienten bestimmt. Beim hämodynamisch stabilen Patienten (gute Ventrikelfunktion) sollte die Herzfrequenz nötigenfalls auf Werte unter 100 Schlägen/min gesenkt werden. Das Kardiovertieren in den Sinusrhythmus sollte auf hämodynamisch instabile Patienten (eingeschränkte Ventrikel-Compliance) beschränkt werden. Die Notwendigkeit einer Kardioversion ist zudem abhängig von der Dauer des AF, da ein chronisches AF schwer zu kardiovertieren ist und nicht mit einem Anstieg des Herzminutenvolumens einhergehen muß [6].

In Abbildung 21-3 wird die spezielle Strategie bei der Behandlung eines AF gezeigt. Der erste Schritt ist immer die Bestimmung des hämodynamischen Status des Patienten, um abzuklären, ob eine sofortige Kardioversion notwendig ist. Diese ist bei Patienten indiziert, die Zeichen einer hämodynamischen Insuffizienz zeigen.

Kardioversion

Vorhofflattern kann durch Stimulation der Vorhöfe mit einer höheren Frequenz als der Flatterfrequenz konvertiert werden [3]. Vorhofflimmern macht

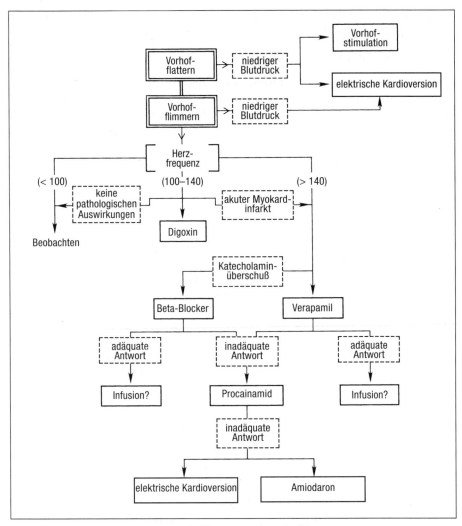

Abb. 21-3 Akutes Vorgehen bei Vorhofflattern und Vorhofflimmern.

eine elektrische Kardioversion notwendig. Eine schnelle Vorhofstimulation ist zumeist unmöglich, es sei denn, der Patient wurde gerade erst herzchirurgisch versorgt und Elektroden zur Vorhofstimulation sind korrekt positioniert. In den übrigen Fällen wird bei Vorhofflattern und Vorhofflimmern die Kar-

Tabelle 21-1 Gebräuchliche verwendete Antiarrhythmika.

	SVT		VT
Medikament	**enger QRS-Komplex**	**weiter QRS-Komplex**	
Beta-Blocker	ja	nein	nein
Verapamil	ja	nein	nein
Digoxin	ja	nein	nein
Procainamid	ja	ja	ja
Lidocain	nein	ja	ja

dioversion eingesetzt. Beim Vorhofflattern ist zumeist eine geringe Energie (25–50 Joule) ausreichend, beim Vorhofflimmern wird zumeist eine höhere Energie (50–100 Joule) benötigt. Mehr als 50 % der Patienten können mit einer Energie von 200 Joule oder weniger kardiovertiert werden [5].

Medikamentöse Therapie

Eine Akuttherapie mit intravenös zu verabreichenden Medikamenten ist bei einer Kammerfrequenz von mehr als 140 Schlägen/min indiziert. Bei Frequenzen zwischen 100 und 140 Schlägen/min ist eine weniger aggressive Therapie angezeigt. Bei Frequenzen unter 100 Schlägen/min sind in der Regel keine Therapiemaßnahmen notwendig. Die Wirkungsweisen einiger der gebräuchlicheren Medikamente sind in Tabelle 21-1 dargestellt. In Tabelle 21-2 sind die Medikamente zur Therapie supraventrikulärer Herzrhythmusstörungen mit den gebräuchlichen Dosierungen angegeben. Im Folgenden wird eine kurze Beschreibung der zur akuten Behandlung benötigten Medikamente gegeben. Weitere Informationen finden Sie in Kapitel 22.

Beta-Blocker. Diese sind in einer Phase der vermehrten Katecholaminausschüttung, wie sie der akute Herzinfarkt oder die postoperative Phase darstellen, indiziert. Esmolol scheint besonders attraktiv, da seine Eliminationshalbwertszeit nur neun Minuten beträgt und Nebenwirkungen durch Absetzen schnell Einhalt geboten werden kann [10]. Esmolol ist allerdings ein relativ neues Medikament, über das nur in begrenztem Umfang klinische Erfahrungsberichte vorliegen.

Verapamil. Für die Akuttherapie ist dieser Kalziumkanalblocker vorzuziehen, da die Wirkung meist zwei Minuten nach Gabe eintritt [3]. Folgende Dosierungen werden vorgeschlagen:

Tabelle 21-2 Intravenöse Dosierungsempfehlung bei SVT.

Medikament	Startdosis	Kontinuierliche Dosierung
Verapamil	0,075–0,15 mg/kg KG	0,005 mg/kg KG/min
Propranolol	0,03 mg/kg KG	
Esmolol	500 µg/kg KG	50–200 µg/kg KG/min
Metoprolol	2,5 mg alle 2 min bis zur	
	Maximaldosis von 15 mg	
Digitalis	0,5 mg über 5 min, dann	
	0,25 mg alle 2 h × 4	
Procainamid	10 mg/kg KG (max. = 50 mg/min)	1–6 mg/min

Initialer Bolus: 0,075 mg/kg KG i.v. über ein bis zwei Minuten
Zweiter Bolus: 0,15 mg/kg KG i.v. 15 Minuten nach dem ersten Bolus,
wenn noch keine zufriedenstellende Wirkung eingetreten ist
Erhaltungsdosis: 0,005 mg/kg KG/min i.v.

Verapamil konvertiert den Rhythmus nicht, verlängert jedoch die AV-Überleitungszeit und reduziert so die Herzfrequenz. Verapamil ist besonders für Patienten mit obstruktiven Lungenerkrankungen geeignet, da es eine geringe Bronchodilatation bewirkt. Die Dosis sollte bei Lebererkrankungen um 50% reduziert werden, da die Substanz in der Leber verstoffwechselt wird.
Die wichtigste Nebenwirkung von Verapamil ist die durch Vasodilatation bedingte Hypotension. Dieser Effekt kann durch die Gabe von Kalzium entweder vor oder kurz nach dem Blutdruckabfall beherrscht werden [11, 12]. Obwohl Verapamil negativ inotrop wirksam ist, kommt es durch die gleichzeitig auftretende Vasodilatation nicht zu einer Reduktion des Herzminutenvolumens [13]. Eine Kombination von Verapamil mit Beta-Blockern kann bei Patienten mit einer signifikanten linksventrikulären Dysfunktion zu schwerer Hypotension führen, weshalb beide Substanzen bei diesem Patientenkollektiv nicht gleichzeitig eingesetzt werden sollten [11].

Digitalis. Digitalis senkt wie Verapamil die Herzfrequenz und führt nicht zu einer Konvertierung in den Sinusrhythmus [1, 3]. Der Wirkungseintritt von intravenös verabreichtem Digoxin läßt bis zu zwei Stunden auf sich warten [3], was seine Bedeutung für die Akuttherapie einer Tachykardie einschränkt. Digoxin hat einen größeren Wert bei chronischem Vorhofflattern oder -flimmern, während Verapamil bei der akuten Behandlung von supraventrikulären Tachykardien vorzuziehen ist. Digoxin ist gut geeignet für Patienten mit AF

und beeinträchtigter systolischer Ventrikelfunktion, wenn die negativ inotrope Wirkung einer Kombination aus Beta-Blockern und Verapamil vermieden werden sollte.

Procainamid. Unter der Voraussetzung, daß mittels Verapamil oder anderer
Medikamente eine Kontrolle der Herzfrequenz herbeigeführt werden konnte,
wird Procainamid zur Konvertierung des Herzrhythmus eingesetzt. Die empfohlene Dosierung ist in Tabelle 21-2 angegeben. Das Medikament wird in der
Leber verstoffwechselt, der Metabolit N-acetyl-procainamid wird jedoch über
die Niere ausgeschieden. Die Dosierung von Procainamid sollte bei Niereninsuffizienz reduziert werden, da der Metabolit toxisch ist.

Paroxysmale Vorhoftachykardien

Paroxysmale Vorhoftachykardien sind, wie erwähnt, auf der Intensivstation
selten. Sie zeichnen sich durch einen plötzlichen Beginn mit regelmäßigem
Rhythmus und P-Wellen aus, die im QRS-Komplex versteckt sind. Die Behandlung besteht aus einer vagalen Aktivierung (z.B. Massage des Karotissinus) und der intravenösen Gabe von Verapamil. Im Gegensatz zum Vorhofflimmern wird eine paroxysmale Vorhoftachykardie durch Verapamil sehr
oft in einen Sinusrhythmus zurückgeführt.

Multifokale Vorhoftachykardien

Multifokale Vorhoftachykardien (MAT) sind Tachykardien, die ihren Ursprung in verschiedenen ektopen Zentren im Vorhof haben. Das Aussehen
der P-Wellen sowie des PQ-Intervalls variiert. MAT treten am häufigsten bei
Patienten mit chronischen Lungenerkrankungen auf und verschwinden mit
dem Absetzen der Theophyllintherapie bei über 50% der Patienten [14].

Behandlungsstrategien

1. Beenden der Theophyllingabe unabhängig vom Plasmaspiegel. Dies wird
   von den meisten Patienten gut toleriert, da Patienten mit einer COPD in
   der Regel von einer Theophyllingabe nicht profitieren (s. Kap. 26).
2. Intravenöse Gabe von Magnesium bei niedrigen Serummagnesiumspiegeln,
   orientiert an den Empfehlungen in Kapitel 37. Magnesium wurde erfolgreich bei der Behandlung solcher Rhythmusstörungen eingesetzt [15], wobei der Wirkungsmechanismus bis jetzt unklar ist.
3. Schließlich kann man nötigenfalls auch Verapamil einsetzen [16]. Beta-
   Blocker wurden dann bei Patienten mit Lungenerkrankungen mit Erfolg
   eingesetzt, wenn diese keinen aktiven Bronchospasmus zeigten [17]. Die-

ses Risiko einzugehen ist aber unnötig, da man mit Verapamil eine gute Alternative besitzt.

Zusammenfassend kann man sagen, daß MAT manchmal schwierig zu behandeln sind. Die möglicherweise beste Therapie ist Zurückhaltung bei der Theophyllingabe.

AV-Überleitungs-Tachykardien

Dieser Rhythmus ist durch eine AV-Dissoziation charakterisiert, wobei ein schmaler QRS-Komplex mit einer Ventrikelfrequenz von 70 bis 130 Schlägen/min zu sehen ist. Knotenrhythmen werden beim akuten Herzinfarkt, bei der koronaren Bypass-Chirurgie und der Digitalisintoxikation beobachtet. Sie sind normalerweise vorübergehend und werden gut toleriert; somit erübrigt sich meist die Therapie. Ist eine sofortige Therapie unumgänglich, sollte die elektrische Kardioversion erwogen werden. Ist eine Digitalisintoxikation der Grund dieser Rhythmusstörung, kann die Infusion von Kalium oder Magnesium oder die Gabe von Lidocain zum Erfolg führen.

Tachykardien mit breitem QRS-Komplex

Die Tachykardien mit breitem QRS-Komplex (QRS-Komplex länger als 0,12 s) sind entweder ventrikuläre (VT) oder supraventrikuläre (SVT) Tachykardien mit irregulärer AV-Überleitung. Einige EKG-Veränderungen werden als besonders charakteristisch bewertet [8]:

– AV-Dissoziation und fusionierte Schläge sind Zeichen einer ventrikulären Tachykardie.
– Im 12-Kanal-EKG: Eine ventrikuläre Tachykardie ist dann wahrscheinlich, wenn es sich entweder um einen Linkstyp handelt oder um einen Rechtsschenkelblock mit einem QRS-Komplex von mehr als 0,14 s Dauer oder um einen Linksschenkelblock mit einem QRS-Komplex von mehr als 0,16 s Dauer [8].
  Die Verdachtsdiagnose wird dadurch vereinfacht, daß bei Patienten, die eine Herzerkrankung haben, über 95% der beobachteten ventrikulären Tachykardien breite QRS-Komplexe aufweisen [9].

Da die meisten Patienten auf der Intensivstation eine Herzerkrankung aufweisen, kann bis zum Beweis des Gegenteils eine Tachykardie mit breiten QRS-Komplexen als eine ventrikuläre Tachykardie gelten.

Behandlungsstrategien

Procainamid kann als alleiniges Medikament sowohl bei ventrikulärer wie bei supraventrikulärer Tachykardie eingesetzt werden (ausgenommen Torsades de pointes, siehe unten). Da Procainamid nicht in einer Dosis von mehr als 50 mg/min intravenös verabreicht werden darf, ist eine sofortige Beherrschung der Rhythmusstörungen mit Procainamid nicht immer möglich.

Ventrikuläre Arrhythmien

Das Auftreten von ventrikulären Rhythmusstörungen hat außer bei einer akuten myokardialen Ischämie oder bei einem akuten Herzinfarkt oft keine therapeutische Konsequenz. Dies sind jedoch besondere Situationen mit speziellen Regeln zur Arrhythmiebehandlung.

Myokardinfarkt

Ventrikuläre Arrhythmien treten nach einem akuten Herzinfarkt während dreier unterschiedlicher Perioden auf [18]:
Die **erste Periode** beginnt wenige Minuten nach dem Beginn der Herzmuskelnekrose und erreicht ihren Höhepunkt zwei bis drei Stunden nach dem akuten Ereignis. Die ventrikulären Arrhythmien können in dieser Periode in Kammertachykardien oder in Kammerflimmern übergehen und sind als maligne Rhythmusstörungen zu bezeichnen.
Die **zweite Periode** beginnt sechs bis zwölf Stunden nach dem Akutereignis und hält bis zu 72 Stunden an. In dieser Periode treten Reperfusionsarrhyth-

Tabelle 21-3 Intravenöse Dosierungen bei ventrikulären Rhythmusstörungen.

1. Lidocain

   a. Bolus: 1,5 mg/kg KG über 5 min
   b. Dauerinfusion: 1 mg/min (bei älteren Patienten und Leberinsuffizienz)
      2 mg/min bei allen anderen Patienten

   wenn nötig:

   c. Wiederholungsbolus von 0,75 mg/kg KG über 5 min
   d. Erhöhung der Dauerinfusion auf 4 mg/min und
   e. Bestimmung des Serumspiegel 30 min später

2. Procainamid

   a. Bolus: 10 mg/kg KG (bis zu 50 mg/min)
   b. Dauerinfusion: 1–6 mg/min

mien auf, die durch die thrombolytische Therapie verursacht werden. Arrhythmien in diesem Zeitraum sind normalerweise benigne.

Die **dritte und letzte Periode** beginnt drei bis sieben Tage nach dem akuten Infarktereignis und geht in der Regel mit benignen Arrhythmien einher. In dieser Zeit ist eine Überwachung der Patienten nicht unbedingt notwendig.

Arrhythmieunterdrückung. In der Periinfarktperiode ist Lidocain zur Prophylaxe und Unterdrückung von ventrikulären Rhythmusstörungen das Mittel der Wahl.

Obwohl es keinen Beweis dafür gibt, daß der prophylaktische Einsatz von Lidocain in der unmittelbaren Postinfarktperiode das Ergebnis verbessert [18], entwickeln mehr als 50% der Patienten ein Kammerflimmern in der unmittelbaren Postinfarktperiode ohne jegliche Vorwarnung [19].

Aus diesem Grund sollten alle Risikopatienten routinemäßig und so früh wie möglich nach dem Infarkt prophylaktisch mit Lidocain behandelt werden [20]. Einige Autoren bewerten die prophylaktische Gabe von Lidocain bei Patienten über 70 Jahren zurückhaltend wegen der zunehmenden Lidocaintoxizität im Alter [20]. Tabelle 21-3 enthält die Dosierungsempfehlungen für Lidocain. Nach der Bolusgabe wird mit einer Dosis von 2 mg/min begonnen, die über die nächsten 48 Stunden fortgeführt wird. Werden die Rhythmusstörungen mit dieser Dosierung nicht beherrscht, wird ein erneuter Bolus von 0,75 mg/kg über fünf Minuten verabreicht und die Infusionsdosis auf 4 mg/min erhöht. Unter dieser Dosierung sollte der Serumlidocainspiegel routinemäßig bestimmt werden (Näheres zur Lidocaintoxizität s. Kap. 22).

Bei lidocainrefraktären Kammerarrhythmien wird zusätzlich Procainamid gegeben (Dosierungsempfehlungen s. Tab. 21-3).

Weitere Gesichtspunkte

Die koronare Herzkrankheit ist nicht die einzige Ursache für Kammerarrhythmien. Folgende Situationen müssen ebenfalls als mögliche Gründe für solche Arrhythmien bedacht werden:

1. Elektrolytveränderungen

Hypokaliämie und Hypomagnesiämie sind bekannte Gründe für Kammerarrhythmien, besonders in Verbindung mit einer Digitalistherapie. Diese Elektrolytveränderungen werden in Kapitel 36 und 37 besprochen. Es sei daran erinnert, daß ein Magnesiummangel mit einem normalen Serumspiegel vergesellschaftet sein kann, da Magnesium hauptsächlich intrazellulär vorkommt.

2. Medikamente

Digitalis kommt immer als Auslöser von Kammerarrhythmien in Betracht, da Digitalisintoxikationen bei Krankenhauspatienten häufig anzutreffen sind [21]. Die „proarrhythmischen" Effekte der antiarrhythmischen Medikamente, wie z.B. Procainamid, müssen ebenfalls mit in die Überlegungen einbezogen werden.

3. Störungen des Säure-Basen-Status

Eine Alkalose (besonders eine respiratorische Alkalose) kann die myokardiale Irritabilität erhöhen, möglicherweise durch Veränderungen des ionisierten Kalziums.

Ventrikuläre Tachykardien

Die Ventrikeltachykardie ist definiert als eine Serie von mehr als drei ektopen Ventrikelerregungen. Sie kann in weniger als 30 Sekunden abklingen (passagere VT) oder unvermindert anhalten (anhaltende VT). Dieser Rhythmus weist auf ein schweres Problem, zumeist auf eine myokardiale Ischämie, hin. Das übliche Vorgehen bei ventrikulärer Tachykardie ist im Flußdiagramm in Abbildung 21-4 dargestellt. Die Vorgehensweise kann wie folgt zusammengefaßt werden [5]:

1. Anhaltende VT sollten immer behandelt werden.
2. Passagere VT werden nur behandelt, wenn sie bei einer akuten Herzerkrankung auftreten.
3. Läßt sich der Patient nicht stabilisieren, wird zunächst mit 50 Joule elektrisch kardiovertiert. Falls nötig, wird um jeweils 50 Joule erhöht.
4. Ist der Patient stabil, wird mit der Lidocaintherapie in Form eines Bolus begonnen und dann als kontinuierliche Infusion fortgesetzt. Ist dies bei regelrechter QT-Dauer nicht erfolgreich, kann alternativ die intravenöse Amiodarontherapie eingesetzt werden, deren Wirksamkeit bei therapierefraktären Arrhythmien gesichert ist.

Torsades de pointes

Dieser Rhythmus ist durch phasische Veränderungen der Amplitude der Kammerkomplexe und des Lagetypus charakterisiert. Dies vermittelt den Eindruck, als ob sich die Kammerkomplexe „um die isoelektrische Linie winden würden". Ein Beispiel wird in Abbildung 21-5 gezeigt.

Torsades de pointes sind gewöhnlich selbstlimitierend und gehen nur sehr selten in Kammerflimmern über [21], neigen jedoch zu erneutem Auftreten. Fast immer geht ein verlängertes QT-Intervall voraus. Daher führen prädisponie-

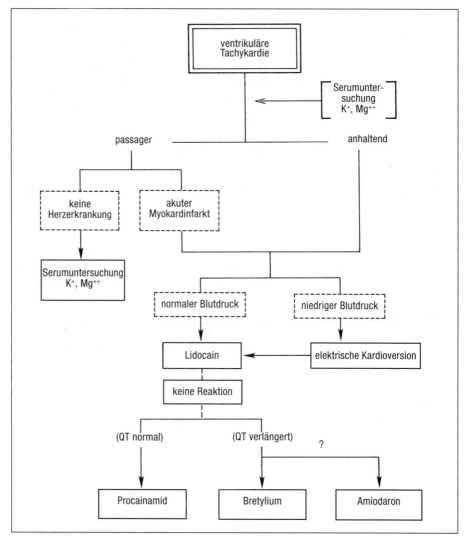

Abb. 21-4 Akutes Vorgehen bei ventrikulärer Tachykardie.

rende Faktoren für Torsades de pointes auch zu einer Verlängerung des QT-Intervalls.

Die Therapie wird entsprechend dem vorhergehenden QT-Intervall ausgewählt:

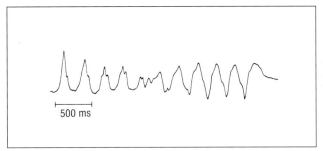

Abb. 21-5 Torsades de pointes. Beachte: Papiergeschwindigkeit doppelt so hoch wie normal (mit freundlicher Genehmigung von Dr. Richard M. Greenberg, M.D.).

1. Ist die QT-Dauer verlängert, sollten alle Medikamente, die potentiell die QT-Dauer verlängern, abgesetzt werden. Der Serumspiegel für Magnesium, Kalzium und Kalium sollte bestimmt und ein Defizit sofort ausgeglichen werden. Die Therapie mit klassischen Antiarrhythmika, wie z.B. Lidocain, ist normalerweise nicht erfolgreich, und eine **Therapie mit Medikamenten, die die QT-Dauer verlängern, ist kontraindiziert.** Tritt die Rhythmusstörung erneut auf, ist eine zeitweise Ventrikelstimulation durch einen Schrittmacher mit einer Frequenz zwischen 100 und 120 Schlägen/min Therapie der Wahl. Das Ziel ist eine Steigerung der Herzfrequenz, wobei es gleichzeitig zu einer Verkürzung der QT-Dauer kommt. Eine solche Stimulation der Ventrikelfrequenz kann auch durch die intravenöse Gabe von Isoproterenol erreicht werden. Das Medikament ist jedoch wegen seines Arrhythmierisikos und der Möglichkeit der Auslösung einer myokardialen Ischämie zur Ventrikelstimulation nicht zu empfehlen.
2. Ist das vorausgehende QT-Intervall normal, ist eine Therapie mit den üblichen Antiarrhythmika einschließlich Pronestyl und Chinidin erfolgreich.

Digitaliskardiotoxizität

Bei 20% der im Krankenhaus mit diesem Medikament versorgten Patienten wird über eine Digitalisüberdosierung berichtet [22]. Faktoren, die eine Digitalisüberdosierung begünstigen (vorgerücktes Alter, eingeschränkte Nierenfunktion und Hypokaliämie), sind bei kritisch kranken Patienten oft anzutreffen, so daß eine Digitalisüberdosierung bei Patienten auf der Intensivstation nichts Ungewöhnliches ist.

Die Digitalisüberdosierung kann eine Vielzahl von Arrhythmien hervorrufen. Die bekanntesten sind Überleitungstachykardien, AV-Block I. und II. Grades (Typ Wenckebach) und der komplette AV-Block (mit fehlender Überleitung) bei Patienten mit Vorhofflimmern [22]. Der komplette AV-Block ist für eines der klassischen Zeichen der Digitalisüberdosierung während der Behandlung des Vorhofflatterns verantwortlich, nämlich die Phasen von regelgerechten R-R-Intervallen.

Behandlung. Zur Behandlung der Digitalisüberdosierung gehören folgende Punkte:

1. Hypokaliämien sollten so schnell wie möglich korrigiert werden, um das Risiko einer digitalisinduzierten Blockade des AV-Knotens zu reduzieren [22]. Beim AV-Block als Folge einer Digitalisintoxikation ist eine hochdosierte Kaliumgabe mit hoch-normalen Serumspiegeln indiziert.

2. Ein Magnesiumdefizit ist wichtiger als angenommen. Die Infusion von Magnesium kann digitalisinduzierte Arrhythmien unterdrücken, auch wenn der Serummagnesiumspiegel normale Werte zeigt. Magnesiumgaben sind bei allen möglicherweise digitalisüberdosierten Patienten mit normaler Nierenfunktion und normalem Serummagnesium indiziert. Das Vorgehen bei der Magnesiumgabe wird in Kapitel 37 besprochen.

3. Lidocain kann die bei der Digitalisüberdosierung auftretenden Kammerarrhythmien gut unterdrücken.

4. Lebensgefährliche Überdosierungen, die mit den üblichen Maßnahmen nicht zu behandeln sind, können mit digoxinspezifischen, intravenös zu verabreichenden Antikörpern behandelt werden [23]. Ist die Arrhythmie unter Kontrolle gebracht, kann die Digitaliselimination durch die orale Gabe von Aktivkohle in einer Dosierung von 25 g alle vier Stunden über 40 Stunden [24] oder durch die Gabe von Colestyramin in einer Dosierung von 4 g alle sechs Stunden [25] beschleunigt werden.

KAPITEL 22

Antiarrhythmika

Dieses Kapitel behandelt acht Medikamente, die bei der Akutbehandlung von Tachyarrhythmien eingesetzt werden [1, 2, 3, 4, 5, 6]. Die Medikamente sind unten aufgelistet. Tabelle 22-1 enthält die empfohlenen Dosierungen und gegebenenfalls die therapeutischen Serumspiegel. Für die mit einem Stern gekennzeichneten Medikamente findet sich eine genaue Dosierungsempfehlung im Anhang.

1. Amiodaron
2. Bretylium
3. Digitalis
4. Esmolol
5.* Lidocain
6.* Procainamid
7. Propranolol
8. Verapamil

Alle angegebenen Dosierungen beziehen sich ausschließlich auf die intravenöse Anwendung.

Amiodaron

Amiodaron wurde 1967 als Koronardilatator in die Klinik eingeführt. Amiodaron ist ein hochwirksames Medikament zur Behandlung supraventrikulärer sowie ventrikulärer Arrhythmien. Jedoch hat sein schweres Toxizitätspotential (vor allem Pulmonalfibrosierung) unter Dauertherapie seinen Einsatz

Tabelle 22-1 Antiarrhythmika zur intravenösen Verabreichung.

Medikament	Startdosis	Erhaltungsdosis	Serumspiegel
Amiodaron	5–10 mg/kg KG	12 mg/kg KG/d	0,7–3,5 µg/ml
Lidocain	0,5–1 mg/kg KG	1,4 mg/min	1–6 µg/ml
Bretylium	5–10 mg/kg KG	1–2 mg/min	0,5–1,5 µg/ml
Esmolol	500 µg/kg	50–200 µg/kg KG/min	
Verapamil	0,075–0,15 mg/kg KG	0,005 mg/kg KG/min	

auf jene Arrhythmien beschränkt, die auf eine konventionelle Antiarrhythmikatherapie nicht ansprechen. Die intravenöse Therapie ist von der FDA noch nicht zugelassen, doch wegen ihres zu erwartenden Einsatzes wird sie hier dargestellt.

Wirkungen

1. Verlängerung der Repolarisation in den Vorhöfen und Ventrikeln (Klasse-III-Substanz).
2. Verlängerung der QT-Zeit.
3. Leichte Alpha- und Beta-Blockade.

Pharmakokinetik

1. Amiodaron ist lipidlöslich und erreicht hohe Konzentrationen in Leber und Lunge.
2. Ausscheidung über die Galle.
3. Eliminationshalbwertszeit bei oraler Medikation: durchschnittlich 25 Tage.

Indikationen

1. Ventrikuläre Arrhythmien, die auf eine konventionelle Therapie nicht ansprechen.
2. Supraventrikuläre Arrhythmien (Vorhofflimmern und -flattern sowie paroxysmale Vorhoftachykardien), die auf die konventionelle Therapie nicht ansprechen.

Dosierung

1. Initiale Dosierung: 5–10 mg/kg KG über 20 bis 30 Minuten. Wenn nötig, Wiederholung der Initialdosis nach 30 Minuten.
2. Erhaltungsdosis: 10–12 mg/kg KG/d über drei bis fünf Tage.
3. Verdünnung nur in Glukoselösung, da die Substanz in einer Kochsalzlösung Präzipitate bildet.

4. Therapeutische Serumspiegel: 0,75–3,5 µg/ml.
(5. Intravenöse Dosierung zur Zeit von der FDA nicht zugelassen.)

Nebenwirkungen

1. Die Dauergabe dieses Medikaments ist mit verschiedenen schweren Nebenwirkungen verbunden, u.a. einer Pulmonalfibrose (die tödlich sein kann), einer Schilddrüsendysfunktion, Ablagerungen von Kristallen in der Kornea, Erhöhung der Leberenzyme und bläulicher Hautverfärbung.
2. Die Kombination von Alpha- und Beta-Blockade kann eine Hypotension zur Folge haben.
3. Ventrikuläre Arrhythmien können über einen noch nicht geklärten Mechanismus akzeleriert werden. Wird das Medikament bei verlängertem QT-Intervall gegeben, kann eine Ventrikelumkehrtachykardie (Torsades de pointes) resultieren. Amiodaron kann die arrhythmogene Potenz von Procainamid und Chinidin verstärken (die ebenfalls die QT-Zeit verlängern).
4. Eine Kombination mit Beta-Blockern oder Kalziumantagonisten kann zu einer Sinusbradykardie und einem AV-Block führen.

Medikamenteninteraktion

1. Amiodaron führt zu einem Anstieg der Serumspiegel von Procain, Chinidin, Digoxin und Warfarin [1]. Nach dem Beginn einer Amiodarontherapie sollte die Digitalisdosis um 30% gesenkt werden. Von einer gleichzeitigen Therapie mit Chinidin und Procain wird abgeraten.

Kontraindikationen

1. Torsades de pointes mit verlängertem QT-Intervall.
2. Gleichzeitige Therapie mit Medikamenten, die die QT-Zeit verlängern.

Bretylium

Bretylium ist ein adrenerger Blocker, der in den 50er Jahren als antihypertensives Medikament in die Klinik eingeführt wurde [5]. Obwohl es ein effektives Medikament zur Behandlung von ventrikulären Arrhythmien ist, ist der klinische Einsatz durch seine blutdrucksenkenden Eigenschaften limitiert.

Wirkungen

1. Verlängerung der Aktionspotentialdauer und der Refraktärzeit in Vorhof- und Ventrikelmuskulatur (Klasse-II-Substanz).
2. Hemmung der Noradrenalinfreisetzung aus den sympathischen Nervenendigungen.

Pharmakokinetik

1. Ausscheidung nahezu vollständig über die Nieren.
2. Serumhalbwertszeit normalerweise neun Stunden, bei Patienten mit Niereninsuffizienz bis zu 32 Stunden.

Indikation

1. Ventrikuläre Arrhythmien, die auf eine Lidocaintherapie nicht ansprechen.

Dosierung

1. Initialdosis: 5 mg/kg KG bei hämodynamisch stabilen Patienten über einen Zeitraum von 20 bis 30 Minuten. Die Initialdosis kann auch schneller verabreicht werden.
2. Erhaltungsdosis: 1–2 mg/min.
3. Dosisreduktion um mindestens 50% bei niereninsuffizienten Patienten.
4. Die Therapie sollte 24 Stunden möglichst nicht überschreiten.

Nebenwirkungen

1. Hypotonien, insbesondere wenn Bretylium über mehr als 24 Stunden verabreicht wird.
2. Zu Beginn der Therapie kann eine vorübergehende Hypertonie auftreten, da Noradrenalin aus den sympathischen Nervenendigungen freigesetzt wird.
3. Nach schneller intravenöser Applikation kommt es häufig zu Übelkeit und Erbrechen.

Digoxin

Die intravenöse Gabe von Digoxin stellt eine bewährte Therapie bestimmter supraventrikulärer Rhythmusstörungen (Vorhofflattern, Vorhofflimmern und paroxysmale Tachykardie) dar. Sie wird derzeit jedoch bei der Akutbehandlung dieser Rhythmusstörungen durch Verapamil und Esmolol ersetzt (s. Kap. 21) [7]. In der Langzeitbehandlung von Vorhofflattern und -flimmern hat Digoxin nach wie vor seinen Stellenwert.

Wirkungen

1. Verzögerung der AV-Überleitung.
2. Gelegentlich Beendigung eines Vorhofflatterns oder -flimmerns.
3. Periphere Vasokonstriktion [8].

Pharmakokinetik

1. Digoxin wird im Körpergewebe weit verteilt und hat eine lange Serumhalbwertszeit von 44 Stunden.
2. Nach intravenöser Gabe tritt die Wirkung nach ein bis zwei Stunden ein.
3. Die Ausscheidung erfolgt überwiegend renal.
4. Bis zu 30% der Ausscheidung erfolgt über die Galle. Obwohl ein großer Teil aus dem Gastrointestinaltrakt reabsorbiert wird, kann die Ausscheidung über diesen Weg bei Niereninsuffizienz gesteigert sein.

Indikation

1. Erhaltungstherapie bei Vorhofflattern und Vorhofflimmern.

Dosierung

1. Initialdosis: 0,75 mg über 5 Minuten, dann 0,25 mg alle 2 Stunden, maximal vier Dosen.
2. Erhaltungsdosis: Beginn mit 0,25 mg/d; Patienten mit schwerer Herzerkrankung, Niereninsuffizienz oder unter Therapie mit Medikamenten, die die Elimination von Digoxin beeinflussen, mit 0,125 mg/d oder weniger. Täglich wird der Serumspiegel von Digoxin bestimmt, der unter 2,0 ng/dl liegen soll.

Nebenwirkungen

1. Beim alten Menschen kann die schnelle intravenöse Applikation zur Mesenterialischämie führen [8].
2. Digoxin kann die Barorezeptoren des Karotissinus sensibilisieren und die vagalen Einflüsse auf das Herz fördern.
3. Eine Digitalisüberdosierung kann zu AV-Blockaden, Knotenrhythmen und ventrikulären Arrhythmien führen [9]. Überdosierungen treten besonders bei Patienten mit folgenden Merkmalen auf: fortgeschrittenes Alter, niedriges Herzminutenvolumen, Hypokaliämie, Hypomagnesiämie, Hypothyreoidismus, Niereninsuffizienz, ebenso bei Patienten, die Medikamente erhalten, die die Digoxinelimination verzögern.

Medikamenteninteraktionen

1. Die Digoxin-Clearance wird durch Chinidin, Kalziumantagonisten (Verapamil) und Amiodaron vermindert.
2. Eine digitalisähnliche Substanz wurde im Serum chronisch niereninsuffizienter, dialysepflichtiger Patienten entdeckt [11,12]. Was dies genau be-

deutet, ist bis heute noch nicht geklärt, sollte jedoch bei der Beurteilung der Serumspiegel dieser Patienten bedacht werden.

Kontraindikationen

1. AV-Block.
2. Hypertrophe Kardiomyopathien.
3. Schwere Hypomagnesiämie und Hypokaliämie.
4. Sick-Sinus-Syndrom.
5. Wolff-Parkinson-White-Syndrom.

Esmolol

Esmolol ist ein neu eingeführter Beta-Blocker, der aufgrund seiner sehr kurzen Halbwertszeit bei der intravenösen Gabe (ca. 9 min) besonders für die akute Behandlung supraventrikulärer Tachykardien geeignet ist [13]. Klinische Erfahrungen bestehen bis heute nur in begrenztem Umfang. Auch ist die Therapie etwas umständlich, wenn mit der ersten Dosis dieses Medikamentes keine Wirkung erreicht wird.

Wirkungen

1. Esmolol ist ein kardioselektiver Beta-Blocker, der eine ähnliche Wirkung wie andere selektive Beta-Blocker besitzt (z.B. Verlängerung der AV-Überleitung, negative Inotropie und periphere Vasodilatation).

Pharmakokinetik

1. Rascher Wirkungseintritt. Der erste Effekt wird normalerweise innerhalb von zwei Minuten nach der Applikation sichtbar.
2. Die Esterasen der Erythrozyten metabolisieren Esmolol, wodurch es zu einer schnellen Inaktivierung kommt.
3. Die Eliminationshalbwertszeit beträgt neun Minuten. Eine vollständige Erholung nach Absetzen der Therapie tritt nach 15 bis 20 Minuten ein.

Indikation

1. Akute Senkung der Ventrikelfrequenz bei Vorhofflattern, Vorhofflimmern und paroxysmaler Vorhoftachykardie.

Intravenöse Dosierung

1. Initialdosis: 500 µg/kg KG in einer Minute.
2. Erhaltungsdosis: 50–200 µg/kg KG/min. Beginn mit 50 µg/kg KG/min über

vier Minuten. Wird der gewünschte Effekt nicht erreicht, so wird die Initialdosis wiederholt und die Erhaltungsdosis auf 100 µg/kg KG/min über vier
Minuten erhöht. Wird wiederum der gewünschte Effekt nicht erreicht, so
wird die Initialdosis wiederholt und die Erhaltungsdosis in Schritten von
50 µg/kg KG/min bis zu einer Dosierung von 200 µg/kg KG/min erhöht.
Eine Initialdosis sollte bei jeder Erhöhung der Erhaltungsdosis vorab gegeben werden.

Nebenwirkungen

1. Hypotonien werden bei über 50% der Patienten gesehen. Der Effekt ist
   dosisabhängig und kann mit einer Dosisreduktion beherrscht werden. Der
   Blutdruck normalisiert sich in der Regel innerhalb von 30 Minuten nach
   Absetzen der Therapie.
2. Bei Asthmatikern wird über Bronchospasmen bei der Verabreichung von
   Esmolol berichtet [14].
3. Wie bei allen Beta-Blockern ist eine akute Herzinsuffizienz möglich. Es gibt
   nur wenige Berichte über eine akute Herzinsuffizienz nach Esmolol, doch
   sind die Studien bis jetzt auch nur an Patienten mit normaler Ventrikelfunktion durchgeführt worden.
4. Esmolol kann die Erholung der neuromuskulären Funktion nach Suc-
   cinylcholin-induzierten Blockaden verzögern.

Medikamenteninteraktion

Esmolol kann den Serumdigoxinspiegel erhöhen.

Kontraindikationen

1. AV-Block.
2. Hypotonie.
3. Schwere myokardiale Dysfunktion (systolisch).
4. Asthma.

Lidocain

Lidocain wurde Anfang der 60er Jahre als wirksames Medikament zur Behandlung von ventrikulären Arrhythmien erkannt [1]. Seit dieser Zeit ist
Lidocain das am meisten verwendete Medikament zur Akutbehandlung
lebensbedrohlicher ventrikulärer Arrhythmien. Im Gegensatz zu den meisten
anderen Antiarrhythmika ist Lidocain bei normaler Dosierung frei von kardialen Nebenwirkungen.

Wirkungen

Verzögert die Depolarisation und verkürzt die Repolarisation der Ventrikelfaser (Klasse-IB-Substanz).

Pharmakokinetik

1. Halbwertszeit im Mittel 1,5 bis zwei Stunden.
2. Biotransformation in der Leber.
3. Die Ausscheidung ist bei niedrigem Herzminutenvolumen und relevanten Leberfunktionsstörungen verzögert.
4. Nach längerdauernder Anwendung verzögert sich die Lidocainausscheidung, so daß einige Autoren eine stetige Abnahme der Infusionsrate bei der Verabreichung von Lidocain über einen längeren Zeitraum empfehlen [15].

Indikation

Akute Unterdrückung ventrikulärer Arrhythmien, besonders in Verbindung mit einem akuten Myokardinfarkt oder einem herzchirurgischen Eingriff.

Dosierung

1. Ohne Herzkreislaufinsuffizienz:
   Initialdosis: 1,0–1,5 mg/kg KG über zehn Minuten, gefolgt von einer Dosis von 0,75–1,0 mg/kg KG in den nächsten fünf bis zehn Minuten.
   Erhaltungsdosis: 10 µg/kg KG/h.
2. Bei Patienten mit Herzkreislaufinsuffizienz oder Leberinsuffizienz:
   Initialdosis: 50–75 mg.
   Erhaltungsdosis: 10 µg/kg KG/h.
3. Therapeutischer Serumspiegel: 1–6 µg/ml.

Nebenwirkungen

1. Wichtigste Nebenwirkungen sind eine Depression des ZNS und zerebrale Krampfanfälle. Tritt am häufigsten auf bei alten Patienten und Patienten mit niedrigem HZV.
2. Lidocain kann zu einem kompletten Herzblock bei Patienten mit trifaszikulärem Block führen.

Medikamenteninteraktionen

Die hepatische Elimination wird durch Cimetidin, Propranolol, Dopamin und Noradrenalin beeinträchtigt.

Kontraindikation

Trifaszikulärer Block.

Procainamid

Wirkungen

1. Unterdrückt die Depolarisation und verlängert die Repolarisation der Vorhof- und der Ventrikelmuskulatur [1, 5].
2. Vorübergehende Verbesserung der AV-Überleitung (vagolytischer Effekt).
3. Verlängerung der QT-Zeit.

Pharmakokinetik

1. 50% des Medikaments werden unverändert über die Nieren ausgeschieden, 10 bis 30% werden in der Leber biotransformiert.
2. 15% werden zu N-acetyl-procainamid (NAPA) verstoffwechselt, das ebenfalls eine antiarrhythmische Wirkung hat. NAPA wird überwiegend über die Nieren ausgeschieden [16].
3. Die Clearance ist im Alter und bei Patienten mit niedrigem Herzzeitvolumen oder Niereninsuffizienz vermindert.

Indikationen

1. Akute Unterdrückung ventrikulärer Arrhythmien, die lidocainrefraktär sind.
2. Akute Behandlung (oder Beendigung) von Vorhofflattern und Vorhofflimmern nach der initialen Therapie mit Medikamenten, die die AV-Überleitung blockieren (Verapamil, Beta-Blocker oder Digitalis).

Dosierung

1. Initialdosis: 6–13 mg/kg KG mit einer maximale Rate von 50 mg/min.
2. Erhaltungsdosis: 1–6 mg/min.
3. Dosisreduktion um 50% bei alten Patienten oder bei Patienten mit Niereninsuffizienz oder schwerer Herzinsuffizienz.
4. Therapeutischer Serumspiegel: 4–10 µg/ml.

Nebenwirkungen

1. Procainamid hat eine negativ inotrope Wirkung. Die klinische Bedeutung dieser Wirkung ist noch nicht ganz geklärt, jedoch sollte die Substanz nur mit größter Vorsicht bei Patienten mit schweren ventrikulären Dysfunktionen eingesetzt werden.

2. Bei der schnellen Gabe der intravenösen Initialdosis kann eine Hypotonie auftreten. Der pathophysiologische Mechanismus ist nicht geklärt. Der Blutdruckabfall könnte jedoch Folge einer peripheren Vasodilatation sein.
3. Procainamid kann eine ventrikuläre Arrhythmie durch Verlängerung der QT-Zeit fördern.
4. NAPA kann die gleiche Toxizität wie Procainamid besitzen [16].
5. Bei der Akuttherapie wurde kein Lupus-Syndrom gesehen.

Medikamenteninteraktion

Die renale Elimination wird durch Cimetidin vermindert.

Kontraindikationen

1. Torsades de pointes in Verbindung mit verlängertem QT-Intervall.
2. Therapie von Vorhofflimmern und Vorhofflattern, ohne daß zuvor eine medikamentöse Therapie durchgeführt wurde, die die AV-Überleitung verlängert.

Propranolol

Propranolol ist der Prototyp eines Beta-Blockers, mit einer langen Tradition in der Akutbehandlung bestimmter supraventrikulärer Herzrhythmusstörungen [17]. Trotz nachweislicher Wirksamkeit ist seine Anwendung durch die Verfügbarkeit kardioselektiver Beta-Blocker rückläufig.

Wirkungen

1. Ein nicht-selektiver Beta-Blocker, der sowohl Beta-1-Rezeptoren an Herz und peripheren Gefäßen als auch Beta-2-Rezeptoren der Luftwege und der Skelettmuskulatur blockiert.
2. Senkung der Sinusknotenfrequenz und Verlängerung der AV-Überleitung.
3. Negativ inotroper Effekt.
4. Hemmt Reizbildung in Vorhöfen und Ventrikeln.
5. Führt zu peripherer Vasodilatation.

Pharmakokinetik

1. Sofortiger Wirkungseintritt (1–3 min) nach intravenöser Gabe.
2. Serumhalbwertszeit: 3,5 bis sechs Stunden.
3. Biotransformation vorwiegend in der Leber zu inaktiven Stoffwechselprodukten, die über die Niere ausgeschieden werden.

Indikationen

1. Akute Behandlung der Ventrikelfrequenz bei paroxysmalen Tachykardien, Vorhofflattern und Vorhofflimmern, besonders wenn diese Rhythmen vergesellschaftet sind mit hohen Katecholaminspiegeln (z.B. nach herzchirurgischen Eingriffen, Phäochromozytom oder beim Alkoholentzug).
2. Akute Behandlung einer Sinustachykardie bei akutem Herzinfarkt oder Angina pectoris.
3. Arrhythmien bei thyreotoxischer Krise.

Dosierung

1. Initialdosis: 0,03 mg/kg KG mit einer Rate von 0,5 mg/min.
2. Wiederholungsdosis: Ist fünf Minuten nach der Initialdosis keine Wirkung festzustellen, Wiederholung der Initialdosis, weitere fünf Minuten beobachten. Wiederholung dieser Vorgehensweise, bis der gewünschte Effekt oder bis eine Gesamtdosis von 0,1 mg/kg KG erreicht ist.
3. Erhaltungsdosis: wenn möglich, orale Therapie oder intravenös nach Bedarf.

Nebenwirkungen

1. Bei der intravenösen Applikation ist die Hypotonie die häufigste Nebenwirkung.
2. Bei Patienten mit schweren ventrikulären Dysfunktionen kann eine akute Herzinsuffizienz (systolisches Versagen) ausgelöst werden. Dieser Effekt kann durch die gleichzeitige Gabe von Verapamil verschlimmert werden.
3. Bei Patienten mit Asthma bronchiale oder chronisch obstruktiver Lungenerkrankung kann eine akute Luftwegskonstriktion ausgelöst werden [18], die durch Beta-2-Stimulanzien nicht aufgehoben werden kann.
4. In exzessiver Dosierung kann ein AV-Block oder eine Senkung der Sinusknotenaktivität zur Bradykardie führen.

Medikamenteninteraktionen

1. Vermindert die hepatische Clearance von Lidocain.
2. Die hepatische Clearance von Propranolol wird durch Cimetidin gesenkt und durch Barbiturate gesteigert.

Kontraindikationen

1. AV-Block.
2. Hypotonie.

3. Asthma bronchiale oder chronisch obstruktive Lungenerkrankung.
4. Sick-Sinus-Syndrom (solange kein Schrittmacher plaziert ist).
5. Schwere Myokarderkrankung (systolisches Herzversagen), besonders bei Kombination mit Verapamil.

Verapamil

Verapamil ist ein Kalziumkanalblocker, der in den späten 70er Jahren als Koronarvasodilatator eingeführt wurde. Wegen seiner Fähigkeit, die AV-Überleitung zu verlängern, wurde das Medikament zunehmend in der Therapie bestimmter supraventrikulärer Tachykardien eingesetzt. In den letzten Jahren hat Verapamil Digitalis in der akuten Behandlung von Vorhofflattern und Vorhofflimmern abgelöst (s. Kap. 21) [7].

Wirkungen

1. Verlängerung der AV-Überleitung.
2. Negativ inotroper Effekt.
3. Verursacht eine signifikante periphere Vasodilatation.

Pharmakokinetik

1. Schneller Wirkungseintritt (1–2 min) nach der intravenösen Applikation.
2. Schnelle Ausscheidung über die Leber.

Dosierung

1. Initialdosis: 0,075 mg/kg KG, nach 15 Minuten eine zusätzliche Dosis von 0,15 mg/kg KG.
2. Erhaltungsdosis: 0,005 mg/kg KG/min [19].
3. Bei Leberinsuffizienz Dosisreduktion um 50%.
4. Serumspiegel brauchen nicht bestimmt zu werden.

Indikationen

Bei Normotonie wird Verapamil für die Akuttherapie folgender Rhythmusstörungen empfohlen:
1. Paroxysmale Vorhoftachykardie, die nicht auf vagale Stimulation anspricht.
2. Vorhofflattern und Vorhofflimmern.
3. Multifokale Vorhoftachykardie (nicht immer wirksam).

Nebenwirkungen

1. Eine Hypotonie tritt oft als Folge einer peripheren Vasodilatation auf. Dies kann durch die intravenöse Infusion von Kalzium behoben werden.

2. Bei Patienten mit schwerer dilatativer Kardiomyopathie kann es zu einer Reduktion des Herzzeitvolumens und der Funktion des Ventrikels in der Systole kommen, besonders wenn die Therapie mit Beta-Blockern kombiniert wird. Gewöhnlich wird der negativ inotrope Effekt durch die Vasodilatation ausgeglichen, so daß ein Anstieg des HZV resultiert [21, 22].

Medikamenteninteraktion

Verapamil erhöht den Digitalisspiegel.

Kontraindikationen

1. AV-Block.
2. Hypotonie.
3. Wolff-Parkinson-White-Syndrom.
4. Patienten mit schwerer ventrikulärer Dysfunktion, die mit Beta-Blockern behandelt werden.

Bei Patienten mit Wolff-Parkinson-White-Syndrom kann Verapamil die ventrikuläre Ansprechbarkeit beschleunigen und durch die Verkürzung der Refraktärzeit in den akzessorischen Bahnen ein Vorhofflimmern verursachen.

TEIL VII

Die akute respiratorische Insuffizienz

... the blood has its fountain,
and storehouse, and the workshop of its
last perfection
in the heart and lungs.

WILIAM HARVEY

KAPITEL 23

Lungenschädigung und Lungenödem

„The cause of pulmonary edema is not altogether clear.
The most acceptable view is that it is due to increased capillary tension
accompanied, and in many instances preceded by,
degenerative changes, toxic in character, in the capillary endothelium."

H. R. M. LANDIS, G. W. NORIS
1920

D as Thema dieses Kapitels ist eine Störung der Lungenfunktion, die der von Landis und Noris beschriebenen sehr ähnlich ist. An deren Beschreibung ist interessant, daß sie ungefähr ein halbes Jahrhundert vor dem Beitrag von 1967 verfaßt wurde, der als die erste offizielle Beschreibung dieses Krankheitsbildes gilt [11].

Das Krankheitsbild, um das es hier geht, ist als „adult respiratory distress syndrome" (gewöhnlich abgekürzt als ARDS) bekannt. Schätzungsweise werden jährlich 150 000 Fälle von respiratorischer Insuffizienz durch das ARDS verursacht [3]. Über 50 % der Erkrankten überleben diese Erkrankung nicht, was das ARDS auf die gleiche Stufe mit dem Lungenkarzinom (100 000 Tote pro Jahr) stellt und diese zu den am häufigsten letal endenden Lungenerkrankungen der Neuzeit macht.

Die nachfolgende Darstellung des Krankheitsbildes „ARDS" geht von den Prinzipien der Ödembildung aus. Es gibt keine spezifische Therapie des ARDS. Besprochen werden allgemeine Aspekte eines Behandlungskonzepts, das bei jedem Patienten mit respiratorischer Insuffizienz eingesetzt werden kann, unabhängig von der Ätiologie. Die hämodynamischen Aspekte dieser Über-

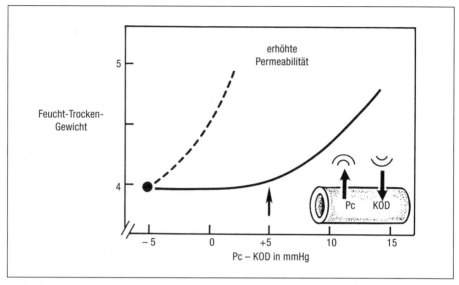

Abb. 23-1 *Die Beziehung zwischen Lungenwasser und der Differenz zwischen pulmonal-kapillärem hydrostatischem Druck (Pc) und kolloidosmotischem Druck (KOD) des Serums.*

legungen wurden aus den Behandlungsgrundsätzen der Kapitel 1, 2 und 9 bis 11 entnommen.

Kapillärer Flüssigkeitsaustausch

Ernest Starling beschrieb vor fast 100 Jahren als erster die Kräfte, die den Flüssigkeitsaustausch über die Kapillaren regulieren. Die bekannte Gleichung, die seinen Namen trägt, ist hier in verkürzter Form dargestellt. Parameter, die man im klinischen Einsatz nicht messen kann, wurden weggelassen.

$$\dot{Q} = K \times (Pc - KOD)$$

Die Gleichung besagt, daß der Nettofluß ($\dot{Q}$) über die Kapillaren proportional zur kapillären Permeabilität (K) und zur Differenz zwischen kapillärhydrostatischem Druck (Pc) und kolloidosmotischem Druck (KOD) des Plasmas ist. Der KOD ist die Kraft, die durch große Plasmaproteine erzeugt wird, die die Kapillaren nicht frei passieren können. Diese Kraft zieht Flüssigkeit in den intravasalen Raum und wirkt somit dem hydrostatischen Druck (Pc) entgegen, der Flüssigkeit aus dem intravasalen Raum drängt. Der Einfluß dieser Kräfte auf das Lungenwasser ist in Abbildung 23-1 dargestellt. In der gesunden Lunge (durchgezogene Linie) nimmt das Lungenwasser zu, wenn der hydrostatische Druck 5 mmHg höher ist als der KOD (Pfeil). Ist jedoch die kapilläre Permeabilität erhöht (gestrichelte Linie), nimmt das Lungenwasser bereits zu, wenn der Pc noch niedriger als der KOD ist. Das Lungenwasser nimmt schneller zu (Steilheit der punktierten Linie), wenn der Pc relativ zum KOD ansteigt. Dieses Schaubild demonstriert die Bedeutung der kapillären Permeabilität für die Ödembildung.

Ein Anstieg der kapillären Permeabilität senkt die Schwelle für die Ödembildung und verstärkt den Einfluß des hydrostatischen Drucks in den Kapillaren auf die Flüssigkeitsansammlung im extravasalen Raum.

Hydrostatischer Druck in den Kapillaren

Der pulmonalkapilläre Wedge-Druck (PCWP) wird im klinischen Alltag als Maß für den pulmonalkapillären hydrostatischen Druck verwendet. Wie schon in Kapitel 10 beschrieben, mißt der PCWP jedoch den linksatrialen Druck und nicht den hydrostatischen Druck in den Lungenkapillaren. Der PCWP (oder der linksatriale Druck) kann also nicht gleich dem Pc sein.

Sind der PCWP (der linksatriale Druck) und der hydrostatische Druck der Lungenkapillaren identisch, gibt es keinen Druckgradienten für einen Flüssigkeitsstrom entlang den Pulmonalvenen.

Der Unterschied zwischen PCWP und hydrostatischem Druck in den Lungenkapillaren ist in Kapitel 10 ausführlicher behandelt.

Kolloidosmotischer Druck (KOD)

Der kolloidosmotische Druck wird zum größten Teil durch das Serumalbumin (60–80%) erzeugt, wobei Fibrinogen und Globuline die restlichen 20 bis 40% beisteuern [6]. Der normale KOD variiert mit der Körperlage [6]:

KOD in aufrechter Position = 25 mmHg (Mittelwert)

KOD in liegender Position = 20 mmHg (Mittelwert)

Der Normbereich des KOD in aufrechter Position liegt zwischen 22 und 29 mmHg. Der Abfall des KOD auf das Niveau in liegender Position dauert ungefähr vier Stunden und ist einer Mobilisation von proteinfreier Flüssigkeit aus abhängigen Körperpartien zurück in die zentrale Zirkulation zuzuschreiben [6].

Der KOD kann mittels eines Onkometers gemessen oder unter Verwendung der Gesamteiweißkonzentration (TP) in Gramm pro Deziliter (g/dl) berechnet werden [3, 6, 9]:

$$KOD = 2,1\,(TP) + 0,16\,(TP^2) + 0,009\,(TP^3)\ [mmHg]$$

Bevor Sie sich entmutigen lassen, sollten Sie beachten, daß die letzten zwei Glieder der Gleichung nur wenig zum Gesamtwert des KOD beitragen, so daß sie ohne wesentlichen Verlust an Genauigkeit weggelassen werden können. Die Zuverlässigkeit dieser Berechnung variiert etwas, aber sie ermöglicht eine annähernd richtige Bestimmung des KOD [9]. Eine Fehlerquelle entsteht, wenn als Plasmaexpander künstliche Kolloide verwendet werden. Diese Kolloide verdünnen die Serumproteine und senken den errechneten KOD, während sie den aktuellen KOD stabil halten. Deswegen sollte man den KOD messen und nicht berechnen, wenn künstliche Kolloide (z.B. Dextrane) zur Volumentherapie verwendet werden.

Klassifikation des Lungenödems

Folgende Determinanten der Flüssigkeitsbewegungen in Starlings Gleichung werden zur Klassifizierung des Lungenödems verwendet:

    1. Hydrostatisches Lungenödem: $(P_c - KOD) \gg 0$
    2. Permeabilitätsödem: $(P_c - KOD) \ll 0$

Das hydrostatische Ödem ist der durch Insuffizienz des linken Herzens ausgelöste bekannte Ödemtyp. Ein durch erhöhte Permeabilität verursachtes Ödem ist Folge eines Kapillarschadens, ausgehend von einer heterogenen Gruppe von Erkrankungen, und ähnelt eher einer entzündlichen Infiltration als dem wäßrigen Ödem bei einer Herzinsuffizienz.

Adult Respiratory Distress Syndrome (ARDS)

Dieses Syndrom wurde 1967 (?) erstmals bei zwölf Patienten mit diffusen pulmonalen Infiltrationen und Hypoxämie beschrieben, die nicht mit Sauerstoff zu behandeln waren [11]. Dichte Konsolidierung und alveoläre Hämorrhagie mit hyalinen Membranen waren das Ergebnis einer Autopsie von sieben Patienten.

Wegen vieler Ähnlichkeiten zum „infant respiratory distress syndrome" wurde die Erkrankung „adult respiratory distress syndrome" genannt.

Pathogenese

Es gibt zahlreiche Erkrankungen, die für ein ARDS prädisponieren. Die Liste wächst ständig. Die bekanntesten prädisponierenden Faktoren sind in Abbildung 23-2 dargestellt. Sepsis ist der führende Auslöser, gefolgt von der gramnegativen Bakteriämie (Endotoxinämie). Die Verbindung zwischen den Faktoren der Abbildung 23-2 und dem ARDS ist nicht klar, aber eine Komple-

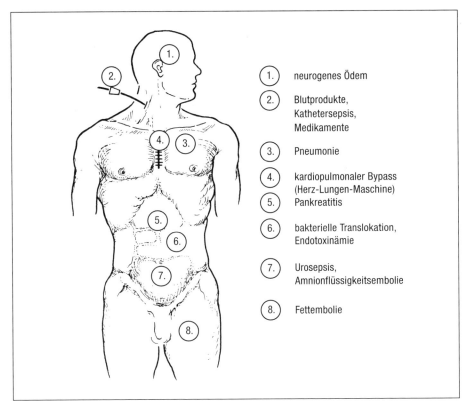

1. neurogenes Ödem

2. Blutprodukte,
    Kathetersepsis,
    Medikamente

3. Pneumonie

4. kardiopulmonaler Bypass
    (Herz-Lungen-Maschine)

5. Pankreatitis

6. bakterielle Translokation,
    Endotoxinämie

7. Urosepsis,
    Amnionflüssigkeitsembolie

8. Fettembolie

Abb. 23-2 Die Körperskizze zeigt die häufigsten Ursachen für ein Adult Respiratory Distress Syndrom (ARDS).

mentaktivierung scheint eine besonders wichtige Rolle zu spielen. Die Arbeitshypothese besagt, daß aktiviertes Komplement neutrophile Granulozyten in der pulmonalen Mikrozirkulation anlockt, diese neutrophilen Granulozyten sich an das Kapillarendothel anheften und toxische Substanzen freisetzen, die das Endothel schädigen [12, 13]. Abbildung 23-3 zeigt in einer elektronenmikroskopischen Aufnahme eines experimentellen ARDS-Modells Leukozyten, die sich an das Endothel einer kleinen Arteriole der Lungenstrombahn (PA) angeheftet haben. Die helle Zelle in der Mitte ist ein Lymphozyt, und die dunkleren Zellen mit den großen zytoplasmatischen Granula sind neutrophile Granulozyten (N). Beachten Sie, daß einer der neutrophilen Granulozyten im Begriff ist, das Endothel zu durchwandern (Diapedese), um

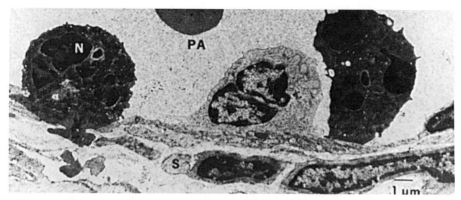

Abb. 23-3 Transmissionselektronenmikroskopische Aufnahmen von Leukozyten, die sich an das Endothel einer Arteriole der Lungenstrombahn (PA) anlagern. N: neutrophiler Granulozyt; S: glatte Muskulatur (aus: Albertine KH. Ultrastructural abnormalities in increased-permeability edema. Clin Chest Med 1985; 6:345–370).

einen direkten Zugang zum Lungenparenchym zu gewinnen. Die dunklen Granula in den neutrophilen Granulozyten enthalten proteolytische Enzyme und toxische Sauerstoffmetaboliten, die das kapilläre Endothel und das Lungenparenchym schädigen können [12, 13].

Klinisches Erscheinungsbild

Klinische Symptome treten gewöhnlich nur Stunden nach dem auslösenden Ereignis auf. Der frühe Verlauf ist durch eine schwere Hypoxämie charakterisiert, während das Röntgenbild der Lunge bemerkenswert wenig Veränderungen zeigt [9]. Die Hypoxämie läßt sich durch Sauerstoff auffallend wenig bessern, und die Schwelle der für eine ausreichende Oxygenierung notwendigen inspiratorischen Sauerstoffkonzentration steigt meist rasch an. Das Röntgenbild der Lunge zeigt beginnende, in den nächsten 24 bis 48 Stunden rasch fortschreitende, diffuse Infiltrationen (s. Röntgenbild, Abb. 23-4). Die Patienten benötigen üblicherweise innerhalb der ersten 48 Stunden der Erkrankung eine Beatmung.

Diagnostisches Vorgehen

Das diagnostische Vorgehen bei Patienten mit diffusen pulmonalen Infiltrationen zielt üblicherweise auf die Differenzierung zwischen einer akuten Linksherzinsuffizienz und einem ARDS ab. Wie in den nachfolgenden Abschnitten dargestellt, kann dies schwierig sein.

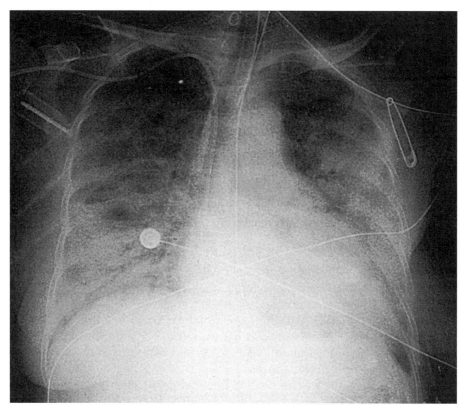

Abb. 23-4 Röntgenaufnahme des Thorax einer 46 Jahre alten Patientin mit Dyspnoe. Ist dies ein hydrostatisches Lungenödem oder ein ARDS? Weitere Details s. Text.

Körperliche Untersuchung

Bei Patienten mit diffusen pulmonalen Infiltraten sind die Ergebnisse einer körperlichen Untersuchung oft unspezifisch. Rasselgeräusche lassen eine Differenzierung zwischen Entzündung und Ödem nicht zu, und weder eine Einflußstauung noch periphere Ödeme ermöglichen eine Differenzierung zwischen primärer Herzinsuffizienz und ARDS mit pulmonaler Hypertension. Der eingeschränkte Wert der körperlichen Untersuchung wird durch eine klinische Studie dokumentiert, in der Ärzte nur in 40% die korrekte Diagnose diffuser pulmonaler Infiltrate stellten, wenn die körperliche Untersuchung die einzig verfügbare diagnostische Methode war [13].

Schwere der Hypoxämie

Bei der Differenzierung zwischen hydrostatischem Ödem und ARDS kann der Grad der Hypoxie hilfreich sein. Im Gegensatz zur schweren therapierefraktären Hypoxämie des frühen ARDS ist beim kardiogenen pulmonalen Ödem die Hypoxie bis in die letzten Stadien der Erkrankung mild ausgeprägt [3]. Die folgende Faustregel kann bei der Differentialdiagnose diffuser pulmonaler Infiltrate weiterhelfen:

Beim frühen ARDS ist die Hypoxämie stärker ausgeprägt als die Veränderungen der Röntgenaufnahme des Thorax, während beim frühen kardiogenen Ödem die Verhältnisse gerade umgekehrt sind.

Es gibt Ausnahmen von dieser Regel, jedoch weist eine schwere Hypoxämie bei geringen Veränderungen in der Röntgenaufnahme des Thorax am ehesten auf ein ARDS (oder eine Lungenembolie) hin.

Die Röntgenaufnahme des Thorax

Die radiologischen Besonderheiten bei ARDS und hydrostatischem pulmonalem Ödem sind in Tabelle 23-1 vergleichend aufgelistet [14, 15, 16, 17, 18, 19, 20].

Typisch für ein ARDS ist ein diffuses Bild mit peripher betonter Zeichnung und abgrenzbarer Lungenbasis. Das hydrostatische Ödem zeigt ein perihilär betontes Bild, Kerley-B-Linien und eine verschattete Lungenbasis als Folge pleuraler Flüssigkeitsansammlungen.

Leider besteht jedoch zwischen ARDS und hydrostatischem Lungenödem im radiologischen Bild oft kein großer Unterschied. Dies wird bei den Thoraxaufnahmen in den Abbildungen 23-4 und 23-5 deutlich. Die Röntgenaufnahme

Tabelle 23-1 Klinische Zeichen des pulmonalen Ödemsyndroms.

Zeichen	Kapillar-Leak-Syndrom	Hydrostatisches Ödem
Hypoxämie	früh	spät
Radiologisches Auftreten	diffuse Infiltrate, periphere Prominenz, keine Kerley-B-Linien, abgrenzbare Lungenbasis	unregelmäßige Infiltrate, perihiläre Prominenz, Kerley-B-Linien, verschattete Lungenbasis
PCWP	< KOD	> KOD
Proteinverhältnis Ödem/Serum	> 0,7	< 0,5
Klinisches Auftreten	Sepsis, Trauma, Multiorganversagen	akuter Herzinfarkt, schwere Hypertonie, Nierenversagen

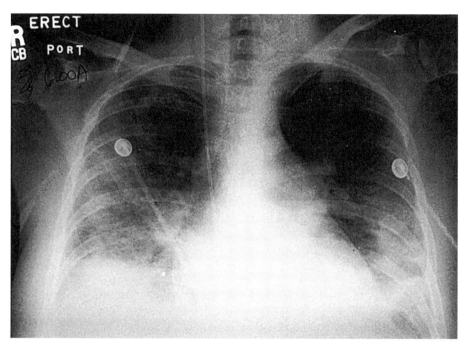

Abb. 23-5 Röntgenaufnahme des Thorax einer 36 Jahre alten Patientin mit Fieber. Die Patientin verstarb drei Tage nach dieser Aufnahme. Erläuterungen s. Text.

in Abbildung 23-4 zeigt die Charakteristika eines ARDS (periphere Infiltrate und abgrenzbare Lungenbasis), jedoch stammt dieses Bild von einem Patienten mit einer akuten Linksherzinsuffizienz. Es handelte sich um eine 46 Jahre alte Patientin, die mit einer akuten Dyspnoe in die Notaufnahme kam und im EKG eine ST-Streckenhebung in den Vorderwandableitungen zeigte. Die Diagnose eines akuten Herzinfarktes wurde durch serielle Enzymanalysen gesichert. Die Katheterisierung der Arteria pulmonalis ergab einen Wedge-Druck von 26 mmHg, was die Diagnose eines hydrostatischen Lungenödems bestätigte.

Die Röntgenthoraxaufnahme in Abbildung 23-5 zeigt zahlreiche Merkmale eines kardiogenen Lungenödems, wie das vermehrte Auftreten basaler Infiltrationen und die verschattete basale Lungenzeichnung. Hier handelte es sich um eine 36 Jahre alte Patientin mit einer alkoholtoxischen Leberzirrhose mit Aszites, die mit Fieber, aber ohne pulmonale Symptome in die Notaufnahme kam. Die Katheterisierung der Arteria pulmonalis ergab einen pulmonalkapillären Wedge-Druck von 12 mmHg, die Bestimmung des kolloidosmotischen Drucks im Serum einen Wert von ebenfalls 12 mmHg. In der Blutkultur und der Peritonealflüssigkeit wurde Escherichia coli nachgewiesen und die Verdachtsdiagnose einer spontanen bakteriellen Peritonitis gestellt. Trotz adäquater, am Antibiogramm orientierter Antibiotikatherapie verschlechterte sich die Patientin und verstarb drei Tage nach der Aufnahme der Röntgenaufnahme des Thorax (Abb. 23-5) im therapierefraktären Schock. Die abschließende Diagnose lautete: Sepsis mit Multiorganversagen und ARDS. Die beiden Beispiele zeigen die Probleme, die auftreten können, wenn man sich zu sehr auf radiologische Charakteristika zur Ermittlung der Ätiologie von diffusen Lungeninfiltraten verläßt.

Klinische Faktoren

Die klinischen Umstände scheinen die einzigen wegweisenden Anhaltspunkte im frühen Stadium der Erkrankung zu sein. Achten Sie auf folgende Faktoren, die Patienten zur Ausbildung eines ARDS besonders prädisponieren:
1. Frisches Trauma, Operation, Medikamente, Bluttransfusion
2. Jede Art von Sepsis (untersuchen Sie das Abdomen gründlich)
3. Aspiration von Mageninhalt
4. Ileus, erhöhte Leberenzyme oder ansteigende Kreatininwerte
5. Pankreatitis
Die Sepsis kann versteckt ablaufen, eine Septikämie in über 50% der Fälle fehlen [13]. Ein verstecktes Sepsis-Syndrom kann vom Abdomen, besonders vom Darm (Translokation) und von den ableitenden Gallenwegen (akalkulöse Cholezystitis), ausgehen. Ein akuter Myokardinfarkt mit Lungenödem beweist nicht, daß ein hydrostatisches Ödem vorliegt, da auch über Permeabilitätsödeme, verursacht durch einen akuten Myokardinfarkt, berichtet worden ist.

Invasive hämodynamische Messungen

Die Standardmethode zur Differenzierung eines ARDS von einem hydrostatischen Ödem ist die Messung des pulmonalkapillären Wedge-Drucks über einen Pulmonalarterienkatheter. Denken Sie daran, den „korrigierten Wedge-Druck" (Pc) zu verwenden, der in Kapitel 10 abgehandelt ist:

$$Pc = PCWP + 0,4 \times (Pa - PCWP)$$

Diese Korrektur hat beim normalen Patienten wenig Bedeutung, jedoch kann es bei Patienten mit schwerem ARDS und pulmonaler Hypertonie eine große Diskrepanz zwischen PCWP und Pc geben. Wie in Kapitel 10 beschrieben, kann der Pc bei einem schweren ARDS doppelt so hoch sein wie der PCWP.

Der **kolloidosmostische Druck** im Plasma sollte bei jedem Patienten auf der Intensivstation gemessen oder berechnet werden, da der durchschnittliche KOD bei diesen Patienten bei nur 10 mmHg liegen kann [6]. Der KOD kann insbesondere bei einer Sepsis und bei anderen klinischen Zuständen, die mit einem ARDS vergesellschaftet sind, niedrig sein. **Ein niedriger KOD alleine kann noch kein Lungenödem auslösen, aber er senkt die Schwelle für das Auftreten eines hydrostatischen Lungenödems** [5]. Das bedeutet, daß bei einem Wedge-Druck von 15 mmHg ein Lungenödem als ARDS bezeichnet wird, bei einem KOD von 12 mmHg jedoch als hydrostatisches Ödem (obwohl beide klinischen Zustände gleichzeitig auftreten können).

Die folgenden Regeln sind begründete Feststellungen hinsichtlich der Ätiologie diffuser pulmonaler Infiltrate [6].

1. Ist der PCWP im Normbereich (12 mmHg) und mindestens 4 mmHg unterhalb des KOD, so ist ein ARDS die wahrscheinlichere Diagnose.
2. Ist der PCWP höher oder gleich dem KOD, so ist ein hydrostatisches Lungenödem wahrscheinlich. Jedoch kann ein Permeabilitätsödem als zusätzliches Problem nicht ausgeschlossen werden.

Nuklearmedizinische Untersuchungen

Markierte Tracer und Leukozyten wurden zum Identifizieren eines Kapillarlecks beim Permeabilitätsödem verwendet [23]. Sind die pulmonalen Kapillargefäße intakt, so verbleiben die markierten Tracer im Intravasalraum, und die Radioaktivität über dem Herzen und der Lunge ist gleich. Sind die pulmonalen Kapillaren geschädigt, verlassen die markierten Tracer den intravasalen Raum und gelangen in das Lungenparenchym, so daß die Radioaktivität über der Lunge (Radioaktivität in Blut und Lungenparenchym) größer ist als über dem Herzen (Radioaktivität nur im Blut). Die Isotopenmethode ist derzeit nicht sehr gebräuchlich, weil es oft größte Schwierigkeiten macht, Patienten von der Intensivstation zur Untersuchung zu bringen.

Proteingehalt der Ödemflüssigkeit

Erscheint Ödemflüssigkeit in den oberen Atemwegen, so kann die Proteinkonzentration dieser Flüssigkeit zur Diagnose des zugrundeliegenden Prozesses herangezogen werden. Gleichzeitig muß der Serumproteinspiegel gemessen werden, um das Verhältnis zwischen Proteingehalt in der Ödemflüssigkeit und im Serum zu bestimmen. Folgende Kriterien wurden vorgeschlagen:

Proteinkonzentration (Ödem/Serum)   < 0,5: hydrostatisches Ödem
                                    > 0,7: ARDS

Ich bevorzuge diese Methode, da sie am Krankenbett ohne großes Risiko für den Patienten und sehr preiswert durchgeführt werden kann. Die einzige Schwierigkeit besteht darin, daß man reine Ödemflüssigkeit aus den oberen Luftwegen ohne Verunreinigung durch Atemwegssekret gewinnen muß. Für die Untersuchung sind mindestens 3 ml Ödemflüssigkeit notwendig [24].

Normales Kapillarleck?

Die hohe Proteinkonzentration der Ödemflüssigkeit beim hydrostatischen Lungenödem (Verhältnis der Ödem- zur Serumproteinkonzentration unter 0,7) ist ein interessanter Befund. Dies weist darauf hin, daß unter normalen Bedingungen beachtliche Eiweißmengen die pulmonalen Kapillargefäße passieren. Die pulmonale Mikrozirkulation weist eine höhere Durchlässigkeit als andere Kapillargebiete auf. Die Lymphgefäße der Lunge sind jedoch in der Lage, diese Flüssigkeit abzutransportieren. Dies stellt in Frage, daß das Kapillarleck als Charakteristikum einer Krankheit (wie das ARDS) gelten kann, und unterstreicht die Notwendigkeit, jede Maßnahme zu begrenzen, die die Lymphdrainage aus der Lunge verringert oder hemmt (z.B. die PEEP-Beatmung).

Behandlungsziele beim ARDS

Zur Behandlung des ARDS sind einige experimentelle Therapien in der Erprobung, auch eine Untersuchungen mit Antioxidanzien, die von uns durchgeführt wird (CritCareMed 1989;17:S153). Doch gibt es heute noch keine Therapie, die die Kapillarschädigung beim ARDS sicher behebt. Das Konzept der Behandlung dieser Patienten beruht auf den Prinzipien der Ödembildung und des Sauerstofftransportes und kann bei jedem Patienten mit akuter respiratorischer Insuffizienz angewandt werden.

Die speziellen Ziele der ARDS-Behandlung sind in Abbildung 23-6 dargestellt. Vier Ziele seien besonders hervorgehoben:

1. Vermindere das Ödem.
2. Sichere die Gewebeoxygenierung.
3. Vermeide die Sauerstofftoxizität.
4. Vermeide ungünstige Zwischenfälle.

Verminderung des Lungenwassers

Wie in Abbildung 23-1 zu sehen ist, vergrößert ein Anstieg der kapillären Permeabilität den Einfluß des kapillären hydrostatischen Drucks (Pc) auf die Flüssigkeitsansammlung in der Lunge. Daher liegt die Strategie zur Reduzie-

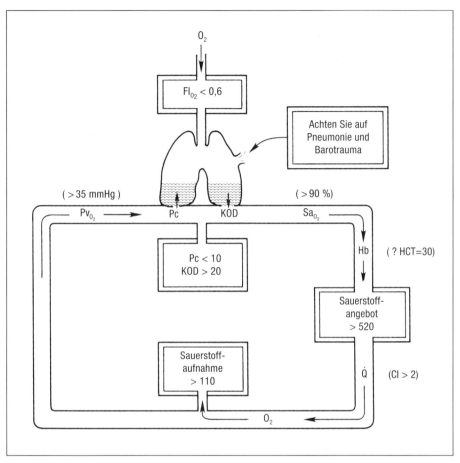

Abb. 23-6 Behandlungsziele bei Patienten mit ARDS (Erläuterungen s. Text). Das Sauer-stoffangebot und die Sauerstoffaufnahme sind in ml/min/m², Pc und KOD in mmHg angegeben.

rung des Lungenödems darin, den Pc bei normalem KOD auf einen möglichst niedrigen Wert zu senken, ohne den linksventrikulären Füllungsdruck zu beeinträchtigen, und den KOD im Normbereich zu halten.

Diuretika. Die Diuretikatherapie sollte die ideale Ödemtherapie sein, weil die Diurese das intravasale Volumen vermindert (Abfall des Pc) und gleichzeitig die Plasmaproteinkonzentration steigert (Anstieg des KOD). Diese beiden Effekte sollten die Kräfte verstärken, die die Ödembildung begrenzen.

Aber die Diuretikatherapie hat sich als ineffektiv bei der Reduzierung des Lungenwassers beim ARDS erwiesen [23].

Dies ist insofern nicht überraschend, als die Infiltrate beim ARDS nicht ein Flüssigkeitsödem wie bei einer Herzinsuffizienz darstellen, sondern eine dichte Ansammlung von Entzündungszellen. Mit anderen Worten: **Das ARDS ist eine akute Entzündung der Lunge, und Diuretika sind nicht geeignet, eine Entzündung zu behandeln.** Intravenös appliziertes Furosemid kann den Gasaustausch beim ARDS verbessern, ohne dabei das Lungenwasser zu senken oder eine Diurese in Gang zu setzen [24]. Der zugrundeliegende Mechanismus könnte der Anstieg des pulmonalen Blutflusses zu besser ventilierten Lungenabschnitten sein. Eine aggressive Diuretikatherapie mit Furosemid bei Patienten mit einer pulmonalen Hypertonie kann jedoch durch Reduktion des rechtventrikulären Auswurfs verheerende Folgen haben [25]. Die Diuretikatherapie muß bei Patienten mit ARDS und pulmonaler Hypertonie sorgfältig überwacht werden.

Auch andere Therapien, die eine Reduktion des Lungenwassers zum Ziel haben, wie zum Beispiel die Infusion konzentrierter Eiweißlösungen, waren nicht erfolgreich [26].

Sicherung der Gewebeoxygenierung

Letzten Endes ist beim Lungenversagen, gleich welcher Genese, das Ziel, das Sauerstoffangebot für die stoffwechselaktiven Gewebe zu erhalten. Wie schon in Kapitel 15 beschrieben:

Beim ARDS verändert sich die periphere Sauerstoffaufnahme ($\dot{V}_{O_2}$) direkt mit Veränderungen des Sauerstoffangebotes ($\dot{D}_{O_2}$) [27], was bedeutet, daß Faktoren, die das Sauerstoffangebot beeinflussen (besonders das Herzminutenvolumen), zur Verbesserung der Sauerstoffaufnahme genutzt werden können.

In Abbildung 23-6 werden ein Sauerstoffangebot von über 520 ml/min/m² und eine Sauerstoffaufnahme von über 110 ml/min/m² als Behandlungsziele genannt, jedoch können, wie schon in Kapitel 15 beschrieben, bei hypermetabolen Patienten hoch-normale Werte für $\dot{D}_{O_2}$ und $\dot{V}_{O_2}$ notwendig sein (s. Tab. 15-1). Deshalb müssen für jeden Patienten individuell die optimalen Werte für $\dot{D}_{O_2}$ und $\dot{V}_{O_2}$ bestimmt werden. Zur Bestimmung der optimalen Werte für den Sauerstofftransport für jeden Patienten können die Serumlaktatwerte herangezogen werden. Die Faktoren, die das Sauerstoffangebot beeinflussen, sind das Herzminutenvolumen ($\dot{Q}$), die Hämoglobinkonzentration (Hb) und die arterielle Sauerstoffsättigung (Sa_{O_2}).

$$\dot{D}_{O_2} = \dot{Q} \times (1{,}3 \times Hb \times Sa_{O_2})\ [ml/min/m^2]$$

Jeder Anstieg einer dieser drei Variablen führt gleichzeitig zu einem Anstieg des Sauerstoffangebotes. Die Variablen unterscheiden sich jedoch in ihren Auswirkungen auf die Sauerstoffaufnahme im Gewebe. Das Herzminutenvolumen hat den größten Einfluß auf die Sauerstoffaufnahme (s. Abb. 13-5).

Herzminutenvolumen (HZV). Bei einem ARDS ist das HZV oft hoch; ist das HZV jedoch zu niedrig, so ist **Dobutamin**, intravenös verabreicht, ein wirkungsvolles Medikament zur Steigerung des HZV [23]. Die übliche Dosis liegt zwischen 5 und 15 µg/kg KG/min (s. Kap. 20 zur Dosierung von Dobutamin). Vermeiden Sie Dopamin in mittleren und hohen Dosen (> 10 µg/kg KG/min), da Dopamin die Pulmonalvenen verengen und so zu einem Anstieg des PCWP führen kann [22, 26]. Vermeiden Sie auch Vasodilatatoren, wenn immer möglich, weil sie durch eine Steigerung des intrapulmonalen Shunts eine Hypoxämie verstärken können (Hydralazin bildet eine Ausnahme).

Bluttransfusion. Eine Transfusion ist oft notwendig, um die Hämoglobinkonzentration auf Werte über 10 g/100 ml zu halten, aber, wie schon in Kapitel 13 besprochen und in Abbildung 13-5 dargestellt, **es gibt keinen Beweis, daß eine Bluttransfusion die Gewebeoxygenierung verbessert** [25]. Aufgrund ihrer hohen Viskosität können Erythrozytenkonzentrate das HZV senken und den intrapulmonalen Shunt anheben [4, 11]. Weiterhin kann die Eisenbelastung durch Blutprodukte die Produktion toxischer Sauerstoffradikale in der Lunge anregen, was beim ARDS sicherlich unerwünscht ist.

Arterielle Sauerstoffsättigung. Die Sa_{O_2} wird gewöhnlich über 90% gehalten, um im horizontalen Bereich der Sauerstoffdissoziationskurve zu bleiben. Liegt die Sa_{O_2} im Bereich des flachen Kurvenabschnittes, so besteht keine Notwendigkeit, eine höhere Sauerstoffkonzentration zu verabreichen.

Vermeiden der Sauerstofftoxizität

Zur Minimierung des Risikos einer Sauerstofftoxizität sollte die inspiratorische Sauerstoffkonzentration (FI_{O_2}) so niedrig wie möglich oder wenigstens unterhalb von 60% eingestellt werden. Die Sa_{O_2} ist ein besseres Maß der arteriellen Oxygenierung als der Pa_{O_2}, weil die Sa_{O_2} den Sauerstoffgehalt des arteriellen Blutes bestimmt. Eine Sa_{O_2} über 90% sollte ausreichen, den Sauerstofftransport zu den peripheren Geweben aufrechtzuerhalten. Kann die FI_{O_2} auf normalem Wege nicht unter 60% gesenkt werden, so kann ein PEEP angewandt werden, damit die FI_{O_2} in nicht-toxische Bereiche gesenkt werden kann. Das Problem der Sauerstofftoxizität wird in Kapitel 25 beschrieben.

Spezielle Gesichtspunkte

Positiver endexspiratorischer Druck (PEEP). PEEP ist keine Therapie des ARDS, sondern eine Methode zur Senkung der FI_{O_2} in nicht-toxische Bereiche. Dies wird genauer in Kapitel 28 besprochen, vorab aber einige wichtige Punkte:

1. Die Anwendung von PEEP senkt die Inzidenz eines ARDS beim Hochrisikopatienten nicht [32].
2. PEEP senkt den Lungenwassergehalt beim ARDS nicht [33]. Hohe PEEP-Werte können sogar den Lungenwassergehalt steigern! Möglicherweise besteht der zugrundeliegende Mechanismus in einer Beeinträchtigung der Lymphdrainage aus dem Brustraum.

Diese Beobachtung rechtfertigt nicht den routinemäßigen Einsatz von PEEP als prophylaktische oder therapeutische Maßnahme beim ARDS. Die Anwendung von PEEP sollte auf Patienten mit einer im toxischen Bereich liegenden FI_{O_2} begrenzt bleiben.

Steroide. Von Steroiden in hoher Dosierung wurde angenommen, daß sie die entzündliche Reaktion in der Lunge günstig beeinflussen. Neuere Untersuchungen konnten dies jedoch nicht bestätigen.

1. Eine Multicenterstudie an 99 Patienten, die randomisiert entweder Methylprednisolon (30 mg/kg KG alle 6 h über 24 h) oder ein Plazebo erhielten, zeigte weder bei der Mortalität noch bei der klinischen Besserung eines ARDS Unterschiede zwischen der Steroid- und der Kontrollgruppe [34].
2. Prophylaktisch hochdosiert verabreichtes Methylprednisolon bei Patienten im septischen Schock senkte die Inzidenz eines ARDS nicht [35].
3. Über 24 Stunden hochdosiert applizierte Steroide sind in Verbindung gebracht worden mit einem Anstieg der Inzidenz von sekundären Infektionen [36].

Als Ergebnis dieser Studien kann man die Steroidtherapie eines ARDS nicht mehr empfehlen. Wegen des Risikos von Sekundärinfektionen ist von einer Steroidtherapie abzuraten.

KAPITEL 24

Nicht-invasives Blutgasmonitoring

Es gibt heute verschiedene Möglichkeiten zur nicht-invasiven Messung arterieller Blutgase. Jedes Verfahren hat seine Grenzen, dennoch ist ihre Entwicklung der nützlichste Fortschritt im Bereich der Überwachung von kritisch kranken Patienten in den letzten zehn Jahren. Es werden drei Methoden vorgestellt: Oxymetrie, Kapnographie und transkutanes Blutgasmonitoring.

Oxymetrie

Die Oxymetrie ist ein optisches Verfahren zur Bestimmung des oxygenierten Hämoglobins im Blut. Ohroxymeter wurden in den frühen 70er Jahren in die Klinik eingeführt, aber erst mit der Einführung des Pulsoxymeters in den frühen 80er Jahren konnte sich die Methode etablieren. Die Popularität der Pulsoxymetrie ist seither so schnell gewachsen, daß 1987 die amerikanische Gesellschaft für Anästhesiologie die Pulsoxymetrie als Standardüberwachung bei jeder Vollnarkose empfahl [1].

Prinzip

Die Oxymetrie basiert auf der Fähigkeit des Hämoglobins, Licht unterschiedlicher Wellenlängen, abhängig vom Zustand des Hämoglobins, zu absorbieren. Oxygeniertes Hämoglobin (Hb_{O_2}) absorbiert Licht im roten Spektrum (deshalb die rote Farbe des oxygenierten Blutes), und desoxygeniertes oder reduziertes Hämoglobin (RHb) absorbiert Licht im nahen Infrarotbe-

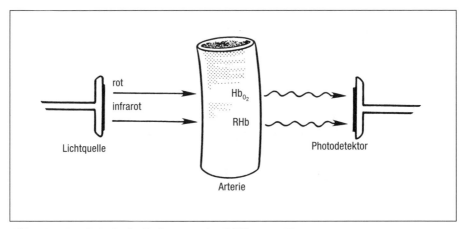

Abb. 24-1 Das Prinzip der Pulsoxymetrie. Erklärung s. Text.

reich. Passiert ein aus roten und infraroten Wellenlängen zusammengesetzter Lichtstrahl ein Blutgefäß (Abb. 24-1), so ist die Durchlässigkeit der Wellenlänge umgekehrt proportional zur Konzentration von Hb_{O_2} und RHb im Blut. Die Sauerstoffsättigung (S_{O_2}) kann dann aus dem Verhältnis von Hb_{O_2} und Gesamt-Hb (Hb_{O_2} + RHb) nach folgender Gleichung berechnet werden:

$$S_{O_2} = \frac{Hb_{O_2} \times 100}{Hb_{O_2} + RHb} \ [\%]$$

In diese Berechnung gehen nur zwei Formen des Hämoglobins ein. Methämoglobin und Carboxyhämoglobin werden vernachlässigt. Die Oxymeter für den In-vitro-Gebrauch haben vier Wellenlängen und können alle Formen des Hämoglobins erkennen. Die Oberflächenoxymeter für die kontinuierliche On-line-Messung haben nur zwei Wellenlängen, weshalb man damit keine Methämoglobinämie und Carboxyhämoglobinämie messen kann. Diese Krankheitsbilder sind jedoch so selten, daß es gerechtfertigt erscheint, bei den meisten Patienten mit nur zwei Wellenlängen zu messen.

Pulsoxymetrie

Die Originaloxymetrie krankte an zwei Einschränkungen [3]. Die erste war die Lichtabsorptionsinterferenz mit Pigmenten (z.B. Bilirubin) und anderen Gewebebestandteilen. Das zweite und viel bedeutendere Problem war die Unfähigkeit, Hämoglobin in Arterien von Hämoglobin in Venen zu unterscheiden. Dieses Problem wurde durch die Verwendung von Oxymetern, die nur die Lichtdurchlässigkeit durch pulsatile Gefäße messen, verringert oder sogar eliminiert. Diese Pulsoxymeter sind der größte Fortschritt im Intensivmonitoring in den letzten zehn Jahren.

Die Prinzipien der Pulsoxymetrie sind in Abbildung 24-1 dargestellt. Die arterielle Pulsation wird durch Schwankungen im Blutvolumen verursacht, die ihrerseits Schwankungen bei der Lichtdurchlässigkeit verursachen. Die Photodetektoren in Pulsoxymetern können den alternierenden Lichteinfall arterieller Pulsationen vom ständigen Lichteinfall der Venen oder der nicht-pulsatilen Elemente wahrnehmen und unterscheiden. Nur der alternierende Lichteinfall wird für die Analyse herangezogen (analog zu einem Wechselstromverstärker) und eliminiert so jede Störung durch Venen oder andere nicht-pulsatile Elemente im dazwischenliegenden Gewebe. Daher werden die Pulsoxymeter nicht durch die Gewebedicke oder durch Farbstoffe beeinflußt (auch nicht durch Nagellack).

Genauigkeit. Die Pulsoxymeter haben laut Untersuchungen eine beachtliche Genauigkeit [1, 2]. Diese weicht nicht mehr als 2 oder 3% (Standardabweichung) von Oxyhämoglobinwerten ab, die mit Multiwellenlängenoxymetern in vitro gemessen wurden [1, 2]. Die einzige Forderung für eine genaue Messung ist ein Patient, der in seiner hämodynamischen Leistung nicht eingeschränkt ist und eine arterielle Sauerstoffsättigung von über 70% hat. Die Genauigkeit bei Sa_{O_2}-Werten unter 70% ist variabel, doch kommt dies selten vor [4].

Indikationen. Die Indikationen für die Pulsoxymetrie werden nur durch die Verfügbarkeit von Pulsoxymetern begrenzt, da jeder Patient, der zusätzlich Sauerstoff erhält, von der kontinuierlichen Messung mit einem Pulsoxymeter profitiert.

Grenzen. Die wichtigste Schwachstelle der Pulsoxymetrie ist die fehlende Sensitivität der arteriellen Sauerstoffsättigung für Veränderungen der Lungenfunktion. Dies ist in der Form der Sauerstoffbindungskurve begründet (s. Kap. 25, Abb. 25-1). Übersteigt die Sa_{O_2} 90% und ist der Pa_{O_2} über 60 mmHg, so ist die Kurve flach, und der arterielle Pa_{O_2} kann sich bei geringen Veränderungen der arteriellen Sauerstoffsättigung beachtlich verändern. Das führt dazu, daß die Sa_{O_2} auf beginnende Veränderungen im pulmonalen Gasaustausch nicht adäquat reagiert. Die Bedeutung dieser Einschränkung ist allerdings nicht klar.

Transkutane P$_{O_2}$-Messung

Transkutane P$_{O_2}$-Elektroden wurden in den frühen 70er Jahren bei Neugeborenen in die Klinik eingeführt und auf diesem Einsatzgebiet als zuverlässig bewertet. Die Zuverlässigkeit bei Erwachsenen ist jedoch variabel, was die Anwendung dieser Methode beim Erwachsenen limitiert. Neuerdings wurde die transkutane Sauerstoffelektrode zur Messung der Perfusion der Extremitäten eingesetzt. Hierfür gibt es jedoch bis heute nur wenige Erfahrungswerte.

Methodik

Transkutane Sauerstoffelektroden wurden zur Messung des P$_{O_2}$ in den Hautkapillaren direkt unter der Epidermis entwickelt. Die Elektrode an sich ist eine verkleinerte Version der Clark-Polarographieelektrode (die bei der arteriellen Blutgasanalyse benutzt wird). Sie wird auf der Haut mit einem Klebering befestigt. Die Elektrode ist umgeben von einem Heizelement, das die Temperatur der darunterliegenden Haut konstant zwischen 44 und 45 °C hält. Dies erhöht die Diffusion von Sauerstoff durch die Epidermis und damit die

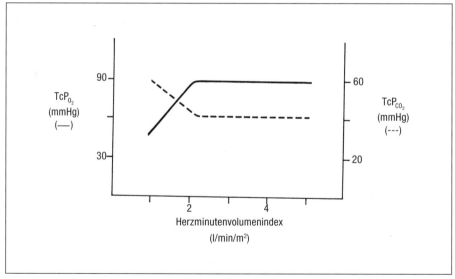

Abb. 24-2 Der Einfluß des Herzminutenvolumens auf transkutane Blutgasmessungen (Sauerstoffkurve aus [6]; Kohlendioxidkurve aus [10]).

Genauigkeit der Messung beim Erwachsenen (Neugeborene haben eine dünne Haut und benötigen kein Heizelement). Die Elektroden werden normalerweise am oberen Ende der Thoraxvorderwand oder am Oberarm plaziert, da dort die Perfusion der Haut hoch ist. Die Elektrodenposition muß alle vier Stunden geändert werden, um das Risiko einer Verbrennung der Haut im Bereich der Elektroden zu verringern.

Genauigkeit

Die Genauigkeit der transkutanen P$_{O_2}$-Messung (TcP$_{O_2}$) wird durch die Anzahl der peripheren Blutgefäße bestimmt. Ist der Blutfluß normal, so ist der TcP$_{O_2}$ ein zuverlässiges Maß des P$_{O_2}$ [5, 6]. Sinkt jedoch der Blutfluß in der Peripherie, so kann der TcP$_{O_2}$ niedriger als der Pa$_{O_2}$ bestimmt werden. Der Einfluß des HZV auf den TcP$_{O_2}$ ist in Abbildung 24-2 dargestellt [6]. Der TcP$_{O_2}$ ist vom Herzindex unabhängig, solange dieser nicht unter 2 l/min/m² KOF fällt. Unter diesem Wert verändert sich der TcP$_{O_2}$ direkt mit dem Herzindex [6]. Bei niedriger arterieller Flußrate ist der TcP$_{O_2}$ eher ein Maß für den venösen P$_{O_2}$ als für den arteriellen P$_{O_2}$, weil mehr venöses Blut in den Gefäßen vorhanden ist.

Überwachung des Blutflusses

Aufgrund seiner Abhängigkeit von der Blutflußrate kann der TcP$_{O_2}$ auch als ein Maß für einen ausreichenden Blutfluß zu einer Extremität nach einem Trauma oder einem rekonstruktiven gefäßchirurgischen Eingriff verwendet werden [7].
Die Abbildung 24-3 zeigt den Gebrauch des TcP$_{O_2}$ zur Überwachung des Blutflusses zu einer unteren Extremität. Die Aufzeichnung in der Abbildung wurde von einer Sauerstoffelektrode, die am linken Fuß eines Probanden ohne Hinweise auf eine periphere Gefäßerkrankung befestigt war, aufgezeichnet. Die Arteria femoralis wurde dann durch Druck auf die Leistengegend okkludiert. Wie zwischen den beiden Pfeilen sichtbar, fiel der TcP$_{O_2}$ während dieser Zeit rasch ab und kehrte auf seinen Ausgangswert zurück, sobald die Kompression nachließ. Wäre eine andere Elektrode in einem Kontrollareal plaziert worden, so hätte der TcP$_{O_2}$ einen Marker für einen reduzierten Blutfluß darstellen können.

Konjunktivale P$_{O_2}$-Messung

Der Vorteil der konjunktivalen P$_{O_2}$-Messung beruht auf den Besonderheiten des Epithels in dieser Region.

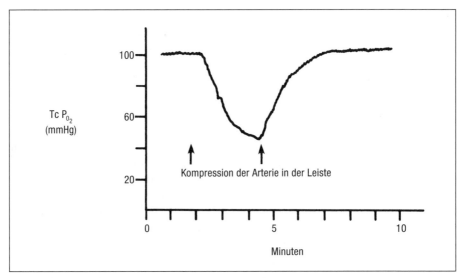

Abb. 24-3 Transkutaner P_{O_2} während einer manuellen Kompression der Arteria femoralis in der Leiste. Die Sauerstoffelektrode ist auf dem Fußrücken fixiert.

Prinzip

Die Haut des Erwachsenen ist keine ideale Meßoberfläche, weil sie dick ist und relativ undurchlässig für Sauerstoff, wenn man sie nicht künstlich erwärmt. Bei der Konjunktiva gibt es diese Probleme nicht. Die epitheliale Lage besteht aus zwei bis vier Zellen, und das Kapillargebiet liegt sehr oberflächlich. Deshalb besteht hier nur ein sehr geringer Gradient für die Sauerstoffdiffusion durch die Epidermis. Eine Oberflächenerwärmung ist hier nicht notwendig. Zusätzlich spiegelt der konjunktivale P_{O_2} den P_{O_2} der Arteria carotis interna wider und ist somit ein Maß für das Sauerstoffangebot im Zentralnervensystem.

Methodik

Die oben angeführten Vorteile der konjunktivalen P_{O_2}-Messung führten zur Entwicklung eines Okulars aus Plastik, das eine verkleinerte Clark-Elektrode enthält [8]. Das Okular ist der Oberfläche des Auges angepaßt und enthält eine zentrale Öffnung, um eine Schädigung der Kornea zu verhindern. Das Okular ist für den Einsatz bei Menschen geeignet.

Genauigkeit

Der konjunktivale P$_{O_2}$ ist ein exaktes Maß für den arteriellen P$_{O_2}$ bei Patienten mit einem normalen HZV [8]. Sind das HZV oder das periphere Sauerstoffangebot vermindert, sinkt der konjunktivale P$_{O_2}$ relativ zum arteriellen P$_{O_2}$ (genau wie der TcP$_{O_2}$).

Transkutane P$_{CO_2}$-Messung

Die Prinzipien und die Grenzen der transkutanen Messung des P$_{CO_2}$ (TcP$_{CO_2}$) sind ähnlich denen der TcP$_{O_2}$-Messung. In ihrer Genauigkeit ist sie abhängig von Alter (am genauesten bei Neugeborenen), Hautdicke und hämodynamischem Status. Eine Erwärmung der Haut verbessert die Genauigkeit des TcP$_{CO_2}$ beim Erwachsenen durch eine verbesserte CO$_2$-Diffusion durch die Epidermis [10].

Methodik

Es gibt zwei Arten von CO$_2$-Elektroden. Eine Elektrode mißt den P$_{CO_2}$ durch das Überwachen der pH-Wert-Veränderung einer bicarbonathaltigen Lösung, die in Kontakt mit der Haut steht (dies entspricht der Elektrode, die in Blutgasmeßgeräten benutzt wird). Die andere Methode nutzt die Infrarotabsorption durch eine Gassammelkammer über Hautkontakt [8]. Beide Elektroden nutzen ein Heizelement, um die Genauigkeit zu erhöhen und die Ansprechzeit zu minimieren.

Genauigkeit

Bei Erwachsenen mit einem normalen HZV und Blutdruck ist der TcP$_{CO_2}$ ein verläßliches Maß für den arteriellen P$_{CO_2}$. Ist das HZV unterhalb des Normbereichs, so steigt der TcP$_{CO_2}$ relativ zum Pa$_{CO_2}$. Dies wird in Abbildung 24-2 gezeigt. Die Veränderungen des TcP$_{CO_2}$ bei verringertem Blutfluß sind genau entgegengesetzt den Veränderungen des TcP$_{CO_2}$und sind einem verminderten CO$_2$-Auswaschvorgang bei reduziertem Blutfluß zuzuschreiben. Aufgrund dieser Abweichung ist der TcP$_{CO_2}$ zur Zeit keine allgemein verbreitete Methode für das nicht-invasive Blutgasmonitoring.

Endexspiratorische CO$_2$-Messung

Das Kohlendioxid der Ausatemluft kann als nicht-invasives Maß für den arteriellen P$_{CO_2}$ (Pa$_{CO_2}$) bei bestimmten Patienten mit einem Endotrachealtubus genutzt werden [11, 12].

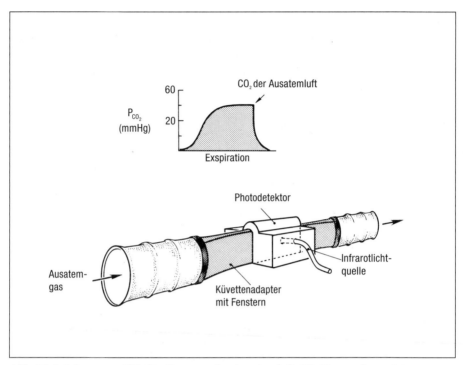

Abb. 24-4 Schema zur CO₂-Bestimmung der Ausatemluft. Die Kurve oben zeigt schematisch die Veränderungen des P_{CO_2} während der Ausatemphase. Erläuterungen s. Text.

Prinzip

Das normale Muster der CO_2-Elimination in der Ausatemluft ist in Abbildung 24-4 dargestellt. Zu Beginn der Exspiration entweicht das Gas des anatomischen Totraums der oberen Luftwege. Der P_{CO_2} ist zu Beginn der Exspiration vernachlässigbar. Schreitet die Exspiration fort, so erscheint nun alveoläres Gas in den oberen Luftwegen, und der P_{CO_2} in der Ausatemluft steigt während der Exspiration stetig an, bis er kurz vor Ende der Exspiration ein Plateau erreicht und dort annähernd konstant bis zum Beginn der nächsten Inspiration bleibt. Bei normaler Lungenfunktion ist der Wert des ausgeatmeten P_{CO_2} am Ende der Exspiration (bezeichnet als endtidales CO_2 oder ET_{CO_2}) gleich dem P_{CO_2} im endkapillären (arteriellen) Blut.

Methodik

Ein Infrarotanalysator wird in den Exspirationsschenkel gebracht, wie es in Abbildung 24-4 gezeigt wird. Eine lichtemittierende Diode auf der einen Seite der Elektrode sendet einen infraroten Lichtstrahl durch das Ausatemgas, und eine Photodetektordiode auf der anderen Seite mißt die Intensität der Lichtdurchlässigkeit. Diese Untersuchungen sind schnell und interferieren in keiner Weise mit dem Gasfluß.

Beziehung zwischen Pa$_{CO_2}$ und ET$_{CO_2}$

Normalerweise unterscheiden sich der arterielle P$_{CO_2}$ und der endtidale P$_{CO_2}$ (ET$_{CO_2}$) nur um einige mmHg voneinander [11]. Bei kardiopulmonalen Störungen fällt der ET$_{CO_2}$ relativ zum Pa$_{CO_2}$. Folgende Zustände werden durch eine Veränderung des Pa$_{CO_2}$-ET$_{CO_2}$-Gradienten beschrieben.

Hoher Pa$_{CO_2}$-ET$_{CO_2}$-Gradient: In einer solchen Situation sind die Alveolargebiete mit einem hohen V$_D$/V$_T$ minderperfundiert, und die Diffusion von CO$_2$ aus den Lungenkapillaren in die Alveolen ist eingeschränkt. Dies führt zu einem Abfall des P$_{CO_2}$ in der Ausatemluft in Relation zum arteriellen P$_{CO_2}$. Folgende Situationen können die Ursache dieses Problems sein [10]:
1. Niedriges Herzzeitvolumen
2. Überblähung der Lunge (z.B. durch einen PEEP)
3. Hoher physiologischer Totraum (z.B. bei einer COPD)

Umgekehrter Pa$_{CO_2}$-ET$_{CO_2}$-Gradient: Daß der ET$_{CO_2}$ den arteriellen P$_{CO_2}$ übersteigt, ist sehr ungewöhnlich, aber folgende Voraussetzungen können eine solche Situation hervorrufen [11]:
1. Exzessive CO$_2$-Produktion, wenn die Inspirationsvolumina sehr klein sind.
2. Überperfundierte Alveolen.
3. Werden hohe inspiratorische Sauerstoffkonzentrationen verwendet, wird CO$_2$ von Hämoglobin freigesetzt, das mit Sauerstoff gesättigt wird.
Da es verschiedene Faktoren gibt, die die Beziehung zwischen ET$_{CO_2}$ und Pa$_{CO_2}$ beeinflussen, sollten regelmäßig arterielle Blutgasanalysen durchgeführt werden, um die Genauigkeit der ET$_{CO_2}$-Messung zu überprüfen.

Klinische Anwendung

Folgende Anwendungen für die ET$_{CO_2}$-Messung sind gesichert oder könnten von Wert sein:

Störungen der Beatmung: Die ET$_{CO_2}$-Monitore sind mit einem Alarm ausgestattet, der als Backup-Alarm für ein Beatmungsgerät genutzt werden kann.

Ein plötzlicher Abfall des ET_{CO_2} kann das Zeichen für eine Diskonnektion zwischen Beatmungsgerät und Patient sein oder auf ein anderes Leck im Beatmungssystem hinweisen [13].

Nosokomiale Komplikationen: Es gibt verschiedene Komplikationen, die bei einer verlängerten mechanischen Beatmung entstehen können. Veränderungen des ET_{CO_2} können ein frühes Zeichen solcher Komplikationen sein. Ein plötzlicher Abfall des ET_{CO_2} in Verbindung mit einem Anstieg des Pa_{CO_2}-ET_{CO_2}-Gradienten wird bei folgenden Krankheitszuständen beobachtet: akute Lungenembolie, Atelektasen, Pneumonie, Sepsis und ARDS. Ängstlichkeit und Unruhe können den ET_{CO_2} senken, sollten jedoch nicht zu einer Änderung des Pa_{CO_2}-ET_{CO_2}-Gradienten führen.

Postoperatives Zittern: Die ET_{CO_2}-Messung kann für die Überwachung von Patienten in der direkt postoperativen Phase nach einer kardiopulmonalen Bypass-Operation von Wert sein. Zittern während der Wiedererwärmungsphase kann seine Ursache in einer kombinierten metabolischen und respiratorischen Azidose haben, die schwerwiegende, sogar lebensbedrohliche Folgen haben kann. Die respiratorische Azidose wird durch eine gesteigerte CO_2-Produktion bei gestörtem Atemantrieb durch einen Anästhesieüberhang verursacht. Die metabolische Azidose wird durch die Produktion von Laktat in der Skelettmuskulatur verursacht. Beide Vorgänge führen zu einem Anstieg des ET_{CO_2}. Ein plötzlicher Anstieg des ET_{CO_2} kann auf neu auftretende Probleme hinweisen und eine Korrektur der Störung veranlassen, z.B. Relaxation oder Erhöhen des Atemminutenvolumens. Die ET_{CO_2}-Messung wird dann zur Überwachung der Effektivität der Behandlung herangezogen.

Entwöhnung: Die ET_{CO_2}-Messung kann bei Patienten während der Entwöhnungsphase vom Respirator nützlich sein [14]. Sowohl ein Anstieg des ET_{CO_2} während der Entwöhnungsphase als auch ein gleichbleibender ET_{CO_2} bei steigendem Atemminutenvolumen können Zeichen eines Scheiterns der Entwöhnung sein. Die Unfähigkeit, bei steigender Atemfrequenz CO_2 in der Ausatemluft zu senken, kann als Zeichen einer respiratorischen Insuffizienz gewertet werden (s. Kap. 30).

Kontrollierte Hyperventilation: Die ET_{CO_2}-Messung kann zur Überwachung einer beabsichtigten Hyperventilation bei Patienten mit einer Schädel-Hirn-Verletzung eingesetzt werden oder in Situationen, in denen durch eine Hyperventilation der intrakranielle Druck beeinflußt werden soll. Die Pa_{CO_2}-ET_{CO_2}-Differenz muß dabei regelmäßig überwacht werden.

Kardiopulmonale Reanimation: Eines der neuen Anwendungsgebiete der ET$_{CO2}$-Messung ist die Überwachung der Effektivität der Herzdruckmassage. Der ET$_{CO_2}$ fällt mit dem pulmonalen Blutfluß, so daß er als nicht-invasiver Index des Herzminutenvolumens während einer kardiopulmonalen Reanimation verwendet werden kann. Eine Studie hat belegt, daß kein Patient mit einem ET$_{CO_2}$ unter 10 mmHg während der Reanimation überlebt hat [15]. Diese Anwendung hat verschiedene wichtige Aspekte. Weitere Untersuchungen sind notwendig.

KAPITEL 25

Sauerstofftherapie

„A moralist, at least,
may say that the air which nature has provided for us
is as good as we deserve."

JOSEPH PRIESTLEY

Wir haben eine eigenartige Beziehung zu Sauerstoff, weil Sauerstoff für uns sowohl eine Notwendigkeit als auch eine Gefahr darstellt [1, 2]. Als „Verbrennungsmotor" sind wir auf Sauerstoff als Energiequelle für unsere Arbeit angewiesen. Das Problem ist jedoch, daß bei dem Energieumwandlungsprozeß toxische Nebenprodukte entstehen. Dadurch wandern wir bei Sauerstoff auf einem schmalen Grat zwischen Bedürfnis und Gesundheitsschädigung. Seine obige Feststellung legt nahe, daß dies Priestley bewußt war, als er dieses Gas entdeckte.

Das folgende Kapitel behandelt einige praktische Aspekte der Sauerstofftherapie, wie Indikationen und Ziele der Sauerstofftherapie, Systeme zur Applikation von Sauerstoff und Risiken, die mit hohen Sauerstoffkonzentrationen auftreten können.

Ziele der Sauerstofftherapie

Trotz erstaunlich weniger Richtlinien zur Sauerstoffanwendung wird jedem Intensivpatienten Sauerstoff appliziert. 1984 veröffentlichte das American College of Chest Physicians und das National Heart Lung and Blood Institute folgendes Statement über Indikationen der Sauerstofftherapie [1].

„Eine zusätzliche Sauerstofftherapie ist bei akuten Erkrankungen dann *sinn-*

voll, wenn die Blutgasanalyse einen Pa_{O_2} unter 60 mmHg zeigt oder die arterielle Sauerstoffsättigung (Sa_{O_2}) unter 90% liegt. In diesem Fall wird ein Sauerstoffmangel des Gewebes allgemein *angenommen*."

Die Unsicherheit dieses Statements kommt in den kursiv gedruckten Worten zum Ausdruck. „Sinnvoll" wird anstatt des Wortes „notwendig" und „anzunehmen" anstatt von „wissen" gewählt. Vergleichen Sie dieses Statement mit der Zusammenfassung einer klinischen Studie, die 18 Jahre zuvor im New England Journal of Medicine veröffentlicht wurde [31].

„Beim immobilen Patienten führt selbst eine schwerste klinische Hypoxämie, die durch eine pulmonale Insuffizienz verursacht ist, nicht zu einer generalisierten anaeroben Stoffwechsellage der Gewebe. Einem anaeroben Stoffwechsel liegt eine *systematische Kreislaufstörung* zugrunde, die zu einer ungenügenden Gewebeperfusion führt."

Diese Studie belegt, daß der arterielle P_{O_2} bis auf 22 mmHg abfallen kann, ohne daß es zu einer Laktazidose kommt, solange das Herzminutenvolumen

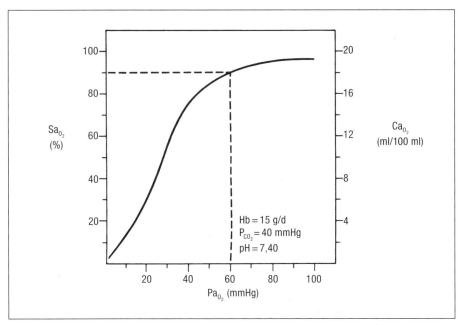

Abb. 25-1 Sauerstoffbindungskurve. Der Pa_{O_2} ist der arterielle P_{O_2}, und Sa_{O_2} ist die prozentuale Sättigung des Hämoglobins mit Sauerstoff im arteriellen Blut. Ca_{O_2} ist der Sauerstoffgehalt des arteriellen Blutes.

konstant bleibt. Sobald aber das HZV fällt, wird Laktat gebildet. Diese Ergebnisse unterstreichen, daß der Blutfluß die kritische Größe der Gewebeoxygenierung ist und daß das hämodynamische Monitoring ein wichtiger Bestandteil der Überwachung einer Sauerstofftherapie ist.

Sauerstoffgehalt

Wie schon in Kapitel 2 beschrieben, wird der Sauerstoffgehalt des arteriellen Blutes (Ca_{O_2}) durch die Serumhämoglobinkonzentration (Hb) und die prozentuale Sättigung des Hämoglobins mit Sauerstoff (Sa_{O_2}) definiert.

$$Ca_{O_2} = (1,3 \times Hb \times Sa_{O_2}) + (0,003 \times Pa_{O_2}) \ [ml/100 \ ml]$$

Beachten Sie den geringen Anteil, den der arterielle P_{O_2} (Pa_{O_2}) am gesamten Sauerstoffgehalt des Blutes besitzt. Der Pa_{O_2} ist nur insofern wichtig, als er die Sauerstoffsättigung (Sa_{O_2}) beeinflußt. Die Beziehung zwischen Pa_{O_2} und Sa_{O_2} wird in der Sauerstoffbindungskurve in Abbildung 25-1 dargestellt. Zwischen diesen Werten besteht eine lineare Beziehung bis zu Pa_{O_2}-Werten von 60 mmHg und Sättigungswerten von 90%. Oberhalb davon flacht die Kurve ab, und ein weiterer Anstieg des Pa_{O_2} hat nur noch geringen Einfluß auf Sa_{O_2}. Um den steilen Bereich der Kurve zu vermeiden, wird empfohlen, die Sa_{O_2} nicht unter 90% fallen zu lassen. Eine höhere inspiratorische Sauerstoffkonzentration hat nur noch wenig Einfluß auf die Oxygenierung, kann aber erhebliche Nebenwirkungen hervorrufen.

Sauerstofftransport

Ein Anstieg der arteriellen Oxygenierung während der Atmung einer mit Sauerstoff angereicherten Gasmischung garantiert keine Verbesserung der Gewebeoxygenierung, da das Atmen von Sauerstoff die myokardiale Funktion einschränken und damit das HZV senken kann [4]. Dies wird in der Formel für das Sauerstofftransport sichtbar:

$$\overset{?}{} \quad \overset{\downarrow}{} \quad \overset{\uparrow}{} \quad \overset{\uparrow\uparrow}{}$$
$$\text{Sauerstofftransport} = HZV \times (1,3 \times Hb \times Sa_{O_2}) + (0,0031 \times Pa_{O_2}) \ [ml/min/m^2]$$

Die Pfeile bezeichnen die Richtung und den Umfang der Veränderungen, die während Sauerstoffatmung auftreten können. Der Pa_{O_2} kann stark ansteigen, die Sa_{O_2} nur geringfügig. Das Herzminutenvolumen (HZV) kann sinken. So kann es zu einem Abfall des Sauerstofftransportes trotz eines Anstiegs der arteriellen Oxygenierung kommen.

Da es durch Atmung von Sauerstoff zu einem Abfall des HZV kommen kann, muß ein Anstieg der arteriellen Oxygenierung durch Sauerstoffzufuhr nicht zwangsläufig einen Anstieg der Gewebeoxygenierung bedingen [4, 5].

Die sauerstoffinduzierte Beeinträchtigung der Herzfunktion ist beim einzelnen nicht vorhersehbar und kann sowohl bei Patienten mit physiologischer als auch solchen mit pathologischer kardialer Funktion auftreten [4]. In einer Studie an Patienten mit einer akuten Exazerbation einer chronisch obstruktiven Lungenerkrankung (COPD) entwickelten mehr als 50% der Patienten eine Reduktion des HZV während einer zusätzlichen Sauerstoffgabe. Die Patienten konnten den Sauerstofftransport nicht steigern, obwohl der arterielle P_{O_2} in jedem Fall stieg [4]. Dies weist nochmals auf die Bedeutung des hämodynamischen Monitorings bei Patienten mit einer respiratorischen Insuffizienz hin [6].

Systeme zur Sauerstoffapplikation

Es gibt verschiedene Möglichkeiten, einem spontan atmenden Patienten Sauerstoff zuzuführen [7]. In den folgenden Abschnitten werden die bekanntesten Systeme kurz vorgestellt (Tab. 25-1).

Nasensonden

Nasensonden liefern 100% Sauerstoff bei einer niedrigen Flußrate (1–6 l/min). Der Vorteil der Nasensonden liegt in der hohen Akzeptanz der Patienten. Diese Sonden sind in der Regel sehr komfortabel und nicht so beengend wie Sauerstoffmasken. Patienten mit einem normalen Atemminutenvolumen (5–6 l/min) sind mit einem solchen Low-flow-System gut versorgt. Durch diese Nasensonden kann die inspiratorische Sauerstoffkonzentration (FI_{O_2}) bis auf 45% angehoben werden.

Tabelle 25-1 Sauerstoffbereitstellungssysteme (Schätzwerte, für ein Atemminutenvolumen von 5–6 l/min berechnet).

System	O_2-Flußrate (l/min)	FI_{O_2}
Nasensonden	1	0,21–0,24
	2	0,24–0,28
	3	0,28–0,34
	4	0,31–0,38
	5	0,32–0,44
Einfache Masken	8–15	0,40–0,60
Partielles Rückatmungssystem (Maske)	5–7	0,35–0,75
Nicht-Rückatmungssystem (Maske)	4–10	0,40–1,00
Venturi-Maske	4–12	0,28–0,5

Das Problem bei den Low-flow-Systemen ist, daß man bei Patienten mit einem erhöhten Atemminutenvolumen keine akzeptable FI_{O_2} garantieren kann. Die tatsächliche FI_{O_2} resultiert aus den relativen Anteilen des nasal applizierten Sauerstoffs und der inspiratorischen Flußrate (oder dem Atemminutenvolumen) des Patienten. Übersteigt das Atemminutenvolumen die Sauerstoffflußrate, wird vermehrt Umgebungsluft eingeatmet, wodurch die FI_{O_2} fällt. Deshalb sind Nasensonden für Patienten mit Dyspnoe und hoher Atemfrequenz nicht empfehlenswert.

Sauerstoffmasken

Sauerstoffmasken sind mit zusätzlichen Öffnungen versehen, die es der Exspirationsluft ermöglichen, in die Umgebung abzuströmen. Durch diese Öffnungen kann umgekehrt jedoch Umgebungsluft bei exzessiv hohen Atemminutenvolumina in das Inspirationsgas gelangen. Sauerstoffmasken können Sauerstoff mit einem höheren Fluß abgeben (bis zu 15 l/min) und somit eine höhere FI_{O_2} erreichen (bis zu 50–60%). Bei Patienten mit einem hohen Atemminutenvolumen gelangen allerdings auch diese Masken an ihre Grenzen.

Reservoirsysteme

Hohe inspiratorische Sauerstoffkonzentrationen können durch das Einschalten eines Reservoirs in den Atemkreislauf erreicht werden (s. Abb. 25–2). Die Sauerstoffflußrate wird dann so angepaßt, daß das Reservoir ständig gefüllt bleibt. Dies gewährleistet, daß der Patient das System nicht völlig „leeratmen" und keine Umgebungsluft einatmen kann. Das System in Abbildung 25-2a wird als partielles Rückatmungssystem bezeichnet. Dieses System hat Öffnungen auf der Maske, die es dem ausgeatmeten Gas ermöglichen, das System in die Umgebungsluft zu verlassen. Eine bestimmte Menge des exspirierten Gases wird jedoch auch in das Reservoir gelangen und dort wieder Teil des nächsten Atemzuges sein. Dies kann zu einer Reduktion der FI_{O_2} führen. Mit partiellen Rückatmungssystemen kann eine FI_{O_2} von 0,7 bis 0,8 aufgebaut werden.

Den höchsten Wert der inspiratorischen Sauerstoffkonzentration erreicht man mit einem System, wie es in Abbildung 25-2b dargestellt ist. Es wird als Nicht-Rückatmungssystem bezeichnet und enthält einige Einwegventile, die einerseits verhindern, daß Ausatemluft in das Reservoir, und andererseits, daß Umgebungsluft in das System gelangt. Diese Systeme können eine FI_{O_2} von nahezu 1,0 liefern.

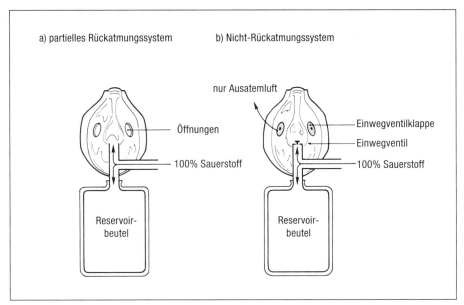

Abb. 25-2 Reservoirmaskensysteme. Das partielle Rückatmungssystem ermöglicht der Ausatemluft, in das Reservoirsystem zu gelangen. Dies führt zu einer Kohlendioxidrückatmung. Nicht-Rückatmungssysteme verwenden ein Einwegventil, um das Eindringen von Exspirationsluft in das Reservoir zu verhindern.

Systeme mit kontrollierter Sauerstoffabgabe

Bei Patienten mit einer chronischen CO_2-Retention ist gelegentlich eine exakte Kontrolle der FI_{O_2} notwendig, um einen weiteren Anstieg des arteriellen P_{CO_2} zu verhindern. Es gibt Sauerstoffabgabesysteme, die trotz Veränderungen in der Sauerstoffflußrate eine konstante FI_{O_2} aufrechterhalten. Diese Systeme werden Venturi-Systeme genannt, wenngleich der Mechanismus, der die FI_{O_2} konstant hält, nicht das Venturi-Prinzip ist. Abbildung 25-3 zeigt den Mechanismus eines flußkontrollierten Systems [9]. Der Gasmischer dieses Systems liefert die gewünschte FI_{O_2}. Reiner Sauerstoff gelangt durch eine Düse mit engem Auslaß in den Gasmischer. Diese Engstelle erhöht die Geschwindigkeit, mit der der Sauerstoff die Düse verläßt und in den Gasmischer eintritt (Bernoulli-Prinzip). Die hohe Geschwindigkeit des Sauerstoffstrahls saugt umgebende Luft in den Strom ein und bewirkt einen „Jet-Mischeffekt". Wird der Sauerstofffluß gesteigert, wächst auch die Stromgeschwindigkeit, und es gelangt mehr Luft in den Gasmischer. Auf diese Weise kann die FI_{O_2} unab-

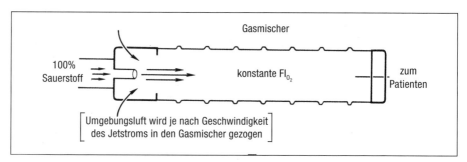

Abb. 25-3 Jet-Mischprinzip für eine kontrollierte FI_{O_2}.

hängig vom Sauerstofffluß konstant gehalten werden. Diese Systeme können eine FI_{O_2} von bis zu 0,5 mit einer Genauigkeit von 1 bis 2% bereitstellen.

Sauerstofftoxizität

Sauerstoff ist ein relativer Neuling in der Atmosphäre und wurde vor ca. 3 Milliarden Jahren als Abfallprodukt der bakteriellen Photosynthese gebildet. Glücklicherweise hat der Sauerstoff keinen zu großen Anteil an der Atmosphäre, da er, in zu großen Mengen eingeatmet, toxisch wirkt [10].

Pathogenese

Molekularer Sauerstoff wird mittels der Zytochromoxidase zu Wasser umgewandelt, wobei giftige Zwischenprodukte entstehen. Diese Stoffwechselschritte sind in Abbildung 25-4 dargestellt. Der Sauerstoff gibt hintereinander eine Reihe von Elektronen ab, so daß jeder der Metaboliten ein einzelnes ungepaartes Elektron auf seiner äußeren Elektronenschale besitzt. Die Metaboliten sind hochgradig reaktiv. Sie wirken als Oxidanzien, indem sie ein Elektron eines anderen Moleküls aufnehmen können. Diese Oxidationsbereitschaft kann zu einer Zerstörung von Zellmembranen und Denaturierung von Zellproteinen führen. Die in Abbildung 25-4 dargestellten toxischen Metaboliten sind das Superoxidanion (O_2^-), das Wasserstoffperoxid (H_2O_2) und das Hydroxylradikal (OH^-).

Eine der Besonderheiten der Schädigung der Zellmembran durch Oxidation ist die Tendenz, sich zu verselbständigen [10]. Dieser Prozeß, der als Lipidperoxidation bezeichnet wird, kann weitere oxidierende Moleküle bilden und eine „Kettenreaktion" in Gang setzen, die den ursprünglichen Schaden vervielfacht und zu einer ausgedehnten Schädigung führt.

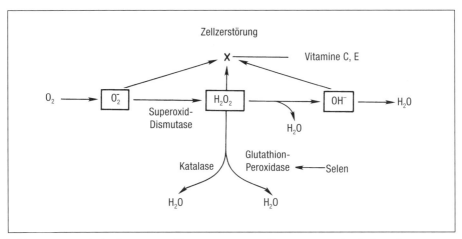

Abb. 25-4 Metabolische Umwandlung von Sauerstoff zu Wasser mittels Cytochromoxidase. Erläuterung s. Text.

Protektive Mechanismen

Eine Reihe von Enzymen bietet Schutz vor einer Schädigung durch Oxidation, indem sie die Umwandlung von toxischen Metaboliten zu Wasser beschleunigen. Diese Enzyme sind ebenfalls in Abbildung 25-4 dargestellt. Ein weiterer Schutz besteht über sogenannte Scavengers, die die Wirkung von Oxidanzien auf Membranlipide blockieren. Sie sind in Abbildung 25-4 durch Vitamin C und E vertreten. Diese zellulären Schutzmechanismen können sich bei einer Hyperoxie wegen der Menge der produzierten Sauerstoffmetaboliten erschöpfen. Dann setzen die Zellzerstörung und das Syndrom der pulmonalen Sauerstofftoxizität ein.

Klinik

Tierversuche haben gezeigt, daß reine Sauerstoffbeatmung über drei bis fünf Tage zu einer dem ARDS ähnlichen Erkrankung führt, die vermutlich durch einen Oxidationsschaden an den Kapillaren der Lunge entsteht [10]. Man nimmt an, daß oxidative Metaboliten, die aus neutrophilen Granulozyten freigesetzt werden, die Ursache des Endothelschadens beim ARDS sind [11]. Nur sehr wenig ist über die Klinik der Sauerstofftoxizität beim Menschen bekannt, weil nahezu alle Experimente an Tieren durchgeführt wurden. Dieser Punkt könnte deswegen so wichtig sein, weil die Sauerstofftoxizität eine speziesspezifische Ausprägung haben kann [12]. Zwei Untersuchungen, die am Menschen durchgeführt wurden, sollen erwähnt werden. In der ersten Studie wurde Freiwilligen über sechs Stunden reiner Sauerstoff appliziert [13]. Alle Probanden entwickelten substernale Schmerzen und zeigten Symptome einer trachealen Entzündung bei der nachfolgenden Tracheoskopie. Nur eine Studie befaßte sich mit Langzeiteffekten der reinen Sauerstoffatmung beim Menschen [14]. In diese Studie wurden zehn Patienten mit schweren, irreversiblen neurologischen Läsionen einbezogen. Fünf dieser Patienten erhielten 100% Sauerstoff und entwickelten nach 40 Stunden Infiltrate in der Lunge und eine Hypoxämie. Leider war diese Studiengruppe sehr klein, weshalb sich die Ergebnisse nicht auf eine größere Gruppe extrapolieren lassen.

Verhütungsstrategien

Der Pathomechanismus der Sauerstofftoxizität beim Menschen ist bei weitem noch nicht geklärt, so daß es schwierig ist, Vorgehensweisen zu empfehlen, die dieses Risiko ausschalten. In der Tat gibt es keinen spezifischen Test, der die Diagnose sichern könnte. Die Diagnose kann deshalb nur aus den Umständen gestellt werden. Abbildung 25-5 enthält einige allgemeine Regeln, die auf dem derzeitigen Erkenntnisstand basieren.

Inspiratorische Sauerstoffkonzentration. Man nimmt immer mehr an, daß es einen absoluten Schwellenwert für die FI_{O_2} zwischen 0,5 und 0,6 gibt, der für alle Patienten gilt. Jeder Patient, bei dem die FI_{O_2} 0,6 überschreitet, ist durch die Sauerstofftoxizität gefährdet. Das gilt für Patienten mit funktionierenden antioxidativen Schutzsystemen. Bei einem defekten System oder einem Mangel an Antioxidanzien kann eine Sauerstoffvergiftung schon bei niedrigeren FI_{O_2}-Werten auftreten. Die Unsicherheit über den funktionellen Zustand des Antioxidationssystems des individuellen Patienten läßt folgende Empfehlung am vernünftigsten erscheinen:

Die optimale FI_{O_2} zur Vermeidung der pulmonalen Sauerstofftoxizität ist die niedrigste FI_{O_2} (< 60%), die der Patient toleriert.

Dies unterstellt, daß jeder Anstieg der inspiratorischen Sauerstoffkonzentration auf Werte oberhalb der Norm toxisch sein kann, auch wenn der Wert unterhalb von 60% liegt. Eine FI_{O_2}-Applikation von mehr als 60% sollte nicht länger als zwei bis drei Tage durchgeführt werden, da dies auch bei funktionstüchtigen Antioxidationssystemen ein hohes Risiko einer Sauerstofftoxizität beinhaltet. Patienten, die schon einige Tage zuvor Sauerstoff im nichttoxischen Bereich insuffliert bekamen, neigen seltener zur Sauerstofftoxizität, wenn danach höhere Sauerstoffkonzentrationen eingesetzt werden [10]. Dies ist eine empirische Beobachtung ohne praktische Anwendung.

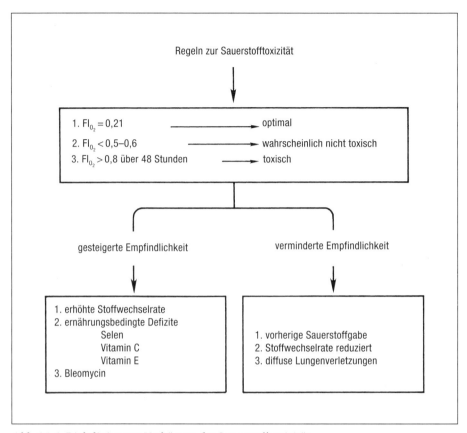

Abb. 25-5 Richtlinien zur Verhütung der Sauerstofftoxizität.

Antioxidationsstatus. Eine Beurteilung des Antioxidationssystems ist nicht sicher möglich, jedoch können der Selen- und der Vitamin-E-Spiegel im Serum bestimmt werden (s. Anhang).

Selen. Selen ist ein Kofaktor der Glutathionperoxidase und ist an der Umwandlungsreaktion von Wasserstoffperoxid zu Wasser beteiligt (s. Abb. 25-4). Ein Selendefizit scheint bei Intensivpatienten häufig zu sein und kann sicherlich die Anfälligkeit für eine Sauerstofftoxizität erhöhen [15]. Wir überprüfen bei Patienten auf unserer medizinischen und chirurgischen Intensivstation regelmäßig den Selenspiegel unter Verwendung des Erythrozyten-Glutathion-Peroxidase-Aktivitätstests. Selen kann man als Selennatriumsalz intravenös substituieren. Die empfohlene tägliche Höchstdosis beträgt 200 µg (verteilt auf vier Dosen).

Vitamin E. Vitamin E ist ein wichtiges Antioxidans, das als möglicher kausaler Faktor bei der Sauerstofftoxizität oft übersehen wird. Vitamin-E-Mangel scheint bei stationären Patienten nicht selten zu sein, wie eine Studie zeigte, bei der 37% der stationären Patienten einen zu niedrigen Vitamin-E-Wert in zufällig ausgewählten Blutproben zeigten [16]. Die Inzidenz eines Vitamin-E-Mangels bei kritisch kranken Patienten ist zur Zeit nicht genau bekannt, aber sie ist wahrscheinlich höher als die berichteten 37% bei der Gesamtheit der stationären Patienten.

Wenn Sie bei einem Patienten eine Sauerstofftoxizität vermuten, so überprüfen Sie den Vitamin-E- und Selenspiegel, und heben Sie ihn, falls nötig, an. Erinnern Sie sich, daß der täglichen Bedarf an Spurenelementen und Vitaminen an gesunden Probanden ermittelt wurde und die hypermetabolen Intensivpatienten wahrscheinlich einen deutlich höheren Bedarf haben. Im Anhang sind die Tests und die Normalwerte für Vitamine und Spurenelemente aufgeführt.

KAPITEL 26

Pharmakotherapie der schweren respiratorischen Insuffizienz

F ür die Arzneimitteltherapie der schweren respiratorischen Insuffizienz stehen die nachfolgend genannten Medikamentengruppen zur Verfügung:
1. Medikamente, die den Atemwegswiderstand in der Lunge vermindern (Bronchodilatatoren, Steroide und Mukolytika).
2. Medikamente, die die Atmung stimulieren (Progesteron und Naloxon).
3. Medikamente, die die Balance zwischen pulmonalem Gasaustausch und Stoffwechselrate verbessern (Muskelrelaxanzien, Sedativa und Hypnotika).
In diesem Kapitel werden die Vor- und Nachteile aufgezeigt, die bei der Anwendung dieser Arzneimittelgruppen beim Erwachsenen einhergehen. Schwerpunktmäßig wird der Einsatz von Bronchodilatatoren und Steroiden auf der Intensivstation (nicht in der Notaufnahme) behandelt.

Bronchodilatatoren: ein Überblick

Die Therapie mit Bronchodilatatoren hat bei Erwachsenen mit akuter respiratorischer Insuffizienz (ARI) enttäuschende Resultate erbracht. Bronchodilatatoren und Steroide sind beim Asthmatiker wertvoll, jedoch ist Asthma bei Erwachsenen mit ARI eher selten. Die häufigsten Ursachen für eine ARI im Erwachsenenalter sind Pneumonie, Lungenödem und die chronisch obstruktive Lungenerkrankung (COPD). Diese Krankheitsbilder sprechen nicht besonders gut auf Bronchodilatatoren oder Steroide an. Es ist zu betonen, daß diese Medikamente aufgrund ihrer erheblichen Nebenwirkungen nicht unbedacht eingesetzt werden dürfen. Wird beim ARI nach reiflicher Überlegung eine Therapie mit Bronchodilatatoren begonnen, sollte auf jeden Fall erst durch Lungenfunktionstests die Wirkung der Bronchodilatatoren gesichert werden. Gelingt dies nicht, kann die Reaktion auf inhalierte Bronchodilatatoren durch eine der nachfolgend beschriebenen Methoden getestet werden.

Klinische Prüfung der Wirksamkeit von Bronchodilatatoren

In erster Linie muß auf die begrenzte Aussagekraft der auskultatorischen Untersuchung hingewiesen werden, wenn das Ausmaß einer obstruktiven Ventilationsstörung beurteilt werden soll.

Die Auskultation der Lunge ist nicht für die Bewertung der Wirkung von Bronchodilatatoren geeignet, da die Intensität der Atemgeräusche mit der Schwere der Atemwegsobstruktion nicht korreliert [1].

Atemgeräusche sind vor allem bei beatmeten Patienten nicht verwertbar, da die durch die Strömung in den Beatmungsschläuchen erzeugten Geräusche in die oberen Atemwege weitergeleitet werden können und damit die Interpretation atypischer Geräusche über dem oberen Thorax erschweren. Um eine Atemwegsobstruktion am Krankenbett objektivieren zu können, sind genauere Meßmethoden erforderlich.

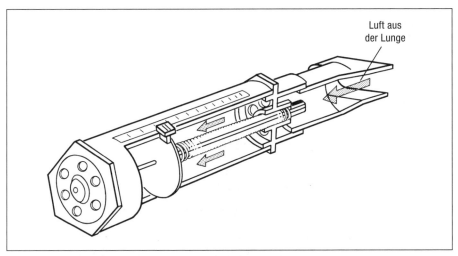

Abb. 26-1 Prinzipieller Aufbau eines Peak-Flow-Meters. Der Kolben wird durch die Ausatemluft, die durch ein Mundstück eingeblasen wird, nach vorne getrieben und bewegt einen Zeiger auf der Oberfläche des Gehäuses.

Maximale exspiratorische Luftströmung

Beim spontan atmenden Patienten kann der maximale Fluß bei forcierter Exspiration als Index der Atemwegsobstruktion genutzt werden [2]. Die maximale exspiratorische Strömung (PEF) kann am Krankenbett mit einem preiswerten „Peak-Flow-Meter" gemessen werden, wie es in Abbildung 26-1 dargestellt ist. Der Patient atmet maximal ein und dann mit maximaler Anstrengung in das Mundstück des Gerätes aus. Die Exspirationsluft setzt einen Kolben im Zylinder des Gerätes in Bewegung, der seinerseits einen Zeiger bewegt, der den Peak-Flow auf einer Skala anzeigt. Die Normalwerte der PEF sind normalerweise dem Gerät beigefügt.

Die PEF ist von der Mitarbeit des Patienten wesentlich abhängig. Die Untersuchung ist nur dann aussagekräftig, wenn der Patient wach ist und eine forcierte Exspiration auch wirklich durchführen kann. Durch die Messung der PEF vor der Gabe von Bronchodilatatoren und zu dem Zeitpunkt, zu dem die maximale Wirkung vermutlich eingetreten ist, kann der Effekt der inhalierten Bronchodilatatoren bestimmt werden (s. Tab. 26-1). Ein Anstieg der PEF um 15% wird als positives Resultat gewertet [2]. Dieser Test sollte bei allen Patienten routinemäßig durchgeführt werden, bei denen eine Wirkung von Bronchodilatatoren noch nicht dokumentiert ist.

Inspiratorischer Spitzendruck

Bei beatmeten Patienten ist der Druck in den proximalen Atemwegen am Ende der Inspiration proportional zum Flußwiderstand in den Luftwegen (s. Abb. 27-5). Als Reaktion auf einen Bronchodilatator wird der Atemwegswiderstand und somit auch der inspiratorische Spitzendruck (PIP) fallen [3]. Der PIP wird an den Respiratoren angezeigt, so daß die Wirkung eines Bronchodilatators sehr gut an der Veränderung des PIP abgelesen werden kann. Es gibt keine Richtlinien für das Maß der Veränderung, die einen Erfolg des Bronchodilatators beweist. Jede Veränderung, die größer ist als die normale Schwankung, kann als therapeutische Wirkung gewertet werden (vorausgesetzt, daß andere Faktoren, die Einfluß auf den PIP nehmen könnten, sich nicht verändert haben). Eine detaillierte Beschreibung der PIP-Messung findet sich im nächsten Kapitel. Die Messung ist bei agitierten Patienten und bei solchen, die asynchron zum Beatmungsgerät atmen, nicht aussagekräftig.

Auto-PEEP

Das Vorliegen eines positiven endexspiratorischen Drucks in den Alveolen, ohne daß ein externer PEEP angelegt wurde, wird als Auto-PEEP bezeichnet (s. Abb. 29-7). Das Vorliegen eines Auto-PEEP weist darauf hin, daß am Ende der Exspiration immer noch Luft aus den Alveolen strömt. Dies ist das Ergebnis einer Atemwegsobstruktion. Sind ausgeatmetes Volumen und Exspirationszeit konstant, so ist die Höhe des Auto-PEEP proportional dem Ausmaß der Atemwegsobstruktion. Eine Abnahme des Atemwegswiderstandes nach Anwendung eines Bronchodilatators bewirkt somit einen Abfall des Auto-PEEP-Wertes. Das Prinzip des Auto-PEEP und dessen meßtechnische Erfassung werden in Kapitel 29 dargestellt.

Adrenerge Bronchodilatatoren

Adrenerge Medikamente stimulieren Beta-Rezeptoren in der glatten und quergestreiften Muskulatur. Diese Beta-Rezeptoren können in bezug auf ihre Lokalisation folgendermaßen unterteilt werden:

	Lokalisation	**Wirkung**
beta-1:	Herz	Erhöhte Frequenz und Kontraktilität
	Blutgefäße	Vasodilatation
beta-2:	Luftwege	Bronchodilatation
	Skelettmuskulatur	Tremor

Die etablierten adrenergen Bronchodilatatoren stimulieren bevorzugt Beta-2-Rezeptoren. Die unerwünschten Nebenwirkungen durch Beta-1-Aktivierung und Stimulation des Herzens sind dadurch abgeschwächt.

Isoproterenol

Isoproterenol stimuliert beide Arten von Beta-Rezeptoren in gleichem Maß. Es ist ein wirkungsvoller Bronchodilatator, verursacht aber durch seine Beta-1-Stimulation unerwünschte Tachykardien und Arrhythmien. Das Risiko der Kardiotoxizität führte dazu, daß Isoproterenol als Bronchodilatator bei Erwachsenen praktisch nicht mehr verwendet wird. Isoproterenol ist vor allem bei Patienten mit koronarer Herzkrankheit oder einer Tachyarrhythmie in der Anamnese kontraindiziert.

Beta-2-Agonisten

Es gibt eine ganze Reihe von Medikamenten, die die Beta-2-Rezeptoren selektiv stimulieren, wodurch das Risiko einer Tachykardie oder Arrhythmie deutlich reduziert wird. Die selektiven Beta-2-Mimetika, die als Aerosol verfügbar sind, werden in Tabelle 26-1 mit den empfohlenen Dosierungen aufgeführt. Obwohl diese Medikamente auch oral gegeben werden können, ist die Inhalation effektiver und von weniger Nebeneffekte begleitet [4]. Die Wir-

Tabelle 26-1 Selektive Beta-Stimulanzien zur Inhalation.

Medikament	Standarddosis der Aerosollösung	Wirkung	
		Peak (Minuten)	Dauer (Stunden)
Terbutalin	250 µg pro Hub	60	4–6
Fenoterol	200–400 µg in 1–2 Hüben	60	3–6

kung einer Inhalation eines der Beta-2-Agonisten im Vergleich zu anderen Applikationswegen ist in Abbildung 26-2 dargestellt. In dieser Abbildung ist die Veränderung des exspiratorischen Flusses nach Terbutalineinnahme gezeigt, das als Inhalation, als Tablette oder subkutan verabreicht wurde. Der Anstieg der Flußrate ist nach der Inhalation am größten, so daß diese Methode als die effektivste angesehen werden muß. Dies gilt für alle Beta-2-Mimetika in gleicher Weise und hat zu der Empfehlung geführt, diese Medikamente möglichst als Dosier-Aerosol zu verabreichen.

Die Auswahl eines geeigneten Beta-Mimetikums ist in erster Linie eine Frage des persönlichen Geschmacks, weil diese Medikamente in vielerlei Hinsicht als vergleichbar angesehen werden können. Isoetharin ist eine Ausnahme, weil es eine kürzere Wirkungsdauer als die anderen besitzt. Es gibt einige Hinweise, daß Albuterol (in Deutschland nicht zugelassen) etwas effektiver und selektiver wirkt als die anderen Beta-2-Mimetika, jedoch gibt es dafür keine klinischen Beweise [4, 5].

Toxizität

Die Selektivität ist ein dosisabhängiges Phänomen, d.h., daß Beta-2-Agonisten auch Beta-1-Rezeptoren stimulieren können, wenn sie in ausreichend hoher Dosis gegeben werden. Die Inhalation der Medikamente reduziert zwar das Risiko einer Beta-1-Stimulation, weil eine niedrigere Dosis verabreicht wird, verhindert es aber nicht. Eine **Tachykardie**, die nach Aerosolgebrauch auftritt, geht innerhalb von fünf bis zehn Minuten vorüber und macht eine Dosisreduktion erforderlich. Andere Nebenwirkungen, die auftreten können, sind **Muskeltremor** und ein **Abfall des Serumkaliumspiegels** (weil es zu einem Kaliumeinstrom in die Muskulatur kommt). Eine Senkung des Serumkaliumspiegels wird in der Regel nur nach sehr hohen Dosen gesehen. Dieser Effekt kann aber bei Patienten unter Diuretikatherapie bedeutend sein, weil dadurch eine Hypokaliämie begünstigt wird [5].

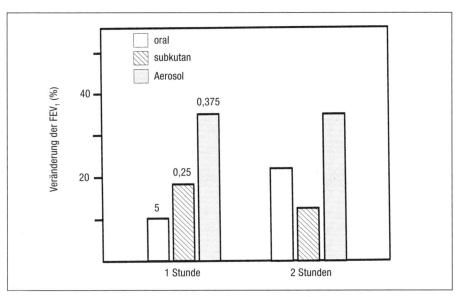

Abb. 26-2 Durch Terbutalin ausgelöste Bronchodilatation. Das Medikament wurde auf drei verschiedenen Wegen bei einem akuten Asthmaanfall Erwachsenen appliziert. Die Zahl über jedem Balken auf der linken Seite gibt die Dosis an, die verabreicht wurde (aus: Dulfano MJ, Glass P. Ann Allergy 37:357–366, 1976).

Aerosolverabreichung

Patienten im Krankenhaus sollten die Beta-Agonisten mittels eines Inhalators, der exakt dosiert, oder durch einen druckgesteuerten Vernebler erhalten. Die Verabreichung mittels Vernebler ist bei Intensivpatienten die Regel. Das Medikament wird in flüssiger Form (s. Tab. 26-1) in das Reservoir des Verneblers eingebracht und mit Kochsalz auf 3 bis 5 ml aufgefüllt. Diese Lösung kann vom spontan atmenden Patienten inhaliert oder über den Inspirationsschenkel eines Respirators verabreicht werden. Nur 10 bis 15% der Lösung erreichen die oberen Luftwege, der restliche Anteil kondensiert entweder in den Beatmungsschläuchen oder wird von der oralen Mukosa aufgenommen.

Asthma. Die Aerosoltherapie mit Beta-2-Agonisten ist ein Grundpfeiler der Therapie des schweren Asthmas und wird beim Status asthmaticus mit Steroiden kombiniert. Ein Zusatz von Theophyllin kann die durch diese Medikamente erzielte Bronchodilatation nicht mehr wesentlich steigern (s. u.).

COPD. Bei Patienten mit chronischer Bronchitis oder Emphysem ist die Wirkung von inhalierten Beta-Stimulanzien unterschiedlich, so daß der Nutzen einer solchen Therapie individuell abgeschätzt werden muß [7]. Wenn immer möglich, sollte die Wirksamkeit einer früheren Bronchodilatatorenanwendung erfragt werden, um den Nutzen einer Therapie bei einem individuellen Patienten beurteilen zu können.

Theophyllin

Theophyllin ist der populärste Bronchodilatator in den USA, jedoch wird sein Wert in letzter Zeit bezweifelt [8, 9]. Dieses Medikament ist ein Methylxanthin (wie Koffein), das die Phosphodiesterase hemmt, die cAMP spaltet. Der so hervorgerufene Anstieg des cAMP wurde als Wirkungsmechanismus erachtet, jedoch stützen neuere Untersuchungen diese Theorie nicht [10]. Auf welchem Weg Theophyllin wirkt, ist zur Zeit nicht bekannt.

Biotransformation

Theophyllin wird in der Leber verstoffwechselt. Seine Clearance wird durch verschiedene Faktoren beeinflußt. Es besteht eine deutliche individuelle Variabilität der Clearance-Rate, die bis zu 50% von Patient zu Patient schwanken kann [11]. Aus diesem Grund kann die Serumhalbwertszeit zwischen drei und zwölf Stunden variieren.
Es gibt eine Reihe von Faktoren, die die interindividuellen Unterschiede der Theophyllinelimination erklären können. Die Clearance-Rate ist erhöht bei Jugendlichen, bei Rauchern und simultaner Behandlung mit Phenytoin, Phenobarbital oder Rifampicin. Im Gegensatz dazu nimmt die Clearance ab im Alter, bei Lebererkrankungen, viralen Infektionen, Herzinsuffizienz und bei gleichzeitiger Therapie mit Allopurinol, Cimetidin, Erythromycin oder Propranolol [10].

Dosisempfehlungen

Die Variabilität der Theophyllin-Clearance macht es schwierig, Serumspiegel unter einer fixen Dosierung vorauszusagen. Daher sollten zur Therapiekontrolle regelmäßig die Serumspiegel bestimmt werden. Der empfohlene therapeutische Bereich liegt zwischen 10 und 20 mg/l.
Aminophyllin® (Theophyllinethylendiamin) wird bei Patienten mit akuter respiratorischer Insuffizienz üblicherweise intravenös verabreicht. In Tabelle 26-2 wird ein Dosierungsschema vorgestellt, mit dem ein Serumspiegel von 10 mg/l erreicht werden soll [11]. Es sei jedoch nochmals daran erinnert,

Tabelle 26-2 Intravenöse Aminophyllin®-Dosierung bei akuter Erkrankung (aus [11]).

	Dosierung*
A. Startdosis	
1. Keine vorherige Verabreichung	6 mg/kg KG (Idealgewicht)
2. Weiterführende Verabreichung	$T_D-T_P/1,6$**
3. Geschwindigkeit	< 0,2 mg/kg KG/h
B. Infusionsrate	
1. Standard	0,5 mg/kg KG/h
2. Niedriges HZV	0,2 mg/kg KG/h
3. Raucher	0,8 mg/kg KG/h

* Dosis, um einen Serumtheophyllinspiegel von 10 mg/l zu erreichen
** T_D = gewünschter Serumtheophyllinspiegel; T_P = zur Zeit bestehender Theophyllinspiegel

daß diese Dosierungsempfehlungen nicht bei jedem Patienten zu dem gewünschten Serumspiegel führen, weshalb die Therapie durch Serumkonzentrationsbestimmungen überwacht werden sollte.

Serumspiegel

Bei Patienten mit respiratorischer Insuffizienz neigt man dazu, die Serumtheophyllinspiegel im oberen therapeutischen Bereich zu halten (15–20 mg/l), um eine optimale Bronchodilatation zu erreichen. Diese Praxis stützt sich auf eine Studie an sechs Asthmapatienten, bei denen es zu einer verbesserten Bronchodilatation kam, nachdem die Theophyllinspiegel von niedrigen auf hohe Werte angehoben worden waren [12]. Die Ergebnisse dieser Untersuchung sind jedoch irreführend, weil die Daten halblogarithmisch aufgetragen worden sind. Abbildung 26-3 zeigt die gleichen Daten in linearer Darstellung [13].

Werden die Daten linear aufgetragen, zeigt sich ein deutlicher Bronchodilatationseffekt bis zum Erreichen des therapeutischen Bereichs (10–12 mg/l). Eine weiterer Anstieg der Serumspiegel bewirkt nur noch einen geringen zusätzlichen Dilatationseffekt. Aufgrund dieser Beobachtung und der Gefahr der Toxizität bei hohen Serumspiegeln wurde der optimale therapeutische Bereich für Theophyllin auf 10 bis 15 mg/l festgelegt [10].

Intoxikation

Die Theophyllinintoxikation soll eine Mortalität von 10% haben [14]. Gravierende Nebenwirkungen sind Krampfanfälle, Arrhythmien, Elektrolytver-

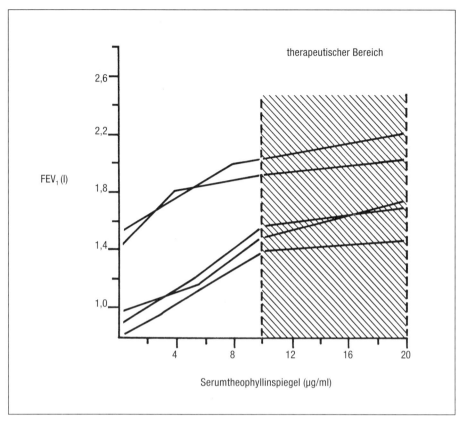

Abb. 26-3 Die Beziehung zwischen exspiratorischer Flußrate und Serumtheophyllin-spiegel. FEV₁: forcierte exspiratorische Flußrate in einer Sekunde (aus [13]).

schiebungen (z.B. Hypokaliämie) und Hypotension [14]. Diese Wirkungen treten in der Regel bei Serumspiegeln über 20 mg/l auf. Es muß jedoch keine Beziehung zwischen der Höhe des Serumspiegels und dem Auftreten solcher Reaktionen bestehen [15]. Daher sollten die Serumspiegel stets unter 20 mg/l gehalten werden. Bis zu 40% der im Krankenhaus behandelten Patienten haben einen Theophyllinspiegel im toxischen Bereich [16]. Eine regelmäßige Bestimmung des Serumspiegels ist unverzichtbar, um die Gefahr einer Überdosierung zu verringern.

Kommt es während einer Theophyllintherapie zu ernsten Nebenwirkungen, sollte die Medikamentengabe sofort gestoppt und eine Blutprobe zur Bestimmung des Serumspiegels abgenommen werden. Ist eine Theophyllinüberdosierung wahrscheinlich oder gesichert, kann auf oralem Weg Aktivkohle verabreicht werden, um die Elimination des Medikaments aus der Blutbahn zu beschleunigen. Aktivkohle im Darmlumen fördert die Theophyllinelimination aus dem Blut und bindet nicht nur die oral aufgenommene Form des Medikaments.

Dosierung der Aktivkohle: 20 g alle zwei Stunden bis zu einer Gesamtdosis von 120 g [14].

Aktivkohle- oder Rezinhämoperfusion wurden für schwerste Theophyllinintoxikationen empfohlen. Es gibt jedoch keinen Anhaltspunkt dafür, daß diese Verfahren irgendwelche Vorteile gegenüber der oralen Verabreichung von Aktivkohle haben.

Manchmal ist eine spezifische Therapie der Intoxikationssymptome notwendig. Obwohl sich die Krampfanfälle nicht wiederholen müssen, wird oftmals eine kurzfristige Therapie mit Antikonvulsiva empfohlen, bis der Serumtheophyllinspiegel wieder im sicheren Bereich ist. Arrhythmien sind mit Propranolol erfolgreich behandelt worden, ohne daß es zu einer Verschlimmerung eines Bronchospasmus gekommen wäre [14]. Ungeachtet dessen könnte ein selektiver Beta-1-Rezeptorenblocker von Vorteil sein. Eine Hypotension kann möglicherweise auf konventionelle Vasopressoren nicht ansprechen, die Behandlung mit Beta-Blockern ist dagegen erfolgreich eingesetzt worden [14].

Indikationen

Bei der Behandlung einer akuten respiratorischen Insuffizienz, die von einem Asthma oder einer chronisch obstruktiven Lungenerkrankung (COPD) ausgeht, ist die intravenöse Aminophyllin®-Gabe weitverbreitet. Der Beweis, daß Aminophyllin® bei diesen Patienten als Bronchodilatator wirkt, ist aber bis heute nicht erbracht.

Asthma. Per inhalationem verabreichte Beta-2-Agonisten gelten als die effektivsten Bronchodilatatoren beim schweren Asthma. Es ist möglich, daß Aminophyllin® nur einen geringen oder keinen zusätzlichen Effekt hat [5]. Für erwachsene Asthmatiker, die in der Notaufnahme behandelt wurden, ist dies in Abbildung 26-4 dargestellt. Wie zu erkennen ist, führte die zusätzliche Gabe von Aminophyllin® nur zu einer geringen zusätzlichen Bronchodilatation. Diese Beobachtung hat zu einer Neubewertung des Nutzens von Aminophyllin® beim akuten Asthmaanfall geführt. Man ist sich einig, daß Aminophyllin® nicht der Bronchodilatator der Wahl beim akuten Asthmaanfall ist und nicht ausschließlich zur Therapie verwendet werden sollte [8].

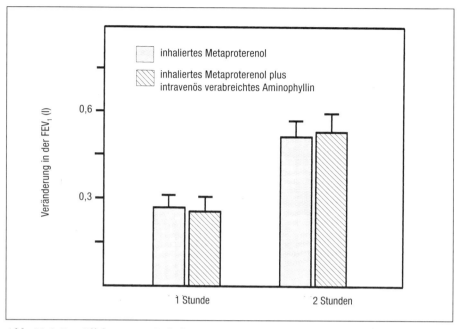

Abb. 26-4 Der Effekt von zusätzlich intravenös verabreichtem Aminophyllin zur Inhalation von Metaproterenol bei der Therapie eines akuten Asthmaanfalls. An der Spitze der Säulen ist jeweils die Standardabweichung des Mittelwerts für jede Gruppe angegeben (aus: Siegel D, et al. Am Rev Respir Dis 132:283–286, 1985).

COPD. Der Nutzen der intravenösen Gabe von Aminophyllin® wird bei Patienten mit schwerer COPD ebenfalls bezweifelt. Obwohl bei manchen Patienten nach hohen intravenösen Gaben eine Bronchodilatation gesehen wurde, fehlt jeder Beweis, daß dies klinisch von Nutzen ist [9].
Zusammenfassend lauten die publizierten Erfahrungen mit Theophyllin aus den Referenzen 8 bis 10 am Ende des Buches:

Aminophyllin® verbindet eine begrenzte Wirksamkeit als Bronchodilatator mit dem Risiko schwerer toxischer Reaktionen und den Kosten für Serumspiegelbestimmungen. Diese Verknüpfung sollte vom Einsatz dieses Medikaments auf einer Intensivstation abhalten, es sei denn, es besteht ein objektiver Nachweis seines Nutzens beim einzelnen Patienten.

Ich habe seit zehn Jahren dieses Medikament auf der Intensivstation nicht mehr angewendet, um unnötige Risiken bei nicht gesichertem Nutzen auszuschließen. Die Lektüre der Literaturstellen 8 bis 10 möge dem Leser helfen, sich selbst ein Urteil über dieses Medikament zu bilden.

Anticholinergika

Die Anwendung anticholinerger Substanzen zur Bronchodilatation basiert auf der Beobachtung, daß die Stimulation parasympathischer Fasern, die die kleinen Luftwege innervieren, zu einer Bronchokonstriktion führen. Obwohl das parasympathische Nervensystem in den meisten Fällen einer obstruktiven Lungenerkrankung wahrscheinlich eine untergeordnete Rolle spielt, kann in bestimmten Situationen eine parasympathische Blockade mit Anticholinergika zu einer signifikanten Bronchodilatation führen. Die beiden in der Klinik verwendeten Anticholinergika sind in Tabelle 26-3 dargestellt.

Atropin ist der Prototyp eines anticholinergen Bronchodilatators und ist als Flüssigkeit verfügbar, die als Aerosolspray angewendet werden kann. Die empfohlene Dosis für eine Bronchodilatation bei Erwachsenen beträgt 0,025 bis 0,075 mg/kg KG [17]. Atropin wird schnell von der Schleimhaut resorbiert und kann systemische Nebenwirkungen auslösen (z.B. eine Tachykardie). Ipratropiumbromid ist ein synthetisches Derivat des Atropins und verursacht bei Inhalation weniger systemische Nebenwirkungen. Dieses Medikament ist als Dosieraerosol oder in flüssiger Form zum Vernebeln verfügbar. Bei Asthmapatienten ist Ipratropiumbromid nicht so effektiv wie Beta-Stimulanzien, kann aber bei einer Kombinationstherapie die Wirkung der Beta-Stimulanzien erhöhen [15]. Bei Patienten mit einer akuten Exazerbation einer COPD ist Ipratropiumbromid genauso gut wirksam wie inhalierte Beta-Stimulanzien, führt aber in Kombination mit Beta-Stimulanzien zu keiner stärkeren Bronchodilatation [15].

Indikationen

Der Nutzen anticholinerger Medikamente bei Patienten mit schwerer respiratorischer Insuffizienz (die maschinell beatmet werden müssen) ist nicht bekannt, weil klinische Untersuchungen nur an Patienten mit weniger schweren Symptomen durchgeführt wurden.

Tabelle 26-3 Anticholinerge Bronchodilatatoren.

Medikament	Dosierung bei Inhalation	Beginn der Wirkung nach	Maximale Wirkung nach	Wirkdauer
Atropinsulfat	0,025–0,075 mg/kg KG	15–30 min	30–170 min	3–5 h
Ipratropium	0,02–0,03 mg/kg KG	3–30 min	90–120 min	3–6 h

Asthma. Atropin in Aerosolform kann die Effekte anderer Bronchodilatatoren bei Patienten mit schwerem Asthma verstärken. Gelegentlich ist die Atropingabe bei Patienten wirkungsvoll, die auf die konventionelle Therapie nicht ansprechen [17].

COPD. Bei schweren Formen von COPD ergänzen Anticholinergika die Wirkungen konventioneller Bronchodilatatoren nicht. Es ist unwahrscheinlich, daß diese Substanzen die Prognose von COPD-Patienten beeinflussen [18].

Steroide

Steroide gelten als der wichtigste Pfeiler der Therapie des schweren Asthmas; dabei ist der Mangel an klinischen Untersuchungen zu diesem Thema überraschend [20, 21]. Steroide verbessern möglicherweise die Ansprechbarkeit der Beta-Rezeptoren, wobei ihr Wirkungsmechanismus nicht geklärt ist. Tabelle 26-4 führt die Steroide auf, die in der Praxis angewandt werden, und vergleicht einige pharmakologische Kenndaten.

Indikationen

Steroide sind bei weitem keine Wunderheilmittel, wie manche annehmen: Tabelle 26-5 faßt die klinischen Erfahrungen mit diesen Medikamenten bei

Tabelle 26-4 Vergleich der Pharmakologie der Steroide.

Steroid	Äquipotente Dosis (mg)	Physiologische Halbwertszeit (h)	Erläuterung
Hydrocortison	20	8–12	Tägliche Erhaltungsdosis bei Nebennierenrinden- insuffizienz beträgt 25–37,5 mg.
Prednison	5	12–30	Muß in der Leber zu Prednisolon verstoff- wechselt werden.
Methylprednisolon	4	15–30	Kein gesicherter Vorteil gegenüber Hydrocortison.
Dexamethason	0,75	36–54	Keine Mineralokortikoid- aktivität

Tabelle 26-5 Klinische Wirksamkeit von Steroiden.

Erkrankung	Gesicherter Nutzen
Asthma	ja
COPD	nein
ARDS	nein
septischer Schock	nein
anaphylaktischer Schock	nein
diffuses Hirnödem	nein
Aspirationspneumonie	nein
idiopathische Lungenfibrose	nein

verschiedenen Krankheitsbildern zusammen. Obwohl in den meisten Fällen ein objektiver Beweis ihres Nutzens fehlt, üben die Steroide eine mystische Anziehungskraft aus.

Asthma. Steroide sollten all den Patienten gegeben werden, die auf eine initiale Behandlung mit Bronchodilatatoren in der Notaufnahme nicht ansprechen. Da der Effekt erst sechs bis zwölf Stunden später sichtbar werden kann [20], sollte die Therapie so früh wie möglich eingeleitet werden. Sowohl Methylprednisolon als auch Hydrocortison können intravenös verabreicht werden. Es gibt keine Hinweise, daß eines der beiden Medikamente hinsichtlich der Wirkung zu bevorzugen wäre.
Folgende Dosierung wird beim schweren Asthma empfohlen:

> Hydrocortison: 2 mg/kg KG i.v. als Bolus, anschließend
> 0,5 mg/kg KG/h [20].
> Methylprednisolon: 40–125 mg i.v. alle sechs Stunden [21].

Steroide sollten nicht per inhalationem bei der Behandlung eines schweren Bronchospasmus verabreicht werden, da die inhalierten Partikel die Luftwege irritieren und den Bronchospasmus verschlimmern können.

COPD. Steroide haben nur eine begrenzte Bedeutung bei Patienten mit schwerer COPD. Die über einige Tage durchgeführte intravenöse Gabe von Steroiden kann bei Patienten mit einer akuten Exazerbation einer COPD zwar den Gasfluß in den Atemwegen verbessern [22], hat jedoch bei länger andauernder Therapie in der Regel keinen Effekt auf die Lungenfunktion [21].

Eine längere Steroidtherapie ist bei Patienten mit einer schweren COPD nicht empfehlenswert, wenn kein objektiver Beweis der Wirksamkeit im individuellen Fall vorliegt.

In der Tat kann die chronische Verabreichung von Steroiden beim kritisch Kranken verheerende Folgen haben, da bei längerem Gebrauch von Steroiden die Infektionsanfälligkeit steigt.

ARDS. Eine frühe Steroidtherapie wurde auch bei Patienten mit ARDS empfohlen. Jedoch hat die intravenöse Steroidgabe keine Verbesserung des klinischen Ergebnisses gezeigt [23].

Atmungsstimulanzien

Atmungsstimulanzien könnten zur Aufhebung einer Atemdepression nach einer Allgemeinnarkose oder nach einer Überdosierung mit Analgetika eingesetzt werden. Sie mögen auch bei Patienten mit respiratorischer Insuffizienz aufgrund eines alveolären Hypoventilationssyndroms (z.B. Pickwickier-Syndrom) wirksam sein. Sie sollten bei Patienten mit einer respiratorischen Insuffizienz als Folge einer obstruktiven Lungenerkrankung nicht angewandt werden, da diese bereits ein erhöhtes Atemminutenvolumen aufweisen und eine weitere Stimulation der Atmung deletär sein könnte.

Doxapram

Doxapram stimuliert periphere Chemorezeptoren und das Atemzentrum im Hirnstamm. Dieses Medikament wurde bei der Behandlung der postoperativen Atemdepression und alveolärer Hypoventilationssyndrome erfolgreich eingesetzt [24]. Es wird intravenös in einer Dosis von 1–3 mg/min bis zu einer Maximaldosis von 600 mg verabreicht [25]. Wenn kein Anfallsleiden in der Anamnese besteht, ist das Risiko von Krampfanfällen gering. Doxapram stimuliert auch die Freisetzung von Adrenalin aus den Nebennieren, womit die unter Doxapramtherapie auftretenden Arrhythmien und Blutdruckveränderungen erklärt werden könnten. Deshalb sollte dieses Medikament bei Patienten mit schwerer Hypertonie, Phäochromozytom, koronarer Herzerkrankung oder bedrohlichen Arrhythmien in der Anamnese nicht eingesetzt werden.

Naloxon

Durch eine kompetitive Blockade der Opiatrezeptoren im Hirnstamm hebt Naloxon eine Atemdepression auf, die durch endogene oder exogene Opiate verursacht wurde. Hauptsächlich wird es zur Aufhebung einer zentralen Atemdepressionen durch exogene Opiate (Morphin, Methadon und Heroin) eingesetzt, ist aber auch bei Überdosierung von Diazepam, Propoxyphen und Äthanol wirksam [25]. Bei einer narkosebedingten Atemdepression wird das

Medikament als intravenöser Bolus in einer Dosierung von 0,4 bis 2,0 mg gegeben. In bestimmten Fällen kann auch eine Dosis von 0,1 mg/kg KG zur Aufhebung der Atemdepression notwendig werden [26]. Naloxon ist ein sicheres Medikament, das auch in hohen Dosen nicht zu ungünstigen Nebenwirkungen führt. Der Naloxoneffekt kann jedoch kurz sein, so daß der Initialdosis eine kontinuierliche Gabe folgen muß, um eine langanhaltende Atemdepression, wie man sie nach Methadoneinnahme sieht, zu antagonisieren. Die optimale Dosierung für die kontinuierliche Gabe von Naloxon ist nicht bekannt. Eine Empfehlung für Erwachsene besagt, daß die initial wirksame Dosis pro Stunde in den nächsten zwölf bis 24 Stunden als Infusion verabreicht werden sollte.

Progesteron

Progesteron ist in sublingualer Form bei ambulanten und in intramuskulärer Form (100 mg/d als Einzeldosis) bei hospitalisierten Patienten ein wirksames Stimulans bei durch Fettleibigkeit bedingter Hypoventilation (Pickwickier-Syndrom) [24]. Die Wirkung tritt nicht sofort ein, und die maximale Wirkung kann sich erst nach zwei bis drei Wochen einstellen. Wenn das Medikament täglich intramuskulär injiziert werden soll, darf nicht die langwirkende Depotform verabreicht werden. Progesteron über Ernährungssonden zu verabreichen ist nicht empfehlenswert, da die Resorption im Gastrointestinaltrakt durch Nahrungsbestandteile gehemmt wird.

Theophyllin

Da Theophyllin nachweislich die Zwerchfellkontraktion stimuliert [28], wurde es als eventuell hilfreich für Langzeitbeatmete empfohlen, die Schwierigkeiten bei der Entwöhnung vom Respirator haben. Der Nutzen von Theophyllin bei dieser Indikation ist jedoch nicht gesichert. Zum einen ist die Annahme nicht gesichert, daß eine Schwäche des Zwerchfells für das Scheitern des Versuchs, Patienten vom Respirator zu entwöhnen, verantwortlich ist. Weiterhin kann die Annahme nicht zutreffen, daß die chronische Stimulation eines geschwächten oder erschöpften Muskels einen Anstieg der Kontraktionskraft bewirkt. Die übliche Methode zur Kräftigung eines Skelettmuskels ist die Kombination aus Perioden der Aktivität und der Ruhe. Wird also eine Ruheperiode zur Kräftigung der Muskulatur für notwendig erachtet, muß die chronische Stimulation eines geschwächten Muskels die Erschöpfung eher verstärken. Solange keine entsprechenden Studien vorliegen, sollte die chronische Stimulation des Zwerchfells durch Theophyllin bei Patienten, die vom Respirator nicht zu entwöhnen sind, nicht empfohlen werden.

Muskelrelaxanzien

Die folgenden Medikamente sind in der Lage, durch einen kompetitiven Antagonismus mit Acetylcholin an der motorischen Endplatte die Skelettmuskulatur zu lähmen. Die „depolarisierenden" Relaxanzien wirken wie Acetylcholin und depolarisieren den Muskel. Nervenimpulse werden nicht weitergeleitet, weil die Depolarisation fortbesteht. Die „nicht-depolarisierenden" Relaxanzien blockieren die motorische Endplatte, verursachen jedoch keine Veränderung des Muskelmembranpotentials.

Risiken

Es gibt verschiedene Probleme bei der Relaxierung, besonders wenn sie länger fortgeführt wird. Das wichtigste Problem bei der Relaxation ist eine **unzureichende Sedierung**. Berichte von Patienten, die während einer Relaxierung bei Bewußtsein waren, sind erschreckend. Eine routinemäßige Sedierung ist bei einer Relaxation unverzichtbar. Das Problem dabei ist die Beurteilung des Sedierungsgrades, was sehr schwierig oder sogar unmöglich sein kann. Das zweite Problem bei einer langdauernden Relaxation besteht darin, daß **Sekret in den Atemwegen nicht abgehustet werden kann**. Auch durch regelmäßiges endotracheales Absaugen wird Sekret aus den tiefen Luftwegen nur sehr unzureichend entfernt. In der Folge kann sich eine lebensbedrohliche Pneumonie entwickeln. Schließlich treten bei relaxierten Patienten in höherer Frequenz **venöse Thrombosen** auf, möglicherweise verursacht durch einen Verlust der Muskelpumpe, die den venösen Rückstrom aus den Beinen verbessert.

Indikationen

Die wichtigsten Indikationen zur Relaxation sind:
1. Intubation eines agitierten Patienten, Trismus
2. Vorübergehende Ruhigstellung agitierter beatmeter Patienten
Eine Indikation für eine Relaxierung ist die schwierige Intubation, bedingt entweder durch eine allgemeine Unruhe oder durch einen Trismus, wie er bei Schädel-Hirn-Traumatisierten auftreten kann. Der unruhige maschinell beatmete Patient kann in der Regel durch eine Sedierung beruhigt werden. Der Beginn einer Beatmungstherapie kann insbesondere bei Asthmatikern schwierig sein, weil sie häufig mit Agitiertheit reagieren. Weil eine Relaxation bei Atemnot ein schreckliches Erlebnis ist, sollten alle Anstrengungen unternommen werden, solche Patienten tief zu sedieren. Vermeiden Sie Morphin in hohen Dosen bei Asthmatikern wegen des Risikos einer Histaminfrei-

setzung (obwohl dies klinisch nicht nachgewiesen ist). In einer solchen Situation hat sich Halothan bewährt, da es eine zentrale Dämpfung mit einer bronchodilatierenden Wirkung verbindet [31]. Sollte eine Relaxierung notwendig werden, ist Vecuronium vorzuziehen, da es am wenigsten zu einer Histaminfreisetzung führt [29].

Ein instabiler Thorax ist heute kein Grund mehr, routinemäßig zu intubieren und zu relaxieren. Relaxation bei Krampfanfällen ist falsch, wenn keine kontinuierliche EEG-Überwachung vorliegt, mit der die Krampfaktivität beobachtet werden kann.

Succinylcholin

Succinylcholin ist ein depolarisierendes Muskelrelaxans, dessen Anwendung in der Intensivmedizin limitiert ist. Es kann wegen seiner sehr kurzen Wirkungsdauer zur Erleichterung der Intubation angewendet werden. Wegen des Risikos lebensgefährlicher Hyperkaliämien bei langanhaltender Muskeldepolarisation darf es zur Langzeitrelaxierung nicht angewendet werden [29]. Die Initialdosis beträgt 1–2 mg/kg KG [30]. Die Relaxation tritt in ein bis zwei Minuten ein und verschwindet wieder innerhalb von zehn Minuten [30].

Pancuronium

Dieses nicht-depolarisierende Relaxans wird traditionell in der Intensivmedizin verwendet. Die empfohlenen Dosierungen sind in Tabelle 26-6 aufgeführt. Das Medikament wird sowohl renal als auch über die Leber eliminiert. Daher sind Dosisanpassungen bei Nieren- und Lebererkrankungen zu empfehlen [26]. Bei kontinuierlicher Gabe kann es zu einer Akkumulation kommen, weshalb eine intermittierende Bolusgabe (in der Regel alle ein bis zwei Stunden) für die Langzeitrelaxierung empfohlen wird. In den üblichen Dosen verursacht Pancuronium keine Histaminfreisetzung [30], es können jedoch gelegentlich Tachykardien auftreten [29]. Ist dies der Fall, kann Vecuronium eingesetzt werden, weil hier nur ein geringes Risiko kardiovaskulärer Nebenwirkungen besteht [29].

Atracurium

Dieses nicht-depolarisierende Relaxans ist kürzer wirksam als Pancuronium. Durch Berichte über die Freisetzung von Histamin bei Dosierungen über 0,6 mg/kg KG hat es an Popularität eingebüßt [29]. Die empfohlenen Dosierungen sind in Tabelle 26-6 angegeben.

Tabelle 26-6 Nichtdepolarisierende Muskelrelaxanzien (aus [29]).

Medikament	Initialdosis (mg/kg KG)	Wirkungsdauer (min)	Erhaltungsdosis	Nebenwirkungen
Pancuronium	0,06–0,15	45–90	0,01–0,05 mg/kg KG jede Stunde	Tachykardie
Atracurium	0,4–0,5	30	0,005–0,01 mg/kg KG/ min als Dauerinfusion	Histaminfreisetzung
Vecuronium	0,08–0,15	30	0,01–0,04 mg/kg KG alle 30 min 0,075–0,10 mg/kg KG/h als Dauerinfusion	keine

Vecuronium

Da Vecuronium weniger kardiovaskuläre Nebenwirkungen verursacht, soll es dem Pancuronium überlegen sein [29]. Dies muß jedoch erst noch durch klinische Untersuchungen belegt werden. Die Empfehlungen zur Dosierung von Vecuronium sind in Tabelle 26-6 aufgeführt. Die Wirkung eines Bolus hält ca. 30 Minuten an. Für eine langandauernde Relaxierung kann die Möglichkeit der kontinuierlichen Gabe ein Vorteil gegenüber Pancuronium sein. Es gibt jedoch nur wenige Gründe zur Langzeitrelaxierung auf einer Intensivstation.

Antagonisierung

Anticholinesteraseinhibitoren antagonisieren die Wirkung nicht-depolarisierender Relaxanzien und verstärken die Wirkung depolarisierender Relaxanzien. Verfügbar sind Neostigmin (2,5–5,0 mg pro 70 kg KG) und Pyridostigmin (0,1–0,2 mg/kg KG bis zu einem Maximum von 25 mg pro 75 kg KG). Da diese Medikamente eine Bradykardie auslösen können, ist die vorherige Gabe von Atropin (0,6–1,5 mg pro 70 kg KG) zu empfehlen [29]. Die Dauer bis zum Eintritt der Wirkung kann 15 bis 30 Minuten betragen, was der Zeit entspricht, in der die Blockade von selbst abklingt. Eine fortdauernde Relaxation nach Pancuronium bei Nieren- oder Leberinsuffizienz kann durch diese Medikamente verkürzt werden, allerdings besteht nur selten die Notwendigkeit für eine solche Intervention.

Sedierung

Agitiertheit bei akuter respiratorischer Insuffizienz kann eine Verschlechterung der Gewebeoxygenierung verursachen. Tachypnoe infolge Atemnot kann zu einem Auto-PEEP und zu einer Reduktion des Sauerstofftransports führen (s. Kap. 29), während die durch Katecholaminfreisetzung bedingte erhöhte Stoffwechselrate einen Anstieg des gesamten Sauerstoffverbrauchs des Organismus verursacht. Aus diesem Grund kann die Sedierung bei Patienten mit respiratorischer Insuffizienz eine wichtige Rolle bei der Vermeidung eines Ungleichgewichts zwischen Sauerstoffangebot und -verbrauch spielen. Die Wirksamkeit der nachfolgenden Anxiolytika ist gesichert.

Benzodiazepine

Benzodiazepine sind die traditionellen Anxiolytika auf der Intensivstation. Da sie zu einer Atemdepression führen können [36], hat in den letzten Jahren die Begeisterung abgenommen. In Tabelle 26-7 sind die parenteral anwendbaren Benzodiazepine aufgelistet.

Diazepam. Diazepam ist der Prototyp der Benzodiazepine und führt rasch zu einer Sedierung. Damit kann ein extrem agitierter Patient sehr rasch ruhiggestellt werden. Das Medikament wird in der Leber verstoffwechselt. Seine Metaboliten wirken sedierend. Das verzögert die Eliminationszeit und kann bei wiederholter Gabe zur Akkumulation führen [36]. Die Entwicklung kürzer wirkender Benzodiazepine hat Diazepam in seiner Bedeutung in den letzten Jahren zurückgedrängt.

Midazolam. Dies ist das neueste parenteral anwendbare Benzodiazepin. Es ist durch einen schnellen Wirkungseintritt und eine schnelle Elimination charakterisiert, was die kontinuierliche parenterale Gabe möglich macht. Die Bolusdosis beträgt 2,5 bis 5 mg, die Infusionsrate richtet sich nach der Wirkung (5–10 mg/h).
Midazolam wird häufig in Kombination mit einem Opioid (z.B. Fentanyl) zur Analgosedierung des Intensivpatienten eingesetzt. Vorteile sind eine gute Steuerbarkeit, geringe Nebenwirkungen und die Möglichkeit einer raschen Antagonisierung (Flumazenil).

Lorazepam. Es besitzt eine kürzere Eliminationshalbwertszeit als Diazepam (16 gegenüber 24 Stunden) und neigt weniger zur Akkumulation. Lorazepam hat eine amnestische Wirkung, was von Vorteil sein kann. Bei Erwachsenen beträgt die intravenöse Dosis 2 mg oder 0,04 mg/kg KG [37]. Die Dosier-

Tabelle 26-7 Parenteral applizierte Benzodiazepine.

Medikament	Intravenöse Dosierung* (Grad der Unruhe)	Erklärungen
Diazepam**	1–2 mg (leicht) 2–5 mg (mittel) 5–10 mg (stark) Wiederholung alle 3–4 h	1. Führt zu schneller Sedierung 2. Kann eine Phlebitis verursachen 3. Bildet Präzipitate in der Infusionsleitung, so daß möglichst venennah zu applizieren ist 4. Serumhalbwertszeit: 24 h 5. Akkumulation bei Wiederholungsdosierung
Lorazepam**	0,04 mg/kg KG (leicht) 0,05 mg/kg KG (schwer) niemals 2,0 mg/min überschreiten	1. 15–20 min, bis zur vollen Wirkung 2. Dosierintervall muß individuell eingestellt werden 3. Serumhalbwertszeit: 16 h 4. Hat amnestischen Effekt
Midazolam***	Beginn mit 2,5–5 mg und dann kontinuierlich 5–10 mg/h	1. Schnellster Beginn und schnellste Elimination 2. Hat amnestischen Effekt

* Alle Dosierungen müssen bei gleichzeitiger Gabe von Cimetidin reduziert werden, insbesondere Diazepam.
** aus [37].
*** aus [38].

intervalle variieren von Patient zu Patient und müssen individuell angepaßt werden. Auch Lorazepam wird wegen seiner langen Wirkdauer nur selten verwendet.

Haloperidol

Haloperidol ist ein Neuroleptikum, das unter bestimmten Bedingungen auch zur Sedierung eingesetzt werden kann. Die atemdepressive Wirkung ist gering. Eine kardiovaskuläre Depression kann in Kombination mit Propranolol oder bei einer Hypovolämie auftreten [33]. Die für Haloperidol empfohlene intravenöse Dosierung ist in Tabelle 26-8 aufgelistet [32].
Intravenös verabreichtes Haloperidol kann aufgrund seiner verzögerten Verteilung im Organismus (mehr als zehn Minuten) als Bolus verabreicht werden [32]. Die übliche Dosis bei leichter bis mäßiger Unruhe liegt zwischen 3 und 5 mg. Ist die gewünschte Wirkung nicht innerhalb von 15 bis 20 Minuten eingetreten, kann die Dosis verdoppelt oder ein Benzodiazepin zusätzlich gegeben werden. Die zusätzliche Gabe eines Benzodiazepins erfreut sich steigender Beliebtheit, da die Haloperidoldosis reduziert werden kann und sich

Tabelle 26-8   Intravenöse Gabe von Haloperidol bei Agitiertheit.

Grad der Agitiertheit	Intravenöse Dosierung [34]
leicht	0,5–2 mg
mittel	5–10 mg
stark	> 10 mg

1. I.v. Bolus verabreichen
2. 15–20 min abwarten
3. Tritt die gewünschte Wirkung nicht ein, Verdoppelung der Dosis
4. Bleibt auch die zweite Gabe ohne Wirkung, eine andere Substanz verwenden

das Risiko extrapyramidaler Nebenwirkungen auf Haloperidol verringert [34]. Derartige Nebenwirkungen nach intravenöser Verabreichung hoher Dosen von Haloperidol müssen umgehend mittels Antihyperkinetika (Niperidin) behandelt werden.

Die gefürchtetste Nebenwirkung der Haloperidoltherapie ist das **maligne neuroleptische Syndrom** (MNS), eine potentiell letal verlaufende Erkrankung, die durch **Hyperthermie, Muskelrigidität, autonome Dysfunktion und geistige Verwirrung** charakterisiert ist [35]. Die starke Muskelrigidität kann zu einer Muskelnekrose und einem myoglobinurischen Nierenversagen führen. Ein frühzeitiges Erkennen eines MNS ist wichtig, damit ein Fortschreiten der Erkrankung verhindert werden kann. Mit Dantrolen, einem Muskelrelaxans, kann die Muskelrigidität beherrscht werden [35]. Das MNS ähnelt dem Syndrom der malignen Hyperthermie, das in Kapitel 43 beschrieben wird (s. Tab. 43-1). MNS nach intravenöser Haloperidolgabe ist selten. In unserem Krankenhaus sind bis jetzt zwei Fälle aufgetreten. MNS ist eine Krankheit, an die man beim Einsatz von Haloperidol immer denken muß, unabhängig von der Verabreichungsform.

Andere Substanzen zur Sedierung

Die Kombination von Opioiden (z.B. Fentanyl) mit Benzodiazepinen hat sich zur Sedierung von Intensivpatienten bewährt und wird auf vielen Intensivstationen angewandt. Fentanyl hat eine kürzere Wirkdauer als Morphium und ist gut steuerbar. Darüber hinaus sind die kardiovaskulären Nebenwirkungen gering. Neuerdings wird über den Einsatz von Clonidin als Adjuvans zur Sedierung berichtet. Insbesondere beim Patienten mit Entzugssymptomatik wird dieser Substanz eine hohe Wirksamkeit zugeschrieben.

Mukolytische Therapie

Mukolytika können die Viskosität des Sekrets in den Atemwegen herabsetzen und Luftwege eröffnen, die durch zähes Sekret verschlossen sind. Atemwegsverschlüsse durch Schleimpfropfen sind bei Patienten mit Asthma oder zystischer Fibrose hinlänglich bekannt. Bei Erwachsenen auf der Intensivstation sind Infektionen die häufigste Ursache für zähes Atemwegssekret.

Befeuchtung der Inspirationsluft

Weil die Anfeuchtung der Atemluft im Nasopharynx durch Intubation ausgeschaltet wird, besteht die Befürchtung, daß Sekret in den Atemwegen eintrocknet und zur Atemwegsobstruktion führt. Deshalb werden Anfeuchtungssysteme eingesetzt, durch die das Atemgas mit Wasserdampf angereichert wird. Da die Viskosität durch Mukoproteine im nicht-wäßrigen Anteil der Sekrete verursacht wird und Wasser in diese Phase (definitionsgemäß) nicht eindringen kann, kommt es durch die Beimischung von Wasser nicht zu einer Reduktion der Viskosität. Der oft übereifrige Einsatz der Anfeuchtung ist also aus der Theorie kaum zu begründen. Wenn eine Kombination von Intubation und zähem Sekret besteht, liegt wohl eher eine Infektion zugrunde als ein Sekret, dem der Wasseranteil entzogen wurde.

Acetylcystein

N-Acetylcystein (NAC) ist ein Aminosäurederivat, das Disulfidbrücken zwischen Mukoproteinen aufbrechen kann und schleimiges Sekret in den Atemwegen schnell verflüssigt [40]. Dieses Medikament steht in flüssiger Form zur Verfügung und kann mittels eines Sprays in die Atemwege eingebracht oder über ein Bronchoskop direkt instilliert werden. Sowohl 10%ige als auch 20%ige Lösungen sind verfügbar und können folgendermaßen verabreicht werden:

Inhalation: 2,5 ml der 10%igen NAC-Lösung plus 2,5 ml 0,9%iges NaCl, verabreicht durch einen Vernebler.

Instillation: 2,0 ml der 20%igen NAC-Lösung plus 2,0 ml 0,9%iger NaCl-Lösung mittels Spritze in 1-ml-Schritten.

Beide Konzentrationen sind hyperosmolar und können die Atemwege reizen. Bei Asthmatikern wurde durch NAC ein Bronchospasmus ausgelöst [40, 41], weshalb man bei Patienten mit bronchospastischen Atemwegserkrankungen zurückhaltend sein sollte. Natriumbikarbonat als Vehikel wird von einigen Autoren bevorzugt, da NAC eine reduzierende Substanz ist und am besten im alkalischen Milieu wirkt. (Für Skeptiker: Die kleine Menge Natriumbikarbonat führt nicht zu einem Lungenödem.)

Die einzige akzeptierte Indikation für NAC ist die Atemwegsobstruktion durch zähes Sekret. Über einen begrenzten Zeitraum kann das Medikament Patienten mit eingedicktem Atemwegssekret verabreicht werden, bei denen das Risiko einer Atemwegsobstruktion besteht. Über einen längeren Zeitraum kommt es jedoch zu einer Irritation der Luftwege, was die Anwendbarkeit dieses Medikamentes begrenzt.

Flüssiges NAC kann auch oral oder intravenös verabreicht werden. Beide Wege sind dazu geeignet, einen adäquaten Serumspiegel von NAC zu erreichen, wenn das Medikament als Antidot bei Patienten mit Acetaminophenüberdosierung benutzt wird [42]. Das Risiko eines Bronchospasmus wird jedoch durch enterale oder parenterale Verabreichung nicht verringert [41]. Die intravenöse Infusion von NAC ist vielversprechend, da so eine Möglichkeit besteht, das Medikament an die kleinen Atemwege zu bringen, wo Schleimpfropfen außerhalb der Reichweite des Bronchoskops liegen. Zur Zeit ist die intravenöse Gabe von NAC jedoch von der FDA nicht zugelassen. Ein therapeutischer Nutzen hoher Dosen von NAC bei schwerer respiratorischer Insuffizienz oder beim ARDS ist nicht gesichert.

TEIL VIII

Künstliche Beatmung

All who drink of this remedy
will recover ... except those
whom it does not help, who will die.
Therefore, it is obvious
that it fails only in incurable cases.

GALEN

KAPITEL 27

Konventionelle maschinelle Beatmung

... an opening must be attempted in the trunk of the trachea,
into which a tube of reed or cane should be put;
you will then blow into this, so that the lung may rise again ...
the lung will swell to the full extent of the thoracic cavity,
and the heart becomes strong ...

VESALIUS (1555)

Seit der Erstbeschreibung der Überdruckbeatmung durch Vesalius dauerte es noch genau 400 Jahre, bis diese Methode in der klinischen Medizin weite Verbreitung fand. Während der Polioepidemie 1955 überstieg der Bedarf an Beatmungsgeräten den Bestand an den damals üblichen Unterdruckventilatoren, den sogenannten eisernen Lungen. In Schweden waren damals alle medizinischen Fakultäten vorübergehend geschlossen, und die Medizinstudenten wurden in Acht-Stunden-Schichten eingesetzt, um Patienten manuell zu beatmen. In Boston stellte die Emerson Company dem nahegelegenen Massachusetts General Hospital den Prototypen eines Überdruckbeatmungsgerätes zur Verfügung. Im weiteren Verlauf entwickelte sich so die maschinelle Überdruckbeatmung und die Intensivmedizin als Spezialdisziplin.

Volumenkontrollierte Beatmung

Die ersten Respiratoren waren druckgesteuert, d.h., sie blähten die Lunge, bis ein vorher eingestellter Druck erreicht war. Dieses Beatmungsverfahren wurde bald fallengelassen, weil das Hubvolumen mit einer Veränderung der mecha-

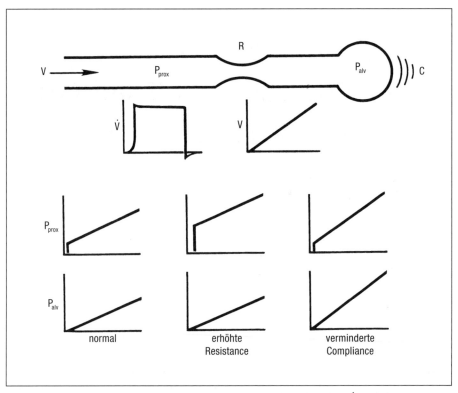

Abb. 27-1 Zeitabhängige Darstellung des Druckverlaufs P, des Flow V̇ und des Atem-
hubvolumens V während volumengesteuerter Beatmung. R: Atemwegswiderstand,
P_{prox}: Druck in den proximalen Atemwegen, P_{alv}: Druck in den Alveolen, C: Compliance
der Lunge. In den unteren Abbildungen ist die Auswirkung einer pathologischen
Lungenmechanik auf den Atemwegsdruck dargestellt.

nischen Eigenschaften der Lunge variierte. Die neueren volumenkontrollier-
ten Ventilatoren geben auch dann einen konstanten Atemhub ab, wenn sich
die Lungenmechanik ändert [1, 2, 3]. Flow-, Volumen- und Druckverände-
rungen, wie sie bei volumengesteuerter Beatmung vorkommen, sind in Abbildung 27-1 dargestellt. Ist der inspiratorische Fluß (V̇) konstant, vergrößert
sich das Lungenvolumen (V) linear (in der Abbildung oben). Der Druck in
den proximalen Luftwegen (P_{prox}) nimmt anfangs sehr rasch zu und steigt im
weiteren Verlauf der Inspiration nur noch langsam an. Der Druck in der
Alveole (P_{alv}) steigt dagegen während der Inspirationsphase kontinuierlich an.

Der abrupte Druckanstieg in den proximalen Luftwegen resultiert aus dem Atemwegswiderstand zwischen den großen Luftwegen und den Alveolen.

Pathologische Lungenmechanik

Die Kurven im unteren Teil der Abbildung 27-1 zeigen den Verlauf des Atemwegsdrucks bei gestörter Lungenmechanik. Eine Zunahme der Resistance (mittlere Spalte) verstärkt den initialen Druckanstieg in den proximalen Atemwegen. Die Druckwerte in den Alveolen ändern sich dagegen nicht. Eine Abnahme der Compliance (Kurven rechts) führt zu einer Zunahme der Druckanstiegsgeschwindigkeit sowohl in den proximalen Luftwegen als auch in den Alveolen. Dieses Verhalten deutet auf zwei Punkte, die mit der Überdruckbeatmung zusammenhängen. Zum einen werden bei hohen Atemwegswiderständen die Alveolen vor zu hohem Druck geschützt. Zum anderen wird bei geringer Dehnbarkeit der Lungen der Druck direkt auf die Alveolen übertragen, was zur Kompression der pulmonalen Kapillaren und einer verminderten linksventrikulären Füllung führen kann.

Interaktionen mit dem kardiovaskulären System

Der Einfluß der intermittierenden Überdruckbeatmung (IPPV) auf das kardiovaskuläre System ist komplex und wird hauptsächlich durch das Gleichgewicht zwischen intravaskulärem und intrathorakalem Druck bestimmt [4, 5].
Entscheidend ist die Übertragung des alveolären Drucks auf die umgebenden Gefäße, denn dadurch wird die Höhe des physiologisch entscheidenden transmuralen Drucks bestimmt.

Transmuraler Druck

Der Einfluß des alveolären Drucks auf den kapillären transmuralen Druck ist in Abbildung 27-2 dargestellt. Links ist eine gesunde Lunge gezeigt, die mit einem Atemhub von 700 ml beatmet wird. Der alveoläre Druck steht im Gleichgewicht mit dem Druck in der Kapillare, der transmurale Druck (P_{tm}) ist Null. Bei einer Lunge mit geringer Compliance (z.B. beim Lungenödem) wird unter den gleichen Bedingungen der größere alveoläre Druck nicht auf die Kapillare übertragen. Der transmurale Druck steigt auf 10 mmHg an. Unvollständige Übertragung des positiven Drucks in den Alveolen wird daher zu einer Kompression des Herzens und der intrathorakalen Blutgefäße führen, während ein kompletter Druckausgleich keinen Einfluß auf den Gefäßquerschnitt hat.

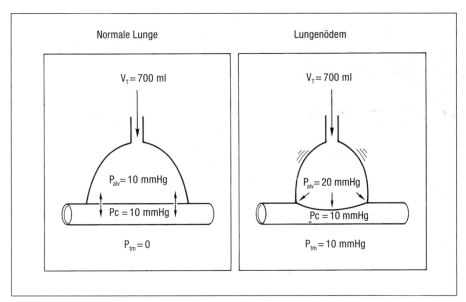

Abb. 27-2 *Die Übertragung des alveolären Drucks auf die zugehörigen Kapillaren von normalen und pathologischen Lungen. P_{alv}: Druck in der Alveole, Pc: Druck in der Kapillare, P_{tm}: transmuraler Druck zwischen Alveole und Kapillare, V_T: Atemhubvolumen.*

Herzleistung

Ein Anstieg des intrathorakalen Drucks kann bei normalem intravasalem Volumen zu einer Erhöhung des Herzzeitvolumens (HZV) führen. Dagegen kann eine Hypovolämie unter diesen Umständen zu einer Verringerung des Herzminutenvolumens führen [4, 5]. Die Erhöhung des Herzzeitvolumens ergibt sich aus einer Reduktion der linksventrikulären Nachlast. Eine unzureichende ventrikuläre Füllung ist die Ursache der Verminderung des Herzminutenvolumens. Die Herzleistung während IPPV wird daher vom Gleichgewicht der Effekte des positiven intrathorakalen Drucks auf Vor- und Nachlast bestimmt. Mögliche Veränderungen von Vor- und Nachlast sind in den Abbildungen 27-3 und 27-4 aufgezeigt.

Vorlast. Der venöse Rückfluß zum Thorax nimmt ab, wenn der intrathorakale Druck den venösen Druck übersteigt. Dieser Effekt wird durch eine vorbestehende Hypovolämie und hohe intrathorakale Drücke verstärkt. Der Rückfluß zum linken Ventrikel wird zwar normalerweise durch den positiven

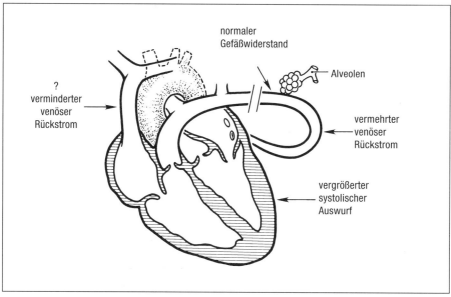

Abb. 27-3 Auswirkungen von IPPV auf das kardiovaskuläre System bei normaler Lungenfunktion und niedrigem intrathorakalem Druck.

intrathorakalen Druck erhöht, weil dadurch Blut aus den Pulmonalvenen in den linken Vorhof verschoben wird [4]. Steigt der thorakale Druck aber übermäßig an, kann die Füllung des linken Ventrikels vermindert sein, da dann die rechtsventrikuläre Nachlast zunimmt. Dadurch verringert sich der Auswurf des rechten Herzens, zusätzlich kann die rechte Kammer dilatieren und das Septum nach links verdrängen, wodurch der linke Ventrikel an Volumen verliert. Dieses Phänomen ist in Abbildung 27-4 dargestellt und wird als „interventrikuläre Interdependenz" bezeichnet.

Nachlast. IPPV beeinflußt die Nachlast des rechten und linken Herzens in unterschiedlicher Weise. Bei normaler Lungenfunktion wird die rechtsventrikuläre Nachlast durch die mechanische Beatmung nicht wesentlich verändert, denn die Druckwerte in den Alveolen und den Pulmonalgefäßen gleichen sich aus. Der transmurale Druck in den Lungenarterien bleibt gleich (s. Abb. 27-2). Verlieren die Lungen durch Ödem oder Pneumonie an Dehnbarkeit, kann der transmurale Druck in den Pulmonalarterien während der Überdruckbeatmung ansteigen. Damit erhöht sich die Nachlast des rechten Herzens.

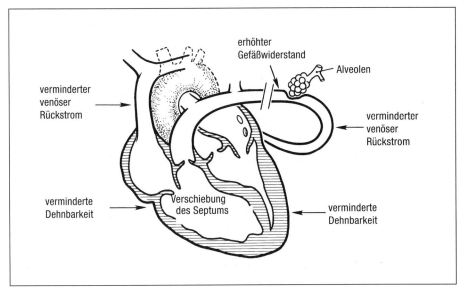

Abb. 27-4 Auswirkungen von IPPV auf das kardiovaskuläre System: Pathologische Lungenmechanik und hoher intrathorakaler Druck.

Die Nachlast des linken Ventrikels sinkt während IPPV, denn der positive pleurale Druck wird auf die äußere Herzoberfläche übertragen und verringert den transmuralen Druck während der Ventrikelsystole (im Kap. 1 wird die Nachlast als maximaler transmuraler Druck während der Systole definiert). Daraus resultiert bei ausreichender Ventrikelfüllung eine Erhöhung des linksventrikulären Schlagvolumens.

IPPV und CPR. Ein „umgekehrter Pulsus paradoxus" ist Ausdruck einer verminderten, durch positiven intrathorakalen Druck erzeugten linksventrikulären Nachlast und eines erhöhten Herzzeitvolumens. Während der Überdruckbeatmung steigt der systolische Blutdruck an. Dieses Phänomen wird in Abbildung 16–2 anschaulich gemacht. Es wurde der Blutdruck eines Patienten mit einer therapierefraktären Asystolie aufgezeichnet. Die Druckanstiege kamen ausschließlich durch manuelle Beatmungshübe mit einem Ambu-Beutel über einen Endotrachealtubus zustande. Bei Unterbrechung der Beatmung fiel der systemische Blutdruck prompt auf Null ab.
Der kardial unterstützende Effekt von positiven intrathorakalen Drücken ist eine mögliche Erklärung für die Erzeugung eines Blutflusses bei der extrathorakalen Herzmassage. Dieser Effekt erklärt auch die sogenannte Husten-

reanimation. Dabei wird eine arrhythmieinduzierte Kreislaufinstabilität durch kurzzeitige intrathorakale Druckanstiege überbrückt. Die Funktion des positiven intrathorakalen Drucks bei der kardiopulmonalen Reanimation wird in Kapitel 16 genauer dargestellt.

Zusammenfassung. Ein mäßiger Anstieg des intrathorakalen Drucks kann den Auswurf des Herzens durch Verminderung der linksventrikulären Nachlast steigern. Exzessiv hohe intrathorakale Drücke vermindern jedoch die Füllung beider Ventrikel während der Diastole und wirken damit dem positiven Effekt von IPPV auf die Nachlast entgegen. Dies führt zu einer Reduktion des Herzzeitvolumens, insbesondere dann, wenn der intrathorakale Druck hoch oder das intravasale Volumen niedrig ist.

Indikationen für die maschinelle Beatmung

Die Entscheidung zur Intubation und assistierten Beatmung ist nicht so kompliziert wie immer angenommen. Man benötigt dazu keine lange Liste mit Kriterien. Folgende Regeln sollten genügen:

Regel 1: Die Indikation zur Intubation und maschinellen Beatmung ist immer dann gegeben, wenn man an sie denkt.

Man neigt dazu, die Intubation möglichst lange hinauszuschieben, in der Hoffnung, sie vermeiden zu können. Dieses Verhalten kann jedoch zu Problemen führen, wenn der Patient instabil wird und dann intubiert werden muß. Bei einem Patienten, der sich in so schlechtem Zustand befindet, daß man an Intubation denkt, sollte man diese unverzüglich durchführen.

Regel 2: Im Zweifelsfall die Atemwege sichern.

Wenn man sich nicht entscheiden kann, sollte man zuerst versuchen, die Situation durch Intubation und Beatmung in den Griff zu bekommen. Wird der Patient beatmet, so hat man Zeit, die Lage zu überdenken.

Regel 3: Endotrachealtuben sind keine Krankheit, und Beatmungsgeräte machen nicht süchtig.

Die Vorstellung „einmal am Respirator, immer am Respirator" unterstellt, daß Intubation und Beatmung eine längere Beatmung nach sich ziehen würden. Langzeitbeatmete Patienten brauchen das Beatmungsgerät, weil sie in schlechtem kardiopulmonalem Zustand sind, und nicht, weil sie beatmet werden.

Regel 4: Die Intubation eines Patienten zeugt nicht von mangelndem Mut.

Gelegentlich wird die Intubation als Ausdruck von Feigheit gewertet, und der Nachtdienst entschuldigt sich oftmals bei der Morgenvisite, wenn in der Nacht ein Patient intubiert wurde. Niemand wird an einer unnötigen Intubation Kritik üben. Kritik verdient jedoch derjenige, der eine notwendige Intubation unnötig verzögert und damit dem Patienten schadet.

Beginn der maschinellen Beatmung

Wenn mit einer Beatmungstherapie begonnen wird, sind folgende Daten für den behandelnden Arzt wichtig: (1) Beatmungsmuster, (2) Atemhubvolumen, (3) Atemfrequenz, (4) inspiratorische Sauerstoffkonzentration. Im Folgenden werden diese Parameter kurz dargestellt.

Beatmungsmuster

Anfangs wird meist mit einer kontrollierten Beatmung begonnen, die assistierte Atemzüge zuläßt. Dabei kann der Patient einen Atemhub auslösen, wenn er einen kleinen Sog auf die Beatmungseinheit ausübt (assistierte Beatmung). Gleichzeitig wird eine ausreichende Beatmung sichergestellt, wenn der Patient selbst nicht atmen kann (kontrollierte Beatmung). Ein Problem bei der assistierten Beatmung ist der Patient, der mit hoher Eigenfrequenz das Gerät triggert. Dies kann zu einer schweren respiratorischen Alkalose führen und außerdem einen Auto-PEEP erzeugen. In dieser Situation kann der Patient entweder sediert werden, oder die Beatmung wird auf „intermittent mandatory ventilation" (IMV) umgestellt. Diese Beatmungsform wird im nächsten Kapitel beschrieben.

Atemhubvolumen

Die Atemhubvolumina, die während maschineller Beatmung abgegeben werden, sind sehr groß:

normal: V_T = 5–6 ml/kg KG (Idealgewicht)

Respirator: V_T = 12–15 ml/kg KG

Das Atemhubvolumen (V_T), das vom Beatmungsgerät abgegeben wird, ist mindestens doppelt so groß wie unter Spontanatmung. Grund für diese großen Beatmungsvolumina ist die Angst vor einem Alveolarkollaps während einer Langzeitbeatmung. Sogar noch größere „Seufzervolumina" (bis zu $1{,}5 \times V_T$) werden von den meisten Ventilatoren angeboten, obwohl noch immer der

Beweis aussteht, ob solche Seufzer irgendeinen Vorteil für respiratorisch insuffiziente Patienten haben [7]. Hohe Hubvolumina sind normalerweise bei kurzer Beatmungsdauer nicht erforderlich. Die häufigste Komplikation der mechanischen Beatmung ist eine respiratorische Alkalose durch maschinelle Hyperventilation [8].

Patienten nach Lungenresektion (insbesondere nach Pneumonektomie) haben ein besonders hohes Risiko, ein Barotrauma durch zu hohe Atemhubvolumina zu erleiden. In diesem Fall soll das Hubvolumen von 10 bis 15 ml/kg KG um den geschätzten prozentualen Anteil des resezierten Lungenvolumens reduziert werden.

Verbindungsschläuche. Die Verbindungsschläuche zwischen dem Beatmungsgerät und dem Patienten werden während der Überdruckbeatmung gedehnt, wodurch sich das tatsächlich eingeatmete Volumen verringert. Dieser Volumenverlust hängt vom Beatmungsspitzendruck (Ppk) und der Compliance der Schläuche ab. Diese liegt normalerweise zwischen 3 und 4 ml/cmH$_2$O, d.h., daß 3–4 ml an Hubvolumen pro 1 cmH$_2$O Druckanstieg verlorengehen. Die folgenden Beispiele zeigen, wie wichtig dies bei hohen Beatmungsdrücken wird.

Für einen maschinellen Atemhub von 700 ml bei einer Compliance der Schläuche von 4 ml/cmH$_2$O gilt:

Wenn Ppk = 20 cmH$_2$O, dann ist das entsprechende V_T = 620 ml
Wenn Ppk = 40 cmH$_2$O, dann ist das entsprechende V_T = 540 ml
Wenn Ppk = 80 cmH$_2$O, dann ist das entsprechende V_T = 380 ml

Beim höchsten Spitzendruck geht fast die Hälfte des eingestellten Hubvolumens verloren und erreicht nie den Patienten. Das kann zu Problemen bei Patienten mit niedriger Lungen-Compliance führen (z.B. beim Lungenödem). Deshalb können neuere Respiratoren diesen Volumenverlust ausgleichen. So wird sichergestellt, daß der Patient das eingestellte Volumen erhält.

Atemfrequenz

Normalerweise wird die Beatmungsfrequenz auf 12 bis 14 Atemzüge/Minute eingestellt. Sind Patienten in der Lage zu triggern, so werden sie durch die eingestellte Maschinenfrequenz nur dann unterstützt, wenn sie selbst nicht mehr mit ausreichender Frequenz atmen können. Die Atemfrequenz sollte nach Möglichkeit nicdrig gehalten werden, um den Aufbau eines Auto-PEEP zu verhindern (s. Kap. 29).

Inspiratorische Sauerstoffkonzentration

Die inspiratorische Sauerstoffkonzentration (FI_{O_2}) wird zu Beginn üblicherweise auf 0,8 oder höher eingestellt und dann in Schritten von 10 bis 20% bis in den ungefährlichen Bereich (< 60%) reduziert. Wenn eine respiratorische Insuffizienz vorliegt, sollte man nach Veränderung der inspiratorischen Sauerstoffkonzentration mindestens 20 Minuten warten, bis sich ein neues Gleichgewicht des arteriellen P_{O_2} eingestellt hat. Ist es nicht möglich, die FI_{O_2} auf ungefährliche Werte zu senken, so sollte man an die Anwendung von positiv-endexspiratorischem Druck denken (s. Kap. 29).

Überwachung der mechanischen Eigenschaften der Lunge

Während der Spontanatmung können die mechanischen Eigenschaften der Lunge (elastische Retraktionskräfte, Atemwegswiderstand) mittels Lungenfunktionstests erfaßt werden. Lungenvolumina werden als Maß für die elastischen Kräfte ermittelt, und exspiratorische Atemstromstärken dienen als Berechnungsgrundlage für den Atemwegswiderstand. Bei beatmeten Patienten können diese Größen nicht regelmäßig bestimmt werden. In diesem Fall können die Drücke in den proximalen Atemwegen herangezogen werden, um die Lungenfunktion zu beurteilen.

Drücke in den proximalen Atemwegen

Bei volumenkontrollierter Beatmung werden die Beatmungsdrücke kontinuierlich während jedes einzelnen Atemzyklus überwacht. Über den Druck in den proximalen Atemwegen können Rückschlüsse auf die Lungenmechanik gezogen werden, wie in Abbildung 27-5 dargestellt. Der Spitzendruck am Ende der Inspiration hängt vom Atemhubvolumen, von der Resistance und der Compliance (Dehnbarkeit) von Lunge und Thorax ab. Bei konstantem Hubvolumen ist der Spitzendruck (Ppk) direkt proportional zur Resistance (R) und umgekehrt proportional zur Compliance (C):

$$Ppk \sim R + \frac{1}{C}$$

Ein Anstieg des Spitzendrucks weist bei konstantem Hubvolumen entweder auf eine Zunahme des Atemwegswiderstands oder auf eine Abnahme der Lungendehnbarkeit hin (oder auf beides).

Man kann zwischen den beiden Möglichkeiten differenzieren, indem man am Ende der Inspiration den exspiratorischen Schenkel verschließt (s. Abb. 27-5). Wird das Atemhubvolumen in der Lunge gehalten, fällt der Druck in

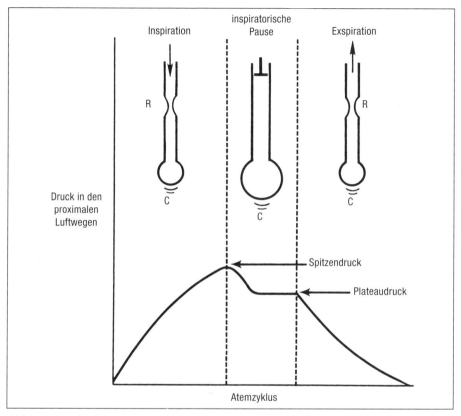

Abb. 27-5 *Verlauf des Drucks in den proximalen Luftwegen während einer „inspiratorischen Pause" durch Verschluß des exspiratorischen Schenkels am Beatmungsgerät. Erklärung s. Text.*

den proximalen Atemwegen anfänglich ab und erreicht dann einen konstanten Wert. Dieser Druck wird so lange aufrechterhalten, bis der Verschluß beseitigt ist und die Lunge sich entleeren kann. Dieser „Plateaudruck" repräsentiert die elastischen Rückstellkräfte von Lunge und Thorax. Nachdem die Compliance den Reziprokwert der Elastizität darstellt, ergibt sich folgender Zusammenhang zwischen Plateaudruck (Ppl) und Compliance (C):

$$Ppl \sim \frac{1}{C}$$

Wenn das Atemzugvolumen konstant bleibt, zeigt ein Anstieg des Plateaudrucks eine Verringerung der Compliance – und umgekehrt – an.

Der Plateaudruck wird während des inspiratorischen Strömungsstillstandes bestimmt. Die Differenz zwischen Spitzen- und Plateaudruck ist deshalb der Druck, der aufgebracht werden muß, um den Atemwegswiderstand zu überwinden.

$$Ppk - Ppl \neq \left(R + \frac{1}{C} \right) - \frac{1}{C}$$

oder:

$$Ppk - Ppl \neq R$$

Ein isolierter Anstieg des Spitzendrucks ist ein Zeichen für eine Zunahme der Resistance. Steigen jedoch beide Drücke synchron an, ist die Ursache dafür eine Einschränkung der Lungen-Compliance (oder der Compliance der Thoraxwand).

Messung der Atemmechanik

Die Spitzen- und Plateaudrücke können zur quantitativen Bestimmung der mechanischen Eigenschaften des Respirationstrakts herangezogen werden. Dabei muß beachtet werden, daß die Druckwerte in den proximalen Atemwegen transthorakale Drücke darstellen (gemessen relativ zum Atmosphärendruck) und nicht transpulmonale Drücke, die sich auf den pleuralen Druck beziehen. Die mechanischen Eigenschaften, die damit bestimmt werden, sind deshalb die gemeinsamen Eigenschaften von Lunge und Thoraxwand. Im Folgenden sind unter „Thorax" Lunge plus Thoraxwand zu verstehen.

Compliance

In Kapitel 1 wird Compliance als die Änderung eines Volumens, bezogen auf die entsprechende Veränderung eines Drucks ($\Delta V/\Delta P$), definiert. Die statische Compliance des Thorax kann berechnet werden, indem man das Hubvolumen und den dazugehörigen Plateaudruck mißt. Für ein Zugvolumen (V_T) von 800 ml und einen Plateaudruck (Ppl) von 10 cmH$_2$O ergibt sich somit folgende Compliance:

$$Cstat = V_T/Ppl \; [l/cmH_2O]$$
$$= 0{,}8/10$$
$$= 0{,}08 \; l/cmH_2O \; (oder \; 80 \; ml/cmH_2O)$$

normaler Bereich = 0,05 – 0,07 l/cmH$_2$O

Folgende Voraussetzungen sind dabei entscheidend:
1. Die Messungen müssen am ruhigen Patienten, der mit dem Respirator synchron atmet, durchgeführt werden. Eine Anspannung der Thoraxwand-

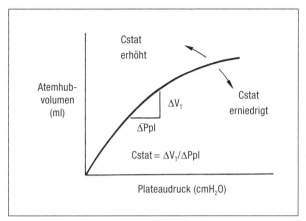

Abb. 27-6 Ruhedehnungskurve zur Ermittlung der statischen Compliance (Cstat) von Lunge und Thorax. Ppl: Plateaudruck, V_T: Atemhubvolumen.

muskulatur erhöht den Anteil der Thoraxwand am Ergebnis der Messung der statischen Compliance.

2. Das Exspirationsvolumen sollte als Atemhubvolumen in die Berechnung eingehen, um Fehler durch Volumenverluste in den Schläuchen zu vermindern.

Da die Compliance eine **Änderung** von Volumen und Druck ist, ist es eigentlich korrekter, wenn man die Plateaudrücke verschiedener Hubvolumina mißt und daraus eine statische Druck-Volumen-Kurve konstruiert, wie in Abbildung 27-6 gezeigt wird [10].

Die Steigung dieser Kurve stellt die statische Compliance des respiratorischen Systems dar. Eine Verminderung der Dehnbarkeit führt zu einer geringeren Steilheit und zu einer Rechtsverschiebung der Kurve. Eine Zunahme der Compliance resultiert in einer Linksverschiebung und Zunahme der Steilheit. Die Erstellung von Druck-Volumen-Kurven ist jedoch zeitraubend und bringt keinen klinischen Vorteil gegenüber Compliance-Bestimmungen mit einem einzigen Hubvolumen.

Die Cstat liegt bei Gesunden unter Spontanatmung über 0,09 l/cmH$_2$O, während sie für intubierte Patienten ohne Lungenerkrankung zwischen 0,05 und 0,07 l/cmH$_2$O angegeben wird [11, 10, 12]. Die meisten Lungenerkrankungen, die zu einer akuten respiratorischen Insuffizienz führen, gehen mit einer verminderten Compliance einher (z.B. Lungenödem und Pneumonie), während sich in der Heilungsphase die Compliance wieder den Ausgangswerten nähert. Die Genauigkeit der Compliance-Messung wird dadurch eingeschränkt, daß der Anteil der Thoraxwand am Meßergebnis nicht genau festgestellt werden kann. Eine Studie ergab einen Anteil von 35% an der elastischen Rückstellkraft des gesamten Thorax (Lunge und Thoraxwand). Faktoren wie Kontraktionen der Thoraxwandmuskulatur oder Ödeme in der Thoraxwand können deren Anteil an der Compliance-Messung erhöhen [13]. Aus diesem Grund reicht eine einzige Messung nicht aus, um die Höhe der Lungen-Compliance abzuschätzen. Es können dann nur Veränderungen der Dehnbarkeit von Lunge **und** Thorax im zeitlichen Verlauf über mögliche Veränderungen der Lungen-Compliance Auskunft geben, sofern sich die mechanischen Eigenschaften der Thoraxwand während dieser Zeit nicht ändern.

Resistance

Der Widerstand, der sich dem Luftstrom während der Inspiration entgegenstellt, ist die inspiratorische Resistance (Rinsp). Sie kann ermittelt werden, indem man den Druck, der zur Überwindung des Widerstands benötigt wird (Ppk – Ppl), durch die maximale inspiratorische Strömung (Vinsp) dividiert. Wenn z.B. der inspiratorische Fluß bei einem Spitzendruck von 22 cmH_2O und einem Plateaudruck von 10 cmH_2O 40 l/s beträgt, ergibt sich folgende Rechnung:

$$Rinsp = Ppk - Ppl/Vinsp$$

$$= 22 - 10/40$$

$$= 0.3 \ cmH_2O/l/s$$

Die errechnete Resistance ist die Summe aus den Widerständen von Verbindungsschläuchen, Endotrachealtubus und Luftwegen. Solange der inspiratorische Flow und der Durchmesser von Tubus und Schläuchen gleich bleiben, muß eine Veränderung von Rinsp auf eine Veränderung des Atemwegswiderstands zurückgeführt werden. Bei intubierten Patienten ohne Lungenerkrankung beträgt Rinsp 4 bis 6 $cmH_2O/l/s$ [12, 14].

Die inspiratorische Resistance ermöglicht jedoch nur eine beschränkte Aussage über den Widerstand in den kleinen Luftwegen. Eine Obstruktion der kleinen Luftwege wird normalerweise während der Exspiration festgestellt (vor allem während der forcierten Exspiration). Durch den Überdruck während der Einatmungsphase werden die Bronchiolen offengehalten. Daher kann die Messung des inspiratorischen Widerstands den Widerstand in den kleinen Luftwegen nur ungenau wiedergeben [15]. Da aber die exspiratorische Widerstandsmessung in der Klinik nicht routinemäßig eingesetzt werden kann, ist die inspiratorische Resistance die einzige praktikable Methode, die eine Abschätzung des Atemwegswiderstands erlaubt.

Tips für die Praxis

In der Klinik kann die Druckmessung in den proximalen Luftwegen in einigen Situationen nützlich sein:

Beatmungsprobleme

Wenn ein Patient plötzlich respiratorische Probleme aufweist und sich die Blutgase verschlechtern, stellt die Bestimmung der Drücke in den proximalen Luftwegen eine einfache Möglichkeit zur raschen Lokalisation des Problems dar. Ein Flußdiagramm dazu zeigt Abbildung 27-7.

1. Wenn der Spitzendruck ansteigt ohne gleichzeitige Erhöhung des Plateaudrucks, liegt eine Erhöhung der Resistance vor. Die häufigsten Ursachen dafür sind eine Obstruktion des Endotrachealtubus, eine Verlegung der Atemwege durch Sekret oder, allerdings relativ selten, ein akuter Bronchospasmus (z.B. bei einer Anaphylaxie). Es empfiehlt sich daher, die Atemwege abzusaugen und gleichzeitig nach einer Obstruktion des Tubus zu suchen. Beim Bronchospasmus können Bronchodilatatoren eingesetzt werden.

2. Sind beide Drücke erhöht, ist der Grund dafür eine verminderte Compliance der Lungen oder der Thoraxwand oder ein Auto-PEEP. In dieser Situation sollte man an Pneumothorax, Lappenatelektase und Lungenödem denken. Eine Anspannung der Atemmuskulatur oder ein erhöhter intraabdomineller Druck können ebenfalls die Compliance des Thorax vermindern. Ebenso kann jeder Patient mit einer obstruktiven Lungenerkrankung, der eine Tachypnoe entwickelt, einen Auto-PEEP aufbauen (s. Kap. 29).

3. Fällt der Spitzendruck ab, kann z.B. eine Leckage vorliegen (Diskonnektion des Tubus, Cuff-Leck). Es empfiehlt sich in diesem Fall, mit einem Ambu-Beutel manuell zu beatmen und zu horchen, ob der Cuff abdichtet. Ein erniedrigter Spitzendruck tritt auch auf, wenn der Patient hyperventiliert und durch eigene Atemzüge einen negativen Druck an der Maschine aufbaut.

4. Kommt es trotz Verschlechterung des Gasaustausches zu keiner Veränderung des Spitzendrucks, heißt dies nicht, daß die Lungenmechanik sich nicht verändert hat. Es ist nämlich nicht bekannt, inwieweit die proximalen Atemwegsdrücke Veränderungen der Lungenmechanik anzeigen können. Verändern sich die Drücke bei verschlechtertem Gasaustausch nicht, setzen Sie Ihre Beurteilung ohne Rücksicht darauf wie gewohnt fort.

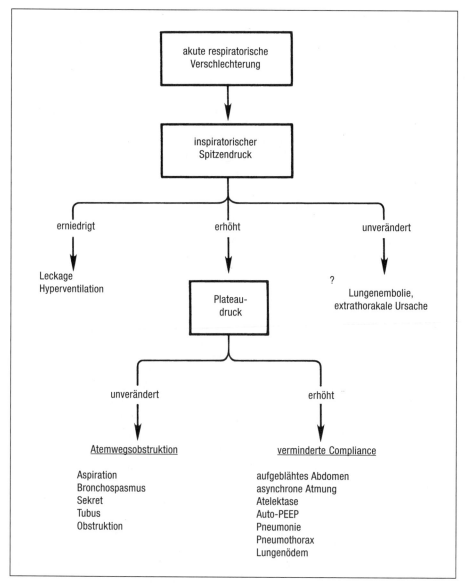

Abb. 27-7 Flußdiagramm zur Interpretation von Veränderungen des Spitzen- und Plateaudrucks. Erläuterung s. Text.

Überwachung des klinischen Verlaufs

Die regelmäßige Kontrolle des Plateaudrucks kann dazu beitragen, den klinischen Verlauf einer Lungenerkrankung mit eingeschränkter Compliance, wie z.B. Lungenödem oder Pneumonie, zu verfolgen. Veränderungen des Plateaudrucks sind jedoch nur dann aussagekräftig, wenn das Atemzugvolumen während dieser Zeit konstant gehalten wird.

Bei Patienten mit Erkrankungen wie Asthma oder COPD kann die Differenz zwischen Spitzen- und Plateaudruck herangezogen werden, um die Resistance der Atemwege zu überwachen. Auch dabei darf für relevante Aussagen das Hubvolumen nicht verändert werden.

Beurteilung der Reaktion auf Bronchodilatatoren

Bronchodilatatoren werden häufig routinemäßig bei maschinell beatmeten Patienten eingesetzt, obwohl der Beweis dafür aussteht, daß dieses Vorgehen für jeden Patienten Vorteile bringt. Bei jedem Patienten kann die individuelle Reaktion auf eingeatmete Bronchodilatatoren über den inspiratorischen Spitzendruck festgestellt werden. Inhalierte Beta-Agonisten können sowohl die Resistance vermindern als auch die Compliance erhöhen, wobei jede dieser Wirkungen den inspiratorischen Spitzendruck vermindern kann [16]. Um festzustellen, ob ein vernebelter Bronchodilatator auch wirksam ist, sollte man den Spitzendruck unmittelbar vor und dann 30 und 60 Minuten nach Applikation messen. Ein Absinken dieses Drucks ist für die Wirksamkeit beweisend.

Bewertung von PEEP

Wie im nächsten Kapitel dargestellt wird, sollte die Anwendung von PEEP zu einer Zunahme von Cstat führen, weshalb auch der Plateaudruck abfallen sollte. Schon kurz nach Erhöhung des endexspiratorischen Drucks kann dieser Effekt beobachtet werden. Der Plateaudruck ist ein einfaches Mittel, um die Wirkung von PEEP auf die mechanischen Eigenschaften der Lunge zu beurteilen. Solange er bei jedem eingestellten PEEP-Wert abfällt, kann man davon ausgehen, daß der positive endexspiratorische Druck den gewünschten Effekt auf die Lungenmechanik hat. Man muß jedoch den PEEP-Wert vom gemessenen Plateaudruck subtrahieren, um den relevanten Wert zu erhalten.

KAPITEL 28

Beatmungsmuster

Die künstliche Beatmung wurde im Jahre 1929 eingeführt, um „allen Patienten mit Atemlähmung die Rückkehr zu einer normalen Atmung zu ermöglichen" (Drinker P, Mc Khann CF. JAMA 1929; 92: 1658 bis 1660). Neben dieser anfangs ausschließlich unterstützenden Funktion sind im Laufe der Zeit verschiedene Beatmungsarten für unterschiedlichste klinische Situationen entwickelt worden. In diesem Kapitel werden fünf spezielle Beatmungsmuster vorgestellt.

Gelegentlich werden diese Beatmungsformen als Therapie von bestimmten Erkrankungen angesehen. Dabei sollte man immer im Auge behalten, daß Respiratoren keine Fernbedienungen sind, die den pathologischen Vorgang in der Lunge beenden können, und daß auch besondere Beatmungsformen nur in der Lage sind, die Lungenfunktion zu unterstützen.

Assistierte Beatmung

Die assistierte Beatmung ermöglicht dem Patienten, die Beatmungshübe selbst auszulösen und die Atemfrequenz festzulegen, indem er den Druck im Beatmungssystem durch einen eigenen Inspirationsversuch um ca. 1 bis 2 cmH_2O reduziert. Dadurch öffnet sich ein Ventil, und das eingestellte Hubvolumen wird vom Respirator abgegeben.

Die Annahme, daß bei der assistierten Beatmung die Atemmuskulatur nicht trainiert werde, ist ein gewaltiger Irrtum. Gerade das Gegenteil ist der Fall: Die Zwerchfellkontraktion endet nicht nach Auslösen des Maschinenhubs, denn der Nervus phrenicus wird durch das Atemzentrum im Hirnstamm erregt, und diese Neurone erzeugen kontinuierlich Aktionspotentiale [1]. Anders ausgedrückt heißt das, daß die Neurone im Hirnstamm nicht wissen, daß der Patient beatmet wird und ein Maschinenhub abgegeben wurde. Kapitel 30 zeigt, daß die Aktivität des Diaphragmas eine wichtige Rolle bei der Entwöhnung der Patienten von der Beatmung spielt.

Intermittent mandatory ventilation

Bei der „intermittent mandatory ventilation" (IMV) gibt der Respirator zwischen den Atemzügen einer bestehenden Spontanatmung maschinelle Atemhübe ab. IMV wurde erstmals 1971 bei Frühgeborenen mit „respiratory distress syndrome" eingesetzt, weil herkömmliche Beatmungsgeräte in dieser Situation die erforderlichen Atemfrequenzen nicht erzeugen konnten. Unter IMV-Beatmung konnte die Maschine gelegentliche zusätzliche Hübe abgeben ohne die Spontanatmung mit hohen Atemfrequenzen zwischen den maschinellen Hüben zu stören.

Bald nach ihrer Einführung wurde IMV als Alternativmethode bei der Entwöhnung Erwachsener von der Beatmung eingesetzt [2]. Obwohl bisher keine Beweise für die Überlegenheit von IMV gegenüber den konventionellen Methoden der Entwöhnung vorliegen, ist dies mittlerweile die häufigste Methode der Entwöhnung in den USA [3]. Zunächst soll IMV als Beatmungsmethode vorgestellt werden, in Kapitel 30 werden dann die Einsatzmöglichkeiten zum „weaning" besprochen.

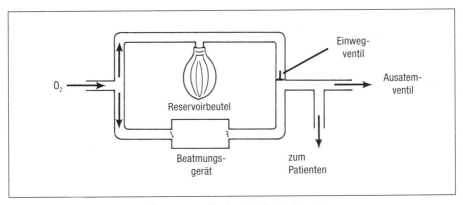

Abb. 28-1 Intermittent-mandatory-ventilation(IMV)-Kreissystem.

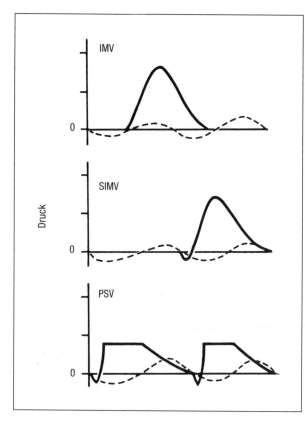

Abb. 28-2 Druckverlauf in den proximalen Luftwegen bei drei augmentierenden Beatmungsarten. IMV: intermittent mandatory ventilation; SIMV: synchronisierte IMV; PSV: druckunterstützte Beatmung. Die unterstützten Atemzüge sind als durchgezogene Linien, die Spontanatmung ist als unterbrochene Linie eingezeichnet. Der Druck in den proximalen Luftwegen ist auf der Ordinate aufgezeichnet.

Das IMV-Kreissystem

In Abbildung 28-1 ist das IMV-Kreissystem aufgezeichnet. Der Patient ist mit einer Sauerstoffquelle über zwei parallel geschaltete Kreisteile verbunden. Eines davon enthält einen Reservoirbeutel mit Atemgas, in das andere ist ein volumenkontrolliertes Beatmungsgerät integriert. Wenn er nicht vom Respirator beatmet wird, kann der Patient über ein Einwegventil am Reservoirbeutel spontan atmen. Der Druckverlauf über die Zeit bei IMV ist in Abbildung 28-2 dargestellt: Die ersten Geräte dieser Art (in der Abbildung oben) gaben den maschinellen Hub (durchgezogene Linie) gelegentlich erst am Ende der spontanen Einatmungsphase ab (unterbrochene Linie). Diese zufälligen Atemhübe wurden von den Patienten schlecht toleriert, so daß das Beatmungssystem modifiziert werden mußte. Deshalb setzt bei Geräten der neue-

Tabelle 28-1 Intermittent mandatory ventilation (IMV) im Vergleich zur kontrollierten maschinellen Beatmung (CMV).

	gesichert	nicht gesichert
Vorteile von IMV gegenüber CMV		
geringer ausgeprägte respiratorische Alkalose	X	
höheres Herzzeitvolumen		X
Schutz vor einer Atrophie der Atemmuskulatur		X
Nachteile von IMV gegenüber CMV		
erhöhte Atemarbeit	X	
frühere Ermüdung der Atemmuskulatur		X
fehlende Anpassung der Ventilation an den Patienten	X	

ren Generation der maschinelle Hub nur zu Beginn der Inspiration ein (Abb. 28-2, Mitte). Diese Form der Beatmung wird als „synchronisiertes IMV" oder SIMV bezeichnet und von den meisten neueren Respiratoren angeboten. Im Folgenden werden die Ausdrücke IMV und SIMV synonym verwendet.

Vor- und Nachteile

IMV hat, verglichen mit der üblichen kontrollierten mechanischen Beatmung (CMV), Vor- und Nachteile; diese sind in Tabelle 28-1 aufgeführt. Nur wenige der vermuteten Vorteile von IMV konnten bisher durch klinische Studien untermauert werden [3]. Der gegenwärtige Wissensstand soll kurz erläutert werden.

Respiratorische Alkalose. Die häufigste Komplikation der CMV ist eine respiratorische Alkalose [4]. Daher wird IMV bevorzugt bei Patienten mit hoher Atemfrequenz eingesetzt, denn IMV führt seltener zu einer respiratorischen Alkalose als die CMV. Der Anstieg des P_{CO_2}-Werts unter IMV beruht aber auf einer vermehrten CO_2-Produktion und nicht auf einer Verminderung der alveolären Ventilation [5]. Die erhöhte CO_2-Produktion weist auf eine erhöhte Atemarbeit hin. Dieser Mechanismus ist vor allem für Patienten unerwünscht, deren Atemmuskulatur leicht ermüdet. Zusammenfassend gilt:

Die Besserung einer respiratorischen Alkalose durch IMV beruht auf einer gesteigerten Atemarbeit und nicht auf einer verminderten alveolären Ventilation.

Herzzeitvolumen. Die IMV soll mit weniger kardialen Nebenwirkungen belastet sein als die CMV [6]. Das Herzzeitvolumen steigt jedoch bei einzelnen Patienten nicht an, wenn CMV durch IMV ersetzt wird, bei Patienten mit reduzierter linksventrikulärer Pumpfunktion kann es sogar abfallen [7, 8].

Zwerchfell. Eine gängige Meinung ist, daß das Zwerchfell, wie Skelettmuskeln, während einer Langzeitbeatmung im Sinne einer Inaktivitätsatrophie an Kraft verliert. IMV soll die Kraft der Atemmuskulatur erhalten, da unter dieser Beatmungsform eine kontinuierliche Kontraktion des Zwerchfells möglich ist. Wie aber weiter oben schon festgestellt, kontrahiert sich das Diaphragma auch unter konventioneller mechanischer Beatmung. Die Annahme, daß die Atemmuskulatur mit IMV stärker trainiert werde als mit CMV, ist nicht belegt [3].

Druckunterstützte Beatmung

Die druckunterstützte Beatmung (PSV) hat Ähnlichkeit mit der IMV, weil auch sie die Spontanatmung unterstützt, und mit der assistierten Beatmung, weil jeder Atemzug unterstützt wird. Abbildung 28-2 zeigt im unteren Teil das Druckprofil von PSV. Durch den negativen Druck, den der Patient bei Beginn einer spontanen Inspiration erzeugt, wird ein Ventil geöffnet und Gas mit einem einstellbaren Druck (normalerweise 5–10 cmH$_2$O) in die Lungen insuffliert. Dadurch erhöht sich das Atemzugvolumen und reduziert sich die Atemarbeit [9].

Durch zwei Methoden kann das erforderliche Druckniveau abgeschätzt werden [10]. In die erste geht der maximale inspiratorische Druck (in Wahrheit Sog = MIP) ein, die zweite berücksichtigt die Differenz zwischen Spitzen- und Plateaudruck (s. Kap. 27).

$$\text{Druck} = \frac{\text{MIP}}{3}$$

$$\text{Druck} = \text{Ppk} - \text{Ppl}$$

Die MIP-Methode geht davon aus, daß ein Patient nicht den maximalen inspiratorischen Sog dreimal hintereinander erzeugen kann, ohne dabei zu ermüden [10]. Die zweite Methode geht von der Vorstellung aus, daß die Differenz zwischen Spitzen- (Ppk) und Plateaudruck (Ppl) den für die Überwindung des Widerstands in den oberen Luftwegen und im Tubus erforderlichen Druck repräsentiert.

Indikationen

Zum gegenwärtigen Zeitpunkt gibt es keine klaren Indikationen für PSV. Diese Beatmungsform ist entwickelt worden, um die Atemarbeit zu vermindern. Sie könnte für Patienten mit hohem inspiratorischem Flow Vorteile bieten, indem sie den inspiratorischen Widerstand des Beatmungstubus überwinden hilft. PSV wird hauptsächlich zur Entwöhnung vom Respirator eingesetzt, wobei die Überlegenheit dieses Verfahrens gegenüber den konventionellen Entwöhnungsmethoden nicht erwiesen ist [10]. Derzeit scheint diese Beatmungsform noch keinen wesentlichen Vorteil gegenüber den herkömmlichen Methoden zu bieten.

Positiver endexspiratorischer Druck

Maschinelle Beatmung mit positivem endexspiratorischem Druck (PEEP) ist für pulmonale Störungen gedacht, die mit einem ausgedehnten Alveolenkollaps einhergehen [11, 12, 13, 14, 15]. Der Druckverlauf unter PEEP-Beatmung ist in Abbildung 28-3 dargestellt. Ein Druckbegrenzungsventil im Exspirationsschenkel verhindert den Abfall des Atemwegsdrucks auf atmosphärische Werte am Ende der Ausatemphase. Der positive Druck in den Alveolen am Ende der Exspiration vermindert den Alveolarkollaps und verbessert den Gasaustausch zwischen Alveolen und Lungenkapillaren.

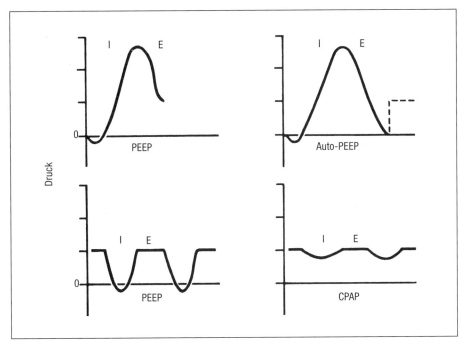

Abb. 28-3 Druckverlauf in den proximalen Luftwegen bei PEEP und CPAP. Die oberen Kurven zeigen den Verlauf bei maschineller Beatmung, die unteren Kurven bei Spontanatmung. I: Inspiration, E: Exspiration.

Tabelle 28-2 Auswirkungen von PEEP auf den Sauerstofftransport.

	Arterielle O_2-Sättigung	Herzzeitvolumen	O_2-Transport	Interpretation
A.	↑	→	↑	günstig
B.	↑	↓	→	unverändert
C.	↑	↓↓	↓	ungünstig

Die Auswirkungen von PEEP auf physiologische Vorgänge

Lunge. PEEP vergrößert die funktionelle Residualkapazität (FRC) und damit das Lungenvolumen am Ende der Exspiration. Bei Patienten mit „adult respiratory distress syndrome" (ARDS) erhöht PEEP die Compliance der Lunge und verringert den intrapulmonalen Shunt. Dadurch steigt der arterielle P_{O_2}-Wert an, und die Sauerstoffkonzentration (FI_{O_2}) kann auf weniger toxische Werte reduziert werden. PEEP kann jedoch auch zu einer Erhöhung der Totraumventilation (VD/VT) durch Überdehnung von Alveolen in gesunden Lungenarealen führen. Bei richtiger Indikationsstellung sollte die Verringerung des Shunts den Nachteil eines vergrößerten Totraums bei weitem aufwiegen.

Herz. Die kardialen Effekte entsprechen denen der Überdruckbeatmung (s. Kap. 27) [12, 14]. Das Herzzeitvolumen nimmt oftmals zu, wenn der Druck in den Atemwegen nicht zu hoch und die Lungen-Compliance normal ist (Abb. 27-3). Sind die Atemwegsdrücke hoch und ist die Dehnbarkeit der Lunge erniedrigt, führt PEEP häufig zu einer verringerten Auswurffraktion. Dies beruht zwar hauptsächlich auf einer geringeren ventrikulären Füllung (s. Abb. 27-4), kann aber auch durch eine verringerte Kontraktilität verursacht sein. Der negativ inotrope Effekt von PEEP ist auf einen verminderten koronaren Blutfluß und auf die Freisetzung einer negativ inotrop wirkenden Substanz aus den Lungen zurückzuführen [13, 14].

Sauerstofftransport. Die Sauerstofftransportrate ist abhängig vom Herzzeitvolumen ($\dot{Q}$), der Hämoglobinkonzentration im arteriellen Blut (Hb) und der Sättigung des Hämoglobins mit Sauerstoff (Sa_{O_2}):

$$\text{Sauerstofftransport} = \dot{Q} \times Hb \times Sa_{O_2}$$

Der Einfluß von PEEP auf den Sauerstofftransport hängt von seiner Auswirkung auf die Sättigung und das Herzzeitvolumen ab, wie in Tabelle 28-2 gezeigt ist: Alle drei Möglichkeiten gehen von einem gleichwertigen Anstieg der

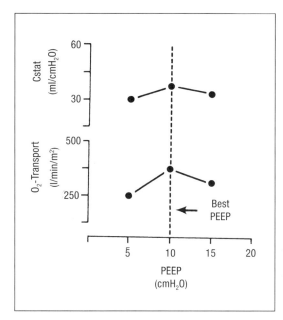

Abb. 28-4 Der Einfluß steigender PEEP-Werte auf Sauerstofftransport und statische Compliance von Lunge und Thorax (Cstat). Der „best PEEP" wird durch die gestrichelte Linie markiert.

Sauerstoffsättigung aus. Situation A führt zu einem Anstieg des Sauerstofftransports, weil das Herzzeitvolumen hier nicht abfällt. In Situation B wird der Sättigungsanstieg durch das Absinken des Herzzeitvolumens ausgeglichen, und damit verändert sich der Sauerstofftransport nicht. Möglichkeit C führt zu einem Abfall des Transports, weil die Reduktion des Herzzeitvolumens den Anstieg der Sättigung überwiegt. Es besteht somit keine Korrelation zwischen arteriellem Sauerstoffgehalt und Sauerstofftransportrate unter PEEP-Beatmung.

„Best PEEP". Ein zunehmender Anstieg des positiv endexspiratorischen Drucks kann möglicherweise einen Abfall der Lungen-Compliance und des Sauerstoffangebots bewirken (s. Abb. 28-4). Als Ursachen für die Abnahme der Compliance durch massiv erhöhten PEEP kommen Rupturen von Alveolen oder eine Zunahme des Lungenwassers bei reduzierter Lymphdrainage in Frage. Eine weitere Ursache für einen Abfall des Sauerstofftransports kann, wie bereits oben ausgeführt, eine Abnahme des Herzminutenvolumens sein, die eine mögliche Verbesserung des arteriellen Sauerstoffgehalts kompensiert. Der PEEP-Wert, bei dem jeder Parameter optimiert ist, wird als „best PEEP" bezeichnet [15].

Monitoring. Da die Verwendung von PEEP nachteilige Auswirkungen auf die Lungen-Compliance und den Sauerstofftransport haben kann, wird die routinemäßige Überwachung der mechanischen Eigenschaften der Lunge und des Sauerstofftransportes während PEEP-Beatmung gefordert.

Die statische Compliance wird über den endinspiratorischen Verschlußdruck oder Plateaudruck beurteilt, wie im vorigen Kapitel beschrieben. Der Plateaudruck sollte nach wenigen Atemzügen abfallen, wenn der positiv endexspiratorische Druck die gewünschte Wirkung entfaltet. Auch in diesem Fall muß der PEEP-Wert vom gemessenen Plateaudruck subtrahiert werden, um Rückschlüsse auf die Dehnbarkeit der Lunge ziehen zu können.

Der Sauerstofftransport wird in der üblichen Weise mit einem Pulmonaliskatheter bestimmt (s. Kap. 9 bis 11). **Die arteriellen Sauerstoffpartialdrücke sollten nie allein zur Beurteilung der Auswirkungen von PEEP herangezogen werden,** weil dabei die mögliche Beeinträchtigung des Herzminutenvolumens nicht erfaßt wird.

Indikationen

PEEP wird in den unterschiedlichsten Situationen angewandt, obwohl sein einziger Vorteil in einer Reduktion der inspiratorischen Sauerstoffkonzentration auf nicht mehr toxische Werte liegt. Im Folgenden werden einige gängige Situationen dargestellt, in denen PEEP sinnvoll (oder fälschlich) eingesetzt wird.

Lungenödem. Eine der Hauptindikationen für PEEP besteht bei Patienten mit Lungenödem oder einem anderen, diffusen Prozeß, der zu einer solchen Einschränkung der funktionellen Residualkapazität führt, daß toxische Sauerstoffkonzentrationen ($FI_{O_2} > 0,6$) für einen adäquaten Gasaustausch benötigt werden. Beim Lungenödem wird der durch PEEP ausgelöste Anstieg des arteriellen P_{O_2} nicht durch eine Abnahme der Ödemflüssigkeit induziert.

PEEP ist keine Therapie des Lungenödems, d.h., daß dadurch das Ausmaß des Ödems nicht vermindert wird [16, 17]. Positive intrathorakale Drücke vergrößern sogar die Wasseransammlung in den Lungen [11].

Die Zunahme des extravaskulären Lungenwassers während Überdruckbeatmung wird oft übersehen. Die wahrscheinlichste Erklärung dafür ist ein Lymphrückstau in die Lunge, der aus dem Anstieg der venösen Drücke bei positivem intrathorakalem Druck resultiert [18].

Lokaler Lungenschaden. Ist der pathologische Prozeß auf einen Lungenteil beschränkt (z.B. Lobärpneumonie), kann eine Hypoxie durch PEEP verstärkt werden, weil dann die normalen Lungenanteile überdehnt werden und der

Blutfluß in das erkrankte Segment geleitet wird [19]. Bei einem lokalisierten Prozeß wird die Durchblutung normalerweise durch die hypoxische Vasokonstriktion im erkrankten Bereich gedrosselt und ins gesunde Lungengewebe umgeleitet. Dadurch wird ein ausreichender Gasaustausch aufrechterhalten. Wird in dieser Situation PEEP angewandt, wird das Atemhubvolumen vorrangig in die gesunden Lungenbezirke verteilt. Die normalen Alveolen werden dabei überbläht, was zu einer Umkehr des Blutflusses ins erkrankte Gebiet führt und der physiologischen Regulation der Verteilung von Ventilation und Perfusion entgegenwirkt. PEEP kann deshalb nicht für umgrenzte Lungenerkrankungen empfohlen werden, außer man wendet eine seitengetrennte Beatmung an und behandelt nur den erkrankten Lungenflügel mit PEEP.

PEEP zur Prophylaxe. Man hat behauptet, daß durch frühzeitige Anwendung von PEEP bei gefährdeten Patienten (z.B. bei Sepsis) das Auftreten eines ARDS verhindert werden kann.

Der prophylaktische Einsatz von PEEP scheint jedoch die Inzidenz von ARDS bei gefährdeten Patienten nicht zu verringern [20].

Deshalb wird der präventive Einsatz von PEEP bei diesen Patienten nicht empfohlen.

Routinemäßiger Einsatz von PEEP. Die Methode, alle intubierten Patienten mit PEEP zu beatmen, entspringt aus der Vorstellung, daß der endexspiratorische Glottisverschluß bei normalen Individuen einen leichen PEEP (physiologischer PEEP) erzeugt.

Es gibt aber keinen Beweis dafür, daß erwachsene Menschen einen PEEP durch Glottisverschluß erzeugen oder daß der routinemäßige Einsatz von PEEP irgendeinen Nutzen bringt [21].

Zur Zeit jedenfalls scheint der routinemäßige Einsatz von PEEP nicht sinnvoll.

Mediastinale Blutung. PEEP wird allgemein nach koronaren Bypass-Operationen eingesetzt, um mediastinale Blutungen zu verhindern oder zu stillen. Hier wird das Prinzip des transmuralen Druckes mißverstanden, denn **die Übertragung von PEEP auf die mediastinalen Gefäße kann den transmuralen Druck nicht verändern und kann damit auch die Blutungsneigung nicht beenden.** Bisher konnte nicht nachgewiesen werden, daß die routinemäßige Anwendung von PEEP die Häufigkeit von postoperativen mediastinalen Nachblutungen verringert oder daß PEEP bei einer einmal aufgetretenen Blutung die Blutstillung unterstützt hätte [22, 23].

Komplikationen durch PEEP

Die schwerste Komplikation einer PEEP-Anwendung ist der oben beschriebene Abfall des Herzminutenvolumens. Einige andere Probleme, die unter PEEP auftreten können, werden im folgenden beschrieben.

Barotrauma. Das Auftreten eines Barotraumas unter PEEP-Beatmung wird kontrovers diskutiert. Manche Studien weisen auf eine höhere Inzidenz von Pneumothoraces unter PEEP hin, während andere keine Korrelation zwischen PEEP und Barotrauma eruieren konnten [24, 25]. Die schwankende Korrelation zwischen PEEP und Barotrauma kann nicht verwundern, denn möglicherweise ist der inspiratorische Spitzendruck als Risikofaktor von sehr viel größerer Bedeutung für das Entstehen eines Barotraumas [24]. Außerdem spielt die Art der Lungenerkrankung eine Rolle. Auf das Barotrauma der Lunge wird im nächsten Kapitel näher eingegangen.

Flüssigkeitsretention. Diese tritt häufig unter Überdruckbeatmung und PEEP-Anwendung auf [25]. Eine ganze Reihe von möglichen Entstehungsmechanismen werden dafür in Betracht gezogen, unter anderem die Verminderung des natriuretischen Faktors (ANF) und die Stimulation von antidiuretischem Hormon (ADH). Die Überblähung der Lungen führt zu einer Kompression der Vorhöfe. Dadurch könnte es zu dem Abfall des ANF-Spiegels und dem Anstieg von ADH kommen [26]. Eine Stimulation des sympathischen Nervensystems könnte zu einer Umverteilung des renalen Blutflusses mit Bevorzugung von natriumkonservierenden Nephronen führen [25]. Der Sinn der Flüssigkeitsretention könnte in einer Steigerung des Herzzeitvolumens liegen, wobei die Nachteile einer Flüssigkeitsüberlastung nicht übersehen werden dürfen.

Hirndruck. Bei Patienten mit Kopfverletzungen, bei denen PEEP angewandt wird, kann es zum Hirndruckanstieg kommen [27]. Ein Anstieg des Hirndrucks unter der Anwendung von PEEP beruht vermutlich auf einem Druckanstieg in der Vena cava superior und ist bei Patienten mit verminderter zerebraler Compliance stärker ausgeprägt. In den vorliegenden Untersuchungen beobachtete Unterschiede in der Ausprägung dieses Effekts können möglicherweise auf die fehlende Dokumentation der intrathorakalen Spitzen- und Mitteldrücke zurückgeführt werden. Die Überwachung des intrakraniellen Drucks ist angezeigt, wenn hohe Beatmungsdrücke bei Patienten mit Kopfverletzungen, die zu einem erhöhten Hirndruck neigen, auftreten.

Continuous positive airways pressure

Unter „continuous positive airways pressure" (CPAP) versteht man einen im Vergleich zum atmosphärischen Druck erhöhten Druck, der unter Spontan-atmung während des ganzen Atemzyklus in den oberen Atemwegen aufrecht-terhalten wird [28]. Der Druckverlauf unter CPAP ist in Abbildung 28-3 im Vergleich zu PEEP unter Spontanatmung dargestellt. Der endexspiratorische Druck ist bei beiden Methoden gleich groß, die Druckschwankung während der Inspiration ist aber bei PEEP unter Spontanatmung wesentlich größer als bei CPAP. Die größere Druckschwankung bei PEEP bewirkt eine vermehrte Atemarbeit. Dies ist der grundsätzliche Unterschied zwischen PEEP bei Spon-tanatmung und CPAP.

Der Unterschied in der inspiratorischen Druckschwankung bzw. im vom Patienten aufzubringenden Inspirationsdruck kommt durch Druckunter-

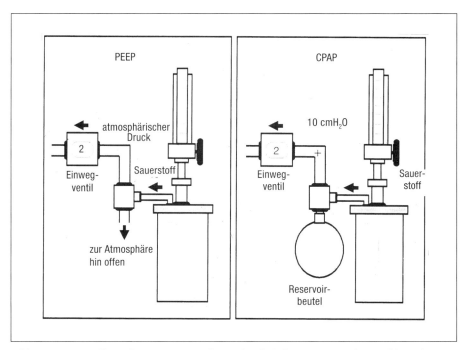

Abb. 28-5 Darstellung des inspiratorischen Schenkels bei CPAP (rechtes Bild) und PEEP unter Spontanatmung. In beiden Abbildungen öffnet sich das Einwegventil, sobald ein Sog von 2 cmH$_2$O aufgebaut wird. Erklärung s. Text.

schiede über ein Einwegventil in den beiden Beatmungssystemen zustande (s. Abb. 28-5). Um das Ventil für die Inspiration zu öffnen, muß ein Druckgradient von 2 cmH$_2$O aufgebracht werden. Im PEEP-System entspricht der Druck auf der patientenabgewandten Seite des Ventils dem atmosphärischen Druck, so daß der Patient einen Sog erzeugen muß, der dem PEEP-Wert plus 2 cmH$_2$O entspricht. Beim CPAP-System wird ein Reservoirbeutel auf der patientenabgewandten Seite angebracht, so daß auf dieser Seite ein positiver Druck entsteht. Der Sog, den der Patient zur Öffnung des Ventils aufbringen muß, reduziert sich nun um den Betrag dieses positiven Drucks im Reservoir. Das erklärt die Verminderung der Atemarbeit durch CPAP.

Indikationen

Durch den Einsatz von CPAP hofft man, die Intubation bei Patienten mit ARDS oder Hypoxämie hinausschieben oder ganz verhindern zu können. CPAP wird über spezielle Masken mit Überdruckventil appliziert. Diese Masken müssen dicht sitzen und können zum Essen nicht abgenommen werden. Wegen schlechter Akzeptanz werden diese Masken nur vorübergehend angewandt. CPAP kann auch über künstliche Luftwege appliziert werden und wurde früher häufig zum Entwöhnen von der maschinellen Beatmung eingesetzt. „Weaning" mittels CPAP ist heute aber weitgehend verlassen.

KAPITEL 29

Künstlicher Luftweg, Barotrauma und PEEP

Dieses Kapitel erläutert einige relevante Probleme im Zusammenhang mit Intubation und künstlicher Beatmung. Die angesprochenen Komplikationen beziehen sich ausschließlich auf den künstlichen Luftweg und die Respiratoren. Sonstige Probleme, die bei Beatmeten auf einer Intensivstation auftreten können, wie beispielsweise Pneumonien, werden in anderen Kapiteln besprochen. Eine sehr gute Übersichtsarbeit beschäftigt sich mit dem Spektrum an Komplikationen, das bei Patienten mit akuter respiratorischer Insuffizienz auftreten kann [1].

Künstliche Luftwege

Die Intubation mit blockbaren Endotrachealtuben macht eine Beatmung mit positiven Drücken erst möglich. Die Gefahren und Vorteile der trachealen Intubation werden durch deren Zugangsweg, translaryngeal (endotracheal) oder transtracheal (Tracheostoma), determiniert [1–10]. Die Komplikationen, die bei beiden Zugangswegen auftreten können, sind in Abbildung 29–1 aufgezeigt. Die mit einem Stern gekennzeichneten Komplikationen sind am häufigsten bzw. am gefürchtetsten. Im Folgenden sind kurz einige Probleme dargestellt, die jederzeit bei beatmungspflichtigen Patienten auftreten können.

Endotracheale Intubation

Endotracheale Tuben werden durch die Nase oder den Mund eingeführt. Der (blind-)nasale Weg wird oft bevorzugt, weil die Intubation weniger kompliziert ist und weil dabei kein Zahnschaden auftreten kann. Die orale Intuba-

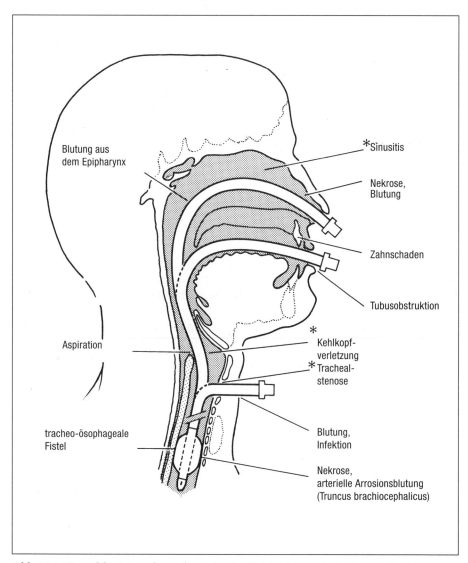

Abb. 29-1 Komplikationen der endotrachealen Intubation und der Tracheotomie.

tion wird nur bei komatösen Patienten oder als Notfallintubation (z.B. beim Kreislaufstillstand) durchgeführt. Die Risiken beider Methoden sind nachfolgend aufgeführt:

Risiko	**nasotracheal**	**orotracheal**
Intubation	Epistaxis	Zahnschaden
	ösophageale Intubation	Aspiration
Nach Plazieren des Tubus	Sinusitis	Tubusverschluß
	Sekretretention	Kehlkopfschaden

Das größte Problem der nasalen Langzeitintubation liegt in der Gefahr einer Sinusitis. Bei der oralen Intubation ist es die Gefahr des Tubusverschlusses bei unruhigen oder verwirrten Patienten (wenn sie auf den Tubus beißen). Nasale Tuben sind länger als orotracheale (s. Anhang). Dadurch kann das Absaugen erschwert sein und eine Sekretretention begünstigt werden. Zudem erhöhen längere Tuben die Atemarbeit, was jedoch vermutlich weniger relevant ist. Orale Tuben können eher zu Kehlkopfschäden führen, weil sie beweglicher sind und stärker gekrümmt werden, wenn sie die Stimmbänder passieren [4].

Einseitige Intubation. 15% aller Intubationen führen versehentlich zur Belüftung nur eines Lungenflügels [5]. Die rechte Lunge ist davon sehr viel häufiger betroffen, weil der rechte Hauptbronchus den Verlauf der Trachea in gerader Linie fortsetzt. Der Tubus kann jederzeit unbemerkt in den rechten Hauptbronchus rutschen. Aus diesem Grund sollten bei beatmeten Patienten regelmäßig Röntgen-Thoraxaufnahmen durchgeführt werden. Tabelle 29-1 gibt Anhaltspunkte für die Projektion der Tubusspitze in der Röntgenaufnahme bei richtiger Tubuslage [6]. Die Carina projiziert sich bei 95% der Erwachsenen auf den 5. bis 7. Brustwirbel, und die Tubusspitze sollte bei neutraler Lage des Kopfes 5–7 cm darüber liegen [6]. Die Tubusspitze kann sich bei Flexion oder Extension des Kopfes beträchtlich verschieben.
Die Folgen einer versehentlich einseitigen Intubation zeigt Abbildung 29-2. Die Tubusspitze liegt im rechten Hauptbronchus (oberer Pfeil). Das Media-

Tabelle 29-1 Radiologische Orientierungspunkte für die endotracheale Intubation (aus [6]).

	Radiologischer Orientierungspunkt		
Kopflagerung	**Carina**	**Mandibula**	**Tubusspitze**
normal	Th5–Th7	C5–C6	5–7 cm über der Carina
Beugung		unterhalb Th1	3–5 cm über der Carina
Überstreckung		oberhalb C4	7–9 cm über der Carina

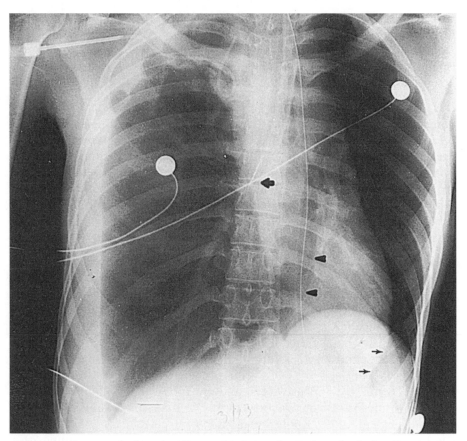

Abb. 29-2 Röntgenaufnahme des Thorax: Die Spitze des Endotrachealtubus liegt im rechten Hauptbronchus (Pfeil in der Mitte). Es hat sich ein Spannungspneumothorax gebildet.

stinum ist nach links verlagert, und die rechte Lunge scheint in den linken Hemithorax hinüber zu reichen (Pfeile darunter). Diese Zeichen sind typisch für das lebensbedrohliche Zustandsbild eines Spannungspneumothorax. In 15% entwickelt sich bei rechtsseitiger Intubation ein Spannungspneumothorax [5]. Das rechtfertigt eine Röntgenaufnahme nach jeder Intubation.

Sinusitis. Nasale Tuben können die Mündungen der Nasennebenhöhlen verschließen und dadurch zu einer eitrigen Sinusitis führen, die lebensbedrohlich sein kann. Der Sinus maxillaris ist dabei fast immer betroffen [7, 8]. Die

Diagnose kann meist mit Nasennebenhöhlenaufnahmen gesichert werden (s. Abb. 43–3). Ein Flüssigkeitsspiegel in einem Sinus ist jedoch nicht gleichbedeutend mit einer Infektion. Für den Nachweis einer Infektion ist die Aspiration von Flüssigkeit mit anschließender Gram-Färbung und Kultur erforderlich. Die Inzidenz der Sinusitis bei nasal intubierten Patienten ist nicht bekannt. Man sollte aber immer daran denken, wenn Fieber unklarer Genese bei intubierten Patienten auftritt [8]. In Kapitel 43 wird dieses Thema näher behandelt.

Kehlkopfverletzung. Die Verletzung des Larynx ist die häufigste und gefürchtetste Komplikation der endotrachealen Intubation. Sie fällt aber erst nach der Extubation klinisch auf. Das Risiko einer Larynxverletzung spricht für die Tracheotomie von Patienten, bei denen eine längere Beatmungsdauer zu erwarten ist. Zu den Risikofaktoren der Kehlkopfverletzung zählen die Art der Intubation (Orotrachealtuben führen eher zu einer Verletzung als nasotracheale Tuben), der Schwierigkeitsgrad der Intubation, der Tubusdurchmesser, Häufigkeit und Dauer der Intubationen und eine unbeabsichtigte Extubation mit geblocktem Cuff [3].

Fast nach jeder Extubation kann eine Läsion des Larynx beobachtet werden, schwere Komplikationen kommen jedoch selten vor [9, 10]. Eine Schwellung des Kehlkopfs kann gleich nach der Extubation sichtbar sein oder erst nach einigen Stunden auftreten. Im letzteren Fall verhindert der Druck des Tubus auf die Trachealschleimhaut die Ausbildung eines Ödems. Es entwickelt sich erst nach seiner Entfernung. Tritt Atemnot nach der Extubation auf, liegt fast immer eine Einengung des Larynx vor, die zur sofortigen Reintubation führen sollte. Der inspiratorische Stridor muß nicht als Frühzeichen einer Larynxeinengung auftreten, vor allem nicht bei flacher Atmung. Das Fehlen eines Stridors schließt daher eine Obstruktion des Kehlkopfs nicht aus. Die Therapie der Wahl eines durch einen Endotrachealtubus verursachten Larynxödems ist das Anlegen eines Tracheostomas und die Entfernung des Endotrachealtubus. Andere Therapieformen, wie die Anwendung von Steroiden oder Adrenalin, haben sich nicht als wirksam erwiesen. Diese Substanzen sind bei allergischen Reaktionen geeignet, aber nicht bei Verletzungen des Larynx.

Atemarbeit. Die endotracheale Intubation vermindert zwar den anatomischen Totraum, sie erhöht aber den Atemwegswiderstand. Der Totraum von Mund und oberen Atemwegen beträgt etwa 1 ml/kg KG [2]. Das entspricht 70 ml für einen normalgewichtigen Erwachsenen. Die meisten Endotrachealtuben haben ein Volumen von 35–40 ml, so daß der anatomische Totraum durch die endotracheale Intubation um 50% reduziert wird [2].

Der Widerstand gegen den Luftstrom in einer engen Röhre wird durch die in Kapitel 13 näher beschriebene Gleichung von Hagen-Poiseuille definiert. Der Röhrendurchmesser ist die wichtigste Variable, denn der Widerstand ist zur 4. Potenz des Radius umgekehrt proportional. Studien über die Atemarbeit bei unterschiedlich dicken Endotrachealtuben haben ergeben, daß der Tubusdurchmesser bei Atemminutenvolumina unter 10 l/min (das normale Minutenvolumen liegt zwischen 5 und 6 l/min) keine Rolle spielt. Atemminutenvolumina über 10 l/min erhöhen jedoch bei Tuben mit einem Innendurchmesser von 7 mm oder darunter die Atemarbeit signifikant [11]. Läßt sich ein Patient mit einem Tubus $\leq$ 7 mm Innendurchmesser nicht vom Respirator entwöhnen, so ist es empfehlenswert, ihn mit einem größeren Tubus zu intubieren (mindestens 8 mm Innendurchmesser), insbesondere wenn das Minutenvolumen in der Weaning-Phase über 10 l/min liegt.

Tracheotomie

Die Tracheotomie ist bei Patienten mit langer Beatmungsdauer vorzuziehen. Zu den Vorteilen der Tracheotomie gegenüber der endotrachealen Intubation zählen mehr Komfort für den Patienten, die Möglichkeit einer besseren Sekretabsaugung und das Vermeiden einer Kehlkopfläsion [2, 3]. Manche Patienten können dabei oral ernährt werden und sind mit Hilfe spezieller Trachealkanülen sogar zur Kommunikation fähig. Die Komplikationen der Tracheotomie sind von den Faktoren chirurgisches Vorgehen, Tracheostoma und Patientenpopulation abhängig.

Chirurgische Komplikationen. In 5 % der Fälle treten bei der Tracheotomie schwere Komplikationen auf [3]. Die Mortalität liegt bei 2–3 % [2]! Als postoperative Frühkomplikationen können Pneumothorax (5 %), Blutung aus dem Stoma (5 %) und versehentliche Dekanülierung auftreten [2, 3].
Eine versehentliche Dekanülierung kann in den ersten Tagen nach der Anlage des Tracheostomas ein schwerwiegendes Problem sein, weil sich die Tracheotomiewunde schnell schließt. Beim Versuch, die Kanüle wiedereinzuführen, kann ein falscher Weg entstehen. Wird in der ersten Woche nach Anlage des Tracheostomas ein Kanülenwechsel erforderlich, so empfiehlt es sich, einen Absaugkatheter (12 French) als Führung einzulegen, um eine Traumatisierung oder eine erfolglose Wiedereinführung zu vermeiden.

Trachealstenose. Eine Trachealstenose tritt normalerweise im Stomabereich und nicht im Bereich des Cuffs auf [2, 3, 4, 9]. Die Trachealstenose ist die gefürchtetste Komplikation der Tracheotomie. Sie ist eine Spätkomplikation und tritt erst nach Entlassung des Patienten von der Intensivstation auf.

Allgemeine Komplikationen. Bei der Tracheotomie treten häufiger Komplikationen auf als nach der endotrachealen Intubation, aber dies ist hauptsächlich durch das Patientengut bedingt [4]. Denn Patienten, die tracheotomiert werden, sind meist schwerer erkrankt und müssen länger stationär behandelt werden als intubierte Patienten. Hinzu kommt, daß diese Patienten vor der Tracheotomie bereits intubiert waren. Dies muß beim Auftreten von Komplikationen wie Pneumonien, die mit einer Häufigkeit von 50% bei tracheotomierten Patienten vorkommen, berücksichtigt werden [3].

Probleme mit dem Cuff

Alle Trachealtuben für Erwachsene haben einen aufblasbaren Cuff an ihrem distalen Ende, der die Trachea abdichten und verhindern soll, daß Luft durch den Larynx entweicht. Abbildung 29-3 zeigt zwei Trachealkanülen mit aufgeblasenem Cuff. Die Kanüle links im Bild hat einen normalen Cuff, der über einen engen, mit dem Kontrollballon verbundenen Zuleitungsschlauch gefüllt werden kann. Der Cuff wird geblockt, indem man die Spritze auf den Kontrollballon aufsetzt und so lange Luft injiziert, bis der Cuff an der Trachea anliegt. Die Kanüle ist korrekt geblockt, wenn keine Luft mehr zwischen Cuff und Trachea entweicht (s. u.). Nach dem Blocken wird die Spritze entfernt, und ein Einwegventil am Kontrollballon verhindert das Entweichen von Luft aus dem Cuff.

Aspiration. Manche sehen in einem geblockten Cuff einen wirksamen Schutz vor Aspiration von Sekret aus dem Mundbereich. Leider haben die weichen, verformbaren Cuffs, die Drucknekrosen der Trachea verhindern sollen, den Nachteil, daß sie Sekret nicht aufhalten.

Die Cuff-Blockung von Trachealkanülen schützt nicht vor Aspiration von Sekret aus dem Nasen-Rachen-Raum.

Untersuchungen haben ergeben, daß 20% der endotracheal intubierten und 40% der tracheotomierten Patienten eine oral applizierte Farblösung aspirierten, obwohl die Cuffs immer korrekt geblockt waren [12, 13]. Das Aspirationsrisiko sinkt, wenn der Cuff-Druck auf 25 cmH$_2$O erhöht wird [13]. Derart hohe Drücke erhöhen jedoch das Risiko einer Trachealschleimhautschädigung. Den einzigen Schutz vor Sekretaspiration bieten häufiges Absaugen und die Schutzreflexe des Patienten, wie z.B. Husten.

Undichtigkeiten des Cuffs. Eine Undichtigkeit besteht, wenn Luft am Cuff vorbei aus dem Larynx entweicht. Dabei hört man während der Inspirationsphase ein Geräusch, das durch das Vorbeiströmen von Luft an den Stimm-

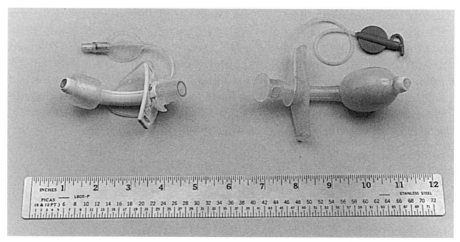

Abb. 29-3 Zwei Trachealkanülen mit geblocktem Cuff. Der Kontrollballon befindet sich neben jeder Kanüle. Der Cuff der linken Kanüle wird mit Überdruck geblockt. Die Kanüle rechts hat einen schaumgefüllten Cuff, der bei atmosphärischem Druck geblockt ist.

bändern entsteht. Das vom Beatmungsgerät gemessene Ausatmungsvolumen sinkt. Die Differenz zwischen in- und exspiratorischem Zugvolumen ermöglicht eine Abschätzung des Volumenverlustes über das Leck. Eine Cuff-Undichte tritt meist dann auf, wenn der Cuff nicht ausreichend an der Trachealwand anliegt. Häufig ist auch das Einwegventil des Kontrollballons undicht, was zum Entweichen von Luft aus dem Cuff führt. Selten ist der Cuff selbst undicht.

Besteht eine Undichtigkeit, sollte der Patient vom Beatmungsgerät abgehängt und manuell beatmet werden, um feststellen zu können, ob es an der Blockung liegt. Besteht eine Undichtigkeit des Cuffs, sollte der Cuff so lange mit Luft aufgeblasen werden, bis das Geräusch verschwindet. Übersteigt dabei der Cuff-Druck 25 cmH$_2$0, muß umintubiert werden. Ist der Cuff-Druck tolerabel, muß auf ein erneutes Auftreten eines Lecks geachtet werden. Kommt es sehr schnell wieder zur Undichtigkeit, ist wahrscheinlich das Ventil des Kontrollballons defekt. Der Tubus muß dann gewechselt werden. Vorübergehend kann der Zuleitungsschlauch zum Cuff abgeklemmt werden.

Verletzungen der Trachea. Druckbedingte Trachealnekrosen haben deutlich abgenommen, seit in den frühen siebziger Jahren Niederdruck-Cuffs mit hoher Dehnbarkeit eingeführt wurden. Cuffs der neueren Generation sind größer und eher ellipsenförmig, so daß der Druck auf eine größere Oberfläche verteilt wird. Der systolische Druck in den Gefäßen der Trachealschleimhaut liegt zwischen 20 und 25 mmHg [3, 13]. Daher muß der Cuffdruck unter 25 cmH$_2$0 (18,4 mmHg) gehalten werden, um eine Drucknekrose der Trachea zu verhindern. Die Trachealkanüle auf der rechten Seite in Abbildung 29-3 hat einen großen, mit Schaum gefüllten Cuff. Normalerweise ist dieser Cuff gefüllt und muß erst mit einer Spritze entblockt werden, bevor die Kanüle eingeführt wird. Nach Plazierung der Kanüle kann sich der Cuff füllen und dichtet dann die Trachea mit atmosphärischem Druck ab. Dadurch wird das Risiko von Trachealnekrosen minimiert. Diese Kanüle wird von uns seit Jahren bevorzugt eingesetzt und hat sich bewährt. Der große Cuff gewährleistet einen besonders großen Oberflächenkontakt und damit eine gute Abdichtung. Die einzigen Nachteile sind, daß diese Kanüle nicht durchsichtig ist (wie die Shiley-Kanüle links im Bild) und daß eine schrittweise Dekanülierung nicht möglich ist. Der Vorteil einer stufenweisen Dekanülierung ist im übrigen nicht gesichert [3].

Zeitpunkt der Tracheotomie

Der optimale Zeitpunkt für den Wechsel vom Endotrachealtubus auf eine Trachealkanüle ist Thema einer althergebrachten Kontroverse. Bei dieser Entscheidung müssen die Vor- und Nachteile jeder Methode berücksichtigt werden. Diese lassen sich wie folgt zusammenfassen [3, 4, 11]:

1. Die Befürworter der frühen Tracheotomie (drei bis sieben Tage nach der Intubation) behaupten, daß ein Tracheostoma angenehmer für den Patienten sei, weniger Widerstand bei der Beatmung biete und eine bessere Pflege der Atemwege oder sogar die orale Ernährung ermögliche.
2. Die Anhänger einer prolongierten endotrachealen Intubation (drei Wochen oder länger) führen an, daß die Tracheotomie ein kostspieliges chirurgisches Verfahren mit hoher Morbidität und Mortalität sei. Weiterhin scheint die Intubationsdauer das Auftreten oder den Schweregrad von Komplikationen nicht zu beeinflussen (zumindest in den ersten drei Wochen nicht) [4]. Keiner dieser beiden Standpunkte ist ganz falsch. Die Entscheidung zur Tracheotomie sollte individuell gefällt werden. Folgender Ansatz scheint vernünftig:

Nach einer Woche Intubationsdauer sollte man überlegen, ob eine Extubation in Frage kommt. Scheint dies in der darauffolgenden Woche nicht möglich zu sein, sollte man die Tracheotomie erwägen.

Bei Patienten mit einer Tracheotomie in der Anamnese ist es sinnvoll, länger als ein oder zwei Wochen mit der Entscheidung für oder gegen eine Tracheotomie zu warten, weil das Risiko einer Trachealstenose bei wiederholten Tracheotomien steigt.

Barotrauma der Lunge

Ein Barotrauma tritt bei 1 bis 20% aller beatmeten Patienten auf. Die damit einhergehenden Komplikationen können lebensbedrohend sein [14, 15].

Pathogenese

Das Barotrauma ist eine Verletzung, die durch Druck entsteht. Die eigentliche Ursache ist bei beatmeten Patienten aber eine Überblähung der Lungen (d.h. ein zu großes Volumen). Reißen die lufthaltigen Räume der Lunge ein, kann Luft ins Lungengewebe eindringen **(interstitielles Emphysem)** oder sich entlang den Bronchien und Gefäßen ins Mediastinum **(Pneumomediastinum)** und von dort in den Halsbereich **(Hautemphysem)** ausbreiten. Auch kann die viszerale Pleura einreißen **(Pneumothorax)**, oder es kann Luft in die Bauchhöhle eindringen **(Pneumoperitoneum)**.

Zu den Risikofaktoren werden vor allem ein hohes Atemhubvolumen und ein stark erhöhter intrathorakaler Druck gerechnet. In einer Studie trat ein Barotrauma in 43% der Fälle auf, in denen der Beatmungsspitzendruck 70 cmH$_2$O überstieg.

Dagegen erlitt kein Patient ein Barotrauma, wenn dieser Druck unter 40 cmH$_2$O lag [16]. Ebenso wichtig ist, daß bestimmte Vorerkrankungen wie Asthma, nekrotisierende Pneumonie oder Magensäureaspiration das Risiko einer Lungenruptur erhöhen. Zu wenig beachtet wird eine ungleiche Verteilung von pathologischen Prozessen über die Lunge [14]. In diesem Fall erhalten gesunde Lungenanteile einen zu großen Anteil vom Hubvolumen mit einem zu großen Druck, weil sich das Atemzugvolumen am ehesten in die Bezirke mit dem geringsten Atemwegswiderstand und der größten Dehnbarkeit verteilt. Jede Lungenveränderung ist bis zu einem gewissen Grad inhomogen, so daß dieser pathophysiologische Mechanismus wohl bei jedem Barotrauma mitspielt.

Diagnose

Wie wichtig es ist, durch Wachsamkeit einen Pneumothorax frühzeitig zu erkennen, belegen die folgenden Zahlen:

Eine verzögerte Diagnosestellung kann bei einem von drei beatmeten Patienten, die einen Pneumothorax entwickeln, tödlich enden [13]!

Der Pneumothorax kann ohne klinische Zeichen einhergehen. Wenn sie vorhanden sind, sind sie meist unspezifisch. Zu den häufigeren Anzeichen gehören die Tachykardie und ein plötzlicher Blutdruckabfall [14]. Atemgeräusche als Diagnosekriterium eines Pneumothorax sind bei beatmeten Patienten unzuverlässig, denn Geräusche von den Beatmungsschläuchen können übertragen und für Atemgeräusche gehalten werden, was zu Fehldiagnosen führt.

Hautemphysem. Das Auftreten eines Hautemphysems im Bereich des Halses oder des oberen Thorax ist für ein Barotrauma der Lunge typisch. In einer Untersuchung war ein Hautemphysem bei allen 74 Patienten zu tasten, die unter der Beatmung einen Pneumothorax entwickelten [17]. Die Palpation von Luft in den Subkutangeweben von Hals und Thorax ist möglicherweise die geeignetste klinische Untersuchungsmethode zur frühzeitigen Diagnose eines pulmonalen Barotraumas beatmeter Patienten.

Röntgenaufnahme des Thorax. Ein Barotrauma wird häufig auf routinemäßig durchgeführten Röntgenaufnahmen erkannt, noch bevor es klinisch auffällt. Nachfolgend sind einige radiologische Merkmale beschrieben, die bei Intensivpatienten auftreten können.

Interstitielle Luft. Ein Frühzeichen des pulmonalen Barotraumas ist das Auftreten von kleinen Zysten oder Streifen im Parenchym, die sich auf den Hilus projizieren. Dieses als **pulmonales interstitielles Emphysem (PIE)** bezeichnete Phänomen entsteht durch Luft, die sich im Interstitium der Lunge ausbreitet. In einer Studie entwickelten fünf von 13 Patienten mit den radiologischen Zeichen eines PIE innerhalb der nächsten zwölf Stunden einen Pneumothorax [18]. Ein PIE ist damit nicht nur ein Frühzeichen des Barotraumas, sondern auch ein Vorbote des Pneumothorax.

Atypische Lokalisation eines Pneumothorax. Ein Pneumothorax bei einem Patienten in Rückenlage zeigt andere radiologische Merkmale als in aufrechter Lage [19].

In Rückenlage sammelt sich die Luft im vorderen kostodiaphragmalen Winkel an der Basis des entsprechenden Hemithorax an. Sucht man die Luft bei diesen Patienten in der Thoraxspitze, kann ein Pneumothorax übersehen werden.

Abbildung 29-4 zeigt einige dieser atypischen Zeichen einer Luftansammlung in der Pleurahöhle beim liegenden Patienten. Die Aufhellung an der Basis der rechten Lunge ist verursacht durch Luft, die sich vom vorderen kostodiaphragmalen Winkel her ausbreitet. Die Linie, die die Aorta descendens scharf begrenzt, entsteht durch Luft, die hinter dem Ligamentum pulmonale eingeschlossen ist. Die Luft, die an der Basis der linken Lunge in Abbildung 29-2 zu sehen ist, befindet sich ebenfalls im vorderen kostodiaphragmalen Winkel.

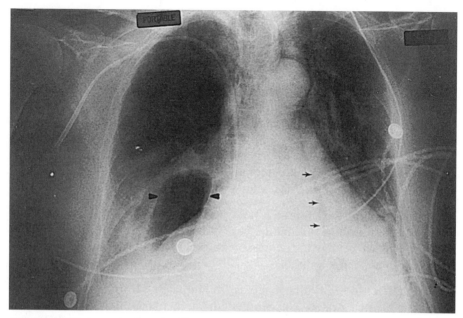

Abb. 29-4 Röntgenaufnahme des Thorax: Es stellt sich eine Luftansammlung dar, die sich vom vorderen kostodiaphragmalen Winkel her ausbreitet (Luftblase am rechten Herzrand). Die Linie, die die Aorta descendens scharf begrenzt, entsteht durch Luft, die hinter dem Ligamentum pulmonale inferior eingeschlossen ist.

Projizierte Hautfalten. Wenn die Röntgenkassette unter den Patienten geschoben wird, kann eine Hautfalte am Rücken entstehen. Diese erzeugt dann eine Linie, die am Thorax hinabläuft und für einen Pneumothorax gehalten werden kann. Abbildung 29-5 zeigt eine solche Linie, die sich auf den linken Hemithorax projiziert. Auffallend ist, daß die Linie sich auf Höhe des Hilus allmählich verdichtet und daß sie gewellt verläuft. Die schrittweise Zunahme in der Röntgendichte kommt durch Haut zustande, die überlappend gefaltet ist. Ein Pneumothorax würde als scharfe helle Linie erscheinen, die beidseits durch schwarze Schatten (Luft) begrenzt ist. Diese Linie müßte parallel zur inneren Begrenzung der Thoraxwand verlaufen.

Artefakte durch Hautfalten treten gerne nachts auf, wenn aufgrund von Personalknappheit ein Assistent alleine die Röntgenaufnahmen durchführen muß. Die radiologischen Merkmale in Abbildung 29-5 sollten die Unterscheidung einer Hautfalte von einem Pneumothorax erleichtern helfen und damit zu einem ungestörten Rufbereitschaftsdienst beitragen.

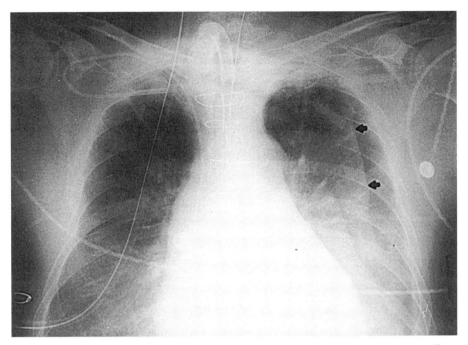

Abb. 29-5 Röntgenaufnahme des Thorax: Im linken Hemithorax zeigt sich eine gewellte Linie. Sie entsteht durch eine Hautfalte und nicht durch einen Pneumothorax.

Anlage einer Thoraxdrainage

Wegen der Gefahr eines Spannungspneumothorax muß ein Pneumothorax, der während einer Überdruckbeatmung entsteht, immer über eine Thoraxdrainage entlastet werden [2]. In Abbildung 29-6 ist ein herkömmliches Drei-Kammer-System, das diesem Zweck dient, dargestellt. Es wird zwischen dem Patienten und einer Absaugeinrichtung aufgebaut.

Sekretauffangflasche. Flasche 1 soll Sekret, das aus dem Pleuraspalt läuft, auffangen. Luft kann zur nächsten Flasche durchströmen. Dieser Auffangbehälter kann Flüssigkeit sammeln, ohne einen Staudruck auf den Pleuraspalt auszuüben (denn die Flüssigkeit kommuniziert nicht mit der Pleurahöhle).

Wasserschloß. Die zweite Flasche wird als Einwegventil verwendet, so daß zwar Luft aus der Pleurahöhle strömen, Luft aus der Atmosphäre jedoch nicht in den Pleuraspalt eindringen kann. Das Ende des Zuführungsschlauchs zur

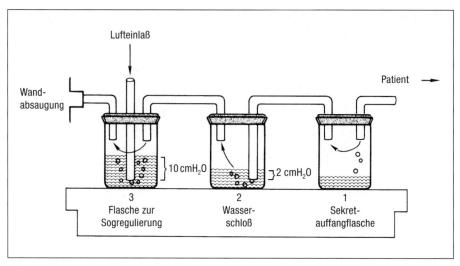

Abb. 29-6 Drei-Kammer-System zur Drainage von Luft und Flüssigkeit aus der Pleurahöhle. Erläuterung s. Text.

zweiten Flasche taucht in den Wasserspiegel ein. Dadurch wird ein Staudruck auf den Pleuraspalt ausgeübt, der der Eintauchtiefe des Zuführungsschlauchs entspricht. Das Wasser dichtet den Pleuraspalt zur umgebenden Atmosphäre ab, da zwar Luft aus dem Pleuraraum entweichen, aber keine Luft von außen in den Pleuraraum gelangen kann. Der Staudruck des „Wasserschlosses" liegt normalerweise zwischen 1 und 2 cmH_2O.

Luft, die aus dem Pleuraraum abgesaugt wird, strömt durch das Wasser in der zweiten Flasche und verursacht Blasen. Ist im Wasserschloß Blasenbildung erkennbar, deutet dies auf ein Fortbestehen einer bronchopleuralen Fistel hin.

Flasche zur Sogregulierung. Mit der dritten Flasche wird der Sog eingestellt, der auf den Pleuraraum ausgeübt werden soll. Die Soghöhe wird über die Eintauchtiefe eines mit der umgebenden Atmosphäre in Verbindung stehenden Rohres reguliert. Der Unterdruck (von der Vakuumleitung) zieht das Wasser, das sich in diesem Rohr befindet, nach unten. Übersteigt er die Eintauchtiefe des Rohrs, wird Luft aus der Umgebung angesaugt. Der Einstrom umgebender Luft gleicht den Unterdruck in der Flasche aus und verhindert, daß dieser noch negativer werden kann. Es kann somit kein größerer Sog in der Flasche aufgebaut werden, als es die Eintauchtiefe dieses Rohres vorgibt, weil sonst Luft aus der Umgebung angesaugt wird. Deshalb entspricht der maximal mögliche Sog, der auf den Pleuraraum ausgeübt werden kann, dem Wasserstand in dieser „sogüberwachenden" Einheit.

Ist ein Sog sinnvoll? Manche sind der Meinung, an jede Thoraxdrainage müsse ein Sog angebracht werden, um die Lunge auszudehnen. Sie soll sich dadurch an die Thoraxwand anlegen und das Leck (bronchopleurale Fistel) abdichten.

Ein Unterdruck in der Pleurahöhle erhöht aber den transpulmonalen Druck. Dieser verstärkt den Luftstrom über das Leck zwischen Lunge und Pleura. Dadurch kann ein Sog ein Leck oder eine bronchopleurale Fistel offenhalten, anstatt ihren Verschluß zu fördern.

Idealerweise sollten sich die Lungen ohne Sog wieder ausdehnen, weil der intrapleurale Druck immer noch negativ werden kann, wenn ein Wasserschloß (mit einem Staudruck von 2 cmH$_2$O) an die Pleurahöhle angeschlossen wird. Bleibt ein Leck bestehen, obwohl ein Sog angelegt wurde, sollte überlegt werden, ob man nicht den Sog abstellt, um den transpulmonalen Druck zu verringern. Sammelt sich dann Luft in der Pleurahöhle an, wird sie sich spontan entleeren, wenn der Druck im Pleuraspalt den Druck im Wasserschloß übersteigt.

Auto-PEEP

Der Begriff „positiv endexspiratorischer Druck" (PEEP) wurde in Kapitel 28 erklärt. Dieser Abschnitt beschäftigt sich mit einem „intrinsischen PEEP", der sich spontan bei beatmeten Patienten aufbaut, ohne daß ein PEEP-Wert am Gerät eingestellt wird. Abbildung 29-7 soll dieses Phänomen näher erläutern.

Pathogenese

Bei normalen Lungenverhältnissen ist die Ausatemphase vollständig, d.h., am Ende der Ausatmung findet kein Luftstrom mehr statt. Der alveoläre Druck hat dann die gleiche Höhe wie der Druck in den proximalen Luftwegen (der normalerweise dem atmosphärischen Druck entspricht). Sind die Luftwege jedoch verengt, strömt noch Luft am Ende der Exspiration, und die Ausatmung bleibt unvollständig. Das Fortbestehen einer Luftströmung erzeugt eine Druckdifferenz zwischen den Alveolen und den proximalen Luftwegen, deren Ausmaß vom Atemwegswiderstand abhängt. Da der alveoläre Druck in diesem Moment positiv ist, wird er als „Auto-PEEP" bezeichnet [20].
Ein Auto-PEEP kann durch einen erhöhten Atemwegswiderstand (obstruktive Lungenerkrankung), durch extrem hohe Hubvolumina (künstliche Beatmung) oder durch eine Verkürzung der Zeit für die Ausatmung (bei hoher

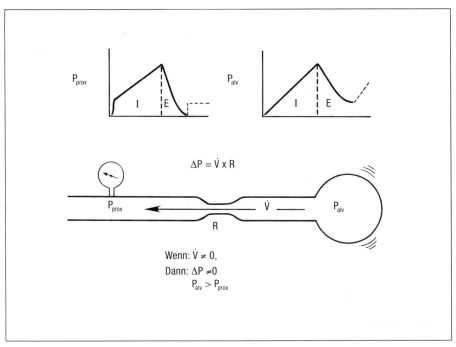

Abb. 29-7 Die Entstehung von Auto-PEEP. $\dot{V}$: Flow; R: Atemwegswiderstand; P_{alv}: Druck in den Alveolen; P_{prox}: Druck in den proximalen Luftwegen; I: Einatmung; E: Ausatmung. Die Abbildung oben links zeigt den Druck in den proximalen Luftwegen. Nach Verschluß der Atemwege am Ende der Exspiration kommt es zum Druckanstieg (Auto-PEEP, gestrichelte Linie). Die Abbildung oben rechts zeigt den Druckverlauf in den Alveolen unter externem PEEP.

Atemfrequenz) entstehen. Jeder dieser Faktoren kann am Aufbau eines Auto-PEEP während maschineller Beatmung beteiligt sein.

Diagnose

Ein Auto-PEEP kann bei allen Patienten mit obstruktiver Lungenerkrankung, insbesondere bei Patienten im Status asthmaticus, auftreten, wenn sie beatmet werden müssen [21]. Häufig wird ein Auto-PEEP jedoch übersehen, weil der Druck in den proximalen Luftwegen (der am Beatmungsgerät angezeigt wird) trotz Auto-PEEP meist auf Null abfällt. Da dieser PEEP vom üblichen Druck-monitor nicht erfaßt wird, wird er gelegentlich als „okkulter PEEP" bezeich-net.

Durch ein besonderes Verfahren kann er aufgedeckt werden. Dies ist im Diagramm in Abbildung 29-7 links oben dargestellt: Am Ende der Ausatemphase wird der exspiratorische Schenkel am Beatmungsgerät verschlossen, um einen noch bestehenden Flow zu stoppen. Der in den proximalen Atemwegen gemessene Druck entspricht dann dem alveolären Druck. Liegt ein okkulter PEEP vor, kann er dadurch nachgewiesen werden.

Wird der exspiratorische Schenkel endexspiratorisch verschlossen, weist ein plötzlicher Anstieg des Drucks in den proximalen Luftwegen auf einen Auto-PEEP hin.

Leider kann der Schenkel meist nicht exakt am Ende der Exspiration verschlossen werden, so daß mit diesem Verfahren die Höhe des Auto-PEEP nicht sicher bestimmt werden kann.

Gründe für eine Überwachung des Auto-PEEP

Es ist allgemein anerkannt, daß ein Auto-PEEP bei Patienten mit obstruktiver Lungenerkrankung unter Beatmung häufig auftritt [1]. Deshalb sollten solche Patienten daraufhin regelmäßig überwacht werden. Darüber hinaus sprechen folgende Gründe für dieses Vorgehen:
1. Ein Auto-PEEP hat dieselben Nebenwirkungen wie ein von außen einwirkender PEEP (z.B. ein vermindertes Herzzeitvolumen).
2. Er erhöht den Druck in den proximalen Luftwegen (Spitzen- und Plateaudruck) und kann dadurch zu einer falsch-niedrigen Beurteilung der Lungen-Compliance führen.
3. Durch seine Bestimmung kann auf die Wirksamkeit von Bronchodilatatoren geschlossen werden.
4. Er kann die Entwöhnung von der Beatmung erschweren, weil durch ihn die Atemarbeit ansteigt.

Intrathorakale Drücke. Der inspiratorische Spitzendruck und der endinspiratorische „Plateau"druck steigen mit dem positiven endexspiratorischen Druck (PEEP) an. Wie in Kapitel 27 erläutert, repräsentiert der Plateaudruck die statischen Retraktionskräfte der Lunge und des Thorax. Die statische Compliance (Cstat) wird errechnet, indem man das Atemhubvolumen (V_T) durch den Plateaudruck (Ppl) dividiert. Beim Auftreten von Auto-PEEP erhöhen sich die Retraktionskräfte, und die Berechnung der Compliance ergibt einen falsch-niedrigen Wert [1]. Deshalb sollte der Druck, der die Retraktionskräfte in der Compliance-Berechnung repräsentiert, als Differenzdruck von Plateaudruck (Ppl) und Auto-PEEP berechnet werden.

$$Cstat = V_T / (Ppl - PEEP) \ [l/cmH_2O]$$

Auto-PEEP kann auch auf den Lungenkreislauf übertragen werden und damit zu falsch-hohen Wedge-Druckwerten (PCWP) führen. Die PCWP-Werte können dadurch falsch interpretiert und inadäquate therapeutische Maßnahmen veranlaßt werden.

Atemarbeit. Das am häufigsten diskutierte Problem des Auto-PEEP ist die vermehrte Atemarbeit [22]. Zwei Faktoren sind daran beteiligt. Zum einen befindet sich die Lunge durch die PEEP-bedingte Überblähung im flachen Teil der Druck-Volumen-Kurve. Es wird daher ein größerer Druck benötigt, um eine bestimmte Volumenänderung zu erreichen (das entspricht dem Versuch, während einer tiefen Inspiration noch tiefer zu atmen). Andererseits muß der positive endexspiratorische Druck in den Alveolen erst überwunden werden, bevor der Patient wieder einatmen kann. Je höher der PEEP ist, desto größer ist die Druckdifferenz, die bei der Einatmung überwunden werden muß. Dadurch erhöht sich die Atemarbeit für den Patienten.

Strategie. Auto-PEEP kann theoretisch durch eine bessere Exspiration vermindert werden. Folgende Änderungen des Beatmungsmusters können dazu beitragen: 1. Verminderung des Hubvolumens, 2. Erhöhung des inspiratorischen Flow, um dadurch die Exspirationsphase zu verlängern, und 3. Reduktion der Atemfrequenz. Keine dieser Maßnahmen hat in unserem Krankenhaus zu einer Verbesserung geführt.

Am erfolgversprechendsten scheint in diesem Zusammenhang der Einsatz von externem PEEP. Die Idee ist, die für die Beatmung der Lunge nötige Druckdifferenz zu vermindern und auf diese Weise die Atemarbeit zu verringern. Wird externer PEEP angewandt, sinkt der inspiratorische Druck, weil der Druck in den Alveolen nur noch unter das PEEP-Niveau absinken muß (statt unter Null), um eine Inspiration auszulösen [22]. Die klinische Bedeutung von externem PEEP in dieser Situation ist jedoch noch unklar, denn der Auto-PEEP wird letztlich nicht beseitigt.

KAPITEL 30

Die Entwöhnung des Patienten von der maschinellen Beatmung

All who drink of this remedy will recover ...
except those whom it does not help, who will die.
Therefore it is obvious that it fails only
in incurable diseases.

GALEN

Der langzeitbeatmete Patient wird irgendwann einer Prozedur unterzogen, die man „weaning" (Entwöhnung) nennt. Üblicherweise beginnt es damit, wenn ein beatmeter Patient mehrere Tage keine akut behandlungsbedürftige Erkrankung zeigt und bei der Visite keine neuen Aspekte bietet. Die Entwöhnung bedient sich einer Vielzahl von Methoden mit dem Ziel, die mechanische Atemhilfe allmählich zu reduzieren. Diese Methoden dienen gleich mehreren Zielen. Als erstes ist dadurch bei den täglichen Visiten wieder für Diskussionsstoff gesorgt. Zum zweiten wird den Mitarbeitern auf der Intensivstation das Gefühl vermittelt, etwas für den Patienten zu tun. Und schließlich kommt es gelegentlich sogar dazu, daß der Patient ohne Beatmungsgerät auskommt.

Diese Beschreibung des Weaning ist natürlich eher zynisch als wissenschaftlich. Man neigt aber dazu, Weaning als Therapieform anzusehen, mit deren Hilfe der Patient vom Beatmungsgerät entwöhnt werden kann. Weaning hat aber einiges von Galens obiger Beschreibung eines Arzneimittels. Bei unzureichender Behandlung oder fehlendem Heilerfolg der Grunderkrankung hat

Weaning keinen Zweck. Daher sollte man sich vorrangig der Heilung der Grundkrankheit widmen und nicht so sehr der Entwöhnung.

Beatmungsgeräte und Atemmuskulatur

Die Notwendigkeit eines schrittweisen Vorgehens beim Weaning impliziert, daß die Atemmuskulatur allmählich und für eine gewisse Zeit trainiert werden muß, bevor der Patient die Spontanatmung toleriert. Dieser Theorie liegt die Annahme zugrunde, daß die Atemmuskulatur während maschineller Beatmung allmählich atrophiert, in Analogie zur Muskulatur eines eingegipsten Armes. Diese „Arm in Gips"-Theorie trifft aber nicht ganz zu, zumindest nicht, soweit es das Zwerchfell betrifft.

Beim Zwerchfell ist das Auftreten einer Inaktivitätsatrophie unwahrscheinlich, da dieser Muskel nicht zur Willkürmuskulatur gehört und sich während maschineller Beatmung weiter kontrahiert.

Das Zwerchfell wird während der Inspiration regelmäßig durch die automatisch arbeitenden Atemzentren im Hirnstamm erregt und kann daher während maschineller Beatmung nicht ruhiggestellt werden (s. erster Abschnitt in Kap. 28).

Beurteilung am Krankenbett

Die Probleme beim Abtrainieren eines Patienten vom Beatmungsgerät hängen vom jeweiligen Patientenkollektiv ab. Der durchschnittliche postoperative Patient kann, sobald er aus der Narkose erwacht, von der Maschine abgehängt werden. Bei langzeitbeatmeten Patienten mit schweren pulmonalen Erkrankungen müssen für den Entwöhnungsprozeß eine Reihe von Faktoren berücksichtigt werden [1, 2, 3]. In Tabelle 30-1 sind die gängigen Kriterien für eine erfolgreiche Entwöhnung aufgelistet. Neben jedem Parameter ist die

Tabelle 30-1 Klinische Kriterien für die Entwöhnung.

Parameter	geforderter Mindestwert	Literaturstelle
Pa_{O_2} l FI_{O_2}	> 60 mmHg l < 0,60	
Atemzugvolumen	> 5 ml/kg KG	4
Vitalkapazität	> 10 ml/kg KG	4
Atemminutenvolumen	< 10 l/min	5
inspiratorischer Sog	> –30 mmHg	7

Literaturstelle angegeben, in der er erstmals erwähnt wurde [4, 5, 6, 7, 8]. Im Folgenden werden die Voraussetzungen für einen erfolgreichen Entwöhnungsversuch kurz beschrieben.

Gasaustausch

Der arterielle P_{O_2} sollte bei einer fraktionellen inspiratorischen Sauerstoffkonzentration unterhalb des toxischen Bereichs ($FI_{O_2} < 0,6$) und fehlendem oder niedrigem PEEP mehr als 60 mmHg betragen.

Im Vergleich zur Spontanatmung mit Atemzugvolumina von 5 bis 6 ml/kg KG wird bei der maschinellen Beatmung mit sehr hohen Atemzugvolumina gearbeitet (10–15 ml/kg KG), so daß die alveoläre Ventilation abnimmt, wenn der Patient nicht mehr beatmet wird [16]. Daher sollte es möglich sein, während der Entwöhnungsphase die FI_{O_2} anzuheben, ohne gleich in den toxischen Bereich zu geraten. Da eine FI_{O_2} über 60% als toxisch gilt (s. Kap. 25), sollte vor dem Versuch einer Entwöhnung die FI_{O_2} bei akzeptablem arteriellem P_{O_2} höchstens 50% betragen.

Der Patient sollte ohne PEEP adäquat oxygeniert sein. Obwohl man auch mit PEEP unter Spontanatmung entwöhnen kann, hat der Patient, der PEEP benötigt, geringere Erfolgschancen und sollte nicht extubiert werden.

Lungenvolumina

Das spontane Atemzugvolumen sollte mindestens 5 ml/kg KG und die Vitalkapazität mindestens 10 ml/kg KG betragen [4]. Das Atemminutenvolumen sollte 10 l/min nicht überschreiten [5].

Diese Kriterien gelten für postoperative Patienten oder für Patienten mit geschwächter Atemmuskulatur, aber nicht für Patienten mit schweren Lungenerkrankungen. Im letzteren Fall ist das Problem nicht die eingeschränkte Ventilation, sondern das Unvermögen, Sauerstoff und Kohlendioxid über die alveolo-kapilläre Membran auszutauschen. Das heißt mit anderen Worten, daß durch eine tiefere Inspiration nur eine geringe Verbesserung erzielt werden kann, wenn eine Störung im Bereich der Alveolen und Kapillaren vorliegt.

Funktionszustand der Atemmuskulatur

Versucht man, den funktionellen Status der Atemmuskulatur klinisch einzuschätzen, müssen folgende Parameter mit einbezogen werden:

Bauchwandbewegungen. Die Bewegungen der Bauchwand während der Ruheatmung können einen Hinweis auf den Funktionszustand des Zwerchfells geben (Abb. 30-1) [3]. Während der Inspirationsphase kontrahiert sich

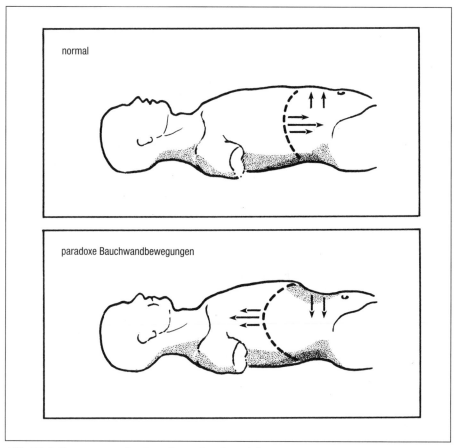

Abb. 30-1 Bewegungen der Bauchwand während der Einatmung in Rückenlage zur Beurteilung der Zwerchfellfunktion. Oben: Normalperson. Unten: Beidseitige Zwerchfellschwäche oder -lähmung. Erklärung s. Text.

das Zwerchfell, es bewegt sich in Richtung Abdomen und erhöht den intraabdominellen Druck. Dadurch kommt es bei der Einatmung zum Vorwölben der vorderen Bauchwand, wie im oberen Teil der Abbildung 30-1 zu sehen ist. Liegt eine Zwerchfellähmung vor, wird das Zwerchfell durch den intrathorakalen Unterdruck während der Inspiration in den Thorax gezogen. Durch diese Aufwärtsbewegung sinkt der intraabdominelle Druck und verursacht dadurch ein Einsinken der Bauchdecke während der Inspirationsphase.

Tabelle 30-2 Maximaler inspiratorischer Sog (aus [3]).

	Alter (Jahre)	PImax (cmH$_2$O)
Frauen	19 – 49	– 91 ± 25
	50 – 70	– 77 ± 18
	> 70	– 66 ± 18
Männer	19 – 49	– 127 ± 28
	50 – 70	– 112 ± 20
	> 70	– 76 ± 27
Minimum für die Entwöhnung		– 30

Zusammenfassung. Bei Ruheatmung und intaktem Zwerchfell kommt es in Rückenlage während der Inspiration zum Vorwölben der Bauchdecken, während eine Einziehung der Bauchwand auf eine Funktionsstörung des Zwerchfells hinweist. Diese inspiratorische abdominelle Einwärtsbewegung nennt man „paradoxe Bauchwandbewegung". Sie ist jedoch nur in Ruheatmung aussagekräftig. Ist die Atemarbeit erschwert, können die Kräfte, die von der Atemhilfsmuskulatur aufgebracht werden, die diaphragmale Spannung übersteigen, so daß es bei der Inspiration trotz intakten Zwerchfells zu einer paradoxen Bauchwandbewegung kommt.

Inspiratorischer Sog. Die Funktion des Zwerchfells und der restlichen Atemmuskulatur kann durch folgenden Test abgeschätzt werden: Man läßt den Patienten ganz ausatmen und fordert ihn dann auf, so kräftig wie möglich gegen ein geschlossenes Ventil einzuatmen. Der hierbei entstehende Sog wird als „maximaler inspiratorischer Sog" (PImax) bezeichnet. Tabelle 30-2 zeigt die Normalwerte für diesen Parameter für Erwachsene unterschiedlicher Altersgruppen. Der Mindestwert für PImax, der für eine erfolgreiche Entwöhnung gefordert wird, beträgt –30 cmH$_2$O (s. Tab. 30-1). Dieser Wert liegt weit unter dem Normalwert für Erwachsene. Unterhalb dieses Wertes kommt es bei Patienten mit neuromuskulärer Insuffizienz zur CO$_2$-Retention [3].

Zuverlässigkeit der Weaning-Kriterien

Die Parameter, die in der Tabelle 30-1 aufgeführt sind, korrelieren in ungefähr einem Drittel der Patienten nicht mit der Möglichkeit, sie zu entwöhnen [8]. Das heißt, daß 30% der Patienten, die diese Parameter erfüllen, sich nicht abtrainieren lassen und daß andererseits 30% erfolgreich von der maschinellen Beatmung entwöhnt werden, obwohl sie die aufgeführten Kriterien nicht erfüllen. Diese Parameter dienen nicht nur zur Beurteilung, ob ein Patient entwöhnt werden kann, sondern sind auch ein Hinweis, wie engmaschig ein Patient während der Entwöhnungsphase überwacht werden muß.

Der Sauerstoffbedarf für die Atemarbeit

Beim gesunden Erwachsenen beträgt der Anteil der Ruheatmung am Gesamtsauerstoffverbrauch ($\dot{V}_{O_2}$) nur 5% [9, 10]. Bei angestrengter Atmung steigt der relative Anteil der Atemmuskulatur am Gesamtsauerstoffverbrauch beträchtlich an. Der Zusammenhang zwischen Atemminutenvolumen und $\dot{V}_{O_2}$ ist in Abbildung 30-2 dargestellt. Wenn das Atemminutenvolumen über 10 l pro Minute ansteigt, erhöht sich $\dot{V}_{O_2}$ (und damit der Anteil der Atmung am Gesamtsauerstoffverbrauch) exponentiell. Diesen Anstieg des $\dot{V}_{O_2}$ nennt man die

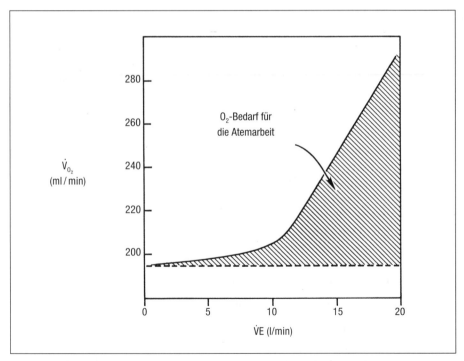

Abb. 30-2 Der Zusammenhang zwischen Sauerstoffverbrauch ($\dot{V}_{O_2}$) und Atemminutenvolumen. Erklärung s. Text.

„Sauerstoffkosten der Atmung". Er stellt die Menge an Sauerstoff dar, die die Atemmuskulatur bei der Atemarbeit verbraucht, und ist ein Maß für den „Wirkungsgrad" der Atmung, also den Zusammenhang zwischen der benötigten Energie und der durchgeführten Arbeit [9, 10]. Bei einer bestimmten Arbeitsbelastung verbraucht eine wirtschaftlich arbeitende Maschine weniger Energie als eine unwirtschaftlich arbeitende.

Dieses Prinzip kann für die Beurteilung herangezogen werden, ob ein Patient vom Beatmungsgerät abtrainiert werden kann. Am Patienten wird der Sauerstoffverbrauch durch indirekte Kalorimetrie oder mit dem Pulmonalarterienkatheter bestimmt. Zunächst wird am beatmeten Patienten gemessen, dann kurz nach Diskonnektion des Patienten vom Beatmungsgerät. Die Differenz zwischen den beiden Werten für $\dot{V}_{O_2}$ ergibt den Sauerstoffbedarf für die Atemarbeit. Steigt $\dot{V}_{O_2}$ bei Spontanatmung um weniger als 10%, kann der Patient vermutlich mit Erfolg vom Beatmungsgerät abtrainiert werden. Steigt $\dot{V}_{O_2}$ jedoch um mehr als 20% an, ist ein erfolgreiches Weaning unwahrscheinlich [10].

Weaning-Methoden

Es gibt zwei Methoden zur Entwöhnung, die zwei Arten von elektrischen Schaltern ähneln: Bei der einen Methode ist das Vorgehen abrupt, wie ein Kippschalter, den man aus- und einschalten kann, bei der anderen Methode geht man schrittweise wie bei einem Regler vor. Die abrupte Methode nennt man die „T-Stück"-Methode nach der Form des Endstücks des Beatmungssystems, und die schrittweise Methode nennt man „intermittent mandatory ventilation" (IMV). Sie wurde in Kapitel 28 beschrieben. Eine Umfrage bei leitenden Ärzten von Intensivstationen aus dem Jahre 1987 ergab, daß IMV die bei weitem am häufigsten angewandte Methode beim Weaning in den USA ist [11]. Wie wir noch sehen werden, ist diese Popularität nicht unbedingt gerechtfertigt.

Die T-Stück-Methode

Abbildung 30-3 zeigt das Teil des Beatmungssystems, das die Form des Buchstabens „T" hat und deshalb „T-Stück" genannt wird. Sauerstoffangereicherte Luft fließt mit einem konstanten Flow durch den zuführenden Schenkel am Patienten vorbei zum anderen Ende des T-Stücks. Atmet der Patient ein, gelangt nur das Gasgemisch aus dem zuführenden Schenkel in die Lungen. Ein hoher Gasfluß verhindert, daß zusätzlich Raumluft über den Exspirationsschenkel eingeatmet wird. Während der Exspiration wird durch einen hohen Flow die ausgeatmete Luft so schnell ausgewaschen, daß mit dem nächsten Atemzug keine verbrauchte Luft eingeatmet werden kann.

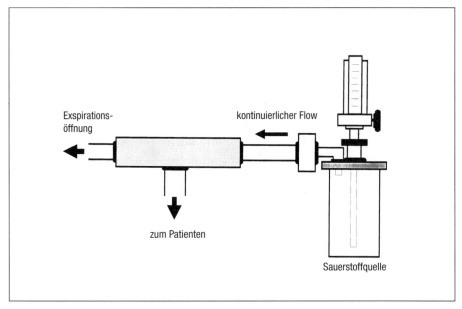

Abb. 30-3 Eine schematische Darstellung des für die Entwöhnung eingesetzten T-Stücks. Über den horizontalen Schenkel fließt ein kontinuierlicher Gasstrom, um zu verhindern, daß der Patient Raumluft einatmet oder Ausatemluft rückatmet.

CPAP-Modus. Das ursprüngliche T-Stück war nicht mit einem Beatmungsgerät verbunden. Deshalb war die Überwachung des Atemzugvolumens und der Atemfrequenz während der Entwöhnungsphase schwierig. Mit neueren Beatmungsgeräten kann über die Einstellung „continuous positive airways pressure" (CPAP) eine Entwöhnung wie am T-Stück durchgeführt werden, mit der zusätzlichen Möglichkeit, Zugvolumen und Atemfrequenz zu überwachen. Dabei wird, im Gegensatz zur normalen CPAP-Beatmung, kein Druck aufgebaut, sondern das Sauerstoffgemisch wird dem Patienten vom Respirator mit konstantem Flow angeboten. Allerdings muß, im Gegensatz zur üblichen CPAP-Beatmung, ein Ventil vom Patienten für die Inspiration geöffnet werden, und der dafür nötige Sog kann die Atemarbeit erhöhen. Für gesunde Personen ist dieser Anstieg der Atemarbeit kein Problem. Bei Patienten mit grenzwertiger Atemfunktion kann die zusätzliche Atemarbeit zur Ermüdung führen und die Extubation verhindern. Deshalb sollte man für eine voraussichtlich schwierige Entwöhnung dem gewöhnlichen T-Stück den Vorzug geben.

Vorgehensweise. Beginnt man mit dem Weaning über das T-Stück, wird der Patient, so lange er es toleriert, vom Respirator diskonnektiert. Ist die Entwöhnung in dieser Phase noch nicht möglich, kann auf ein Entwöhnungsregime übergegangen werden, in dem sich Spontanatmungsperioden von kürzerer Dauer (um eine Ermüdung der Atemmuskulatur zu verhindern) mit Phasen der maschinellen Beatmung abwechseln.

Intermittent mandatory ventilation

Das IMV-Beatmungsmuster wird in Kapitel 28 beschrieben und in Abbildung 28–2 näher erläutert. IMV sichert die Atmung des Patienten und ermöglicht ihm außerdem, zwischen den maschinellen Atemhüben spontan zu atmen. Normalerweise wird mit acht bis zehn maschinellen Hüben pro Minute begonnen. Die Frequenz wird dann in Stufen von 1 bis 2 Hüben pro Minute reduziert, bis die Respiratorunterstützung vollständig wegfällt. In welchem Zeitraum die IMV-Frequenz reduziert wird, ist sehr unterschiedlich und hängt vom Zustand des Patienten ab.

Falsche Sicherheit bei IMV. Man neigt dazu, IMV wegen seiner „back up"-Funktion für sicherer als die T-Stück-Methode zu halten. Dies suggeriert beim Entwöhnen mit der IMV-Methode eine falsche Sicherheit, die gefährlich werden kann. Die maschinelle Unterstützung ist irreführend, da das IMV-Kreissystem kein geschlossenes Rückkopplungssystem ist. Damit ist gemeint, daß das Beatmungsgerät nicht in der Lage ist, Veränderungen im Ventilationsbedarf des Patienten zu erkennen und seine eigene Beatmungsfrequenz entsprechend anzupassen. Sinkt das Atemminutenvolumen des Patienten, wird der Ventilator nicht automatisch die maschinelle Unterstützungsfrequenz erhöhen, um das Atemminutenvolumen insgesamt konstant zu halten. So kann der Patient bei IMV trotz maschineller Unterstützung in Bedrängnis geraten. Dies kann vor allem deshalb gefährlich werden, weil Patienten, die nach der IMV-Methode entwöhnt werden, meist weniger überwacht werden als Patienten am T-Stück.

T-Stück versus IMV-Entwöhnung

Da sich keine der beiden Methoden als überlegen erwiesen hat, ist es überwiegend Ermessenssache, welche Methode man wählt [12, 13]. Ich gebe der T-Stück-Methode aus folgenden Gründen den Vorzug:
1. Bei Patienten, die leicht zu entwöhnen und zu extubieren sind (z.B. postoperative Patienten), kann IMV die Entwöhnungsphase verlängern. Da IMV schließlich in eine T-Stück-Atmung übergeht, ist bei leicht zu ent-

wöhnenden Patienten die Zeit vergeudet, die man braucht, um die IMV-Frequenz zu reduzieren.

2. Die T-Stück-Methode verlangt vom behandelnden Arzt eine engere Überwachung und schafft daher sicherere Rahmenbedingungen für die Entwöhnungsphase.

3. Die T-Stück-Methode ist der IMV-Methode überlegen, da sie die Muskulatur bei Patienten mit Atemmuskelschwäche kräftigt. Üblicherweise werden Skelettmuskelgruppen dadurch trainiert, daß man sie abwechselnd arbeiten und ruhen läßt (ähnlich wie bei der T-Stück-Methode). Es ist weniger günstig, die ermüdeten Muskeln dauernd zu beanspruchen (wie es die IMV-Methode tut). Dies stellt eine Vereinfachung dar, da insbesondere die Zwerchfellmuskulatur bei jeder Form der Entwöhnung kontinuierlich beansprucht wird. Dennoch ist das Konzept der Notwendigkeit einer Ruhepause für einen sich erschöpfenden Muskel grundsätzlich richtig. Bei der Anwendung der T-Stück-Methode wird zumindest die Atemhilfsmuskulatur zeitweise entlastet.

Die Wahl der Weaning-Methode ist für den Erfolg der Entwöhnung nicht entscheidend, da das Weaning keine Therapieform zur Beendigung der maschinellen Beatmung ist. Es sei an folgendes erinnert:

Der Erfolg der Entwöhnung vom Respirator hängt vom Stand der Grundkrankheit des Patienten ab und nicht vom gewählten Weaning-Verfahren. Sobald das Grundleiden geheilt ist, sollte man den Patienten unabhängig vom angewandten Verfahren von der maschinellen Beatmung abtrainieren können.

Häufige Probleme

Bei einer schwierigen Entwöhnung treten oft folgende Probleme auf, die einen vor die Entscheidung stellen, entweder das Weaning fortzusetzen oder erneut maschinell zu beatmen:

Tachypnoe

Die häufigsten Probleme während einer komplizierten Entwöhnungsphase sind Agitiertheit und Tachypnoe. Diese Situation erfordert eine rasche Unterscheidung zwischen Unruhe und einer Atemmuskelschwäche bzw. dem Vorliegen eines kardiopulmonalen Problems.

Spontanes Atemzugvolumen des Patienten. Das exspiratorische Atemzugvolumen kann ermittelt werden, wenn der Patient während der Entwöhnungsphase am Beatmungsgerät bleibt. Gelingt die Entwöhnung nicht, kann es zum Abfall des Atemzugvolumens kommen [14]. Dies ist häufig, aber nicht

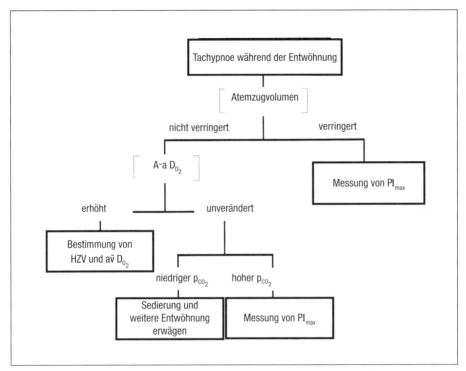

Abb. 30-4 Vorgehensweise bei Tachypnoe in der Entwöhnungsphase. Erklärung s. Text.

immer der Fall [15]. Eine während der Entwöhnungsphase auftretende Tachypnoe kann mit Hilfe des Atemzugvolumens interpretiert werden, wie im Flußdiagramm 30-4 dargestellt. Ein Anstieg des Atemzugvolumens weist auf eine Hyperventilation bei Agitiertheit hin, ein Abfall läßt eine Ermüdung der Atemmuskulatur vermuten.

Der A-a-D_{O_2}-Gradient. Der alveolo-arterielle P_{O_2}-Gradient (A-a D_{O_2}) kann zur Unterscheidung zwischen Unruhe und einer kardiopulmonalen Störung beitragen.

Ein Anstieg des A-a-D_{O_2}-Gradienten weist auf eine Ventilations-Perfusions-Störung oder auf einen verminderten gemischt-venösen P_{O_2} hin. Ein normaler oder unveränderter A-a-D_{O_2}-Gradient läßt auf Unruhe oder Muskelschwäche schließen.

Leider ist bei einem Anstieg des A-a-D_{O_2}-Gradienten Unruhe als Ursache einer Hypoxämie nicht immer ausgeschlossen. Ängstliche Unruhe kann über zwei

Mechanismen eine Erhöhung des A-a-D_{O_2}-Gradienten bewirken. Zunächst kann durch eine unruhebedingte Tachypnoe ein Auto-PEEP entstehen, der eine Ventilations-Perfusions-Störung verursacht (s. Kap. 29). Außerdem kann Unruhe die Atemarbeit und dadurch den Sauerstoffverbrauch erhöhen, woraus sich ein Absinken des gemischt-venösen P_{O_2} ergibt. In beiden Fällen kommt es zu einem Anstieg des A-a-D_{O_2}-Gradienten.

Empfehlungen. Verändert sich das Atemzugvolumen beim Auftreten einer Tachypnoe nicht, sollte man eine arterielle Blutgasprobe abnehmen und den A-a-D_{O_2}-Gradienten berechnen. Das Weaning sollte nur dann fortgesetzt werden, wenn sich die Werte im Normbereich bewegen. Ist dies nicht der Fall, sollte wieder maschinell beatmet werden, bis man das Problem gefunden hat. Wenn der A-a-D_{O_2}-Gradient unverändert ist, sollte man erwägen, den Patienten zu sedieren und die Entwöhnung fortzusetzen. Ist der A-a-D_{O_2}-Gradient erhöht, muß nach einer zugrundeliegenden kardialen oder pulmonalen Störung gesucht werden. Die Interpretation eines erhöhten A-a-D_{O_2}-Gradienten wird im nächsten Kapitel näher besprochen.

Hypoxämie

Das Vorgehen beim Auftreten einer Hypoxämie oder eines Anstieges des A-a-D_{O_2}-Gradienten ist in Kapitel 3 und in Abbildung 3-5 erläutert. Dabei werden zwei Ursachen für den Anstieg des A-a-D_{O_2}-Gradienten in Betracht gezogen:

Sauerstoffgehalt des gemischt-venösen Blutes. Liegt ein intrapulmonaler Shunt vor (was normalerweise bei beatmeten Patienten der Fall ist), kann ein Abfall des gemischt-venösen P_{O_2} einen Anstieg des Aa D_{O_2}-Gradienten bewirken. Zu den Ursachen eines niedrigen gemischt-venösen $P\bar{v}_{O_2}$ in der Entwöhnungsphase zählen:
1. Der gesteigerte Sauerstoffverbrauch durch die Spontanatmung
2. Ein niedriges Herzzeitvolumen durch den Unterdruck während der Spontanatmung [18]

Beim Auftreten einer Hypoxämie sollte als erstes der gemischt-venöse $P\bar{v}_{O_2}$ oder die gemischt-venöse Sauerstoffsättigung bestimmt werden, um unterscheiden zu können, ob das Problem im Thorax (normale gemischt-venöse Sättigung) oder in der Sauerstoffausschöpfung der Peripherie (niedrige gemischt-venöse Sättigung) liegt.

Intrapulmonaler Shunt. Normalerweise vergrößert sich der intrapulmonale Shunt-Anteil mit Beendigung der maschinellen Beatmung, weil das Atemzugvolumen von 10 bis 15 ml/kg KG während maschineller Beatmung auf

5 ml/kg KG während Spontanatmung abfällt. Folgende Ursachen können zu einer weiteren Erhöhung des Shunt-Anteils während der Entwöhnung führen:
1. Atelektasen
2. Sekret
3. Atemwegsobstruktion durch forcierte Exspiration.

Hyperkapnie

Das Auftreten einer Hyperkapnie während der Entwöhnung ist ein schlechtes Zeichen und sollte eine sofortige Wiederaufnahme der maschinellen Beatmung zur Folge haben (s. Kap. 3, v. a. Abb. 3–7). Während einer schwierigen Entwöhnung sollte der endexspiratorische P_{CO_2}-Wert überwacht werden (ET_{CO_2}), denn der Unterschied zwischen dem ET_{CO_2} und dem arteriellen P_{CO_2} (Pa_{CO_2}) kann zur Ursachenabklärung beitragen.

Ein Anstieg des Pa_{CO_2}-ET_{CO_2}-Gradienten weist auf eine zunehmende Totraumbelüftung hin, während ein gleichbleibender Gradient eine Atemmuskelschwäche oder eine erhöhte CO_2-Produktion vermuten läßt.

Extrapulmonale Ursachen. Die zwei extrapulmonalen Ursachen der Hyperkapnie beim zu entwöhnenden Patienten sind [17]:
1. Schwäche der Atemmuskulatur
2. Durch die Spontanatmung ansteigende CO_2-Produktion
Beim Entwöhnungspatienten spielen wahrscheinlich beide Prozesse eine Rolle. Die inspiratorische Muskelkraft kann während der Entwöhnungsphase erfaßt werden, indem man den PImax in regelmäßigen Abständen bestimmt. Ein Abfall des PI_{max} auf Werte unter 25 bis 30 cmH_2O gilt als Hinweis auf eine Muskelschwäche. Bereits durch die Hyperkapnie kann die Kontraktionskraft des Zwerchfells beeinträchtigt werden [3]; dadurch ist die Interpretation eines Abfalls des PI_{max} während der Entwöhnungsphase erschwert.

Totraumventilation. Zu den Ursachen der Totraumventilation während der Entwöhnung zählen:
1. Niedriges Herzzeitvolumen durch den Unterdruck bei der Spontanatmung
2. Auto-PEEP durch hohe Atemfrequenzen
Das Herzzeitvolumen kann während einer schwierigen Entwöhnungsphase in regelmäßigen Abständen bestimmt werden, für den Auto-PEEP ist dies jedoch nur während maschineller Beatmung möglich. Treten jedoch Tachypnoe und erhöhte Totraumventilation gemeinsam auf, so weist dies auf das Vorhandensein von Auto-PEEP hin. In dieser Situation ist der differenzierte Einsatz von Sedativa möglicherweise sinnvoll, vor allem wenn die CO_2-Retention akut auftritt und nur gering ausgeprägt ist.

Spezielle Überlegungen

Sedierung

Es gibt gute Gründe für eine Sedierung während der Entwöhnungsphase. Zum einen kann eine Anxiolyse den O_2-Verbrauch und die CO_2-Produktion verringern, und dies kann allein schon die arteriellen Blutgase verbessern (s. Kap. 3). Zum anderen wird durch eine Herabsetzung der Atemfrequenz das Risiko eines Auto-PEEP verringert. Da ein Auto-PEEP zu Ventilations-Perfusions-Störungen führen kann (s. Kap. 29), verbessert eine Sedierung bei Vorhandensein eines Auto-PEEP möglicherweise den Gasaustausch.

Zur Sedierung sind mehrere Präparate verfügbar, die etwas ausführlicher in Kapitel 26 beschrieben sind. Zwei der gebräuchlicheren Medikamente sind in Tabelle 30-3 aufgeführt.

Tabelle 30-3 Parenterale Therapie von Unruhezuständen.

Substanz	i.v.-Dosis* (Unruhezustand)	Bemerkungen
Haloperidol[1] (Haldol®)	0,5–2 mg (gering) 5–10 mg (mäßig) > 10 mg (schwer)	1. Kann als i.v. Bolus gegeben werden 2. Nach 15–20 min Dosis verdoppeln, falls nötig 3. Keine Atemdepression 4. Keine Hypotension, außer in Kombination mit Beta-Blockern oder Hypovolämie 5. Individuelle Anpassung des Dosisintervalls
Lorazepam[2] (Tavor®)	0,04 mg/kg KG (gering) 0,05 mg/kg KG (schwer) 2 mg/min nicht überschreiten	1. Nach 15–20 min maximale Wirkung 2. (Gelegentlich erwünschte) amnestische Wirkung 3. Evtl. hypotensiv und atemdepressiv wirksam, besonders bei alten Patienten 4. Individuelle Anpassung des Dosisintervalls

[1] Aus [19]
[2] Aus: Drug facts and comparisons. St. Louis: J.B. Lippincott, 1985.
*Dosis bezogen auf einen Erwachsenen mit 70 kg KG.

Haloperidol wird bei uns bevorzugt zur Sedierung auf der Intensivstation eingesetzt, da es keine kardiovaskulären oder pulmonalen Nebenwirkungen besitzt [19]. Dieses Medikament verringert die Angst und das Gefühl der Atemnot ohne Beeinträchtigung der Atemfrequenz. Die **Benzodiazepine** hingegen können eine zu tiefe Sedierung verursachen, was vor allem bei älteren Patienten zu einer Abnahme der Atemfrequenz und zu einer CO_2-Retention führen kann. Eine gängige Sedierungsmethode besteht darin, Haloperidol und Lorazepam miteinander zu kombinieren, indem man die empfohlene Dosis jeweils auf die Hälfte reduziert. Dadurch wird eine ausreichende Sedierung mit verringerter Atemfrequenz bei einem nur noch geringen Risiko der CO_2-Retention erreicht.

Theophyllin

Da Theophyllin die Zwerchfellkontraktilität verbessert, wurde empfohlen, es zur Erleichterung einer schwierigen Entwöhnung einzusetzen [20]. Mit dieser Empfehlung sind verschiedene Probleme verbunden. Zum einen steigert Theophyllin den transdiaphragmalen Druck des Zwerchfells nicht. Neuere Studien zeigen, daß während einer Theophyllinbehandlung der maximale inspiratorische Sog unverändert bleibt [21]. Außerdem wird Theophyllin unter der Annahme eingesetzt, daß die Hauptursache für das Scheitern einer Entwöhnung beim Zwerchfell liegt. Dies konnte jedoch nicht bestätigt werden [22]. Außerdem sollte eine ermüdete Skelettmuskulatur eher entlastet, anstatt dauernd (mit Theophyllin) stimuliert werden. Eine ständige Stimulation eines ermüdeten Muskels entleert die ATP-Speicher zusätzlich und verstärkt dadurch das Problem.

Zusammenfassung. Momentan gibt es keinen nachweislichen Grund, Theophyllin zur Erleichterung der Entwöhnung von der maschinellen Beatmung zu empfehlen.

TEIL IX

Störungen des Säure-Basen-Haushalts

*It is not enough that our premises
should be true,
they must also be known.*

BERTRAND RUSSELL

KAPITEL 31

Algorithmen zur Interpretation des Säure-Basen-Status

D as Vorgehen bei Störungen des Säure-Basen-Status ist ein gutes Beispiel für eine an Regeln orientierte Entscheidung. Zur Interpretation stehen klar definierte Regeln zur Verfügung [1, 2, 3, 4, 5, 6]. Sie folgen einer Reihe von „Wenn-dann"-Feststellungen, sogenannten Algorithmen. Der Algorithmus ist die vorherrschende Struktur bei der Lösung klinischer Probleme und tritt besonders bei der Interpretation von Störungen des Säure-Basen-Status in den Vordergrund. Er ähnelt der binären „Ein-Aus"-Logik, mit der Computer arbeiten. In der Tat sind die in diesem Kapitel verwendeten Algorithmen einem Computerprogramm entnommen, das wir zur Interpretation von Blutgasanalysen (BGA) entwickelt haben [4].

Die ärztliche Leistung

Die Interpretation von Blutgasanalysen ist ein Gebiet, das Alexander Pope mit den Worten umschrieb: „Nur ein bißchen lernen ist gefährlich". An einem universitären Lehrkrankenhaus wurde ein Drittel aller Blutgasanalysen durch erfahrene Assistenten mit Facharztreife fehlinterpretiert. Viele dieser Fehlinterpretationen führten zu einer inadäquaten Therapie [7]. An einer anderen Universitätsklinik schätzten sich 70% aller nicht pulmonologisch spezialisierten Ärzte als sehr sicher in der Beurteilung von Blutgasanalysen ein und wollten keine Fortbildung zu diesem Thema. Allerdings konnten die gleichen Ärzte nur 40% der ihnen vorgelegten Blutgasanalysen korrekt interpretieren [8].

Grundlagen

Die Wasserstoffionenkonzentration (H⁺) im Blut wird bestimmt durch das Gleichgewicht von Kohlendioxid (P_{CO_2}) und Serumbikarbonat (HCO_3^-). Dieses Verhältnis kann in folgender Formel ausgedrückt werden [8]:

$$H^+ = 24 \times (P_{CO_2}/HCO_3^-)$$

Eine Änderung der Konzentration von H⁺ um 1 mval/l entspricht einer Änderung des pH-Werts um 0,01. Die Formel besagt, daß sich die Serumkonzentration von H⁺-Ionen gleichsinnig zum P_{CO_2} und gegensinnig zum Serumbikarbonat verändert. Diese Beziehung bildet die Basis für die vier primären und die daraus resultierenden kompensatorischen Störungen des Säure-Basen-Status, die in Tabelle 31-1 dargestellt sind. Ziel einer Kompensation ist ein konstanter P_{CO_2}/HCO_3^--Quotient. Weicht einer der beiden Werte von der Norm ab, wird der andere Wert durch Kompensationsmechanismen gleichsinnig angepaßt. Dabei ist wichtig zu betonen, daß durch diese Kompensation die Änderungen des pH-Wertes zwar begrenzt, aber nicht völlig verhindert werden. Mit anderen Worten, eine Kompensation ist keine Korrektur.

Kompensationsvorgänge

Metabolische Störungen werden innerhalb sehr kurzer Zeit vom respiratorischen System kompensiert (s. Tab. 31-1). Eine metabolische Azidose stimuliert die Ventilation, und die Abnahme des P_{CO_2} gleicht den primären Abfall

Tabelle 31-1 Primäre und sekundäre Störungen des Säure-Basen-Status.

Ziel: $\dfrac{P_{CO_2}}{HCO_3^-}$ = konstant	
Primäre Störung	**Kompensation**
↑ P_{CO_2} (respiratorische Azidose)	↑ HCO_3^- (metabolische Alkalose)
↓ P_{CO_2} (respiratorische Alkalose)	↓ HCO_3^- (metabolische Azidose)
↓ HCO_3^- (metabolische Azidose)	↓ P_{CO_2} (respiratorische Alkalose)
↑ HCO_3^- (metabolische Alkalose)	↑ P_{CO_2} (respiratorische Azidose)

des Serumbikarbonats aus. Eine metabolische Alkalose hemmt die Ventilation und der Anstieg des P_{CO_2} gleicht den Anstieg der HCO_3^--Konzentration aus. Die Nieren sorgen für eine Kompensation respiratorischer Störungen, indem sie die Rückresorption von HCO_3^- am proximalen Tubulus steuern. Eine respiratorische Azidose stimuliert die Rückresorption von HCO_3^- und der daraus resultierende Anstieg des Serumbikarbonats gleicht den Anstieg des P_{CO_2} aus. Eine respiratorische Alkalose hemmt die Rückresorption von Bikarbonat, so daß der Abfall der HCO_3^--Konzentration den P_{CO_2}-Abfall ausgleichen kann. Im Gegensatz zur respiratorischen erfolgt die renale Kompensation nicht unverzüglich, sondern beginnt erst nach sechs bis zwölf Stunden und benötigt einige Tage bis zum Erreichen des Maximums. Die respiratorische Störung ist während dieser Zeit „teilkompensiert".

Regeln zur Interpretation des Säure-Basen-Status

Die Kompensationsvorgänge sind quantifizierbar. Dadurch kann ein Vergleich zwischen tatsächlicher und zu erwartender Kompensation erfolgen. Tabelle 31-2 zeigt die normalen bzw. zu erwartenden kompensatorischen Reaktionen. Die angegebenen Gleichungen dienen als Grundlage für die Regeln zur Interpretation von Blutgasanalysen. Die Normwerte der arteriellen Blutgasanalyse sind wie folgt:

$$\text{pH: } 7{,}36\text{–}7{,}44$$

$$P_{CO_2}\text{: } 36\text{–}44 \text{ mmHg}$$

$$HCO_3^-\text{: } 22\text{–}26 \text{ mval/l}$$

Primär metabolische Störungen

Regel 1: Eine primär metabolische Störung liegt vor, wenn
      A. pH und P_{CO_2} in der gleichen Richtung verändert sind, oder
      B. der pH-Wert pathologisch, der P_{CO_2} normal ist.
Als Algorithmus ausgedrückt:
Wenn   pH und P_{CO_2} in der gleichen Richtung abweichen
und   der pH-Wert pathologisch ist,
dann   liegt eine primär metabolische Störung vor.

Regel 2: Die folgenden Gleichungen identifizieren eine begleitende respiratorische Störung:
      A. bei metabolischer Azidose
          erwarteter $P_{CO_2} = 1{,}5 \times (HCO_3^-) + 8 \ (\pm 2)$

Tabelle 31-2 Erwartete Kompensation.

Primäre Störung	Erwartete Antwort
Metabolische Azidose	Erwarteter $P_{CO_2} = 1,5 \times HCO_3^- + 8 \, (\pm 2)$
Metabolische Alkalose	Erwarteter $P_{CO_2} = 0,7 \times HCO_3^- + 20 \, (\pm 1,5)$
Respiratorische Azidose	$\dfrac{\Delta pH}{\Delta P_{CO_2}} = 0,008$ (akut) bzw. $0,003$ (chronisch)
Respiratorische Alkalose	$\dfrac{\Delta pH}{\Delta P_{CO_2}} = 0,008$ (akut) bzw. $0,017$ (chronisch)

B. bei metabolischer Alkalose
erwarteter $P_{CO_2} = 0,7 \times (HCO_3^-) + 20 \, (+/-1,5)$

Dies bedeutet, daß eine begleitende respiratorische Azidose vorliegt, wenn der P_{CO_2} höher ist als erwartet. Ist der P_{CO_2} niedriger als erwartet, liegt eine begleitende respiratorische Alkalose vor.

Im Gegensatz zur äußerst präzise voraussagbaren respiratorischen Stimulation durch eine metabolische Azidose, ist die Hemmung der Atmung durch eine metabolische Alkalose variabel. Aus diesem Grund sind verschiedene Gleichungen vorgeschlagen worden, die das Verhältnis zwischen P_{CO_2} und HCO_3^- bei metabolischer Alkalose definieren sollen [9]. Die hier vorgestellte scheint die etablierteste zu sein, zumindest bis zu einem Serumbikarbonat von 40 mval/l.

Primär respiratorische Störungen

Regel 3: Eine primär respiratorische Störung liegt vor, wenn pH und P_{CO_2} gegensinnig verändert sind.

Regel 4: Das Verhältnis der Veränderungen von P_{CO_2} und pH läßt eine Unterscheidung zu zwischen begleitender metabolischer Störung oder teilweiser Kompensation [8].

A. Bei respiratorischer Azidose:
Akute unkompensierte Azidose – Der pH-Wert ändert sich um 0,008 pro 1 mmHg P_{CO_2}-Änderung.
Chronische kompensierte Azidose – Der pH-Wert ändert sich um 0,003 pro 1 mmHg P_{CO_2}-Änderung. Es gilt folglich:

Änderung

pH/P_{CO_2}	Störung
> 0,008	begleitende metabolische Azidose
0,003–0,008	teilweise kompensierte respiratorische Azidose
< 0,003	begleitende metabolische Alkalose

B. Bei respiratorischer Alkalose:

Akute unkompensierte Alkalose – Der pH-Wert ändert sich um 0,008 pro 1 mmHg P_{CO_2}-Änderung.

Chronische kompensierte Alkalose – Der pH-Wert ändert sich um 0,017 pro 1 mmHg P_{CO_2}-Änderung.

Es gilt folglich:

Änderung

pH/P_{CO_2}	Störung
> 0,008	begleitende metabolische Alkalose
0,002–0,008	teilweise kompensierte respiratorische Azidose
< 0,002	begleitende metabolische Azidose

Kombinierte metabolisch-respiratorische Störungen

Regel 5: Eine kombinierte metabolisch-respiratorische Störung liegt vor, wenn der pH-Wert normal und der P_{CO_2} pathologisch ist.

Regelorientierte Interpretation von Blutgasen

Mit diesen Regeln lassen sich Blutgasanalysen für jeden Patienten interpretieren. Das nachfolgende Schema erfordert nur die Kenntnis des arteriellen pH und P_{CO_2}. Abbildung 31-1 und 31-2 sind Flußdiagramme zur Interpretation von Blutgasangaben, ausgehend vom arteriellen pH-Wert.

Der pH-Wert ist niedrig

A. Ein erniedrigter oder normaler P_{CO_2} weist auf eine primär metabolische Azidose hin (Regeln 1A und 1B).

1. Die Gleichung $P_{CO_2} = 1{,}5 \times (HCO_3^-) + 8$ (± 2) in Regel 2A wird nun eingesetzt, um eine begleitende respiratorische Störung festzustellen.

B. Ein erhöhter P_{CO_2} weist auf eine primär respiratorische Azidose hin (Regel 3).

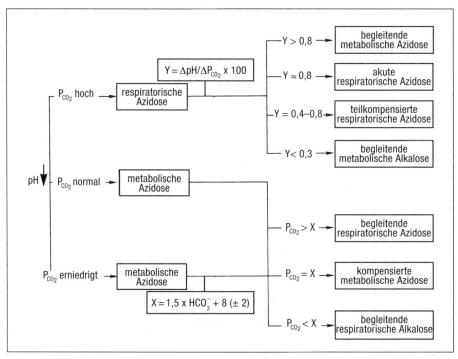

Abb. 31-1 Flußdiagramm zur Interpretation von Blutgasanalysen bei erniedrigtem pH-Wert im Serum.

1. Aus der Veränderung des Quotienten pH/P_{CO_2} wird der Grad der Kompensation bestimmt bzw. das Vorliegen einer begleitenden metabolischen Störung (Regel 4).

Der pH ist hoch

A. Ein hoher oder normaler P_{CO_2} weist auf eine primär metabolische Alkalose hin (Regeln 1A und 1B).
   1. Die Gleichung $P_{CO_2} = 0,7 \times (HCO_3^-) + 20 \ (\pm 1,5)$ in Regel 2B wird nun verwendet, um eine begleitende respiratorische Störung festzustellen.
B. Ein erniedrigter P_{CO_2} weist auf eine primär respiratorische Alkalose hin (Regel 3).
   1. Aus der Veränderung des Quotienten pH/P_{CO_2} wird der Grad der Kompensation bzw. das Vorliegen einer begleitenden metabolischen Störung (Regel 4B) ermittelt.

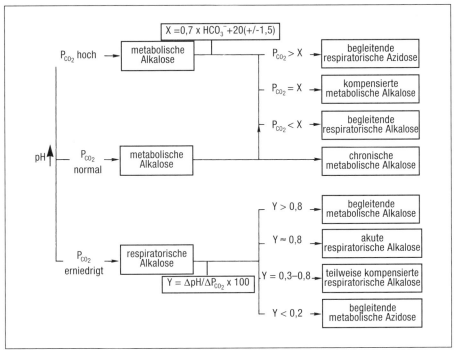

Abb. 31-2 Flußdiagramm zur Interpretation von Blutgasanalysen bei erhöhtem pH-Wert im Serum.

Der pH-Wert ist normal

A. Ein hoher P_{CO_2} weist auf eine kombinierte Störung aus respiratorischer Azidose und metabolischer Alkalose hin (Regel 5).

B. Ein erniedrigter P_{CO_2} weist auf eine kombinierte Störung aus respiratorischer Alkalose und metabolischer Azidose hin (Regel 5).

C. Ein normaler P_{CO_2} kann auf einen normalen Säure-Basen-Status hinweisen, aber auch auf das Vorliegen einer kombinierten Störung aus metabolischer Azidose und metabolischer Alkalose. In diesem Fall kann die Anionenlücke wichtige Aufschlüsse liefern.

Metabolische Azidose

Metabolische Azidosen können durch die Anionenlücke in zwei Gruppen eingeteilt werden. Azidosen mit hoher Anionenlücke sind charakterisiert durch die Anhäufung fixer Säuren (z.B. Laktat), während Azidosen mit normaler Anionenlücke durch Bikarbonatverluste entstehen (z.B. bei Durchfall). Im letzteren Fall wird das fehlende Bikarbonat durch Chlorid ersetzt, um die elektrische Neutralität zu wahren. Durch diesen Chloridüberschuß im Serum resultiert eine „hyperchlorämische metabolische Azidose". Abbildung 31-3 zeigt die Einteilung der üblichen metabolischen Azidosen in Abhängigkeit von der Anionenlücke.

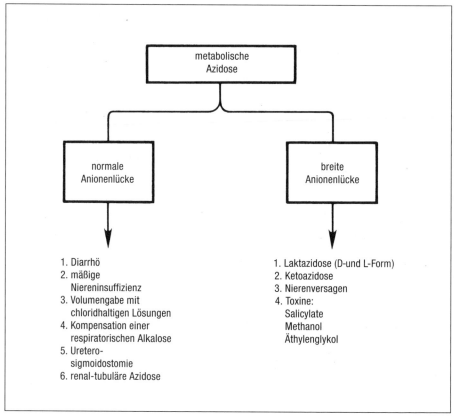

Abb. 31-3 Einteilung metabolischer Azidosen entsprechend der Anionenlücke.

Die Anionenlücke

Ausgangspunkt des Modells einer Anionenlücke ist die Annahme, daß (negativ geladene) Anionen und (positiv geladene) Kationen im Serum in gleicher Menge vorliegen müssen, um die elektrische Neutralität zu wahren [10]. Ist dies der Fall, dann können die meßtechnisch nicht erfaßten Anionen und Kationen durch die Bestimmung von Chlorid (Cl), Bikarbonat (HCO_3) und Natrium (Na) ermittelt werden. Dies ist in Tabelle 31-3 dargestellt. Die Differenz zwischen den nicht-erfaßten Anionen und Kationen im Serum ist die Anionenlücke. Wie in Tabelle 31-3 gezeigt, ist der Normalwert der Anionenlücke 12 mval/l [10, 11]. Gibt eine fixe Säure wie Laktat ein Proton (H^+) an das Serum ab, dann verringert sich die Bikarbonatkonzentration um 1 mval/l pro 1 mval/l H^+, und die Anionenlücke wird in gleichem Maße zunehmen. Geht Bikarbonat über den Urin oder Stuhl verloren, kompensiert der Anstieg der Chloridkonzentration den Verlust der negativen Ladung des Bikarbonat-Ions, und die Anionenlücke ändert sich nicht.

Weitere Faktoren von Einfluß auf die Anionenlücke

Die meisten der nicht-erfaßten Anionen im Serum sind, wie in Tabelle 31-1 dargestellt, Serumproteine. Eine Abnahme der Serumalbuminkonzentration kann somit zu einer Abnahme der Anionenlücke führen. Weitere Gründe für eine reduzierte Anionenlücke sind das Vorliegen von Paraproteinen mit positiver Ladung, ein Anstieg der meßtechnisch nicht-erfaßten Kationen (K, Mg, Ca) und eine Hyponatriämie.

Hypoalbuminämie. Diese ist wahrscheinlich die häufigste Ursache für eine reduzierte Anionenlücke beim kritisch kranken Patienten. Das Serumalbumin trägt ungefähr die Hälfte (11 mval/l) der gesamten Anionenkapazität zum nicht-erfaßten Anionenpool (23 mval/l) bei [11]. Eine Abnahme des Serumalbumins um 50% wird somit zu einer Abnahme der gesamten Anionenkapazität um 25% führen. Normale Serumelektrolytwerte vorausgesetzt, wird eine Abnahme des Serumalbumins um 50% zu einer Verringerung der Anionenlücke um 5–6 mval/l führen [11].

Eine Anionenlücke von 12 mval/l sollte deshalb auf 17–18 mval/l korrigiert werden, wenn das Serumalbumin auf die Hälfte reduziert ist. Dies ist eine wichtige Korrektur, da eine Hypoalbuminämie bei Intensivpatienten häufig vorliegt und auf diese Weise eine Azidose mit erhöhter Anionenlücke demaskiert werden kann.

Tabelle 31-3 Die Anionenlücke im Serum.

Nicht-gemessene Anionen		Nicht-gemessene Kationen	
Protein	15 mval/l	K^+	4,5 mval/l
PO_4^-	2 mval/l	Ca^{2+}	5,0 mval/l
SO_4^-	1 mval/l	Mg^{2+}	1,5 mval/l
Organische Säuren	5 mval/l		
Gesamt	23 mval/l	Gesamt	11 mval/l

Anionenlücke = nicht-gemessene Anionen – nicht-gemessene Kationen = 12 mval/l
nicht-gemessene Anionen + (Cl^- + HCO_3^-) = Na^+ + nicht-gemessene Kationen

$$\text{nicht-gemessene Anionen} - \text{nicht-gemessene Kationen} = Na^+ - (Cl^- + HCO_3^-)$$

Hyponatriämie. Dies ist eine weitere Ursache für eine verringerte Anionen-lücke. Bisher ist der Mechanismus nicht geklärt [5, 10]. Der häufigste Grund für eine Hyponatriämie ist ein Wasserüberschuß. Der Überschuß an freiem Wasser sollte allerdings die Serumchlorid- und die Serumnatriumkonzentra-tion in gleichem Maße reduzieren, so daß die Anionenlücke unverändert blei-ben müßte. Tatsächlich jedoch sinkt in den meisten Fällen einer Hyponatri-ämie die Chloridkonzentration nicht entsprechend ab. Ein möglicher Mecha-nismus wäre, daß andere, mit der Messung nicht erfaßte Kationen (Mg^{2+} und Ca^{2+}) während einer Hyponatriämie im Serum ansteigen und das Chlorid zur Wahrung der Elektroneutralität benötigt wird [10].

Anionenlücke im Urin

Um bei Patienten mit hyperchlorämischer metabolischer Azidose mit norma-ler Anionenlücke einen Defekt bei der renal-tubulären Azidifizierung (renal-tubuläre Azidose) aufzudecken, wird die Anionenlücke im Urin herangezogen [15]. Das Prinzip ist dasselbe wie bei der Anionenlücke im Serum. Es ist in Tabelle 31-4 dargestellt. Üblicherweise werden im Urin die Elektrolyte Natrium, Kalium und Chlorid gemessen. Das wichtigste Kation im Urin, das nicht gemessen wird, ist Ammonium. Ammonium ist die Ausscheidungsform titrierbarer Säuren (H^+ bindet sich an Ammoniak und bildet Ammonium). Steigt nun das Ammonium im Urin als normale Antwort auf ein erhöhtes Auf-kommen von Säuren, nimmt die Anionenlücke im Urin ab und wird negativ. Ist die Ansäuerung des Urins jedoch gestört, dann ist die Ammoniumkon-

Tabelle 31-4 Die Anionenlücke im Urin.

Gesamt-Anionen = Gesamt-Kationen		
nicht-gemessene Anionen + Cl⁻= Na⁺ + K⁺ + nicht-gemessene Kationen		
Anionenlücke: nicht-gemessene Anionen – nicht-gemessene Kationen = (Na⁺ + K⁺) – Cl⁻		
Anionenlücke im Urin	**pH-Wert im Urin**	**Diagnose**
negativ	< 5,5	normal
positiv	> 5,5	renal-tubuläre Azidose
negativ	> 5,5	Diarrhö

zentration im Urin vermindert, und die Anionenlücke nimmt zu (wird stärker positiv). Tabelle 31-4 zeigt, wie die Anionenlücke im Urin verwendet werden kann, um Bikarbonatverluste über den Gastrointestinaltrakt von einer defekten renal-tubulären Ansäuerung zu unterscheiden.

Kombinierte metabolische Störungen

Kombinierte metabolische Störungen sind auf der Intensivstation häufig. Beispielsweise kann ein Patient mit diabetischer Ketoazidose zusätzlich eine hyperchlorämische Azidose aufweisen, bedingt durch Durchfälle oder eine beginnende Niereninsuffizienz. Kombinierte metabolische Störungen lassen sich durch den Quotienten aus Vergrößerung der Anionenlücke und Serumbikarbonatabnahme identifizieren. Dieser Quotient aus Vergrößerung der Anionenlücke und Bikarbonatdefizit wird gelegentlich als „Lücke in der Lücke" bezeichnet.

$$\text{Überschuß der Anionenlücke}/\text{HCO}_3\text{-Defizit} = [\text{Anionenlücke-12/24-HCO}_3]$$

In Abbildung 31-4 sind die Quotienten verschiedener metabolischer Störungen aufgezeigt.

Kombinierte metabolische Azidosen

Gelangt eine Säure wie z.B. Laktat in das Blut, dann verringert sich die Serumbikarbonatkonzentration in gleichem Maße, wie die Anionenlücke zunimmt. Der genannte Quotient bleibt somit 1. Beim Vorliegen einer hyperchlorämischen Azidose geht der Quotient gegen Null. Liegt hingegen eine kombinierte Azidose vor (gleichzeitig große Anionenlücke und hyperchlorämische Azidose), dann zeigt der Quotient die relativen Anteile der einzelnen Azidoseformen. Ein Quotient von 0,5 beispielsweise würde bedeuten, daß jede Azidoseform im gleichen Maße zur kombinierten Azidose beiträgt.

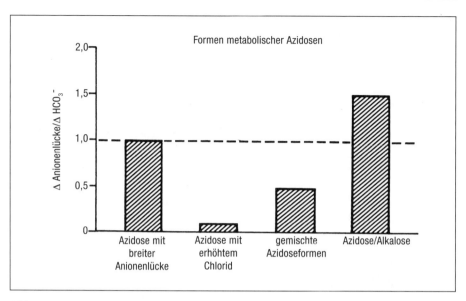

Abb. 31-4 Die Interpretation des Quotienten Anionenlückenüberschuß zu HCO₃⁻-Defizit. Erklärung s. Text.

Diabetische Ketoazidose

Die Therapie der diabetischen Ketoazidose verändert den Quotienten (Überschuß Anionenlücke/HCO₃⁻-Defizit), und dieser sollte anstelle des Serumbikarbonats überwacht werden. Unter der Therapie mit Insulin und intravenöser Flüssigkeitszufuhr wird eine anfangs große Anionenlücke kleiner werden (ebenso wie der Δ/Δ-Quotient), aber das Serumbikarbonat wird durch den Verdünnungseffekt der infundierten Flüssigkeit niedrig bleiben. Demzufolge wird man irrtümlich auf eine unzureichende Therapie schließen, wenn man sich nach dem Serumbikarbonat richtet. Ein Rückgang des Δ/Δ-Quotienten hingegen zeigt an, daß sich die Azidose von einer hohen zu einer niedrigen Anionenlücke verschiebt und die Ketonkörper eliminiert werden.

Kombinierte Azidose-Alkalose

Führt man beim Vorliegen einer Azidose mit großer Anionenlücke alkalische Substanzen zu, dann wird die Abnahme der Serumbikarbonatkonzentration geringer ausfallen als die Abnahme der Anionenlücke, und der Quotient (Überschuß der Anionenlücke/HCO₃⁻-Defizit) wird größer 1.

Metabolische Alkalosen treten bei Intensivpatienten häufig auf, vor allem wegen des verbreiteten Einsatzes von Diuretika und der Ableitung des Mageninhalts. Deshalb ist dieser Typ einer kombinierten metabolischen Störung nicht selten.

Arterielle oder venöse Blutgasanalyse?

Üblicherweise werden arterielle Blutproben verwendet, um den P_{CO_2} und den pH-Wert zu bestimmen; die Analyse der Elektrolyte und des Bikarbonats erfolgt aus venösem Blut. Bei hämodynamisch instabilen Patienten oder bei Gabe von Vasokonstriktoren können sich arterielles und venöses Blut beträchtlich unterscheiden [16]. In der Tat repräsentiert venöses Blut unter normalen Bedingungen den Säure-Basen-Status des Gewebes besser, während arterielles Blut den pulmonalen Gasaustausch widerspiegelt. Bei kritisch kranken und septischen Patienten gibt venöses Blut nur ungenügend Aufschluß über den Säure-Basen-Status der Gewebe, da durch Shunts in der Mikrozirkulation Blut an den stoffwechselaktiven Geweben vorbeigeleitet wird. Der Aussagewert venösen Blutes hängt somit von der klinischen Situation des Patienten ab.

Sinkt das HZV, können pH-Wert und Laktat im arteriellen Blut normal sein, während im venösen Blut eine Laktazidose auftritt. Auch der P_{CO_2} im venösen Blut kann bei Minderperfusion ansteigen, weil die Laktatkonzentration im venösen Blut ansteigt.

Bei hämodynamisch instabilen Patienten kann man nicht davon ausgehen, daß die arterielle Blutgasanalyse eine zuverlässige Messung des Säure-Basen-Status im Gewebe ist.

In dieser Situation sollte eine gemischt-venöse Blutprobe (oder eine andere venöse Blutprobe) in regelmäßigen Abständen zusammen mit der arteriellen Blutgasanalyse durchgeführt werden.

KAPITEL 32

Laktazidose, Ketoazidose und Therapie mit alkalisierenden Substanzen

Die Akkumulation organischer Säuren ist keine primäre Erkrankung, sondern ein Hinweis auf eine metabolische Störung. Entscheidend ist hierbei, daß man sich nicht auf die Säurekonzentration versteift, denn das zugrundeliegende Problem ist die metabolische Störung. Dies ist hilfreich, um den Stellenwert der anschließend besprochenen Bikarbonattherapie zu erkennen.

Laktazidose

Laktat ist das Endprodukt des Glukosestoffwechsels. Davon werden durchschnittlich 1 mval/kg KG/h produziert [1, 2]. Der normale Serumlaktatspiegel liegt bei 2 mval/l oder darunter, kann aber bei schwererer körperlicher Belastung bis auf 4 mval/l ansteigen [2]. Das meiste Laktat wird in der Leber zur Glukoneogenese oder Energieproduktion verwendet. Die Leber verfügt über eine große Kapazität des Laktatabbaus und kann bis zur zehnfachen Menge des normalerweise produzierten Laktats verstoffwechseln. Störungen, die mit einer Laktazidose einhergehen, sind in Abbildung 32-1 zusammengefaßt. Die Einteilung differenziert nach üblichen, überbewerteten und leicht zu übersehenden Störungen. Die Aufstellung ist sicher nicht vollständig, enthält aber alle Störungen, mit denen man auf der Intensivstation rechnen muß. Eine vollständigere Aufstellung ist der Literatur zu entnehmen [2].

Schock

Die häufigste Ursache einer Laktazidose ist der Schock, der in Kapitel 12 als Zustand inadäquater Gewebsoxygenierung definiert worden ist. Von den drei Hauptschockformen stellen kardiogener und septischer Schock die häufig-

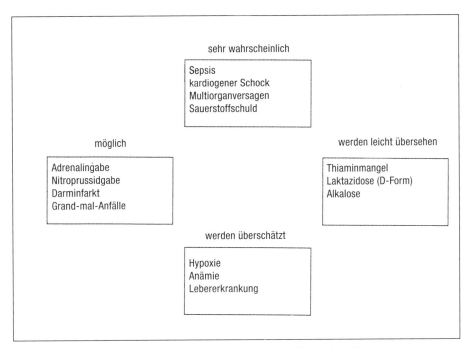

Abb. 32-1 Mögliche Ursachen einer Laktazidose auf der Intensivstation.

sten Ursachen einer Laktazidose dar. Die Sepsis kann auch ohne Hypotension oder andere klinische Schockzeichen zur Laktazidose führen, da das septische Zustandsbild eine Schocksituation auf Mikrozirkulationsebene repräsentiert. Der Anstieg des Serumlaktats beim Schock ist die Folge einer erhöhten Laktatproduktion einerseits und eines verringerten Laktatabbaus in der Leber andererseits. Dieser verringerte Abbau in der Leber ist wiederum die Folge einer reduzierten Leberdurchblutung auf der Basis einer allgemeinen Minderperfusion. Ein Anstieg des Laktatspiegels ist bei jedem Schockgeschehen ein schlechtes prognostisches Zeichen, unabhängig von der Ätiologie des Schocks [3].

Gibt es einen anämischen Schock?

Hypoxämie, Anämie und Lebererkrankungen werden üblicherweise unter den Ursachen einer Laktazidose aufgelistet, auch wenn es nur wenige experimentelle Hinweise gibt, die dies untermauern [2]. Patienten mit respiratorischer Insuffizienz tolerieren arterielle P_{O_2}-Werte bis 22 mmHg, ohne eine

Laktazidose zu entwickeln [4]. Im klinischen Alltag werden so gut wie nie noch ausgeprägtere Hypoxämien gefunden, so daß es unwahrscheinlich ist, daß eine Hypoxämie infolge respiratorischer Insuffizienz zur Laktazidose führt. Steigt der Laktatspiegel bei einem Patienten mit respiratorischer Insuffizienz an, so liegt meist ein niedriges Herzzeitvolumen vor, auch wenn eine respiratorische Alkalose mit dazu beitragen kann (s.u.) [4].

Die schwere Anämie wird als Ursache einer Laktazidose angeführt, bis jetzt gibt es allerdings keine Beweise für die Existenz eines „anämischen Schocks" [2]. Die meisten Erkenntnisse auf diesem Gebiet resultieren aus der Behandlung von Zeugen Jehovahs, die aus religiösen Gründen die Gabe von Blutprodukten ablehnen. Hierbei kam es postoperativ zu einem Hb-Abfall bis auf 3,0 mg/dl, was ohne Auftreten einer Laktazidose toleriert wurde [5]. Für die Anämietoleranz ist die Fähigkeit zur Steigerung des Herzzeitvolumens entscheidend, um die Sauerstoffversorgung des Gewebes trotz reduzierten Hämoglobins aufrechterhalten zu können. Je unzureichender die Anämie kompensiert wird, um so größer ist die Wahrscheinlichkeit, daß es zu einem anämiebedingten Laktatanstieg kommt.

Lebererkrankungen werden vor allem wegen der Bedeutung, die die Leber für den Abbau des venösen Laktats hat, als Ursache von Laktazidosen angeführt. Patienten, mit alleiniger schwerer Leberfunktionsstörung entwickeln allerdings keine Laktazidose, es sei denn, daß eine Hypotension oder andere klinische Schocksymptome vorliegen [6]. Eine Störung des hepatischen Abbaus spielt wahrscheinlich in der Entstehung einer Laktazidose bei klinischen Schocksyndromen eine Rolle, aber mehr über den Mechanismus einer reduzierten Leberperfusion als den einer hepatozellulären Erkrankung.

Thiaminmangel

Ein Thiaminmangel kann durch Reduktion der mitochondrialen Pyruvatoxidation zu einer Laktazidose führen [7]. Thiamin ist Kofaktor bei der Umwandlung von Pyruvat zu Acetyl-CoA (Abb. 32-2). Ein Thiaminmangel hemmt diesen Umbau, so daß statt dessen vermehrt Laktat aus Pyruvat gebildet wird. Kennzeichen einer durch Thiaminmangel bedingten Laktazidose ist dessen Auftreten ohne Vorliegen einer schweren kardiovaskulären Störung und die Besserung auf Thiamingabe [7]. Ein Thiaminmangel kommt bei intensivpflichtigen Patienten häufig vor, so daß man immer daran denken sollte, wenn eine Laktazidose bei hämodynamisch stabilen Patienten auftritt oder die Höhe des Laktatspiegels in keiner Relation zur kardiovaskulären Einschränkung steht.

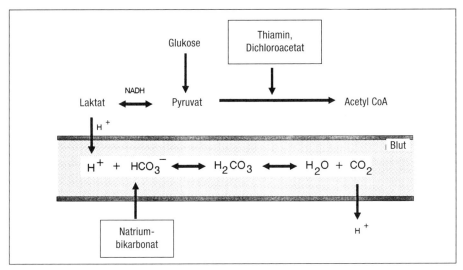

Abb. 32-2 Pathophysiologischer Hintergrund zur Behandlung einer Laktazidose mit Bikarbonat, Thiamin und Dichlorazetat. Erklärung s. Text.

Laktat und Alkalose

Erhöhte Serumlaktatwerte kommen im Zusammenhang mit schweren metabolischen und respiratorischen Alkalosen vor [4, 8]. Der vermutete Mechanismus ist eine erhöhte Laktatproduktion durch eine Aktivitätssteigerung pH-abhängiger Enzyme der Glykolyse. Normalerweise ist die Leber in der Lage, einen alkalosebedingten Anstieg der Laktatproduktion abzufangen, so daß erst beim Vorliegen einer massiven Alkalose (pH-Wert im Serum über 7,6) eine signifikante Erhöhung des Serumlaktats auftritt [8]. Ist allerdings der Abbau von Laktat in der Leber bei Hypoperfusion gestört, kann eine in der Alkalose gesteigerte Laktatproduktion für die Therapie mit alkalisierenden Substanzen bedeutsam sein. Dieses Problem wird noch gesondert behandelt.

D-Laktazidose

Das vom Säugetierorganismus produzierte Laktat ist das L-Isomer (dreht die Ebene polarisierten Lichtes nach links), während das rechtsdrehende D-Isomer durch bakterielle Verstoffwechselung von Glukose im Kolon entsteht. Verschiedene Bakterienarten können D-Laktat produzieren, darunter Bacteroides fragilis und aerobe gramnegative pathogene Darmkeime wie Escherichia coli [9]. Eine D-Laktazidose ist überwiegend bei Patienten mit ausgedehnter Dünndarmresektion und Jejunoileostomie wegen pathologischer Fettsucht beobachtet worden [10, 11]. Da jedoch auch andere Vertreter der gewöhnlichen Darmflora D-Laktat produzieren können, ist es möglich, daß diese Erkrankung häufiger vorkommt als bisher angenommen.

Man sollte dann an eine D-Laktazidose denken, wenn man bei einem Patienten eine metabolische Azidose und eine große Anionenlücke nur schwer interpretieren kann. Liegen eine Diarrhö oder Zustand nach Operation vor, sollte dies den Verdacht verstärken. Der Routinetest auf Serumlaktat erfaßt nur die L-Form; zum Nachweis der D-Form muß ein spezieller Assay verwendet werden, der in den meisten großen Kliniklabors vorhanden sein sollte.

Medikamente und Laktazidose

Die am häufigsten zur Laktazidose führenden Medikamente in der Intensivtherapie sind Adrenalin und Nitroprussid.

Adrenalin stimuliert den Glykogenabbau im Skelettmuskel und erhöht dadurch die Laktatproduktion. Darüber hinaus kann die durch Adrenalin ausgelöste Vasokonstriktion kleiner Arteriolen eine Rolle spielen. Außer zur Therapie einer Anaphylaxie oder der elektromechanischen Entkoppelung ist Adrenalin als kardiovaskulär wirksames Medikament kaum indiziert.

Aus **Nitroprussid** entsteht beim Abbau Cyanid, das die oxidative Phosphorylierung entkoppeln kann. Wie in Kapitel 20 erwähnt, findet man eine Laktazidose erst bei fortgeschrittener Cyanidintoxikation. Andererseits können signifikante Cyanidanstiege ohne eine Erhöhung des Serumlaktats auftreten.

Diagnose

Man sollte eine Laktazidose immer vermuten, wenn eine metabolische Azidose mit einer vergrößerten Anionenlücke einhergeht.

Die Anionenlücke. Die Anionenlücke hat bei der Laktazidose fast nie ihren normalen Wert, das Ausmaß der Abweichung kann jedoch variieren. Fehlen Faktoren, die die Anionenlücke fälschlich verringern, kommt es – auch bei Niereninsuffizienz – fast immer zur organischen Azidose, wenn die Anionenlücke 30 mval/l überschreitet [12]. Somit bedeutet ein Anstieg der Anionenlücke auf über 30 mval/l bei Ausschluß einer Ketoazidose oder Intoxikation, daß sehr wahrscheinlich eine Laktazidose vorliegt. Eine Anionenlücke zwischen 20 und 30 mval/l muß nicht auf einer Laktazidose oder Ketoazidose beruhen.

Serumlaktat. Das venöse Blut repräsentiert die Laktatproduktion, während das arterielle Blut den Nettoeffekt aus Produktion und hepatischer Clearance reflektiert. Eine Blutprobe aus der Vena cava superior oder der Pulmonalarterie ist zu bevorzugen, da die daraus gewonnenen Laktatwerte in einigen klinischen Untersuchungen ausgezeichnet mit dem arteriellen Laktat korrelierten [13]. Die Blutprobe sollte sofort eisgekühlt werden, um die Laktatproduktion der Erythrozyten zu verringern. Es sei noch einmal daran erinnert, daß die Standardmeßmethode auf Laktat nur das L-Laktat mißt; eine D-Laktat-Bestimmung muß gesondert angefordert werden.

Therapie der Laktazidose

Das primäre Therapieziel ist die Korrektur des zugrundeliegenden Problems. In der Regel bedeutet das eine Optimierung der Hämodynamik, um die Sauerstoffversorgung der Gewebe zu verbessern. Die hämodynamische Therapie klinischer Schocksyndrome ist in den Kapiteln 12 bis 15 abgehandelt und soll hier nicht wiederholt werden. Im Folgenden wird auf einige spezifische Aspekte der Laktazidosetherapie eingegangen, die noch nicht besprochen wurden. Diese zielen auf den Säureüberschuß und dessen negative Auswirkungen ab.

Natriumbikarbonat

Die Therapie der Laktazidose mit Natriumbikarbonat wurde in den letzten Jahren wegen ihrer umstrittenen Wirksamkeit und ihrer potentiellen Nebenwirkungen mit viel Aufmerksamkeit bedacht. Die Kontroverse konzentriert sich auf einige Fragen, die im Folgenden kurz angesprochen werden sollen.

Ist eine Ansäuerung des Blutes schädlich? Eine systemische Azidose beeinträchtigt die myokardiale Kontraktilität. Das Herzzeitvolumen steigt jedoch in der Regel an, da die Azidose zur Freisetzung von Katecholaminen führt und den systemischen Gefäßwiderstand senkt [14, 15]. Patienten mit vorbestehender Herzerkrankung reagieren möglicherweise andersartig auf einen Säureüberschuß; dies ist jedoch noch nicht untersucht.
Eines der besten Argumente für das Fehlen ungünstiger Effekte einer Azidämie ist die Tatsache, daß Patienten mit diabetischer Ketoazidose Serum-pH-Werte unter 7,0 tolerieren, ohne daß lebensbedrohliche kardiovaskuläre Störungen auftreten (siehe Seite 450 ff.).

Ist Bikarbonat schädlich? Die Bikarbonattherapie weist einige unerwünschte Nebenwirkungen auf, wie Hyperosmolarität, Hypotension, Abnahme des Herzzeitvolumens und einen Anstieg des Serumlaktats [15, 16]. Die Hypotension und das reduzierte HZV sind wahrscheinlich Folge der Kalziumbindung durch Bikarbonat [15]. Ein Anstieg der Serumlaktatkonzentration könnte durch die im alkalischen Milieu bekanntlich erhöhte erythrozytäre Produktion von Laktat verursacht sein [18].

Ist Bikarbonat wirksam? Eine Therapie mit Natriumbikarbonat ist oft nicht wirksam im Hinblick auf eine Senkung des pH-Wertes, trotz Applikation gelegentlich exzessiv hoher Dosen. Dies liegt an der Eigenschaft des Bikarbonats, CO_2 zu produzieren (s. Abb. 32-2). CO_2 wird normalerweise über die Lungen abgeatmet, kann aber auch in die Zellen diffundieren und dort mit Wasser H^+-Ionen bilden. Dadurch wird die zugrundeliegende Azidose verstärkt und die Bildung zusätzlichen Laktats begünstigt. Dies ist einer der Hauptnachteile der Bikarbonattherapie und hat dazu geführt, daß alkalisierende Lösungen entwickelt wurden, die die CO_2-Produktion nicht erhöhen.

Empfehlungen. Standardempfehlungen zur Therapie der Laktazidose mit alkalisierenden Substanzen lauten, den arteriellen pH-Wert über 7,2 zu halten. Dies ist jedoch nicht zwingend erforderlich, da – wie erwähnt – Patienten mit diabetischer Ketoazidose häufig pH-Werte unter 7,2 ohne ernste Folgen tolerieren.

Eine Indikation zur Alkalitherapie ist die Hypotension, die auf Volumengabe und Katecholamine refraktär ist. Die Reaktion auf die Applikation von Natriumbikarbonat gibt Hinweise darauf, ob eine weitere Alkalizufuhr notwendig ist. Normalerweise führt die intravenöse Bolusgabe von Bikarbonat zu einem Abfall des Blutdrucks, möglicherweise durch die Bindung von Kalzium durch das zugeführte Bikarbonat. Steigt also der Blutdruck nach einer Bolusgabe von Bikarbonat an, während dies bei einem gleichen Volumen Kochsalzlösung nicht der Fall ist, so ist das ein Hinweis dafür, daß der Säureüberschuß behandelt werden sollte.

Die Menge an Bikarbonat (HCO_3^-), die benötigt wird, um den pH-Wert zu korrigieren, läßt sich wie folgt berechnen:

$$HCO_3^--\text{Defizit} = 0,5 \times \text{kg KG} \times (\text{angestrebtes } HCO_3^- - \text{Serum-}HCO_3^-)$$

Die Serumbikarbonatkonzentration, die den pH-Wert über 7,2 hält, hängt vom arteriellen P_{CO_2} ab. Ein Serumbikarbonat von 15 mval/l sollte ausreichen, wenn keine zusätzliche respiratorische Azidose oder Alkalose vorliegt. Bevor eine Bikarbonatgabe in Erwägung gezogen wird, sollte eine respiratorische Azidose immer ausgeglichen sein, da die Gabe von Bikarbonat zu einer gesteigerten CO_2-Produktion führt. Üblicherweise wird empfohlen, die eine Hälfte des HCO_3^--Defizits als intravenösen Bolus zu geben und die andere

Tabelle 32-1 Alkalisierende Lösungen (aus [18]).

	Carbicarb	Natriumbikarbonat
Na$^+$	1000	1000 (mmol/l)
HCO$_3^-$	333	1000
CO$_3^{2-}$	333	0
P$_{CO_2}$	3	> 200 (mmHg)
pH (25 °C)	9,6	8,0
Osmolalität	1667	2000 (mOsm/kg KG)

Hälfte in einem Zeitraum von vier bis sechs Stunden zu verabreichen. Dadurch wird der Bikarbonatbedarf bei anhaltender Säureproduktion unterschätzt, so daß regelmäßige Kontrollen des HCO$_3^-$-Defizits notwendig sind.

Alternativen

Die Nachteile der Bikarbonattherapie haben das Interesse für die folgenden alternativen Therapien geweckt.

Carbicarb. Carbicarb ist eine Pufferlösung, die weniger Bikarbonat enthält als Natriumbikarbonat (s. Tab. 32-1). Der Ersatz von Bikarbonat durch Karbonat vermindert die CO$_2$-Produktion. Carbicarb ist Bikarbonat überlegen in der Fähigkeit, den Serum-pH-Wert anzuheben, ohne das Serumlaktat zu steigern [18]. Bisher sind die klinischen Erfahrungen mit Carbicarb noch begrenzt, die vorläufigen Ergebnisse sind jedoch ermutigend.

Dichloracetat. Natriumdichloracetat vermindert die Laktatbildung durch Stimulation der Pyruvatdehydrogenase, wodurch Pyruvat der mitochondrialen Oxidation zugeführt wird (Abb. 32-2). Das Ergebnis ist eine Abnahme des Serumlaktatspiegels, was auch in klinischen Studien bestätigt wurde [19]. Darüber hinaus hat Dichloracetat einen positiv inotropen Effekt, der der azidosebedingten Myokarddepression entgegenwirkt. Das Konzept ist zwar bestechend, allerdings konnten die klinischen Ergebnisse durch die Verwendung von Dichloracetat bisher nicht verbessert werden [19].

Ketoazidose

Ketosäuren entstehen im Fettsäurestoffwechsel in der Leber und dienen beim Fasten als Energiequelle. Pro Gramm Ketosäure entstehen 4 kcal gegenüber 3,4 kcal/g bei Kohlenhydraten. Die Hauptvertreter der Ketosäuren sind Acetessigsäure (Ac) und Beta-Hydroxybuttersäure (BOHB), die in einem Fließgleichgewicht zueinander stehen. Das Gleichgewicht liegt auf seiten der Betahydroxybuttersäure, insbesondere bei verminderten Redox-Potentialen.

$$AcAc \longrightarrow BOHB$$

$$NADH \qquad NAD^+$$

Die Anionenlücke

Im Gegensatz zur großen Anionenlücke bei der Laktazidose (oft > 30 mval/l), ist die Anionenlücke bei der Ketoazidose meist nur leicht vergrößert (15–20 mval/l) oder sogar normal [22, 23]. Die Anionenlücke ist bei Patienten mit normaler Nierenfunktion deutlich kleiner, da die Ketosäuren im Urin ausgeschieden werden und aus Gründen der Elektroneutralität Chlorid rückresorbiert wird [23]. Gegenwärtig hat der Typ der Säure-Basen-Störung zu Beginn nur wenig Aussagewert.

Der Nitroprussidtest

Der Nitroprussidtest ist eine kolorimetrische Methode, die Ketosäuren im Blut oder Urin erfaßt. Er liegt als Streifen- oder Tablettentest vor und bestimmt nur die Konzentration von Acetessigsäure und Aceton im Serum [20]. Der Test fällt positiv aus, wenn mehr als 3 mval/l Acetessigsäure vorliegen, wie in Abbildung 32-3 ersichtlich. Die Schwierigkeit bei diesem Test liegt in der Verteilung der Ketosäuren, da die bei der Messung nicht erfaßte Betahydroxybuttersäure quantitativ bei allen Formen der Ketoazidose überwiegt. Die Relation der Ketosäuren zueinander bei diabetischer und alkoholischer Ketoazidose zeigt Abbildung 32-3. Daraus läßt sich ersehen, daß die Spiegel der Acetessigsäure nur knapp oberhalb der Nachweisgrenze des Tests liegen, so daß der Schweregrad der Säure-Basen-Störung bei der Ketoazidose nicht mit dem Testergebnis korrelieren muß.

Diabetische Ketoazidose

Bei der diabetischen Ketoazidose handelt es sich um eine überschießende Reaktion auf normales Fasten. Das auslösende Ereignis ist oft eine falsche Insulindosierung, wenngleich in 60% der Fälle auch eine interkurrente Erkrankung verantwortlich sein kann [21]. Die Mortalität kann im selektierten Patientengut, wie beispielsweise bei Älteren, über 50% betragen.

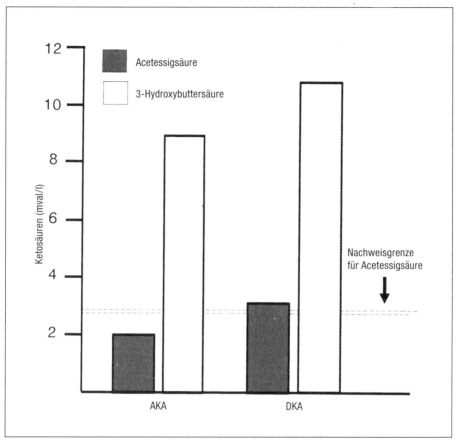

Abb. 32-3 Die Ketosäurespiegel im Serum bei alkoholischer Ketoazidose (AKA) und diabetischer Ketoazidose (DKA). Die Säulenhöhe gibt die Mittelwerte an.

Diagnose

Das typische klinische Erscheinungsbild mit Hyperglykämie, metabolischer Azidose und großer Anionenlücke sowie Ketonkörpern im Blut und Urin ist kaum zu übersehen [21]. Allerdings liegt die Diagnose nicht immer so klar auf der Hand.

Eine diabetische Ketoazidose kann vorliegen, auch wenn der Blutzuckerspiegel weniger als 350 mg/dl beträgt, die Anionenlücke normal ist oder der pH im alkalischen Bereich liegt [22, 23, 24].

Am häufigsten geht eine atypische diabetische Ketoazidose mit einer normalen oder nur leicht vergrößerten Anionenlücke einher. Dieser Zustand wird zwar oft als Azidose mit großer Anionenlücke beschrieben, tatsächlich aber kommt es häufig vor, daß die Anionenlücke bei der Bestimmung unter 20 mval/l liegt. Dies liegt an einer hyperchlorämischen metabolischen Azidose, die durch die verstärkte Rückresorption von Chlorid im Tubulussystem der Niere entsteht, um die renale Ausscheidung von Ketosäuren zu kompensieren [25]. Am größten ist die Anionenlücke bei dehydrierten Patienten, da diese ihre Ketosäuren nicht schnell genug ausscheiden können.

Behandlung

Die Standardempfehlungen zur Therapie der diabetischen Ketoazidose sind in Tabelle 32-2 aufgeführt. Dazu einige Anmerkungen:

1. Die Volumenverluste betragen durchschnittlich 10 bis 15% des Körpergewichts, die standardmäßig initial in der Regel mit physiologischer Kochsalzlösung ersetzt werden sollten [21]. Da allerdings ein erhöhtes Risiko der Entstehung zerebraler und pulmonaler Ödeme besteht, wurde die Begeisterung für die Verabreichung kristalloider Lösungen gedämpft [21]. Kolloide Lösungen wie Humanalbumin 5% könnten sich als überlegen erweisen, da sie eine längere Verweildauer im Gefäßsystem aufweisen (s. Kap. 17). Der Einsatz von Hydroxyethylstärke könnte wegen des damit verbundenen Anstiegs der Serumamylase nicht ratsam sein (s. Kap. 17).

2. Es besteht so gut wie immer ein Kaliummangel, der durchschnittlich 3 bis 5 mval/kg KG beträgt. Allerdings können auch normale oder erhöhte Kaliumwerte vorliegen. Kalium sollte so früh wie möglich substituiert werden. Hierzu findet sich ein Schema in Tabelle 32-2.

3. Ebenso häufig ist ein Phosphatmangel mit durchschnittlich 1 bis 1,5 mmol/kg KG. Da jedoch eine Substitution von Phosphat bei diabetischer Ketoazidose zu keinen besseren klinischen Ergebnissen geführt hat, wird diese als Routinemaßnahme nicht empfohlen. Eine Therapie sollte auf Patienten mit schwerer Hypophosphatämie (< 1 mval/dl) beschränkt werden, da bei diesen niedrigen Werten das Risiko unerwünschter Wirkungen hoch ist. Mehr zur Hypophosphatämie in Kapitel 38.

4. Die Gabe von Bikarbonat wird nicht mehr als Routinetherapie empfohlen. Abgesehen davon, daß Bikarbonat zu keiner Verbesserung der Langzeitergebnisse führt, stimuliert es die Bildung von Ketosäuren [26]. Die einzige Situation, in der die Gabe von Bikarbonat angebracht sein könnte, ist die therapierefraktäre Hypotonie.

Tabelle 32-2 Therapieschema bei diabetischer Ketoazidose.

Insulin	10 I.E. intravenöser Bolus 0,1 I.E./kg KG/h als kontinuierliche Infusion
Volumen	NaCl 0,9% oder Humanalbumin 5%
Kalium	Serumkalium = ___ mval/l, dann Infusion von ___ mval/h

> 6	0
5–6	10
4–5	20
3–4	30
< 3	40

Bikarbonat	Kein gesicherter Nutzen
Phosphat	Kein gesicherter Nutzen Liegt der Serumphosphatwert unter 1,0, werden 0,25 mmol/l über 6 Stunden verabreicht.

Das Therapieziel. Ziel der Therapie ist weder ein bestimmter Serumglukose-
wert noch ein Bikarbonatwert. Der Blutzucker sollte innerhalb von sechs
Stunden abfallen, während die Azidose doppelt so lange brauchen kann, bis
sie ausgeglichen ist [21]. Hat der Blutzucker einen Wert von 250 mg/dl
erreicht, substituiert man Glukose und führt die Insulingabe so lange fort,
bis das Serumbikarbonat auf 15 mmHg angestiegen ist. Die Bedeutung der
HCO_3^--Konzentration im Serum als Therapieziel wird im Folgenden erklärt.
Das geeignetste Kriterium zur Ausrichtung der Therapie ist das Azidosemu-
ster. Die Volumentherapie führt einerseits durch die vermehrte renale Ausscheidung von Ketosäuren (was die Rückresorption von Chlorid steigert) und
andererseits durch das in den Substitutionslösungen enthaltene Chlorid zu
einer Hyperchloridämie. Diese Hyperchloridämie verkleinert die Anionenlücke, hält aber die metabolische Azidose aufrecht. Daher ist es wichtig, sich
mit der Therapie nicht allein nach den Bikarbonat- oder pH-Werten zu rich-
ten, da sich diese trotz rückläufiger Ketoazidose nur langsam verändern. Man
sollte während der Therapie den Quotienten aus Überschuß der Anionenlücke
zu Bikarbonatdefizit (s. Kap. 31) überwachen. Dieser Quotient nähert sich
dem Wert 1 bei einer rein organischen Azidose und wird Null bei einer rein
hyperchlorämisch-metabolischen Azidose. Demnach wird sich dieser Quotient während der Therapie einer diabetischen Ketoazidose mit Ausbildung
der hyperchlorämisch-metabolischen Azidose verkleinern.

Alkoholinduzierte Ketoazidose

Die alkoholinduzierte Ketoazidose ist wahrscheinlich das Ergebnis aus mehreren Faktoren [27]. Gewöhnlich ist die Nahrungsaufnahme unzureichend, was eine fastenbedingte Ketoazidose zur Folge hat. Zusätzlich wird bei der hepatischen Oxidation von Ethanol zu Acetaldehyd NADH erzeugt, was ebenso die Ausbildung einer Ketoazidose begünstigt. Schließlich verursacht die Dehydration eine verminderte renale Ausscheidung der Ketosäuren.

Diagnose

Im Gegensatz zur alkoholinduzierten Laktazidose, die während Phasen massiven Alkoholkonsums auftritt, entwickelt sich die alkoholische Ketoazidose (AKA) üblicherweise ein bis drei Tage nach solchen Phasen. Die Azidose kann schwerwiegend, die Blutalkoholwerte können dagegen vernachlässigbar sein. Wie bei der diabetischen Ketoazidose kann die Anionenlücke variieren.

Das bei der hepatischen Oxidation von Ethanol erzeugte NADH fördert die Umwandlung von Acetessigsäure zu Hydroxybuttersäure. Da der Nitroprussidtest auf Ketonkörper lediglich Acetessigsäure nachweisen kann, **können die Ketonspiegel im Serum bei der AKA vernachlässigbar klein sein** (s. Abb. 32-3). Entscheidend für die Diagnose einer AKA ist somit das klinische Erscheinungsbild. Obwohl bei der AKA eine leichte Hyperglykämie auftreten kann, ist das Fehlen einer ausgeprägten Hyperglykämie (> 300 mg/dl) differentialdiagnostisch bedeutend für die Abgrenzung zur diabetischen Ketoazidose.

Behandlung

Die alkoholische Ketoazidose limitiert sich in der Regel innerhalb von 24 Stunden selbst, wenn physiologische Kochsalzlösung und Glukose infundiert werden (5%ige Glukose in 0,9%iger NaCl). Die Glukosegabe vermindert die Bildung von Ketosäuren in der Leber, und die Kochsalzinfusion fördert die renale Ausscheidung der Ketosäuren. Eine Kaliumsubstitution ist nur bei erniedrigten Serumkaliumwerten notwendig. Eine Gabe von Bikarbonat ist in der Regel nicht notwendig.

KAPITEL 33

Metabolische
Alkalose

Die metabolische Alkalose ist die häufigste Störung des Säure-Basen-Haushalts beim hospitalisierten Patienten [1, 2]. Dies liegt wahrscheinlich an dem weitverbreiteten und oftmals unkritischen Gebrauch von Diuretika. Gilt diese Störung auch mehr als lästiges Übel, so liegt ihre Mortalität doch bei 40%, sobald der Serum-pH auf Werte über 7,55 ansteigt [3].

Das Kennzeichen einer metabolischen Alkalose ist nicht der pH-Anstieg über 7,44, sondern ein Bikarbonatwert im Serum, der höher liegt, als es dem P_{CO_2}-Wert nach zu erwarten wäre (s. Kap. 31). Das therapeutische Problem der metabolischen Alkalose ist nicht das auslösende Ereignis, sondern die Tatsache, daß die Alkalose sich selbst perpetuieren kann, auch wenn die anfängliche Störung behoben wurde. Diese Tatsache wird der Chloridverarmung zugeschrieben, die durch Förderung der HCO_3-Rückresorption und Verminderung der renal-tubulären Sekretion die Bikarbonatausscheidung über die Niere limitiert.

Typische Ursachen

Häufige Ursachen einer metabolischen Alkalose sind Magensaftverluste und renale Bikarbonatretention, wobei letztere häufig durch einen Chloridmangel ausgelöst wird.

Verlust von Magensaft

Die Wasserstoffionenkonzentration im Magensaft beträgt durchschnittlich 50 bis 100 mval/l. Für einen signifikanten Verlust an Wasserstoffionen müssen große Volumina an Magensaft verlorengehen. Eine kontinuierliche Ableitung des Magensaftes über eine Magensonde führt über verschiedene Mechanismen zu einer Alkalose, unter anderem durch den Verlust von Natrium, Kalium, Chlorid und Wasserstoffionen. Zudem entsteht ein Volumenverlust. Die Alkalose kann oft durch die Substitution von Natrium und Chlorid ohne Ersatz des Verlustes an Wasserstoffionen korrigiert werden. Größere Wasserstoffionenverluste erfordern jedoch eine spezifische Substitutionstherapie. Man kann den Verlust an Wasserstoffionen abschätzen, indem man die Chloridkonzentration des Magensaftes von der Summe der Konzentrationen an Natrium und Kalium im Magensaft abzieht.

Diuretika

Diuretika fördern die Entstehung einer Alkalose durch die Volumenreduktion und den Elektrolytverlust. Folgende Elektrolyte sind betroffen:
1. Die Ausscheidung von **Chlorid** nimmt mit der Diurese zu, da das Chlorid dem über die Niere ausgeschiedenen Natrium folgt. Das nicht-reabsorbierte Chlorid wird durch Bikarbonat ersetzt, um die Elektroneutralität zu wahren. Die gesteigerte Bikarbonatrückresorption hält die Alkalose aufrecht.
2. **Kalium** geht über die Niere verloren, da am distalen Tubulus, wo die Natrium-Kalium-Pumpe lokalisiert ist, vermehrt Natrium bereitgestellt wird. Ein Kaliummangel fördert die Alkalose, weil dabei mehr Wasserstoffionen in den distalen Tubulus ausgeschieden werden [3]. Der genaue Mechanismus ist allerdings noch nicht geklärt.
3. **Magnesium** geht während der Diurese ebenfalls verloren. Dies fördert über noch ungeklärte Mechanismen auch den Kaliumverlust. Die Verluste an Magnesium durch die Diurese werden unterschätzt. Sie müssen ausgeglichen werden, bevor Kaliumverluste korrigiert werden können. Nähere Angaben zum Magnesium in Kapitel 37.

Diese Elektrolytverluste halten eine einmal entstandene metabolische Alkalose aufrecht, da sie die Niere an der Ausscheidung von Bikarbonat hindern.

Volumenreduktion

Eine Abnahme des extrazellulären Volumens kann auf zwei Wegen zu einer metabolischen Alkalose führen. Zum einen bedingt der Verlust freien Wassers einen Konzentrationsanstieg von Bikarbonat im Serum. Zum anderen bewirkt die Abnahme des zirkulierenden Blutvolumens über eine Stimulation des Renin-Angiotensin-Aldosteron-Mechanismus einen vermehrten Verlust von Kalium- und Wasserstoffionen im distalen Tubulus. Der Stellenwert der Hypovolämie in der Genese einer Alkalose ist nicht bewiesen, da in dieser Situation auch Elektrolytverluste vorliegen; eigentlich sollte eine Abnahme des renalen Blutflusses zu einer Azidose, nicht zu einer Alkalose führen.

Therapie mit alkalisierenden Substanzen

Die Infusion alkalischer Lösungen führt normalerweise nicht zu einer metabolischen Alkalose, da diese Lösungen rasch mit dem Urin ausgeschieden werden. Liegen jedoch Elektrolytstörungen vor, die eine renale Elimination von Bikarbonat behindern (z.B. Chloridverarmung), kann die Gabe alkalischer Lösungen zu einer ausgeprägten metabolischen Alkalose führen. Häufig exogen zugeführte alkalische Lösungen sind Ringer-Laktat, Acetat (parenterale Ernährung) und Citrat (Transfusionen). Berichte über derartige metabolische Alkalosen liegen bisher nur von Massivtransfusionen vor [4].

Einteilung

Anhand der Chloridkonzentration im Urin kann man eine metabolische Alkalose in chloridreaktiv oder chloridrefraktär unterscheiden. Dies ist in Abbildung 33-1 zusammen mit einer Aufzählung möglicher Störungsursachen dargestellt. Liegt die Chloridkonzentration einer zufällig gewonnenen Urinprobe unter 15 mval/l, so handelt es sich um eine chloridreaktive Alkalose, während ein Wert über 15 mval/l einer chloridrefraktären Alkalose entspricht. Die Ausnahme von dieser Regel stellt eine diuretikabedingte Alkalose dar, die auf Chloridgabe anspricht und mit einer hohen Chloridkonzentration im Urin vergesellschaftet ist.

Chloridreaktive Alkalose

Eine chloridreaktive Alkalose ist durch Chlorid- und Volumenmangel gekennzeichnet. Dieser Typ herrscht auf einer Intensivstation vor, seine Ursachen sind HCl-Verluste (Magensonden oder Erbrechen) und eine forcierte Diuretikabehandlung. Schleifendiuretika (z.B. Furosemid) und Thiazide führen über verschiedene Mechanismen zu einer Alkalose, so vor allem durch Kalium- und Chloridverluste in den Urin und durch Volumeneinengung.

Chloridrefraktäre Alkalose

Diese ist gekennzeichnet durch eine Volumenzunahme und einen Kaliummangel aufgrund einer überschießenden Mineralokortikoidwirkung. Den zugrundeliegenden Krankheitsbildern begegnet man auf der Intensivstation selten, mit Ausnahme der aggressiven Steroidtherapie und des Magnesiummangels.

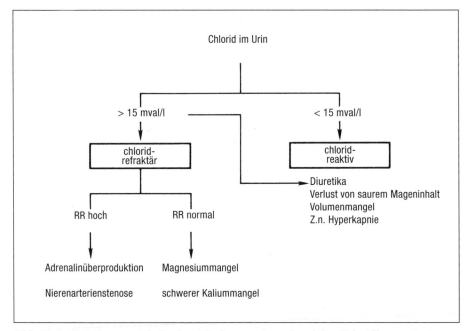

Abb. 33-1 Einteilung metabolischer Alkalosen entsprechend der Chloridkonzentration im Urin (zufällig gewonnene Urinprobe).

Komplikationen

Es gibt verschiedene möglicherweise ungünstige Auswirkungen einer metabolischen Alkalose, ihre Bedeutung ist aber noch nicht geklärt. Leichte Formen von Alkalose scheinen gut toleriert zu werden. Schwere Formen mit einem Serumbikarbonat über 50 mval/l und einem Serum-pH-Wert über 7,6 kommen selten vor, können aber zu zerebralen Krampfanfällen und kardialen Arrhythmien führen. Die Auswirkungen einer respiratorischen Alkalose scheinen durch deren stärkeren Einfluß auf den intrazellulären pH-Wert ungünstiger zu sein als bei metabolischer Alkalose.

Die häufigsten Komplikationen einer metabolischen Alkalose sind Hypoventilation, generalisierte Krampfanfälle und Herzrhythmusstörungen. Als Ursache der beiden letztgenannten Krankheitsbilder wird der alkalosebedingte Abfall des ionisierten Kalziums angesehen, was jedoch auch bezweifelt wird [1]. In der Tat sind nur wenige der genannten Komplikationen einer Alkalose ein echtes intensivmedizinisches Problem. Die Auswirkungen der Alkalose

Tabelle 33-1 Der geschätzte Einfluß einer metabolischen Alkalose auf den arteriellen P_{CO_2} (erwarteter P_{CO_2} = 0,7 × [HCO_3^-] + 20 (±1,5); Gleichung aus [5]).

Serumbikarbonat	Arterieller P_{CO_2}	(Streubreite)
30 mval/l	42 mmHg	(40,5–43,5)
35 mval/l	46 mmHg	(44,5–47,5)
40 mval/l	49 mmHg	(47,5–50,5)
45 mval/l	52,5 mmHg	(51,0–54,0)
50 mval/l	56 mmHg	(54,5–57,5)

auf die Atmung und die periphere Sauerstoffbilanz sollen ausführlicher besprochen werden.

Führt eine metabolische Alkalose zur Hypoventilation?

Es ist unzweifelhaft, daß eine metabolische Azidose zu einer Hyperventilation führt; umgekehrt kann aber nicht gesagt werden, daß die metabolische Alkalose immer eine Hypoventilation nach sich zieht. Die Reaktion der Atmung auf eine metabolische Alkalose ist unterschiedlich und kann gänzlich fehlen. Als Beispiel seien Patienten angeführt, die Diuretika einnehmen. Die meisten dieser Patienten haben eine metabolische Alkalose, aber nur die wenigsten zeigen einen CO_2-Anstieg. Mit Hilfe verschiedener Formeln kann man den angesichts einer Alkalose zu erwartenden P_{CO_2} vorhersagen. Eine der gebräuchlichsten ist derzeit [5]:

$$\text{erwarteter } P_{CO_2} = 0{,}7 \times HCO_3^- + 20 \ (\pm 1{,}5)$$

Aus Tabelle 33-1 können die nach dieser Gleichung errechneten P_{CO_2}-Werte in Abhängigkeit vom Ausprägungsgrad der metabolischen Alkalose entnommen werden. Es ist klar ersichtlich, daß das Serumbikarbonat erheblich ansteigen muß, bevor eine signifikante CO_2-Retention auftritt. Die respiratorische Antwort auf eine metabolische Alkalose kann also fehlen.
Eine Erklärung für das Fehlen einer Hypoventilation während metabolischer Alkalose könnte in der Grundaktivität peripherer Chemorezeptoren liegen. Hier kommen die meisten der respiratorischen Effekte metabolischer Säure-Basen-Störungen zur Geltung. Unter Normalbedingungen sind diese Rezeptoren inaktiv, es treffen nur wenige Impulse dieser Rezeptoren bei den Atemzentren des Hirnstammes ein. Eine Alkalose kann folglich auch nur einen geringen hemmenden Einfluß auf diese Rezeptoren haben, während eine Azidose durch Stimulation der Rezeptoren zur Hyperventilation führt. Wie auch

immer, wichtig ist festzuhalten, daß das Risiko einer Hypoventilation gering ist, wenn nicht gerade eine sehr ausgeprägte Alkalose vorliegt.

Periphere Sauerstoffbilanz

Am einfachsten lassen sich die ungünstigen Auswirkungen einer Alkalose auf die Sauerstoffbilanz verstehen, wenn man die Prinzipien der Gewebsoxygenierung zugrunde legt (s. Kap. 2). Der Grad der Gewebsoxygenierung wird bestimmt durch das Verhältnis von Sauerstoffangebot zu Sauerstoffverbrauch. Wie in Abbildung 33-2 gezeigt, verringert eine Alkalose das Sauerstoffangebot durch Abnahme des Herzzeitvolumens sowie durch eine Linksverschiebung der Hämoglobinbindungskurve (Bohr-Effekt). Darüber hinaus kann es zu einem Anstieg des Sauerstoffverbrauchs kommen, da die Glykolyse durch eine Alkalose stimuliert wird [6]. Eine Alkalose verschlechtert somit die Ge-

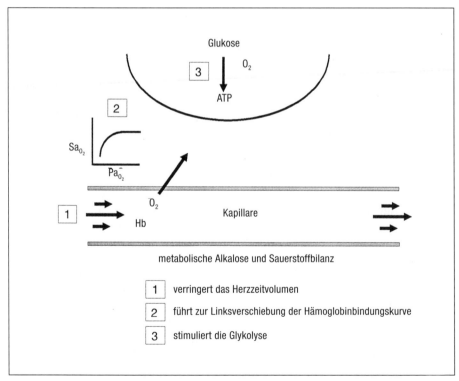

Abb. 33-2 Auswirkungen einer metabolischen Alkalose auf die Gewebsoxygenierung.

websoxygenierung durch eine Reduktion des O_2-Angebots bei gleichzeitiger Steigerung des O_2-Verbrauchs. Die Bedeutung dieser Auswirkungen ist nicht vollständig geklärt, dennoch sollte man vernünftigerweise an diese möglichen Komplikationen einer Alkalose denken.

Behandlungsstrategien

Die Therapie zielt auf die Substitution der Elektrolytverluste ab, um den Nieren die Ausscheidung von Bikarbonat zu ermöglichen. Dafür gibt es folgende Möglichkeiten:

Chloridsubstitution

Die meisten metabolischen Alkalosen auf Intensivstationen sind chlorid-reaktiv, so daß in den meisten Fällen die Chloridsubstitution die Therapie der Wahl ist. Chlorid kann als Natriumsalz (NaCl), als Kaliumsalz (KCl) oder als chloridhaltige Säure (HCl) zugeführt werden.

Natriumchlorid. Natriumchlorid ist bei Patienten mit niedrigem extrazellulärem Volumen angezeigt. Der Bedarf an 0,9%iger NaCl-Lösung kann abgeschätzt werden, indem man das Chloriddefizit, wie in Tabelle 33-2 gezeigt, ermittelt. Ist beispielsweise die Chloridkonzentration im Serum eines 70 kg schweren Erwachsenen 80 mval/l und der angestrebte Wert 100 mval/l, so beträgt das Chloriddefizit 378 mval (0,27 × 70 × 20). Da physiologische Kochsalzlösung pro Liter 154 mval Chlorid enthält, könnte man dieses Defizit mit einer Infusion von 2,3 l physiologischer Kochsalzlösung ausgleichen.

Kaliumchlorid. Die Substitution von Kalium muß sich an verschiedenen Faktoren orientieren; im Detail ist dies in Kapitel 36 dargestellt. Vor der Gabe von Kalium muß zuerst Magnesium substituiert sein (s. Kap. 37). Die Gabe von Kaliumchlorid wird alleine nicht ausreichen, das Chloriddefizit zu decken, weil auf diesem Weg nur geringe Mengen an Chlorid appliziert werden können. Trotzdem muß auch eine Hypokaliämie ausgeglichen werden, weil eine

Tabelle 33-2 Korrektur einer metabolischen Alkalose mit NaCl 0,9%.

Chloriddefizit (mval) = 0,27 × kg KG × (100 – aktuelle Serumchloridkonzentration)

benötigte Menge NaCl-Lösung = Chloriddefizit/154*

* 154 = Chlorid (mval) pro Liter physiologischer Kochsalzlösung

metabolische Alkalose durch eine Hypokaliämie gefördert wird, wenn das fehlende Chlorid ersetzt wird. Deshalb ist Kaliumchlorid bei der Therapie einer metabolischen Alkalose essentiell.

HCl. Die Infusion von HCl sollte in der Regel schweren Alkalosen (pH > 7,5) vorbehalten bleiben, bei denen die Gabe von Kalium und NaCl ineffektiv ist. Es können verschiedene Konzentrationen verwendet werden. Die 0,1 N HCl-Lösung (100 mval H^+/ml) hat sich bewährt, da ihr Säuregehalt dem des Mageninhalts angenähert ist (50–150 mval H^+/ml). Die Menge an HCl, die benötigt wird, um die Alkalose auszugleichen, kann durch Abschätzen des H^+-Ionen-Defizits ermittelt werden (s. Tab. 33-3).

Bei einer rein metabolischen Alkalose sollte ein Serumbikarbonatwert von unter 35 mval/l als Therapieziel angestrebt werden [1]. Liegt das Serumbikarbonat bei einem 70 kg schweren Patienten bei 45 mval/l, beträgt das H^+-Ionen-Defizit 350 mval ($0,5 \times 70 \times 10$). Dieses Defizit kann mit der Gabe von 3,5 l einer 0,1 N HCl-Lösung (100 mval H^+/l) ausgeglichen werden (anhaltende Verluste ausgenommen). Muß die Volumenzufuhr beschränkt werden, kann eine höher konzentrierte HCl-Lösung verwendet werden (0,25 N HCl) [8]. In unserem Beispiel müßten 1,4 l einer 0,25 N HCl-Lösung (250 mval H^+/l) verabreicht werden, um das H^+-Ionen-Defizit zu korrigieren. Die Infusionsrate kann nach der Tabelle 33-3 an das Körpergewicht angepaßt werden. Bei den meisten Patienten kann man mit einer Infusionsgeschwindigkeit zwischen 100 und 125 ml/h arbeiten [8, 9].

Die Infusion von HCl-Lösungen hat sich in der Therapie schwerer metabolischer Alkalosen als sicher und effektiv erwiesen [7, 8, 9]. Der größte Nachteil liegt in der Notwendigkeit eines zentralvenösen Zugangsweges, da die HCl-Lösungen stark venenreizend sind. Die peripher-venöse Applikation in Mischung mit einer Fettemulsion ist erprobt worden [9]; es bedarf aber noch

Tabelle 33-3 Korrektur einer metabolischen Alkalose mit HCl.

H^+-Defizit (mval) = 0,5 × kg KG × (aktuelle HCO_3^- – gewünschte HCO_3^-)
benötigte Menge einer 0,1 N HCl-Lösung = H^+-Defizit/100*
0,25 N HCl-Lösung = H^+-Defizit/250*
Infusionsrate = 0,2 mval/kg KG/h

* = mval H^+ pro Liter Lösung

weiterer Untersuchungen, ehe klinische Schlußfolgerungen gezogen werden können.

Weitere chloridhaltige Säuren, die zur Korrektur einer metabolischen Alkalose eingesetzt wurden, sind Ammoniumchlorid (NH_4Cl) oder Argininhydrochlorid. Hierbei sind jedoch bei bestimmten Patienten unerwünschte Wirkungen zu erwarten. Bei Niereninsuffizienz kann Argininhydrochlorid zu einer schweren Hyperkaliämie führen. Ammoniumchlorid wird bei Lebererkrankungen nicht empfohlen, da es zu einem Anstieg der Ammoniakspiegel im Blut führt. Ammoniak wird von einigen Autoren angeschuldigt, zu den Manifestationen der hepatischen Enzephalopathie beizutragen.

Medikamentöse Therapie

Azetazolamid. Azetazolamid (250–500 mg) hemmt die Rückresorption von Bikarbonat im proximalen Tubulus und kann bei einer metabolischen Alkalose mit hohem extrazellulärem Volumen eingesetzt werden. Es beseitigt allerdings nicht die zugrundeliegende Störung (z.B. den Chloridmangel). Darüber hinaus kann es einen Volumen- und Kaliummangel verursachen; beides läuft den Zielen der Alkalosetherapie zuwider. Man wählt diesen therapeutischen Ansatz deshalb als Zwischenlösung, bis die zugrundeliegende Störung beseitigt ist.

H_2-Blocker. Die intravenöse Gabe von H_2-Blockern (z.B. Ranitidin) kann den H^+-Ionen-Verlust über den Magensaft bei liegender Magensonde verringern, indem die Sekretion von Magensäure reduziert wird [1]. Dabei muß jedoch zunächst der pH-Wert des Magensafts bestimmt werden um festzustellen, ob im Magen aktiv Säure sezerniert wird. Wenn möglich, sollte man H_2-Blocker wegen ihrer ungünstigen Nebenwirkungen aber vermeiden. Muß ein H_2-Blocker eingesetzt werden, sollte der pH-Wert des Magensafts regelmäßig bestimmt und über 5 gehalten werden.

Kontinuierliche Hämofiltration

Liegt eine schwere metabolische Alkalose in Verbindung mit einem hohen extrazellulären Volumen vor, kann die kontinuierliche arteriovenöse Hämofiltration (CAVH) hilfreich sein, besonders wenn die Diurese unter Azetazolamid unzureichend ist. Durch die alleinige CAVH kann das Serumbikarbonat nicht gesenkt werden, es müssen zusätzlich chloridhaltige Lösungen infundiert werden. Bei Volumenüberlastung empfiehlt es sich, die Flüssigkeitszufuhr geringer zu wählen als die Ultrafiltrationsrate.

Korrektur der chloridrefraktären Alkalose

Zufuhr von Kochsalz führt bei chloridrefraktärer Alkalose zu keiner Besserung, da das extrazelluläre Volumen hoch ist. Eine durch Mineralokortikoidexzeß hervorgerufene Alkalose wird durch den Kaliumverlust aufrechterhalten. Deshalb kann eine Therapie mit Kaliumsubstitution und/oder Mineralokortikoidantagonisten wie z.B. Aldactone® wirkungsvoll sein.

TEIL X

Flüssigkeits- und Elektrolytstörungen

*A slight instability
is the necessary condition
for the true stability
of the organism.*

CHARLES RICHET

KAPITEL 34

Praktisches Vorgehen bei Oligurie

D as Auftreten einer Oligurie (Produktion einer Urinmenge < 400 ml/ 24 h) ist ein Alarmzeichen, da ein akutes oligurisches Nierenversagen eine Mortalität von 90% aufweist [1]. Dieses Kapitel stellt eine einfache Vorgehensweise bei Oligurie mit Hilfe eines invasiven hämodynamischen Monitorings vor. Obwohl auf eine Normalstation nicht übertragbar, sind die Prinzipien des Vorgehens allgemeingültig.

Grundlagen

Die Ursachen einer Oligurie werden traditionell in drei Gruppen unterteilt (Abb. 34-1). Diese Gruppen sind den Funktionseinheiten Nierenarterien, Nierenparenchym und ableitende Harnwege zugeordnet.

Prärenale Störungen

Die erste Gruppe von Erkrankungen ist durch eine Abnahme des renalen Blutflusses charakterisiert. Diese „prärenale" Störung kann aus einem niedrigen Herzzeitvolumen oder einem inadäquaten Nierenperfusionsdruck resultieren. Typische Ursachen sind Hypovolämie, Dysregulation des Gefäßsystems mit Vasodilatation und akute Herzinsuffizienz.

Renale Störungen

Für die meisten Fälle von akutem oligurischem Nierenversagen sind zwei Nierenerkrankungen verantwortlich: die akute Tubulusnekrose und die akute

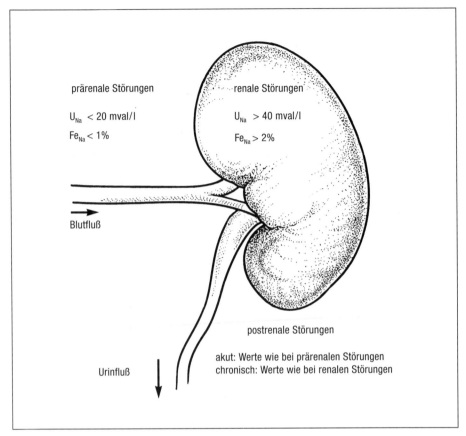

Abb. 34-1 Klassifikation der Ursachen der Oligurie. Erläuterung s. Text.

interstitielle Nephritis. Die akute Glomerulonephritis spielt dagegen bei erwachsenen Intensivpatienten keine Rolle.

Die **akute Tubulusnekrose** ist eine weitgehend ungeklärte Erkrankung, die durch verschiedenste Noxen wie z.B. das Auftreten einer Sepsis, durch Toxine, Medikamente oder Stoffwechselprodukte (z.B. Myoglobin) verursacht werden kann. Die **akute interstitielle Nephritis** ist eine immunologisch ausgelöste Erkrankung, die durch mindestens 40 verschiedene Medikamente verursacht wird, darunter am häufigsten Penicilline und nicht-steroidale Antiphlogistika [5]. Im klinischen Erscheinungsbild unterscheiden sich die beiden Erkrankungen oft nicht. Obwohl die akute interstitielle Nephritis typischerweise mit Fieber, Exanthem und Gelenkschmerzen einhergeht, kann das Exanthem auch nur flüchtig auftreten und fehlt Fieber in 40% der Fälle [5].

Gesamtsicht. Ein auf einer Intensivstation akut auftretendes oligurisches Nierenversagen ist gewöhnlich ein Hinweis auf ein anderes Problem, wie z.B. das Vorhandensein einer Sepsis, eines Multiorganversagens oder einer toxischen Wirkung von Medikamenten oder Stoffwechselprodukten. Bei der Kombination aus akutem oligurischem Nierenversagen und Multiorganversagen ist die renale Störung lediglich Teil eines weiterreichenden Syndroms. Daher sollte beim Auftreten eines akuten oligurischen Nierenversagens immer auch nach weiteren Störungen gesucht werden. Medikamentennebenwirkungen spielen hierbei eine zunehmend wichtige Rolle, insbesondere die von Aminoglykosiden. Nach neueren Schätzungen **tritt bei jeder vierten Aminoglykosidtherapie ein akutes Nierenversagen als Komplikation auf** [3]. Sollte diese Einschätzung zutreffen, könnten die Aminoglykoside für die meisten Fälle von akutem Nierenversagen auf Intensivstationen verantwortlich sein.

Postrenale Störungen

Die letzte Gruppe beinhaltet obstruktive Prozesse in den ableitenden Harnwegen. Diese „postrenale" Kategorie schließt Obstruktionen sowohl im Nierenkelchsystem (Papillennekrose) als auch im Bereich der Ureteren (z.B. durch retroperitoneale Tumoren) und der Blase (z.B. Harnröhrenstrikturen und Prostataerkrankungen) ein. Eine Obstruktion ist eher selten Ursache einer Oligurie, sollte aber bei bestimmten prädisponierenden Erkrankungen (z.B. kongenitale Einzelniere) nicht vergessen werden.

Urinanalyse

Die Bestimmung von Urinparametern hilft, zwei Gruppen zu differenzieren: prärenale und renale Störungen [7]. Die Gruppe der prärenalen Störungen schließt die akute Glomerulonephritis und die akute postrenale Obstruktion ein, zur renalen Gruppe wird unter anderem die chronische postrenale Obstruktion gezählt.

Natrium im Urin

Bei verminderter renaler Perfusion nimmt die Natriumreabsorption zu und die Natriumausscheidung im Urin ab. Umgekehrt ist bei akutem Nierenversagen die Natriumreabsorption beeinträchtigt und die Natriumausscheidung im Urin gesteigert. Mit Hilfe der Natriumkonzentration im Urin können also prärenale und renale Ursachen einer Oligurie unterschieden werden.

Im Rahmen einer Oligurie weist ein Urinnnatrium unter 20 mval/l in der Regel auf eine prärenale Störung hin. Ein Urinnatrium über 40 mval/l dagegen gibt keinen Hinweis auf ein akutes Nierenversagen [3].

Ein Natriumwert im Urin über 40 mval/l kann bei prärenalen Störungen auftreten, wenn schon zuvor eine Nierenfunktionsstörung bestanden hat oder bereits eine Behandlung mit Diuretika eingeleitet wurde. Bei älteren Patienten besteht oft ein obligatorischer Natriumverlust über den Urin, sie können trotz einer verminderten Nierendurchblutung einen unverhältnismäßig hohen Natriumgehalt im Urin aufweisen. Daher sollte ein Natriumwert von etwa 40 mval/l nicht als alleiniges Kriterium für die Diagnose eines akuten Nierenversagens herangezogen werden [3].

Fraktionelle Natriumexkretion

Die fraktionelle Natriumexkretion (FE_{Na}) ist der Natriumanteil des Glomerulusfiltrats, der mit dem Urin ausgeschieden wird [5]. Die FE_{Na} wird errechnet, indem man die Natrium-Clearance mit der Kreatinin-Clearance vergleicht (U: Urinkonzentration; P: Plasmakonzentration):

$$FE_{Na} = \frac{(U/P)\ Na}{(U/P)\ Cr} \times 100$$

$FE_{Na} < 1\%$: prärenale Azotämie

$FE_{Na} > 2\%$: akutes Nierenversagen

Die FE_{Na} ist einer der verläßlichsten Parameter, um ein Nierenversagen nachzuweisen. Zwar wurde über Fälle von akutem Nierenversagen durch Myoglobinurie und Kontrastmittel berichtet, in denen die FE_{Na} unter 1% lag [5]. Allerdings muß man kritisch fragen, ob die Diagnose einer akuten Tubulusnekrose mit einer FE_{Na} unter 1% vereinbar ist. Anders ausgedrückt: Falls bei bestehender Oligurie die FE_{Na} unter 1% liegt, funktionieren die renalen Tubuli. Diese Tatsache widerspricht der Diagnose einer akuten Tubulusnekrose. Die fraktionelle Natriumexkretion bleibt jedenfalls derzeit der am besten geeignete Laborparameter, um prärenale Störungen von einem akuten oligurischen Nierenversagen zu unterscheiden [5, 6].

Mikroskopische Urinuntersuchung

Das Urinsediment sollte bei jedem Verdacht auf ein akutes Nierenversagen untersucht werden.

1. Im Fall einer prärenalen Ursache enthält der Urin unspezifische Elemente wie hyaline oder feinkörnige Zylinder.
2. Bei einer akuten Tubulusnekrose zeigt das charakteristische Sediment eine große Anzahl an Epithelzellen, Epithelzellzylindern und grobkörnigen Zylindern.
3. Bei akuter interstitieller Nephritis enthält das Sediment Leukozyten und Leukozytenzylinder. Erythrozytenzylinder sind charakteristisch für eine akute Glomerulonephritis, können aber auch bei anderen Formen des akuten Nierenversagens auftreten.

Urinsediment versus FE_{Na}

Die mikroskopische Urinuntersuchung gilt als Goldstandard bei der Diagnose einer akuten Tubulusnekrose, falls das Sediment Epithelzellzylinder oder andere charakteristische Befunde zeigt. Allerdings ist die FE_{Na} als Maß für die reabsorptive Funktion der Tubuli der wichtigere Parameter. Wenn beispielsweise im Urinsediment Epithelzellzylinder sichtbar sind, die FE_{Na} jedoch unter 1% liegt, müßte die Diagnose zwar „akute Tubulusnekrose" lauten (basierend auf der Untersuchung des Sediments), die Tubuli sind aber dennoch funktionsfähig, da sie Natrium reabsorbieren können. Die FE_{Na} ist daher wohl der Parameter mit der besten Aussagefähigkeit über die Nierenfunktion.

Schrittweises Vorgehen bei Oligurie

An erster Stelle der Maßnahmen beim akuten Auftreten einer Oligurie steht die Überprüfung des Blasenkatheters. Dies ist vor allem wichtig, wenn die Ausscheidung weniger als 100 ml/24 h (Anurie) beträgt, weil renale Störungen normalerweise keine spontan auftretende Anurie verursachen.
Das Problem der Oligurie kann man systematisch in drei Schritten angehen, die in Abbildung 34-2 dargestellt sind. Hierzu ist ein invasives hämodynamisches Monitoring mit Pulmonalarterienkatheter notwendig.

1. Schritt: Beurteilung der Hämodynamik

Das initiale Ziel besteht darin, die hämodynamischen Parameter zu optimieren, von denen der renale Blutfluß abhängt. Dies wird durch die folgenden zwei Schritte erreicht:

Ventrikuläre Füllungsdrücke. Zunächst muß ermittelt werden, ob die ventrikulären Füllungsdrücke (zentraler Venendruck [ZVD] und pulmonalkapillärer Verschlußdruck [PCWP]) in einem angemessenen Bereich liegen. Eine

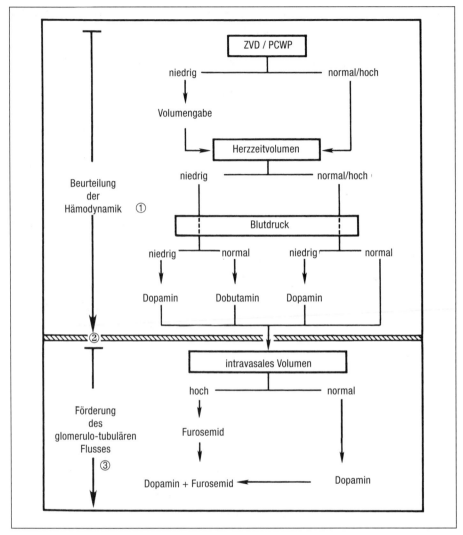

Abb. 34-2 Flußdiagramm zum praktischen Vorgehen bei Oligurie.

Abnahme dieser beiden Meßwerte um 4 mmHg oder mehr wird als signifikante Änderung betrachtet [8]. Falls keine früheren Meßwerte vorliegen, kann ein ZVD von 10 bis 12 mmHg oder ein PCWP von 15 bis 20 mmHg in aller Regel als Hinweis auf ein adäquates intravaskuläres Volumen gelten. Falls die

Füllungsdrücke nicht ausreichend hoch sind, muß Volumen bis zum Erreichen eines PCWP von 15 mmHg infundiert werden. Bei anhaltender Oligurie sollte das Herzzeitvolumen bestimmt werden.

Herzzeitvolumen. Die Bestimmung des Herzzeitvolumens erfolgt erst nach Optimierung der Füllungsdrücke. Falls das Herzzeitvolumen niedrig ist, sollte unverzüglich die Ursache hierfür abgeklärt werden (z.b. akuter Myokardinfarkt oder Tamponade). Die Behandlung ist darüber hinaus abhängig vom Blutdruck. Bei normalem Blutdruck sollte eine inotrope Therapie mit Dobutamin (10–20 µg/kg KG/min) begonnen werden. Bei niedrigem Blutdruck ist Dopamin (5–15 µg/kg KG/min) besser geeignet.

Bei normalem oder hohem Herzzeitvolumen und Hypotension (z.B. bei Sepsis) ist die unmittelbare medikamentöse Therapie auf eine Steigerung des vaskulären Widerstandes ohne Beeinträchtigung des renalen Blutflusses ausgerichtet. Hier wird eher Dopamin (5–15 µg/kg KG/min) der Vorzug gegeben, da es auf dopaminerge Rezeptoren in der Nierenstrombahn wirkt und die Nierendurchblutung verbessern kann. Potente Vasokonstriktoren wie beispielsweise Adrenalin sollten um jeden Preis vermieden werden.

2. Schritt: Untersuchung von Urinproben

Bei Weiterbestehen der Oligurie bei zufriedenstellendem hämodynamischem Status sollten eine Blut- und eine Urinprobe gewonnen werden, um die FE_{Na} zu bestimmen. Außerdem sollte ein Teil der Urinprobe für eine mikroskopische Untersuchung aufbewahrt werden, falls eine solche benötigt würde. Eine Urinprobe ist stets vor der Anwendung von Diuretika zu entnehmen, um den diagnostischen Wert einer hohen Natriumkonzentration im Urin zu bewahren. Während des Wartens auf das Analyseergebnis kann der folgende Schritt eingeleitet werden, um die Urinausscheidung zu verbessern.

3. Schritt: Steigerung des glomerulo-tubulären Flusses

Eine fortbestehende Oligurie trotz normaler hämodynamischer Verhältnisse läßt ein akutes Nierenversagen vermuten. In dieser Situation wird Dopamin in niedriger Dosierung (1 µg/kg KG/min) verabreicht, um der Vasokonstriktion entgegenzuwirken, die ein akutes Nierenversagen begleitet. Furosemid wird unter der Vorstellung gegeben, den Fluß in den Nierentubuli zu fördern und den Druck im Tubulussystem (der den effektiven Filtrationsdruck im Glomerulus verringert) zu senken. Leider verbessern diese Maßnahmen die Nierenfunktion nicht, auch wenn sie die Urinausscheidung steigern. Folgende Beobachtung hat sich aber offenbar bestätigt:

Nur Patienten, bei denen innerhalb von 48 Stunden nach Manifestation der Oligurie mit einer Dopamin-/Furosemidtherapie begonnen wurde, antworten mit einer Steigerung der Urinproduktion [2, 9, 10, 11].

Unnötige Verzögerungen können den Unterschied zwischen oligurischem und nicht-oligurischem Nierenversagen ausmachen. Auch wenn sich die Nierenfunktion dabei nicht steigern läßt, kann dennoch die bessere Urinausscheidung die Behandlung des Patienten vereinfachen.

Infusion von Kolloiden. Die Infusion von Mannitol unmittelbar nach dem Auftreten eines akuten Nierenversagens kann die glomeruläre Filtrationsrate verbessern [9]. Die Wirkung einer Infusion von 50–100 ml einer 25%igen Lösung sollte innerhalb von zwei Stunden eintreten. Andere Kolloide haben ähnliche Effekte erzielt, und es ist möglich, daß eine Abnahme der Blutviskosität für die Verbesserung der Nierendurchblutung verantwortlich ist [10]. Dennoch wird von einer hochdosierten Infusion von Kolloiden bei eingeschränkter Nierenfunktion abgeraten, auch wenn unbestritten bleibt, daß bei Patienten im frühen Stadium des Nierenversagens ein möglichst hohes Plasmavolumen angestrebt werden sollte, um die Nierenperfusion zu fördern.

Furosemid. Das häufig propagierte Verfahren, im frühen Stadium eines akuten Nierenversagens Furosemid zu verabreichen, ist irreführend. Furosemid verursacht eine Vasokonstriktion und reduziert das Herzzeitvolumen, wenn es in hoher Dosierung intravenös verabreicht wird [11]. In Anbetracht dieser Beobachtung ist eine Anwendung von Furosemid zur Verbesserung der renalen Perfusion wohl kaum gerechtfertigt, auch wenn bei einzelnen Patienten doch eine Verbesserung der Urinausscheidung eintreten kann [1, 2, 3].

Um jede weitere hämodynamische Beeinträchtigung zu vermeiden, sollten das Herzzeitvolumen und das zirkulierende Blutvolumen optimiert sein, bevor Furosemid i.v. verabreicht wird.

Die optimale Dosierung von Furosemid ist nicht bekannt, es werden intravenöse Dosen von bis zu 600 mg empfohlen [12]. Sinnvoll erscheint eine Anfangsdosierung von 100 mg als kontinuierliche Infusion. Der Effekt sollte innerhalb einer Stunde erkennbar sein. Wegen der Gefahr der Ototoxizität sind selbst bei geringeren Dosierungen (20 mg) schnelle Injektionen mit hohen Serumspiegeln zu vermeiden.

Dopamin. Dopamin in niedriger Dosierung (1–2 µg/kg KG/min) kann selektiv dopaminerge Rezeptoren im Nierengefäßsystem stimulieren [13]. Die Urinausscheidung bei persistierender Oligurie läßt sich durch dieses Vorgehen verbessern [13], und der Effekt von Furosemid kann durch Kombination mit Dopamin gesteigert werden [14]. Bei Ansprechen auf Dopamin im frühen

Stadium des Nierenversagens sollte die Infusion über 24 bis 72 Stunden fortgesetzt und dann allmählich beendet werden [11].

Persistierende Oligurie

Eine trotz der oben angeführten Maßnahmen fortbestehende Oligurie oder Azotämie ist beweisend für ein akutes Nierenversagen. In diesem Fall sollten die in Tabelle 34-1 aufgeführten Medikamente abgesetzt oder durch Alternativen ersetzt werden.

Nephrotoxische Medikamente

Aminoglykoside sollten bei allen Patienten abgesetzt werden, es sei denn, der pathogene Keim ist gegen alle anderen Antibiotika resistent oder der Patient ist neutropenisch und hat eine Infektion mit Pseudomonas. Aztreonam hat sich als wirksame Alternative zu den Aminoglykosiden bewährt und ist nicht nephrotoxisch. Für **Amphotericin B** gibt es keine geeignete Alternative. Das Medikament kann aber für 24 Stunden abgesetzt und in halbierter Dosis erneut gegeben werden (s. Anhang). Die galenische Aufbereitung von Amphotericin B in Fettlösungen soll die nephrotoxische Wirkung deutlich reduzieren. **Pentamidin** und **Trimethoprim-Sulfamethoxazol** sind häufige Auslöser von Nierenversagen bei AIDS-Kranken und können bei Auftreten von Nephrotoxizität durch das jeweils andere Medikament ersetzt werden.

Tabelle 34-1 Medikamente, die bei akutem Nierenversagen abgesetzt werden sollten.

Nephrotoxische Medikamente	Alternativen
Aminoglykoside	Aztreonam (?)
Amphotericin B	keine (Dosis halbieren)
Pentamidin	Trimethoprim-Sulfamethoxazol (?)
Allergische Nephritis	
alle Penicilline	Erythromycin, Vancomycin
Cefalotin	Vancomycin
Trimethoprim-Sulfamethoxazol	Pentamidin
Furosemid	Etacrynsäure
Thiazide	Etacrynsäure
Cimetidin	Sucralfat, Antazida
nicht-steroidale Antiphlogistika	Paracetamol

Interstitielle Nephritis

Eine durch Medikamente induzierte interstitielle Nephritis läßt sich klinisch oft schwer nachweisen, da Fieber ein unspezifisches Symptom ist und Exanthem oder Eosinophilie nur flüchtig auftreten können [4, 5]. Tatsächlich präsentieren weniger als ein Drittel der Patienten die klassische Trias von Fieber, Exanthem und Eosinophilie [4]. Es ist daher ratsam, alle möglicherweise ursächlich in Frage kommenden Substanzen abzusetzen. Penicilline und nicht-steroidale Antiphlogistika führen die Liste an. Furosemid spielt nahezu immer eine Rolle und kann durch Etacrynsäure ersetzt werden. Cimetidin als mögliche Ursache sollte nicht übersehen und durch Sucralfat oder Antazida ersetzt werden.

Renale Elimination von Medikamenten

Auf Intensivstationen gängige Medikamente, die renal eliminiert werden, sind in Tabelle 34-2 aufgeführt. **Magnesiumhaltige Antazida** müssen abgesetzt oder gegen andere Antazida ausgetauscht werden. **Digoxin** sollte ebenso, falls möglich, abgesetzt oder mittels täglicher Serumspiegelbestimmungen überwacht werden, da sich die Kreatinin-Clearance ändert und die Dosierung stetig

Tabelle 34-2 Dosisanpassungen beim akuten Nierenversagen

Medikament	Empfehlung
magnesiumhaltige Antazida	Umsetzen auf aluminiumhydroxidhaltige Antazida oder Sucralfat
Digoxin	Reduktion der Tagesdosis auf 25% der normalen Dosis oder Anpassung nach Serumspiegel oder Umsetzen auf Verapamil oder Esmolol bei supraventrikulären Tachykardien Umsetzen auf Dobutamin als positiv inotrope Substanz
Nitroprussid	Maximaldosis 3 µg/kg KG/min über 72 h besser: Umsetzen auf Kalziumantagonisten bei arterieller Hypertonie Umsetzen auf Amrinon bei normotensiver Herzinsuffizienz
Aminoglykoside	angepaßte Dosis: 3–5 mg/kg KG/d / Serumkreatinin angepaßtes Dosisintervall: 8stündlich × Serumkreatinin

Tabelle 34-3 Hinweise auf Hyperkatabolismus oder Muskelnekrose beim akuten Nierenversagen (aus [12]).

Laborwert	täglicher Anstieg	maximale Konzentration
Harnstoff-N	> 30 mg/100 ml	
Kreatinin	> 1 mg/100 ml	
Kalium	> 1 mval/l	
Harnsäure		> 15 mg/100 ml
Phosphat		> 10 mg/100 ml

angeglichen werden muß. Eine **Nitroprussidgabe** sollte bei Nierenversagen wegen der Gefahr der Thiocyanattoxizität nicht länger als drei Tage fortgeführt werden (s. Kap. 20). Werden Aminoglykoside beim akuten Nierenversagen weiter verabreicht, muß die Dosierung angepaßt werden. Die Vorgehensweise ist in Tabelle 34-2 dargestellt. Die Korrektur kann entweder die Tagesdosis des Medikaments (mit einem Dosierungsintervall von acht Stunden) betreffen, oder das Intervall wird unter Beibehaltung der empfohlenen Dosis korrigiert. Es gibt keinen Beweis für die Überlegenheit einer der beiden Methoden.

Rhabdomyolyse

Eine akut auftretende Muskelnekrose mit Myoglobinurie und Nierenversagen limitiert sich normalerweise selbst, wenn der Flow in den Nierentubuli mit Hilfe einer forcierten Volumentherapie aufrechterhalten wird. Ein Hinweis auf das Vorliegen einer Muskelnekrose ist die Rate des täglichen Ansteigens von Serumkreatinin und anderen Laborwerten, die in Tabelle 34-3 aufgeführt sind. Das Kreatinin sollte in 24 Stunden um nicht mehr als 1 mg/dl steigen, der Harnstoff-Stickstoffwert im Blut um nicht mehr als 30 mg/dl [12]. Treffen die Kriterien der Tabelle 34-3 zu, sollte man umgehend nach Anzeichen einer Rhabdomyolyse suchen. Die Serum-CK ist ein hierfür sehr geeigneter Laborparameter, weil ein normaler Wert die Diagnose praktisch ausschließt. Nicht ein erhöhter Wert, nur ein extrem schneller Anstieg der Serum-CK sichert die Diagnose. Ausgedehnte Muskelnekrosen setzen genügend Kreatinin frei, um die CK-MB-Anteile im zirkulierenden Blut zu erhöhen. Bei erhöhter CK und nachweisbarer CK-MB kann die Serumaldolase zur Unterscheidung zwischen myokardialen und Skelettmuskelerkrankungen herangezogen werden. Die Aldolase ist ein auf den Skelettmuskel beschränktes Enzym, das bei einer Erhöhung auf eine Skelettmuskelnekrose schließen läßt. Unmittelbar nach

Diagnosestellung sollte mit der Volumengabe begonnen werden, da eine frühzeitige, aggressive Behandlung eine günstige Prognose sichern kann.

Die Routinebehandlung eines akuten oligurischen Nierenversagens beinhaltet die Korrektur von Flüssigkeits- und Elektrolytstörungen; hiervon handeln die folgenden Kapitel. Die Grundlagen der Hämodialyse und der Hämofiltration werden hier nicht behandelt.

KAPITEL 35

Osmotische Regulationsstörungen

D ie Funktionsstörungen, die in diesem Kapitel behandelt werden, sind in erster Linie auf Verteilungsstörungen des Gesamtkörperwassers („total body water", TBW) zurückzuführen. Eine gestörte Wasserbilanz erkennt man mit Hilfe der Serumnatriumkonzentration, weil die extrazelluläre Natriumkonzentration mehr vom Gesamtkörperwasser als vom Gesamtbestand des Körpers an Natrium abhängig ist. Deshalb dient die Natriumkonzentration im Serum als Parameter für Störungen in der Wasserbilanz. Dieses Kapitel behandelt schwerpunktmäßig allgemeine Gesichtspunkte von Störungen im Natrium- bzw. Wasserhaushalt, geht jedoch nicht auf die spezifischen Befunde der jeweiligen hyper- oder hypotonen Zustände ein.

Grundlagen

Die im Folgenden aufgeführten Definitionen und Gleichungen können zur Diagnose und Therapie von Elektrolyt- und Wasserbilanzstörungen herangezogen werden.

Osmotischer Druck

Der osmotische Druck einer Lösung ist ein Maß für die Konzentration der gelösten Stoffe oder die Dichte der in der Flüssigkeit gelösten Partikel. Er wird in Milliosmol (mOsm) gemessen, was für einwertige Ionen mit Millival (mval) gleichgesetzt werden kann. Der osmotische Druck einer Flüssigkeit ist die

Summe der osmotischen Drücke der darin enthaltenen gelösten Stoffe. Als Beispiel die isotonische Kochsalzlösung:

$$0,9\%\text{iges NaCl} = 154 \text{ mval Na} + 154 \text{ mval Cl}$$

$$= 154 \text{ mOsm Na} + 154 \text{ mOsm Cl}$$

$$= 308 \text{ mOsm/l}$$

Salze (z.B. Natriumchlorid) dissoziieren in Wasser vollständig und ergeben eine Osmolalität, die dem Doppelten der Konzentration jedes der beiden Elektrolyte entspricht.

Osmolarität bezeichnet den osmotischen Druck pro Volumeneinheit einer Lösung (gelöste Stoffe und Lösungsmittel). Osmolalität drückt den osmotischen Druck bezogen auf eine Volumeneinheit Lösungsmittel (Wasser) aus. Da der osmotische Druck in Relation zu Wasser ausgedrückt wird, benützt man korrekterweise die Osmolalität zur Beschreibung des osmotischen Drucks einer Flüssigkeit. Bei biologischen Flüssigkeiten übersteigt das Wasservolumen bei weitem die Anzahl der geladenen, gelösten Partikel, so daß wenig Unterschied zwischen Osmolalität und Osmolarität besteht. Daher können in der klinischen Medizin beide Größen austauschbar verwendet werden.

Osmolalität versus Tonizität

Tonizität oder „effektive Osmolalität" beschreibt den Unterschied im osmotischen Druck zwischen zwei Flüssigkeitskompartimenten. Dieser Unterschied schafft einen Gradienten für Flüssigkeitsverschiebungen zwischen den Kompartimenten. Ein gelöster Stoff, der sich völlig gleich zwischen zwei Kompartimenten verteilt, erhöht die Osmolalität beider Kompartimente, steigert aber nicht deren Tonizität. Beispiele für Flüssigkeiten, die Hyperosmolalität, aber keine Hypertonizität produzieren, sind Harnstoff und Alkohole (Äthanol, Methanol und Ethylenglycol).

Osmolalität des Plasmas

Die Osmolalität des Plasmas (Osmolalität der extrazellulären Flüssigkeit) kann im Labor mit Hilfe des Gefrierpunkts von Wasser bestimmt werden. Eine Plasmaprobe wird in ein Kältebad gestellt und die Temperatur, bei der das Wasser der Probe gefriert, direkt in Osmolalität umgerechnet (eine 1osmolale Lösung gefriert bei $-1,86\ °C$). Man nennt dies die Methode der „Gefrierpunktserniedrigung".

Man kann die Plasmaosmolalität ebenso mit Hilfe der Konzentrationen von Natrium, Chlorid, Glukose und Harnstoff (die wichtigsten gelösten Stoffe im

Extrazellularraum) berechnen. Die unten angeführte Berechnung geht von einem Serumnatrium von 140 mval/l, einer Blutglukosekonzentration von 90 mg/dl und einem Harnstoff-Stickstoff von 14 mg/dl aus.

$$\text{Plasmaosmolalität} = 2 \times [\text{Na}] + \frac{[\text{Glukose}]}{18} + \frac{[\text{Harnstoff}]}{2,8}$$

$$= 2 \times 140 + \frac{90}{18} + \frac{14}{2,8}$$

$$= 290 \text{ mOsm/kg H}_2\text{O}$$

Die Natriumkonzentration wird doppelt eingerechnet, um dem Beitrag des Chlorids zum osmotischen Druck Rechnung zu tragen. Glukose und Harnstoff werden in mg/dl gemessen, und die Faktoren 18 und 2,8 (die Atomgewichte dividiert durch 10) dienen als Umrechnungsfaktoren von mg/dl auf mosm/kg H_2O.

Plasmatonizität

Die „effektive Osmolalität" oder Tonizität des Plasmas wird durch Elimination des Harnstoffs aus der Gleichung errechnet, da der Harnstoff die Zellmembranen frei passieren kann und keinen osmotischen Gradienten zwischen dem Intra- und Extrazellularraum aufbaut.

$$\text{Plasmatonizität} = 2 \times [\text{Na}] + \frac{[\text{Glukose}]}{18} \text{ mOsm/kg H}_2\text{O}$$

$$= 2 \times 140 + \frac{90}{18}$$

$$= 285 \text{ mOsm/kg H}_2\text{O}$$

Beim Gesunden kann der Unterschied zwischen Plasmaosmolalität und -tonizität vernachlässigt werden, da der Harnstoff nur einen geringen Teil der im extrazellulären Raum gelösten Stoffe ausmacht. Im Falle einer Azotämie ist der Unterschied zwischen Osmolalität und Tonizität ausgeprägter. Ausschließlich hyperosmolare Zustände ohne Hypertonizität verursachen jedoch keine Wasserverschiebungen über Zellmembranen und sind von untergeordneter Bedeutung.

Die osmotische „Lücke"

Der Unterschied zwischen der gemessenen und der errechneten Plasmaosmolalität ist proportional zur Konzentration an osmotisch aktiven Stoffen, die nicht in der Osmolalitätsberechnung erscheinen (z.B. Magnesium, Kalzium, Proteine etc.). Diese Differenz wird als osmotische „Lücke" bezeichnet und beträgt normalerweise 10 mval/l oder weniger [4].

Eine osmotische „Lücke" von mehr als 10 mval/l muß unter Berücksichtigung der errechneten Serumosmolalität interpretiert werden. Ist die errechnete Osmolalität niedrig, liegt das Problem in einer Abnahme des Wasseranteils des Plasmas, verursacht durch eine Hyperproteinämie oder Hyperlipidämie. Wenn sich die errechnete Osmolalität in einem normalen Rahmen bewegt, weist eine vergrößerte osmotische „Lücke" auf das Vorhandensein von Toxinen wie Äthanol, Methanol, Ethylenglykol oder anderer osmotisch aktiver Substanzen wie Mannitol oder jener schwer faßbaren „Mittelmoleküle" hin, die bei Nierenversagen akkumulieren. Die osmotische „Lücke" wurde als verläßlicher Parameter zur Unterscheidung von akutem und chronischem Nierenversagen empfohlen; beim akuten Nierenversagen ist die „Lücke" für gewöhnlich normal, beim chronischen Nierenversagen dagegen vergrößert [4].

Hypernatriämie

Hypernatriämie, definiert als Serumnatriumkonzentration, die 145 mval/l übersteigt, hat zwei mögliche Ursachen: Verlust von Flüssigkeit mit einer Natriumkonzentration unterhalb der des Serums oder Zufuhr von Flüssigkeit mit einer Natriumkonzentration über der des Serums. Verlust von hypotonen Flüssigkeiten ist der häufigste Grund für eine Hypernatriämie. Die Zufuhr von hypertonen Flüssigkeiten tritt nur im Zusammenhang mit der Gabe von hypertonem Kochsalz oder Natriumbikarbonat auf.

Tabelle 35-1 Relative Veränderungen von Gesamtkörpernatrium und -wasser bei Hyper- und Hyponatriämie

Serumnatrium	Extrazellularvolumen	Gesamtkörper-	
		-Natrium	-Wasser (frei)
hoch	niedrig	↓	↓↓
	normal	→	↓
	hoch	↑↑	↑
niedrig	hoch	↑	↑↑
	normal	→	↑
	niedrig	↓↓	↓

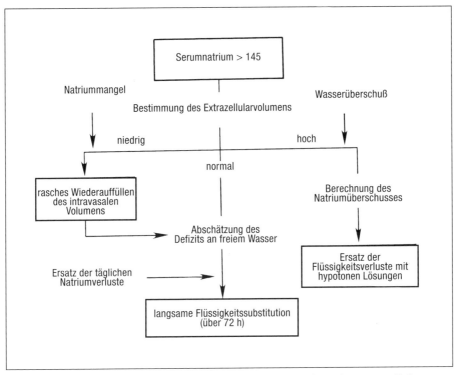

Abb. 35-1 Das Vorgehen bei Hypernatriämie unter Zuhilfenahme des Extrazellular-volumens (ECV). Formeln zur Berechnung des Defizits an freiem Wasser und des Natriumüberschusses im Text (aus: Marino PL, Krasner J, O'Moore P: Fluid and Electrolyte Expert. Philadelphia: W.B. Saunders, 1987 [Software]).

Das Extrazellulärvolumen

Das Problem der Natrium- und Wasserbilanz kann für jede Hypernatriämie durch Ermittlung des extrazellulären Volumenstatus gelöst werden (s. Tab. 35-1). Die klinische Einschätzung des extrazellulären Volumens impliziert eine Beurteilung des intravasalen Volumens, wie in Kapitel 13 demonstriert wurde. Leider kann die klinische Einschätzung irreführend sein. Ist ein invasives hämodynamisches Monitoring verfügbar, können die ventrikulären Füllungsdrücke und das Herzzeitvolumen wertvolle Informationen liefern (s. Kap. 12 und 13). Die Natriumkonzentration einer Urinprobe kann ebenfalls hilfreich sein. Ein Natrium im Urin unter 10 mval/l spricht für ein niedriges Extrazellulärvolumen, ein höheres Natrium spricht dagegen (wenn keine

Diuretika gegeben wurden und kein Nierenversagen vorliegt). Die folgenden diagnostischen und therapeutischen Vorgehensweisen können beim jeweiligen Volumenstatus des Extrazellularraums Anwendung finden:

Niedriges Extrazellularvolumen – Weist auf einen Verlust von Natrium und Wasser mit Überwiegen des Wasserverlustes hin. Häufige Ursachen sind Diurese, Erbrechen oder Diarrhö. Das Ziel der Behandlung ist zunächst eine Korrektur des Natrium-(Volumen-)Defizits und danach ein langsamer Ausgleich des Defizits an freiem Wasser über einen Zeitraum von einigen Tagen.

Normales Extrazellularvolumen – Zeigt einen Nettoverlust an freiem Wasser an. Das Vorgehen beinhaltet die Berechnung und den Ersatz des Defizits an freiem Wasser sowie den Ersatz von fortbestehenden Natrium- und Wasserverlusten.

Hohes Extrazellularvolumen – Deutet auf einen Überschuß von Natrium und Wasser mit Überwiegen des Natriumanteils hin. Diese seltene Konstellation tritt in der Regel nur bei exzessiver Infusion von hypertonem Kochsalz oder Natriumbikarbonat auf.

Die auf der Berechnung des extrazellulären Volumens basierenden Vorgehensweisen sind im Flußdiagramm in Abbildung 35-1 dargestellt. Alle Behandlungsstrategien werden in den folgenden Abschnitten besprochen.

Hypovolämische Hypernatriämie

Die Natriumkonzentrationen der am häufigsten „verlorengehenden" Körperflüssigkeiten sind in Tabelle 35-2 aufgeführt. Mit Ausnahme von Dünndarm-

Tabelle 35-2 Natriumkonzentration in Flüssigkeiten, die dem Körper verlorengehen können.

Verlust in Form von ...	Natriumkonzentration in mval/l
Magensaft	55
Pankreassekret	145
Ileostomaausscheidung	145
Perspiratio insensibilis	80
Diarrhö	40
Urin*	<10
furosemidinduzierte Diurese	70–80

* Urinnatrium variiert je nach Natriumzufuhr

und Pankreassekret resultiert aus dem Verlust jeglicher Körperflüssigkeit eine Hypernatriämie. Bemerkenswerterweise enthalten alle Flüssigkeiten einen gewissen Anteil an Natrium. Daher sind Flüssigkeitsverluste genauso mit Natrium-(Volumen-)Verlusten verbunden wie mit Verlusten an freiem Wasser.

Hypovolämie versus Hypertonizität

Die zwei Folgen eines Verlustes von hypotoner Flüssigkeit sind Hypovolämie (durch Natriumverlust) und Hypertonizität (durch den Verlust an freiem Wasser).

Hierbei kann sich eine **Hypovolämie** eher lebensbedrohlich auswirken, da sich ein hypovolämischer Schock entwickeln kann. Die Hypovolämie steht aber normalerweise bei hypertonen Zustandsbildern nicht im Vordergrund, da der Anstieg des kolloidosmotischen Drucks des Plasmas Flüssigkeit in den intravasalen Raum zieht und so das intravasale Volumen aufrechterhält.

Hypertonizität führt zu zellulärer Dehydratation. Diese manifestiert sich in erster Linie am zentralen Nervensystem und führt meist zu einer Störung des Sensoriums. Hier ist der Schweregrad der neurologischen Veränderungen direkt proportional zum Ausmaß der Hyperosmolarität und der Geschwindigkeit, mit der sich diese Änderungen vollziehen. Serumosmolalitäten über 350 mosm/kg H_2O führen häufig zum Koma [4]. Krampfanfälle und fokale neurologische Ausfälle werden ebenfalls bei hypertonen Zuständen beobachtet, wobei sich die fokalen Manifestationen zurückbilden können, wenn der Zustand der Hypertonizität korrigiert wird [4].

Flüssigkeitstherapie

Das generelle Vorgehen bei hypovolämischer Hypernatriämie kann folgendermaßen zusammengefaßt werden:

Ein Volumen-(Natrium-)Mangel muß rasch ersetzt werden, um einen hypovolämischen Schock zu vermeiden; ein Defizit an freiem Wasser muß wegen der Gefahr der Ödembildung langsam ersetzt werden.

Es ist zu beachten, daß eine Hypovolämie lebensgefährlich sein kann und baldmöglichst korrigiert werden sollte. Die Volumenersatztherapie kann mit Hilfe der in Kapitel 13 vorgestellten Methoden kalkuliert werden (s. Abb. 13-6). Wenn Verluste an gelösten Stoffen einen signifikanten Volumenmangel und eine hämodynamische Instabilität hervorrufen, sind Kolloide (Albumin 5% oder HES 6%) zur raschen Expansion des intravasalen Volumens wesentlich effektiver als Kristalloide (s. Kap. 17). Die Stabilisierung des Blutdrucks sollte dabei nicht die einzige Zielgröße sein, wie in Kapitel 12 dargelegt ist. Bei Gebrauch von Kristalloiden zum akuten Volumenersatz empfiehlt es sich stets, isotone Kochsalzlösungen zu verwenden und weniger konzentrierte Lösungen wie z.B. halbisotone Kochsalzlösungen zu vermeiden. Man bedenke, daß eine Hypovolämie auf ein erhebliches Natriumdefizit auch bei Vorliegen einer Hypernatriämie hinweist und Natrium ersetzt werden muß, wenn das intravasale Volumen ersetzt werden soll. Weniger konzentrierte Kochsalzlösungen (z.B. halbisotones Kochsalz) sind nur zum Ersatz von Verlusten an freiem Wasser indiziert und müssen beim Vorliegen einer signifikanten Hypovolämie vermieden werden.

Defizit an freiem Wasser

Wenn ein Volumenmangel ausgeglichen worden ist, kann das Defizit an freiem Wasser errechnet werden. Der Berechnung liegt die Annahme zugrunde, daß das Defizit an Gesamtkörperwasser (TBW) proportional zum Anstieg der Natriumkonzentration im Serum (P_{Na}) ist. Das Gesamtkörperwasser beträgt normalerweise 60% der fettfreien Körpermasse, und für das Serumnatrium wird ein Normwert von 140 mval/l angenommen.

$$\text{aktuelles } (TBW \times P_{Na}) = \text{normales } (TBW \times P_{Na})$$

$$\text{aktuelles } TBW = 0,6 \times \text{Gewicht [kg]} \times (140/\text{aktuelles } P_{Na})$$

Das Wasserdefizit in Litern wird dann als die Differenz zwischen dem aktuellen Gesamtkörperwasser und dem normalen Gesamtkörperwasser (oder 60% vom Idealgewicht) berechnet.

$$\text{TBW-Defizit [l]} = 0,6 \times \text{Gewicht [kg]} \times ([\text{aktuelles } P_{Na}/140] - 1)$$

Das Defizit an freiem Wasser beträgt also für einen 70 kg schweren Erwachsenen (Gewicht vor Erkrankung) mit einem Serumnatrium von 160 mval/l ($0,6 \times 70 \times [160/140 - 1]$), also 6 l.

Volumenersatz

Welches Volumen zum Ersatz eines Defizits an freiem Wasser nötig ist, hängt von der Natriumkonzentration der Flüssigkeit ab. So liefert beispielsweise 1 l halbisotoner Kochsalzlösung (0,45%iges NaCl) 500 ml freies Wasser und 500 ml isotone Kochsalzlösung; daher benötigt man das doppelte Volumen an halbisotonem Kochsalz, um das errechnete Defizit an freiem Wasser auszugleichen. Diese Beziehung kann man folgendermaßen ausdrücken:

$$\text{Flüssigkeitsersatz [l]} = \text{Defizit an freiem Wasser} \times (1/[1 - K])$$

wobei K = Natriumkonzentration der zur Substitution verwendeten Flüssigkeit in mval, dividiert durch 154. Wenn ein Wasserdefizit von 6 l mit halbisotonem Kochsalz ersetzt wird (K = 0,5), beträgt das benötigte Flüssigkeitsvolumen (6 l × [1/0,5]) = 12 l.

Komplikationen beim Flüssigkeitsersatz

Die schwerwiegendste Komplikation beim Flüssigkeitsersatz ist das Auftreten eines Lungen- oder Hirnödems. Initial schrumpft das Gehirn infolge des hypertonen Zustands, dies ist jedoch eine vorübergehende Erscheinung. Das Volumen normalisiert sich rasch bis auf Ausgangswerte. Bei hypertonen Zuständen aufgrund von Hyperglykämien kann dies innerhalb weniger Stunden geschehen [4]. Dem liegt das Auftreten osmotisch aktiver Stoffe zugrunde, die Wasser aus dem Gefäßbett in den intrazellulären Raum ziehen. Diese „selbstproduzierten" osmotisch aktiven Stoffe helfen, das Gehirnvolumen in hypertonen Zuständen unter Kontrolle zu halten, erhöhen jedoch das Risiko der Ausbildung eines Hirnödems während einer Flüssigkeitsersatztherapie.

Diabetes insipidus

Diabetes insipidus ist ein Überbegriff für Erkrankungen, bei denen die Wasserrückresorption in der Niere beeinträchtigt ist. Daraus resultiert eine exzessive Ausscheidung von nahezu wasserklarem Urin (ohne gelöste Stoffe). Zugrunde liegt eine Störung des antidiuretischen Hormons (ADH); dieses Hormon, das im Hypophysenhinterlappen produziert wird und die Wasserrückresorption im distalen Nierentubulus fördert, wird als Antwort auf ein Ansteigen der Osmolalität in der Extrazellularflüssigkeit ausgeschüttet. Es bewirkt eine Zunahme der Wasserrückresorption und limitiert so einen Anstieg der Osmolalität. Es gibt zwei mögliche ADH-Störungen, woraus zwei verschiedene Formen des Diabetes insipidus resultieren.

Entstehungsmechanismen

Ein **zentraler Diabetes insipidus** wird durch eine Hemmung der ADH-Ausschüttung aus dem Hypophysenhinterlappen verursacht. Häufige Ursachen eines zentralen Diabetes insipidus beim kritisch Kranken sind geschlossene Schädel-Hirn-Traumen, hypoxische Hirnschädigungen und Meningitis [4]. Der Beginn kündigt sich durch das Auftreten einer Polyurie an, die üblicherweise innerhalb von 24 Stunden nach dem auslösenden Ereignis auftritt.
Die zweite Form ist der **nephrogene Diabetes insipidus**, der aus einem fehlenden Ansprechen des Erfolgsorgans Niere auf ADH resultiert. Meist ist dies bei Intensivpatienten verbunden mit der Applikation von Aminoglykosiden, Amphotericin B, Röntgenkontrastmitteln oder der polyurischen Phase einer

akuten Tubulusnekrose. Die Einschränkung der Fähigkeit der Niere zur Harn-konzentrierung ist beim nephrogenen Diabetes insipidus weniger schwerwiegend als beim zentralen.

Diagnose

Kennzeichen eines Diabetes insipidus ist ein stark verdünnter Urin bei hypertonem Plasma (die Plasmaosmolalität kann 350 mosm/l übersteigen).

Beim zentralen Diabetes insipidus liegt die Urinosmolalität oft unter 200 mosm/l, während sie beim nephrogenen Diabetes insipidus zwischen 200 und 500 mosm/l beträgt [4].

Ein Diabetes insipidus wird durch die Untersuchung der Urinosmolalität nach Flüssigkeitsrestriktion diagnostiziert. Falls die Osmolalität in den ersten Stunden nach kompletter Flüssigkeitskarenz nicht um mehr als 30 mosm/l ansteigt, steht die Diagnose fest. Bei Diabetes insipidus (insbesondere beim zentralen Diabetes insipidus) können die Flüssigkeitsverluste extrem hoch sein, so daß die Flüssigkeitsrestriktion sehr vorsichtig durchgeführt werden muß. Nach Bestätigung der Diagnose kann durch Gabe von Vasopressin (5 IE i.v.) ein zentraler von einem nephrogenen Diabetes insipidus unterschieden werden. Bei zentralem Diabetes insipidus steigt die Osmolalität im Urin schlagartig um mindestens 50% des Ausgangswertes an, während sie beim nephrogenen unverändert bleibt.

Behandlung

Die Flüssigkeitsverluste bei Diabetes insipidus bestehen nahezu aus reinem Wasser, so daß die Therapie auf den Ersatz von freiem Wasser abzielt. Wie bereits erwähnt, muß das Wasser langsam ersetzt werden, um die Ausbildung von Ödemen zu verhindern. Während des Ersatzes zusätzlich auftretende Natrium- und Wasserverluste müssen ebenfalls substituiert werden. Bei schweren Fällen von zentralem Diabetes insipidus kann die Gabe von Vaso-pressin notwendig werden. Die übliche Dosierung liegt bei 5–10 IE Vaso-pressin subkutan oder intravenös alle 4–6 Stunden [4]. Das Natrium im Serum muß unter Vasopressintherapie sorgfältig kontrolliert werden, da das Risiko einer Wasserintoxikation und Hyponatriämie besteht, wenn sich der zentrale Diabetes insipidus zurückbildet.

Hyperglykämisches Syndrom ohne Ketoazidose

Das Syndrom der schweren Hyperglykämie und Hypertonizität ohne Keto-azidose tritt häufig bei Erwachsenen mit subklinischem Diabetes (oder ohne Diabetesanamnese) auf, deren endogene Insulinproduktion ausreicht, um eine Ketoazidose zu vermeiden [8, 9, 10]. Die Blutglukosekonzentration liegt hierbei oft über 900 mg/dl [10], im Gegensatz zur diabetischen Ketoazidose, wo die Blutglukose im allgemeinen unter 600 mg/dl liegt. Der fortgesetzte Glukoseverlust über den Urin bewirkt eine osmotische Diurese, die zu ausgedehnten Volumen- bzw. Elektrolytverlusten führen kann. Prädisponierende Faktoren sind unter anderem Infektionen, parenterale Ernährung, Behandlung mit Beta-Blockern, Diuretika und Steroiden.

Blutzuckereinstellung

Ein Anstieg der Glukosekonzentration im Plasma zieht Wasser aus dem Intrazellularraum, wenn die Glukose nicht in die Zellen transportiert wird. Dieser Mechanismus vergrößert den Wasseranteil des Plasmas und schafft einen durch Verdünnung verursachten Abfall des gemessenen Plasmanatriums. Der Verdünnungseffekt der Hyperglykämie wird folgendermaßen korrigiert:

Bei bestehender Normovolämie bewirkt ein Anstieg der Serumglukose um 100 mg/dl ein Absinken des Serumnatriums um 1,6 mval/l, bei Hypovolämie um 2 mval/l [5].

Die meisten Patienten mit Hyperglykämie sind hypovolämisch, so daß ein Korrekturfaktor von 2 mval/l angebracht ist. Ein Patient mit einer Blutglukose von 500 mg/dl und einem Serumnatrium von 145 mval/l hat also ein korrigiertes Natrium von 153 mval/l. Dieser Korrekturfaktor entlarvt nicht nur einen bestehenden hypertonen Zustand, sondern legt auch den korrekten Natriumwert zur Berechnung des benötigten Flüssigkeitsersatzes fest.

Klinische Symptomatik

Die Patienten sind meist psychisch verändert und weisen Symptome der Hypovolämie auf. Ein hypovolämischer Schock kann bereits im Anfangsstadium auftreten, ist aber für gewöhnlich leicht zu therapieren. Trotz der gebräuchlichen Bezeichnung „hyperosmolares nicht-ketoazidotisches Koma" ist weniger als die Hälfte der Patienten bei Aufnahme komatös [8]. Außerdem besteht keine Korrelation zwischen dem Schweregrad der Hyperosmolalität und den neurologischen Veränderungen beim einzelnen Patienten [10]. Generalisierte Krampfanfälle und fokale neurologische Ausfälle können Teil dieses Syndroms sein. Eine prärenale Azotämie schwererer Ausprägung liegt häufig vor, ein Nierenversagen besteht jedoch in der Regel nicht.

Behandlung

Das vorrangige Ziel ist, ein vorhandenes Volumendefizit so rasch wie möglich auszugleichen (wie bei allen Fällen von hypovolämischer Hypernatriämie). Der Volumenmangel ist durch die osmotische Diurese aufgrund der Glukosurie meist sehr ausgeprägt. Insulin muß vorsichtig appliziert werden, da die benötigten Insulinmengen mit Ausgleich des hypertonen Zustands zurückgehen. Die übliche Dosierung beträgt 2–5 IE Insulin pro Stunde als kontinuierliche Infusion. Veränderungen des Serumkaliums sind häufig und treten oft erst unter Volumentherapie zutage.

Wenn das Volumen ersetzt ist, kann das Defizit an freiem Wasser, wie zuvor gezeigt, berechnet werden. Wegen der Hyperglykämie muß das Plasmanatrium vor Berechnung des Defizits an freiem Wasser korrigiert werden. Die Wasserersatztherapie sollte, wie bereits oben erläutert, wegen der hohen Gefahr der Ausprägung eines Hirnödems vorsichtig erfolgen. Meist werden halbisotone Kochsalzlösungen zum Flüssigkeitsersatz verwendet.

Hypervolämische Hypernatriämie

Hypernatriämie durch Zufuhr hypertoner Flüssigkeit ist selten und meist durch Infusion von Natriumbikarbonat zum Ausgleich einer metabolischen Azidose verursacht. Die Natriumbikarbonatlösungen, die in vielen Krankenhäusern verwendet werden, enthalten 1 mval/l, was bedeutet, daß die Lösung eine Natriumkonzentration von 1000 mval/l hat. Das überschüssige Natrium, das durch eine Natriumbikarbonatinfusion zugeführt wird, kann folgendermaßen berechnet werden:

$$\text{Natriumüberschuß [mval]} = 0,6 \times \text{Körpergewicht [kg]} \times \text{aktuelle}$$

$$\text{Serumnatriumkonzentration} - 140$$

Der Natriumüberschuß wird durch Diurese ausgeschieden, so daß man mit Hilfe der Natriumkonzentration des Urins unter Diurese das Harnvolumen bestimmen kann, das zur Beseitigung des Natriumüberschusses ausgeschieden werden muß.

$$\text{Urinvolumen [l]} = \text{Natriumüberschuß/Urinnatriumkonzentration}$$

Dies bedeutet z.B. für einen Natriumüberschuß von 300 mval bei einem Urinnatrium von 100 mval/l, daß 3 l Urin zur Ausscheidung des überschüssigen Natriums notwendig sind:

$$\text{Urinvolumen} = \frac{300 \text{ mval}}{100 \text{ mval/l}} = 3 \text{ l}$$

Die Urinverluste müssen zum Teil mit 5%iger Glukose ersetzt werden, um einen weiteren Anstieg des Serumnatriums durch den Verlust von hypotonem Urin zu vermeiden.

Hyponatriämie

Eine Hyponatriämie (Serumnatrium < 135 mval/l) findet sich bei ungefähr 1 % aller Krankenhauspatienten und bei 4–5 % der postoperativen Patienten [11, 12]. Die hohe Prävalenz dieser Störung bei hospitalisierten Patienten ist wohl auf eine nicht osmotisch, sondern durch Streß verursachte Ausschüttung von Vasopressin zurückzuführen. Man kann eine Hyponatriämie in logischen Folgeschritten angehen, sollte sich aber als erstes davon überzeugen, daß die Hyponatriämie mit einer Hypotonizität (Wasserüberschuß) verbunden ist.

Pseudohyponatriämie

Extreme Anstiege von Serumlipiden oder -proteinen erhöhen das Plasmavolumen und vermindern die Serumnatriumkonzentration. Der Volumenanstieg bezieht sich jedoch nicht auf den wäßrigen Plasmaanteil, in dem das

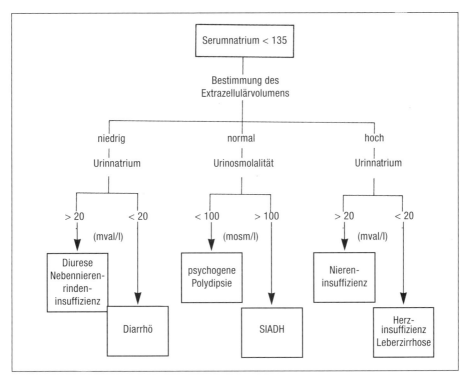

Abb. 35-2 Flußdiagramm für das Vorgehen bei Hyponatriämie.

Natrium enthalten ist. Daher ist diese Form der Hyponatriämie nicht mit einem Wasserüberschuß vergesellschaftet; das bedeutet also, daß keine hypotone Hyponatriämie vorliegt. Die Korrekturfaktoren für Hyperlipidämie und Hyperproteinämie sind:

1. Plasmatriglyceride [g/l] × 0,002 = mval/l Abnahme des Serumnatriums
2. Plasmaproteine > 8 g/dl × 0,025 = mval/l Abnahme des Serumnatriums

Es bedarf einer signifikanten Erhöhung von Plasmalipiden oder -proteinen, um die Natriumkonzentration zu senken, da der nicht-wäßrige Plasmaanteil normalerweise nur 7% des totalen Plasmavolumens ausmacht.

Die gebräuchliche Methode zur Bestimmung der Natriumkonzentration im Serum (Flammenionisationsspektrophotometrie) analysiert den wäßrigen und den nicht-wäßrigen Anteil des Plasmas. Dagegen wird mit Hilfe von neueren Techniken, die ionenelektive Elektroden verwenden, nur die wäßrige Plasmafraktion gemessen, so daß keine meßtechnisch bedingte falsch-niedrige Natriumkonzentration resultiert [13]. Man sollte sich darüber informieren, welche Methode im eigenen Labor benutzt wird.

Hypotone Hyponatriämie

Eine echte (hypotone) Hyponatriämie bedeutet einen Überschuß an freiem Wasser in Relation zum Natrium im Extrazellularraum. Dies korreliert jedoch nicht automatisch mit einem Volumenüberschuß in diesem Kompartiment; das heißt, das Extrazellularvolumen kann niedrig, normal oder hoch sein. Tabelle 35-1 gibt einen Überblick über Störungen des Natrium- und Wasserbestands des Organismus, die beim jeweiligen Füllungszustand des Extrazellularraums bei Hyponatriämie zu erwarten sind. Die Behandlung der Hyponatriämie beginnt mit der Beurteilung des Extrazellularvolumens, wie bereits bei der Hypernatriämie demonstriert. Das diagnostische Prozedere ist in Abbildung 35-2 dargestellt.

Hypovolämische Hyponatriämie

Dieser Zustand ist durch den Verlust plasmaisotoner Flüssigkeit (z.B. Diarrhö) gekennzeichnet, die durch eine hypotone Flüssigkeit ersetzt wurde. Dies bewirkt einen Nettoverlust von Natrium, der zu einer Abnahme des extrazellulären Volumens und der extrazellulären Natriumkonzentration führt.

Typische Ursachen	Urinnatrium
1. Diuretika	> 20 mval/l
2. Nebennierenrindeninsuffizienz	> 20 mval/l
3. Diarrhö	< 10 mval/l

Die Konzentration des Natriums im Urin (aus einer Stichprobe) kann dabei helfen, den Ort des Natriumverlusts zu identifizieren (renal oder extrarenal). Es können jedoch auch mehrere Ursachen gleichzeitig vorliegen, so daß in manchen Fällen die Anamnese wertvolle Hinweise liefern kann. Man beachte auch, daß eine latente Nebennierenrindeninsuffizienz sich manchmal erst im Rahmen einer anderen Erkrankung klinisch manifestiert.

„Isovolämische" Hyponatriämie

Dieser Zustand ist durch einen geringen Überschuß an freiem Wasser gekennzeichnet, der klinisch jedoch noch nicht zu diagnostizieren ist (bei einem durchschnittlichen Erwachsenen ist ein Wasserüberschuß von ungefähr 5 l notwendig, um sichtbare Ödeme zu produzieren).

Krankheitsbild	Urinnatrium	Urinosmolalität
SIADH	> 20 mval/l	> 100 mosm/kg H_2O
akute Wasserintoxikation	< 10 mval/l	< 100 mosm/kg H_2O

Das Syndrom der inadäquaten ADH-Sekretion (SIADH) besteht in einer fortwährenden, nicht osmotisch verursachten Ausschüttung von Vasopressin trotz Vorliegen einer hypotonen Extrazellularflüssigkeit. Diese Erkrankung tritt im Zusammenhang mit einer Vielzahl von Tumoren und chronischen Infekten auf und kann zu einer schweren Hyponatriämie führen (Serumnatrium < 120 mval/l). Das SIADH ist durch einen hochkonzentrierten Urin (Urinosmolalität > 1000 mosm/l) bei Vorliegen eines hypotonen Plasmas (Plasmaosmolalität < 290 mosm/l) gekennzeichnet [14]. Der konzentrierte Urin ist Folge der anhaltenden Vasopressinausschüttung, die durch die normalen osmotischen Einflüsse nicht adäquat gebremst wird. Dieses Phänomen kann man auch bei bestimmten Patientenkollektiven beobachten, die sich unter dem Einfluß von Streß befinden, wie z.B. postoperativen Patienten [10].

Hypervolämische Hyponatriämie

Dieser Zustand ist durch einen Überschuß an Natrium und Wasser gekennzeichnet, wobei der Wasserüberschuß den Natriumüberschuß überwiegt.

Typische Ursachen	Natriumkonzentration im Urin
1. Herzinsuffizienz	< 20 mval/l
2. Niereninsuffizienz	> 20 mval/l
3. Leberzirrhose	< 20 mval/l

Die Bestimmung der Natriumkonzentration im Urin kann nötigenfalls bei der Abklärung der Ursache helfen, ist aber irreführend, wenn der Patient mit

Diuretika behandelt wird. Das klinische Bild liefert in der Regel wertvolle Hinweise, obwohl die oben genannten Krankheitsbilder oft in Kombination auftreten.

Schwere Hyponatriämie

Eine schwere Hyponatriämie (Serumnatrium unter 120 mval/l) ist eine ernste Erkrankung, die mit einer Mortalität von über 50% verbunden ist [10]. Die zu rasche Korrektur des Natriums kann selbst eine schwerwiegende Erkrankung hervorrufen, die als **zentrale pontine Myelinolyse** bezeichnet wird. Es handelt sich um eine demyelinisierende Hirnstammläsion, die bleibende neurologische Ausfälle verursacht und tödlich enden kann [14]. Es gibt Anhaltspunkte dafür, daß diese Läsion nur dann durch einen raschen Ausgleich einer Hyponatriämie verursacht wird, wenn das Natrium auf normale oder hoch-normale Werte korrigiert wird [14, 15]. Das Problem liegt also nicht so sehr in der Geschwindigkeit der Korrektur, sondern mehr in ihrem Endpunkt. Folgende Empfehlungen haben sich allgemein etabliert:

Rasche Korrektur

Die Geschwindigkeit, mit der eine Hyponatriämie ausgeglichen werden sollte, hängt vom klinischen Zustand des Patienten ab. Das Vorliegen neurologischer Störungen gibt Anlaß zu einer aggressiven Behandlung, da eine symptomatische Hyponatriämie mit einer Mortalität von über 50% belastet ist [10]. Die neurologischen Manifestationen variieren von einer geringen Vigilanzminderung bis zu Koma, generalisierten Krampfanfällen und Atemstillstand.

Bei symptomatischen Patienten sollte das Serumnatrium um 1–2 mval/l pro Stunde bis auf 125–130 mval/l gesteigert werden [10, 14]. Bei Alkoholikern oder unterernährten Patienten ist der Endpunkt einer raschen Korrektur bei einem Serumnatrium von 125 mval/l anzustreben. Das Natrium darf **auf keinen Fall** gleich auf normale Werte angehoben werden, wenn eine rasche Korrektur angestrebt wird.

Der wichtigste Punkt bei der raschen Korrektur ist, die Wiederherstellung von normalen Serumnatriumwerten zu vermeiden, damit das Risiko einer zentralen pontinen Myelinolyse möglichst gering gehalten wird. Alkoholiker und unterernährte Patienten sind besonders anfällig für Hirnstammläsionen, so daß es ratsam ist, für diese Patienten grundsätzlich eine noch niedrigere Konzentration als Ziel der Korrektur zu wählen [14].

Therapieschemata

Die Gabe von hypertonem Kochsalz und die Induktion einer Diurese sind abhängig vom Status des Extrazellularvolumens (EZV). Bei symptomatischen Patienten gibt man hypertoner Kochsalzlösung den Vorzug vor isotoner, um eine rasche Korrektur zu erreichen.

1. Niedriges EZV – Gabe von 3%iger Kochsalzlösung bis zu einem Serumnatriumanstieg auf 125–130 mval/l.
2. Normales EZV – Gabe von Furosemid zur Steigerung der Diurese, dann Infusion von 3%iger Kochsalzlösung (bei gravierender Symptomatik) oder isotoner Kochsalzlösung (weniger schwerwiegende oder keine Symptome).
3. Hohes EZV – Alleinige Gabe von Furosemid, bis das Serumnatrium auf 125–130 mval/l ansteigt.

Praktische Formeln

Bei erniedrigtem oder normalem EZV beinhaltet die Therapie die Gabe von Natrium in Form von hypertoner Kochsalzlösung (3%iges NaCl). Die benötigte Natriummenge kann man errechnen, indem man das Natriumdefizit abschätzt.

Natriumdefizit [mval/l] = Gesamtkörperwasser × (125 – aktuelles Serumnatrium)

Der angestrebte Plasmanatriumwert liegt bei 125 mval/l, da das Natrium nicht auf normale oder annähernd normale Werte korrigiert werden sollte. Das Volumen an benötigter hypertoner Kochsalzlösung kann man bei Verwendung von 3%igem Kochsalz leicht errechnen (3%iges NaCl enthält 513 mval Natrium pro 500 ml oder in etwa 1 mval/l).

Volumen an 3%igem NaCl = Natriumdefizit [mval]

Nach Berechnung der benötigten Menge an Kochsalz kann die geeignete Infusionsgeschwindigkeit ermittelt werden. Bei Vorliegen eines hohen Extrazellularvolumens ist eine möglichst rasch anschlagende diuretische Therapie zu empfehlen. Eine Berechnung ist nicht notwendig, doch kann man mit Hilfe der folgenden Formel eine Vorstellung davon erhalten, wie groß das auszuscheidende Harnvolumen sein muß:

Wasserüberschuß = Gesamtkörperwasser × (125/aktuelles Serumnatrium) – 1

Wenn die Natriumkonzentration im Urin bekannt ist, kann man das Urinvolumen berechnen, das zur Ausscheidung des Wasserüberschusses nötig ist:

Urinvolumen [ml] = Wasserüberschuß × (1/[1 – Urinnatrium/154])

KAPITEL 36

Kalium

Ein durchschnittlicher Erwachsener mit einem Körpergewicht von 70 kg verfügt über ungefähr 3500 mval Kalium, wobei weniger als 2% (70 mval) davon im Extrazellularraum enthalten sind [1, 2]. Ursache hierfür ist die Natrium-Kalium-Pumpe, die Kalium in die Zellen transportiert und einen 30:1-Gradienten über die Zellmembran aufrechterhält. Da das Kalium also überwiegend intrazellulär vorliegt, ist die Aussagekraft des Serumkaliums als Maß für den gesamten Kaliumvorrat im Körper sehr begrenzt.

Grenzen der Serumkaliumbestimmung

Die ungleiche Verteilung des Kaliums zwischen Intra- und Extrazellularraum ist durch eine nicht-lineare Beziehung zwischen dem Gesamtkaliumbestand des Körpers und dem Serumkalium charakterisiert (s. Abb. 36-1) [1].
Die Steigung des Graphen wird auf der „Defizit"-Seite schlagartig flach und macht damit deutlich, daß ein Kaliummangel weniger Veränderungen des Kaliums im Serum verursacht als ein Überschuß. Die relativ geringe Empfindlichkeit des Serumkaliumwerts auf Kaliummangelzustände läßt sich dadurch erklären, daß der Vorrat an intrazellulärem Kalium extrazelluläre Verluste wieder ausgleichen kann. Das Kalium im Serum ist zwar auch ein schlechter Parameter zur Diagnose eines Kaliumüberschusses, die Korrelation zwischen Serumkalium und Kaliumüberschuß ist jedoch bei weitem besser als die zwischen dem Kaliumwert und einem Kaliummangel.

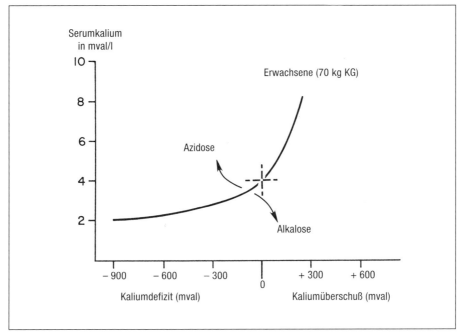

Abb. 36-1 Die Beziehung zwischen Serumkalium und Gesamtkörperkalium bei unterschiedlich ausgeprägtem Kaliummangel bzw. -überschuß.

Hypokaliämie

Unter Hypokaliämie versteht man das Vorliegen einer Serumkaliumkonzentration unter 3,5 mval/l [1, 2]. Die Ursachen der Hypokaliämie werden danach unterteilt, ob eine intrazelluläre Verschiebung von Kalium (transzellulärer „Shift") oder ein Nettoverlust von Kalium (Kaliummangelzustand) besteht. Es folgen nun einige Krankheitsbilder, die eine Hypokaliämie verursachen und oft auf Intensivstationen auftreten (die Literaturstelle 3 enthält eine vollständigere Darstellung der Erkrankungen, die eine Hypokaliämie hervorrufen).

Transzelluläre Verschiebungen

Beta-Rezeptor-Agonisten wie Adrenalin und Dobutamin fördern die Kaliumaufnahme in die Muskelzellen [4a]. Dobutamin kann bei einer Dosierung von 10 µg/kg KG/min das Serumkalium um 0,5 mval/l vermindern [4b]. Die klinische Bedeutung dieser Tatsache ist jedoch bisher unklar. Alkalose, insbesondere eine **metabolische Alkalose**, ist ein weiterer Faktor, der die transzelluläre Verschiebung fördert [1, 2]. Zugrunde liegt ein Kalium-Protonen-Austausch über die Zellmembran. Die Alkalose erhöht außerdem die Kaliumsekretion im distalen Nierentubulus. Vermutlich konkurrieren K^+- und H^+- Ionen um Rezeptorbindungsstellen.

Kaliummangelzustände

Man kann die Krankheitsbilder, die mit einem Kaliummangel einhergehen, mit Hilfe der Kaliumkonzentration im Harn in renale und extrarenale Verluste einteilen. Dieses Vorgehen ist in Abbildung 36-2 dargestellt.

Renale Kaliumverluste (Kalium im Urin > 30 mval/l). Der häufigste Grund für einen Kaliumverlust über die Niere ist eine **Therapie mit Diuretika**. Andere Ursachen auf der Intensivstation sind chronischer Säureverlust über eine Magensonde, Erbrechen, Hyperventilation, Leberzirrhose und Behandlung mit Steroiden.

Wenn eine Hypokaliämie von einer metabolischen Alkalose begleitet ist, kann das Chlorid im Urin zur Klärung der Ursache beitragen [4b].

Das Chlorid im Urin ist niedrig (< 10 mval/l), wenn Magensaftverluste oder Erbrechen die Hypokaliämie hervorgerufen haben; bei einer Diuretikatherapie als Ursache ist das Chlorid im Urin jedoch hoch (> 10 mval/l).

Extrarenale Kaliumverluste (Kalium im Urin < 30 mval/l). Extrarenale Kaliumverluste entstehen meist durch eine **Diarrhö**. Die Kaliumkonzentration im Stuhl liegt bei Gesunden bei 75 mval/l, das Stuhlvolumen beträgt jedoch nur 100–150 ml pro Tag. Das bei Diarrhö gesteigerte Stuhlvolumen (bis zu 10 l pro Tag!) kann einen signifikanten Kaliummangel verursachen. Die hohe Kaliumsekretion aus villösen Adenomen wird in der Literatur oft hervorgehoben [5], jedoch ist die Diarrhöflüssigkeit, die von villösen Adenomen sezerniert wird, nicht kaliumhaltiger als jede andere Diarrhöflüssigkeit [2].

Klinische Symptomatik

Muskelschwäche und psychische Veränderungen können eine schwere Hypokaliämie (< 2,5 mval/l) begleiten. Leichtere Fälle sind oft asymptomatisch. In über 50% der Fälle sind EKG-Veränderungen in Form von ausgeprägten U-Wellen und einer Reduktion der Amplitude der T-Welle vorhanden [6]. Keines der genannten Zeichen ist spezifisch für eine Hypokaliämie, da diese ebenso bei Digitalisüberdosierung oder linksventrikulärer Hypertrophie beobachtet werden können.

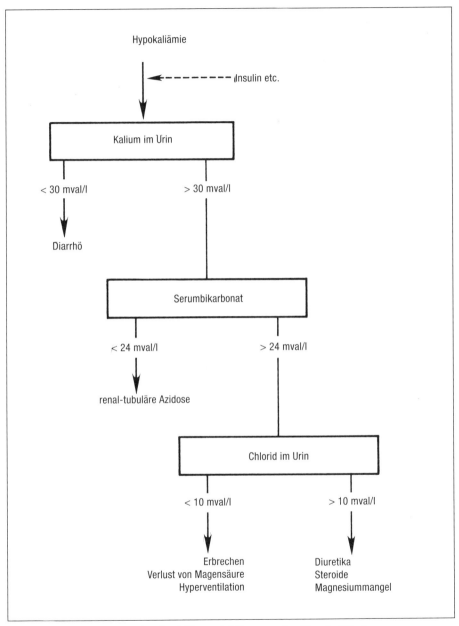

Abb. 36-2 Flußdiagramm für die Differentialdiagnose der Hypokaliämie.

Die weitverbreitete Auffassung, daß eine Hypokaliämie Arrhythmien verursachen könnte, ist falsch.

Eine Hypokaliämie an sich führt in der Regel nicht zu bedrohlichen Arrhythmien, sie kann aber durch Digitalisintoxikation verursachte Rhythmusstörungen potenzieren [6].

Eine Hypokaliämie verstärkt die Bindung von Digitalis an die Natrium-Kalium-Pumpe und aggraviert Arrhythmien, die durch die Kardiotoxizität von Digitalis hervorgerufen werden [7]. Beim Auftreten von Herzrhythmusstörungen (meist ventrikuläre Ektopien) in Zusammenhang mit einer Digitalistherapie und einer gleichzeitig vorliegenden Hypokaliämie sollten rasch Maßnahmen zur Normalisierung des Kaliumwerts ergriffen werden.

Therapie

Man sollte stets bedenken, daß ein Absinken des Serumkaliumwerts ein Spätsymptom eines Kaliummangels ist. Wenn das Kalium im Serum unter 3,5 mval/l absinkt, besteht bereits ein Defizit von 200 mval Kalium, das ausgeglichen werden muß [1]. Daher ist **jedes Absinken des Serumkaliums, unabhängig vom Ausmaß, als signifikant anzusehen**.
Die erste Überlegung bei einer diagnostizierten Hypokaliämie zielt darauf ab, alle Medikamente abzusetzen, die eine intrazelluläre Kaliumansammlung fördern (z.B. Bronchodilatatoren). Falls die Problematik auf einen Kaliumverlust zurückzuführen ist, sollte man das Kaliumdefizit abschätzen.

Jedes Absinken des Kaliums im Serum um 1 mval/l im Bereich zwischen 4 und 2 mval/l steht für eine 10%ige Abnahme des gesamten Körperkaliumbestandes [8].

Für Serumkaliumwerte unter 2 mval/l gilt dies nicht, da in diesem Bereich die Beziehung zwischen Kalium im Serum und dem gesamten Kaliumvorrat im Körper nicht mehr linear verläuft [2].
Geschätzte Kaliumdefizite für einen 70 kg schweren Erwachsenen sind in Tabelle 36-1 aufgeführt. Diese Schätzungen basieren auf einem totalen Körperkaliumgehalt von 50 mval/kg KG, bezogen auf die fettfreie Körpermasse [10].
Die geschätzten Kaliumdefizite können stark variieren, zum Teil auch, weil sie die Veränderungen durch transzelluläre Verschiebungen nicht berücksichtigen. Dennoch kann man sich so eine Vorstellung vom Schweregrad des Defizits machen und wird auch weniger dazu neigen, ein Kaliumdefizit zu unterschätzen.

Dosierungsempfehlungen:
1. Bei Vorliegen einer metabolischen Alkalose sollte KCl verwendet werden, zur Behandlung einer renalen tubulären Azidose jedoch $KHCO_3$.

Tabelle 36-1 Geschätztes Kaliumdefizit eines 70 kg schweren Erwachsenen (berechnet auf der Basis eines Gesamtkörpergehaltes an Kalium von 50 mval pro kg fettfreie Körpermasse).

Serumkalium in mval/l	Kaliumdefizit	
	Gesamt (%)	mval
3,0	10	350
2,5	15	470
2,0	20	700

2. Die empfohlene Dosierung beträgt 0,7 mval/kg fettfreie Körpermasse über ein bis zwei Stunden intravenös. Bei Adipösen sollten 30 mval/m^2 Körperoberfläche verabreicht werden.

Das Chloridsalz ist zur Korrektur der metabolischen Alkalose notwendig, da der größte Teil des substituierten Kaliums bei weiterbestehender Alkalose über den Urin verlorengeht. Bei Vorliegen einer metabolischen Azidose kann eine Kaliumsubstitution nicht empfohlen werden, da außer bei renal-tubulärer Azidose das Risiko einer schweren Hyperkaliämie besteht.

Die oben angeführten Dosierungsrichtlinien gelten für eine intravenöse Substitution; diese Form der Kaliumgabe wird auch empfohlen, wenn das Kalium im Serum bei 2,5 mval/l oder niedriger liegt oder wenn EKG-Veränderungen oder Muskelschwäche vorliegen. Die verabreichte Dosis sollte den Kaliumwert um nicht mehr als 1 oder 1,5 mval/l steigern, sofern nicht eine Azidose besteht (in diesem Fall sollte überprüft werden, ob überhaupt eine Therapie notwendig ist). Dieses Vorgehen führt normalerweise nicht zu einer Hyperkaliämie, auch wenn man bei einem Serumkalium von 3 oder 3,5 mval/l mit der Substitution beginnt.

Bei Bestehen einer schwerwiegenden Hypokaliämie (< 2 mval/l) oder einer bedrohlichen ventrikulären Ektopie liegt die empfohlene Kaliumdosierung bei maximal 80–100 mval/h [2].

Auch bei einer Infusion von mehr als 40 mval/h ist kein zentralvenöser Zugang nötig. Statt dessen kann die Dosierung in zwei gleiche Teile aufgeteilt und jeweils über einen separaten peripheren Zugang verabreicht werden.

Eine Infusion von hochdosiertem Kalium in die Vena cava superior oder den rechten Vorhof kann lebensbedrohlich kardiotoxisch wirken und ist auf keinen Fall ratsam. Bei Gabe von hochdosiertem Kalium über zwei separate periphere Venen ist die Gefahr einer Venensklerose stark verringert.

Eintritt der Wirkung. Der Anstieg des Kaliums im Serum kann schrittweise erfolgen, vor allem zu Beginn, da die Kurve, wie in Abbildung 36-1 demonstriert, ebenfalls schrittweise ansteigt. Die Substitutionstherapie dauert gewöhnlich mehrere Tage, insbesondere wenn die Kaliumverluste andauern.

Falls das Serumkalium trotz forcierter Substitution nicht ansteigt, sollte an einen Magnesiummangel gedacht werden [9].

Ein Mangel an Magnesium fördert den Kaliumverlust in den Harn und beeinträchtigt die transzelluläre Verschiebung von Kalium in den Extrazellularraum. Der Mechanismus ist nicht geklärt, Magnesium wird jedoch für die Membranpumpe benötigt, die Kalium in die Zelle transportiert. Problematisch ist, daß ein Magnesiummangel nicht von einem Absinken des Serummagnesiums begleitet sein muß. Diagnose und Therapie von Magnesiummangelzuständen werden im nächsten Kapitel behandelt.

Hyperkaliämie

Eine Hyperkaliämie liegt definitionsgemäß bei einem Serumkalium über 5,5 mval/l vor. Dieser Zustand kann lebensbedrohlich sein und sollte erheblich entschlossener therapiert werden als eine Hypokaliämie.

Pseudohyperkaliämie

Eine Hämolyse während der Venenpunktion kann eine scheinbare Erhöhung des Serumkaliums hervorrufen. Dies passiert ziemlich oft und wurde bei 20 % der Blutproben mit erhöhtem Kalium beobachtet [10]. Eine Hämolyse wird normalerweise an einer Rosafärbung des Serums (durch Hämoglobin) erkannt. Eine Blutprobe wird in diesem Fall als „hämolysiert" gekennzeichnet. Dies wird jedoch bisweilen übersehen. Eine nach dem klinischen Bild unerwartete Hyperkaliämie sollte stets sofort kontrolliert werden, wobei bei der Blutentnahme ein Gewebetrauma sorgfältig zu vermeiden ist.

Eine extreme Leukozytose (über 50000/mm³) oder Thrombozytose (1 Mio./mm³) kann durch eine Kaliumfreisetzung infolge einer Gerinnselbildung im Sammelgefäß ebenfalls zu einer Pseudohyperkaliämie führen. Wenn man diesen Mechanismus als Ursache vermutet, sollte simultan das Kalium im Serum aus einer geronnenen und einer nicht geronnenen Blutprobe bestimmt werden. Das Vorliegen einer Pseudohyperkaliämie wird einen Kaliumanstieg in der geronnenen Probe zeigen, wobei das Kalium hier um mindestens 0,3 mval/l höher liegt als in der ungeronnenen Probe.

Beim Vorliegen einer echten Hyperkaliämie besteht das zugrundeliegende Problem entweder in einer transzellulären Verschiebung von Kalium in den

Extrazellularraum oder in einer reduzierten renalen Kaliumausscheidung oder in einer Kombination von beidem. Die Ursache ist zumeist eindeutig, das Kalium im Urin kann aber gegebenenfalls zur Differentialdiagnose herangezogen werden. Ein hohes Kalium im Urin (> 30 mval/l) läßt eine transzelluläre Verschiebung vermuten. Ein niedriges Kalium im Urin weist auf eine verminderte renale Ausscheidung hin.

Transzelluläre Verschiebungen

Folgende Umstände können eine Verschiebung von Kalium in den Extrazellularraum verursachen [11]:

1. **Muskelnekrosen** – Direkte Kaliumfreisetzung durch Zerstörung der Zellmembran.
2. **Insulinmangel** – Insulin fördert die Kaliumaufnahme in Muskel- und Leberzellen.
3. **Azidose** – Vermehrter Kalium-Protonen-Shift über Zellmembran in Verbindung mit verminderter renaler Ausscheidung. Eine respiratorische Azidose hat wenig oder keinen Effekt, eine metabolische Azidose dagegen kann das Serumkalium um 1 mval/l erhöhen [2]. Laktazidose und Ketoazidose haben einen viel geringeren Einfluß auf den transzellulären Shift.
4. **Digitalisintoxikation** – Beeinträchtigung der Natrium-Kalium-Pumpe, die normalerweise das Kalium in die Zellen transportiert.

Mit Ausnahme der Azidose sind alle erwähnten Zustände in der Regel mit einem erhöhten Kalium im Urin (> 30 mval/l) verbunden, eine Niereninsuffizienz ausgenommen.

Reduzierte renale Ausscheidung

Eine **Niereninsuffizienz** allein verursacht im allgemeinen bis zu einer glomerulären Filtrationsrate (GFR) von weniger als 10 ml/min oder einer Urinausscheidung von unter 1 l pro Tag keine Hyperkaliämie [11]. Ausnahmen sind hierbei die interstitielle Nephritis und ein durch verminderte Reninausschüttung verursachter Hypoaldosteronismus [11]. Letzteres beobachtet man vor allem bei älteren Diabetikern mit einer gestörten Reninausschüttung aufgrund eines reduzierten renalen Blutflusses.

Daß eine **Nebenniereninsuffizienz** über eine reduzierte renale Kaliumausscheidung eine Hyperkaliämie hervorrufen kann, ist hinreichend bekannt, spielt jedoch auf der Intensivstation kaum eine Rolle.

Medikamente sind häufig für eine gestörte Kaliumexkretion verantwortlich [10]. Am ehesten kommen hier ACE-Hemmer, kaliumsparende Diuretika und nicht-steroidale Antiphlogistika in Frage. Die Hyperkaliämie tritt meist dann in Erscheinung, wenn parallel zu einem der obengenannten Medikamente Kalium substituiert wird, weswegen die zusätzliche Gabe von Kalium zu vermeiden ist. Eine Hyperkaliämie wurde auch in Zusammenhang mit Heparintherapie beobachtet, sogar bei niedriger Dosierung zur Thromboseprophylaxe [13]. Der Mechanismus beruht auf einer Hemmung der Aldosteronsynthese. Die Hyperkaliämie ist reversibel.

Klinische Symptomatik

Die vorrangigen klinischen Symptome der Hyperkaliämie sind Skelettmuskelschwäche und kardiale Überleitungsstörungen. Manchmal beginnt sich das EKG schon bei einem Serumkalium von 6 mval/l zu verändern; bei einem Kalium von 8 mval/l sind stets Veränderungen sichtbar [11]. Abbildung 36–3 zeigt EKG-Veränderungen, wie sie mit einer progressiven Hyperkaliämie einhergehen.

Als früheste Veränderung zeigt sich eine hohe, schmale T-Welle, die in den Brustwandableitungen V_2 bis V_4 am besten sichtbar ist. Das Charakteristikum der „zeltförmigen" T-Welle bei Hyperkaliämie ist eher die schmale Basis als die Höhe [14]. Hohe T-Wellen können als Normvarianten auftreten, deshalb ist die schmale, spitz zulaufende Form der T-Welle bei Hyperkaliämie ein wichtiges Unterscheidungskriterium. Bei zunehmender Hyperkaliämie nimmt die Amplitude der P-Welle ab, und das PR-Intervall vergrößert sich, bis schließlich eventuell sogar die P-Welle verschwindet. Der QRS-Komplex verbreitert sich, schließlich kommt es zur ventrikulären Asystolie.

Neuromuskuläre Schwäche wird stets als Symptom einer Hyperkaliämie genannt [2]; es wird auch tatsächlich gelegentlich eine schwerwiegende schlaffe Quadriplegie beobachtet [15]. Die Prävalenz einer Muskelschwäche in Zusammenhang mit einer Hyperkaliämie ist jedoch unbekannt.

Behandlung

Die Therapie orientiert sich am Serumkaliumwert und am EKG. In erster Linie diktiert der Kaliumwert die Notwendigkeit der Behandlung.

Eine Therapie muß immer erfolgen, wenn das Serumkalium über 6 mval/l steigt, unabhängig vom Vorhandensein von EKG-Auffälligkeiten, da eine ventrikuläre Tachykardie urplötzlich ohne Vorzeichen im EKG auftreten kann [2].

Man kann verschiedene Vorgehensweisen wählen, die in Tabelle 36-2 aufgeführt sind.

Direkte Membranantagonisten. Kalziumglukonat ist indiziert, wenn das EKG fortgeschrittene Veränderungen wie den Verlust der P-Welle und eine

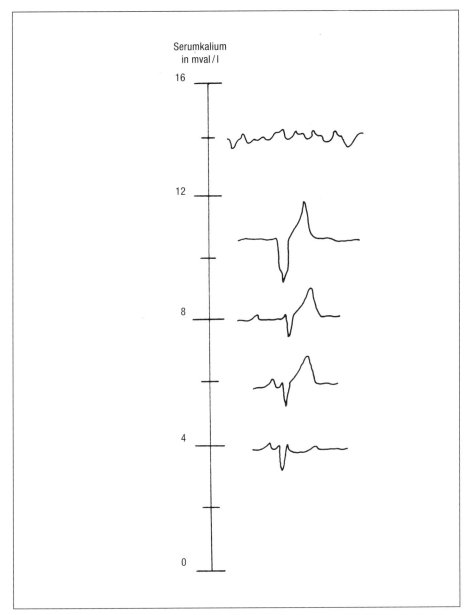

Serumkalium
in mval / l

Abb. 36-3 EKG-Manifestationen bei Hyperkaliämie (mod. nach: Burch GE, Winsor T: A primer of electrocardiography. Lea & Febiger: Philadelphia, 1966; 143).

Tabelle 36-2 Akutbehandlung der Hyperkaliämie.

Klinisches Bild	Therapie	Bemerkungen
EKG-Veränderungen	Kalziumglukonat (10%) 10 ml i.v. über 3 min, Wdh. nach 5 min, falls erforderlich	Effekt hält nur 30–60 min vor; kein Bikarbonat nach Kalziumgabe!
kalziumrefraktärer AV-Block	passagerer Schrittmacher und 10 IE Altinsulin in 500 ml Glukose 20% über 1 h i.v.	senkt Serumkalium um 1 mval/l über 1–2 h
Digitalisintoxikation	Digitalisantikörper, Magnesiumsulfat 2 g als Bolus i.v.	kein Kalzium! Insulin kann unwirksam sein
nach der akuten Phase bzw. bei unauffälligem EKG	Resonium: oral 30 g in 50 ml Sorbit 20% rektal 50 g in 200 ml Sorbit 20% als Einlauf	bevorzugt orale Gabe, Einläufe bei allen Beteiligten unbeliebt
Niereninsuffizienz	baldmöglichst Hämodialyse	

Verlängerung des QRS-Komplexes zeigt. Manche Autoren empfehlen Kalzium auch bei einem Serumkalium über 7 mval/l.

Dosierung:

1. 10–20 ml einer 10%igen Kalziumlösung intravenös über drei Minuten; bei Ausbleiben der Wirkung Wiederholung in fünf Minuten.
2. Wenn der Patient digitalisiert ist, sollte man 10 ml einer 10%igen Kalziumlösung in 100 ml isotoner Kochsalzlösung über 20 bis 30 Minuten infundieren.

Kalzium erhöht die Membranschwelle und antagonisiert direkt die Wirkung von Kalium. Der Effekt hält aber nur 20 bis 30 Minuten an; man muß also in dieser Zeit weitere Therapiemaßnahmen ergreifen. Das Ansprechen auf Kalzium zeigt sich normalerweise innerhalb von einigen Minuten. Eine zweite Dosis kann verabreicht werden, wenn sich nach fünf Minuten keine Wirkung einstellt. Eine dritte Dosis ist nicht sinnvoll, wenn die zweite ohne Effekt bleibt. Kalzium muß bei Patienten unter Digitalistherapie vorsichtig verabreicht werden, da eine Hyperkalzämie die Kardiotoxizität von Digitalis potenzieren kann.

Transzelluläre Verschiebung. Eine **Insulin-Glukose-Infusion** bewirkt eine rasche Verschiebung von Kalium in die Zellen, insbesondere in Skelettmuskelzellen.

Dosierung: Infusion von 10 IE Altinsulin in 500 ml 20%iger Glukose über eine Stunde.

Diese Behandlungsstrategie senkt das Serumkalium normalerweise nach ein bis zwei Stunden um etwa 1 mval/l. Die Glukosegabe dient zur Vermeidung einer Hypoglykämie. **Natriumbikarbonat** kann die Verschiebung von Kalium in die Zellen bewirken, ist aber bei manchen Patienten ohne Wirkung [16].

Dosierung: 1–2 Amp. (44–88 mval) über fünf bis zehn Minuten.

Eine Bikarbonatinfusion kann die intrazelluläre Azidose verstärken und die Ansammlung von Laktat fördern (s. Kap. 32). Bikarbonat bindet außerdem Kalzium und sollte deswegen nicht nach Gabe von Kalzium verwendet werden. Die Risiken einer Bikarbonattherapie scheinen immer den möglichen Nutzen zu überwiegen.

Förderung der Kaliumausscheidung. Furosemid oder Etacrynsäure können zur Steigerung der renalen Kaliumausscheidung angewendet werden, sind jedoch bei oligurischem Nierenversagen ohne Effekt.

Dosierung: 40 mg intravenös.

Ein Effekt tritt in der Regel innerhalb von 20 bis 30 Minuten ein. Eine Wiederholungsdosis bis zu 200 mg intravenös (über 2–3 min) kann versuchsweise appliziert werden, während gleichzeitig andere Maßnahmen zur Kaliumelimination ergriffen werden.

Polystyrolsulfonsäure (Resonium®) ist ein Kationenaustauscherharz, das oral oder in Form eines Einlaufs verabreicht werden kann. Pro eliminiertes mval Kalium werden 2–3 mval Natrium aufgenommen.

Orale Dosierung: 30 g Resonium® in 50 ml 20% Sorbit
Rektale Dosierung: 50 g Resonium® in 200 ml 20% Sorbit als Einlauf
(Halten des Einlaufs über 30–45 min, falls möglich)

Die **Dialyse** ist die effektivste Methode, um Kalium zu eliminieren (insbesondere die Hämodialyse), und kann notwendig werden, wenn der Einsatz von Diuretika und Kationenaustauscherharzen ohne Erfolg bleibt.

KAPITEL 37

Magnesium: das „unbekannte Ion"

Das Magnesium war bisher die „Stiefschwester" von Kalium und Kalzium, ungeachtet der Tatsache, daß es nach Kalium das quantitativ bedeutendste intrazellulär vorkommende Kation im Körper ist. Magnesium wirkt als Kofaktor bei allen Enzymreaktionen in Zusammenhang mit ATP und ist Bestandteil der Membranpumpe, die die elektrische Erregbarkeit in den Muskel- und Nervenzellen aufrechterhält [1]. Ein echtes Problem ergibt sich aus der Tatsache, daß es keine verläßliche Messung des Magnesiumgehalts im Körper gibt. Dies wird im folgenden Kapitel immer wieder betont werden.

Magnesiumgleichgewicht

Ein wichtiges Charakteristikum bei der Magnesiumbilanz ist die ungleiche Verteilung des Ions in den Flüssigkeitskompartimenten des Körpers. Die Magnesiumverteilung beim normalen Erwachsenen ist in Tabelle 37–1 dargestellt. Mehr als die Hälfte des gesamten Körpervorrats ist im Knochen enthalten, weniger als 1% im Plasma. Die mangelnde Repräsentanz im zirkulierenden Blut erschwert die Diagnose einer Störung in der Magnesiumbilanz. Das Serummagnesium ist kein zuverlässiger Parameter für die gesamte Magnesiumbilanz des Körpers, und der Serumspiegel kann trotz Magnesiummangel oder -überschuß normal sein [2].

Dies bedeutet, daß Verschiebungen in der Magnesiumbilanz ohne Vorliegen klinischer Symptome schwer zu erkennen sind. Diese Symptome werden im Verlauf des Kapitels vorgestellt.

Tabelle 37-1 Magnesiumverteilung bei Erwachsenen (aus: [1]).

Gewebe	Gehalt (mmol)	Anteil am Gesamtkörper-magnesium (%)
Serum	2,6	0,3 ←
Erythrozyten	5,0	0,5
Bindegewebe/innere Organe	193	19,3
Muskeln	270	27
Knochen	530	53

Die empfohlene tägliche Zufuhr an Magnesium beträgt 6–10 mg/kg KG/Tag
[2]. Bei vollständig gestoppter Magnesiumzufuhr kann es innerhalb weniger
Tage zu einem klinisch signifikanten Magnesiummangel kommen, wie in
Abbildung 37-1 demonstriert. Das Magnesium im Urin geht in den ersten

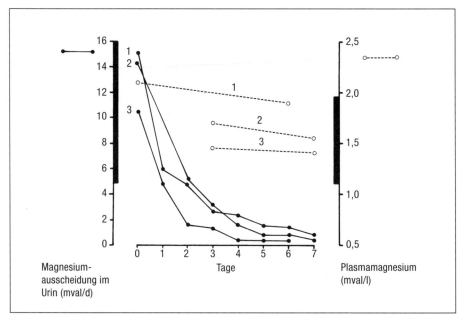

*Abb. 37-1 Plasmamagnesiumspiegel und Magnesiumausscheidung im Harn von
drei gesunden Probanden in der ersten Woche nach magnesiumfreier Diät. Die einzelnen
Zahlen stehen für die Werte der Probanden, die schwarzen Balken symbolisieren die
Normalbereiche der Urin- und Plasmamagnesiumspiegel (aus: Shils ME. Experimental
human magnesium deficiency. Medicine 1969; 48:61–82).*

Tagen schlagartig zurück, während das Magnesium im Plasma erst allmählich absinkt. Das Magnesium im Urin ist daher ein empfindlicherer Indikator für die Magnesiumbilanz. Die Möglichkeit zur Drosselung der Magnesiumausscheidung im Urin ist der wichtigste Regulationsmechanismus gegen einen Magnesiummangel bei eingeschränkter Aufnahme. Die regelmäßige Anwendung von Diuretika und anderen Medikamenten, die die Ausscheidung von Magnesium im Urin fördern, setzt diesen Anpassungsmechanismus der Niere an eine verringerte Magnesiumeinfuhr außer Kraft und kann innerhalb weniger Tage zu einem schwerwiegenden Magnesiummangel führen.

Magnesiummangel

Ein Magnesiummangel ist wohl die häufigste Elektrolytstörung bei hospitalisierten Patienten [3]. Dies resultiert aus der mangelnden täglichen Zufuhr von Magnesium in Infusionen, kombiniert mit der Gabe von Diuretika, Aminoglykosiden und anderen Medikamenten, die die Magnesiumausscheidung im Urin erhöhen und den Gegenregulationsmechanismus der Niere beeinträchtigen.

Prävalenz

Die tatsächliche Prävalenz des Magnesiummangels ist unbekannt, da sich die meisten Studien auf den Magnesiumspiegel im Serum als Index für die gesamten Körpervorräte beziehen. Die Inzidenz eines Magnesiummangels bei Intensivpatienten ist in der folgenden Tabelle zusammengefaßt:

klinische Situation	Anzahl der Patienten	Patienten mit niedrigem Serum-Mg (%)
Aufnahme auf eine medizinische Intensivstation [5]	102	20
Aufnahme auf eine medizinische Intensivstation [6]	94	65
Patienten auf einer kardiologischen Intensivstation* [7]	104	7
Aufnahme auf eine chirurgische Intensivstation [8]	193	61

* 53% der Patienten in dieser Studie hatten niedrige Magnesiumkonzentrationen in Lymphozyten

Diese Zahlen liegen wohl unter der tatsächlichen Häufigkeit dieser Störung bei Patienten, da die Serumspiegel wenig oder keine Korrelation zum intrazellulären Magnesiumspiegel zeigen. In einer amerikanischen Studie wurden die Magnesiumspiegel in Erythrozyten unmittelbar nach kardiopulmonalem Bypass gemessen und mit Ausnahme eines Patienten erniedrigte Werte gefunden. Die Magnesiumspiegel im Serum zeigten keine Korrelation zu denen in den Erythrozyten (persönliche Mitteilung W. Novick). Es bedarf der Untersuchung von intrazellulären Magnesiumspiegeln (aus Erythrozyten oder Lymphozyten), um die tatsächliche Prävalenz des Magnesiummangels bei Intensivpatienten herauszufinden.

Ein Mangel an Magnesium liegt wohl bei nahezu allen Patienten auf einer Intensivstation vor, da hier die tägliche Zufuhr von Magnesium fehlt und sehr häufig Diuretika eingesetzt werden.

Man sollte sich auf keinen Fall von einer normalen Konzentration im Serum (1,5–2 mval/l) dazu verleiten lassen, die Diagnose „Magnesiummangel" auszuschließen, wenn die klinische Symptomatik den Verdacht nahelegt.

Häufige Ursachen

In Tabelle 37–2 sind die Ursachen eines Magnesiummangels aufgelistet. Am häufigsten tritt ein vermehrter Magnesiumverlust über die Niere durch Diuretika und Aminoglykoside auf.

Diuretika, die die Natriumreabsorption in der Henleschen Schleife verhindern (z.B. Furosemid und Etacrynsäure), blockieren ebenso die Magnesiumabsorption an dieser Stelle (wo der größte Teil des Magnesiums rückresorbiert wird) und verursachen so einen Magnesiumverlust über die Niere [9].

Aminoglykoside sind genauso häufig Ursache eines Magnesiummangels, da annähernd 30% der Patienten, die diese Antibiotika erhalten, eine Hypomagnesiämie entwickeln [1]. Der Mechanismus besteht in einer Reduktion der Magnesiumreabsorption in der Henleschen Schleife, ähnlich dem Effekt durch Diuretika.

Alkoholismus ist wohl der häufigste Grund für einen Magnesiummangel im gesamten Patientenkollektiv. Alkohol reduziert durch verschiedene Wirkmechanismen den Serumspiegel von Magnesium, wobei der Verlust von Magnesium über den Urin hierbei wohl der wichtigste ist. In den ersten Tagen nach Krankenhausaufnahme kann sich aufgrund von Alkoholentzug eine schwerwiegende Hypomagnesiämie entwickeln, deshalb sollten diese Patienten besonders daraufhin überwacht werden [1].

Tabelle 37-2 Häufige Ursachen eines Magnesiummangels bei Patienten auf Intensivstationen.

Infusionslösungen ohne Magnesiumanteil	
Diarrhö	
osmotische Diurese	
cis-Platin	

Antibiotika	**Diuretika**
Aminoglykoside	Furosemid
Amphotericin B	Etacrynsäure
Ticarcillin	Thiazide

Diarrhö ist ebenfalls ein Faktor, der häufig zu einem Magnesiummangel führt, da dieses Symptom bei nahezu der Hälfte aller Patienten einer Intensivstation besteht (s. Kap. 6). Die Sekrete des unteren Gastrointestinaltrakts enthalten viel Magnesium (10–14 mval/l), ganz im Gegensatz zu denen des oberen Gastrointestinaltrakts (1–2 mval/l). Erbrechen allein ist also kein Grund für eine Hypomagnesiämie.

Eine **reduzierte Magnesiumzufuhr** als alleiniger Grund für einen Magnesiummangel ist höchst unwahrscheinlich, da sich erwiesenermaßen nach zwei Monaten Fasten die Magnesiumvorräte nur um 20% verringern [1]. Trotzdem empfiehlt es sich, bei Intensivpatienten, bei denen überdurchschnittliche Magnesiumverluste zu erwarten sind, täglich Magnesium (4 mmol pro Tag) zu substituieren. Am effektivsten ist hier die intravenöse Gabe, da Veränderungen im Magensaft-pH die Absorption mancher oraler Magnesiumpräparate beeinträchtigen können (s.u.).

Klinische Symptome

Da die Serumspiegel irreführend sein können, muß die Diagnose eines Magnesiummangels häufig anhand klinischer Symptome gestellt werden. Die physiologischen Auswirkungen eines Magnesiummangels können als „klinische Marker" benutzt werden, die den Verdacht auf eine Störung der Magnesiumbilanz lenken. Man sollte sich nicht durch einen normalen Serumspiegel in der Diagnose Magnesiummangel beirren lassen, wenn die klinische Situation diese nahelegt.

Die „Hypos". Magnesiummangel ist meist mit anderen Elektrolytstörungen verbunden, wie die folgende Tabelle zeigt [10].

Elektrolytstörung	% bei Hypomagnesiämie
Hypokaliämie	40
Hypophosphatämie	30
Hyponatriämie	27
Hypokalzämie	22

Eine therapierefraktäre Hypokaliämie ist ein herausragendes Charakteristikum einer Hypomagnesiämie, und das Magnesiumdefizit muß ausgeglichen werden, bevor das Kaliumdefizit korrigiert werden kann. Der Mechanismus, der diesem Zusammenhang zugrunde liegt, ist möglicherweise die Beeinträchtigung der Membranpumpe, die das Kalium in die Zellen schafft. Diese Hypothese ist allerdings nicht bewiesen [1]. Tatsache ist, daß ein Magnesiummangel mit einem Absinken des intrazellulären Kaliums verbunden ist und daß ein Wiederauffüllen der Magnesiumvorräte die Kaliumspiegel normalisiert [3, 10]. Das Verbindungsglied zwischen Hypokalzämie und Hypomagnesiämie ist eine herabgesetzte Ausschüttung von Parathormon, die bei Patienten mit Magnesiummangel beobachtet wird [1].

Arrhythmien bei akutem Myokardinfarkt. Ein Magnesiummangel wird als Risikofaktor für Arrhythmien bei akutem Myokardinfarkt angesehen, da die Gabe von Magnesium in diesem Patientenkollektiv die Inzidenz von Arrhythmien reduziert [11, 12, 13]. Eine Hypomagnesiämie kann auch einen koronaren Vasospasmus fördern, indem sie den Kalziumeinstrom in die Zellen der glatten Gefäßmuskeln verstärkt [14, 15]. Dennoch ist die Rolle, die ein koronarer Vasospasmus bei hypomagnesiämieinduzierten Arrhythmien spielt, nicht geklärt. Darüber hinaus hat Magnesium möglicherweise einen unspezifischen antiarrhythmischen Effekt, der nicht in Zusammenhang mit den Magnesiumvorräten des Körpers steht [16]. Die Tatsache, daß bei Patienten auf kardiologischen Intensivstationen niedrige intrazelluläre Magnesiumspiegel gefunden wurden, sollte bei Patienten mit akutem Myokardinfarkt verstärkt an einen Magnesiummangel denken lassen [7].

Kardiotoxizität von Digitalis. Magnesiummangel spielt eine wichtige Rolle bei der Verstärkung von digitalisinduzierten Arrhythmien und erhöht möglicherweise die Gefahr einer Digitalisintoxikation in einem größeren Ausmaß als eine Hypokaliämie [16, 17, 18]. Digitalis wirkt über eine Hemmung der magnesiumabhängigen Membranpumpe, die den Kalziumeinstrom in die Herzmuskelfasern fördert [16]. Daher ist es nicht verwunderlich, daß eine Hypomagnesiämie den Digitaliseffekt potenziert. Aus diesem Grund sollte man bei jeder mutmaßlichen Digitalisintoxikation prüfen, ob auch ein Magnesiummangel vorliegt.

Magnesium kann bei der Behandlung von digitalisinduzierten Tachyarrhythmien wirkungsvoll sein, selbst wenn der Serumspiegel normal ist [16, 17, 18].

Unbeherrschbare Arrhythmien. Schwerwiegende Arrhythmien können gelegentlich auf die intravenöse Gabe von Magnesium ansprechen, wenn eine konventionelle antiarrhythmische Therapie fehlschlägt [14]. Es ist nicht geklärt, ob dies auf eine unspezifische antiarrhythmische Wirkung von Magnesium zurückzuführen ist oder ob die Arrhythmien auf einem Magnesiummangel beruhen, der durch den Serumspiegel nicht nachgewiesen werden kann. Unabhängig vom zugrundeliegenden Mechanismus sollte man bei allen Patienten mit unbeherrschbaren Tachyarrhythmien (mit Ausnahme einer Sinustachykardie) eine Magnesiumgabe ernsthaft in Erwägung ziehen, auch wenn der Serumspiegel im Normbereich liegt.

Muskelkraft. Es existieren vereinzelte Berichte über Muskelschwäche inklusive einer Schwäche der Atemmuskulatur in Zusammenhang mit einer Hypomagnesiämie [19]. Die klinische Signifikanz dieser Beobachtungen muß noch evaluiert werden. Es ist unwahrscheinlich, daß eine Hypomagnesiämie einen relevanten Einfluß auf die Funktion der Atemmuskulatur hat, da bei hospitalisierten Patienten ein Magnesiummangel häufig ist, eine klinisch relevante Beeinträchtigung der Atemmuskulatur (im Sinne einer muskulär bedingten Hypoventilation) dagegen nicht. Trotzdem ist das mögliche Auftreten einer Insuffizienz der Atemmuskulatur nur ein weiterer Grund, bei kritisch Kranken adäquate Magnesiumspeicher aufrechtzuerhalten.

Verschiedenes. Folgende Symptome sind selten bzw. von fraglicher klinischer Bedeutung:
1. Neuromuskuläre Erregbarkeit (positives Chvosteksches und Trousseausches Zeichen)
2. Krampfanfälle
3. Psychische Auffälligkeiten
4. Verlängertes QT-Intervall im EKG
5. Tremor

Magnesiumersatz

Magnesium kann oral, intramuskulär oder intravenös verabreicht werden. Bei symptomatischen Fällen empfiehlt sich die intravenöse Substitution. Es ist nahezu unmöglich, über einen längeren Zeitraum eine Hypermagnesiämie zu produzieren, wenn die Nierenfunktion normal ist, da die Niere in der Lage ist, überschüssiges Magnesium zu eliminieren. Die folgenden Therapievorschläge gelten nur für Patienten mit normaler Nierenfunktion. Sie sind einem sehr guten Review von J.R. Oster entnommen [20].

Allgemeine Richtlinien

Folgende Therapierichtlinien gelten für die meisten Patienten mit symptomatischem Magnesiummangel und normaler Nierenfunktion [20]:

1. Geschätztes Defizit: 1–2 mval/kg KG
2. Ersatz in Form von Magnesiumsulfat, erhältlich als 10%ige oder 50%ige Lösung. Jeder Milliliter der 50%igen Lösung liefert 0,5 g Magnesium oder 4 mval elementares Magnesium. 5 ml der 10%igen Lösung liefern 0,5 g Magnesium.
3. Substitutionsprotokoll: 1 mval/kg KG in den ersten 24 Stunden und 0,5 mval/kg KG/Tag über die nächsten drei bis fünf Tage.

Man muß etwa das Doppelte des geschätzten Magnesiumdefizits ersetzen, da 50% der verabreichten parenteralen Menge auch bei Vorliegen eines signifikanten Magnesiummangels über den Urin verlorengeht [20]. Bei hypokalzämischen Patienten ist Magnesiumchlorid zur Substitution besser geeignet als Magnesiumsulfat, da Sulfat Kalzium binden und die Hypokalzämie verschlimmern kann. Die 50%ige Lösung von Magnesiumsulfat muß bei intravenöser Anwendung verdünnt werden [20].

Lebensbedrohliche Hypomagnesiämie

Bei Auftreten von lebensbedrohlichen Arrhythmien oder Krampfanfällen ist folgendes Vorgehen angezeigt :

1. Gabe von 2 g Magnesium (4 ml 50%iges Magnesiumsulfat) i.v. über ein bis zwei Minuten.
2. Weiter mit 5 g Magnesium (10 ml 50%iges Magnesiumsulfat in 500 ml Kochsalz) über die nächsten sechs Stunden.
3. Dann 5 g Magnesiumsulfat als Dauerinfusion alle zwölf Stunden für die nächsten fünf Tage.

Die initiale, als Bolus gegebene Magnesiummenge hebt den Serumspiegel akut an, er beginnt jedoch nach 15 Minuten wieder zu sinken [11]. Daher ist es wichtig, mit einer kontinuierlichen Magnesiuminfusion fortzufahren. Es dauert üblicherweise mehrere Tage, bis die Magnesiumvorräte des Körpers wieder aufgefüllt sind, auch wenn sich der Serumspiegel durch Substitution innerhalb eines Tages normalisieren kann. Man sollte darauf achten, kein Ringer-Laktat als Trägerlösung zu verwenden, da diese Lösung Kalzium enthält.

Weniger ausgeprägter Magnesiummangel

Vor dieser Therapiesituation steht man normalerweise, wenn der Serummagnesiumspiegel erniedrigt ist, aber keine ernsthaften klinischen Symptome eines Magnesiummangels vorliegen. Hartnäckige Elektrolytstörungen (z.B. Hypokaliämie und Hypokalzämie) gehören zu diesen Situationen, eine gravierende Hypokaliämie ausgenommen (< 3 mval/l).

1. Infusion von 6 g Magnesiumsulfat (12 ml 50%iges Magnesiumsulfat in 500 ml Kochsalz) über drei Stunden.
2. Danach folgt die Gabe von 5 g Magnesiumsulfat in 500 ml Kochsalz als kontinuierliche Infusion über die nächsten sechs Stunden.
3. Fortführung der Infusion von 5 g Magnesium alle zwölf Stunden über weitere fünf Tage.

Niereninsuffizienz

Ein schwerer Magnesiummangel kommt bei Patienten mit Niereninsuffizienz selten vor, kann jedoch bei mäßig ausgeprägter Niereninsuffizienz mit einer Kreatinin-Clearance von mehr als 30 ml/min auftreten. Hier ist eine vorsichtige Magnesiumsubstitution in Form einer Reduktion der oben empfohlenen Dosierungen um 50% angezeigt [1, 20]. Eine aggressive intravenöse Magnesiumgabe ist bei Patienten mit bekanntem Nierenversagen außer zur Behandlung von schwerwiegenden, lebensbedrohlichen Arrhythmien in keinem Fall zu empfehlen.

Bei Niereninsuffizienz und schweren Rhythmusstörungen gilt:

1. Infusion von 2 g Magnesiumsulfat über fünf Minuten und Überprüfung des Serumspiegels nach 15 Minuten.
2. Danach sollte man bei anhaltenden Rhythmusstörungen die gleiche Dosis wiederholen, wenn der Serumspiegel nicht erhöht ist.

Überwachung der Substitutionstherapie

Die Substitutionstherapie beruht auf empirischen Kriterien, da die Serummagnesiumspiegel irreführen. Sie können sich innerhalb von 24 Stunden nach Beginn der Behandlung normalisieren, obwohl es oft Tage dauert, bis die Gewebespeicher wieder aufgefüllt sind. Daher dient die Überwachung des Serummagnesiums lediglich dazu, eine durch allzu forsche Therapie erzeugte unerwünschte Hypermagnesiämie zu erkennen. Manche Autoren empfehlen die Überwachung der Magnesiumausscheidung im Urin, der Stellenwert dieses Vorgehens ist aber noch unklar [20].

Magnesiumüberschuß

Ein Magnesiumüberschuß ist (ähnlich dem Magnesiummangel) aufgrund der Unzuverlässigkeit des Serummagnesiumspiegels schwierig zu diagnostizieren. Die Prävalenz einer Hypermagnesiämie ist jedoch mit 10% der hospitalisierten Patienten auf jeden Fall geringer als die des Magnesiummangels [1].

Ursachen

Nahezu alle Fälle von Hypermagnesiämie treten in Zusammenhang mit einer Niereninsuffizienz auf, meist in Kombination mit exzessiver Magnesiumzufuhr. Häufigste Quelle einer übermäßigen Magnesiumzufuhr ist die übertriebene Anwendung von magnesiumhaltigen Antazida oder Laxanzien. Beispiele für magnesiumhaltige Medikamente sind in Tabelle 37-3 aufgeführt.

Man sollte magnesiumhaltige Antazida und Laxanzien bei Patienten mit akutem oder chronischem Nierenversagen möglichst vermeiden. Für die Anwendung von magnesiumhaltigen Antazida auf einer Intensivstation gibt es kaum Gründe. Die aggressive Therapie mit Antazida zur Prophylaxe von Streßulzera ist aufgrund der Tatsache, daß der Magensaft durch Alkalisierung zunehmend von Erregern besiedelt wird (s. Kap. 5), nicht mehr aktuell. Falls bei Patienten mit Nierenversagen Antazida eingesetzt werden, sollten (zur kurzzeitigen Anwendung) aluminiumhaltige Präparate bevorzugt werden, da Aluminium Phosphat bindet und das Risiko einer Hyperphosphatämie bei Nierenversagen verringern kann. Die Langzeitanwendung von aluminiumhaltigen Antazida beim chronischen Nierenversagen wird aufgrund der Gefahr einer möglichen Aluminiumtoxizität stark kritisiert, dies

Tabelle 37-3 Magnesiumhaltige Medikamente.

Medikament	Magnesiumgehalt in mval/5 ml
Antazida	
Mylanta	7
Riopan®	10
Gelusil®	8
Magnesiumcitrat	7
Laxanzien	
Magnesiummilch	13–15
Magnesiumsulfat	8

sollte aber bei einer kurzzeitigen Anwendung auf einer Intensivstation keine Rolle spielen.

Andere Ursachen für eine Hypermagnesiämie beim Nierenversagen sind Krankheitsprozesse, die einen Magnesiumausstrom aus der Zelle verursachen. Die in diesem Zusammenhang auf einer Intensivstation am häufigsten auftretende Erkrankung ist die diabetische Ketoazidose. Ein Phäochromozytom kann ebenfalls durch diesen Mechanismus zu einer Hypermagnesiämie führen, dieses Krankheitsbild findet man aber auf einer normalen Intensivstation nur sehr selten.

Folgen einer Hypermagnesiämie

Die am meisten gefürchtete Komplikation ist eine Hypotension, die man ab einem Serummagnesiumspiegel von 3–5 mval/l beobachten kann und die bei höheren Werten häufiger auftritt [2]. Klassischerweise ist diese Hypotension gegenüber den üblichen therapeutischen Maßnahmen refraktär. Ein AV-Block 3. Grades kann bei Serumspiegeln um 7,5 mval/l beobachtet werden, und bei Serumspiegeln um 10 mval/l kommt es zu Atemlähmung und Koma [2].

Behandlung

Bei vielen Autoren wird als Therapie die Hämodialyse empfohlen. Intravenös verabreichtes Kalzium (zwei 10-ml-Ampullen Kalziumglukonat oder 0,47 mval Kalzium pro ml) kann die Hypotension ohne Hämodialyse beseitigen [21]. Wenn eine Flüssigkeitszufuhr von den niereninsuffizienten Patienten toleriert wird, kann eine forcierte Volumensubstitution in Kombination mit Schleifendiuretika (z.B.Furosemid) die renale Magnesiumausscheidung fördern.

KAPITEL 38

Kalzium
und Phosphat

Bei den Störungen des Kalzium- und Phosphathaushalts konzentriert sich das Interesse nicht so sehr auf die Prävalenz als vielmehr auf die Relevanz dieser Störungen. Hypokalzämie und Hypophosphatämie werden von den meisten Patienten anscheinend trotz möglicher unerwünschter Nebenwirkungen gut toleriert. Tatsächlich dienen pathologische Kalzium- oder Phosphatserumspiegel offensichtlich eher als Marker des Schweregrades einer Erkrankung, als daß sie als primäre Störungen angesehen werden müßten, die einer sofortigen Beachtung und aggressiven Therapie bedürfen.

Kalzium

Das Diagramm in Abbildung 30-1 zeigt die drei Kalziumfraktionen im Blut. Ungefähr 50% des Kalziums sind an Serumproteine gebunden, wobei Albumin 80% der Bindungskapazität stellt. Weitere 5 bis 10% liegen als Komplex mit Anionen wie Bikarbonat vor, der Rest als freie oder ionisierte Form. Die ionisierte Fraktion enthält das physiologisch aktive Ion, im klinischen Labor werden jedoch alle Fraktionen zusammen als „gesamtes" Serumkalzium bestimmt. Die Normalwerte für das gesamte und das ionisierte Kalzium sind unten aufgeführt. Die Einheit für das Gesamtkalzium lautet Milligramm pro Deziliter (mg/dl), für das ionisierte Kalzium Millimol pro Liter (mmol/l). Die angesetzten Normwerte für ionisiertes Kalzium sind in den einzelnen Labors etwas unterschiedlich.

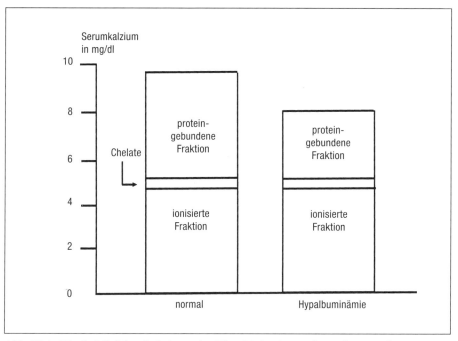

Abb. 38-1 Die drei Kalziumfraktionen im Blut. Links: Normalverteilung; rechts: Hypalbuminämie.

Normalwerte

Gesamtkalzium		8,5–10,2 mg/dl
	oder	2,1–2,5 mmol/l
ionisiertes Kalzium		4,8–7,2 mg/dl
	oder	1,1–1,3 mmol/l

Gesamtkalzium im Serum

Der Kalziumgehalt des Serums ist in manchen Fällen kein adäquates Maß für die aktive (ionisierte) Fraktion, wie Abbildung 38-1 zeigt. Die Höhe der Säulen in der Abbildung symbolisiert das gesamte Serumkalzium, wobei der rechte Teil der Abbildung demonstriert, daß eine Abnahme der proteingebundenen Kalziumfraktion das gesamte Serumkalzium reduziert, während der ionisierte Anteil gleichbleibt. Hieraus wird klar, daß ein Gesamtkalziumwert falsch interpretiert werden kann, wenn man nicht gleichzeitig das Serumalbumin bestimmt.

Tabelle 38-1 Faktoren, die die Konzentration des ionisierten Kalziums beeinflussen.

Ursache	Veränderung des ionisierten Kalziums
Azidose	Zunahme
Alkalose	Abnahme
Heparin	Abnahme
Serumnatrium < 120 mval/l	Abnahme
Serumnatrium > 155 mval/l	Zunahme
steigende Raumtemperatur	Zunahme
Stoffwechsel der zellulären Blutbestandteile in einer Blutprobe	Zunahme

Korrekturfaktor. Der Wert des totalen Serumkalziums kann mit Hilfe eines Faktors an Abweichungen der Serumalbuminkonzentration angeglichen werden. Dieser Faktor erhöht das Gesamtkalzium bei Abnahme des Serumalbumins von je 1 mg/dl um jeweils 0,8 mg/dl [1]. So beträgt z.B. bei einem gemessenen Kalziumwert von 8 mg/dl und einem Serumalbumin von 3 mg/dl das korrigierte Kalzium 8,8 mg/dl, was als normal gilt. Die Anwendung dieser Korrekturmethode ist weitverbreitet, ihre Zuverlässigkeit ist aber im Vergleich zur Bestimmung des ionisierten Kalziums nicht erwiesen [4]. Daher empfiehlt sich die Bestimmung des ionisierten Kalziums, um Ungenauigkeiten zu vermeiden.

Ionisiertes Kalzium

Eine Bestimmung des ionisierten Kalziums im Blut ist mittels ionenselektiver Elektroden möglich. Viele klinisch-chemische Labors können diese Untersuchung bereits durchführen.

Blutentnahme. Eine Blutprobe zur Bestimmung des ionisierten Kalziums muß sorgfältig gewonnen werden, um eine exakte Analyse zu gewährleisten. Faktoren, die die Genauigkeit beeinträchtigen können, sind in Tabelle 38-1 aufgeführt. Ein saurer pH-Wert setzt die Bindung von Kalzium an Serumproteine herab und erhöht das ionisierte Kalzium, während eine Alkalose einen gegenteiligen Effekt hat [1, 2]. Dies bedeutet, daß eine Blutprobe, die längere Zeit unbearbeitet im Sammelgefäß verbleibt, CO_2 produzieren und fälschlich das ionisierte Kalzium erhöhen kann. Um die metabolische CO_2-Produktion in der Blutprobe möglichst gering zu halten, sollte das Blut anaerob gewonnen und möglichst rasch zentrifugiert werden. Antikoagulanzien wie Heparin und Citrat können Kalzium in der Probe binden und die ionisierte Fraktion vermindern [2]; sie sollten deshalb vermieden werden. Andere Faktoren, die das ionisierte Kalzium beeinflussen, sind die Natriumkonzentration und die Temperatur der Probe. Eine Hyponatriämie erhöht die Bindung von Kalzium an die Serumproteine und reduziert das ionisierte Kalzium, während eine Hypernatriämie das Gegenteil bewirkt [2]. Das ionisierte Kalzium steigt, wenn die Blutprobe auf Raumtemperatur abkühlt, so daß das ionisierte Kalzium bei Körpertemperatur gemessen werden sollte.

Erniedrigung der ionisierten Kalziumfraktion

Zwei Drittel aller Patienten einer Intensivstation haben bei Aufnahme ein niedriges Serumkalzium [5, 6]. Die Störungen, die für gewöhnlich mit einer erniedrigten ionisierten Kalziumfraktion verbunden sind, sind in Tabelle 38-2 mit ihrer jeweiligen Prävalenz auf einer internistischen Intensivstation aufgelistet [6]. **Die häufigsten Ursachen sind Sepsis und Magnesiummangel.** Hypoparathyreoidismus ist der häufigste Grund für eine Hypokalzämie im ambulanten Bereich, spielt aber auf der Intensivstation außer bei frisch im Halsbereich operierten Patienten keine Rolle. Es folgt eine kurze Beschreibung häufiger Ursachen einer Hypokalzämie bei Intensivpatienten.

Häufige Ursachen

Magnesiummangel. Ein Magnesiummangel kann das Serumkalzium durch Hemmung der Parathormonausschüttung und verminderte Stimulation des Zielorgans durch Parathormon erniedrigen. Kennzeichen einer Hypokalzämie, die durch Magnesiummangel hervorgerufen wird, sind die erfolglosen Versuche, das Serumkalzium anzuheben, da das infundierte Kalzium als Folge der verminderten Parathormonwirkung im Urin ausgeschieden wird.

Tabelle 38-2 Häufige Ursachen einer Hypokalzämie (ionisiertes Kalzium) auf einer konservativen Intensivstation (aus [6]).

Ursache	Anteil (%)
Sepsis	50
Hypomagnesiämie	28
Niereninsuffizienz	8
Alkalose	6
akute Pankreatitis	3

Hypokalzämie sollte stets Anlaß für eine Suche nach einem Magnesiummangel sein, da dies eine häufige Ursache einer Hypokalzämie ist und das Serumkalzium vor einem Ausgleich des Magnesiummangels nicht korrigiert werden kann.

Problematisch ist hierbei, daß das Serummagnesium auch bei Vorliegen eines signifikanten Magnesiummangels normal sein kann (s. Kap. 37). Unter diesen Umständen ist außer bei manifester Niereninsuffizienz eine empirische Gabe von Magnesium angeraten. Das Therapieregime zur Magnesiumsubstitution ist in Kapitel 37 beschrieben.

Alkalose. Ein erhöhter Serum-pH-Wert steigert die Bindung von Kalzium an Albumin und vermindert das ionisierte Kalzium. Sowohl die metabolische als auch die respiratorische Alkalose treten auf Intensivstationen in Erscheinung. Eine metabolische Alkalose wird gewöhnlich durch Diuretika und Magensaftableitung verursacht, eine respiratorische Alkalose ist Folge von Sepsis, Angstzuständen und maschineller Beatmung. Bei bestehender Alkalose ist der Albuminkorrekturfaktor irreführend; das ionisierte Kalzium muß dann direkt bestimmt werden.

Sepsis. Eine Sepsis ist oft mit einer Hypokalzämie verbunden [7], vermutlich verursacht durch einen Kalziumausstrom aufgrund einer gestörten Mikrozirkulation. Eine respiratorische Alkalose kann jedoch auch eine Rolle spielen. Es ist jedoch ebenso denkbar, daß Hypokalzämie und Sepsis ganz einfach zwei auf Intensivstationen häufig auftretende Erkrankungen sind, die keinen kausalen Zusammenhang haben. Das Vorhandensein einer Hypokalzämie bei septischen Patienten impliziert eine schlechte Prognose [7], möglicherweise weil diese Patienten vermehrt zu Hypotension und Kreislaufinstabilität neigen.

Niereninsuffizienz. Die Hypokalzämie bei Niereninsuffizienz führt man auf eine Phosphatretention und eine gestörte Umwandlung von Vitamin D in seine aktive Form zurück. Die Hyperphosphatämie fördert die Bildung von unlöslichen Kalziumphosphatkristallen, die im Bindegewebe akkumulieren können. Die Behandlung der Hypokalzämie bei Niereninsuffizienz zielt auf eine Absenkung der Serumphosphatspiegel mit Hilfe von Antazida ab, die die intestinale Resorption von Phosphat blockieren. Die Hypokalzämie selbst bleibt gewöhnlich asymptomatisch, da eine bei Niereninsuffizienz tendenziell vorhandene Azidose die Proteinbindung herabsetzt und das ionisierte Kalzium im Normalbereich hält.

Sonstiges. Andere Gründe für eine Hypokalzämie sind Pankreatitis, Verbrennungen, Fettembolie, Massivtransfusion, kardiopulmonaler Bypass und

Medikamente. Eine Pankreatitis und Verbrennungen können eine herabgesetzte Parathormonsekretion verursachen, während bei einer Fettembolie eine Erhöhung von im Blut zirkulierenden Fettsäuren vorliegt, die Kalzium binden. Bei Massivtransfusionen kann das als Konservierungsmittel in Blutkonserven enthaltene Citrat Kalzium direkt binden.

Klinische Symptomatik

Hypokalzämie ist oft eine Labordiagnose, da klinische Manifestationen minimal oder gar nicht vorhanden sind. Die sichtbaren Symptome werden durch eine verstärkte neuromuskuläre Erregbarkeit und eine reduzierte kardiale Kontraktilität verursacht.

Neuromuskuläre Erregbarkeit. Nahezu jede Abhandlung zu diesem Thema nennt Hyperreflexie, Tetanie und Krampfanfälle als Folgen einer Hypokalzämie, obwohl es wenig Anhaltspunkte dafür gibt, daß diese Komplikationen im klinischen Alltag überhaupt existieren. Eine Hyperreflexie ist kaum faßbar, und die „typischen" Chvostek- und Trousseau-Zeichen sind selten reproduzierbar.

Das Chvosteksche Zeichen ist bei 25% der Normalbevölkerung vorhanden und fehlt bei 30% der Patienten mit Hyperkalzämie [2].

Das Trousseausche Zeichen ist sogar noch weniger sensitiv und spezifisch als das Chvosteksche Zeichen. Obwohl keines der beiden Zeichen ein verläßlicher Hinweis auf eine Hypokalzämie ist, sollte ihr Vorhandensein aber Anlaß zur sofortigen Korrektur des Serumkalziums sein.

Kardiovaskuläre Effekte. Als kardiovaskuläre Komplikationen werden in diesem Zusammenhang meistens periphere Vasodilatation, Hypotension, ein verlängertes QT-Intervall und Linksherzinsuffizienz angeführt. Noch einmal sei betont, daß die Signifikanz dieser Symptome sehr fraglich ist. Es existieren Berichte über Fälle von Herzinsuffizienz, die sich nach Gabe von Kalzium gebessert haben; dies ist jedoch keine häufige Beobachtung.

Kalziumsubstitution

Die Infusion von Kalzium kann eine Vasokonstriktion hervorrufen, die je nach Patient und Erkrankung nützliche oder schädliche Auswirkungen haben kann. Eine Kalziumgabe wurde bei Patienten empfohlen, die nach Operationen unter Zuhilfenahme der extrakorporalen Zirkulation einen kardiogenen Schock entwickelten [8]. Ein Low-output-Syndrom ist aber durch eine periphere Vasokonstriktion gekennzeichnet, und eine Kalziuminfusion kann die

Vasokonstriktion verstärken und den Blutfluß weiter reduzieren. Kalzium bei Herzinsuffizienz scheint nur bei Patienten von Nutzen zu sein, bei denen eine Hypokalzämie vorliegt und ein systolisches Pumpversagen besteht, das auf eine Therapie mit inotropen Substanzen und Vasodilatatoren nicht anspricht. Man beachte, daß Kalzium die Compliance des Ventrikels herabsetzen und dies eine eventuell vorbestehende diastolische Herzinsuffizienz aggravieren kann.

Kalzium soll durch eine Förderung der Vasokonstriktion das sogenannte „No-Reflow"-Phänomen verursachen. Dieses Phänomen beschreibt die persistierende Hypoperfusion, die sich nach längerdauernden hypotensiven Perioden oder einem Herzstillstand einstellen kann (s. Kap. 12). Dies ist einer der Gründe, warum die Kalziuminfusion bei der kardiopulmonalen Reanimation sehr zurückhaltend gehandhabt wird, und man sollte dies bei einer asymptomatischen Hypokalzämie ebenso halten.

Schemata zur Kalziuminfusion. Einige Empfehlungen für eine Kalziumsubstitution sind in Tabelle 38-3 aufgeführt. Kalzium kann die Venen stark reizen und sollte nach Möglichkeit über einen zentralen Venenzugang infundiert werden. Weder Kalziumchlorid noch Kalziumglukonat sollten intramuskulär verabreicht werden.

Tabelle 38-3 Intravenöse Kalziumtherapie (aus: Drug Facts and Comparisons, St. Louis, Lippincott, 1985, p. 111–112).

Kalziumsalz	Gehalt an Ca^{2+} in 10 ml einer 10%igen Lösung	maximale Verabreichungs-geschwindigkeit
Kalziumchlorid	272 mg (13,6 mval)	1,0 (ml/min)
Kalziumglukonat	90 mg (4,5 mval)	0,5 (ml/min)

Darreichungsform: Nur intravenös applizieren!
Verdünnung von 10 ml in 100 ml Glukose 5% (zur Vermeidung von Venenreizungen)
Erwärmen auf Körpertemperatur (zur Vermeidung einer Ausfällung von Kalziumkristallen)

Dosierungsempfehlungen: bei akuter Symptomatik
initial: 100–200 mg Ca^{2+} über 10 min
Erhaltungsdosis: 1–2 mg/kg KG/h

Hyperkalzämie

Eine Hyperkalzämie tritt bei etwa 4% der hospitalisierten Patienten auf [9] und verläuft oft asymptomatisch. In der Normalbevölkerung liegt am häufigsten ein Hyperparathyreoidismus zugrunde, auf einer Intensivstation dagegen ein maligner Tumor.

Behandlung einer schwerwiegenden Hyperkalzämie

Indikationen zur Behandlung einer Hyperkalzämie sind das Vorhandensein von Symptomen oder ein Serumkalzium von 13 mg/dl oder mehr. Die Symptomatik einer Hyperkalzämie schließt psychische Veränderungen, Ileus, Hypotension und Nierenversagen ein. Psychische Veränderungen können marginal sein oder sich rasch über Vigilanzstörungen zum Koma fortentwickeln. Das Auftreten dieser Symptome ist als medizinischer Notfall anzusehen, der eine unverzügliche Therapie erfordert.

Therapeutisches Vorgehen

Das therapeutische Vorgehen bei einer schwerwiegenden Hyperkalzämie ist in Tabelle 38-4 zusammengefaßt [9, 10, 11, 12]. Das Ziel einer Akuttherapie ist die Förderung der Kalziumausscheidung im Urin.

Kochsalz und Schleifendiuretika. Eine Hyperkalzämie ist in der Regel von einer erhöhten Kalziumausscheidung im Urin begleitet. Die Hyperkalziurie verursacht eine osmotische Diurese, die zu einem ausgeprägten Volumenmangel führen kann. Die Abnahme des intravaskulären Volumens führt zu einem Konzentrationseffekt, der die Serumkalziumkonzentration noch weiter erhöhen kann. Eckpunkt der Therapie in dieser Situation ist eine forcierte Volumengabe. Kochsalz gilt in diesem Fall als Mittel der Wahl, da die Natriurese an sich bereits die Kalziumausscheidung im Urin fördert.

Tabelle 38-4 Therapie einer schweren Hyperkalzämie.

Wirkstoff	Dosierung	Dosisintervall
Furosemid	40–80 mg i.v.	alle 2 h
physiologische Kochsalzlösung	Infusionsrate = Urinausscheidungsrate	
Calcitonin	4 IE/kg KG i.m. oder s.c.	alle 12 h
Mithramycin	25 µg/kg KG i.v.	alle 2–3 Tage

Eine aggressive Volumengabe allein kann den Serumkalziumspiegel oft bereits ohne weitere Interventionen auf akzeptable Werte senken [11, 12]. Trotzdem werden gewöhnlich ergänzend Schleifendiuretika gegeben, um die Kalziumausscheidung weiter zu fördern. Furosemid wird in einer Dosierung von 40–100 mg alle zwei Stunden i.v. verabreicht. Die Urinausscheidung wird stündlich gemessen, und die Ausscheidung der jeweils letzten Stunde wird mit isotoner Kochsalzlösung ersetzt. Wenn der Urinverlust nicht ersetzt wird, ist dies kontraproduktiv. Die Kochsalzinfusion sollte stündlich die Urinausscheidung ausgleichen.

Calcitonin. Calcitonin senkt das Serumkalzium durch eine Hemmung der Resorption aus dem Knochen. Synthetisches Calcitonin ist am wirkungsvollsten und kann den Serumkalziumspiegel innerhalb von zwei bis drei Stunden normalisieren [9]. Die übliche Dosierung liegt bei 4 IE/kg KG intramuskulär oder subkutan alle zwölf Stunden in zwei Dosen. Falls dies keinen Effekt hat, kann die Dosis nach zwei Tagen Pause verdoppelt werden. Calcitonin ist im allgemeinen gut verträglich, kann jedoch Übelkeit und Erbrechen verursachen.

Mithramycin. Mithramycin ist ein antineoplastischer Wirkstoff, der die Kalziumresorption aus dem Knochen verhindert. Seine Wirkung ist stärker ausgeprägt als die von Calcitonin, tritt aber erst nach 24 bis 36 Stunden ein [9]. Die übliche Dosierung beträgt 25 µg/kg KG i.v., entweder als Bolus oder als sechsstündige Infusion. Die Dosis kann, falls nötig, nach zwei Tagen wiederholt werden. Die Mithramycindosierung bei Hyperkalzämie liegt niedriger als die antineoplastische Dosis, so daß sich im allgemeinen keine Knochenmarksdepression entwickelt. Das Medikament wird gut vertragen, wenn man eine Zeitspanne von zwei bis drei Tagen zwischen den Dosierungen einhält.

Dialyse. Hämodialyse kann Kalzium sehr effektiv aus dem Blut entfernen, ist jedoch in der Routine nicht anwendbar. Eine Dialyse ist nur indiziert, wenn die anderen Maßnahmen nicht greifen. Die Hämodialyse ist bei weitem wirkungsvoller als eine Peritonealdialyse [9].

Phosphat

Phophat ist ein überwiegend intrazellulär vorliegendes Ion (vergleichbar dem Magnesium oder Kalium). Weniger als 1% sind im Extrazellularraum zu finden. Der Serumphospatspiegel weist Tagesschwankungen von bis zu 1,5 mg/dl auf [13]. Die niedrigsten Spiegel findet man morgens (8 bis 12 Uhr), die höchsten nachts (zwischen 2 und 6 Uhr). Diese Veränderungen sind vermutlich auf Nahrungsaufnahme oder tageszeitlich bedingte Schwankungen in der Parathormonsekretion zurückzuführen.

Normalwert = 3,0–4,5 mg/dl
Grenzwertig niedrige Spiegel: 8–12 Uhr
Hoch-normale Spiegel: 2–6 Uhr

Hypophosphatämie

Eine Hypophosphatämie kommt bei hospitalisierten Patienten nur selten vor. Eine Studie an einem Kollektiv von über tausend Patienten ergab eine Inzidenz von nur 0,24% [14]. In Tabelle 38-5 sind die Umstände, unter denen im Rahmen dieser Untersuchung eine Hypophosphatämie (Serumphosphat < 0,5 mg/dl) gefunden wurde, aufgeführt. Man beachte, daß viele der Patienten in der Studie mehr als einen prädisponierenden Faktor boten. Die meisten dieser Faktoren fördern den Einstrom von Phosphat in die Zellen, wo es als Kofaktor für den Glukosestoffwechsel benötigt wird.

Prädisponierende Faktoren

Glukoseinfusion. Der Hauptgrund für eine Hypophosphatämie bei hospitalisierten Patienten ist die Infusion von Glukose [13, 14, 15, 16]. Die Patienten sind häufig alkoholabhängig oder anderweitig beeinträchtigt, und der niedrigste Serumphosphatwert wird in den ersten Tagen nach Krankenhausaufnahme gemessen. Abbildung 38-2 zeigt die Veränderungen im Serumphosphatspiegel während der ersten zehn Tage nach Beginn einer parenteralen Ernährung. Der Phosphatspiegel fällt in der ersten Woche schrittweise ab und kann extrem niedrige Werte erreichen. Dieses Absinken des Serumphosphat-

Tabelle 38-5 Häufige Ursachen einer schweren Hypophosphatämie (aus: [14]).

Ursache	Anteil (%)
Glukoseinfusion	73
Nahrungsaufbau	50
phosphatbindende Antazida	50
Alkoholentzug	32
respiratorische Alkalose	10
in Folge der Therapie einer diabetischen Ketoazidose	9
parenterale Ernährung	5

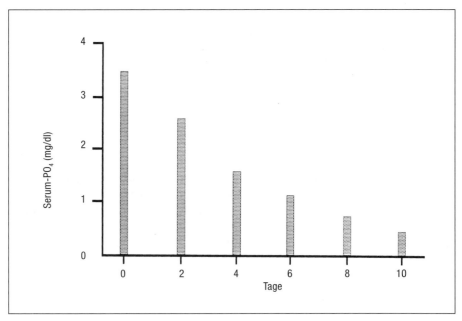

Abb. 38-2 Der Einfluß parenteraler Ernährung auf das Serumphosphat (aus: Knochel JP. The pathophysiology and clinical characteristics of severe hypophosphatemia. Arch Intern Med 1977; 137:203-220).

spiegels ist einer der Gründe, warum man eine parenterale Ernährung normalerweise nicht sofort in vollem Ausmaß beginnt, sondern innerhalb von fünf bis sieben Tagen schrittweise steigert.

Die Hypophosphatämie, die in Zusammenhang mit Glukoseinfusionen auftritt, wird durch einen insulinvermittelten Transport von Glukose und Phosphat in die Skelettmuskel- und Leberzellen verursacht. In den Zellen wird Phosphat dann als Kofaktor der Glykolyse genutzt. Bei ausreichend ernährten Patienten bewirkt eine Infusion von Glukose keine Hypophosphatämie. Bei Katabolie dagegen kann eine Glukoseinfusion innerhalb weniger Tage den Serumphosphatspiegel auf Werte unter 0,5 mg/dl senken. Dies wird bereits bei Anwendung der zur intravenösen Flüssigkeitssubstitution üblichen 5%igen Glukose beobachtet.

Das „nutritional recovery"-Syndrom. Allzu forsches Vorgehen bei der Ernährung von freigelassenen Kriegsgefangenen des Zweiten Weltkriegs führte zu einem Krankheitsbild, das durch Lethargie, Diarrhö, allgemeine

Schwäche und multiple Elektrolytstörungen gekennzeichnet war. Die Krankheit endete bisweilen tödlich und wurde als „nutritional recovery"-Syndrom bezeichnet. Ein Charakteristikum dabei war Hypophosphatämie, die durch übermäßige Kohlenhydraternährung verursacht wurde. Dies ist einer der Gründe, weswegen man bei unterernährten oder anderweitig geschwächten Patienten die Ernährung Schritt für Schritt aufbauen sollte.

Respiratorische Alkalose. Eine respiratorische Alkalose ist häufig Grund einer Hypophosphatämie [13]. Der Anstieg des intrazellulären pH-Wertes fördert die Glykolyse. Durch die vermehrte Glukosephosphorylierung wird der transzelluläre Phosphateinstrom angekurbelt. Dies ist möglicherweise eine wichtige Ursache einer Hypophosphatämie bei beatmeten Patienten, da in dieser Patientengruppe sehr häufig eine respiratorische Alkalose beobachtet werden kann.

Sepsis. In einigen Studien wird eine Septikämie durch grampositive oder gramnegative Keime als häufiger Grund für eine Hypophosphatämie angegeben [15]. Der Wirkmechanismus ist nicht geklärt, kann aber möglicherweise auf einen erhöhten Bedarf an Phosphat zur Unterstützung des Hypermetabolismus in der Sepsis zurückgeführt werden. Eine Hypophosphatämie tritt häufig sehr früh im Verlauf einer Sepsis auf, weswegen ein unerklärlicher Abfall des Serumphosphats immer eine Suche nach einem Infekt einleiten sollte [18].

Diabetische Ketoazidose. Glukosurie erhöht die Phosphatausscheidung im Urin. Patienten, die eine diabetische Ketoazidose entwickeln, haben gewöhnlich einen Phosphatmangel, selbst wenn der Serumphosphatspiegel normal oder sogar erhöht ist. Eine Behandlung mit Insulin bringt das verbliebene Phosphat in die Zellen und macht rasch den eigentlich bestehenden Phosphatmangel sichtbar. Obwohl dieser Ablauf häufig zu beobachten ist, verändert eine forcierte Phosphatsubstitution die Prognose bei diabetischer Ketoazidose nicht [3]. Dennoch muß bei jedem Patienten, der eine Hypophosphatämie in Kombination mit einer diabetischen Ketoazidose zeigt, ein schwerwiegender Phosphatmangel angenommen werden. In diesem Fall ist eine frühzeitige forcierte Phosphatsubstitution angezeigt.

Antazida. Antazidapräparationen, die Aluminiumhydroxid enthalten, binden Phosphat im Darmlumen und können so einen Phosphatmangelzustand hervorrufen. Kommerziell erhältliche Antazida mit Aluminium sind z.B. Aludrox® oder Gelusil®. Sucralfat ist ein aluminiumhaltiges Gel, das zur Aufrechterhaltung der Integrität der Mukosa des oberen Gastrointestinaltrakts genutzt

wird und ebenfalls Phosphat binden kann. Sucralfat zur Streßulkusprophylaxe kommt zunehmend in Mode (s. Kap. 5), es existiert jedoch noch keine
Studie über die Induktion einer Hypophosphatämie unter Intensivbedingungen. Alle Präparate, die Phosphat im Darm binden können (einschließlich
Sucralfat), sollten bei Patienten mit einem Phosphatmangel nach Möglichkeit
abgesetzt werden.

Klinische Symptomatik

Die klinischen Folgen einer Hypophosphatämie sind nicht immer augenfällig, auch nicht bei Serumspiegeln, die als gefährlich niedrig erachtet werden.
In einer Studie an hospitalisierten Patienten, die einen schwerwiegenden
Phosphatmangel entwickelten (Serumphosphat < 1 mg/dl), bot kein einziger
Patient einen Hinweis auf eine Komplikation aufgrund der Hypophosphatämie [14]. Diese Tatsache läßt gewisse Zweifel an den angeblich durch Phosphatmangel hervorgerufenen unerwünschten Wirkungen aufkommen. Die im
Folgenden beschriebenen Komplikationen werden hin und wieder berichtet,
eine schlüssige Begründung für einen Bezug zu einem bestehenden Phosphatmangel steht aber noch aus.

Sauerstofftransport. Eine Hypophosphatämie kann sich aus einer Reihe von
Gründen nachteilig auf den Sauerstofftransport auswirken. Dies ist mit Hilfe
der Einflußgrößen auf den Sauerstofftransport zu demonstrieren, wie in Abbildung 38-3 gezeigt.
Eine Hypophosphatämie hat negative Auswirkungen auf alle Komponenten
der Sauerstofftransportgleichung:
1. **Herzzeitvolumen** – Phosphatmangel vermindert die kardiale Kontraktilität; ein chronischer Phosphatmangel wurde ursächlich mit dem Auftreten einer Kardiomyopathie in Zusammenhang gebracht [16].
2. **Hämoglobin** – Unter sehr niedrigen Phosphatspiegeln kommt es in seltenen Fällen zur Hämolyse [14].
3. **Sauerstoffsättigung** – Ein Phosphatmangel ist mit einem Mangel an
   2,3-Diphosphoglycerat verbunden. Dies wiederum führt zu einer Linksverschiebung der Sauerstoffdissoziationskurve [13]. Als Folge hiervon wird
   der Sauerstoff, der an das Hämoglobin gebunden ist, weniger leicht an das
   Gewebe abgegeben.

Skelettmuskel. Eine Hypophosphatämie kann die Bildung von ATP beeinträchtigen, das der Skelettmuskel braucht, wenn er Arbeit verrichten soll. Eine
Muskelschwäche kann die Folge sein. Es wurde über eine Schwächung
der Atemmuskulatur berichtet, die so weit reichte, daß eine Entwöhnung

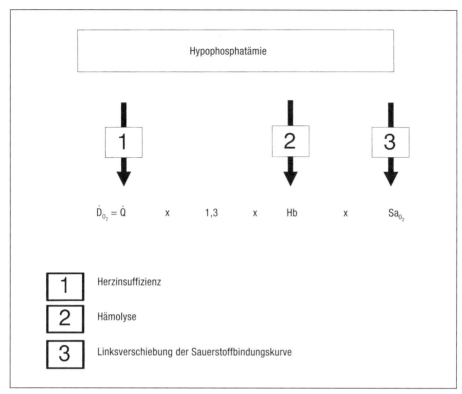

Abb. 38-3 Der Einfluß von Hypophosphatämie auf die Einflußgrößen des Sauerstoffangebots ($\dot{D}_{O_2}$). Q: Herzzeitvolumen; Hb: Hämoglobinkonzentration; Sa_{O_2}: arterielle Sauerstoffsättigung.

vom Respirator beeinträchtigt war [17]. Bei Serumphosphatspiegeln unter 2,5 mg/dl ist eine Schwäche der Atemmuskulatur häufig, sie tritt jedoch bei den meisten Patienten klinisch nicht in Erscheinung [19]. Es sind anscheinend zusätzlich zu einer Hypophosphatämie noch andere Faktoren nötig, um eine klinisch relevante Muskelschwäche zu produzieren.

Behandlung

Die intravenöse Substitution ist bei allen Patienten mit einem Serumphosphat unter 1 mg/dl auch ohne das Auftreten von Symptomen indiziert. Das empfohlene Substitutionsregime ist in Tabelle 38-6 dargestellt [21, 22]. Eine rasche Infusion wird in der Regel gut vertragen, kann aber mit einer Hypotension

Tabelle 38-6 Parenterale Phosphattherapie.

Darreichungsform	Inhalt	
	Phosphat [21]	andere Ionen
Natriumphosphat	3 mmol (93 mg)/ml	Na$^+$ = 4 mval/ml
Kaliumphosphat	3 mmol (93 mg)/ml	K$^+$ = 4,3 mval/ml
pH-neutrales Natriumphosphat	0,09 mmol (2,8 mg)/ml	Na$^+$ = 0,16 mval/ml
	(1 mmol = 31 mg)	
Dosierungsempfehlungen [22]		
Serumphosphat	**Dosierung**	
< 0,5 mg/dl	15 mg/kg KG (0,5 mmol/kg KG) über 4 h	
0,5–1,0 mg/dl	7,7 mg/kg KG (0,25 mmol/kg KG) über 4 h	

verbunden sein [22]. Beim Ersatz von Phosphat sollte man daran denken, Serumkalzium, -magnesium und -kalium zu kontrollieren, da bei Patienten mit Hypophosphatämie auch häufig ein Mangel an den genannten Elektrolyten besteht. Der Serumspiegel normalisiert sich bei 90 % der Patienten innerhalb von drei Tagen [14].

Hyperphosphatämie

Die häufigsten Ursachen einer Hyperphosphatämie sind Niereninsuffizienz und ausgedehnte Zellnekrosen. Die Niereninsuffizienz verursacht eine Phosphatretention, wenn die glomeruläre Filtrationsrate 25 ml/min unterschreitet [13]. Eine Rhabdomyolyse und das Tumorlysesyndrom produzieren durch Freisetzung von Phosphat aus zerstörten Zellen eine Hyperphosphatämie. Eine diabetische Ketoazidose kann mit einem erhöhten Phosphatspiegel vergesellschaftet sein. Die Patienten haben aber meist einen Phosphatmangel, und der Serumspiegel sinkt rapide ab, wenn eine Behandlung mit Insulin begonnen wird. Dies ist ein Beispiel für eine transzelluläre Verschiebung als Ursache einer Hyperphosphatämie.

Die Behandlung einer Hyperphosphatämie zielt gewöhnlich auf die Korrektur des zugrundeliegenden Problems ab. Bei bestehender Niereninsuffizienz ist es üblich, aluminiumhaltige Antazida zu verabreichen, um Phosphat im Darm zu binden. Diese Maßnahme ist jedoch selten auf einer Intensivstation gefordert, sondern spielt eher als Therapie beim chronischen Nierenversagen ambulanter Patienten eine Rolle.

TEIL XI

Ernährung und Stoffwechsel

*Energy expenditure
is the most representative parameter
of the life process.*

MAX KLEIBER

KAPITEL 39

Nährstoffbedarf

D as Ziel der künstlichen Ernährung ist es, ein Regime zu entwickeln, das auf die individuellen Bedürfnisse eines Patienten zugeschnitten ist. Dieses Kapitel soll die Bedürfnisse hospitalisierter Patienten hinsichtlich ihrer Ernährung darstellen unter besonderer Berücksichtigung der hypermetabolen Stoffwechsellage der Patienten einer Intensivstation.

Energiebedarf und Stoffwechsel

Die Stoffwechselvorgänge beinhalten die Oxidation der Nahrungsbestandteile, um thermische Energie oder Wärme zu produzieren. Als Beispiel dient Abbildung 39-1: In der hier dargestellten chemischen Reaktion wird Glukose mittels Sauerstoff zu Kohlendioxid, Wasser und Wärme umgewandelt. Die Wärme wird über die Haut abgegeben und kann so in Kilokalorien gemessen werden. Die Mengen an Sauerstoff, Kohlendioxid und Wärmeenergie, die an der Verbrennung der Nahrung beteiligt sind, sind ebenfalls in Tabelle 39-1 (S. 542) dargestellt.
Die Informationen in dieser Tabelle können z.B. auch folgendermaßen dargestellt werden:

$$1 \text{ g Glukose} + 0,74 \text{ l } O_2 \rightarrow 0,74 \text{ l } CO_2 + 3,75 \text{ kcal}$$

Die Summe der Verstoffwechselung aller drei Nahrungsbestandteile (Fette, Eiweiße, Zucker) bestimmt den Sauerstoffverbrauch ($\dot{V}_{O_2}$), die CO_2-Produktion ($\dot{V}_{CO_2}$) und den individuellen Energieaufwand eines jeden Patienten. Da

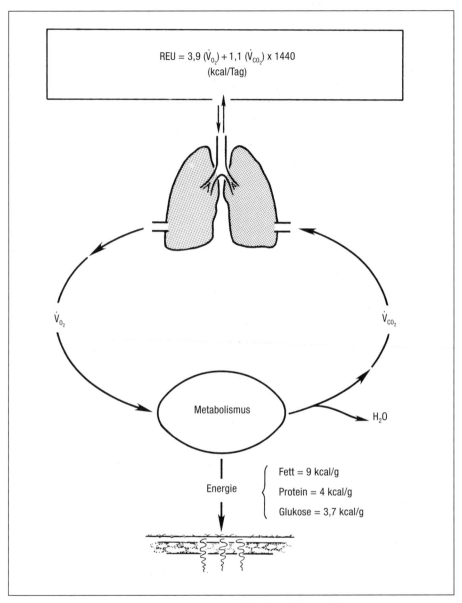

Abb. 39-1 Energieumwandlung bei aerober Stoffwechsellage und die Bestimmung des Ruheenergieumsatzes mittels des pulmonalen Gasaustausches (REU = Ruheenergieumsatz).

die direkte Messung der Wärmeproduktion auf einfache Art und Weise nicht möglich ist, werden der Sauerstoffverbrauch und die CO_2-Produktion als indirekte Meßgrößen zur Bestimmung des Energieumsatzes eines Patienten herangezogen. Dieses Meßprinzip der indirekten Kalorimetrie ist die derzeitige Standardmethode zur Messung des Energieumsatzes unter klinischen Bedingungen.

Energiebedarf

Man kann den täglichen Kalorienbedarf eines Patienten entweder schätzen oder messen [1, 2, 3, 4, 5, 6]. Üblicherweise wird man den Kalorienbedarf abschätzen und eine Messung des Bedarfs nur bei den Patienten durchführen, bei denen eine genaue Abstimmung der Ernährung indiziert erscheint.

Formeln zur Abschätzung des Energiebedarfs

Um den Grundumsatz (GU) vorherzusagen, kann die unten aufgeführte Harris-Benedict-Gleichung verwendet werden. Der Grundumsatz ist definiert als diejenige Energiemenge, die im Ruhezustand und ohne weitere Nahrungsaufnahme benötigt wird.

Grundumsatz (kcal/Tag):

Männer: 66,5 + (13,7 × Gewicht) + (5 × Größe) – (6,75 × Alter)

Frauen: 65,5 + (9,6 × Gewicht) + (1,8 × Größe) – (4,7 × Alter)

(Gewicht in kg, Größe in cm, Alter in Jahren)

Für Patienten in einem guten Ernährungszustand (EZ) wird das aktuelle Körpergewicht herangezogen; bei Patienten, deren EZ durch Kachexie, Adipositas oder Ödemkrankheiten eingeschränkt beurteilbar ist, wird zur Berechnung das Idealgewicht zugrunde gelegt.

Die folgende Formel kann ebenfalls zur Schätzung des täglichen Kalorienbedarfs verwendet werden [7]:

Grundumsatz [kcal/Tag] = 25 × Gewicht (in kg)

Es hat sich gezeigt, daß diese Schätzung ebenso genau ist wie die etwas kompliziertere Harris-Benedict-Gleichung, wobei genauere Untersuchungen hierzu bisher nicht vorliegen [7]. Wir benutzen die oben angegebene Formel, um bei unseren täglichen Visiten den Energiebedarf der Patienten zu schätzen.

Anpassungen des Grundumsatzes. Es ist üblich, den geschätzten Grundumsatz den täglichen Aktivitäten oder einer hypermetabolen Stoffwechsellage anzupassen, die einen kritisch kranken Patienten kennzeichnet. Die üblichen Korrekturfaktoren sind im Folgenden dargestellt:

minimale Aktivität:	Grundumsatz × 1,2
Fieber:	Grundumsatz × 1,1 (pro Grad Temperaturerhöhung)
wenig Streß:	Grundumsatz × 1,2
mäßiger Streß:	Grundumsatz × 1,4
schwerer Streß:	Grundumsatz × 1,6

Die Anpassung an schwere Krankheitsbilder kann von Patient zu Patient stark schwanken [5]. Der Unterschied zwischen geschätztem und gemessenem Energiebedarf bei Intensivpatienten kann von 2 bis 3% bis zu 50% reichen [3, 4, 5]. Bei Patienten mit hypermetaboler Stoffwechsellage sind diese Schätzformeln wenig zuverlässig. Hier empfiehlt sich die direkte Messung des Energiebedarfs.

Indirekte Kalorimetrie

Wie oben schon erwähnt, wird mittels indirekter Kalorimetrie der tägliche Energiebedarf durch die Messung des Sauerstoffverbrauchs und der Kohlendioxidproduktion (Abb. 39-1) bestimmt.

Der O_2-Verbrauch und die CO_2-Produktion werden durch die Messung der O_2- und CO_2-Konzentrationen in der Inspirations- und Exspirationsluft mittels eines „metabolic monitor" bestimmt. Dieses transportable Gerät kann am Krankenbett plaziert und an den Respirator angeschlossen werden, um die Gasaustauschrate über die Lunge zu messen. Der Energiebedarf in Ruhe kann folgendermaßen berechnet werden [1, 2]:

Energiebedarf in Ruhe [kcal/min]:	$3{,}94\ (\dot{V}_{O_2}) + 1{,}1\ (\dot{V}_{CO_2})$
Energiebedarf in Ruhe [kcal/Tag]:	Energiebedarf in Ruhe [kcal/min] × 1440

Normalerweise wird die Gasaustauschmessung über 15 bis 30 Minuten durchgeführt und der Energiebedarf in Ruhe auf 24 Stunden extrapoliert. Bei immobilisierten Patienten liegt der in dieser kurzen Zeit gemessene extrapolierte Ruheumsatz nur um 15 bis 20% unter dem tatsächlichen Energiebedarf in 24 Stunden [6]. Um den zusätzlichen Bedarf durch die tägliche Aktivität zu erfassen, wird der so errechnete Ruheumsatz um 20% erhöht. Der Energiebedarf in Ruhe ist ähnlich dem Grundumsatz, schließt aber die energetischen Effekte der Ernährung ein (Intensivpatienten werden in der Regel entweder enteral oder parenteral ernährt). Beide Messungen dienen im wesentlichen demselben klinischen Zweck.

In der klinischen Routine stellt die indirekte Kalorimetrie die genaueste Methode dar, um den täglichen Kalorienbedarf zu bestimmen, obgleich die Methode selbst teuer, zeitaufwendig und nicht allgemein verfügbar ist. Weiterhin ist zu bemerken, daß Messungen oberhalb einer inspiratorischen Sauerstoffkonzentration von 70% mittels des „metabolic monitors" nicht möglich sind. Bei Patienten, die mit diesen inspiratorischen O_2-Konzentrationen beatmet werden müssen, kann die Messung somit nicht durchgeführt werden.

Kalorien, die nicht aus der Eiweißverstoffwechselung stammen

Kohlenhydrate und Fette werden üblicherweise als Energielieferanten benutzt. Eiweiß dient zur Erhaltung oder Auffüllung der Proteinspeicher. Bisher konnte kein Nachweis erbracht werden, daß ein Nahrungssubstrat einem anderen in der Bereitstellung von Energie überlegen ist. Die zu empfehlenden relativen Anteile von Fetten und Kohlenhydraten an der gesamtem Kalorienzufuhr sind Gegenstand zahlreicher Diskussionen.

Kohlenhydrate

Kohlenhydrate liefern 60 bis 90% des Gesamtkalorienbedarfs in der durchschnittlichen Ernährung. Das zentrale Nervensystem benötigt einen großen Anteil davon, da Glukose sein Hauptenergielieferant ist. Andererseits weist Glukose als Hauptenergieträger auch erhebliche Nachteile auf.

1. Bei septischen und anderen Streßzuständen kann die Kohlenhydratutilisation eingeschränkt sein, was bei Patienten mit diabetischer Stoffwechsellage zu hyperglykämischen Zuständen führen kann [8].
2. Kohlenhydrate stimulieren die Insulinfreisetzung. Da Insulin die Mobilisation freier Fettsäuren aus dem Fettgewebe inhibiert, wird die Fähigkeit des Organismus, endogene Fettspeicher zu nutzen, bei inadäquater Ernährung eingeschränkt (s. a. Tab. 39-2).
3. Überschüsse an Kohlenhydraten führen zu einer Liponeogenese im Fettgewebe und in der Leber und können so zu einer Leberverfettung führen.
4. Der Kohlenhydratstoffwechsel produziert nicht unwesentliche Mengen an Kohlendioxid, was sich bei Patienten mit eingeschränkter Lungenfunktion nachteilig auswirken kann [9].

Der respiratorische Quotient (RQ). Der respiratorische Quotient ist definiert als das Verhältnis von Kohlendioxidproduktion und Sauerstoffverbrauch ($RQ = \dot{V}_{CO_2}/\dot{V}_{O_2}$).

Tabelle 39-1 Metabolische Kenndaten (aus: Burzstein, S. et al.: Energy metabolism, indirect calorimetry, and nutrition. Williams & Wilkins, Baltimore 1989, p. 55).

Substrat	Fett	Protein	Glukose
Sauerstoffverbrauch (l/g)	2,0	0,96	0,74
Kohlendioxidproduktion (l/g)	1,4	0,78	0,74
respiratorischer Quotient (RQ)	0,7	0,80	1,00
Energie (kcal/g)	9,1	4,0	3,75

Tabelle 39-1 zeigt die verschiedenen RQ-Werte für jedes Grundsubstrat. Glukose besitzt den höchsten RQ (1,0), Fett den niedrigsten Wert (0,7). Der RQ-Wert, der durch die indirekte Kalorimetrie bestimmt wird, ist repräsentativ für den durchschnittlichen Anteil der drei Substrate und stellt einen Indikator für das quantitativ überwiegende Substrat dar. Vor allem bei exzessiver Kohlenhydratverabreichung ist die Bestimmung des RQ wertvoll. Da der RQ der Kohlenhydrate gleich 1,0 ist, **zeigt ein Gesamt-RQ über 0,9 eine exzessive Kohlenhydratverabreichung an** [9]. In dieser Situation sollte der Kohlenhydratanteil um 40% oder noch mehr reduziert werden. Dies ist vor allem bei Patienten mit respiratorischer Insuffizienz angezeigt, um die Tendenz zur CO_2-Retention zu begrenzen. Bci diesen Patienten ist das Ziel der Ernährung, die notwendige Kalorienmenge zu verabreichen, ohne einen RQ von 0,9 zu überschreiten.

Fette

Von den drei Grundsubstraten haben die Fette den höchsten kalorischen Brennwert (9 kcal/g). So ist es nicht verwunderlich, daß der Körper während eines Hungerzustands auf die Fettspeicher zurückgreift. Der Vorrat an in Fett gespeicherter Energie wird in Tabelle 39-2 gezeigt. Sie sehen, daß die Kalorien, die durch Glykogen bereitgestellt werden, minimal sind im Vergleich zu Fett (Tab. 39-2). Die Glykogenspeicher können ohne Kalorienzufuhr innerhalb eines Tages entleert werden.

Fette liefern in der Regel 30 bis 50% des Kalorienbedarfs eines Krankenhauspatienten und sind wohl das bevorzugte Nahrungssubstrat in der Sepsis [8]. Linolensäure ist die einzige essentielle Fettsäure, die mit der Ernährung zugeführt werden muß. Sie sollte 4% der Gesamtkalorienaufnahme ausmachen, um einem Mangel an essentiellen Fettsäuren vorzubeugen [10].

Das durch eine unzureichende Zufuhr an Linolensäure ausgelöste Defizit an essentiellen Fettsäuren wird nach wenigen Wochen einer fettfreien intra-

Tabelle 39-2 Energiedepots des Menschen (aus: Cahill GF Jr.: N Engl J Med 1970, 282:668-675).

Bestandteil	Menge (kg)	Kalorien (kcal)
Fett	15	141 000
Muskelprotein	6	24 000
Glykogen (Muskel)	0,015	600
Glykogen (Leber)	0,075	300
Gesamt		**165 900**

venösen Ernährung sichtbar. Klinisches Symptom ist ein Hautekzem, vergesellschaftet mit Neutropenie und Thrombozytopenie [10]. Das Syndrom ist rasch reversibel, wenn man eine intravenöse Fettlösung oder oral 10–15 ml Sonnenblumenöl pro Tag zuführt. Die topische Anwendung des Sonnenblumenöls führt ebenso zum Erfolg.

Proteinbedarf

In der Regel wird der tägliche Proteinbedarf zunächst geschätzt und später nötigenfalls gemessen. Folgende Proteinzufuhr wird empfohlen [11]:

minimale Zufuhr:	0,54 g/kg KG/Tag
empfohlene Zufuhr:	0,8 g/kg KG/Tag
kataboler Zustand:	1,2–1,6 g/kg KG/Tag

Die individuelle Variabilität der katabolen Situation bei Intensivpatienten limitiert die Genauigkeit der Schätzung. Die Messung des Proteinkatabolismus kann durch die Stickstoffexkretion im Harn über 24 Stunden bestimmt werden. Ziel der Therapie ist, mehr Protein zuzuführen, als ausgeschieden wurde. Dies setzt die Erhebung einer Stickstoffbilanz voraus.

Stickstoffbilanz

Der Urin enthält, als Hauptweg der Stickstoffelimination, zwei Drittel des gesamten Stickstoffs, der durch den Eiweißabbau anfällt [11]. Da der Stickstoffanteil im Eiweiß 16% beträgt, repräsentiert jedes Gramm an Urinharnstoff (HN) 6,25 g abgebauten Eiweißes. Die Stickstoffbilanz kann wie folgt ausgedrückt werden:

$$\text{Stickstoffbilanz [g]} = (\text{Eiweißaufnahme}/6{,}25) - (\text{HN} + 4)$$

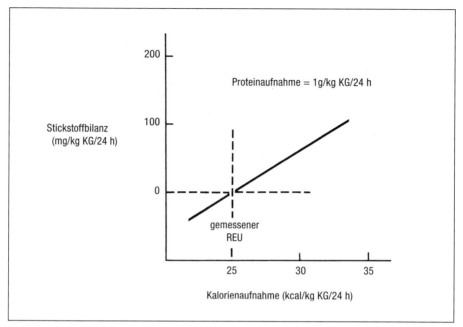

Abb. 39-2 Der Zusammenhang zwischen Energieaufnahme und Stickstoffbilanz bei konstanter Eiweißzufuhr (REU = Ruheenergieumsatz).

Hierbei ist zu berücksichtigen, daß die Formel sich auf den 24-Stunden-Urin bezieht; der Faktor 4 steht für Stickstoffverluste, die nicht über die Nieren erfolgen. Die Urinsammelperiode sollte unter „steady state"-Bedingungen stattfinden, in denen sich die Nierenfunktion nicht ändert.

Das Ziel der Stickstoffbilanz ist es, die Eiweißaufnahme höher zu halten als die Verluste. Gemeinhin werden die extrarenalen Stickstoffverluste bei kritisch kranken Patienten unterschätzt. Häufige Durchfälle, Blutverluste oder Schleimhautabschilferungen sind Quellen extrarenaler Stickstoffverluste, die mit ca. 6 g/Tag angenommen werden können.

Stickstoffbilanz und Energiezufuhr

In Abbildung 39-2 wird der Zusammenhang zwischen der Aufnahme von proteinfreien Kalorien und der Stickstoffbilanz dargestellt. Bei einer bestimmten Proteinzufuhr kann die Stickstoffbilanz nur dann positiv werden, wenn die Gesamtenergieaufnahme 25 kcal/kg KG/Tag überschreitet. In dieser Abbildung wird gezeigt, daß zugeführtes Eiweiß auch für die Energieproduktion genutzt wird, wenn die Zufuhr an nicht-proteingebundenen Kalorien unzureichend ist. Nur wenn die Zufuhr nicht-proteingebundener Kalorien ausreichend ist, können exogen zugeführte Eiweiße den Eiweißpool auffüllen.

Essentielle Vitamine

Es gibt zwölf essentielle Vitamine, die jeden Tag zugeführt werden sollten. Tabelle 39-3 zeigt die zur täglichen Zufuhr empfohlenen Mengen bei Normalpersonen und Krankenhauspatienten. Der tägliche Bedarf bei Schwerkranken oder hypermetabolen Patienten kann weitaus höher sein. In einer Studie konnte gezeigt werden, daß 25% der männlichen Erwachsenen auf einer chirurgischen Station laborchemisch nachweisbare Defizite an wenigstens einem essentiellen Vitamin hatten [12]. Noch mehr überraschte, daß Versuche, das Defizit intravenös auszugleichen, in etwa 40% nicht zum erwarteten Ergebnis führte, auch wenn wesentlich höhere Dosen verabreicht wurden [12]. Bei den Vitaminen A, C, E und Folsäure wird der Vitaminmangel am deutlichsten. Ein Thiaminmangel kommt wohl häufiger vor als angenommen [13]. Eine Übersicht über die laborchemischen Tests und Normalwerte für viele Vitamine ist im Anhang aufgeführt.

Folsäure

Die empfohlene tägliche Zufuhr an Folsäure beträgt bei Erwachsenen 400 µg. Für kritisch kranke Patienten sind derzeit keine Empfehlungen veröffentlicht. Der Folsäurebedarf kann in der Sepsis und nach Operationen gesteigert sein

Tabelle 39-3 Empfohlene Vitamindosen pro Tag (aus: Multivitamin preparations for parenteral use. A statement by the Nutrition Advisory Group. JPEN 1979, 3: 258-262).

Vitamin	i.v. Dosis	empfohlene Tagesdosis
A	3300	4000 IU
D	200	400 IU
E	10	15 IU
C	100	45 mg
Thiamin	3	1,5 mg
Riboflavin	3,6	1,8 mg
Niacin	40	19 mg
Pantothensäure	15	10 mg
Pyridoxin	4	2 mg
B_{12}	5	3 µg
Folsäure	400	400 µg
Biotin	60	200 µg

[14]. Innerhalb weniger Tage kann bei Intensivpatienten ein Folsäuremangel manifest werden [14]. Frühzeichen ist ein Abfall der Thrombozytenzahl. Dabei können die Serumfolsäurespiegel normal sein, so daß die Diagnose durch eine Knochenmarksbiopsie gestellt werden muß, bei der nach Zeichen einer megaloblastären Anämie gesucht wird [14]. Die tägliche Zufuhr der üblicherweise empfohlenen Menge an Folsäure kann zuwenig sein, um einer Entleerung der Folsäurespeicher vorzubeugen [13].

Thiamin

Thiamin ist Bestandteil des Enzyms Thiaminpyrophosphat (TPP), das eine Rolle im Glukosestoffwechsel spielt. Der normale tägliche Bedarf bei Erwachsenen liegt bei 1,5 mg [12]. Bei Intensivpatienten ist der Tagesbedarf nicht bekannt. Septische oder andere hypermetabole Zustände können mit einem erhöhten Bedarf einhergehen [15]. Da die Menge des gespeicherten Thiamins im Körper gering ist, sollte die Zufuhr kurz nach Aufnahme auf die Intensivstation begonnen werden. Ein Thiaminmangel ist nicht auf Patienten mit Alkoholabusus beschränkt, sondern kann ebenso bei mangelernährten Patienten auftreten, die zu Beginn eine hohe Glukosezufuhr erhalten. Eine gesteigerte Glykolyse entleert die Thiaminspeicher, wenn Thiaminpyrophosphat produziert wird.

Ein Thiaminmangel äußerst sich klinisch in drei Krankheitsbildern: 1. Beri-Beri, 2. Wernicke-Enzephalopathie und 3. Laktazidose. Die Enzephalopathie ist das häufigste Krankheitsbild bei Thiaminmangel. Sie ist oft vergesellschaftet mit Symptomen der Augen, insbesondere Nystagmus und einer Blicklähmung zur Seite [16]. Die anderen Zeichen einer Enzephalopathie, z. B. Verwirrtheit, sind vorhanden, aber nicht spezifisch.

Als diagnostischer Test eignet sich die Bestimmung der Transketolaseaktivität in den roten Blutkörperchen. Dieses Enzym benötigt Thiaminpyrophosphat als Kofaktor, und seine Aktivität nimmt rasch nach Beginn einer Thiaminzufuhr zu. Bei Verdacht auf einen Thiaminmangel sollte dieser Test so früh wie möglich durchgeführt werden. Nach Zufuhr kleiner Mengen (1–3 mg) von Thiamin bilden sich die Augenbefunde innerhalb weniger Stunden zurück. Der mentale Status kann persistieren [16].

Essentielle Spurenelemente

Wegen der Gefahr von Mangelzuständen bei Intensivpatienten erlangen die Spurenelemente zunehmende Beachtung. Neun Spurenelemente werden als essentiell angesehen, weil für sie Mangelsyndrome bekannt sind (Tab. 39-4).

Tabelle 39-4 Tagesbedarf an Spurenelementen in der Intensivtherapie (aus: [17]).

Element	i.v. Dosis
Chrom	10–15 µg
Kupfer	0,5–1,5 µg
Jod	1–2 µg/kg
Eisen	1–2,5 mg
Magnesium	0,15–0,8 mg
Molybdän	20 µg
Selen	30–200 µg
Zink	2,5–4 mg

Die Erhaltungsdosen für Intensivpatienten sind unbekannt, deshalb sind die Dosierungsrichtlinien in der Tabelle 39-4 als allgemeine Richtlinien zu verstehen. Im Folgenden werden einige Substanzen aufgeführt, denen eine besondere Bedeutung zukommt [17, 18].

Chrom

Chrom ist ein Kofaktor bei der Insulinwirkung [18]. Ein Mangel an Chrom kann eine Insulinresistenz und eine progressive Hyperglykämie hervorrufen. Normalerweise ist das Element Chrom den Lösungen für die parenterale und enterale Ernährung zugesetzt. Die Normalwerte für Chrom im Serum liegen zwischen 0,04 und 0,35 µg/ml [17]. Die Inzidenz des Chrommangels auf der Intensivstation ist nicht bekannt. Dabei ist die Insulinresistenz kein seltenes Krankheitsbild bei Patienten, die über eine längere Zeit hospitalisiert sind. Bei zwei Patienten einer chirurgischen Intensivstation, die einen zunehmenden Bedarf an Insulin zeigten, wurden niedrige Serumchromspiegel trotz Supplementierung mit Chrom festgestellt. Diese Patienten zeigten kein septisches Krankheitsbild und erhielten, um das Risiko einer Insulin-Antikörperbildung zu minimieren, Humaninsulin. Dieses Beispiel wird deshalb aufgeführt, um deutlich zu machen, daß ein Chrommangel bei Patienten mit Insulinresistenz vorliegen kann. Die wahre Inzidenz dieses Mineralstoffmangels wird möglicherweise durch Untersuchungen in den nächsten Jahren aufgedeckt werden.

Selen

Selen ist ein Kofaktor der Glutathionperoxidase, eines Enzyms, das Wasserstoffperoxid in Wasser überführt und dadurch die Bildung des hochreaktiven Hydroxyl-Ions unterdrückt. Das Hydroxyl-Ion führt zu Lipidperoxidation und Zellschäden. Theoretisch steigert ein Selenmangel das Risiko einer Sauerstofftoxizität. Die einzig nachgewiesenen Manifestationen eines Selenmangels sind Myopathien des Herz- und der Skelettmuskeln [19]. Der Selengehalt vieler enteraler Nahrungszubereitungen liegt unter dem erforderlichen Tagesbedarf. Dieser beträgt 50 μg pro Tag und kann intravenös als Selensalz verabreicht werden [20].

Zink

Die bei Intensivpatienten häufigen Situationen Diarrhö, Diurese, Mangelernährung, Alkoholabusus, chronisches Nierenversagen, Verbrennungen und chronisch konsumierende Erkrankungen sind prädisponierende Faktoren für das Auftreten eines Zinkmangels [21]. Zink ist beteiligt an der Nukleinsäuresynthese und der Lymphozytentransformation. Das Zinkmangelsyndrom geht mit einer vermehrten Empfänglichkeit für Infektionskrankheiten einher. Niedrige Zinkplasmaspiegel sichern die Diagnose. Allerdings besteht zwischen dem Zinkspiegel und der Ausbildung von Mangelsymptomen kein enger Zusammenhang [22]. Zur Korrektur eines Zinkdefizits kann eine tägliche Zufuhr von 4 mg elementares Zink notwendig sein.

Kupfer

Kupfermangel ist das Ergebnis einer parenteralen Ernährung ohne Kupferzusatz. Die kontinuierliche Ableitung des Magensafts prädisponiert zu einem Kupfermangel, da Kupfer vorwiegend biliär sezerniert wird [18]. Das wichtigste Symptom eines Kupfermangels ist eine Panzytopenie. Dabei ist die hypochrome und mikrozytäre Anämie als ein Spätzeichen zu werten. Der tägliche Bedarf an elementarem Kupfer beträgt zwischen 0,5 und 1,5 mg pro Tag [18].

KAPITEL 40

Enterale Ernährung

Wenn eine orale Ernährung nicht möglich ist, sollten Nährlösungen, wenn immer möglich, über eine Sonde in Magen oder Dünndarm verabreicht werden, um eine normale Verarbeitung der Nährstoffe zu gewährleisten [1]. Die Anwesenheit von Nährstoffen im Darmlumen bietet neben der Nährstoffabsorption mehrere Vorteile. Unter anderem besitzt die enterale Ernährung einen trophischen Effekt auf die Schleimhautbarriere, die das Übertreten intraluminaler Mikroorganismen in den Blutstrom verhindert. Dieses Phänomen ist in den Mittelpunkt der Aufmerksamkeit gerückt, weil man erkannt hat, daß der Darmtrakt häufig Ausgangspunkt einer Sepsis bei kritisch kranken Patienten ist. Den praktischen Aspekten der enteralen Ernährung soll eine Einführung in die Ernährung vorangehen.

Ernährung und Sepsis

Die Tatsache, daß ein Sistieren der Darmfunktion von einer Atrophie der intestinalen Schleimhaut gefolgt ist, stellt ein überzeugendes Argument für die enterale gegenüber der parenteralen Ernährung dar [1, 2]. Die degenerativen Veränderungen in der Darmwand beginnen schon wenige Tage nach Sistieren der Darmfunktion und schreiten unabhängig von einer kompletten intravenösen Ernährung fort [2]. Der Einfluß enteraler Nährstoffe auf die Struktur der Darmmukosa wird in Abbildung 40-1 gezeigt. Diese histologischen Schnitte stammen aus einer tierexperimentellen Untersuchung, die den Einfluß einer protein- und kalorischen Mangelernährung auf die Dünndarm-

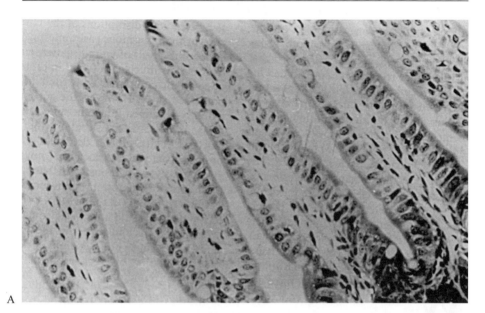

A

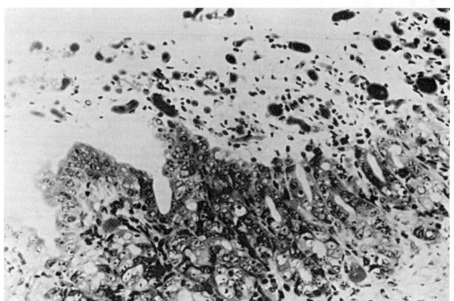

B

Abb. 40-1 A: normale Darmschleimhaut, B: Schleimhautveränderungen nach 1 Woche einer Proteinmangeldiät (aus [3]).

schleimhaut untersuchte [3]. Bild A zeigt eine normale Dünndarmschleimhaut mit vielen fingerartigen Ausstülpungen in das Dünndarmlumen. Diese Ausstülpungen werden Mikrovilli genannt und vergrößern die Oberfläche für die Nährstoffabsorption. Bild B zeigt die Schleimhautveränderungen, die nach einer Woche einer Diät, in der zuwenig Eiweiß und Kalorien enthalten waren, aufgetreten sind. Diese degenerativen Veränderungen reichen von einer Verkürzung und Atrophie der Mikrovilli bis hin zu einer vollständigen Veränderung der Oberflächenstruktur. Das Fehlen von Nährstoffen im Darmlumen, die in die Mukosazellen aufgenommen werden und dort für die Energiebereitstellung sorgen, ist vermutlich für die degenerativen Veränderungen der Darmschleimhaut verantwortlich. Es scheint, daß den Proteinen hier eine besondere Rolle zukommt. Insbesondere das Glutamin konnte als Hauptenergielieferant für das Oberflächenepithel identifiziert werden [4]. Die enterale Ernährung kann auch die Freisetzung weiterer trophischer Substanzen (biliäres IgA etc.) stimulieren und so indirekt das Schleimhautwachstum fördern [3]. Die durch fehlende luminale Ernährung sich entwickelnde Schleimhautzerstörung kann zu einer Malabsorption führen, wenn die enterale Ernährung wieder aufgenommen wird. Damit kann das Phänomen der Diarrhö bei Ernährung nach länger dauerndem Darmstillstand erklärt werden. Somit wird deutlich, daß die enterale Ernährung im Rahmen des Möglichen fortzuführen ist, um ein sogenanntes Re-Feeding-Syndrom zu vermeiden.

Translokation

Die Darmschleimhaut ist auch eine Schutzbarriere, die ein Übertreten pathogener Erreger aus dem Darmlumen in die systemische Zirkulation verhindert [2]. Ist diese Schutzbarriere wie in Abbildung 40-1B zerstört, können pathogene Mikroorganismen in die Darmschleimhaut eindringen und Zugang zum Blutstrom erhalten. Dieser Vorgang, der auch als Translokation bezeichnet wird, ist wohl die wichtigste Quelle einer okkulten Sepsis bei kritisch kranken Patienten [2, 3, 4, 5]. Ein Multiorganversagen, das eine hohe Mortalität aufweist und von manchen Autoren als die Haupttodesursache bei kritisch kranken Patienten angesehen wird, kann durch eine Translokation ausgelöst werden [5]. Welche Rolle die enterale Ernährung bezüglich der Aufrechterhaltung der Schleimhautbarriere und Verhinderung einer Translokation spielt, ist derzeit nicht genau bekannt. Wie auch immer, dieses Gebiet weist auf eine nicht-nutritive Funktion der enteralen Ernährung als Teil eines Abwehrsystems gegen Bakterien hin, das hilft, den Ausbruch einer Sepsis bei kritisch kranken Patienten zu verhindern. Zusammenfassend kann folgendes festgestellt werden:

Eine enterale Ernährung erhält die Absorptionsfunktion der Darmschleimhaut und kann zur Erhaltung der Schleimhautbarriere dienen, die das Übertreten enteraler pathogener Mikroorganismen in die systemische Zirkulation verhindert. Diese nicht-nutritiven Effekte können ebenso wichtig sein wie die enterale Nährstoffversorgung.

Richtlinien für die Sondenernährung

Die folgenden Empfehlungen für die Sondenernährung sind einer offiziellen Mitteilung der Amerikanischen Gesellschaft für parenterale und enterale Ernährung entnommen [1].

Indikationen

Eine vollständige enterale Ernährung sollte in folgenden Situationen durchgeführt werden (wenn keine Kontraindikationen vorliegen):
1. bei Patienten in schlechtem Ernährungszustand (EZ) und seit fünf Tagen bestehender inadäquater oraler Nahrungsaufnahme;
2. Patienten in gutem EZ mit inadäquater oraler Nahrungsaufnahme, die seit sieben bis zehn Tagen besteht;
3. Patienten mit Verbrennungen dritten Grades;
4. Zustand nach subtotaler Dünndarmresektion (bis 90%);
5. enterokutane Fisteln mit geringer Sekretion (< 500 ml/d).

Insbesondere nach Dünndarmresektionen kommt der enteralen Ernährung eine bedeutende Rolle bei der Regeneration der Dünndarmschleimhaut zu. Bei Verbrennungspatienten ist der spezifische Nutzen einer enteralen Ernährung bisher unklar; dennoch scheint eine frühzeitige und aggressive enterale Ernährung das Auftreten einer Sepsis und erheblicher Eiweißverluste über den Darm zu limitieren [1].

Kontraindikationen

Jede enterale Ernährung ist kontraindiziert bei:
1. klinisch apparentem Schock
2. komplettem Darmverschluß
3. intestinaler Ischämie
4. Ileus
5. wenn der Patient oder dessen gesetzlicher Vertreter keine künstliche Ernährung wünscht und dies nicht den Krankenhausbestimmungen oder gesetzlichen Regelungen widerspricht

Die folgenden Zustände sind als Kontraindikationen für eine vollständige enterale Ernährung anzusehen, nicht hingegen für eine partielle enterale Ernährung:

1. inkomplette Darmobstruktion
2. schwere anhaltende Diarrhöen
3. enterokutane Fisteln (Sekretvolumen > 500 ml/d)
4. schwere Pankreatitis oder Pankreaspseudozyste

Bei diesen Krankheitsbildern kann in ausgewählten Fällen mit kleinen Volumina enteral ernährt werden. Das primäre Ziel der enteralen Ernährung mit kleinen Volumina ist nicht die Kalorienzufuhr, sondern der Erhalt der Integrität der Darmschleimhaut.

Nasoenterale Sondenernährung

Die Sondenernährung erfolgt normalerweise über spezielle Sonden, die über die Nase in den Magen oder das Duodenum plaziert werden. Die ersten Ernährungssonden besaßen einen großen Durchmesser (14–16 French), waren starr und wurden im Magen plaziert. Neuere Sonden zeichnen sich durch einen geringeren Durchmesser (8 French) und mehr Flexibilität aus und können dank ihrer Länge auch im Dünndarm plaziert werden [6]. Diese neueren Sonden sind für den Patienten angenehmer. Das Risiko eines Refluxes oder einer Aspirationspneumonie ist vermindert [7]. Der größte Nachteil der Sonden mit geringem Durchmesser besteht im Risiko einer unbemerkten Plazierung im Trachealsystem und eines Pneumothorax [8, 9].

Plazierung der Sonden

Man kann die Länge, die notwendig ist, um den Magen zu erreichen, auf einfache Art und Weise abschätzen: In der Regel entspricht sie dem Abstand von der Nasenspitze zum Ohrläppchen und von dort zum Processus xiphoideus [10]. Der starre Mandrin ist zur Plazierung der flexiblen dünnlumigen Ernährungssonden notwendig, ermöglicht aber auch die Passage durch den Larynx in die oberen Luftwege. Diese Sonden können einen geblockten Cuff ohne weiteres passieren und ins Trachealsystem gelangen. Patienten, die eine enterale Ernährung benötigen, sind häufig sediert; sie husten deshalb nicht und entwickeln auch keine anderen Zeichen einer trachealen Lage der Ernährungssonde. Somit ist die Gefahr eines unbemerkten Vorschiebens der Sonden in die tiefen Lungenabschnitte und in den Pleuraspalt vorhanden.

Prüfen der Sondenposition

Die Thoraxübersicht in Abbildung 40-2 zeigt das röntgendichte Ende einer dünnlumigen Ernährungssonde im rechten Lungenunterfeld. Die Aufnahme erfolgte als Routinemaßnahme nach asymptomatischer Applikation einer

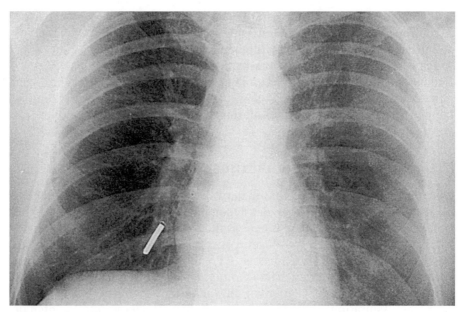

Abb. 40-2 Dünnlumige Ernährungssonde im rechten Lungenunterlappen.

Ernährungssonde. Fehlende Symptome bei trachealer Applikation sind bei Intensivpatienten nicht ungewöhnlich. Somit wird deutlich, wie notwendig die Überprüfung der Sondenlage ist, bevor mit der Ernährung begonnen wird.

Röntgenaufnahme des Thorax. Das Anfertigen einer Thoraxübersicht ist die Standardmethode nach Plazierung einer Ernährungssonde. Wie in Abbildung 40-2 gezeigt, kann damit eine thorakale Fehllage verifiziert werden. Trotzdem ist der Ausschluß einer Fehllage nicht möglich. Projiziert sich die Spitze der Ernährungssonde unterhalb der Zwerchfellkuppe, so kann trotzdem eine intrapulmonale Lage vorliegen, da der Sulcus costophrenicus posterior bis zum 4. Lendenwirbel reicht [9]. Hier wäre eine seitliche Lungenaufnahme nötig, um die korrekte Lokalisation zu verifizieren. Allerdings kann die seitliche Aufnahme beim liegenden Intensivpatienten technisch schwierig sein.

Auskultation. Eine gängige Methode, um die Sondenlage zu bestimmen, ist die Auskultation des linken oberen Quadranten unter Insufflation von Luft in die Sonde. Ein gurgelndes Geräusch in der Subkostalregion wird als Hinweis dafür gewertet, daß die Sonde im Magen liegt. Auch dies kann irreführend sein, weil bei Lage in den tiefen Lungenabschnitten Geräusche zum linken oberen Quadranten fortgeleitet werden können [9]. Die Auskultation ist damit keine sichere Methode, um die korrekte Lage im Magen zu verifizieren [9].

Magen-pH. Die Aspiration von Magensaft kann als Zeichen einer intragastralen Lage der Sonde gewertet werden, wenn der pH 3 oder niedriger beträgt [8]. Dieser Test wird in seiner Wertigkeit dadurch eingeschränkt, daß eine Aspiration von Magensaft durch die dünnlumigen Ernährungssonden meist deshalb nicht möglich ist, weil sie durch den ausgeübten Sog kollabieren.

Zusammenfassung. Nach jeder Applikation einer Ernährungssonde sollte ein Test zur Verifizierung der korrekten Lage durchgeführt werden. Ist eine Aspiration möglich und wird ein pH-Wert von 3 oder niedriger bestimmt, kann dies als Beweis für eine intragastrale Lage angenommen werden. Anderenfalls sollte eine Thoraxübersichtsaufnahme angefertigt werden. Dabei ist die Durchführung einer a.p. Aufnahme in den meisten Fällen ausreichend. Derzeitig rechtfertigt das geringe Risiko der Plazierung der Sonde im Recessus costodiaphragmaticus posterior nicht die routinemäßige Anfertigung einer Aufnahme im seitlichen Strahlengang.

Applikationsorte

Die Sondennahrung kann sowohl in den Magen als auch in das Duodenum appliziert werden. Da es keine eindeutigen Vorteile der einen Methode gegenüber der anderen gibt, ist die Wahl des Applikationsortes der persönlichen Vorliebe überlassen.

Gastrale Ernährung. Die Vorteile einer gastralen Ernährung liegen in der Reservoirfunktion des Magens und in einer Verdünnung durch den Magensaft begründet. Die im Magen produzierten Sekrete vermischen sich mit der Ernährungslösung, reduzieren die Osmolalität und damit das Risiko einer Diarrhö. Zusätzlich dienen die puffernden Eigenschaften der Ernährungslösung als Prophylaxe einer Streßulkusblutung. Schließlich begünstigt der durch die Ernährung ausgelöste gastrale Dehnungsreiz die Freisetzung trophischer Hormone, z.B. des biliären IgA, die die Integrität der Darmschleimhaut fördern. Der Hauptnachteil besteht in dem Risiko der Regurgitation und pulmonalen Aspiration. Die Häufigkeit dieser Komplikation wird mit 1 bis 38% angegeben, wobei die genaue Inzidenz schwierig zu erfassen ist. Das Risiko variiert in Abhängigkeit vom Patientenkollektiv und ist am höchsten bei komatösen oder relaxierten Patienten.

Duodenale Ernährung. Der erhoffte Vorteil der duodenalen Ernährungssonde ist das geringere Risiko eines Refluxes und einer Aspirationspneumonie, wenngleich es für diese Theorie zur Zeit keinen Beweis gibt. Die Nachteile dieser Methode sind die Schwierigkeiten beim Vorschieben der Sonde
durch den Pylorus und das erhöhte Risiko einer Diarrhö. Soll eine Duode-
nalsonde gelegt werden, so erleichtern folgende Schritte die transpylorische
Passage der Sonde:
1. Schieben Sie die Sonde mindestens bis zur 85-cm-Markierung in den
   Magen, so daß dort eine Schlingenbildung stattfindet. In einem Drittel der
   Fälle wird innerhalb von 24 Stunden die Sonde in das Duodenum wandern
   [11].
2. Sollte nach 24 Stunden keine Spontanpassage erreicht worden sein, lagern
   Sie den Patienten für wenige Stunden auf die rechte Seite, und führen Sie
   eine Röntgenkontrolle der Sondenlage durch.
3. Bei Patienten mit einer Oberbauchatonie (typisch für Diabetes) kann die
   Verabreichung von 10 mg Metoclopramid 15 Minuten vor Applikation der
   Sonde die transpylorische Migration begünstigen [12].
4. Führen die Methoden 1 bis 3 nicht zum Erfolg, muß die Plazierung unter
   Durchleuchtung vorgenommen werden.

Beginn der Sondenernährung

Zunächst ist zu prüfen, ob die Sondenernährung in dem gewählten Volumen
und Zeitraster durchführbar ist. Danach werden weitere Einzelheiten wie z.B.
Ernährungsart und Startregime festgelegt.

Retention im Magen

Bevor mit der Sondenernährung begonnen wird, ist eine Testinfusion indiziert, ob eine gastrale Ernährung gefahrlos möglich ist. Zunächst wird das
gewünschte stündliche Ernährungsvolumen in Form einer Wasser- oder Salz-
lösung über eine Stunde appliziert. Die Ernährungssonde bleibt dann für
30 Minuten abgeklemmt. Danach wird das verbleibende Volumen abgesaugt.
Beträgt das Restvolumen weniger als 50% des applizierten Volumens,
erscheint die gastrale Ernährung mit dem angestrebten Volumen angebracht
[10]. Ist das restliche Volumen aber groß, ist es ratsam, mit kleinen Volumina
zu beginnen. Bei der Durchführung dieses Tests empfiehlt es sich, das Test-
volumen nicht in Bolusform zu applizieren, da eine akute Magendehnung die
Magenpassagezeit verlängern kann und damit ein größeres Residualvolumen
produziert wird, als dies bei einer langsamen Infusion der Fall wäre.

Methodik der Ernährung

Eine gängige Methode ist die kontinuierliche Infusion über 16 Stunden pro Tag. Intermittierende Infusionen imitieren zwar die normale Nahrungsaufnahme besser, steigern aber gleichzeitig durch die großen Volumina das Risiko einer Aspiration und Diarrhö. Die kontinuierliche Infusion wird im allgemeinen besser toleriert und führt zu einer besseren Gewichtszunahme und einer positiven Stickstoffbilanz [13].

Startregime

Im allgemeinen wird die enterale Ernährung mit verdünnten Ernährungslösungen und einer langsamen Infusion begonnen, um durch Steigerung des Volumens und der Infusionsrate über mehrere Tage bis zur vorgesehenen Menge zu gelangen. Dem liegt die Überlegung zugrunde, nach einer Phase des Darmstillstands dem Gastrointestinaltrakt die Möglichkeit zur Regeneration zu geben. Nachteilig ist der erhöhte Zeitbedarf eines Startregimes bis zum Erreichen der vollständigen Ernährung vor allem dann, wenn es sich um einen Patienten in unterernährtem Zustand handelt. In zwei klinischen Studien wurde der Vorteil von Startregimen als Routinemaßnahme für alle Patienten untersucht. In der einen Studie wurde ein Kollektiv von Normalpersonen, in der anderen ein Patientenkollektiv mit entzündlichen Darmerkrankungen untersucht [14, 15]. Beide Untersuchungen kamen zum Ergebnis, daß eine vollständige enterale Ernährung sofort und ohne Startregime ohne erkennbare Nebenwirkungen durchführbar ist.

Empfehlungen. Startregime sind bei gastraler Ernährung unnötig, weil man annehmen kann, daß der Magensaft die Nährlösung verdünnt und die Verträglichkeit verbessert. Startregime sollten Patienten mit erheblicher Oberbauchatonie, lang bestehender Darmatonie oder beeinträchtigtem Sensorium vorbehalten bleiben. Wird ein Startregime bei gastraler Ernährung eingesetzt, sollte es möglich sein, die volle enterale Ernährung innerhalb von 24 Stunden zu erreichen. Bei duodenaler Ernährung sind Startregime die Methode der Wahl.

Gastrostomie

Durch eine Gastrostomie wird eine künstliche Fistel zwischen dem Magen und der Bauchwand hergestellt. Diese Methode kann zur länger dauernden enteralen Ernährung und bei unkooperativen Patienten verwendet werden. Man glaubte, durch eine Gastrostomie das Risiko einer Aspiration zu reduzieren; ein Beweis hierfür konnte bisher nicht erbracht werden [17]. Die Anlage einer Gastrostomie kann entweder endoskopisch oder chirurgisch erfolgen [18]. Beide Verfahren besitzen ein eigenes Morbiditätsrisiko, so daß die Auswahl des Verfahrens weitestgehend von der Erfahrung des jeweiligen Krankenhauses abhängt.

Perkutane endoskopische Gastrostomie

Die perkutane endoskopische Gastrostomie (PEG) wurde 1979 als kosten-günstige Alternative zur chirurgischen Gastrostomie eingeführt. Abbil-dung 40-3 zeigt diese Methode unter Benutzung eines Foley-Katheters [19]. Über ein Gastroskop wird Luft in den Magen insuffliert, um die Distanz zwischen Magenwand und Bauchdecke zu verringern. Die Lichtquelle des Gastroskops ist durch die Bauchdecken hindurch sichtbar und kann als Mar-kierungspunkt für eine Punktion benutzt werden. Anhand eines 9-French-Einführungsbestecks wird mittels Seldinger-Technik ein Foley-Katheter in den Magen plaziert. Anschließend wird der Ballon am Ende des Foley-Katheters aufgeblasen, der Katheter zurückgezogen und festgenäht.

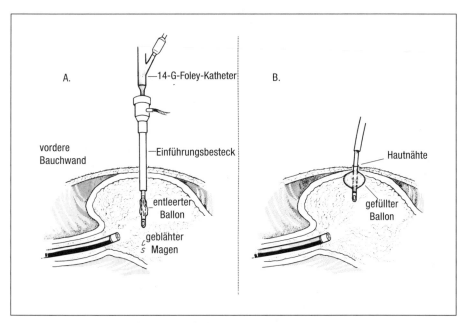

Abb. 40-3 Perkutane endoskopische Gastrostomie mittels Einführungsbesteck und Foley-Katheter.

Die PEG-Technik ist als sicheres Verfahren in der Hand des Geübten beschrieben [19]. Die Komplikationshäufigkeit liegt zwischen 2 und 75%. Dabei ist der Übertritt von Mageninhalt in die Peritonealhöhle die meistgefürchtetste Komplikation [18]. Wegen der potentiellen Risiken sollte daher die Gastrostomie ausschließlich bei Patienten angewendet werden, bei denen eine Obstruktion des Ösophagus vorliegt oder mit einer länger währenden Ernährung gerechnet werden muß [18].

Jejunostomie

Die Jejunostomie nutzt den Vorteil, daß die Dünndarmaktivität nach Operationen rasch wiederkehrt. So kann das Jejunum für die sofortige postoperative Ernährung z.B. nach Operationen des Ösophagus, des Magens, des gallenabführenden Systems, der Leber, der Milz und des Pankreas verwendet werden. Das Risiko einer Aspiration erscheint dabei gering. Als Kontraindikationen werden eine regionale Enteritis, eine strahleninduzierte Enteritis, ein Ileus und eine Darmobstruktion distal der Ernährungssonde genannt.

Katheterjejunostomie

Die Jejunostomie kann als „ergänzende" Maßnahme am Ende einer Laparotomie durchgeführt werden. Der Zeitaufwand hierfür beträgt zwischen fünf und zehn Minuten [20]. Abbildung 40-4 zeigt den Verlauf eines Jejunostomiekatheters. Eine Jejunalschlinge wird zur vorderen Bauchwand mobilisiert. Mittels einer 14-G-Nadel wird die Dünndarmschleimhaut untertunnelt, dorthin ein 16-G-Jejunostomiekatheter eingeführt und 30–45 cm in das Darmlumen vorgeschoben. Sowohl der Katheter als auch die Jejunalschlinge werden an der äußeren bzw. inneren Bauchwand mit einer Naht fixiert.

Ernährungsmethode. Da der Dünndarm nicht die Reservoirkapazität des Magens aufweist, sind sogenannte Startregime notwendig, um Diarrhöen zu vermeiden. Die isotonische Ernährungslösung wird auf ein Viertel der ursprünglichen Konzentration verdünnt und mit 25 ml/h appliziert [21]. Jeweils innerhalb von zwölf Stunden wird die Applikationsrate um 25 ml/h gesteigert, bis die gewünschte Applikationsrate erreicht ist [20]. Danach kann die Konzentration der Ernährungslösung über die nächsten Tage gesteigert werden. So kann innerhalb von vier Tagen eine vollständige enterale Ernährung erreicht werden [21]. Der Applikationszeitraum beträgt sechs Stunden pro Tag.

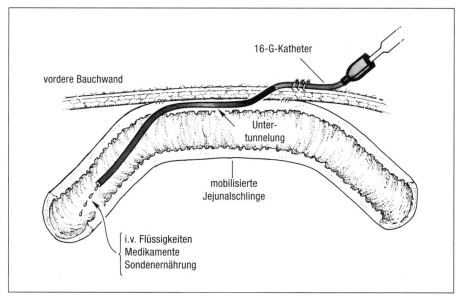

Abb. 40-4 Katheterjejunostomie.

Komplikationen. Diese Methode birgt ein relativ hohes Risiko für Komplikationen; so ist in einer Untersuchung eine Mortalitätsrate von 8% beschrieben [22]! Die häufigsten Komplikationen sind Diarrhöen und okkludierte Ernährungssonden. Wir empfehlen daher, die Jejunostomie nur als temporäre Methode der enteralen Ernährung anzuwenden.

Ernährungslösungen

Die folgende Zusammenstellung soll bei der Auswahl unter der ständig wachsenden Anzahl von Ernährungszubereitungen helfen [23].

Kaloriengehalt

Der Kaloriengehalt der einzelnen Ernährungslösungen ist meist eng an den Gehalt an Kohlenhydraten gekoppelt. Da Nährlösungen mit unterschiedlichem Kaloriengehalt erhältlich sind (zwischen 1,0 und 2,0 kcal/ml), hängt es von der Art der Anwendung und der Indikation ab, welche Form gewählt werden sollte: Ernährungslösungen mit 1 kcal/ml sind plasmaisoton und werden bevorzugt zur Dünndarmernährung eingesetzt. Die höherkalorischen

Ernährungslösungen kommen dann zum Einsatz, wenn die Gesamtflüssigkeitsmenge eingeschränkt werden muß. Sie werden fast ausschließlich in den Magen plaziert, um sich dort mit den Magensekreten zu verdünnen zur Vorbeugung einer Diarrhö.

Osmolalität

Die Osmolalität der Ernährungslösungen variiert von 300–1100 mosm/kg H_2O und korreliert häufig mit dem Kaloriengehalt. Obwohl kein gesicherter Zusammenhang zwischen Osmolalität und Diarrhö besteht, sollten bei Patienten mit Diarrhö die Osmolalität der Ernährungslösung begrenzt, isotonische Lösungen verwendet und diese im Magen plaziert werden [6].

Proteingehalt

Etwa 10% des Kalorienbedarfs einer durchschnittlichen amerikanischen Ernährung werden durch Eiweiße gedeckt. Die meisten der verfügbaren enteralen Ernährungslösungen enthalten etwa 20% des Gesamtkaloriengehalts in Form von Eiweiß. Ernährungslösungen, die 22 bis 24% ihres Gesamtkaloriengehalts als Eiweiß bereitstellen, eignen sich insbesondere für Trauma- und Verbrennungspatienten. Ob Ernährungslösungen mit einem hohen Proteinanteil das Gesamtergebnis verbessern, ist bisher nicht bewiesen. Auch hier muß man sich entsprechend der Indikation unter verschiedenen Präparaten für die passende Nährlösung mit entsprechendem Proteingehalt (< 20% oder > 20% der Gesamtkalorienmenge) entscheiden.

Proteinzusammensetzung

Die Aufnahme intakter Proteinstrukturen erscheint schwieriger als die hydrolisierter Proteine. So sollen Ernährungslösungen, die auf Peptiden basieren, eine geringere Inzidenz an Diarrhöen aufweisen. Weitergehende Aussagen müssen durch entsprechende Untersuchungen verifiziert werden.

Fettzusammensetzung

Fette können in Form von langkettigen (LCT) oder mittelkettigen (MCT) Triglyzeriden verabreicht werden. Dabei werden mittelkettige Triglyzeride bei Patienten mit Malabsorption bevorzugt eingesetzt, da MCT leichter zu absorbieren sind als LCT.

Ballaststoffe

Faserstoffe stellen keine einheitliche Stoffklasse dar, sondern sind ein Gemisch verschiedener Polysaccharide. Man unterscheidet zwei Arten [24].

1. Fermentierbare Faserstoffe. Diese Substanzen (Zellulose und Pektin) werden durch Darmbakterien in kurzkettige Fettsäuren umgebaut und stehen der Darmschleimhaut damit als Energielieferant zur Verfügung [24]. Zusätzlich verzögern diese Stoffe die Magenentleerung und wirken so einer Diarrhö entgegen.
2. Nicht abbaubare Faserstoffe. Diese Substanzen sind von Darmbakterien nicht abbaubar und bewirken über einen osmotischen Gradienten den Einstrom von Wasser in das Darmlumen. Damit kann einer Obstipation vorgebeugt werden.

Faserreiche Ernährungslösungen werden bevorzugt bei langdauernden Ernährungsregimen eingesetzt. Im Fall einer Beeinträchtigung der Leberfunktion sind faserreiche Ernährungslösungen nicht indiziert, da diese zu einer Proliferation von Bakterien im Kolon führen können. Darüber hinaus können Faserstoffe wie Metamucil® (nicht fermentierbar) und Kaopectate® (fermentierbar) herkömmlichen Ernährungslösungen beigemischt werden.

Klassifikationen

Die flüssigen Ernährungslösungen werden entweder nach Art der Nährstoffbestandteile oder nach der Absorptionrate eingeteilt:

Pürierte Kost. Diese sind zerkleinerte oder verflüssigte Zubereitungen einer normalen Mahlzeit. Sie können zu Diarrhöen bei Laktoseintoleranz führen.

Indikation: ältere Patienten mit intaktem Gastrointestinaltrakt, die sich nicht selbst ernähren können.

Laktosefreie Diät. Dies sind Standardernährunglösungen, die sich durch eine bessere Verträglichkeit auszeichnen.

Indikation: Patienten mit Laktoseintoleranz.

Chemisch-definierte Lösungen. Diese Lösungen enthalten statt intakter Proteiner die hydrolysierten Formen, um die Absorption zu erleichtern.

Indikation: Patienten mit verminderter Absorptionsrate.

Elementare Nährstofflösungen. Diese Zubereitungen enthalten Aminosäuren in kristalliner Form. Die rasche und meist problemfreie Absorption findet im oberen Dünndarm statt.

Indikation: Patienten mit eingeschränkter Absorptionsfähigkeit. Geeignet für die jejunale Sondenernährung.

Spezielle Ernährungslösungen

Für spezielle Krankheitsbilder stehen einige ausgewählte Ernährungszubereitungen zur Verfügung:

1. **Hepatische Enzephalopathie.** Die hepatische Enzephalopathie wird durch eine Akkumulation von aromatischen Aminosäuren im Gehirn ausgelöst. Da verzweigtkettige Aminosäuren die Aufnahme von aromatischen Aminosäuren über die Blut-Hirn-Schranke in das Gehirn mindern können, kommen bei diesem Krankheitsbild Ernährungslösungen mit einem hohen Anteil an verzweigtkettigen Aminosäuren zum Einsatz.

2. **Traumastreß.** Hier werden unter dem Einfluß einer hormonellen Dysregulation vermehrt verzweigtkettige Aminosäuren in der Skelettmuskulatur abgebaut, so daß andere Eiweißstrukturen nicht zur Energiegewinnung herangezogen werden können. Die hier zum Einsatz kommenden Ernährungslösungen zeichnen sich durch einen hohen Anteil an verzweigtkettigen Fettsäuren (bis zu 50%) und durch eine hohe Osmolalität bis zu 900 mosm/kg aus.

3. **Nierenversagen.** Die hier verwendeten Ernährungslösungen sind reich an essentiellen Aminosäuren und arm an Elektrolyten. Der durch den Abbau der essentiellen Aminosäuren entstehende Stickstoff steht zur Synthese nichtessentieller Aminosäuren zur Verfügung und wird nicht zur Produktion von Harnstoff verwendet.

4. **Lungenversagen.** Um bei Patienten mit eingeschränkter Lungenfunktion die CO_2-Produktion durch zugeführte Kohlenhydrate zu minimieren, besitzen diese Ernährungslösungen einen speziell hohen Fettanteil (bis zu 50% der Gesamtkalorienmenge) und einen geringen Kohlenhydratanteil. Hauptnachteile sind hier mögliche Malabsorption und eine Steatorrhö.

Komplikationen

Die häufigsten Komplikationen der Sondenernährung sind Durchfälle und Reflux von Mageninhalt in die oberen Atemwege [25]. Die Diarrhö ist ausführlich in Kapitel 6 dargestellt und wird hier nur kurz zusammengefaßt.

Diarrhö

Die Diarrhö tritt bei 10 bis 20% der Patienten, die eine Sondenernährung erhalten, auf. Ursächlich liegen der Diarrhö zum Teil osmotische Kräfte und zum anderen Teil eine Malabsorption zugrunde. Ernährungsbedingte Durchfälle sind nicht blutig und nicht von anderen Zeichen einer Sepsis begleitet.

Ist die Diagnose unsicher, können folgende Überlegungen differentialdiagnostisch einbezogen werden:

1. Vermeiden von motilitätshemmenden Substanzen. Durch diese Substanzen wird die Situation meist nicht verbessert und die Entstehung einer Ileussymptomatik weiter gefördert.
2. Verwendung isotonischer Lösungen und Applikation in den Magen. Vermeiden Sie die Gabe zusätzlicher hypertoner Lösungen zu der Ernährungslösung.
3. Absetzen von magnesiumhaltigen Antazida und anderen Medikamenten, die eine Diarrhö fördern (Theophyllin).
4. Zufuhr von Faserstoffen wie z.B. Pektin. Durch die Verzögerung der Magenentleerung kann die Osmolalität der Ernährungslösung im Magen reduziert werden. Der Zusatz an Pektin kann in Form von Kaopectate® (30 ml) oder in Form von Apfelsaft (100 ml pro Ernährungsbeutel) zugeführt werden.
5. Wird eine Dünndarmernährung durchgeführt, sollte zunächst die Infusionsrate auf 50% gesenkt und langsam über die nächsten drei bis vier Tage wieder gesteigert werden. Keinesfalls sollten die Ernährungslösungen weiter verdünnt werden, da hierdurch der Wassergehalt des Stuhls weiter ansteigt.
6. Zufuhr parenteraler proteinhaltiger Infusionslösung, um eine negative Stickstoffbilanz zu vermeiden.
7. Keinesfalls sollte die enterale Ernährung unterbrochen werden, da dies zu erheblich ausgeprägten Durchfällen bei Wiederaufnahme der Ernährung führen kann.

Aspiration

Das Risiko eines Refluxes von Mageninhalt in die oberen Atemwege wird gemeinhin überschätzt. Die in der Literatur beschriebene Inzidenz liegt zwischen 1 und 44% [16]. Der Nachweis, daß Dünndarmernährungssonden bezüglich des Aspirationsrisikos sicherer seien als gastrale Ernährungssonden, hat sich bisher nicht bestätigt. Die Beimischung von Farbstoffen zu den Ernährungslösungen kann hilfreich bei der Differentialdiagnose einer vermuteten Aspiration sein, vor allem bei Risikopatienten.

Mechanische Probleme

In 10% der Fälle sind Obstruktionen von dünnwandigen Ernährungssonden beschrieben. Als Ursache wird meist ein Nährstoffkoagel angegeben. Durch eine Spülung der Sonde mit 10 ml warmem Wasser vor und nach der Nährstoffapplikation läßt sich das Auftreten dieses Problems deutlich verringern

[10]. Ist eine Ernährungssonde nicht im Gebrauch, sollte sie mit Wasser gefüllt und verschlossen werden. Stellt sich eine Obstruktion ein, haben sich die nachfolgenden Methoden bewährt. Unter den Flüssigkeiten, die mit Erfolg eingesetzt werden können, befinden sich auch wissenschaftliche Zubereitungen, z.B. Coke classic®, Mountain Dew® und Adolph's Meat Tenderizer® (Papain = in Milchsaft und unreifen Früchten des mexikanischen Melonenbaums, hilft u. a. der Verdauung bei Pepsinmangel – wird bei zum Zartmachen von Steaks benutzt). Auch folgende Methode hat sich bewährt: Zerkleinern Sie eine Tablette Biocase® und eine Tablette Bikarbonat und mischen dies mit 5 ml Wasser. Injizieren Sie diese Mischung in die Ernährungssonde, und verschließen Sie diese für fünf Minuten. Sollte dieses Vorgehen nicht zum Erfolg führen, muß die Ernährungssonde ausgetauscht werden.

KAPITEL 41

Parenterale Ernährung

Die Begeisterung für die totale parenterale Ernährung hat sich angesichts der Risiken der intravenösen Applikation und der Vorzüge der enteralen Ernährung abgeschwächt. In diesem Kapitel werden die Grundzüge, die Zusammenstellung eines Regimes und die möglichen Komplikationen einer totalen parenteralen Ernährung dargestellt.

Indikationen

Die Indikation zur totalen parenteralen Ernährung wird immer dann gestellt, wenn der Darm eine enterale Ernährung nicht toleriert oder die Nährstoffe nicht verwerten kann. Diese Situation tritt meist im Rahmen eines Darmverschlusses oder einer Darmischämie auf. Wichtig ist, daß eine totale parenterale Ernährung (TPE) bei Patienten mit funktionierendem Darm niemals als alleinige Ernährungsform eingesetzt werden sollte. Das heißt, daß eine reine TPE bei einer Anorexia nervosa oder einer malignombedingten Kachexie unangebracht sein kann.

Darmgeräusche

Das auskultatorische Fehlen von Darmgeräuschen bedeutet nicht, daß der Darm nicht funktioniert. Darmgeräusche entstehen vor allem durch Luft, die im Darm transportiert wird. Meist gehen sie von Magen und Kolon aus. Der Dünndarm enthält in der Regel keine Luft und verursacht deshalb kaum Darmgeräusche. Da aber der Dünndarm der Ort der Nährstoffresorption ist, kann aus dem Fehlen von Darmgeräuschen nicht auf eine Funktionsstörung geschlossen werden. In der Tat bleibt der Dünndarm nach den meisten Operationen (Ausnahme: Aortenchirurgie und bestimmte Formen der Darmresektion) trotz fehlender Darmgeräusche in den ersten postoperativen Tagen funktionstüchtig. Daraus wird deutlich, daß die Indikation zur TPE nicht von fehlenden Darmgeräuschen abhängig gemacht werden sollte.

TPE-Lösungen

Parenterale Ernährungslösungen setzen sich aus drei Nahrungshauptbestandteilen zusammen: 1. Glukose, 2. Triglyzeride und 3. Aminosäuren. Die Zusammenstellung dieser Hauptnährstoffgruppen ist in den kommerziell verfügbaren Lösungen sehr unterschiedlich und kann je nach individuellem Energie- und Eiweißbedarf der Patienten gewählt werden.

Glukoselösungen

Glukoselösungen sind verfügbar in Konzentrationen von 10–70 g% (Tab. 41-1). Da der Energiegehalt von Glukoselösungen nur 3,4 kcal/g beträgt (zum Vergleich: Fett hat 9 kcal/g), müssen hochkonzentrierte Lösungen verwendet werden, um den Energiebedarf zu decken. Diese hochkonzentrierten Lösungen sind hyperosmolar und müssen deshalb über zentrale Venenzugänge infundiert werden.

Aminosäurelösungen

Die Zufuhr von Eiweiß erfolgt in Form kristalliner Aminosäurenlösungen, die äquivalente Anteile essentieller und nicht-essentieller Aminosäuren enthalten. Dabei variiert die Aminosäurenkonzentration zwischen 3 und 10%. Die konzentrierteren Lösungen werden bevorzugt bei Erwachsenen eingesetzt, die vollständig parenteral ernährt werden müssen. Alle Aminosäurelösungen sind

Tabelle 41-1 Glukoselösungen.

Konzentration (mg/dl)	Glukose (g/l)	Energie (kcal/l)	Osmolarität (mosmol/l)
10%	100	340	505
20%	200	680	1010
50%	500	1700	2525
70%	700	2380	3535

Tabelle 41-2 Standard- und spezielle Aminosäurelösungen.

	7%iges Aminosyn	8%iges Hepatamine
Protein (g/l)	70	80
Osmolalität (mosmol/l)	700	785
Verzweigtkettige Aminosäuren		
Leucin	660	1100
Isoleucin	510	900
Valin	560	840
Aromatische Aminosäuren		
Phenylalanin	280	100
Tryptophan	120	66
Methionin	280	100
Tyrosin	44	–

verglichen mit Plasma hyperton, wenngleich die 3%ige Aminosäurelösung problemlos über periphere Venen verabreicht werden kann.

Für bestimmte klinische Situationen gibt es modifizierte Aminosäurelösungen. In Tabelle 41-2 wird eine speziell für die hepatische Enzephalopathie konzipierte Aminosäurelösung mit einer 7%igen Standardlösung verglichen. Erstere zeichnet sich durch einen hohen Gehalt an verzweigtkettigen Aminosäuren (Leucin, Isoleucin, Valin) und einen Mangel an aromatischen Aminosäuren (Methionin, Phenylalanin, Tyrosin und Tryptophan) aus. Ausgangspunkt dieser speziellen Mischung ist die Theorie, daß ein Überwiegen aromatischer Aminosäuren bei einem gleichzeitigen Defizit an verzweigtkettigen Aminosäuren verantwortlich für die hepatische Enzephalopathie ist. Andere spezielle Lösungen können bei renaler Insuffizienz eingesetzt werden. Diese Lösungen zeichnen sich durch einen besonders hohen Anteil an essentiellen Aminosäuren aus, da der Anfall von Harnstoff bei der Verstoffwechslung der essentiellen Aminosäuren geringer ist als beim Abbau der nicht-essentiellen Aminosäuren.

Glukose-Aminosäure-Gemische

Gleiche Volumenanteile einer Glukoselösung und einer Aminosäurelösung werden miteinander vermischt. Z.B. werden 500 ml einer 40%igen Glukoselösung mit 500 ml einer 10%igen Aminosäurelösung gemischt und diese Lösung als A 10/G 40 bezeichnet. In Wirklichkeit enthält das Gemisch dann

20% Glukose und 5% Aminosäuren (A5/G20). Es ist zu beachten, daß die dann zur Verfügung stehende Energiemenge pro Liter nur noch die Hälfte der Energiemenge der Ausgangslösung ausmacht.

Fettemulsionen

Fette stehen als Chylomikronensuspension oder Emulsion von Sonnenblumen- oder Sojabohnenöl zur Verfügung. Diese Emulsionen sind reich an Linolensäure, jener essentiellen Fettsäure, die der Organismus nicht selbst zu synthetisieren vermag. Die auf dem Markt befindlichen Emulsionen sind in Konzentrationen von 10 oder 20 g% verfügbar, was einer Energiemenge von 1 oder 2 kcal/ml entspricht. Eine Zusammenstellung einiger Fettemulsionen zeigt Tabelle 41-3. Die Osmolalität dieser Fettemulsionen ist ähnlich der des Plasmas, so daß sie problemlos über periphere Venenzugänge infundiert werden können. Fette können in Einheiten von 250–500 ml bei einer Infusionsgeschwindigkeit von 50 ml/h verabreicht werden. Die infundierten Chylomikronen verweilen ca. acht bis zehn Stunden intravasal, so daß nicht mehr als eine Fettinfusion pro Tag empfohlen werden kann. Fettemulsionen können nicht mit Glukose-Aminosäure-Mischungen in einer Infusion kombiniert werden, da sie darin nicht löslich sind. Sollen diese Lösungen dennoch gleichzeitig appliziert werden, bietet sich die Applikation über einen Multilumenkatheter an.

Trotz des hohen Energiegehalts der Fettemulsionen werden diese in erster Linie dazu benutzt, einen Mangel an essentiellen Fettsäuren zu verhindern. Eine zweimalige Gabe von 500 ml einer 10%igen Fettemulsion pro Woche ist dafür ausreichend. Dadurch werden nur etwa 5 bis 10% des Energiebedarfs

Tabelle 41-3 Fettemulsionen.

Emulsion	Liposyn 10%	Intralipid 10%	Intralipid 20%
Fettquelle	Sonnenblumenöl	Sojabohnenöl	Sojabohnenöl
Fettsäuren (%)			
Linolsäure	66	50	50
Ölsäure	18	26	26
Linolensäure	4	9	9
Palmitinsäure	9	10	10
kcal/ml	1,1	1,1	2,0
Osmolarität	320	260	268

eines Erwachsenen gedeckt [2]. Ist allerdings die Zufuhr der Gesamtkalorienmenge mittels Kohlenhydraten nicht möglich (wie bei Diabetes mellitus), kann der Anteil der Fettemulsionen auf bis zu 60% der Nichtproteinkalorien einer totalen parenteralen Ernährung gesteigert werden.

Zusätze

Kommerziell verfügbare Zusätze gibt es für Elektrolyte, Vitamine und Spurenelemente, die den Glukose-Aminosäure-Mischungen zugesetzt werden. Tabelle 41-4 führt einen kommerziell verfügbaren Zusatz an Elektrolyten und einen für Spurenelemente auf.

Elektrolyte

Kommerzielle Elektrolytzusätze enthalten Natrium, Kalium, Magnesium, Kalzium und Phosphat mit etwa der Hälfte des täglichen Bedarfs. Setzt man jedem Liter eines Glukose-Aminosäure-Gemischs eine Einheit einer solchen Elektrolytlösung zu, so ist bei der Gesamtapplikation von 2 l der Tagesbedarf an diesen Elektrolyten ausgeglichen. Darüber hinausgehende Verluste an Elektrolyten, wie sie für Intensivpatienten typisch sind, werden durch Elektrolytkonzentrate ausgeglichen. Da einige kommerzielle kristalline Aminosäurelösungen bereits zusätzliche Elektrolyte enthalten, muß dies bei der Kalkulation des Elektrolytbedarfs beachtet werden.

Vitamine und Spurenelemente

Eine Standardmultivitaminzubereitung wird der laufenden Infusion täglich beigemischt. Da diese Standardzubereitungen kein Vitamin K enthalten, muß Vitamin K in einer Dosierung von 5 mg/d extra zugesetzt werden. Spurenelementkonzentrate enthalten üblicherweise Zink, Kupfer, Magnesium und Chrom, wie am Beispiel in Tabelle 41-4 gezeigt wird. Sowohl für die Zufuhr

Tabelle 41-4 Elektrolyt- und Spurenelementzusätze.

Elektrolyte (pro 20 ml)		Spurenelemente (pro ml)	
Natrium	45 mval	Zink	1,0 mg
Kalium	43 mval	Kupfer	0,4 mg
Phosphat	6 mval	Mangan	0,1 mg
Magnesium	8 mval	Chrom	4,0 mg
Kalzium	5 mval		

von Vitaminen als auch für die Zufuhr von Spurenelementen muß bedacht werden, daß der tägliche Bedarf des kritisch kranken Patienten nicht bekannt ist und trotz Zufuhr dieser Lösungen Mangelerscheinungen auftreten können.

Aufstellung eines Ernährungsregimes

Im Folgenden wird am Beispiel eines 70 kg schweren Patienten, der nicht mangelernährt ist, ein Regime zur totalen parenteralen Ernährung zusammengestellt (Tab. 41-5).

1. Tagesbedarf
Zunächst wird der tägliche Bedarf an Protein und Kalorien geschätzt. Die hierfür verfügbaren Methoden sind in Kapitel 39 dargestellt. Der tägliche Kalorienbedarf unseres Patienten beträgt 25 kcal/kg KG und 1,4 g/kg KG an Eiweißen.

$$\text{Tageskalorien (70 kg KG} \times 25) = 1750 \text{ kcal}$$
$$\text{Eiweiß (70 kg KG} \times 1,4) = 98 \text{ g}$$

2. Volumen einer A10/G40-Lösung zur Deckung des Proteinbedarfs
Wir benutzen eine Standardlösung aus Glukose 40% und Aminosäuren 10%, die 50 g Protein/l enthält. Damit ist, bezogen auf unser Beispiel, folgendes Volumen erforderlich, um die berechnete Menge von 98 g Protein zu verabreichen:

$$\text{Vol} = (98 \text{ g}/50 \text{ g/l})$$
$$= 1,9 \text{ l}$$

Wenn die Ernährung kontinuierlich über 24 Stunden erfolgen soll, beträgt die Infusionsrate:

$$\text{Infusionsrate} = 1900 \text{ ml}/24 \text{ h}$$
$$= 79 \text{ ml/h}$$

3. Kalorienzufuhr mittels Glukose
Die Menge an Nichtproteinkalorien, die durch die Infusion in Schritt 2 verabreicht wird, läßt sich folgendermaßen berechnen: Man multipliziert das Gesamtvolumen (1,9 l) und die Menge an Glukose in einem Liter (200 g). Damit erhält man die Gesamtmenge an Glukose, die täglich infundiert wird. Multipliziert man nun diese Menge mit dem Nährstoffkoeffizienten für Glukose (3,4 kcal/g), erhält man die täglich als Glukose verabreichte Kalorienmenge.

Tabelle 41-5 Zusammenstellung eines TPE-Regimes.

Täglicher Kalorienbedarf

Kalorien = 25 kcal/kg KG/Tag
Protein = 1,4 g/kg KG/Tag

Errechnetes Volumen zur Deckung des Proteinbedarfs

A10-G40 = 50 g Protein/l
l/Tag = täglicher Bedarf/50 g

Glukosekalorien, zugeführt als A10/G40-Lösung pro Tag

A10-G40 = 200 g Glukose/l
= 3,4 kcal/g × 200 g/l
= 680 kcal/l durch Glukose
Glukose kcal = 680 × tägliches Volumen A10-G40

Volumen der Fettemulsion zur Abdeckung des restlichen Kalorienbedarfs

10% Emulsion = 1 kcal/ml
Fettvolumen = täglicher Kalorienbedarf – Glukosekalorien
= ml/Tag

Gesamtmenge an Glukose:
200 g/l × 1,9 l = 380 g

tägliche Kalorienzufuhr in Form von Glukose:
380 g × 3,4 kcal/g = 1292 kcal

geschätzter Tagesbedarf: 1750 kcal

Damit wird bis auf 458 kcal der gesamte Kalorienbedarf durch Glukose gedeckt. Das verbleibende Kaloriendefizit wird mittels einer Fettemulsion zugeführt.

4. Volumen der Fettemulsion

Täglicher Kalorienbedarf, der durch Fett gedeckt werden soll: 458 kcal/Tag

wöchentlicher Kalorienbedarf (Fett):
458 kcal/Tag × 7 Tage = 3206 kcal/Woche

Volumen der 10%igen Emulsion:
3200 ml/Woche = 3200/7 Tage = 450 ml/Tag

Die restlichen Kalorien werden durch Infusion von 500 ml Fettemulsion/Tag zur Verfügung gestellt.

Formel: Die Regeln der totalen parenteralen Ernährung nach aufgezeigtem Schema sind folgende:

a. Die Standard-A10/G40-Lösung ist mit 80 ml/h zu infundieren.
b. Pro Liter Standardinfusionslösung wird ein Elektrolytzusatz zugegeben.
c. Tägliche Zufuhr von Multivitaminpräparaten und Spurenelementen.
d. 500 ml Fettemulsion (10%ig) täglich mit 50 ml/h.

Beginn der TPE

Häufig kann beim Beginn einer totalen parenteralen Ernährung eine Glukose-intoleranz beobachtet werden. Beginnt man in den ersten zwölf bis 24 Stunden mit einer Infusionsrate von 2 mg Glukose pro kg KG/min und erhöht diese dann auf 4–5 mg/kg KG/min, wird dieses Vorgehen in der Regel gut toleriert und ist weniger mühsam als eine Erhöhung der Infusionsrate in mehreren kleinen Schritten.

Insulin

Sollte der Serumglukosespiegel nach Beginn der Ernährung konstant über 200 mg/dl liegen, kann Insulin der Glukose-Aminosäure-Lösung direkt beigemischt werden. Da Insulin durch Glas- und Kunststoffoberflächen absorbiert wird, muß mit Verlusten von bis zu 50% des zugesetzten Insulins gerechnet werden [2]. Der Zusatz von Albumin zu den Nährlösungen soll dieses Phänomen vermindern, jedoch ist die Effektivität dieser Methode nicht bewiesen. Sie kann daher nicht als Standardverfahren empfohlen werden [2]. Insulin hat unerwünschte Nebeneffekte und sollte möglichst vermieden werden. Insulin hemmt die Lipoproteinlipase. Dadurch wird die Fettmobilisation aus den Fettspeichern des Körpers gestört. Als Folge davon wird die Energiegewinnung aus endogenen Fettspeichern unterdrückt und vermehrt Glukose zur Energiebereitstellung herangezogen, da Triglyzeride nicht ausreichend verfügbar sind. Eine Alternative zur Insulinzufuhr ist die Reduktion der zugeführten Glukosemenge und die Erhöhung des Fettanteils, um mehr

Tabelle 41-6 Schätzung des erforderlichen Insulinzusatzes für eine TPE.

Serumglukose während Infusion einer 5%igen Glukoselösung	Menge an Insulin pro 250 g Glukose
130 mg/dl	6 IE (Altinsulin)
150 mg/dl	10 IE
200 mg/dl	18 IE
250 mg/dl	25 IE

nichtproteingebundene Kalorien zur Verfügung zu stellen. Sollte dennoch eine Insulinzufuhr nötig sein, bietet Tabelle 41-6 eine Übersicht, wie der Insulinbedarf geschätzt werden kann.

Proteinarme Ernährung

Eine unmittelbare Folge des Fastens ist der Abbau von Muskeleiweiß zu Aminosäuren, die dann zu Glukose umgebaut werden, um den zerebralen Energiebedarf zu decken. Diese Umbauvorgänge finden in der Leber statt und werden Glukoneogenese genannt. Das Prinzip einer proteinarmen Ernährung besteht darin, den Muskelabbau während einer Fastenperiode dadurch zu verhindern, daß der Kalorienbedarf des Körpers durch ausreichende Mengen an Glukose gedeckt wird. Bei dieser Form der Ernährung finden weder Eiweißspeichervorgänge statt, noch kann eine positive Stickstoffbilanz erreicht werden.

Somit ist eine proteinarme Ernährung nur für kurze Zeit und nur bei solchen Patienten indiziert, die über ausreichende Proteinspeicher verfügen.

Befinden sich Patienten in einem unterernährten oder Proteinmangelzustand, ist eine vollwertige Ernährung angezeigt, die sowohl parenteral als auch enteral erfolgen kann.

Eine proteinarme Ernährung kann in der Regel über periphere Venenzugänge appliziert werden. Dazu müssen die verwendeten Aminosäuren- und Glukoselösungen verdünnt werden. Man benutzt hierzu üblicherweise 3%ige Aminosäurelösungen und 20%ige Glukoselösungen. Die Konzentrationen der Aminosäurelösung ist dann 1,5%ig und die der Glukoselösung 10%ig. Die Glukoselösung liefert 340 kcal/l, 15 g Eiweiß/l werden durch die Aminosäurelösung zur Verfügung gestellt.

Der Tagesbedarf des Hirnstoffwechsels an Glukose beträgt 150 g/d, dies entspricht 510 kcal. Da eine 10%ige Glukoselösung 340 kcal/l abdecken kann, sind 1,5 l für den Tagesbedarf an Nichtproteinkalorien notwendig. Nachteilig wirken sich bei der proteinarmen Ernährung die zur Deckung des Kalorienbedarfs notwendigen großen Volumina aus. Ist eine Volumenrestriktion notwendig, können mittels 250 ml einer 20%igen Fettemulsion (2 kcal/ml) 500 kcal/Tag zugeführt werden.

Komplikationen

Komplikationen der totalen parenteralen Ernährung können bei über 50% der Patienten auftreten [5]. Diese Komplikationen sind entweder Folge der Katheterisierung der zentralen Venen oder der biochemischen Wirkungen der Lösungen zur totalen parenteralen Ernährung.

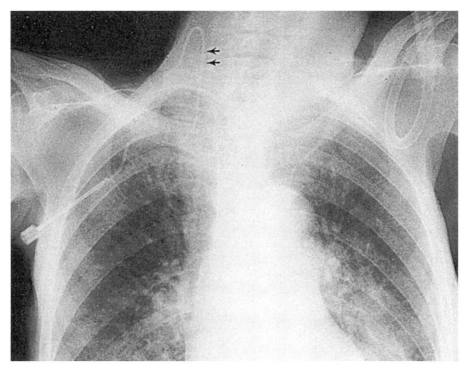

Abb. 41-1 *Röntgenaufnahme des Thorax eines subklavikulären Katheters, der in die ipsilaterale Vena jugularis interna eingeführt worden ist.*

Mechanische Komplikationen

Wegen ihrer Hypertonizität müssen die Nährlösungen in eine größere zentrale Vene infundiert werden (zur Katheterapplikation s. Kap. 4). Die Spitze dieser Katheter sollte in der Vena cava superior liegen, was aber nicht immer möglich ist. Abbildung 41-1 zeigt einen Katheter, der in die Vena jugularis interna eingeführt wurde. Probleme dieser Art können unentdeckt bleiben, wenn nicht kurz nach jeder Katheteranlage eine Röntgenaufnahme des Thorax angefertigt wird. Im Beispiel in Abbildung 41-1 könnte mittels eines Führungsdrahtes versucht werden, die Katheterfehllage zu korrigieren [7]. Weitere Probleme, die bei der Anlage zentraler Venenkatheter auftauchen können (z.B. Pneumothorax und Infektion), werden in den Kapiteln 4, 29 und 45 beschrieben.

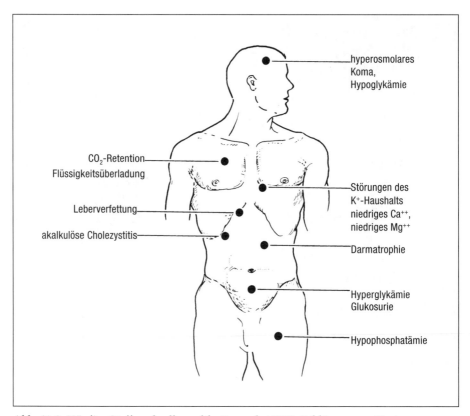

hyperosmolares Koma, Hypoglykämie

CO$_2$-Retention
Flüssigkeitsüberladung

Leberverfettung

akalkulöse Cholezystitis

Störungen des K$^+$-Haushalts
niedriges Ca^{++},
niedriges Mg^{++}

Darmatrophie

Hyperglykämie
Glukosurie

Hypophosphatämie

Abb. 41-2 Häufige Stoffwechselkomplikationen bei TPE. Erklärungen s. Text.

Metabolische Komplikationen

Die TPE kann zu einer Vielzahl metabolischer Störungen führen. Eine Übersicht über die wichtigsten metabolischen Komplikationen findet sich in Abbildung 41-2. Jede der drei Nährstoffgruppen besitzt ihre eigenen Komplikationen.

Kohlenhydratinduzierte Komplikationen

Eine forcierte Infusion von Glukoselösungen kann zu einer großen Zahl von Komplikationen führen, die im Folgenden näher beschrieben sind.

Dabei ist die **Hyperglykämie** die wohl häufigste Komplikation einer totalen parenteralen Ernährung, besonders an deren Beginn [5]. Die Hyperglykämie kann in seltenen Fällen derart ausgeprägt sein, daß sie ein hyperosmolares,

nicht-ketoazidotisches Koma verursacht. Um das Risiko einer Hyperglykämie
zu reduzieren, kann die Zufuhr von nicht aus dem Proteinstoffwechsel stam-
menden Kalorien forciert werden, d.h. weniger Glukose, dafür mehr Fettemulsionen. Dadurch kann meist auch die Gabe von Insulin vermieden werden, so daß negative Effekte z.B. auf die endogene Fettutilisation nicht auftreten können. Ein weiterer Faktor, der zu einer Glukoseintoleranz führen
kann, ist der in Kapitel 39 diskutierte Mangel an Chrom.

Eine **Hypophosphatämie** wird bei 30% der Patienten unter parenteraler
Ernährung beschrieben [5]. Der zugrundeliegende Mechanismus ist eine vermehrte Phosphataufnahme in die Zellen, der mit einer gesteigerten Glukose-
aufnahme einhergeht. Die Folgen einer Hypophosphatämie sind Schwäche
der Atemmuskulatur, Hämolyse und eine verminderte Sauerstofffreisetzung
vom Hämoglobin, die insbesondere bei Phosphatkonzentrationen unterhalb
1,0 mg/dl evident werden können. Die Therapie einer Hypophosphatämie ist
in Kapitel 38 beschrieben.

Überschreitet die tägliche Glukosezufuhr den Kalorienbedarf, kann dies zur
Ausbildung einer **Fettleber** führen [6]. Ursachen dafür sind die Bildung von
Fettsäuren aus dem Glukoseüberschuß und die Beeinträchtigung der Fettutilisation für den Energiebedarf. Klinisch-chemisch kann die Verfettung der
Leber zu einem Anstieg der Leberenzyme, insbesondere der alkalischen Phos-
phatase im Serum, führen. Die Langzeitfolgen einer solchen Leberverfettung
sind unklar. Derzeit scheinen daraus aber keine bleibenden Schäden zu resultieren.

Wie in Kapitel 39 dargestellt, führt der Glukosemetabolismus zu einer höheren CO_2-Produktion/l O_2 als die anderen beiden Nährstoffe [10]. So kann bei
exzessiver Glukosezufuhr und deutlich eingeschränkter Lungenfunktion eine
CO_2-Retention resultieren, die sich in der Weaning-Phase als hinderlich erweisen kann [10].

Monitoring der übermäßigen Glukosezufuhr

Die beschriebenen Konsequenzen einer exzessiven Glukoseinfusion (Fettleber und CO_2-Retention) können durch eine regelmäßige Bestimmung des
respiratorischen Quotienten (RQ = $\dot{V}_{CO_2}/\dot{V}_{O_2}$) durch indirekte Kalorimetrie
verhindert oder minimiert werden. Der respiratorische Quotient beträgt bei
reinem Glukoseabbau 1,0, bei reinem Eiweißabbau 0,8 und bei reinem Fett-
abbau 0,7. Deshalb weist ein RQ-Wert von 1,0 auf eine deutliche Dominanz
des Glukosestoffwechsels für den Energiestoffwechsel hin. Ein RQ über 0,95
ist beweisend für eine exzessive Kohlenhydratzufuhr; steigt der RQ über 1,0,
weist dies auf eine umfangreiche Liponeogenese in der Leber hin. Als grobe

Richtlinie sollte bei der totalen parenteralen Ernährung der respiratorische Quotient unter 0,95 gehalten werden, um die Risiken einer exzessiven Kohlenhydratzufuhr zu minimieren.

Komplikation durch Fettemulsionen

In einer Untersuchung konnte eine Beeinträchtigung der Oxygenierung unter Infusion von Fettemulsionen nachgewiesen werden [4]. Freie Fettsäuren besitzen bekanntermaßen eine potentiell schädigende Wirkung auf pulmonale Kapillaren (z.B. Fettemboliesyndrom). Die Ölsäureinfusion ist die Standardmethode zur experimentellen Erzeugung eines ARDS. In der klinischen Praxis erscheint das Risiko eines pulmonal-vaskulären Schaden durch Fettemulsionen gering [4]. In seltenen Fällen kann durch ungenügende Clearance von Triglyzeriden im Blut eine Hyperlipidämie resultieren. Des weiteren wird über Fettablagerungen im retikuloendothelialen System und in Makrophagen berichtet [12]. Es gibt bisher keine Beweise dafür, daß eine Anreicherung von Fett zu Veränderungen im Immunstatus von Patienten führen kann.

Elektrolytstörungen

Unter der parenteralen Ernährung können verschiedene Elektrolytstörungen, wie z.B. Hyponatriämie, Hypokaliämie, Hypomagnesiämie, Hypokalzämie und Hypophosphatämie, auftreten [5]. Die am häufigsten beobachtete Störung ist eine Hyponatriämie, verursacht durch exzessive Zufuhr von freiem Wasser mit den TPE-Lösungen. Die Hyponatriämie kann verhindert werden durch Anpassung der Natriumkonzentration der Glukose-Aminosäure-Mischung an die Natriumkonzentration im Urin und in anderen flüssigen Ausscheidungen. Die Hypophosphatämie resultiert aus einer exzessiven Glukosezufuhr, eine Hypomagnesiämie resultiert aus übermäßigen Verlusten von Magnesium im Urin, die nicht täglich ersetzt werden. Die Magnesiumverluste werden auch für Hypokaliämien und Hypokalzämien verantwortlich gemacht. Wie diese Elektrolytstörungen ausgeglichen werden, ist ausführlich in Teil X beschrieben.

Gastrointestinale Komplikationen

Die folgenden beiden Komplikationen sind im wesentlichen durch das Fehlen von Nährstoffen im Darmlumen bedingt.

Atrophie der Darmmukosa

Wie schon in Kapitel 40 gezeigt, führt ein Darmstillstand innerhalb von wenigen Tagen zu degenerativen Veränderungen der Dünndarmschleimhaut. Diese Veränderungen können durch eine parenterale Ernährung nicht verhindert werden. Somit stellt die Darmatrophie bei parenteraler Ernährung ein erhebliches Risiko für den Patienten dar, da durch die Zerstörung der Schleimhautbarriere intestinale Mikroorganismen in den Blutstrom gelangen können.

Akalkulöse Cholezystitis

Das Fehlen von Fetten in den proximalen Dünndarmabschnitten verhindert die cholezystokininvermittelte Kontraktion der Gallenblase und begünstigt durch biliäre Stase die Ausbildung einer akalkulösen Cholezystitis. Die genaue Beschreibung des Krankheitsbildes finden Sie in Kapitel 43.

KAPITEL 42

Störungen der Nebennieren- und Schilddrüsenfunktion bei Intensivpatienten

S törungen der Nebennieren- und Schilddrüsenfunktion können eine Vielzahl schwerwiegender Probleme hervorrufen, ohne daß der Auslöser dieser Probleme erkannt wird. Solange keine schwere Erkrankung auftritt, können diese endokrinen Störungen klinisch stumm bleiben und erst bei Ausbruch dieser Krankheitsbilder wie ein Katalysator wirken. Die in diesem Kapitel beschriebenen Störungen der Nebenniere und der Schilddrüse unterscheiden sich in ihrem Schweregrad erheblich von denjenigen Störungen, die bei ambulanten Patienten auftreten. Eine Nebenniereninsuffizienz, assoziiert mit einer Hyperpigmentierung, tritt beim Intensivpatienten als Addison-Krise mit Hypotension und therapierefraktärem Schock in Erscheinung. Eine Schilddrüsenüber- bzw. -unterfunktion kann dann unter dem Bild einer thyreotoxischen Krise bzw. eines myxödematösen Komas auftreten.

Nebenniereninsuffizienz

Dieses Kapitel beschränkt sich im wesentlichen auf die primäre Nebenniereninsuffizienz, da der Hypopituitarismus ein bei Intensivpatienten eher seltenes Krankheitsbild ist.

Physiologische Nebennierenfunktion

Eine wesentliche Funktion der Nebenniere ist die Adaption an Streßsituationen. Streßfaktoren bei Intensivpatienten sind z.B. Hypotension, Trauma, Sepsis und größere operative Eingriffe. In diesen Situationen setzen die Nebennieren Glukokortikoide, Mineralokortikoide und Katecholamine frei. Diese Substanzen tragen zur Aufrechterhaltung von Herzzeitvolumen, Gefäßtonus, Plasmavolumen und Glukosekonzentration im Blut für die Versorgung des Gehirns bei. Unter den angesprochenen Streßsituationen können die Plasmakortisolspiegel auf das Zwei- bis Dreifache der Norm ansteigen. Bei moribunden Patienten werden Plasmaspiegel beobachtet, die das Fünf- bis Sechsfache der Norm erreichen [1,2].

Risikofaktoren

Bestimmte Krankheitsbilder wie Hypotension, Hypovolämie, Sepsis, schwere Koagulopathien und ein niedriges Herzzeitvolumen können die Nebennieren schädigen [1, 2, 5, 6]. Bevor eine Nebennniereninsuffizienz klinisch manifest wird, müssen über 90% des Nebennierengewebes zerstört sein [7]. So besteht für die meisten Intensivpatienten ein ausreichender Sicherheitsspielraum. Besonders gefährdet sind Patienten, bei denen eine Nebennniereninsuffizienz schon vor Beginn ihrer akuten Erkrankung bestand. Eine nachträgliche Unterscheidung zwischen einer vorbestehenden und einer während der akuten Erkrankung erworbenen Nebennniereninsuffizienz ist jedoch nicht möglich.

Inzidenz

Ungeachtet der Häufigkeit der Risikofaktoren liegen zur Inzidenz einer primären Nebennniereninsuffizienz bei Intensivpatienten nur wenige Studien vor. Eine Untersuchung, die an internistischen Intensivpatienten durchgeführt wurde, konnte zeigen, daß die primäre Insuffizienz ein seltenes Krankheitsbild bei Intensivpatienten darstellt [4]. Mit dieser einen Studie ist die Fragestellung aber längst nicht erschöpfend bearbeitet. Eine Störung der Nebennierenfunktion sollte bei allen Patienten mit refraktärem Schock oder einer katastrophalen Verschlechterung des klinischen Zustands in Betracht gezogen werden.

Klinisches Bild

Wie oben bereits angeführt, sind die leichten Verlaufsformen klinisch stumm oder von unspezifischen Beschwerden begleitet. Frühsymptome können Anorexie, Lethargie oder Gewichtsverlust sein. Die Hyperpigmentation der Haut ist ein charakteristisches, wenn auch nicht immer auftretendes klinisches Zeichen einer primären (nicht sekundären) Nebennniereninsuffizienz [8]. Orthostatische Dysregulation und Elektrolytverschiebungen (Hyponatriämie und Hyperkaliämie) können bei Fortschreiten der Erkrankung auftreten und verstärken den Verdacht auf das Vorliegen dieses Krankheitsbildes. Bei der akuten oder schweren Nebenniereninsuffizienz werden die nachfolgenden klinischen Manifestationen gefunden.

Hypotension. Die Hypotension ist das häufigste und am meisten quoad vitam gefährdende Symptom der akuten Nebenniereninsuffizienz. Sie wird durch eine Vielzahl von Faktoren, z.B. eine Hypovolämie oder einen reduzierten systemischen Widerstand, ausgelöst. Das Unvermögen des Gefäßsystems, auf ein Absinken des Herzzeitvolumens zu reagieren, führt häufiger als eine Hypovolämie zu **orthostatischer Dysregulation** oder **labiler Hypotension**. Der fehlende „permissive Effekt" der Glukokortikoide auf die Gefäßwirkungen der Katecholamine kann zu einer **refraktären Hypotension** führen. Bei allen Zuständen einer refraktären Hypotension sollte an eine Insuffizienz der Nebennieren gedacht werden, unabhängig von der auslösenden Ursache.

Hämodynamisches Profil. Ein erweitertes hämodynamisches Monitoring mittels eines Pulmonalarterienkatheters kann bei Verdacht auf eine Nebenniereninsuffizienz hilfreich sein. Dabei können folgende Konstellationen auftreten (s.a. Kap. 9):

1. Bei kardiovaskulärem Kollaps infolge einer Addison-Krise treten ein niedriger pulmonalkapillärer Verschlußdruck (PCWP), ein niedriger Herzindex und ein niedriger systemvaskulärer Widerstandsindex (SVRI) auf.
2. Bei leichteren Formen einer Nebenniereninsuffizienz kann die Kombination aus Hypovolämie und herabgesetzem Vasomotorentonus trotz niedriger Herzauswurfleistung in einem niedrigen PCWP, einem niedrigen Herzindex und einem normalen SVRI resultieren.
3. Ein niedriger oder normaler PCWP, ein hoher Herzindex und ein niedriger SVRI sind Zeichen eines hyperdynamen Status, der beim akuten Nebennierenversagen eher untypisch ist, obgleich diese Konstellation manchmal beobachtet werden kann [9]. Da diese hämodynamische Konstellation für den septischen Schock typisch ist und dieser als prädisponierender Faktor einer Nebennierennekrose gilt, sollte eine derartige hyperdyname Kreislaufsituation eher als Risikofaktor und nicht als Zeichen eines Nebennierenversagens selbst gewertet werden [6].

Elektrolytstörungen. Ein Aldosteronmangel hemmt die Natriumreabsorption und Kaliumsekretion im distalen Nierentubulus. Daraus resultieren eine Hyponatriämie und eine Hyperkaliämie. Die Prävalenz dieser Störung ist bei kritisch Kranken nicht genau bekannt. In einer Autopsieserie wurden eine Hyponatriämie in 60%, eine Hyperkaliämie in 20% der Fälle gefunden [5].

Da ein akutes Nebennierenversagen meist mit einer Hypotension und einem Schockgeschehen vergesellschaftet ist, könnte die damit einhergehende Verminderung der renalen Perfusion die Ausbildung der beschriebenen Elektrolytstörungen verhindert haben. Bei jedem Patienten, bei dem eine Hyponatriämie oder Hyperkaliämie beobachtet wird, sollte eine Bestimmung des Urinnatriums und -kaliums stattfinden. Ein Nebennierenversagen könnte vorliegen, wenn die Natriumkonzentration im Urin hoch, die Kaliumkonzentration niedrig ist.

Hypoglykämie. Theoretisch kann sich im Rahmen eines Nebennierenversagens auch eine Hypoglykämie ausbilden, was aber in praxi eher selten zu beobachten ist [5]. In der Regel ist eine Hypoglykämie bei Intensivpatienten durch Sepsis, Leberversagen oder Mangelernährung verursacht.

Der ACTH-Test

Die Methode der Wahl, um eine primäre Nebenniereninsuffizienz zu diagnostizieren, ist der sogenannte ACTH-Stimulationstest.

Methode. Nach Blutabnahme für die Bestimmung des Serumkortisolbasisspiegels werden 250 µg synthetisches ACTH intravenös injiziert. Nach einer Stunde wird die zweite Blutprobe zur Kortisolbestimmung im Serum entnommen. Dieser Test kann zu jeder Tages- und Nachtzeit erfolgen, da die zirkadiane Rhythmik beim kritisch kranken Patienten aufgehoben ist.

Ergebnisse. Ein Beispiel für die Reaktion der Nebenniere auf eine ACTH-Gabe ist in Abbildung 42-1 dargestellt. Im Streßzustand (wie er bei den meisten Intensivpatienten vorliegt) ist der Basiskortisolspiegel erhöht und die Reaktion auf eine ACTH-Stimulation im Vergleich zu Normalpersonen eher gering ausgeprägt. Bei der Nebenniereninsuffizienz ist der Basiskortisolspiegel niedrig und die Reaktion auf die ACTH-Stimulation gering. Eine Interpretationshilfe für den ACTH-Test ist in Abbildung 42-2 dargestellt und nachfolgend beschrieben.

1. Ein Serumkortisolspiegel oberhalb von 22 µg/dl ist für die normale Funktion der Nebenniere beweisend. Bei Patienten, die keiner Streßsituation ausgesetzt sind, ist ein Basiskortisolspiegel um 14 µg/dl zu erwarten. Ein Basiskortisolspiegel würde in manchen Fällen ausreichen, in der Regel wird der gesamte Test durchgeführt, weil die Bestimmung der Kortisolbasiskonzentration im Serum längere Zeit in Anspruch nimmt.

2. Liegt der Serumkortisolspiegel unterhalb von 22 µg/dl und beträgt der Anstieg des Serumkortisols nach ACTH-Stimulation weniger als 7 µg/dl

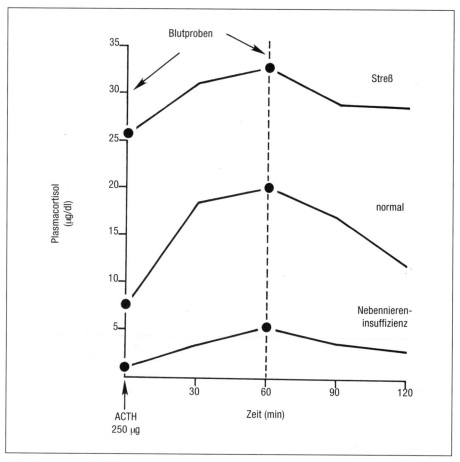

Abb. 42-1 Der ACTH-Stimulations-Kurztest (aus: Chernow B: Hormonal and metabolic considerations in critical care medicine. In: Thompson WL, Shoemaker W: Critical care: State of the art, Vol. 3. Fullerton: Society of Critical Care Medicine, 1982).

innerhalb von einer Stunde, so ist dieses Testergebnis für eine primäre Nebenniereninsuffizienz beweisend. Da der ACTH-Test methodisch einfach ist, sollte er bei jedem begründeten Verdacht auf eine Nebennierenfunktionsstörung durchgeführt werden. Wir wenden diesen Test bei jedem Patienten mit einer refraktären Hypotonie an. Eine Therapie mit Steroiden kann, wie anschließend beschrieben, auch vor der Durchführung des ACTH-Tests begonnen werden.

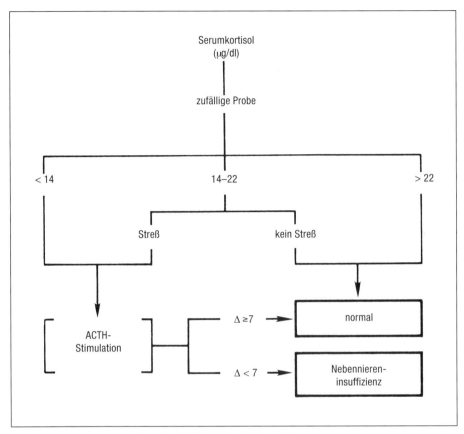

Abb. 42-2 Die Interpretation des ACTH-Stimulations-Tests.

Beginn einer Steroidtherapie. Liegt eine schwere oder therapierefraktäre Hypotension vor, kann mit einer Steroidtherapie ohne vorherige Durchführung eines ACTH-Tests begonnen werden. Dabei sollte folgendes beachtet werden:

1. Dexamethason interferiert nicht mit der Messung des Serumkortisolspiegels und kann daher sofort in einer Dosierung von 10 mg i.v. als Bolus gegeben werden [7].
2. Wird zur Bestimmung des Serumkortisolspiegels ein Radioimmunoassay verwendet, kann Methylprednisolon in einer Anfangsdosierung von 60 mg i.v. gegeben werden [7]. Mit der Proteinverdrängungsmethode geht dies nicht.

3. Wenn hämodynamische Messungen keine Hinweise auf eine Volumen-überladung ergeben haben, ist eine aggressive Volumentherapie auch bei Verdacht auf eine Nebenniereninsuffizienz angezeigt.
4. Nach Durchführung des ACTH-Tests wird die Therapie mit 250 mg Hydrocortison i.v. als Bolus begonnen und mit sechsstündlichen Gaben von 100 mg fortgesetzt, bis das Testergebnis vorliegt [7].

Zeigt der ACTH-Test ein normales Ergebnis, wird die Hydrocortisontherapie abgesetzt. Kann dagegen eine Nebenniereninsuffizienz gesichert werden, wird das Therapieschema mit sechsstündlich 100 mg Hydrocortison so lange fortgesetzt, bis sich der Patient nicht mehr in einem Streßzustand befindet. Dann wird die Hydrocortisondosis auf 20–30 mg pro Tag reduziert, was der normalen täglichen Kortisolsekretion der Nebenniere im streßfreien Zustand entspricht [7].

Schilddrüsendysfunktion

Eine Schilddrüsendysfunktion findet sich bei etwa 5 % aller Krankenhaus-patienten [10]. Dies erklärt, weshalb Schilddrüsenfunktionstests im Krankenhaus so häufig durchgeführt werden. Die im Folgenden beschriebenen Tests erlauben die Beurteilung der Schilddrüsenfunktion.

Schilddrüsenfunktionstests [3, 11]

T_3 und T_4 im Serum. Die Schilddrüse setzt in der Hauptsache Thyroxin (T_4) frei. Die aktive Form aber ist Tri-Jodthyronin (T_3). Die Konversion von T_4 nach T_3 findet in extrathyreoidalem Gewebe statt. Beide, T_4 und T_3, sind an Trägerproteine, z.B. das thyroxinbindende Globulin (TBG), gebunden. Mittels eines Radioimmunoassays (RIA) werden die Gesamtkonzentrationen von T_3 und T_4, d.h. sowohl die gebundene (inaktive) als auch die freie (aktive) Form von T_4 und T_3, bestimmt. Pathologische Testergebnisse des gesamten T_4 und T_3 sind nicht beweisend für eine Schilddrüsenerkrankung, sondern können auch abnorme Carrier-Proteinkonzentrationen reflektieren.

T_3-Resin-Uptake-Test. Der Name dieses Testverfahrens (T_3RU) ist irreführend, weil damit nicht die T_3-Konzentration im Serum bestimmt wird. Tatsächlich wird die Fähigkeit von Carrier-Proteinen gemessen, radioaktiv markiertes T_3 zu binden, das einer Blutprobe zugesetzt wird. Der Überstand an nicht gebundenem T_3 wird dann an ein Resin absorbiert. Eine Zunahme des T_3-Resin-Uptake belegt eine Abnahme der Proteinbindung der Schilddrüsenhormone und umgekehrt.

T_3RU kann erhöht sein, wenn 1. mehr T_4 an die Carrier-Proteine gebunden ist (Hyperthyreose), 2. andere Substanzen an diese Proteine gebunden sind (z.B. Fettsäuren) oder 3. die Konzentration der Carrier-Proteine abgenommen hat (schwere Erkrankung, Mangelernährung). Umgekehrt nimmt T_3RU ab, wenn weniger T_4 zur Bindung zur Verfügung steht (Hypothyreose) oder die Konzentration der Carrier-Proteine erhöht ist (z.B. bei akuter Erkrankung).

Freies-Thyroxin-Index (FTI). Der Freies-Thyroxin-Index ist das Produkt aus T_4 und T_3RU. Damit kann man bei nicht normalen T_4-Werten zwischen einer Erkrankung der Schilddrüse und einer Veränderung der Bindung an Carrier-Proteine unterscheiden. Ändern sich der T_4- und T_3RU-Wert gleichsinnig (FTI verändert sich), liegt eine Schilddrüsenerkrankung vor; ändern sich T_4 und T_3RU gegensinnig (FTI verändert sich nicht), liegt das Problem bei der Bindung durch Carrier-Proteine. Sowohl T_4 als auch T_3RU sind bei einer Hyperthyreose erhöht und bei einer Hypothyreose vermindert.

Freies T_3 und T_4. Die Messung der freien, ungebundenen Anteile von T_3 oder T_4 sind für die Beurteilung der Schilddrüsenfunktion wesentlich aussagekräftiger. Bei diesem Test wird die Menge an freien Hormonen, die durch eine semipermeable Membran diffundieren, gemessen. Da dieses Testverfahren aufwendig und teuer ist, ist es nicht in allen Krankenhäusern verfügbar.

Schilddrüsenstimulierendes Hormon (TSH). TSH ist ein Hormon des Hypophysenvorderlappens. Seine Freisetzung unterliegt einem negativen Feedback-Mechanismus in Abhängigkeit von der Konzentration der Schilddrüsenhormone. Die Serumspiegel von TSH liegen normalerweise zwischen 1 und 5 µU/ml. Bei einer primären Schilddrüsenunterfunktion steigen die Werte auf über 20 µU/ml. Dies ist das Charakteristikum einer primären Hypothyreose. Werte bis zu 20 µU/ml können auch ohne das Vorhandensein einer Schilddrüsenfunktionsstörung vorkommen. Bei niedrigem TSH im Serum ist an eine sekundäre Hypothyreose infolge einer Hypophyseninsuffizienz zu denken. Somit schließt das Fehlen eines erhöhten TSH-Spiegels im Serum eine Hypothyreose nicht aus. Bei der Diagnose einer Hyperthyreose ist die Bestimmung des TSH-Spiegels wenig hilfreich, da die Normwerte im Serum anfangs niedrig sind.

Inaktives T_3 (RT$_3$). T_4 wird zu T_3 (aktive Form) und RT_3 (eine inaktive Form) konvertiert. Hohe RT_3-Spiegel finden sich bei der Hyperthyreose und akuten Erkrankungen. Das RT_3 wird zur Differentialdiagnose erniedrigter T_4-Spiegel herangezogen, da niedrige RT_3-Spiegel z.B. bei Hypothyreose und normale bis hohe RT_3-Spiegel bei nicht schilddrüsenbedingten Erkrankungen auftreten.

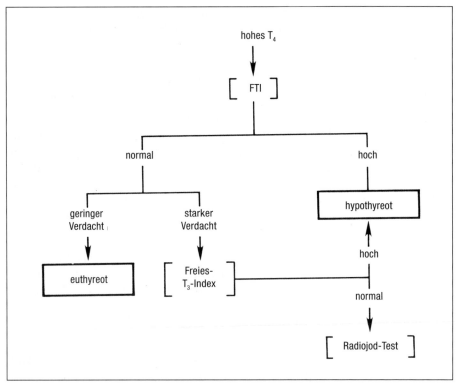

Abb. 42-3 Flußdiagramm zur Vorgehensweise bei erhöhtem T_4-Spiegel.

Rationaler Einsatz der Schilddrüsenfunktionstests

Zunächst sollte die Bestimmung des Gesamt-T_4 als Screening-Test durchgeführt werden. Ein normaler T_4-Wert schließt die Diagnose einer Hypo- bzw. Hyperthyreose aus. Ist der T_4-Wert pathologisch, kann aus der verbliebenen Blutmenge eine T_3RU-Bestimmung erfolgen. Das folgende Schema erleichtert die Differentialdiagnose der Schilddrüsenfunktionsstörungen.

Hohes T_4 im Serum. Abbildung 42-3 zeigt die Vorgehensweise bei erhöhtem Serum-T_4-Spiegel. Eine Erhöhung des FTI ($T_4 \times T_3$RU) deutet auf eine Hyperthyreose hin, ein normaler FTI schließt sie aber keinesfalls aus. Sollte die FTI normal, aber eine Hyperthyreose klinisch vermutet werden, ist die Bestimmung der T_3-Konzentration im Serum angezeigt. Eine Erhöhung des Freies-T_3-Index ($T_3 \times T_3$RU) deutet auf eine Hyperthyreose hin. Ist trotz

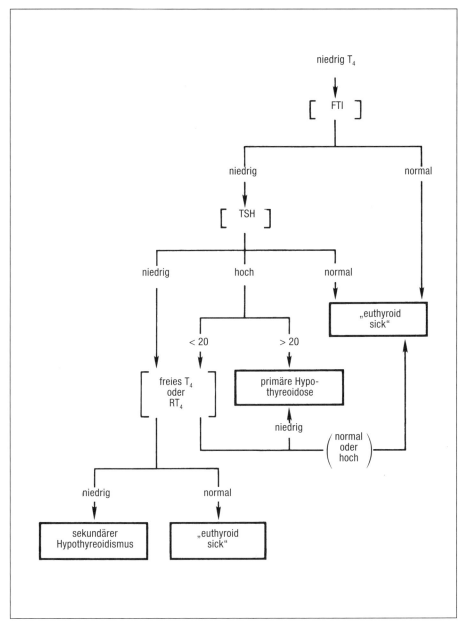

Abb. 42-4 Flußdiagramm zur Bewertung eines niedrigen T_4-Spiegels. Serum-TSH in µU/l.

klinisch begründeten Hinweises auf eine Hyperthyreose der Freies-T_3-Index normal, sollte ein Radiojod-Test durchgeführt werden.

Niedriges Serum-T_4. Differentialdiagnostische Überlegungen bei niedrigem T_4-Spiegel sind in Abbildung 42-4 dargestellt. Erniedrigte T_4-Spiegel im Serum finden sich bei nahezu der Hälfte der kritisch kranken Patienten [12]. Dabei ist meist eine Verminderung der Konzentration der Carrier-Proteine und nicht eine Hypothyreose die Ursache. Ein niedriges Serum-T_4 als Folge von verminderter Proteinbindung wird als „euthyroid sick"-Syndrom bezeichnet. Ein normaler FTI deutet auf eine Verminderung der Proteinbindungsfähigkeit hin (euthyreot sick). Dabei sollte bedacht werden, daß ein niedriger FTI sowohl bei hypothyreoten als auch bei euthyreoten Kranken vorkommen kann. Bei einem niedrigen FTI sollte daher eine Bestimmung der Serumkonzentration des TSH vorgenommen werden. Ein Serum-TSH-Spiegel > 20 µU/ml ist beweisend für eine primäre Hypothyreose. Leicht erhöhte TSH-Spiegel (5–19 µU/ml) können bei Patienten mit euthyreoter (euthyreot sick) oder mäßiggradig hypothyreoter Stoffwechsellage gefunden werden. Besteht der Verdacht auf eine hypothyreote Funktionsstörung, kann die Bestimmung des freien T_4 oder des RT_3 erfolgen. Sind beide Werte niedrig, ist eine primäre Hypothyreose möglich. Ein normaler TSH-Spiegel ist beweisend für eine euthyreote Stoffwechsellage. Ist der TSH-Spiegel niedrig, ist die Bestimmung des freien T_4 oder RT_3 zum Ausschluß einer Hypothyreose als Folge einer Hypophyseninsuffizienz sinnvoll.

Hyperthyreose

Klinisches Bild

Die klinischen Zeichen, die auf eine Hyperthyreose hinweisen können, sind in Tabelle 42-1 aufgelistet. Eine persistierende, in ihrer Genese unklare Sinustachykardie sollte immer an die Möglichkeit einer hyperthyreoten Stoffwechsellage denken lassen. Ältere, lethargische Patienten mit Vorhofflimmern sollten auch auf eine Hyperthyreose hin untersucht werden. Eine thyreotoxische Krise kann durch eine akute Erkrankung oder einen chirurgischen Eingriff ausgelöst werden. Sie ist charakterisiert durch die Symptome Fieber, starke Unruhe, High-output-Herzinsuffizienz mit Tendenz zu Hypotonie und Koma.

Tabelle 42-1 Klinische Zeichen einer Schilddrüsendysfunktion.

Hyperthyreose
1. Persistierende Sinustachykardie
2. Vorhofflimmern beim älteren Patienten
3. High-output-Herzinsuffizienz
4. Persistierende Agitation
5. Fieber und Hypotension unklarer Genese (Thyreotoxikose)
Hypothyreose
1. Bradykardie
2. Myokardiale Dysfunktion unklarer Genese
3. Eingeschränkter Bewußtseinszustand und Koma
4. Die „Hypos":
Hypoventilation
Hypothermie
Hyponatriämie
Hypotension

Diagnose

Wie oben bereits beschrieben, dient die Bestimmung der T_4-Konzentration im Serum als Screening-Test. Normale T_4-Werte schließen eine signifikante Thyreotoxikose nahezu aus. Ist der T_4-Wert erhöht, kann das Flußdiagramm in Abbildung 42-3 helfen festzustellen, ob eine Hyperthyreose vorliegt.

Therapie [12, 14]

Mit dem Wirkstoff **Propylthiouracil (PTU)** steht ein sehr potentes Medikament zur Behandlung der Hyperthyreose zur Verfügung. Diese Substanz hemmt zum einen die Produktion der Schilddrüsenhormone und verhindert zum anderen die Umwandlung von T_4 zu T_3 in der Peripherie. Diese Substanz ist ausschließlich zur oralen Medikation geeignet. Zu Beginn werden 600–1000 mg verabreicht, gefolgt von einer Erhaltungsdosis, die zwischen 150 und 200 mg/d liegt. An Nebenwirkungen treten ein Hautausschlag bei 5–10 % der Patienten, eine Hepatotoxizität oder Agranulozytose bei weniger als 1 % der Patienten auf.

In schweren Fällen kann **Jodid**, das die Freisetzung von Schilddrüsenhormonen verhindert, ein bis zwei Stunden nach der ersten Gabe von PTU verabreicht werden. Weil die Hemmung der T_4-Freisetzung durch Jodid nicht absolut sicher ist, sollte die Hormonsynthese zuerst mittels PTU blockiert werden. Als

Darreichungsformen für Jodid bieten sich die Lugolsche Lösung, vier Tropfen alle zwölf Stunden oral, oder die intravenöse Gabe von 500–1000 mg Natriumjodid alle zwölf Stunden an. Sollte eine Jodallergie bekannt sein, können alternativ 300 mg Lithium alle 8 h infundiert werden.

Beim Auftreten einer gravierenden Tachyarrhythmie oder einer Tachykardie bei Patienten mit koronarer Herzerkrankung kann die intravenöse Applikation von **Propranolol** (initial 1 mg über 3–5 min, bei Bedarf die gleiche Dosis alle 5–10 min bis zum gewünschten Effekt) angezeigt sein. Die orale Erhaltungstherapie variiert von 20 bis 120 mg alle sechs Stunden. Die thyreotoxische Krise kann den Glukokortikoidmetabolismus beschleunigen und zu einer relativen Nebenniereninsuffizienz führen.

In diesen Fällen kann die Gabe von 300 mg **Hydrocortison** i.v. als Anfangsdosis, gefolgt von 100 mg alle acht Stunden bis zur Kontrolle des hypermetabolen Status, angezeigt sein.

Die weiterführende Therapie einer thyreotoxischen Krise besteht in Behandlung der Grundkrankheit (Infektion) und in allgemeinen Maßnahmen. Eine aggressive Volumentherapie ist zur Behandlung einer begleitenden Hypovolämie häufig notwendig, die durch erhebliche Flüssigkeitsverluste (Perspiratio insensibilis, Erbrechen, Durchfälle) hervorgerufen wurde.

Hypothyreose

Klinisches Bild

Die Frühzeichen einer Hypothyreose sind eher unspezifisch. Eine akute Erkrankung kann allerdings schweres Schilddrüsenversagen auslösen. Klinische Hinweise auf eine Schilddrüsenunterfunktion bei Intensivpatienten sind in Tabelle 42-1 (S. 591) aufgeführt. Da das myxödematöse Koma eine hohe Sterblichkeit aufweist, ist das frühzeitige Erkennen dieses Krankheitsbildes eminent wichtig.

Diagnose

Wie bereits oben angeführt, ist die Bestimmung des T_4-Wertes im Serum als Screening-Test durchzuführen. Ein normaler Serum-T_4-Wert schließt die Möglichkeit einer deutlichen Hypothyreose nahezu aus. Ist der T_4-Wert niedrig, kann das Flußdiagramm in Abbildung 42-4 (S. 589) zur Abgrenzung der Hypothyreose von Krankheiten, die nichts mit der Schilddrüse zu tun haben, herangezogen werden.

Tabelle 42-2 Behandlungsmöglichkeiten eines myxödematösen Komas.

Substanz	Dosis
Thyroxin (T$_4$)	300–500 μg i.v. (Anfangsdosis) 75–100 μg i.v. (Tagesdosis)
Trijodthyronin (T$_3$)	12,5–25 μg i.v. (6stündlich)
Kombination	
T$_4$	250 μg i.v. (Anfangsdosis) 100 μg i.v. (Tag 2) 50 μg i.v. (Tagesdosis)
T$_3$	12,5 μg p.o. (6stündlich)

Therapie

Die Therapie einer schwach ausgeprägten Hypothyreose besteht in der oralen Gabe von Thyroxin (T$_4$) in einer täglichen Dosierung von 50–200 μg. Über die Therapie der Wahl einer schweren Hypothyreose oder eines myxödematösen Komas besteht bisher keine einheitliche Meinung. Auch wenn ein oraler Therapieversuch möglicherweise effektiv ist, erscheint es sinnvoll, zunächst eine intravenöse Therapie durchzuführen, da die Funktionsfähigkeit des Gastrointestinaltrakts bei einer schweren Hypothyreose eingeschränkt sein kann [15]. Tabelle 42-2 zeigt eine Vorgehensweise, die für die Behandlung eines myxödematösen Komas empfohlen wird [14]. Die Verwendung von T$_3$ anstelle von T$_4$ erscheint sinnvoll, da T$_3$ die aktive Form der Schilddrüsenhormone darstellt und die Konversion von T$_4$ nach T$_3$ bei schweren Krankheitsbildern beeinträchtigt ist. Eine intravenöse Zubereitung von T$_3$ ist derzeit nicht erhältlich, kann aber durch Auflösen von 100 μg T$_3$ in 2 ml einer 0,1 N NaOH mit einem Zusatz von 2 ml einer 2%igen Albuminlösung selbst hergestellt werden [14]. Die T$_3$-Konzentration dieser Zubereitung beträgt 25 μg/ml.

TEIL XII

Infektions-
erkrankungen

*The advances ... over the past three decades
do not appear to have had a significant impact on
mortality due to gram-negative bacillary
bacteremia. While it is difficult for most of us
today to accept such a conclusion,
it is not unique in infectious diseases.*

JAY P. SANFORD

KAPITEL 43

Nosokomiales Fieber – Versuch einer Annäherung

Humanity has but three great enemies:
Fever, famine and war.
Of these, by far the greatest,
By far the most terrible, is fever.

SIR WILLIAM OSLER

Nosokomiales Fieber tritt typischerweise 24 Stunden nach Klinikaufnahme auf und ist bei etwa 30% aller stationär behandelten Patienten zu beobachten [1]. Jeder dritte dieser Patienten verstirbt während des Krankenhausaufenthalts. Die Gruppe der Patienten mit nosokomialem Fieber weist damit ein vierfach höheres Mortalitätsrisiko auf als die Gruppe ohne Fieberentwicklung [1]. Diese Tatsache unterstreicht die dezidierte Aussage von Sir William Osler zum Fieber und zwingt uns, Fieber als ein lebensbedrohliches Problem zu begreifen.

Überblick

Dieses Kapitel ist in vier Abschnitte eingeteilt: Der erste Abschnitt stellt die Charakteristika einer febrilen Reaktion des Organismus dar und beschreibt die Methoden der Temperaturmessung. Im zweiten Abschnitt werden die im klinischen Alltag wichtigen Syndrome und Manifestationen von Fieber skizziert. Im dritten Abschnitt stellen wir verschiedene Erkrankungen vor, die bei kritisch kranken, erwachsenen Patienten typischerweise zur Fieberreaktion führen. Der vierte Abschnitt schließlich befaßt sich mit prinzipiellen Überlegungen zu Strategien einer Frühtherapie bei der Fieberentwicklung des Intensivpatienten. Auf das spezielle Problem des febrilen immungeschwächten Organempfängers wird nicht eingegangen.

Fieber – eine Antwort des Organismus

Die Körperkerntemperatur variiert im Normalfall während des Tagesverlaufs zwischen 36 °C und 38 °C, die mittlere Temperatur beträgt 37 °C. Übereinstimmend wird Fieber als der Zustand definiert, in dem die rektale Temperatur beim normalen Erwachsenen über den oberen Normwert, nämlich 38 °C, ansteigt [1, 3, 4]. Bei einigen Patientengruppen (betagte Patienten, Patienten mit ausgeprägtem Katabolismus etc.) kann die mittlere Körperkerntemperatur unter 37 °C liegen, so daß schon eine Temperaturerhöhung, die nicht 38 °C erreicht, als Fieber anzusehen ist. Entscheidend ist die Kenntnis der normalen Schwankungsbreite der Körpertemperatur bei jedem der behandelten Patienten.

Schweregrade des Fiebers

Weitverbreitet ist die irrtümliche Annahme, daß die Höhe des Fiebers die Schwere der zugrundeliegenden Erkrankung widerspiegelt. Tatsache ist, daß **weder das Auftreten von hohem Fieber noch die Ausprägung sonstiger Symptome das Vorhandensein oder den Schweregrad einer Infektion beweist** [1, 3]. Hohes Fieber und Schüttelfrost können durch „harmlose" Auslöser (z.B. Medikamente: „drug fever") hervorgerufen sein, während niedrigere Temperaturen mit einer lebensbedrohlichen Sepsis assoziiert sein können. Fiebersenkende Maßnahmen oder die Entscheidung zu einer Antibiotikatherapie sollten daher nicht allein vom klinischen Eindruck bestimmt werden.

Methoden der Temperaturmessung

Das traditionelle Quecksilberthermometer zur rektalen oder oralen Temperaturmessung ist heute weitgehend von schnell reagierenden Sensorsystemen mit digitaler Anzeige verdrängt worden. Solche elektronischen „Thermistoren" ermitteln in 30 Sekunden einen zuverlässigen Wert, das Quecksilberthermometer hingegen benötigt bis zu neun Minuten für einen Meßwert [2]. Oral und axillär gemessene Temperaturen sind in der Regel 0,5–1 °C niedriger als die Körperkerntemperatur [2, 3]. Die rektal gemessene Temperatur kommt der Kerntemperatur am nächsten, rektale Messungen sind daher in den meisten Intensivstationen Standard. Als neuere, alternative Methoden der kernnahen Temperaturmessung sind Systeme mit einem Temperatursensor im Blasenkatheter, im Swan-Ganz-Katheter oder zur Applikation im äußeren Gehörgang erhältlich. Die rektale Temperaturmessung bleibt aber nach wie vor im klinischen Alltag die Routinemethode der Wahl.

Die klinischen Symptome

Typische Ursachen für das Auftreten von nosokomialem Fieber sind in Abbildung 43-1 dargestellt [1, 3, 4].

Um adäquat auf die Fieberentwicklung beim einzelnen Patienten reagieren zu können, muß man die klinischen Einteilungen kennen. Die klinisch bedeutsamen Ursachengruppen werden im Folgenden dargestellt.

Postoperatives Fieber

Etwa 15% aller Patienten entwickeln in der ersten Woche nach einem operativen Eingriff Fieber, eine Infektion läßt sich jedoch nur bei einem Drittel dieser Patienten nachweisen [6]. Das nicht infektionsbedingte Fieber tritt

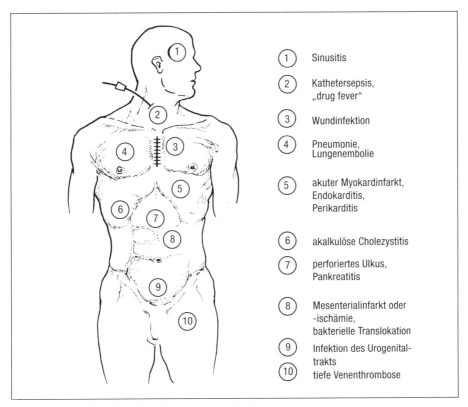

Abb. 43-1 Häufige Ursachen für nosokomiales Fieber bei Intensivpatienten.

zumeist als kurze Einzelepisode auf [7]. Bei der ersten Manifestation genügt in der Regel die gezielte körperliche Untersuchung, um eine zugrundeliegende Infektion zu erkennen [6]. Erbringt diese Untersuchung keinen Befund, kann auf eine weitergehende Diagnostik verzichtet werden, außer der Patient gilt als immuninkompetent oder das Fieber tritt erneut auf.

Maligne Hyperthermie

Diese ausgesprochen seltene Erkrankung (Erwachsene: 1:50 000 bis 1:100 000) entsteht durch eine extrem gesteigerte Freisetzung von Kalzium im Skelettmuskel, ausgelöst durch Anästhetika und Muskelrelaxanzien [8]. Klinik und Therapiemaßnahmen sind in Tabelle 43-1 dargestellt. Die Krankheit beginnt typischerweise mit Tachykardie, ventrikulären Herzrhythmusstörungen, Blutdruckschwankungen und Muskelrigidität als Folge der abnormen Freisetzung von Kalzium aus dem sarkoplasmatischen Retikulum des Skelettmuskels. Fieber ist ein spätes Syndrom und tritt in weniger als 50 % der Fälle auf [8]. Nur durch eine sofortige, in ausreichender Dosis verabreichte Applikation von Dantrolen ist es möglich, die ansonsten hohe Mortalität zu reduzieren und einem durch Myoglobinurie ausgelösten Nierenversagen vorzubeugen.

Die Dosis zur erfolgreichen Akutbehandlung beträgt im Durchschnitt 2,5 mg/kg KG. Betroffene Patienten sollten aufgeklärt und mit einem Begleitausweis versehen werden. Darüber hinaus sollten die anderen Familienmitglieder über die Möglichkeit einer Prädilektion für dieses schwere Krankheitsbild informiert werden.

Tabelle 43-1 Maligne Hyperthermie (Henschel, EO [ed.]: Malignant Hyperthermia: Current Concepts. Atlanta: Appleton-Century-Crofts, 1983).

1. klinische Symptome:	Tachykardie (96 %)	
	Muskelrigidität (84 %)	
	Blutdruckinstabilität (86 %)	
	Zyanose (71 %)	
	Fieber (31 %)	
2. Behandlung:	Dantrolen:	
	zunächst:	1–2 mg/kg KG i.v. Bolus, repetitiv über 15 min bis 10 mg/kg KG
	im Anschluß:	1–2 mg/kg KG p.o. bis zu 3 × /d

Wundinfektionen

Operationsbedingte Wundflächen können nach dem Infektionsgrad klassifiziert werden: 1. Wunde frei von Erregern, Bauch- oder Thoraxhöhle nicht eröffnet; 2. kontaminiert, Bauch- oder Thoraxhöhle eröffnet, und 3. infiziert, d.h., die Wundflächen haben direkten Kontakt mit Eiter oder Darminhalt. Entsprechend dieser Einteilung wird das Auftreten von Infektionen in 2, 20 oder 40% beobachtet [9]. Die meisten Infektionen sind „harmlos", was bedeutet, daß nur die Haut und das subkutane Gewebe beteiligt sind. Débridement und Ableitung von Wundsekret sind die Maßnahmen der Wahl. Vancomycin kann zur Reduktion der Hautflora eingesetzt werden.
Nekrotisierende Wundinfektionen sind häufig mit Clostridien oder betahämolysierenden Streptokokken besiedelt. Im Gegensatz zu den übrigen Wundinfektionen, die üblicherweise fünf bis sieben Tage postoperativ auftreten, treten nekrotisierende Infektionen in der unmittelbar postoperativen Phase klar in Erscheinung. Es zeigt sich ein deutliches Ödem im Bereich der Wundnarbe, und auf der umgebenden Hautfläche können flüssigkeitsgefüllte Bläschen entstehen. Häufige, klinisch eindrucksvolle Syndrome sind das durch den Lufteinschluß bedingte Knistern und das Vordringen der Entzündung weit in die Muskeln hinein. Daraus ergibt sich das Auftreten einer Rhabdomyolyse mit anschließendem myoglobinurischem Nierenversagen als eine gefürchtete Komplikation. Die Behandlung besteht in der intravenösen Applikation von Penicillin und extensivem chirurgischem Débridement. Wenn sich Diagnose und Therapie verzögern, ist die Mortalität sehr hoch (60–80%).

Atelektasen

Atelektasen werden häufig als Ursache für postoperatives Fieber angesehen, obwohl der experimentelle Nachweis hierfür fehlt. Das Vorliegen einer Atelektase wird radiologisch diagnostiziert und ist ein unspezifischer Befund bei Patienten in liegender Position. Diesen Sachverhalt stellt die Abbildung 43-2 dar. Die linke Röntgenaufnahme (Pfeil nach unten) zeigt eine Reduktion des Lungenparenchyms, besonders in den basalen Abschnitten. Dieser Befund könnte als Atelektase interpretiert werden. Bemerkenswert ist aber, daß diese Aufnahme nur einige Minuten nach der rechts abgebildeten Aufnahme beim gleichen Patienten angefertigt wurde. Der entscheidende Unterschied ist die Körperposition: Das rechte Röntgenbild ist beim stehenden Patienten, das linke im Liegen angefertigt. Der radiologisch geäußerte Verdacht auf basale Atelektasen ist daher bei liegend geröntgten Patienten häufig eine unspezifische Aussage.

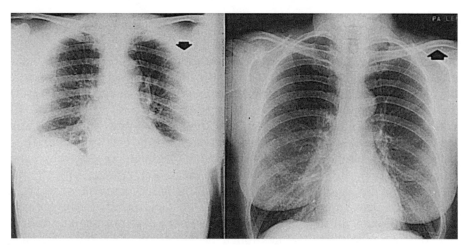

Abb. 43-2 Einfluß der Körperposition auf die Röntgenaufnahme des Thorax: Beide Aufnahmen sind beim gleichen Patienten aufgenommen. Links: Patient im Liegen (Pfeil nach unten), rechts: Patient im Stehen (Pfeil nach oben).

Atelektasen bewirken eine Verminderung der funktionellen Residualkapazität (FRC), die definitionsgemäß das Lungenvolumen am Ende der Exspiration umfaßt. Die FRC nimmt nach Oberbaucheingriffen um 40 bis 70% ab und bleibt für den Zeitraum von ca. einer Woche reduziert [10]. Wenn man postuliert, daß Atelektasen eine Fieberquelle darstellen, dann müßte nach größeren Oberbaucheingriffen regelhaft Fieber auftreten. Nach den Ergebnissen einer großen Studie wurden febrile Episoden aber nur bei 15% aller postoperativ untersuchten Patienten beobachtet [6]. Ein anderes Argument gegen die kausale Verknüpfung von Atelektasen und Fieber ist das Fehlen von Fieber bei Krankheitsbildern mit chronischen Atelektasen, wie Lungenfibrose oder neuromuskulären Erkrankungen.

Das Fazit aus der Tatsache fehlender Beweise für die kausale Beziehung zwischen Fieber und Atelektasen lautet: Die unkritische Erklärung von Fieber durch einen radiologischen Befund kann dazu verleiten, den wirklichen Grund zu übersehen.

Thrombembolie

Im Gefolge einer Thrombose oder Embolie tritt nicht selten Fieber mit Spitzen von 39 °C oder höher für etwa eine Woche auf [23]. Das Risiko einer thromboembolischen Komplikation ist am höchsten bei Patienten nach einer Operation, insbesondere nach orthopädischen Eingriffen an Hüfte oder Knie. Andere Erkrankungen mit hohem Risiko sind: akuter Myokardinfarkt, akute zerebrovaskuläre Traumen sowie Neoplasmen. Bei mehr als 50% der Patienten, die eine akute Lungenembolie erleiden, wird ein unauffälliger Untersuchungsstatus der Beine erhoben. Eine akute Embolie kann nicht ausgeschlossen werden, auch wenn beim fiebrigen Patienten keine sonstigen „typischen" Symptome (Schwellungen der Beine, Druckempfindlichkeit, Erythem) anzutreffen sind. In Kapitel 7 sind die thromboembolischen Erkrankungen ausführlich dargestellt.

Nebenniereninsuffizienz

Die Nebenniereninsuffizenz ist eine Erkrankung, die – insbesondere beim ambulanten Patienten – der Diagnostik häufig entgeht, weil die Manifestation früher klinischer Symptome entweder fehlen kann oder unspezifisch ist. Das klinische Vollbild bricht häufig nach dem Streß eines Operationstraumas aus. Prinzipien von Diagnostik und Therapie der Nebenniereninsuffizienz sind in Kapitel 42 dargestellt.

Fieber nach diagnostischen oder therapeutischen Eingriffen

Folgende Maßnahmen sind häufig mit Fieber ohne Zeichen einer Infektion assoziiert.

Hämodialyse

Febrile Reaktionen während der Hämodialyse sind durch Ablagerungen von Endotoxin im Schlauchsystem bedingt. Eine Bakteriämie tritt dabei nur gelegentlich auf [11]. Wenn der Patient Zeichen einer Einschwemmung von Toxinen entwickelt, muß die Dialyse gestoppt werden. Nach Entnahme von Blutkulturen sollte umgehend eine Antibiotikatherapie begonnen werden. Eine Unterbrechung der Dialyse ist dann nicht notwendig, wenn die klinische Verschlechterung nur kurzfristig ist. Aber auch in diesem Fall sollten Blutkulturen entnommen werden. Eine empirische, noch vor der Kenntnis des Erregers begonnene antibiotische Therapie sollte im Spektrum grampositive und gramnegative Erreger umfassen. Vancomycin ist im grampositiven Bereich wegen der guten Wirkung gegen Staphylococcus epidermidis besonders geeignet.

Bronchoskopie

Fieber tritt in etwa 15% nach Bronchoskopien auf, besonders in den ersten Stunden nach dem Eingriff [12]. Nach Berichten soll sich in 6% nach einer Bronchoskopie eine Pneumonie entwickeln, eine Bakteriämie ist allerdings selten [12].

Fieber durch Anwendungsfehler

Ein falsch eingestelltes oder fehlerhaftes Heizelement in Matratzen oder Ventilatoren kann beim Intensivpatienten zu Fieber führen. Das Lungenparenchym hat eine Gasaustauschfläche, die der Größe eines Tennisplatzes entspricht, so daß die Temperatur des Atemgases eine erhebliche Wirkung auf die Körperkerntemperatur ausüben kann. Die häufige Überprüfung der Temperaturanzeiger an Matratzen und Ventilatoren nimmt nur wenig Zeit in Anspruch. Erheblich aufwendiger kann die Erklärung sein, warum man ein einfaches und leicht zu behebendes Problem nicht früher erkannt hat.

Bluttransfusion

Febrile Reaktionen treten in 1 bis 4% bei Patienten im Gefolge der Transfusion von Blutbestandteilen auf. Das Fieber entwickelt sich innerhalb von sechs Stunden nach der Transfusion und wird durch Antikörper gegen Leukozyten ausgelöst. Kapitel 18 beschäftigt sich ausführlicher mit der febrilen Transfusionsreaktion.

Fieber bei Infektionen

70% der Fieberepisoden bei internistisch behandelten Patienten gehen einer Untersuchung zufolge auf Infektionen zurück [1]. Solche Studien, die Fieber und Infektionen in Beziehung setzen, liegen für Intensivpatienten nicht vor. An Infektionserkrankungen sollte man allerdings in jedem Fall beim Auftreten von nosokomialem Fieber beim Intensivpatienten denken, insbesondere an die „typischen" Infektionen, die hier aufgezählt werden.

Häufige Infektionen

Häufige Infektionen bei Intensivpatienten sind Pneumonien (37%) und Infektionen des Urogenitaltrakts (23%), sie machen zusammen mehr als die Hälfte aller Infektionen aus. Andere häufige Infektionen sind Kathetersepsis und Wundinfektion. Pneumonie, Urogenitalinfektion und Kathetersepsis werden in eigenen Kapiteln behandelt und sollen hier nur kurz gestreift werden. Über Wundinfektionen haben wir in diesem Kapitel bereits berichtet.

Pneumonie

Besondere Aufmerksamkeit verdient die Beobachtung von Sputummenge oder Veränderung der Sputumqualität. Alle Sputumproben sollten mikroskopisch untersucht werden, um jene aus den tieferen Atemwegen zu identifi-

Tabelle 43-2 Vorgehen bei Katheterinfektionen.

1. Katheter sofort entfernen, wenn sich purulentes Material aus der Einstichstelle ausdrücken läßt. Die neuerliche Punktion muß an einer anderen Stelle erfolgen.

2. Ist die Einstichstelle nicht purulent, kann in folgenden Situationen der Katheter über einen Führungsdraht gewechselt werden:
   a) Verweildauer des Katheters länger als 48 h
   b) Katheter wurde notfallmäßig plaziert

3. Alle Katheterspitzen sollten mikrobiologisch untersucht werden.

zieren. Nur solche Proben, die beim intubierten Patienten mittels Endotrachealabsaugung gewonnenen Proben entsprechen, werden mikrobiologisch weiterverarbeitet. Anhand einer Gram-Färbung kann man rasch eine adäquate Antibiotikatherapie einleiten. Näheres hierzu im nächsten Kapitel.

Urosepsis

Dies ist die häufigste nosokomiale Infektion, die bei Patienten mit liegendem Blasendauerkatheter auftritt. Ohne Anzüchtung von Erregern ist die gezielte Diagnose oft unmöglich. Die Gram-Färbung des Urinsediments ist von eingeschränkter Aussagekraft (s. Kap. 45).

Kathetersepsis

Gefäßkatheter müssen als Ursache in Betracht gezogen werden, wenn febrile Reaktionen bei Intensivpatienten anders nicht erklärbar sind und die Liegedauer der Katheter zwei Tage übersteigt (wenn der Katheter unter Notfallbedingungen gelegt worden ist, auch früher). In Tabelle 43-2 sind einige Richtlinien für den Umgang mit Gefäßkathetern aufgeführt. Die Kathetersepsis wird in Kapitel 46 behandelt.

Seltene Infektionen

Im Folgenden werden seltenere Infektionen beschrieben, die man dann weiter diagnostisch verfolgen muß, wenn die bereits beschriebenen, häufigeren Ursachen ausscheiden.

Sinusitis

Nasotracheal eingeführte Tuben verlegen häufig das Nasenostium und können zum Stau von infiziertem Sekret in den Nasennebenhöhlen führen. Die Inzidenz einer Sinusitis bei nasaler Intubation reicht von 5 bis 25% [13, 14].

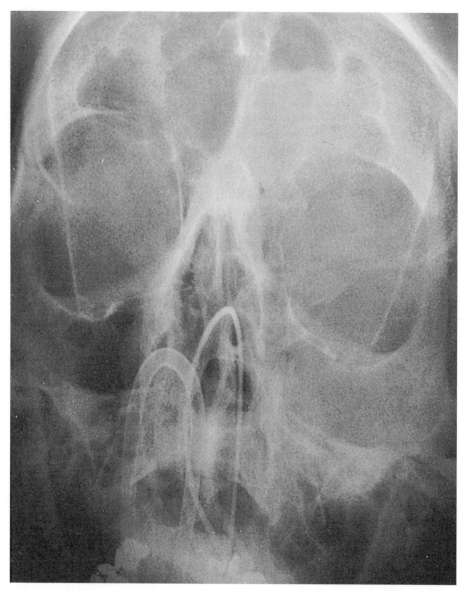

Abb. 43-3 *Bettseitig durchgeführte Röntgenaufnahme der Nasennebenhöhlen. Beachte die Transparenzminderung der linken Kiefer- und Stirnhöhle mit flüssigkeitsbedingter Spiegelbildung. Nasotracheal eingeführter Tubus sowie über die Nase vorgeschobene gastrale Ernährungssonde.*

Diese Infektion ist gefährlich und – im Gegensatz zur gewöhnlichen Sinusitis – lebensbedrohlich.

Die Diagnose kann unproblematisch mittels einer am Krankenbett durchgeführten Röntgen-Schädelaufnahme gestellt werden (Abb. 43-3; man achte auf den nasotracheal eingeführten Tubus). Die Transparenzminderung im Bereich der linken Kiefer- und Stirnhöhle ist typisch für eine Sinusitis, die von einem nasal plazierten Tubus ausgeht. Häufig handelt es sich dabei um eine Pansinusitis. Die Kieferhöhle ist nahezu immer mitbetroffen [13]. Wenn die entsprechenden Sinus nicht vollständig verlegt sind, kann man oft Flüssigkeitsspiegel sehen. Sollten bei Verdacht auf eine Sinusitis Röntgenaufnahmen am Krankenbett nicht möglich oder die durchgeführten Aufnahmen nicht ausreichend interpretierbar sein, stellt die CT-Untersuchung dieser Region die beste diagnostische Methode dar.

Die radiologisch dokumentierte Transparenzminderung ist noch nicht beweisend für eine Infektion, die mikrobiologische Verarbeitung von Sekret muß daher der Verdachtsdiagnose folgen und dient dazu, das Spektrum pathogener Erreger zu identifizieren. Nach Bestätigung der Diagnose müssen alle nasalen Tuben (auch die Magensonde) entfernt und auf die orale Route gewechselt werden. Darüber hinaus wird eine antibiotische Therapie eingeleitet, die sich insbesondere gegen grampositive Kokken (einschließlich methicillinresistenter Staphylokokken) richtet sowie gegen gramnegative, typischerweise aus dem Intestinum isolierte Erreger. Wenn kein rascher Rückgang der Infektionssymptome erfolgt, muß man ernsthaft die operative Drainage der entsprechenden Region erwägen.

Die akalkulöse Cholezystitis

Diese Erkrankung tritt nicht selten auf. Patienten mit längerer parenteraler Ernährung sind prädisponiert [15, 16]. Als pathogenetischer Mechanismus wird die Ödembildung in der Wand des Ductus cysticus angenommen mit nachfolgender Cholestase, Infektion und letztlich Gallenblasenperforation. Besondere Aspekte bei der Diagnostik sind zu berücksichtigen:

1. Das „Kardinalsymptom" ist der Schmerz im rechten Oberbauch. Allerdings kann dieses Symptom in etwa 30% der Fälle nicht überprüft werden oder fehlen, insbesondere bei komatösen oder tief sedierten Patienten [15].
2. Die Höhe der Leberenzyme und des Bilirubinspiegels im Serum sind weder sensitive noch spezifische Faktoren bei dieser Erkrankung [16]. Sie sollten nicht für diagnostische Entscheidungen herangezogen werden.
3. Die sonographische Untersuchung des Abdomens ist nicht immer eindeutig, da pathologische Befunde, die an der Gallenblase gesehen werden

(„Sludge", Erweiterung, Wandverdickung), durch Darminhalt (bei Motilitätsstörungen) vorgetäuscht werden können [16].
4. Die Erkrankung ist ausgeschlossen, wenn ein intravenös applizierter, radioaktiv markierter Tracer innerhalb von zwei Stunden in die Gallenblase aufgenommen und diese damit darstellbar gemacht wird. Eine eingeschränkte hepatische Aufnahme des Tracers liegt allerdings bei kritisch kranken Patienten häufig vor, damit wird die Aussagekraft dieser Untersuchung wieder eingeschränkt [16].

Die Diagnostik stützt sich zumeist auf die Kombination von klinischen Befunden und dem Ergebnis der Ultraschalluntersuchung. Besteht trotz dieser Maßnahmen Unklarheit, sollte man nicht vor einer weiteren Abklärung zurückschrecken, denn die akalkulöse Cholezystitis endet unbehandelt häufig tödlich [16]. Therapie der Wahl ist die Cholezystektomie mit begleitender antibiotischer Behandlung.

Abdominelle Abszesse

Umschriebene, abszeßähnliche Formationen im Abdomen sind nicht selten nach Trauma oder operativem Eingriff. Blutkulturen sind bei solchen Patienten in etwa 50% positiv, so daß man annehmen kann, daß solche Abszesse die Ursache für eine Bakteriämie darstellen [17]. Das beste diagnostische Verfahren ist die Computertomographie mit einer Nachweishäufigkeit von 96% [17]. Therapeutisches Prinzip ist die antibiotische Abdeckung des anaeroben (besonders: Bacillus fragilis) und gramnegativen Keimspektrums sowie die möglichst perkutan angelegte Ableitung des Verhaltes.

Die Darmflora

Die Besiedlung des Dick- und Dünndarms mit Mikroorganismen kann auf mehreren Wegen zu Fieber führen. Clostridium difficile, ein toxinproduzierendes Bakterium, führt häufig zu Enterokolitiden bei Patienten mit längerer Antibiotikabehandlung (Näheres im Kap. 5). Bei einer Einschränkung der Mukosabarriere durch Minderperfusion des Intestinaltrakts findet eine Translokation von Darmbakterien und -toxinen in die Blutbahn statt. Dieses bei Trauma oder Sepsis beobachtete Phänomen ist auch die Erklärung für die „spontane bakterielle Peritonitis" bei Patienten mit zirrhosebedingtem Aszites. Häufig wird bei dieser Erkrankung lediglich Fieber beobachtet; gleichzeitig vermehren sich pathogene Erreger im Aszites, ohne daß eine Bakteriämie oder Sepsis manifest wird. Zur Diagnostik ist die Aszitespunktion erforderlich. Die Kulturen dieser Flüssigkeit sind in über 90% positiv; die antibiotische Therapie ist indiziert, wenn im Ausstrich mehr als 250 Leukozyten/mm^3 gezählt werden [18].

Meningitis

Das Auftreten einer bakteriellen Meningitis beschränkt sich auf einen bestimmten Patientenkreis (neurochirurgische und traumatisierte Patienten, Patienten mit einer Pneumokokkenbakteriämie oder mit einer invasiven Candidiasis). Bei einer Sepsis wird die Meninigitis sehr selten beobachtet; die Lumbalpunktion gehört daher nicht routinemäßig zur Diagnostik bei nosokomialem Fieber, abgesehen von Patienten, die entsprechende Risiken aufweisen. Diagnostik und Therapie der Meningitis sind ausführlich bei Wood und Mitarbeitern beschrieben [19].

Nicht-infektiöse Ursachen für Fieber

Sind die bisher behandelten Infektionen ausgeschlossen, müssen folgende nicht-infektiöse Ursachen in Betracht gezogen werden.

Pankreatitis

Eine Pankreatitis tritt gelegentlich nach kardiochirurgischen Eingriffen oder im Rahmen eines Multiorganversagens auf [20]. Erhöhte Serumamylasespiegel sind unspezifisch. Der Anstieg der Serumlipase ist jedoch Voraussetzung für die Diagnose [21]. Allerdings können die Lipasespiegel in den ersten Tagen der Erkrankung noch normal sein. Die computertomographische Untersuchung des Abdomens hilft bei unsicherer Diagnose meist weiter.

Mesenterialinfarkt

Mesenterialischämie und -infarzierung sind oft von starkem Abdominalschmerz und besonderer Druckempfindlichkeit begleitet. Diese Symptome sind bei verwirrten oder betagten Patienten oft maskiert. Die Diagnosestellung ist nicht selten schwierig, denn klinische Befunde und Laboruntersuchungen sind weder sensitiv noch spezifisch [22]. Die Röntgenübersichtsaufnahme des Abdomens ergibt wenig Information, es sei denn, es läßt sich Luft in der Darmwand oder in der Portalvene darstellen (Abb. 43-4). Zwar sind solche Befunde Raritäten, man sollte jedoch routinemäßig danach suchen. Die Diagnose Mesenterialinfarkt erfordert zumeist die Laparotomie.

Arzneimittelinduziertes Fieber („drug fever")

Die Diagnose „drug fever" ist eigentlich eine Ausschlußdiagnose: Sie wird dann gestellt, wenn alle anderen Ursachen ausscheiden. Charakteristische Symptome sind in Tabelle 43-3 aufgeführt. Bemerkenswerterweise sind Hautausschlag und Eosinophilie selten, Rigor und Tachykardie dagegen häufig.

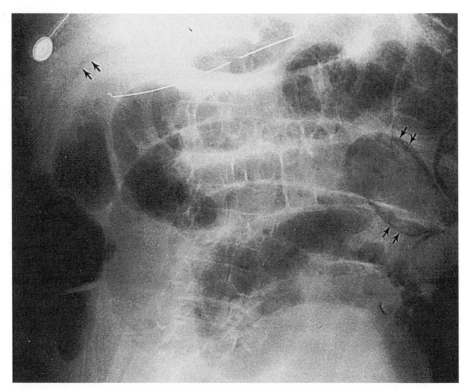

Abb. 43-4 Abdomenaufnahme mit Luftansammlung in der Dünndarmwand (durch Pfeile gekennzeichnet) und Luft in den Lebervenen (Pfeile links oben). Der Patient verstarb wenige Stunden nach dieser Röntgenaufnahme.

Im Gegensatz zu früheren Lehrmeinungen muß der Patient mit arzneimittelinduziertem Fieber als ebenso schwer krank gelten wie der Patient mit einer schweren Infektion.

Die einzigen typischen Merkmale, die „drug fever" von Infektionsfieber unterscheiden lassen, sind Hautausschläge und Eosinophilie, aber diese Befunde sind – wie erwähnt – eher selten. Im Prinzip kann jedes Medikament Fieber erzeugen; Tabelle 43-4 listet bekannte und seltene fieberinduzierende Pharmaka auf.

Wird die Diagnose „drug fever" ernsthaft in Betracht gezogen, muß man die Applikation aller Medikamente unterbrechen, bei denen man es verantworten kann, oder auf Alternativpräparate wechseln. Ist damit die Ursache beseitigt, sollte das Fieber innerhalb zwei bis drei Tagen zurückgehen.

Tabelle 43-3 Typische Manifestationsformen von arzneimittelinduziertem Fieber (aus [24]).

Symptom	Häufigkeit des Auftretens (%)
Rigor	41
Tachykardie	89
Hypotension	18
Effloreszenzen	18
Urtikaria	7
Eosinophilie	22
Tod	4

Tabelle 43-4 Arzneimittelinduziertes Fieber: Ursachen während Intensivbehandlung.

häufig	gelegentlich	extrem selten
Amphotericin B	Cimetidin	Digitalis
Penicilline	Dextranlösungen	Insulin
Phenytoin	Folsäure	
Procainamid	Dihydralazin	
Chinidin	Streptokinase	
Sulfasalazin	Vancomycin	

Tumorfieber

Verschiedene Neoplasmen können Fieber produzieren. Vor allem natürlich tritt Fieber während der Chemotherapie auf. Mit Naproxen (250 mg), einem nicht-steroidalen Antiphlogistikum, läßt sich häufig Fieber neoplastischen Ursprungs innerhalb 24 Stunden reduzieren. Bei Infektionsfieber wirkt dieses Medikament jedoch häufig nicht [25].

Das „Postmyokardinfarktsyndrom" (Dressler-Myokarditis)

Fieber mit einer Dauer von zwei bis drei Wochen (Spannbreite ein bis zwölf Wochen) im Gefolge eines Myokardinfarkts oder nach kardiochirurgischen Eingriffen kann Ausdruck einer Pleuroperikarditis autoimmunologischer Genese sein [26]. Auffällig ist ein thorakaler, von der Pleura ausgehender Schmerz. Man auskultiert Pleura- und Perikardreiben oder auch Strömungsgeräusche. Acetylsalicylsäure oder andere nicht-steroidale antiinflammatorische Substanzen sind die Therapie der Wahl; reichen diese nicht aus, müssen zusätzlich Steroide verabreicht werden.

Sonstige Ursachen

Das Spektrum der übrigen, nicht-infektiösen Ursachen von Fieber umfaßt Medikamenten- oder Drogenentzug, Hyperthyreose, Nebenniereninsuffizienz, Thrombembolie und die generalisierte Entzündungsreaktion beim Multiorganversagen.

Blutkulturen

Blutkulturen sollten bei jedem Verdacht auf das Vorliegen von nosokomialem Fieber entnommen werden. Es gibt allerdings drei Ausnahmen:
1. Es ist die Erstmanifestation von Fieber in der postoperativen Phase.
2. Es besteht der dringende Verdacht auf „drug fever".
3. Es existieren klinische Hinweise auf eine tiefe Beinvenenthrombose.
Richtlinien für die Entnahme von Blutkulturen bei nosokomialem Fieber sind in Tabelle 43-5 aufgeführt. Die Anzahl der Gefäßpunktionen (eine Punktion ergibt ein „Set"= 2–4 Flaschen) wird bestimmt von der Wahrscheinlichkeit, mit der eine Bakteriämie bei einer vermuteten Infektion erwartet wird. Schätzt man das Vorliegen einer Bakteriämie als gering ein, z.B. bei einer Pneumonie oder bei einem Harnwegsinfekt, sind zwei Blutkultursets ausreichend. Mindestens drei Sets müssen entnommen werden, wenn eine Bakteriämie als sehr wahrscheinlich gilt (Beispiel: Endokarditis).
Die Entnahmetechnik ist in Tabelle 43-6 dargestellt. Die Blutprobe sollte niemals aus einem liegenden Katheter entnommen werden [27]. Das Volumen der Blutprobe ist einer der entscheidenden Faktoren für eine optimale

Tabelle 43-5 Vorgehen zur Entnahme von Blutkulturen bei Verdacht auf Bakteriämie (aus [27]).

Wahrscheinlichkeit des Vorliegens	Anzahl zu entnehmender Blutkulturen und Sets*
gering bis mäßig	2
groß	3
sehr wahrscheinlich, Antibiotikagabe	4 und mehr

* ein Set = eine separate Gefäßpunktion

Tabelle 43-6 Entnahme von Blutkulturen.

1. Niemals Blut aus einem liegenden Gefäßkatheter entnehmen.
2. Hautdesinfektion: Alkohol, dann 2%iges Jod. Anschließend eine Minute warten.
3. Handschuhe: müssen nach Palpieren der (nicht desinfizierten) Punktionsstelle gewechselt werden.
4. Blutentnahmemenge: mindestens 10 ml pro Set, besser: 20–30 ml.

diagnostische Ausbeute. 20–30 ml Blut pro Set gelten mittlerweile als optimale Menge, aber das Volumen sollte 5 ml pro Probenfläschchen nicht übersteigen [27].

Die frühe, „empirische" antibiotische Therapie

Die Entscheidung zur antibiotischen Therapie fußt meist auf einer durch Gram-Färbung oder andere mikrobiologische Verfahren nachgewiesenen Infektion. Eine „empirische" antibiotische Therapie wird in der Regel dann begonnen, wenn bei einem kritisch kranken oder neutropenischen Patienten kein Erreger identifizierbar ist.

Der neutropenische Patient

Eine „empirische" Antibiotikatherapie ist bei jedem Patienten mit Fieber und Neutropenie (< 500 neutrophile Granulozyten/mm^3) indiziert. Grundlage für dieses Vorgehen ist die Tatsache, daß das Auftreten einer (vor allem gramnegativen) Bakteriämie bei neutropenischen Patienten schnell tödlich enden kann [28]. Das übliche Vorgehen bei solchen Patienten ist in Tabelle 43-7 dargestellt. Da die pathogenen Erreger häufig gramnegativen Ursprungs sind (v.a. Klebsiella pneumoniae oder Pseudomonas aeruginosa), sollte in jedem Falle ein Aminoglykosid gegeben werden. Zusätzlich empfiehlt es sich, ein gegen Pseudomonas gerichtetes Cephalosporin (z.B. Ceftazidim) zu verabreichen. Besteht der Verdacht auf eine Infektion mit grampositiven Erregern oder treten gehäuft Infektionen mit methicillinresistenten Staphylokokkenstämmen auf der Intensivstation oder im Krankenhaus auf, sollte man an eine entsprechende Prophylaxe denken [28]. Vancomycin bietet sich in diesem Fall wegen seiner guten Wirksamkeit gegen derart multiresistente Stämme an.

Tabelle 43-7 Empirisches Vorgehen bei Fieber und Neutropenien.

doppelte Abdeckung von Pseudomonas	+ zusätzlich grampositives Spektrum
Aminoglykoside + gegen Pseudomonas gerichtete Penicilline oder Ceftazidim	+ Vancomycin
Aminoglykoside* + Aztreonam	+ Vancomycin

* bei bekannter Penicillinallergie

Fiebersenkende Therapie

Leider ist immer häufiger zu beobachten, daß Fieber gesenkt wird, ohne zu verstehen, warum der Körper Fieber entwickelt. Fieber ist die Antwort des Organismus auf verschiedenartige Einflüsse und Noxen!

Positive Effekte von Fieber

Hypothermen, septischen Patienten geht es meist schlechter als den Patienten, die Fieber entwickeln können. Das könnte bedeuten, daß Fieber als Antwort des Organismus eine positive Rolle bei der Infektionsabwehr spielt Fieber kann die Virusreplikation unterdrücken und das Bakterienwachstum verlangsamen; eine Körpertemperatur um 40 °C vermag gegen einige Bakterienstämme, z.B. Pneumokokken, bakterizid zu wirken [4]. Darüber hinaus fördert Fieber die Phagozytose und kurbelt die lymphozytengesteuerte Immunantwort an [29].

Negative Effekte von Fieber

Die Pathophysiologie des Fiebers ist selten eindeutig von der Pathophysiologie der auslösenden Erkrankung zu trennen. So ist ein Anstieg der Herzfrequenz während einer Fieberepisode möglicherweise durch die hämodynamische Reaktion (z.B. bei Sepsis) und nicht durch das Fieber selbst hervorgerufen. Dennoch kann man die Tachykardie als klassisches Symptom bei Fieber bezeichnen; bei einem Anstieg der Körperkerntemperatur um 1 °C wird in der Regel ein Anstieg der Herzfrequenz um 15 Schläge/Minute beobachtet.

Zusammenfassung. Die positiven Effekte von Fieber überwiegen unserer Ansicht gegenüber den Risiken, die mit Fieber verbunden sind. Es besteht daher kein Grund, Fieber zu senken, es sei denn, es treten neurologische Komplikationen auf (z.B. Verwirrtheit, Delirium). Dem Argument, die Fiebersenkung vermindere beim Patienten das Krankheitsgefühl und verkürze den Aufenthalt auf der Intensivstation, ist entgegenzuhalten, daß das körperliche Unwohlsein bei einer Krankheit ein geringer Preis ist für eine gesteigerte Immunantwort und bessere Möglichkeit der Infektabwehr.

Persistierendes Fieber

Folgende Ursachen müssen in Betracht gezogen werden, wenn das Fieber sich trotz längerer antibiotischer Therapie nicht zurückbildet:
1. Endokarditis
2. Abgekapselte Pilzbesiedelung
3. Disseminierte, invasive Mykose
Endokarditiden und Pilzabszesse sind häufig das Resultat einer nicht ausreichend behandelten Bakteriämie bei Patienten mit unklarer Infektion. In solchen Fällen kann es zwingend erforderlich sein, die Antibiotikatherapie zu unterbrechen, da „anbehandelte" Bakterienstämme in Blutkulturen nicht ausreichend anzuzüchten sind. Nach Absetzen erneut abgenommene Blutkulturen zeigen dann oft eine Bakteriämie. In bestimmten Fällen können spezielle serologische Untersuchungen (z.B. gegen Staphylokokken gerichtete Antikörper) Hinweise auf verborgene Infektionen geben [29].
Das Vorliegen einer disseminierten Candidose muß bei persistierendem Fieber immer in Erwägung gezogen werden, insbesondere wenn der Patient über längere Zeit Antibiotika erhalten hat oder bereits eine lange Zeit in Intensivbehandlung verbracht hat. Leider wird die Diagnose einer invasiven Pilzerkrankung häufig erst während der Sektion gestellt. Auf spezielle diagnostische Aspekte bei Candidainfektionen gehen wir im Kapitel 45 ein.

KAPITEL 44

Nosokomiale Pneumonie

Eine Pneumonie ist die gefährlichste der im Krankenhaus erworbenen (nosokomialen) Infektionen. Trotz „aggressiver Therapie" und der Behandlung mit neu entwickelten Antibiotika beträgt die Mortalität 50% [1, 2, 3, 4, 5]. Problematisch sind die präzise klinische Erfassung und Dokumentation einer solchen Pneumonie sowie die Identifikation des pathogenen Erregers. Dieses Kapitel möchte derartige Probleme beleuchten und Hilfestellung zur Vermeidung diagnostischer Irrwege geben.

Mikrobiologische Grundlagen

Der häufigste Erreger bei nosokomialen Pneumonien ist wohl noch nicht identifiziert, da es in etwa 50% aller Erkrankungen nicht gelingt, Mikroorganismen zu isolieren [3]. Typische Befunde bei positiver mikrobiologischer Diagnostik sind in Tabelle 44-1 dargestellt. Im Gegensatz zu außerhalb des Krankenhauses erworbenen Pneumonien (häufigste Erreger: Pneumokokken) finden sich bei der nosokomialen Pneumonie in den Fällen, in denen überhaupt ein Nachweis gelingt, am häufigsten gramnegative aerobe Bakterien [1, 2, 3, 4, 5]. Über Pseudomonasstämme wird in den klinischen Berichten am häufigsten berichtet, bei den grampositiven Erregern werden oft Staphylokokkenstämme isoliert. Legionellaspezies spielen bei mindestens 10% der nosokomialen Pneumonien eine Rolle; bei Auftreten und Vermehrung von Legionellenstämmen im Brauchwasser können auch Krankenhausepidemien vorkommen [6].

Tabelle 44-1 Typische bakteriologische Isolate aus dem unteren Respirationstrakt bei Erwachsenen mit nosokomialer Pneumonie [3, 5, 17].

Pathogener Erreger	Häufigkeit der Isolate (%)
gramnegative Stäbe	46–75
Pseudomonas	10–30
Proteus	10–15
Haemophilus	10–17
E. coli	8–23
Legionella	2–4
anaerobe Erreger	3–35
Staphylococcus	26–33
Pneumococcus	6–30

Als Grund für die hohe Mortalität bei nosokomialen Pneumonien wird oft die besondere Virulenz der pathogenen Erreger angeführt, aber nach unserer Ansicht sind die Gründe für die Gefährlichkeit und Mortalität komplizierter und vielschichtiger.

Pathogenese

Eine Pneumonie entsteht durch Aspiration von Mundsekret in die oberen Luftwege. Der Speichel im Mund enthält bis zu 1 Billion Bakterien pro Milliliter, so daß selbst eine winzige Menge von aspiriertem Speichel massenhaft Bakterien in die Luftwege verschleppen kann [7]. Das veränderte Spektrum pathogener Erreger bei nosokomialen Pneumonien ist das Resultat einer veränderten Mikroflora im Oropharynx.

Besiedelung des Oropharynx

Bei gesunden Erwachsenen besiedeln vorwiegend anaerobe Bakterien, insbesondere Bacteroides melaninogenicus, die Schleimhaut des Oropharynx. Bei bestimmten Patientengruppen ändert sich die Mundflora dahingehend, daß aerobe, gramnegative Stämme überwiegen (Abb. 44-1). Beachtenswert ist, daß solche Veränderungen der Mundflora abhängig sind von der Erkrankung. Bei geringerer Ausprägung der Krankheit und bei bestimmten Personengruppen (Krankenhauspersonal) sind auch die Veränderungen gering [8]. Offensichtlich spielt die Erkrankungsschwere eine bedeutende Rolle bei der Besiedelung des Oropharynx, während die Krankenhausumgebung an sich nur von

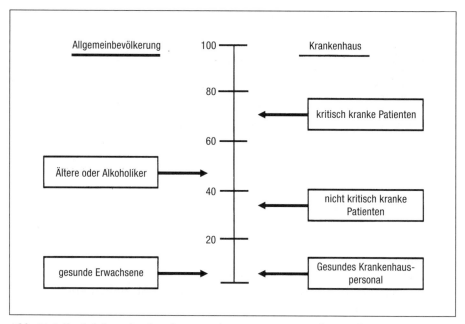

Allgemeinbevölkerung   100   Krankenhaus

80

kritisch kranke Patienten

60

Ältere oder Alkoholiker

40

nicht kritisch kranke
Patienten

20

gesunde Erwachsene

Gesundes Krankenhaus-
personal

Abb. 44-1 Besiedelung des Oropharynx mit gramnegativen Bakterien bei verschiedenen erwachsenen Personengruppen. Auf der Ordinate ist in Prozent der jeweilige Anteil mit positivem Erregernachweis aufgetragen (aus [8]).

geringer Bedeutung zu sein scheint. So ist zu erklären, daß gefährdete ambulante Patienten die gleichen Veränderungen zeigen wie entsprechend kranke Patienten in stationärer Behandlung.

Bakterielle Adhärenz

Experimentelle Befunde legen nahe, daß die Veränderung der Mundflora durch eine verstärkte Adhärenz der Bakterien an den Epithelzellen der Mundschleimhaut bedingt ist. Bei Gesunden bedeckt eine Schicht von Fibronektin (zu unterscheiden vom zirkulierenden Fibronektin) das Mundepithel und verhindert so das Anhaften gramnegativer Erreger an der darunterliegenden Epithelschicht. Diese schützende Fibronektinschicht geht bei kritisch kranken Patienten verloren, so daß sich gramnegative Keime auf der ungeschützten Oberfläche des Epithels niederlassen können. Diesen Pathomechanismus versucht man durch Anwendung einer lokalen Applikation antibiotischer Salbe zu durchbrechen, um die Inzidenz nosokomialer Pneumonien zu senken [21, 22].

Besiedelung der Magenschleimhaut

Ein saurer pH-Wert des Magensaftes wirkt bakterizid gegen Keime, die mit dem Speichel in den Gastrointestinaltrakt gelangen (s. Kap. 5). Die Alkalisierung des Magensaft-pH (durch Antazida, H_2-Blocker, enterale Ernährung) führt dazu, daß Bakterien in der Schleimhaut überleben können. Eine solche Besiedelung stellt wiederum einen Vermehrungsanreiz für andere Bakterienstämme dar und lockt Keime in den oberen Verdauungstrakt. Dadurch ist die höhere Pneumonieinzidenz bei Patienten zu erklären, die Antazida oder H_2-Blocker zur Anhebung des Magensaft-pH erhalten [10]. Das Konzept einer Streßblutungsprophylaxe mit Sucralfat hingegen, das keine Anhebung des pH bewirkt, hatte in prospektiven Studien seltener eine nosokomiale Pneumonie zur Folge [9]. Die Bedeutung von Veränderungen des Magensaftmilieus für Pneumonie und Sepsis wird aktuell diskutiert und ist noch nicht abschließend erforscht.

Die klinische Diagnose einer Pneumonie

Die Diagnose „Pneumonie" ist oft ungenau oder falsch. In einer Auswertung von Sektionsbefunden wurde gezeigt, daß die klinische Diagnose in 60% der Fälle unkorrekt war [10]. Das Center for Disease Control (CDC) der USA hat folgende Kriterien für das Vorliegen einer Pneumonie aufgestellt, die allerdings nur für Erwachsene gelten [11]:
Eine Pneumonie liegt vor, wenn radiologisch ein neues bzw. zunehmendes Infiltrat, eine Kaverne oder ein Pleuraerguß und zusätzlich mindestens eines der folgenden Kriterien erfüllt ist:
1. Neu auftretende Purulenz oder veränderte Qualität des Sputums
2. Nachweis eines oder mehrerer pathogener Erreger aus Blutkultur, trachealer Absaugung, bronchialem Bürstenabstrich oder Biopsie (Achtung: nicht aus Sputum!)
3. Nachweis von Viren oder viraler Antigene im Endotrachealsekret
4. Serologischer Nachweis (IgM) oder Anstieg (IgG) von Antikörpertitern
5. Histopathologische Hinweise auf eine Pneumonie
Diese Kriterien erhalten eine besondere Bedeutung, wenn klinische Symptome einer Sepsis (z.B. Fieber, Leukozytose) vorliegen, ohne daß aus dem Sputum Bakterien angezüchtet werden können. Fieber und auffälliges Sputum werden gern als Leitsymptome einer Pneumonie dargestellt, sie sind allerdings zur Diagnosestellung nicht erforderlich.

Die radiologische Diagnose

Die meisten klinischen Diagnosen beinhalten ein neu nachgewiesenes Infiltrat in der Röntgen-Thoraxaufnahme. Dies setzt eine Nachweisempfindlichkeit voraus, die das bildgebende Verfahren für gewöhnlich nicht besitzt. Die Röntgenaufnahme vermag ein Lungenödem erst ab einer Zunahme des extravaskulären Lungenwassers um 30% nachzuweisen. Es ist daher anzunehmen, daß kleinere pulmonale Infiltrate nicht erfaßt werden. Der Wert der radiologischen Diagnose wird wahrscheinlich zusätzlich eingeschränkt, wenn eine Überblähung der Lunge vorliegt, z.B. bei chronisch obstruktiver Erkrankung oder bei mechanischer Ventilation.

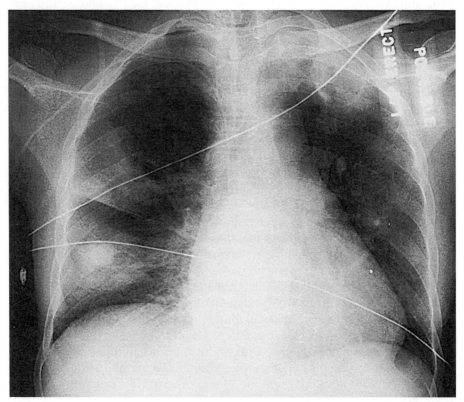

Abb. 44-2 Röntgen-Thoraxaufnahme mit peripheren Infiltraten und umschriebenen Zonen von nekrotischem Lungenparenchym. Verdachtsdiagnose: septisch infizierte Emboli.

Die Genauigkeit der Diagnose „Infiltrat" (d.h. die eindeutige Zuordnung einer Transparenzminderung zu einer Infektion) durch die Röntgenaufnahme ist darüber hinaus deswegen problematisch, weil durch die vielfältigen Ursachen von Lungeninfiltraten das radiologische Bild häufig durch Ödem oder Atelektase überlagert wird. So wurde in einer Studie gezeigt, daß 40 % aller auf einer Intensivstation radiologisch nachgewiesenen Infiltrate nicht einer Infektion zuzuordnen waren [13].

Typische Befunde. Typische Befunde, wie in Abbildung 44-2 gezeigt, erleichtern die Diagnose einer pulmonalen Infektion erheblich. Bei diesem Patienten wurde eine von der Trikuspidalklappe ausgehende Endokarditis festgestellt. Die periphere Verteilung der Infiltrate und Zonen mit deutlicher Einschmelzung legten den Verdacht auf septische Emboli nahe. In diesem Fall war die Röntgenaufnahme hilfreich für die Diagnosestellung.

Unspezifische Befunde. Die meisten Zeichen einer Transparenzminderung auf dem Röntgenbild sind unspezifisch und helfen bei der Diagnose „Pneumonie" wenig weiter. Hierfür ein Beispiel in Abbildung 44-3. Dieser ausgeprägte Befund kann eine Vielzahl von pathophysiologischen Prozessen widerspiegeln, z.B. hydrostatisches Lungenödem, diffuse Pneumonie oder das Vorliegen eines akuten Lungenversagens (ARDS). Letzteres besteht häufig gleichzeitig mit Pneumonien, so daß die Diagnose unklar bleibt (s. Kap. 23). Die Häufigkeit der Kombination von Pneumonie und ARDS wurde in einer Studie aufgezeigt, in der bei 60 % der Patienten, die an einem ARDS verstarben, histopathologisch Hinweise auf eine – häufig gramnegative – Pneumonie gefunden wurden [12]. Laut dieser Studie wurden aber nur die Hälfte der post mortem diagnostizierten Pneumonien während der Intensivbehandlung entdeckt. Andererseits war bei 20 % der Patienten, die histologisch keine Pneumoniezeichen boten, zuvor klinisch eine Pneumonie diagnostiziert und behandelt worden. Alles in allem wurden bei diesen ARDS-Patienten 30 % der Pneumonien falsch diagnostiziert [12].

Die Röntgen-Thoraxaufnahme kann weder als sensitiv noch als spezifisch zum Nachweis einer pulmonalen Infektion gelten. Daher stützt sich die Diagnose auf den Nachweis pathogener Erreger oder anderer Infektionszeichen aus dem Endotrachealsekret oder aus anderen Körpersekreten.

Sekret aus den Luftwegen

Die Produktion von purulentem Sputum ist kein verläßliches Leitsymptom einer bakteriellen Pneumonie, es kann beispielsweise bei älteren Patienten völlig fehlen [3]. Andererseits kann man eitriges Sputum bei Patienten vor-

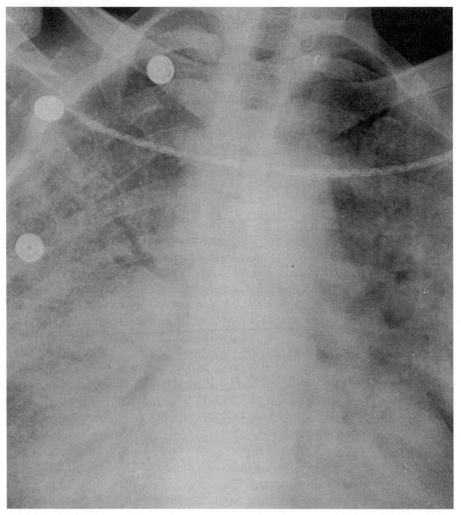

Abb. 44-3 Röntgen-Thoraxaufnahme mit massiven Infiltraten beider Lungen. Erläuterungen s. Text.

finden, die keine Pneumonie haben. Purulentes Sputum repräsentiert häufig eine Infektion der oberen Luftwege (z.B. Tracheobronchitis) ohne Affektion des distalen Lungenparenchyms. Dieses Phänomen wird oft bei Patienten mit langdauernder endotrachealer Intubation angetroffen. Diese Tatsache unterstreicht die Bedeutung einer präzisen Identifikation der Herkunft des Endotrachealsekrets vor der Wertung und Interpretation mikrobiologischer Befunde.

Mikroskopische Befunde

Die mikroskopische Untersuchung von Sekreten bietet häufig einen großen Vorteil bei der Diagnose einer Infektion und vor allem bei der genauen Eingrenzung der Lokalisation (obere Luftwege versus distale Lungenabschnitte). Wichtige, zur Diagnosestellung entscheidende Sputumbestandteile sind in Tabelle 44-2 aufgeführt.

Leukozyten. Durch die Leukozytenzählung kann eine Entzündungsreaktion dokumentiert werden, sie eignet sich allerdings nicht zur Lokalisierung einer Infektion. Eine Infektion gilt dann als wahrscheinlich, wenn bei mittlerer Vergrößerung ($\times 100$) mehr als 25 Leukozyten pro Gesichtsfeld zu zählen sind. Damit ist aber noch keine Pneumonie bewiesen!

Zur Identifikation der Infektionsausbreitung eignen sich besonders Epithelzellen der Mundhöhle als Marker für die oberen Luftwege sowie alveoläre Makrophagen und Elastinfasern als Marker des Lungenparenchyms.

Zellen des Plattenepithels. Die Epithelzellen, die die Mundhöhle auskleiden, sind groß und abgeflacht und enthalten reichlich Zytoplasma und einen kleinen Kern. Solche Zellen zeigt die Abbildung 44-4. Es sind die größten Zellen in dieser mikroskopischen Übersicht bei 400facher Vergrößerung.

Lassen sich mehr als zehn solcher Plattenepithelzellen bei geringer Vergrößerung ($\times 100$) pro Gesichtsfeld zählen, dann muß man eine Durchmengung der Probe mit Mundsekret annehmen [14].

Tabelle 44-2 Morphologie des Sputums.

Bestandteil	Bedeutung
Epitheldeckzellen > 10 pro Gesichtsfeld*	Sekret aus der Mundhöhle
Neutrophile: > 25 pro Gesichtsfeld	Entzündung in den oberen oder unteren Luftwegen
alveoläre Makrophagen	Probe aus den unteren Luftwegen
Elastinfasern	nekrotisierende Pneumonie

* bei niedriger Vergrößerung ($\times 100$)

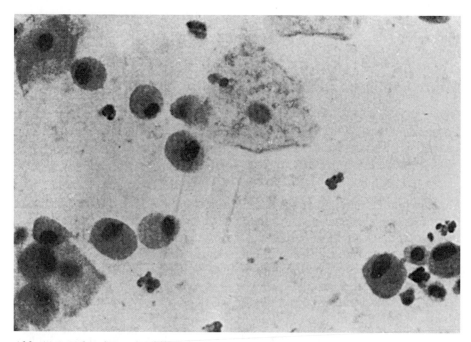

Abb. 44-4 Mikroskopische Darstellung (Vergrößerung: × 400) eines bronchialen Bürsten-abstrichs bei einem beatmeten Patienten. Die großen, ausgezogenen Zellen sind Epithel-deckzellen, die ovalen Zellen stellen alveoläre Makrophagen dar, die kleinsten Zellen sind neutrophile Granulozyten.

Alveoläre Makrophagen. Alveoläre Makrophagen kommen nur in den di-stalen Lungenabschnitten vor. Wenn sich in einer Probe nur ein einziger alveolärer Makrophage findet, kann man davon ausgehen, daß wenigstens ein Teil der Probe aus den unteren Luftwegen stammt. Alveoläre Makrophagen sind ebenfalls in Abbildung 44-4 zu sehen. Es handelt sich um die oval kon-figurierten Zellen mit granuliertem Zytoplasma und seitlich angeordnetem Kern. Die neutrophilen Granulozyten sind kleiner als der Kern der Makro-phagen. Die größten Zellen in der Abbildung sind die Plattenepithelzellen aus der Mundhöhle.

Elastinfasern. Elastinfasern entstammen dem Lungenparenchym; der Nach-weis solcher Fasern kann als diagnostisches Kriterium bei einer nekrotisie-renden Pneumonie gelten [15]. Die Filamentstrukturen solcher Fasern kann man mikroskopisch darstellen, indem man einen Tropfen einer 40%igen

Kaliumhydroxidlösung auf eine Sekretprobe gibt und die Probe anschließend abdeckt. Bei geringer Vergrößerung ($\times$ 100) sind die Elastinfasern nun als Klumpen von Filamenten wie ein verknäulter Bindfaden zu sehen. Bei Nachweis solcher Elastinklumpen stammt die Probe wahrscheinlich aus dem Lungenparenchym, und es liegt ein destruktiver Prozeß vor, der weiter abgeklärt werden sollte.

Gezielte Sekretanalysen. Eine beliebte „Unsitte" auf nahezu jeder Intensivstation ist die Versendung von Sekretproben ins mikrobiologische Labor, ohne die exakte Herkunft dieser Probe zu überprüfen und anzugeben. Das Sekret der oberen Luftwege ist bei künstlich beatmeten Patienten häufig besiedelt mit pathogenen Erregern, wie z.B. Pseudomonas aeruginosa, und ein positiver Befund aus einer solchen Probe bedeutet nicht automatisch das Vorliegen einer Infektion oder Pneumonie.

Ungezielte Sekretabsaugungen erbringen bei einer Pneumonie in der Hälfte aller Fälle falsche Ergebnisse [13]!

Das bedeutet, daß die Chance, bei einer Infektion den verantwortlichen Erreger zu identifizieren und damit gezielt zu behandeln, mit wahllos gewonnenen Sekreten die gleiche ist, wie wenn man vor dem Münzwurf „Kopf" oder „Zahl" vorhersagt. Die genaue Herkunft von Sekretproben aus dem Respirationstrakt muß deshalb eindeutig durch die mikroskopische Analyse geklärt sein, bevor die Probe weiterverarbeitet wird.

Bronchoskopie

Die normale Bronchoskopie stellt keinen Vorteil bei der Gewinnung mikrobiologischer Proben dar, weil bei der Passage durch die oberen Luftwege die dort auftretenden Keime mit abgesaugt werden. Um dieses Problem zu umgehen, wurde eine spezielle Bürste entwickelt, die am distalen Ende eines Führungsdrahtes angebracht ist. Eine Hülle verhindert den Kontakt des Führungsdrahtes mit Sekreten der oberen Luftwege bei der Passage durch das Bronchoskop [16, 17, 18]. Solche Bürsten finden in den meisten Krankenhäusern Verwendung. Bei der diagnostischen Fiberbronchoskopie sollten nur solche Proben mittels spezieller Bürsten aus den unteren Luftwegen entnommen werden.

Die mittels Bürste gewonnene Probe wird – wie eine Urinkultur – quantitativ weiterverarbeitet. Eine Kultur, auf der sich mindestens 10^3 Mikroorganismen pro Milliliter anzüchten lassen, weist auf eine Pneumonie hin und ermöglicht die Identifikation des Erregers [17, 18]. Ein geringeres Wachstum kann allerdings durch Antibiotikatherapie bedingt sein [17]. Die Gram-Färbung der Bürstenprobe ergibt zusätzliche Information (für Kultur und Gram-Färbung müssen getrennte Bürstenproben verwendet werden); auch hier sind aber mindestens 10^3 Mikroorganismen pro Milliliter Sekret notwendig, um die angefärbten Erreger zu identifizieren.

Die perkutane Sekretaspiration

Eine andere Methode, Material für die mikrobiologische Untersuchung zu gewinnen, ist die perkutane Lungenpunktion. Eine dünne Nadel (25 G) wird durch die Haut direkt auf den radiologisch beschriebenen Fokus geführt. Diese Maßnahme kann am Krankenbett ohne weitere bildgebende Verfahren erfolgen, wenn sich der pneumonische Herd perkutorisch oder auskultatorisch eindeutig eingrenzen läßt. Mit dieser Technik wird allerdings ein Aspirat und keine Biopsie gewonnen. Das Verfahren ist von einer beträchtlichen Komplikationsquote (Pneumothorax!), vor allem bei beatmeten Patienten, begleitet, so daß es nicht als Routineverfahren empfohlen werden kann (Anm. d. Übersetzers: Dieses Verfahren gehört in Europa nicht zum Routinestandard).

Pleuraergüsse

Pleuraergüsse entstehen bei ca. 50% aller bakteriellen Pneumonien, 10% solcher Ergüsse müssen über Thoraxdrainagen abgeleitet werden [19]. In Tabelle 44-3 ist die Häufigkeit von Pleuraergüssen in Abhängigkeit des jeweiligen Erregers der Pneumonie dargestellt. Die Abschätzung der Größe von Pleuraergüssen und die Entscheidung zur Drainage wird bestimmt durch die Lokalisation und zu erwartende Schwierigkeit der Punktion sowie durch das Ansprechen auf Antibiotikagabe. Pleuraergüsse nach Thorakotomie infi-

Tabelle 44-3 Häufigkeit von Pleuraerguß und Erregernachweis aus Pleurasekret bei bakterieller Pneumonie (aus [19]).

Erreger	Pleuraerguß (%)	positive Kultur (%)
Pneumococcus	50	< 5
Staphylococcus aureus	40	20
Pseudomonas	50	> 90
Haemophilus influenzae	50	< 20
Anaerobier	35	> 90

zieren sich häufiger als Begleitergüsse bei Pneumonien; bei ersteren ist daher ein „aggressiveres" Vorgehen angezeigt.

Analyse der Pleuraflüssigkeit

Für eine Analyse des Pleurasekrets werden 20–30 ml benötigt. Liegt der Erguß gekammert vor (keine gleichmäßige Transparenzminderung bei der Thoraxaufnahme im Liegen), sollte man mittels Ultraschall die genaue Ausbreitung und Tiefe lokalisieren. Folgende Untersuchungen der Sekretprobe sind empfehlenswert: 1. Gram-Färbung und Kultur, 2. Glukosespiegel, 3. pH-Bestimmung. Die Unterscheidung in Transsudat und Exsudat mittels Zellzählung macht wenig Sinn, da sie für die Differentialdiagnose „infiziert" versus „steril" nicht weiterhilft. In Tabelle 44-4 sind die Entscheidungskriterien zur Anlage einer Thoraxdrainage wiedergegeben. Als einzige absolute Indikation gilt der Befund eines ausgedehnten eitrigen Ergusses. Man kann auch einen positiven Befund in der Gram-Färbung zum Anlaß nehmen, eine Thoraxdrainage zu legen, insbesondere wenn vor einer Thoraxeröffnung der Erguß noch nicht drainiert wurde oder die Sekretansammlung nach Thorakotomie auftritt (ein Thoraxempyem nach Thoraxeingriff hat die höchste Mortalität!).

Die empirische Antibiotikatherapie

Die früh begonnene antbiotische Therapie stützt sich in der Regel auf verdächtige Gram-Befunde bei Proben aus normalerweise sterilen Körperkompartimenten und auf klinische Befunde. Die gängigen Therapiestrategien bei entsprechenden Färbebefunden sind in Tabelle 44-5 dargestellt. Dosierungsempfehlungen finden sich in Kapitel 47.

Tabelle 44-4 Entscheidungsstrategien bei Pleuraerguß (aus [19]).

Pleurasekret (Befund)	Maßnahme
Glukose < 40 mg/dl pH < 7,0 grampositiver Befund	Thoraxdrainage
pH 7,0–7,2	Wiederholung in 12–24 h
Glukose > 40 mg/dl pH > 7,2	keine Drainage

Tabelle 44-5 Empirische antibiotische Therapie.

Gram-Befund	Antibiotikum	Kommentar
gramnegative Stäbe		
einförmig	Aminoglykosid + Ceftazidim	gute, doppelte Abdeckung von Pseudomonas-Spezies
vielförmig	Aminoglykosid + Imipenem	Imipenem als zusätzliche Abdeckung von Anaerobiern
grampositive Kokken	Vancomycin	Vancomycin deckt alle grampositiven Erreger incl. methicillinresistenter Stämme und Anaerobier ab
Mischbefund	Imipenem, Vancomycin	gut gegen Anaerobier, grampositive u. -negative Erreger (außer Pseudomonas!)
kein Erreger		
bei Immuneinschränkung	Aminoglykosid + Ceftazidim	Therapie muß bei Immuneinschränkung Pseudomonas und atypische Erreger einschließen
bei Immunkompetenz	evtl. Erythromycin	

Infektionen mit gramnegativen Erregern

Bei der empirischen Therapie gramnegativer Infektionen kommt dem Einsatz von Substanzen, die gegen Pseudomonasstämme gerichtet sind (z.B. Aminoglykoside, entsprechende Penicilline oder Cephalosporine), eine herausragende Bedeutung zu.

Bei Verdacht auf eine Infektion mit Anaerobiern sollte man Imipenem mit einem Aminoglykosid kombinieren. Wegen der hohen Mortalität bei nosokomialen Pneumonien wird oft eine Kombinationstherapie favorisiert; es gibt allerdings – bei nicht-neutropenischen Patienten! – keinen Anhalt dafür, daß eine Kombinationstherapie bei schweren, durch gramnegative Erreger hervorgerufenen nosokomialen Pneumonien der Monotherapie überlegen ist.

Infektionen mit grampositiven Erregern

Von besonderer Bedeutung sind Staphylokokken (S. aureus), insbesondere die methicillinresistenten Stämme. Vancomycin ist wohl das beste Monotherapeutikum bei grampositiven Kokken, auch bei den methicillinresistenten Erregern.

Anaerobe Erreger

Die meisten durch anaerobe Erreger hervorgerufenen Pneumonien sind Mischinfektionen, Bacteroides fragilis läßt sich in 15% der Kulturen nachweisen. Nach wie vor stellt Penicillin ein wirksames Antibiotikum bei anaeroben Erregern dar, auch bei Beteiligung von B. fragilis. Es besteht allerdings derzeit der Trend, andere Antibiotika einzusetzen. Dazu gehören Clindamycin (300 mg i.v. sechsstündlich), Metronidazol (250–500 mg i.v. sechsstündlich), Chloramphenicol (250–500 mg i.v. sechsstündlich) und Imipenem (1 g i.v. sechsstündlich).

Pneumonieprophylaxe: ein Konzept der Zukunft?

In den letzten Jahren wurden verschiedene Strategien entwickelt zur Reduzierung der Schleimhautbesiedelung des Oropharyngealtrakts im Sinne einer Pneumonieprophylaxe. Zu diesem Zweck werden nicht- oder schwerresorbierbare Antibiotika (z.B. Polymyxin oder Aminoglykoside) als Lösung oder Paste aufbereitet und direkt auf die Mundschleimhaut gegeben [20, 21]. Die bisherigen Erfahrungen mit dieser Prophylaxe sind ermutigend; alle Studien zeigten eine signifikante Senkung der Inzidenz nosokomialer Pneumonien. Allerdings wird man noch weitere Studien abwarten müssen, bevor endgültige Empfehlungen ausgesprochen werden können.

Pneumonie und AIDS

Die Pneumonie ist die Hauptmanifestation der erworbenen Immunschwächeerkrankung (AIDS) und häufig auch die Todesursache. Verschiedene pathogene Erreger können bei den betroffenen Patienten in die Lunge eindringen, die meisten sind opportunistische Keime. Pneumocystis carinii wird in über 50% der Pneumonien von AIDS-Patienten nachgewiesen [22]. Andere häufige Erreger sind Viren (vor allem Zytomegalieviren, Herpesviren), Pilze (Kryptokokken, Aspergillen), atypische Mykobakterien (M. avium intracellulare) und Eitererreger (Streptokokken, Staphylokokken, Legionellen und gramnegative Erreger). Die Tatsache, daß AIDS-Patienten auch durch „normale" bakterielle Infektionen gefährdet sind, findet noch zuwenig Beachtung.

Klinische Manifestation

Frühe Symptome von Pneumocystis-Pneumonien sind Dyspnoe, Tachypnoe und ein Anstieg der A–a D_{O_2}. Der Röntgenbefund kann vom unauffälligen Befund bis zu diffusen alveolär betonten Infiltraten reichen [22]. Die klinische Untersuchung der Lunge ist im Frühstadium der Erkrankung oftmals ohne Befund – abgesehen vom Anstieg der A–a D_{O_2}. Bei unauffälliger Röntgenaufnahme kann man mittels Gallium-Szintigraphie die inflammatorische Reaktion erkennen. Diese Untersuchung ist jedoch aufwendig und letztlich unspezifisch. Hiläre Lymphknotenvergrößerungen und Pleuraergüsse sind mehr einem Kaposi-Sarkom denn einer Pneumonie zuzuordnen.

Diagnose

Zur Diagnose einer Pneumocystis-Infektion dient der Erregernachweis entweder aus dem Sputum (verdünnt mit 3–5%iger NaCl-Lösung) oder aus der bronchoalveolären Lavage. Die Trefferquote aus der Sputumuntersuchung beträgt bis zu 70% in Abhängigkeit von der Erfahrung des Mikrobiologen. Die bronchoalveoläre Lavage mit 100 ml NaCl-Lösung ist die Standardmethode zum Nachweis des Mikroorganismus aus den unteren Luftwegen.

Therapie

Die Therapie von Pneumocystis-carinii-Infektionen stützt sich auf Trimethoprim-Sulfamethoxazol (z.B. Bactrim®, Eusaprim®) und Pentamidin. Diese Pharmaka gelten als gleich effektiv, sie können aber auch toxische Nebenwirkungen entwickeln. Die erfolgreiche Therapie setzt eine langdauernde Gabe dieser Antibiotika voraus, damit die Erreger vollständig aus den unteren Luftwegen entfernt werden.

Trimethoprim-Sulfamethoxazol (TMP-SMX). Dieses Antibiotikum gilt als das Mittel der ersten Wahl, wenn keine Allergie gegen Sulfonamide bekannt ist (in Kap. 47 weitere Informationen dazu).

Dosierung:	Trimethoprim (20 mg/kg KG) und
	Sulfamethoxazol (100 mg/kg KG)
Applikation:	p.o. oder i.v.
Zeitintervall:	alle 6–8 h

Symptome einer toxischen Reaktion auf TMP-SMX sind Ausschlag, Erbrechen, Leukopenie, Thrombopenie und Nephritis. Bei AIDS-Patienten ist die Inzidenz solcher unerwünschten Nebenwirkungen deutlich höher als bei anderen Patientengruppen (s. Kap. 47, Tab. 47–7). Bei Reduktion der Dosis

(Trimethoprim 15 mg/kg KG, Sulfamethoxazol 75 mg/kg KG) soll die Toxizität geringer sein [23].

Pentamidin. Dieses Medikament gilt als „Reserve", wenn die Therapie mit TMP-SMX nicht anspricht oder bei toxischer Reaktion auf TMP-SMX.

Dosierung:	4 mg/kg KG (in 100 ml Glukose 5% gelöst)
Applikation:	i.v. (Infusion über 60 min)
Zeitintervall:	alle 24 h

Toxische Reaktionen auf Pentamidin sind deutlich schwerwiegender als die durch TMP-SMX ausgelösten: Hypo- oder Hyperglykämie, insulinpflichtige diabetogene Stoffwechsellage, Leukopenie, Thrombopenie und orthostatische Fehlregulation [23]. Nach Absetzen der Substanz bilden sich die Symptome – mit Ausnahme des Diabetes – rasch zurück.

Glukokortikoide. Gelegentlich wird über den Erfolg durch hochdosierte Steroidgaben bei therapierefraktärer Pneumocystis-Pneumonie berichtet. In einer Studie erhielten zehn Patienten, bei denen unter konventioneller Therapie die Pneumonie rasch fortschritt, Methylprednisolon (40 mg i.v. sechsstündlich). Alle Patienten bis auf einen wurden in der Folge geheilt [24]. Andere Berichte sind nicht so überzeugend. Derzeit ist der Einsatz von Steroiden bei der Pneumocystis-Pneumonie umstritten.

KAPITEL 45

Kathetersepsis

Gefäßkatheter sind für 10 bis 15% aller nosokomialen Infektionen verantwortlich [1]. Die Angaben über die Häufigkeit von Infektionen durch Gefäßkatheter variieren in den verschiedenen Berichten außerordentlich; im Durchschnitt jedoch wird sie mit etwa 7 bis 8% für arterielle und zentralvenöse Katheter angegeben [1, 2, 3]. Dieses Kapitel soll einige praktisch Aspekte des klinischen Vorgehens beim Verdacht einer Kathetersepsis aufzeigen. Die folgenden Definitionen dienen als Arbeitsgrundlage für die anschließende Diskussion.

Katheterbedingte Sepsis: Wenn derselbe Keim von der Katheterspitze und aus dem Blut isoliert werden kann und auf dem Katheter eine dichte Keimbesiedelung vorliegt. Dies weist auf den Katheter als Sepsisquelle hin.

Kolonisation: Wenn der Erreger nur spärlich auf dem Katheter wächst. In den Blutkulturen kann derselbe Erreger nachgewiesen werden oder ein Keimwachstum ganz fehlen. Dies ist ein Hinweis dafür, daß der Katheter nicht für den septischen Status verantwortlich ist.

Ein detailliertere Definition von „dichtem" und „spärlichem" Wachstum von Mikroorganismen wird weiter unten gegeben.

Pathogenese

Die für eine katheterbedingte Sepsis verantwortlichen Mechanismen sind in Abbildung 45–1 dargestellt. Drei Infektionswege werden beschrieben (entsprechend den in der Abbildung eingefügten Ziffern).

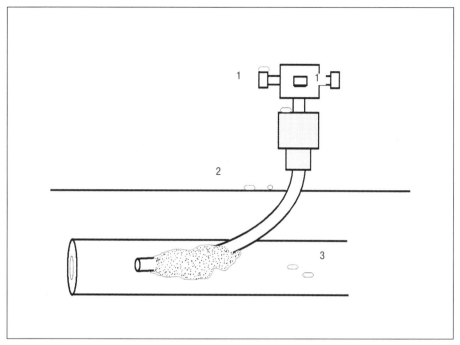

Abb. 45-1 Infektionswege der katheterbedingten Sepsis. Erklärungen s. Text.

1. Mikroorganismen können durch Unterbrechungen im Infusionssystem (z.B. Drei-Wege-Hähne) in den Blutkreislauf gelangen.

2. Bestandteile der Hautflora können entlang dem Stichkanal des Katheters wandern und sich in der Fibrinhülle festsetzen, die den intravasalen Anteil des Katheters umhüllt. Dieses fibrinöse Netz ist nicht vaskularisiert und bietet ein geschütztes Milieu für das Keimwachstum. Silikonkatheter (z.B. Hickman und Broviac) sind weniger thrombotisch wirksam als Polyurethankatheter und zeigen eine geringere Tendenz zur Bildung von Fibrinhüllen.

3. Schließlich können sich Erreger, die mit dem Blutstrom antransportiert werden, in der Fibrinhülle festsetzen und proliferieren. In diesem Fall wird der Katheter zu einer sekundären Quelle einer Septikämie.

Die ersten beiden Infektionswege gelten als die wesentlichen Mechanismen für die Entstehung einer Septikämie. Der dritten Möglichkeit wird ungerechtfertigterweise weniger Beachtung geschenkt, als ihr zukommt.

Wie können Bakterien wandern?

Die Vorstellung, daß die Haut der Ausgangspunkt einer katheterbedingten Septikämie ist, beruht auf der Annahme, daß Hautkeime sich über eine weite Distanz entlang dem Stichkanal des Katheters fortbewegen können, bis sie die Fibrinhülle an der Katheterspitze erreichen. Bakterien können jedoch auf einer inerten Oberfläche wie der Haut keine sichtbaren Distanzen überwinden. Staphylokokken (die häufigsten Erreger einer Kathetersepsis) sind immobile Organismen ohne Fähigkeit zur Fortbewegung und nicht in der Lage, ohne Unterstützung zu wandern. Diese Mikroben messen nur 1µm im Durchmesser; sie müßten aber über eine Distanz von 30 cm (die Länge eines dreilumigen Katheters) „kriechen", das heißt das 300000fache ihrer eigenen Länge, um die Spitze eines mehrlumigen Katheters zu erreichen. Analog dazu müßte ein 1,80 Meter großer Mensch eine Strecke von 4800 Kilometern überwinden (die Distanz zwischen Boston und Philadelphia). Derartige Strecken können ohne Unterstützung irgendeiner Art nicht zurückgelegt werden.

Erreger auf der Hautoberfläche könnten den Blutkreislauf erreichen, wenn sie bei der Punktion der Haut mit dem Katheter verschleppt werden. Dies ist jedoch unwahrscheinlich, da eine Sepsis durch zentralvenöse Katheter nicht schon bald nach dem Legen des Katheters, sondern in der Regel frühestens nach drei oder vier Tagen auftritt [1, 2, 3].

Die Rolle des Darms

Der intravasale Anteil eines Katheters könnte von Mikroorganismen besiedelt werden, die sich bereits im Blutkreislauf befinden und auf andere Art dorthin gelangt sind, vergleichbar einer Endokarditis bei künstlichen Herzklappen. Der Gastrointestinaltrakt ist eine typische Eintrittspforte für Bakterien in den Blutkreislauf; dieses Risiko besteht besonders bei kritisch Kranken. Zwei Faktoren prädisponieren diese Patienten für eine vom Darm ausgehende Septikämie. Erstens nimmt die mikrobielle Flora des Magens und Dünndarms deutlich zu, wenn die Säuresekretion des Magens durch H_2-Blocker oder Antazida gehemmt wird (s. Kap. 5). Dies ermöglicht eine Besiedelung des oberen Gastrointestinaltrakts mit Bakterien, die mit dem Speichel verschluckt werden. Zweitens ist die Mukosaschranke zwischen Darmflora und Blutkreislauf bei schwerkranken Patienten oft atrophisch oder teilweise aufgehoben; in der Folge wird eine Translokation der Darmflora in den Blutstrom möglich. P. Marino:„Durch eine Kasuistik aus unserem Krankenhaus soll die Bedeutung des oberen Gastrointestinaltrakts bei infizierten Katheterspitzen unterstrichen werden. Ein Patient entwickelte in der postoperativen Phase nach

Ösophagogastrektomie Fieber. Im Labor konnte in den Blutkulturen (4 Sets) und an der Spitze des Subklaviakatheters (über 100 Kolonien) Enterobacter cloacae nachgewiesen werden. Außerdem wurde derselbe Erreger aus dem Magensaft isoliert, fand sich jedoch nicht auf der Haut im Bereich der Kathetereinstichstelle (2 Abstriche). Zum Zeitpunkt der Septikämie betrug der Magensaft-pH 5,0, was das Vorkommen pathogener Keime im Magen erklärt (s. Kap. 5). Ohne Kenntnis der aus dem Magensaft gewonnenen Kulturen hätte die Diagnose in diesem Fall katheterbedingte Septikämie gelautet. Die wahrscheinlichere Diagnose ist aber eine vom Darm ausgehende Sepsis mit sekundärer Besiedelung der Katheterspitze, ähnlich einer Infektion anderer körperfremder Materialien. Derzeit werden von uns in allen Fällen einer suspekten Kathetersepsis Magensaftkulturen angelegt, um die Rolle der Darmflora bei der Annahme einer katheterbedingten Infektion genauer abzuklären."

Mikrobiologie

Die Ergebnisse von 13 prospektiven Studien, die sich mit katheterbedingter Septikämie befaßten, sind in Tabelle 45-1 zusammengestellt [2]. Etwa 50% der Infektionen werden durch Staphylokokken verursacht, der Rest durch Candidaspezies und eine Vielzahl pathogener Darmbakterien.

Staphylokokken

Staphylokokken gehören zur physiologischen Hautflora, können aber ebenso auf der Schleimhaut vorkommen („toxic shock"-Syndrom) und im Darm von Patienten unter Breitspektrum-Antibiotikatherapie.

Tabelle 45-1 Häufige Erreger katheterbedingter Septikämien (aus [2]).

Erreger	Häufigkeit (%)
Staphylococcus epidermidis	27
Staphylococcus aureus	26
Candida sp.	17
Enterobacter	7
Serratia	5
Enterococcus	5
Klebsiella	4
Pseudomonas sp.	3
Proteus	2
Andere	6

Staphylokokken werden in Koagulase-positive (Staphylococcus aureus) und Koagulase-negative Arten eingeteilt. Die Koagulase-negativen Stämme, die für den Menschen pathogen sein können, sind Staphylococcus saprophyticus (Harnwegsinfekte) und Staphylococcus epidermidis (Gefäß- und Blasenkatheterinfektionen) [3]. Sie sind beim Gesunden nicht virulent, nehmen aber mit der Schwere einer Grunderkrankung an Pathogenität zu. Bestimmte Arten von Staphylococcus epidermidis produzieren eine klebrige Substanz, die als „Schleim" bezeichnet wird und die es dem Erreger ermöglicht, sich an körperfremdes Material anzuheften. Das könnte die Häufigkeit dieses Erregers bei Infektionen im Zusammenhang mit prothetischen Mitteln erklären. Analog könnte dies der Grund für den häufigen Nachweis dieser Keime bei mikrobiologischen Untersuchungen von Katheterspitzen sein.

Empfindlichkeit auf Antibiotika. Koagulase-negative Staphylokokken können gegenüber Antibiotika resistent sein, auf die Koagulase-positive Stämme empfindlich sind.

Über 80% der isolierten Staphylococcus-epidermidis-Stämme sind gegen Methicillin und Cephalosporine resistent, der überwiegende Teil auch gegen Aminoglykoside [3]. Das Antibiotikum der Wahl bei methicillinresistenten Stämmen ist Vancomycin.

Eine Kombinationstherapie aus Vancomycin und Gentamicin kann bei Staphylococcus epidermidis synergistisch wirken, daher wird diese Kombination bei einer Endokarditis oder anderen schweren, durch diesen Erreger hervorgerufenen Infektionen empfohlen.

Klinisches Vorgehen

Die Diagnose einer katheterbedingten Infektion sollte in Betracht gezogen werden, wenn eine der folgenden Bedingungen erfüllt ist und gleichzeitig Fieber oder andere Zeichen einer Sepsis bestehen.
1. Andere offensichtliche Ursachen für eine Sepsis (z.B. Pneumonie oder Harnwegsinfekt) fehlen, und der Katheter ist mindestens 72 Stunden zuvor gelegt worden.
2. Die Kathetereinstichstelle zeigt eine Rötung.
3. Aus der Einstichstelle kann Eiter entleert werden.
Der dritte Punkt wird als Beweis einer katheterbedingten Sepsis angesehen. Eine Rötung um die Einstichstelle korreliert nicht mit einer Bakteriämie.

Blutkulturen

Die Richtlinien zur Abnahme von Blutkulturen sind in Kapitel 43 dargelegt (s. Tab. 43–6, 43–7). Das Blut sollte wegen des Risikos falsch-positiver Kulturen nicht über den verdächtigen Katheter entnommen werden [3]. Die zweimalige Entnahme von Blutkulturen (je eine Venenpunktion pro Entnahme) ist zu empfehlen, außer bei Verdacht auf eine Endokarditis [6]. In diesem Fall ist es erforderlich, mindestens dreimal Blutkulturen abzunehmen. Da das Probenvolumen das Resultat der Blutkulturen beeinflußt, sollten wenigstens 10 ml aus jeder Venenpunktionsstelle entnommen werden [6].

Entfernen des Katheters

Bei Verdacht auf eine katheterbedingte Sepsis sollte(n) der (die) Katheter entfernt werden, während das Ergebnis der mikrobiologischen Untersuchung noch nicht vorliegt. Silikonkatheter (z.B. Hickman und Broviac) müssen nicht immer entfernt werden, da eine Infektion dieser Katheter allein mit einer antibiotischen Therapie erfolgreich behandelt werden kann [7]. Das wird darauf zurückgeführt, daß bei diesen Kathetern eine geringere Neigung zur Bildung von Fibrinhüllen besteht.

Wenn ein Katheter entfernt wird, sollte die Haut im Bereich der Einstichstelle mittels Alkoholtupfer gereinigt werden. Das Tragen von sterilen Handschuhen ist zu empfehlen. Nach Entfernen des Katheters (in der Regel über einen Führungsdraht) wird er am distalen Ende (5–10 cm) mit einer sterilen Schere abgeschnitten; dieses Katheterstück muß sofort in einem sterilen Kulturgefäß in das mikrobiologische Labor gebracht werden. **Die Katheterspitze darf nicht in Blutkulturflaschen gegeben werden.** Das abgeschnittene Katheterende wird im mikrobiologischen Labor unmittelbar auf Blut-Agar-Platten aufgebracht. Die Anzahl der wachsenden Bakterienkolonien wird dokumentiert. Dieses Verfahren nennt man eine „semiquantitative" Kultur.

Katheterwechsel über einen Führungsdraht

Über 90% der Katheter, die aufgrund des Verdachts einer Kathetersepsis entfernt wurden, erwiesen sich im nachhinein als steril [8]. Das bedeutet, daß die in der klinischen Routine gehandhabte Praxis einer erneuten Venenpunktion der V. subclavia oder der V. jugularis interna mit Anlage eines neuen Katheters ein unnötiges Risiko für die meisten Patienten darstellt. Um dieses Risiko zu vermeiden, wird ein Führungsdraht aus Metall zum Katheterwechsel benutzt. Bedenken, daß durch diese Praxis Erreger vom infizierten Katheter auf den Ersatzkatheter übertragen und dadurch ein Persistieren der Infektion gefördert werden könnte, haben sich nicht bestätigt.

Ein Katheterwechsel über einen Führungsdraht induziert keine Kontamination des Ersatzkatheters [1, 2, 8, 9, 10]; diese Maßnahme gilt inzwischen als unbedenklich, außer bei Patienten mit Verbrennungen oder eitriger Kathetereinstichstelle.

Ersatzkatheter, die über einen Führungsdraht gewechselt wurden, müssen nicht entfernt werden, wenn am ursprünglichen Katheter eine Infektion nachgewiesen wird. Bestehen allerdings nach dem Katheterwechsel die Zeichen einer Sepsis weiter, sollte man mittels Punktion einen neuen Katheter legen [9].

Kulturuntersuchungen bei Katheterinfektionen

Kulturen auf Fleischbrühe-Nährböden sind für die Unterscheidung einer sekundären Besiedelung der Katheterspitzen von einer echten Katheterinfektion mit hämatogener Aussaat der Erreger unzuverlässig.

Bei über der Hälfte aller Katheter, die auf Fleischbrühekulturen Keimwachstum zeigen, tritt keine Septikämie auf.

Die bevorzugte Methode für die Anlage von Kulturen von Katheterspitzen ist derzeit eine semiquantitative Kulturtechnik, bei der der Katheter über die Oberfläche einer Schafblut-Agar-Platte gerollt wird und die sich bildenden Kolonien gezählt werden. Diese „semiquantitative" Kulturmethode wird nach den Regeln in Tabelle 45-2 ausgewertet [11].

Richtlinien für die Interpretation

Bei positiver Blutkultur:
1. Mehr als 15 Kolonien desselben Erregers auf der Katheterspitze machen wahrscheinlich, daß die Septikämie vom Katheter ausgegangen ist.

Tabelle 45-2 Interpretation semiquantitativer Kulturen (aus [11]).

Blutkulturen	Zahl der Kolonien*	Interpretation
positiv	> 15	Katheter als Septikämiequelle
	< 15	hämatogene Katheterbesiedelung
negativ	> 15	lokal infizierter Katheter, intermittierende Septikämie nicht auszuschließen
	< 15	sekundäre Katheterbesiedelung

* Anzahl der Kolonien pro Katheter

2. Weniger als 15 Kolonien auf der Katheterspitze weisen darauf hin, daß die Septikämie einen anderen Ursprung hatte und die Katheterspitze hämatogen besiedelt wurde.

Bei negativen Blutkulturen:

1. Über 15 Kolonien auf der Katheterspitze sind ein Hinweis auf eine möglicherweise katheterbedingte Septikämie, die sich in der Blutkultur nicht nachweisen ließ (intermittierende Bakteriämie).

2. Weniger als 15 Kolonien auf der Katheterspitze legen nahe, daß der Katheter sekundär besiedelt wurde und nicht die Ursache für das Fieber ist.

Wenn die Katheterspitze dichtes Keimwachstum zeigt, sollten negative Blutkulturen nicht überbewertet werden, da der Katheter eine Bakteriämie verursacht haben kann, der Nachweis aber mißlungen ist, da die Septikämie intermittierend aufgetreten ist. In der Tat finden sich bei weniger als 50% der Katheterspitzen mit dichtem Keimwachstum (> 15 Kolonien) gleichzeitig positive Blutkulturen [11]. Ebenso können Blutkulturen bei katheterbedingten Infektionen mit Candidaspezies irreführend sein, da diese Erreger in Blutkulturen nicht gut wachsen [12].

Gram-Färbung

Eine unmittelbare Information erhält man, wenn der Katheter nach dem Entfernen nach Gram gefärbt wird. Dazu wird der Katheterabschnitt der Länge nach gespalten (um die innere und äußere Oberfläche zu färben) und mit einer sterilen Pinzette in die Lösungen für die Gram-Färbung getaucht. Ein Beispiel für das Ergebnis dieser Methode zeigt die Mikroskopaufnahme in Abbildung 45-2. Beachte die stabförmigen Bakterien, die in der Kultur als Klebsiellen identifiziert wurden [14]. Es gibt mehrere Gründe, die für das Färben der entfernten Katheter sprechen. Erstens kann man eine katheterbedingte Sepsis sofort nachweisen. Zweitens kann die Morphologie der Erreger für die Auswahl des richtigen Antibiotikums bis zum Ergebnis der Austestung hilfreich sein. Dies gilt besonders bei einer Candidainfektion, die sich durch große, runde oder ovale, grampositive Partikel nachweisen läßt. Schließlich gibt die Lokalisation der Erreger auf dem verdächtigen Katheter oft Aufschluß über die Ursache des Problems. So können Erreger auf der Oberfläche des Katheterlumens auf eine Eintrittspforte im Infusionssystem hinweisen, während Erreger auf der Außenwand für die Haut als Erregerquelle sprechen oder für eine Bakteriämie, die von einer entfernter liegenden Stelle ausgeht.

Die Gram-Färbung ist eine attraktive Methode, um schnell Informationen zu erhalten, wurde jedoch seit der ersten Beschreibung für diese Anwendung 1985 praktisch ignoriert [14]. Eine Erklärung für die mangelnde Popularität

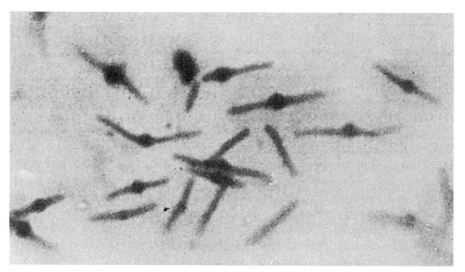

Abb. 45-2 Mikroskopische Aufnahme stabförmiger Erreger auf einem zentralvenösen Katheter. Ölimmersion (aus [14]).

der Gram-Färbung ist der Zeitaufwand für die Färbungen und die mikroskopische Auswertung. Eine Routinefärbung aller gelegten Katheter wäre auch Zeitverschwendung und ist nicht in allen Fällen gerechtfertigt. Dennoch sollte der potentielle Wert der Gram-Färbung nicht unterschätzt werden.

Kann auf ein Wechseln des Katheters verzichtet werden?

Mehr als drei Viertel der Katheter, die aufgrund des Verdachts einer Kathetersepsis entfernt werden, sind steril [1, 2, 11, 15]; dies bedeutet eine große Zahl unnötiger Katheterwechsel. Kürzlich wurde über eine neue Methode berichtet, Kulturen von Kathetern anzulegen, ohne sie zu ziehen [15]. Es wird eine kleine Bürste durch den liegenden Katheter geschoben, wobei sich in der Bürste Material von der inneren Oberfläche des Katheters sammelt. Dann wird die Bürste über eine Agar-Platte abgerollt, und die Anzahl der sich bildenden Kolonien auf der Platte wird dokumentiert. Das entspricht der beschriebenen semiquantitativen Kulturtechnik. Eine Kultur, bei der mehr als zehn Kolonien wachsen, gilt als positiv [15].

Das Hauptproblem dieser Methode ist, daß ein infizierter Katheter zwei bis drei Tage, bis zum Ergebnis der Kulturen, belassen wird. Nicht selten hat allein das Entfernen eines Katheters bereits einen Rückgang der klinischen Zeichen einer Sepsis zur Folge, selbst wenn der Katheter steril ist; das Entfernen des verdächtigen Katheters wirkt daher manchmal wie eine Form der Therapie. Infiziertes Material im Blutkreislauf zu belassen, kann auch unter Antibiotikatherapie eine progrediente Sepsis hervorrufen. Deshalb ist das Entfernen des Katheters bei Patienten mit septischen Zeichen bis zum Vorliegen der Kulturen notwendig. Um den Wert der „in situ"-Technik einschätzen zu können, sind noch weitere Studien erforderlich.

Antimikrobielle Therapie

Der Entschluß zum sofortigen Einleiten einer Antibiotikatherapie vor dem Ergebnis der Kulturen hängt von der klinischen Situation ab. Einige allgemeine Richtlinien sind in Tabelle 45-3 angegeben. Das Entfernen des betreffenden Katheters ist häufig schon ohne gleichzeitige Antibiotikagabe erfolgreich [1, 2, 16]. Als Komplikation einer katheterbedingten Bakteriämie kann jedoch eine lebensbedrohliche Endokarditis auftreten [13]. Deshalb wird eine sofortige antibiotische Therapie bei jedem Patienten mit körperfremden Implantaten (z.B. künstlichen Klappen) ungeachtet der klinischen Symptomatik empfohlen. Auch bei immunsupprimierten Patienten sollte eine aggressive Antibiotikatherapie begonnen werden, bevor die Ergebnisse der Kulturen vorliegen.

Vancomycin ist das Medikament der Wahl bei schweren Infektionen mit Koagulase-negativen und methicillinresistenten Staphylokokkenstämmen. Es sei daran erinnert, daß die Koagulase-negativen Arten meist gleichzeitig gegen Cephalosporine resistent sind. Bei Patienten mit einer Neutropenie oder körperfremden Implantaten ist eine kombinierte Therapie mit Vancomycin und einem Aminoglykosid empfehlenswert.
Die erforderliche Dauer der antibiotischen Therapie bei dokumentierten Fällen einer Kathetersepsis ist nicht geklärt. In Routinefällen ist eine Therapiedauer von vier bis fünf Tagen vermutlich ausreichend [2]. Eine längere Therapie ist bei Patienten mit körperfremden Implantaten oder einer Neutropenie indiziert.

Persistierende Sepsis

Die Persistenz positiver Blutkulturen oder klinische Zeichen einer Sepsis unter laufender Antibiotikatherapie weisen unter anderem auf eine eitrige Thrombophlebitis beziehungsweise eine disseminierte Candidiasis hin.

Tabelle 45-3 Vorgehen bei Verdacht auf katheterbedingte Sepsis.

Symptom	Katheterwechsel	empirische Antibiotika
nur Fieber	über Führungsdraht	keine Antibiotika
eitrige Einstichstelle	Entfernen, neue Einstichstelle	Vancomycin
implantiertes Material	über Führungsdraht	Vancomycin + Gentamicin
Neutropenie	über Führungsdraht	Vancomycin + Ceftazidim + Aminoglykosid
persistierendes Fieber unter Antibiotika	Entfernen, neue Einstichstelle	Amphotericin B erwägen

Septische Thrombophlebitis. Diese intravasale Infektion kann in peripheren Gefäßen oder in den großen zentralen Venen vorkommen. Die Diagnose ist wahrscheinlich, wenn der Katheter entfernt wurde und trotz Antibiotikatherapie positive Blutkulturen persistieren [17, 18]. Bei peripheren Gefäßen finden sich oft lokale Entzündungszeichen, z.B., wenn Eiter aus der Einstichstelle exprimiert werden kann [17]. Bei den großen zentralen Venen kann man zumeist durch klinische Untersuchung oder durch die Venographie Stenosen nachweisen. Die Therapie der Wahl bei peripheren Gefäßen ist die operative Entfernung des betroffenen Gefäßes [17]. Dies ist bei den großen zentralen Venen nicht praktikabel. In diesen Fällen stützt sich die Therapie auf die Entfernung des Katheters, Antibiotikagabe und Antikoagulation mittels Heparin. Dieses Therapieregime ist in etwa 50% der Fälle erfolgreich [18].

Disseminierte Pilzinfektion. Die Diagnose einer disseminierten Candidainfektion wird häufig nicht gestellt, da die Blutkulturen in über 50% der Fälle nicht positiv sind [19]. Wenn nach Katheterentfernung und Einleitung einer Antibiotikatherapie das Fieber und andere Zeichen einer Sepsis nicht rückläufig sind, muß man eine disseminierte Candidainfektion in Erwägung ziehen. Eine Untersuchung des Augenhintergrunds (Candidaendophthalmitis) ist in dieser Situation empfehlenswert. Die tatsächliche Inzidenz einer Endophthalmitis bei disseminierter Candidiasis ist unbekannt und ist wohl gering. Ein positives Ergebnis der Augenuntersuchung sichert aber die Diagnose.

Patienten, bei denen nach sieben Tagen Antibiotikatherapie Neutropenie und Fieber weiterbestehen, sollten empirisch mit Amphotericin B behandelt werden [20]. Bei anderen Patientengruppen hängt die Entscheidung dazu von der klinischen Symptomatik ab; die Therapie ist im allgemeinen bei Patienten indiziert, bei denen die Zeichen einer schweren Sepsis oder eines septischen Schocks bestehen.

Übliches Vorgehen

Es gibt verschiedene Praktiken, die sich als vorteilhaft zur Reduktion der Häufigkeit katheterbedingter Infektionen erwiesen haben. Einige sind effektiv, andere dagegen sind entweder nicht effektiv, in ihrem Nutzen nicht untersucht oder sogar schädlich. Häufig angewendete Maßnahmen sind zusammen mit ihrer Wirksamkeit in Tabelle 45-4 aufgeführt.

Maske und Kittel

Die Wirkung von Maske und Kittel wurde nie erforscht, aber es besteht Übereinstimmung, daß sie nur geringen Einfluß auf die Häufigkeit einer Kathetersepsis haben [2].

Hautdesinfektion

Kräftiges Abreiben der Haut im Bereich der Einstichstelle ist die beste Möglichkeit, oberflächliche Erreger zu entfernen. Verwendet wird eine Polyvidon-Jod-Lösung (1 min ist ausreichend), die noch weitere 30 Sekunden auf der

Tabelle 45-4 Verbreitete Maßnahmen zur Verminderung des Risikos katheterbedingter Infektionen.

Maßnahme	Auswirkung auf das Infektionsrisiko
Maske und Kittel	nicht untersucht
lokale Antibiotika	↓
transparenter Verband	↑
In-line-Filter	nicht untersucht
Schutzhüllen	→
routinemäßiger Wechsel mittels Führungsdraht	→ ↓

Haut einwirken sollte, bevor der Katheter gelegt wird. Die Applikation einer Polymyxin-Neomycin-Bacitracin-Salbe um die Einstichstelle soll die Infektionshäufigkeit reduzieren [2].

Routinemäßiger Wechsel der Katheter

Das Risiko einer Katheterinfektion steigt nach den ersten 72 Stunden täglich um 1 bis 2% [2]. Katheter sollten also immer entfernt werden, wenn sie nicht mehr nötig sind. Von größerer Bedeutung als die Dauer der Katheterlage für das Auftreten von Katheterinfektionen ist wahrscheinlich die Zahl der Manipulationen und Diskonnektionen am Infusionssystem und an den Drei-Wege-Hähnen zum Infusionswechsel und zur Transfusion von Blutbestandteilen. Der vermutete Zusammenhang zwischen Dauer der Katheterlage und der Infektionshäufigkeit führte zu der Praxis, alle drei bis vier Tage den Katheter über einen Führungsdraht zu wechseln. Diese Praxis reduziert jedoch nicht nur das Infektionsrisiko nicht, sie kann im Gegenteil sogar eine Steigerung der Infektionsrate zur Folge haben [2, 21]. Dies überrascht nicht, da das Entfernen und Vorschieben des neuen Katheters Erreger in den Blutkreislauf einschleppen kann. Derzeit wird ein routinemäßiger Wechsel von Kathetern mittels Führungsdraht nur für Brandverletzte empfohlen.

Schutzhüllen

Für Pulmonalarterienkatheter gibt es sterile Schutzhüllen, um Kathetermanipulationen unter Beibehaltung der Sterilität des äußeren Katheteranteils zu ermöglichen. Diese Schutzhüllen sind unpraktisch bei der Handhabung und vermindern die Häufigkeit einer Kathetersepsis nicht [22].

In-line-Filter

Diese Filter sind in das Infusionsbesteck eingebaut und können Bakterien oder andere Teilchen zurückhalten. Sie haben aber keinen Einfluß auf die Anzahl der katheterbedingten Septikämien [2]. Diese Filter sind unbeliebt, da sie die Infusionsgeschwindigkeit begrenzen.

KAPITEL 46

Infektionen der ableitenden Harnwege

Etwa 40% der nosokominalen Infekte sind Harnwegsinfekte [1, 2]. Wichtigster prädisponierender Faktor ist ein Blasendauerkatheter. Intensivpatienten haben in der Regel einen solchen Blasendauerkatheter, so daß die Inzidenz einer Bakteriurie, verursacht durch solche Katheter, bis zu 10% pro Tag betragen kann [4]. Harnwegsinfekte stellen also ein ständiges Problem auf Intensivstationen dar.

So wie bei den anderen nosokomialen Infektionen ist die Diagnose eines Harnwegsinfekts nicht selten schwierig, vor allem bei Patienten mit lang liegenden Kathetern. Dieses Kapitel enthält einige praktische Vorschläge für die Diagnose bei katheterisierten Patienten. Wir beziehen uns ausschließlich auf Intensivpatienten mit Blasenkathetern. Die Literaturhinweise am Ende des Buches geben mehr Informationen über Harnwegsinfekte bei anderen Patientengruppen [1, 2, 3, 4].

Pathogenese

Die derzeit gängige Erklärung für die kausale Verknüpfung von Blasendauerkathetern und Harnwegsinfekten impliziert, daß Keime der Hautflora retrograd entlang der Urethra wandern, indem sie den Katheter als Leitschiene benutzen [5]. Ein ähnlicher Mechanismus wird für die Entstehung von gefäßkatheterassoziierten Septikämien postuliert (s. Kap. 45). Diese „Migrationstheorie" unterstellt allerdings, daß Bakterien lange Strecken auf Oberflächenmaterial von Kathetern zurücklegen können. Problematische Aspekte dieser Theorie wurden bei der Besprechung der Gefäßkatheter (Kap. 45) beleuchtet. Die gleiche Problematik gilt für die Blasendauerkatheter.

Wandernde Mikroben

Die Überlegung, daß pathogene Erreger einen Katheter als Schiene benutzen, wurde durch Studien gestützt, in denen nahezu das gleiche Erregerspektrum in der Harnblase wie am Urethraeingang gefunden wurde. Allerdings erscheint diese Theorie nicht plausibel, wenn man an die Entfernung denkt, die die Bakterien bei der Wanderung von der Haut bis zur Harnblase zurücklegen müssen. Bakterien haben entweder gar nicht die Fähigkeit zur aktiven Fortbewegung, oder aber es ist nicht nachgewiesen, daß Bakterien auf Fremdoberflächen erkennbare Distanzen zurücklegen können. Ein Erreger der Hautoberfläche besitzt eine Größe von ca. 1 μm und muß, um bei einem katheterisierten männlichen Patienten die Harnblase zu erreichen, eine Strecke von 20 cm (d.h. die Länge der männlichen Urethra) überwinden. Dies entspricht der 200 000fachen Länge des Bakteriums. Übertragen müßte man sich vorstellen, daß ein ausgewachsener Mensch eine Distanz von ca. 300 km gehend oder kriechend zu bewältigen hätte. Diese Vorstellung ist nur dann realistisch, wenn man davon ausgeht, daß den Bakterien auf ihrer Wanderung irgendwie geholfen wird.

Wanderung stromaufwärts

Die Strömungsrichtung des Harns wirft noch ein weiteres Problem bei der „Migrationstheorie" auf, denn eigentlich müßten die Bakterien, wenn sie nach ihrer langen, mühseligen Wanderung die Harnblase erreichen, sofort vom Urinfluß wieder fortgespült werden [5]. Die Spülwirkung des Harns soll ja die Blase vor einer retrograden Keimbesiedelung schützen. Dieser Schutzmechanismus dient als Erklärung dafür, daß die direkte Injektion von Bakterien in die Harnblase bei gesunden Probanden keinen Infekt auslöst [6].

Bakterienadhärenz

Von größerer Bedeutung für die Pathogenese von Harnwegsinfekten ist wohl die Fähigkeit von Bakterien, am Urothel der Blase anzuhaften. Der mikroskopische Befund in Abbildung 46-1 zeigt eine Urothelzelle der Blase, die vollständig mit Bakterien übersät ist [5]. Es handelt sich um Lactobacillus, einen Keim, der auch bei gesunden Personen im unteren Harntrakt zu finden ist. Diese „harmlosen" Organismen verbinden sich mit der Oberfläche des Epithels und schützen so das Urothel vor dem Anhaften pathogener Mikro-

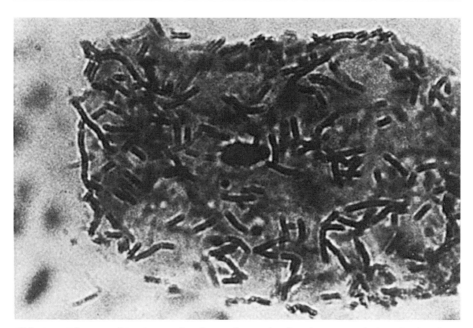

Abb. 46-1 Photographie eines mikroskopischen Befundes, der massenhaft Laktobazillen zeigt, die am Blasenurothel anhaften (aus: Sobel JD: Pathogenesis of urinary tract infections: Host defenses. Infect Dis Clin North Am 1987; 1:751-772).

organismen [7]. Eine Prädisposition zur Urosepsis (einschließlich der katheterassoziierten Infektionen) ist mit einer reduzierten Bindungsfähigkeit der „harmlosen" Erreger am Urothel verknüpft [4]. Pathogene Erreger können sich dadurch in der Harnblase festsetzen. Allerdings ist der genaue Mechanismus der bakteriellen Adhärenz bisher noch nicht ausreichend bekannt.

Mikrobiologische Befunde

Die Liste pathogener Erreger, die bei ca. 13 000 untersuchten Patienten mit Harnwegsinfekt gefunden wurden, ist in Tabelle 46-1 dargestellt [8]. Am häufigsten isoliert werden gramnegative Erreger; Escherichia coli stellt ein Drittel aller Isolate. Die zweithäufigsten Erreger sind Enterokokken, die insbesondere beim geriatrischen Patienten ein immer größeres Problem darstellen. Candida ist ebenfalls ein häufiger Befund in den ableitenden Harnwegen. Über diesen Mikroorganismus berichten wir gesondert am Ende des Kapitels. Koagulase-negative Staphylokokken haben wir im vorangegangenen Kapitel

Tabelle 46-1 Pathogene Erreger; isoliert bei 13 165 hospitalisierten Patienten mit Harnwegsinfekt (aus [8]).

Erreger	Häufigkeit des Nachweises (%)
Escherichia coli	31,0
Enterococcus	15,0
Pseudomonas	12,5
Klebsiella	7,6
Proteus	7,3
Candida sp.	5,0
Koagulase-negative Staphylokokken	4,4
Staphylococcus aureus	1,6

als häufige Isolate bei gefäßkatheterinduzierter Sepsis vorgestellt. Diese Erreger sind häufig auch Ursache von Harnwegsinfekten. Staphylococcus saprophyticus wird überwiegend bei jungen Frauen gefunden, und Staphylococcus epidermidis ist ein häufiger Erreger bei Patienten mit Blasendauerkatheter. Der Nachweis Koagulase-positive Staphylokokken (S. aureus) kann gravierendere Folgen haben als der Koagulase-negative Erreger; der Nachweis solcher Erreger im Urin kann auf eine disseminierte Staphylokokkeninfektion hinweisen. Lactobacillen, Korynebakterien und Alpha-Streptokokken gelten als harmlose „Besiedler", es sei denn, sie werden aus einem suprapubisch gewonnenen Sekret bei einem Patienten ohne Blasenkatheter isoliert. Die meisten Harnwegsinfekte werden durch Monoerreger hervorgerufen. Allerdings sind Patienten mit lang liegenden Blasendauerkathetern oft mit mehreren (manchmal 4–5) Erregern infiziert. Werden bei einem Patienten ohne Blasenkatheter verschiedene Keime nachgewiesen, so handelt es sich zumeist um eine Kontamination der Harnprobe.

Die klinische Diagnose

Vermutet man bei einem Patienten das Vorliegen eines Harnwegsinfektes, so besteht zunächst die Hauptaufgabe darin, zu entscheiden, ob eine Infektion oder eine Besiedelung vorliegt. Diese Unterscheidung ist bei katheterisierten Patienten oft problematisch, weil im Urin solcher Patienten – besonders bei Kathetern mit einer Liegedauer von mehreren Wochen – meist sowohl Bakterien als auch inflammatorische Zellen zu finden sind. Daher sind Routinekulturen bei Patienten ohne entsprechende Symptome auch nicht sinnvoll [13].

Klinische Symptome

Fieber oder andere typische Infektionszeichen initiieren zumeist die Suche nach einem Harnwegsinfekt. Unspezifische klinische Symptome helfen allerdings nicht weiter, wenn man den Urogenitaltrakt als Sepsisquelle vermutet. Flankenschmerz und andere Symptome, die auf eine Beteiligung der oberen Harnwege hinweisen, sind weder sensitiv noch spezifisch [2].

Urinkulturen

Quantitative Urinkulturen sind von eingeschränktem Wert für den Nachweis einer Infektion bei katheterisierten Patienten. Die übliche Definition einer signifikanten Bakteriurie fordert den Nachweis von mindestens 10^5 Bakterienkolonien pro ml. Diese Definition trifft für katheterisierte Patienten nicht immer zu. Zum einen kann eine Infektion vorliegen, auch wenn auf einer einzelnen Kultur weniger als 10^5 Bakterienstämme zu finden sind [9]. Zum anderen ist ein Befund mit mehr als 10^5 Kolonien nicht beweisend für einen Harnwegsinfekt bei Patienten mit lang liegenden Blasenkathetern [10]. Von größter diagnostischer Beweiskraft ist der Nachweis eines Bakterienwachstums auf einer Serie von Kulturen. Bakterien können sich besonders schnell bei Patienten mit Blasendauerkathetern vermehren [9]; eine Urinkultur, in der 100 Bakterienkolonien/ml zu finden sind, kann zwei oder drei Tage später bis 100 000 Kolonien aufweisen. Fazit: Der Bakteriennachweis mittels einer einzigen Kultur ist nicht zwingend beweisend für einen Harnwegsinfekt. Wiederholte Kulturen sind besser in der Lage, einen Infekt aufzudecken [9]. Urinkulturen spielen im Grunde eine untergeordnete Rolle in der Akutdiagnostik und helfen wenig bei der Antibiotikatherapie. Für solche Akutmaßnahmen sind Leukozytenzählungen im Urin besser geeignet.

Pyurie

Leukozyten können in einer nicht-sedimentierten Urinprobe durch ein Hämozytometer gezählt werden, ein Gerät, das auch zur Zellzählung bei Liquoranalysen verwendet wird. Die Leukozytenzahl pro Kubikmillimeter dient als differentialdiagnostisches Kriterium zur Unterscheidung zwischen Infektion und Kolonisation.

Eine Infektion muß angenommen werden, wenn mehr als 10 Zellen/mm^3 gezählt werden. Eine niedrigere Zahl weist auf eine Kolonisation hin [11].

Die Leukozytenzählung hat sich als brauchbarer Parameter für die Entscheidung zu einer frühzeitigen, empirischen Antibiotikatherapie erwiesen. Hierdurch kann die Zeit bis zur Befundung der Urinkulturen überbrückt werden.

Eine Interpretation von Leukozytenzählungen im Urin ist allerdings bei leuko-penischen Patienten nicht zulässig.

Das Urinsediment

Die mikroskopische Untersuchung eines zentrifugierten Urinsediments ist grundsätzlich von eingeschränkter Aussagekraft; es gelten allerdings folgende Richtlinien [12]:

1. Der Nachweis von mehr als fünf Mikroorganismen pro Gesichtsfeld bei Ölimmersions-Vergrößerung läßt auf das Vorliegen einer Bakteriurie (105 Bakterienkolonien/ml) schließen.
2. Leukozytenzylinder sind ein Zeichen für eine Infektion der oberen Harn-wege mit Beteiligung der Nieren.
3. Das Fehlen von Bakterien (oder weniger als fünf Bakterien pro Gesichts-feld) schließt nicht automatisch eine Infektion aus.
4. Die Leukozytenzählung als Unterscheidungskriterium für Infektion versus Kolonisation ist bei einem zentrifugierten Sediment nicht zuverlässig.

Hinweise zur Gewinnung von Urinproben

Blasendauerkatheter mit einer Liegedauer von 30 Tagen oder mehr sollten gewechselt werden, bevor man eine Urinprobe entnimmt, um eine Kontami-nation durch bakterielle Kolonisation des Katheterlumens zu vermeiden [13]. Urinproben sollten immer aus dem proximalen Teil des Katheters gewonnen werden oder – wenn vorhanden – aus einem speziell dafür vorgesehenen Lumen. Die Diskonnektion des Kathetersystems ist unbedingt zu vermeiden. Die Verarbeitung von Urinproben aus dem Sammelgefäß ist nicht zulässig.

Behandlungsstrategien

Empirische Antibiotikagabe

Eine frühzeitige antibiotische Therapie ist unter folgenden Bedingungen indi-ziert:

1. Hämodynamische Instabilität
2. Hinweise auf eine Infektion der oberen Harnwege (Leukozytenzylinder im Urin)
3. Neutropenie
4. Herzvitium oder Zustand nach Klappenersatz
5. Schlecht eingestellter Diabetes mellitus
6. Eingeschränkte Nierenfunktion

Die Antibiotikawahl

Die Wahl eines geeigneten Antibiotikums richtet sich nach dem Befund der Gram-Färbung. Es gelten folgende allgemeine Empfehlungen:

Gramnegative Keime. Einleiten einer antibiotischen Monotherapie, es sei denn, der Patient ist immunkompromittiert. Als effektivste Monotherapeutika gelten Aminoglykoside. Bei neutropenischen Patienten ist eine Kombinationstherapie aus einem Aminoglykosid und einem gegen Pseudomonas gerichteten Penicillin oder Ceftazidim zu empfehlen.

Grampositive Keime. Vancomycin ist die beste Wahl beim Nachweis grampositiver Keime in der Färbung. Vancomycin erfaßt sowohl Enterokokken als auch Staphylokokken (Koagulase-positive und -negative Staphylokokken). Eine Kombinationstherapie aus Vancomycin und Gentamicin ist effektiv bei Enterokokkenendokarditis. Ampicillin ist wegen zunehmender Resistenzprobleme inzwischen als empirisches Therapeutikum bei Enterokokkeninfektionen umstritten.

Candidainfektion der Harnwege

Bei Nachweis von Candida im Urin könnte eine der folgenden Situationen vorliegen: 1. Kolonisation, 2. Harnblaseninfektion, 3. ein Pilzkonglomerat mit der Gefahr der Obstruktion, 4. eine aszendierende Infektion mit Glomerulonephritis oder 5. eine disseminierte invasive Candidose mit Nierenbeteiligung. In den meisten Fällen eines Candidanachweises im Urin liegt eine harmlose Kolonisation vor; Pilze finden sich besonders oft im Urin nach Antibiotikatherapie oder während längerdauernder Katheterisierung. Das Problem liegt darin, den Patienten zu identifizieren, dessen Candidanachweis im Urin eine disseminierte Mykose signalisiert.

Disseminierte Candidainfektionen

Die Diagnose einer disseminierten Candidainfektion ist oft schwierig, da Pilze nur in etwa 50 % der Fälle in Blutkulturen anzüchtbar sind [15]. Bei negativen Blutkulturbefunden kann man die Diagnose durch Augenspiegelung (charakteristische Retinaveränderungen) oder durch Nachweis der Pilze in Hautläsionen erhärten.

Der Nachweis hochgradiger Läsionen in der Retina (flockig-weiße Exsudate, die von der Oberfläche der Retina in den Glaskörper ragen) ist pathognomonisch für eine disseminierte Erkrankung [15, 16]. Eine Endophthalmitis findet man bei ca. 40% der Patienten mit disseminierter Candidiasis [16]. Eine Ausnahme machen aber auch hier wieder die neutropenischen Patienten [15].

Bei folgenden klinischen Befunden sollte man ebenfalls an das Vorliegen einer systemischen Candidainfektion denken:

1. Plötzliche Verschlechterung der Nierenfunktion.
2. Nachweis von Candidaorganismen in mindestens drei Kompartimenten. Läßt sich bei neutropenischen Patienten mit unklarem Fieber Candida aus Proben von zwei verschiedenen Lokalisationen isolieren, ist dies Anlaß genug, mit einer empirischen antimykotischen Therapie (Amphotericin B) zu beginnen.
3. Candida im Urin (10^5 Erreger/ml) bei Patienten ohne Blasenkatheter.

Blasenspülung mit Amphotericin

Die Spülung der Blase mit amphotericinhaltiger Lösung wird als therapeutisches Verfahren eingesetzt, obwohl die unteren Harnwege sehr selten eine Quelle disseminierter Candidainfektionen darstellen. Der katheterisierte Patient ohne typische Symptome und ohne Einschränkung der Immunfunktion, bei dem Candida im Sinne einer Kolonisation nachzuweisen ist, ist kein Kandidat für eine solche Spülung. Die Amphotericinspülung kann aber als Diagnostikum angewendet werden: Wenn trotz mehrtägiger Spülung Candidapilze persistieren, ist dies als Vorliegen einer disseminierten Candidainfektion des oberen Urogenitaltrakts zu werten.

Bei der Spülung geht man folgendermaßen vor: Man löst 50 mg Amphotericin B in 1 Liter sterilem Wasser (physiologische Kochsalzlösung führt zur Ausfällung) und infundiert mit einer Rate von 40 ml/h über einen speziellen Spülkatheter mit drei Lumen [15]. Die antimykotische Wirkung erfolgt zumeist prompt, so daß die Instillation nach drei bis vier Tagen beendet werden kann. Nach Berichten soll keine systemische Resorption stattfinden. Dieses Verfahren ist aber derzeit kein Routineverfahren zur Behandlung von Candidainfektionen des Harntrakts.

KAPITEL 47

Grundlagen
der Antibiotikatherapie

Ein einfacher Weg, heil durch den Dschungel zahlloser Antibiotika-
präparate zu gelangen, besteht darin, die Anwendung auf die klinisch
relevanten Produkte zu reduzieren. Tabelle 47-1 gibt die für den Inten-
sivmediziner wichtigen Antibiotika, bezogen auf typische pathogene Erreger,
wieder.

Die in dieser Tabelle aufgeführten Antibiotika kann man auf folgende Gruppen reduzieren:

1. Aminoglykoside
2. Amphotericin
3. Beta-Lactam-Antibiotika (Monobactame)
4. Cephalosporine
5. Clindamycin
6. Imipenem
7. Trimethoprim-Sulfamethoxazol
8. Vancomycin

Die in dieser Liste enthaltenen Antibiotikagruppen sollten gegen die meisten
pathogenen Erreger wirksam sein, die intensivmedizinisch bedeutsam sind.
Die Charakteristika jeder dieser Gruppen werden auf den folgenden Seiten
vorgestellt. Man beachte, daß Antibiotika zu den am meisten verabreichten
Substanzklassen in der Intensivmedizin gehören (etwa ebenso häufig wie
hämodynamisch wirksame Pharmaka).

Tabelle 47-1 Schema zur Antibiotikatherapie häufiger Erreger (aus [2]).

Erreger	Antibiotikum der Wahl	Alternative
grampositive Kokken:		
Pneumococcus oder Streptokokken der Gruppen A, B, C, G	Penicillin	Cephalosporin*, Vancomycin, Erythromycin
Enterococcus: Harnwegsinfekt Endokarditis oder andere schwere Infektionen	Ampicillin oder Amoxicillin Penicillin + Gentamicin	Norfloxacillin, Ciprofloxacin Vancomycin + Gentamicin
Staphylococcus aureus oder S. epidermidis: methicillinempfindlich methicillinresistent	halbsynthetisches Penicillin Vancomycin, Teicoplanin	Cephalosporin*, Vancomycin, Teicoplanin, Trimethoprim-Sulfamethoxazol
bei Endokarditis	← + Rifampicin zusätzlich? → ← + Gentamicin zusätzlich? →	
Anaerobier:		
Peptococcus, Peptostreptococcus	Penicillin	Clindamycin, Vancomycin
Bacteroides melaninogenicus	Penicillin	Clindamycin, Metronidazol
Bacteroides fragilis	Clindamycin oder Metronidazol	Imipenem, Cefoxitin
Clostridium perfringens	Penicillin	Clindamycin
Clostridium tetani	Penicillin	Tetracyclin
Clostridium difficile	Vancomycin	Metronidazol
aerobe gramnegative Erreger:		
Acinetobacter	Imipenem	Ticarcillin, Aminoglykosid
Escherichia coli	Ampicillin oder Trimetho-prim-Sulfamethoxazol	Aztreonam, Imipenem
Klebsiella, Enterobacter, Serratia, Proteus (indol-positiv)	Cefotaxim oder Ceftriaxon	Aztreonam, Aminoglycoside

Haemophilus influenzae schwere Infektionen andere Infektionen	Cefotaxim oder Ceftriaxon Ampicillin oder Amoxicillin	Cefuroxim Trimethoprim-Sulfamethoxazol, Cefotaxim, Ceftriaxon
Legionella pneumophilia	Erythromycin	Ciprofloxacin, Rifampicin
Pseudomonas aeruginosa	Piperacillin oder Ticarcillin oder Ceftazidim + Aminoglykosid	Aztreonam + Aminoglykosid

* Cephalosporine der ersten Generation nur verwenden, wenn anamnestisch kein Hinweis auf schwerwiegende allergische Reaktion (z.B. anaphylaktischer Schock) auf Penicillin bekannt. Bei bekannter oder vermuteter Penicillinallergie auf Vancomycin ausweichen, um ein unnötiges Risiko zu vermeiden.

Aminoglykoside

Wirkprofil

Aminoglykoside sind wirksam gegen gramnegative aerobe Bakterien, gegen Enterokokken und gegen methicillinresistente Staphylokokken. Sie gelten als Antibiotika der ersten Wahl bei schweren, durch gramnegative Erreger ausgelösten Infektionen, insbesondere bei denen, die durch Pseudomonas aeruginosa hervorgerufen werden. Allerdings ist bisher nicht bewiesen, daß Aminoglykoside anderen Antibiotika mit geringerer Toxizität überlegen sind, wenigstens nicht für Patienten ohne Neutropenie [6]. Bei neutropenischen Patienten scheinen weniger „toxische" Antibiotika genauso effektiv zu sein wie Aminoglykoside [7]. Wenn man allerdings an die hohe Mortalitätsrate denkt, die bei solchen Patienten mit einer gramnegativen Septikämie verknüpft ist, wird man zögern, bei gramnegativen Infektionen auf die Aminoglykoside als die klinisch-empirisch wirksamste Substanzgruppe zu verzichten.

Dosierung

Die für Erwachsene empfohlenen Dosierungen sind in Tabelle 47-2 angegeben. Die **fettfreie Körpermasse** sollte als Grundlage für die Dosisberechnung verwendet werden, es sei denn, der Patient hat eine krankhafte Adipositas. Bei diesen Patienten wird folgendermaßen gerechnet: Zum idealen Körpergewicht wird die Hälfte der Differenz zwischen dem idealen und dem aktuellen Gewicht addiert [5]. Da der Serumspiegel individuell stark schwanken kann, wird die tägliche Bestimmung der Aminoglykosidspiegel empfohlen. Aminoglykoside werden über die Nieren ausgeschieden. Daher muß die Dosis

Tabelle 47-2 Dosierungsempfehlungen für Aminoglykoside.

Substanz	„loading dose"	Tagesdosis*	Serumspiegel**	
			Spitzenspiegel	Basisspiegel
	(mg/kg)***		(µg/ml)	
Gentamicin Tobramycin	1,5–2,0	3–5	4–6	1–2
Amikacin	5,0–7,5	15	20–30	5–10

* aufgeteilt auf 8stündliche Applikationen, normale Nierenfunktion vorausgesetzt
** Serumspiegel: Basisspiegel: unmittelbar vor Gabe; Spitzenspiegel: 30 min nach Gabe
*** Dosisberechnung nach fettfreier Körpermasse

bei eingeschränkter Nierenfunktion angepaßt werden. Dafür gibt es zwei Möglichkeiten:

1. Anpassung des Dosisintervalls:

$$\text{Serumkreatinin} \times 8 = \text{Dosisintervall (in Stunden)}$$

2. Anpassung der Dosis:

$$\text{Dosis [mg]} = \frac{\text{Körpergewicht [kg]} \times \text{Standarddosis [mg]}}{\text{Serumkreatinin [mg\%]}}$$

Die erste Methode nennt man auch „Achter-Regel"; sie ist die übliche Methode. Benutzt man diese Berechnung, resultieren über längerdauernde Zeiträume subtherapeutische Serumspiegel – im Gegensatz zur zweiten Methode. Es kann derzeit allerdings nicht abschließend beantwortet werden, ob subtherapeutische Serumspiegel den Therapieerfolg schmälern oder ob die eine Berechnungsmethode der anderen überlegen ist.

Toxizität

Schäden an den Nierentubuli und neurologische Störungen (8. Hirnnerv) zählen zu den schwerwiegenden Nebenwirkungen [8, 9, 10].

Schätzungsweise wird jede vierte Aminoglykosidbehandlung durch ein **akutes Nierenversagen** kompliziert [8].

Da ein akutes Nierenversagen auch im Gefolge einer Sepsis entstehen kann und es häufig noch einige andere Gründe für eine Einschränkung der Nierenfunktion zum Zeitpunkt einer Aminoglykosidtherapie gibt, ist es oft nicht

Tabelle 47-3 Toxizität von Aminoglykosiden.

toxischer Effekt	Symptom	frühe Hinweise	aggravierende Faktoren
akute Tubulusnekrose	nicht-oligurisch, tritt nach 5–7 Tagen auf, Spontanheilung häufig	Zylindrurie, Proteinurie, Einschränkung der Konzentrierungs-fähigkeit	Hypotension, Hypovolämie, toxische Farben, biliäre Obstruktion Nierenfunktionsstörung
Hörverlust	normale Hörfrequenz oft nicht betroffen, irreversibel	Audiometrie	Furosemidgabe, andere ototoxische Substanzen

möglich, das akute Nierenversagen eindeutig einer Ursache zuzuordnen. Die klinischen Symptome einer Niereninsuffizienz bei Aminoglykosidtherapie sind in Tabelle 47-3 dargestellt.

Es gibt keinen zwingenden Beweis dafür, daß es Unterschiede in der Nephrotoxizität zwischen den einzelnen Aminoglykosiden gibt. Das toxische Potential eines Präparates scheint am ehesten mit der Zeitdauer zusammenzuhängen, in der die sogenannten Basisspiegel deutlich überschritten werden (z.B. für Gentamicin und Tobramycin: 2 µg/ml; für Amikacin: 10 µg/ml). Ein Anstieg des Serumkreatinins wird gewöhnlich erst fünf bis sieben Tage später beobachtet; ein solcher Anstieg kann aber bei Hyperbilirubinämie auch wesentlich früher auftreten, insbesondere dann, wenn die Hyperbilirubinämie Ausdruck einer Obstruktion im biliären System ist [10]. Die Nephrotoxizität der Aminoglykoside wird durch Hypovolämie und Diuretikatherapie noch verstärkt [5]. Das akute Nierenversagen hat meist nicht-oligurischen Charakter und bildet sich mit der Zeit zurück. Dies kann allerdings Monate dauern [5, 6].

In Tabelle 47-3 sind einige Frühsymptome aufgelistet, die noch vor dem Anstieg des Serumkreatinins auf eine Einschränkung der Nierenfunktion hinweisen. Unglücklicherweise sind diese Symptome bei Intensivpatienten häufig und nicht spezifisch für eine aminoglykosidinduzierte Nierenfunktionsstörung [5].

Die **Ototoxizität** von Aminoglykosiden ist dosisabhängig und kann irreversibel sein [5]. Eine präzise Angabe zur Häufigkeit des Auftretens ist schwierig, da der Hörverlust fast ausschließlich die hohen Frequenzen betrifft [1].

Ein durch Aminoglykosidtherapie induzierter Hörverlust betrifft fast nie die „normalen" Hörfrequenzen und ist ohne Audiometrie kaum zu entdecken.

Die individuelle Anpassung einer Aminoglykosidtherapie mit Hilfe von Serumspiegelbestimmungen ist der beste Weg, das Risiko der Ototoxizität zu minimieren. Allerdings gibt es auch hier keine enge Korrelation. Furosemid kann die ototoxische Wirkung der Aminoglykoside verstärken [5].

Beurteilung

Aminoglykoside sind gefährlich und teuer, wenn man die Kosten einrechnet, die durch die Bestimmung der Serumspiegel und durch die Therapie eines Nierenversagens verursacht werden. Der Einsatz von Aminoglykosiden sollte daher für solche klinische Situationen reserviert bleiben, in denen eine schwere Pseudomonasinfektion vermutet wird oder aber wenn neutropenische Patienten betroffen sind. Die Industrie hat inzwischen registriert, daß Aminoglykoside zurückhaltender verordnet werden, und die Entwicklung neuer Aminoglykoside gestoppt.

Wenn man sich trotz strenger Indikationsstellung zu einer Therapie mit Aminoglykosiden entscheidet, sollte man unbedingt auf ein ausreichendes intravasales Volumen achten und die Diuretikaanwendung begrenzen. Dies trifft insbesondere auf Furosemid und andere Substanzen zu, die ihrerseits eine gewisse Toxizität aufweisen. Bei der Anwendung von Aminoglykosiden zur empirischen Therapie empfiehlt es sich, das Präparat nach zwei bis drei Tagen abzusetzen, wenn die mikrobiologischen Untersuchungen negativ sind oder ein pathogener Keim isoliert wurde, der auch auf andere Antibiotika empfindlich ist. Eine Aminoglykosidtherapie, die ohne zwingenden Grund fortgeführt wird, erhöht die ohnehin katastrophal hohe Zahl von Patienten, die bereits Opfer der Toxizität dieser Substanzgruppe sind.

Amphotericin

Wirkprofil

Diese Substanz ist für den Einsatz bei nachgewiesenen oder vermuteten schweren Pilzinfektionen geeignet. Amphotericin gilt derzeit als das wirksamste antimykotische Präparat. Die Mortalitätsrate bei schweren Pilzinfektionen ist allerdings auch unter Amphotericintherapie hoch.

Dosierung

Die Dosierungsempfehlungen für Amphotericin sind in Tabelle 47-4 dargestellt. Die Therapie wird immer mit einer Testdosis von 1 mg eingeleitet, die

Tabelle 47-4 Anwendungsempfehlungen für Amphotericin.

Zubereitung:	Dosis in 250–500 ml Glukose 5% lösen
	Keine Kochsalzlösung verwenden!
Zusatz:	Hydrocortison (25–50 mg)
	Heparin (500–1000 I.E.)
Infusionsdauer:	4–6 Stunden

kritisch kranke Patienten		**leichtere Infektionen**	
Dosis (mg/kg KG)	**Tag**	**Dosis (mg)**	**Tag**
Testdosis*	1	Test-Dosis*	1
0,25	1	5	1
0,5	2	10	2
0,75	3	15	3
1,0	4		
Dosismaximum: 0,75–1,0 mg/kg KG		täglich um 5 mg erhöhen, bis Dosismaximum von 0,4–0,6 mg/kg KG erreicht wird	
Bei Serumkreatinin > 3 mg/dl:		1. Dosisreduktion für 1–2 Tage: Normaldosis/Kreatinin-Wert	
		2. Neubeginn mit der Hälfte der Ausgangsdosis und Steigerung wie bisher	

* Testdosis = 1 mg in 20 ml Glukose 5% lösen und über 30 min infundieren

intravenös über 30 Minuten appliziert wird, weil es bei der Infusion zu Fieber und Gefäßreizung kommen kann. Die Substanz wird einmal am Tag verabreicht. Bei Patienten mit normaler Nierenfunktion wird die Amphotericinlösung über eine Stunde infundiert. Bei eingeschränkter Nierenfunktion sollte man die Substanz über einen Zeitraum von vier bis sechs Stunden infundieren. Bei lebensbedrohlichen Pilzinfektionen kann man die tägliche Dosis so steigern, daß innerhalb von drei Tagen die Maximaldosis erreicht wird. Bei weniger schweren Infektionen sollte man erst nach einer Woche die Höchstdosis erreichen. Diese wird ihrerseits von der Schwere der Erkrankung abhängig gemacht.

Toxizität

Die Toxizität von Amphotericin ist so hoch, daß ein empirischer Einsatz nicht gerechtfertigt erscheint. Die schwerwiegenden Nebenwirkungen umfassen allgemeine Reaktionen auf die Infusion sowie eine ausgeprägte Nephrotoxizität.

Reaktionen auf die Infusion. Fieber, Schüttelfrost, Erbrechen und eine lokale Venenentzündung [11]. Das Fieber ist obligat und kann auf 40 °C und höher ansteigen. Sowohl Hydrocortison (25 mg) als auch Heparin (500–1000 I.E.) werden der Amphotericinlösung beigefügt, um das Auftreten von Fieber und Phlebitis zu vermindern (Tab. 47-3). Im Gegensatz zur Heparingabe ist die Effektivität einer Hydrocortisonapplikation gesichert. Bisher wurde kein wirksames Mittel zur Reduktion des Erbrechens (bei 20% aller Patienten) gefunden. Die Symptome bilden sich normalerweise etwa vier Stunden nach Beendigung der Infusion zurück. Die dann folgenden Infusionen von Amphotericin haben nicht notwendigerweise eine geringere Inzidenz der infusionsbedingten Nebenwirkungen.

Nephrotoxizität. Diese ernste Nebenwirkung stellt sich bei nahezu jedem Patienten ein, der gleichzeitig einen Volumenmangel aufweist. Ort der Schädigung ist in der Regel das distale Tubulussystem mit einer exzessiven renal-tubulären Azidose und einem Verlust von Magnesium und Kalium in den Urin [11]. Der renale Verlust von Magnesium und Kalium kann zu einer Hypomagnesiämie und Hypokaliämie führen, wenn diese Substanzen nicht substituiert werden. (Anm. d. Übersetzers: Neuere Untersuchungen weisen auf eine Verringerung der Toxizität von Amphotericin durch Applikation in einer Lipidlösung hin. Hier sind allerdings noch weitere Untersuchungen notwendig, um eine Empfehlung abgeben zu können.)

Aztreonam und andere Monobactame

Wirkprofil

Aztreonam und andere Vertreter dieser Substanzgruppe (z.B. Piperacillin) sind sehr gut wirksam gegen gramnegative, aerobe Keime, Pseudomonas aeruginosa eingeschlossen [12]. Das Wirkspektrum ist dem der Aminoglykoside ähnlich. In der Behandlung schwerer, durch gramnegative Erreger ausgelöster Infektionen erweist sich die Gabe von Monobactamen der Therapie mit Aminoglykosiden als gleichwertig [6, 13].

Dosierung

Die Dosierung für Erwachsene beträgt 1–2 g alle sechs bis acht Stunden intravenös (Aztreonam) oder 3 g alle sechs bis acht Stunden (Piperacillin). Bei Patienten mit Nierenversagen wird die Anfangsdosis von 1–2 g auf die Hälfte (alle 6–8 h) reduziert.

Toxizität

Derzeit liegen kaum Angaben über schwerwiegende Nebenwirkungen vor. So wurde das Auftreten einer interstitiellen Nephritis berichtet, die Inzidenz scheint aber außerordentlich gering zu sein.

Beurteilung

Aztreonam und andere Monobactame stellen eine vielversprechende Alternative zu Aminoglykosiden dar, vor allem bei Patienten mit eingeschränkter Nierenfunktion [13]. Auf vielen Intensivstationen werden Monobactame anstelle von Aminoglykosiden eingesetzt; die bisherigen klinischen Erfahrungen sind durchaus zufriedenstellend.

Cephalosporine

Wirkprofil

In den letzten Jahrzehnten ist geradezu ein „Arsenal" von Cephalosporinen entwickelt worden, die in Abhängigkeit vom Entwicklungszeitpunkt in „Generationen" eingeteilt werden. Da die Wirkprofile und Charakteristika der zahlreichen Cephalosporine sich zum Teil beträchtlich überschneiden, werden in diesem Kapitel nur einige Vertreter jeder Generation vorgestellt. Diese sind in Tabelle 47-5 zusammengefaßt.

Tabelle 47-5 Cephalosporine.

Substanz (Generation)	Dosis	intensivmedizinischer Anwendungsbereich
Cefalotin (1)	1–2 g alle 4–6 Std.	hauptsächlich zur perioperativen Prophy-
Cefazolin (1)	1–2 g alle 8 Std.	laxe, auch bei Staphylokkeninfektionen (nicht bei methicillinresistenten Keimen)
Cefoxitin (2)	1–2 g alle 6 Std.	bei gemischten aerob-anaeroben Infektionen: Dekubiti, Darmperforation, Aspirations-pneumonie
Cefamandol (2)	1–2 g alle 6 Std.	wirksam gegen Haemophilus influenzae
Ceftriaxon (3)	2 g alle 24 Std.	Vorteil der einmaligen Applikation pro Tag; bei schweren Infektionen 2 Tagesdosen
Ceftazidim (3)	1–2 g alle 8–12 Std.	gut wirksam gegen Pseudomonas aeruginosa, erfolgreich eingesetzt als Monotherapeutikum, nicht immer sicher wirksam gegen Staphylo-coccus aureus

Die Cephalosporine der 1. Generation haben ihre größte Bedeutung in der Behandlung nicht-nosokomialer Infektionen, die durch Staphylokokken oder Streptokokken verursacht sind. Sie sind gegen den methicillinresistenten Staphylococcus aureus oder Staphylococcus epidermidis nicht wirksam.

Die Cephalosporine der 2. Generation sind wirksam gegen gramnegative aerobe Keime. Cefamandol wirkt gut gegen Haemophilus influenzae. Bei gemischt aerob-anaeroben Infektionen der Lunge oder des Abdomens zeigt Cefoxitin eine gute Wirksamkeit.

Cephalosporine der 3. Generation wirken besonders gut gegen gramnegative Mikroorganismen, vor allem des Intestinaltrakts, sind allerdings weniger wirksam gegen gram-positive Kokken. Cephalosporine der 3. Generation sind besser als ihre Vorgänger in der Lage, die Blut-Hirn-Schranke zu überwinden, und finden daher bei der Behandlung einer Meningitis Anwendung. Ceftazidim wirkt gegen Pseudomonas aeruginosa; diese Substanz wird oft anstelle der Aminoglykoside bei schweren Pseudomonasinfektionen eingesetzt.

Dosierung

Normalerweise erhalten erwachsene Patienten 1–2 g alle vier bis sechs Stunden intravenös. Ceftriaxon hat eine lange Halbwertszeit und muß daher in den meisten Fällen nur einmal täglich appliziert werden. Bei einer Meningitis oder bei anderen schweren Infektionen kritisch kranker Patienten verabreicht man Ceftriaxon alle zwölf Stunden. Bei Nierenversagen wird die Dosis der meisten Cephalosporine auf 25 bis 50% reduziert.

Toxizität

Schwerwiegende Nebenwirkungen sind bei Cephalosporinen nicht bekannt. Die oft zitierte Kreuzallergie mit Penicillinen hat wenig Bedeutung, es sei denn, in der Anamnese des Patienten finden sich Hinweise auf eine anaphylaktische Reaktion auf Penicilline. Bei der Fülle an Antibiotika, die derzeit verfügbar sind, dürfte es aber kein Problem sein, für Patienten mit bekannter Penicillinallergie eine geeignete Alternative zu Cephalosporinen zu finden. Es ist daher sinnvoll, bei allen Patienten mit gesicherter oder vermuteter Penicillinallergie auf Cephalosporine zu verzichten.

Bei vielen Patienten, die Cephalosporine erhalten, wird der direkte Coombs-Test positiv; eine Hämolyse tritt jedoch nur selten auf [14]. Andere Nebenwirkungen sind substanzspezifisch, darauf wird hier nicht näher eingegangen (Näheres dazu in [1]).

Beurteilung

Ceftazidim ist wegen seiner exzellenten Wirksamkeit bei Pseudomonasinfektionen ein einsamer Star unter den Cephalosporinen. Tatsächlich wurde eine gute Wirksamkeit von Ceftazidim als Monotherapeutikum bei neutropenischen Patienten mit gramnegativer Sepsis beobachtet [7]. Dies könnte weitreichende Folgen haben; allerdings sind weitere Erfahrungen über den Einsatz von Ceftazidim bei immunkompromittierten Patienten mit schweren Pseudomonasinfektionen abzuwarten.

Clindamycin

Wirkprofil

Clindamycin wird überwiegend bei anaeroben Infektionen eingesetzt, besonders bei Erkrankungen, die durch Bacteroides fragilis (dem häufigsten anaeroben Keim im Gastrointestinaltrakt) hervorgerufen werden. Clindamycin ist zwar auch wirksam gegen aerobe grampositive Kokken einschließlich Staphylococcus aureus; es wird aber selten gegen diese Erreger eingesetzt. Die wesentlichen Indikationen für Clindamycin sind Infektionen der Lunge durch anaerobe Keime oder als Teil einer empirischen Kombinationstherapie bei Verdacht auf eine vom Darm ausgehende Sepsis.

Dosierung

Normalerweise beträgt die tägliche Dosis für einen erwachsenen Patienten 30–40 mg/kg KG, verteilt auf vier Dosen. Bei Nierenversagen, das mit einer Leberinsuffizienz vergesellschaftet ist, sollte die Dosis reduziert werden.

Toxizität

Clindamycin geriet in den siebziger Jahren in die Schlagzeilen, als über das gehäufte Auftreten einer pseudomembranösen Enterokolitis unter Clindamycintherapie berichtet wurde. Es stellte sich aber heraus, daß diese Komplikation bei verschiedenen Antibiotika und nicht nur bei Clindamycin auftritt (Näheres hierzu in Kap. 6). Bei etwa 20% der Patienten mit Clindamycinbehandlung – egal ob enteral oder parenteral zugeführt – tritt eine Diarrhö auf. Nach Absetzen der Therapie sistiert die Diarrhö. Eine Fortführung der Clindamycintherapie trotz Diarrhö ist nicht ungefährlich: Es kann zur Entwicklung einer lebensbedrohlichen Kolitis kommen [15].

Beurteilung

Die Substanz ist gegen Anaerobier wirksam, hat aber ein eingeschränktes Spektrum. Abgesehen von einer Publikation mit anderem Ergebnis [16] gibt es keinen Anhalt dafür, daß Clindamycin bei pulmonalen Infekten durch Anaerobier überlegen ist. Bei abdomineller Sepsis bietet der Einsatz von Imipenem wahrscheinlich größere Vorteile, weil diese Substanz ein umfassenderes Spektrum aufweist.

Imipenem

Wirkprofil

Das ideale Antibiotikum wäre dadurch gekennzeichnet, daß es gegen alle bedeutsamen pathogenen Erreger gut wirksam ist und dabei keine Toxizität besitzt. Von den derzeit verfügbaren Antibiotika kommt Imipenem diesem Ideal am nächsten. Man kann sich das Wirkspektrum von Imipenem am besten einprägen, indem man sich die Keime merkt, gegen die es nicht wirkt (s. Tab. 47-6). Im Fall der grampositiven Kokken besteht keine ausreichende Aktivität gegen methicillinresistente Staphylokokken sowie einige Stämme von Koagulase-negativen Staphylokokken. Imipenem hat keine bakterizide Wirkung gegen Enterokokken, die klinische Bedeutung dieser Tatsache ist allerdings noch unklar. Gegen anaerobe Erreger ist Imipenem genauso gut wirksam wie die anderen Antibiotika. Es deckt alle gramnegativen Mikroorganismen des Intestinaltraktes gut ab. Allerdings wurde über eine Resistenzentwicklung seltener Pseudomonasstämme unter Imipenemtherapie berichtet [17]. Eine Monotherapie mit Imipenem bei Pseudomonasinfektionen kann daher gegenwärtig nicht empfohlen werden.

Tabelle 47-6 Imipenem-resistente Keime.

Aerobier		Anaerobier
grampositive Kokken	**gramnegative Stäbchen**	
methicillinresistente Staphylokokken (S. aureus)	Pseudomonas cepaciae, Pseudomonas maltophilia	gute Wirksamkeit bei allen
einige Stämme von Staphylococcus epidermidis		

Dosierung

Das kommerziell erhältliche Präparat besteht zu gleichen Teilen aus Imipenem und Cilastin. Cilastin wurde hinzugefügt, um die rasche renale Ausscheidung von Imipenem zu verhindern und damit die Wirkdauer zu verlängern. Erwachsene erhalten üblicherweise alle sechs Stunden 500 mg Imipenem intravenös. Bei Pseudomonasinfektionen sollte man alle sechs Stunden 1 g geben. Eine orale Applikation ist nicht möglich. Bei einer Niereninsuffizienz sollte die Dosis um 50% verringert und das Applikationsintervall auf zwölf Stunden verlängert werden [1].

Toxizität

Bisher sind keine schwerwiegenden Nebenwirkungen berichtet worden. Bei Patienten mit bekannter Neigung zu Krampfanfällen wird in etwa 1% ein generalisierter Krampfanfall durch Imipenem ausgelöst [17].

Beurteilung

Imipenem wäre ein Traum, wenn es als Monotherapeutikum auch gegen Pseudomonas ausreichend wirksam wäre. Abdominelle Sepsis, Urosepsis und nosokomiale Pneumonien stellen Indikationen zur Imipenemtherapie dar – immer noch nicht gerade ein kleines Einsatzgebiet! Bei einer Kathetersepsis sollte es wegen der wechselnden Empfindlichkeit Koagulase-negativer und methicillinresistenter Staphylokkenstämme nicht das Mittel der ersten Wahl sein.

Trimethoprim-Sulfamethoxazol (TMP-SMX)

Wirkprofil

Dieses Antibiotikum hat zwar ein breites Wirkspektrum gegen grampositive und gramnegative Mikroorganismen, sein Haupteinsatzgebiet in der Intensivmedizin ist allerdings die Therapie von Pneumocystis-carinii-Pneumonien bei AIDS-Patienten und Patienten mit anderen Immundefekten. Derzeit gilt es als Antibiotikum der ersten Wahl bei AIDS-Patienten mit dieser Infektion.

Dosierung

Das Präparat für die intravenöse Applikation enthält 16 mg Trimethoprim (TMP) und 80 mg Sulfamethoxazol (SMX) pro 1 ml. Bei einer Pneumocystis-Pneumonie beträgt die Dosisempfehlung für TMP 20 mg/kg KG am Tag, verteilt auf vier Dosen. Durch Serumspiegelbestimmungen von TMP-SMX kann

Tabelle 47-7 Toxizität von Trimethoprim-Sulfamethoxazol bei Patienten mit und ohne AIDS.

	Patientengruppe	
toxische Reaktion	**kein AIDS[1]**	**AIDS[2]**
Fieber, Exanthem	3,4%	24%
Neutropenie	< 0,1%	17%
Thrombozytopenie	< 0,1%	9%

[1] aus Jick H: Adverse reactions to trimethoprim-sulfamethoxazole in hospitalized patients. Rev Infect Dis 1982; 4:426-428
[2] aus Engelberg LA et al.: Clinical features of Pneumocystis pneumonia in the acquired immune deficiency syndrome. Am Rev Respir Dis 1984; 130:689-694

man die Therapie bei Nierenversagen und bei initial ausbleibendem Behandlungserfolg entsprechend modifizieren. Blutproben zur Spiegelbestimmung sollten 90 Minuten nach Applikation der Substanz entnommen werden.

Toxizität

Bei Patienten, die nicht an AIDS leiden, sind schwerwiegende Nebenwirkungen selten [18]. Bei AIDS-Patienten hingegen kommt es in über 50% zu unerwünschten Reaktionen [19]. Die Ursache für die größere Empfindlichkeit bei AIDS-Patienten ist unklar. Typische Unverträglichkeitsreaktionen sind in Tabelle 47-7 aufgeführt. Diese Effekte treten meist in der zweiten Behandlungswoche auf. Ein Anstieg des Serumkreatinins wird als eine Komplikation angesehen. Ein solcher Anstieg weist aber nicht zwingend auf eine Einschränkung der glomerulären Filtrationsrate hin, da die Substanz mit der renal-tubulären Kreatininsekretion interferiert [19].
Bei etwa der Hälfte der Patienten, die unerwünschte Wirkungen zeigen, muß die Therapie wegen des Schweregrades der Reaktion abgebrochen werden [19]. Unglücklicherweise besitzt Pentamidin, das Alternativpräparat bei Pneumozysteninfektionen, eine ähnliche Toxizität wie TMP-SMX.

Beurteilung

AIDS ist eine Erkrankung mit tödlichem Ausgang, der in mehr als 50% der Fälle durch eine Pneumozystenpneumonie verursacht wird. Insofern fällt es nicht leicht, den Einsatz TMP-SMX bei solchen Erkrankungen zu bejubeln. Berichte über positive Erfahrungen mit einer hochdosierten Steroidtherapie bei bestimmten AIDS-Patienten, die an einer Pneumocystis-Pneumonie litten, bedürfen noch einer Bestätigung durch weitere Studien.

Vancomycin

Wirkprofil

Vancomycin ist gut wirksam gegen alle Arten grampositiver Kokken, einschließlich der methicillinresistenten Stämme von Staphylococcus aureus (MRSA) sowie Staphylococcus epidermidis, Enterococcus, Diphtherieerreger und Clostridium difficile [21, 22]. Die Substanz hat eine weite Verbreitung auf Intensivstationen gefunden wegen der nicht eben seltenen Septikämien, die durch Gefäßkatheter ausgelöst sind, und wegen der zunehmenden Episoden von MRSA-Infektionen.

Dosierung

normale Dosis beim Erwachsenen:	500 mg alle 6 h i.v.
bei der terminalen Niereninsuffizenz:	eine Applikation von 2 g in der Woche i.v.
empfohlene Infusionsdauer:	1 h
Dosierung bei Enterokolitis:	125–500 mg p.o. alle 6 h

Die Substanz wird nach oraler Aufnahme nicht resorbiert. Die intravenöse Infusion sollte wegen einer möglichen Histaminausschüttung langsam erfolgen (s.u.). Durch die Anpassung der Dosis nach Serumspiegeln kann man das Risiko der Ototoxizität minimieren. Der therapeutische Serumspiegel wird mit 18–26 mg/l angegeben.

Toxizität

Bei normaler Dosierung hat Vancomycin eine nur geringe toxische Wirkung. Folgende unerwünschte Reaktionen können auftreten:
1. Lokale Phlebitis (in 10–15% der Fälle).
2. Typische Symptome einer Histaminausschüttung bei zu schneller Infusion: Effloreszenzen an Hals und Gesicht, Juckreiz, Hypotension. Fieber tritt gewöhnlich nicht auf.
3. Während der Infusion können akute Thoraxschmerzen auftreten. Diese Schmerzen sind nicht durch eine koronare Minderdurchblutung verursacht.
4. Mit einer ototoxischen Wirkung muß man rechnen, wenn der Serumspiegel mehrere Tage 60 mg/l übersteigt.
5. Es besteht keine wesentliche nephrotoxische Wirkung. Selten wurde über das Auftreten einer interstitiellen Nephritis berichtet.
6. Es gibt vereinzelte Berichte über die Entwicklung einer Neutropenie.

Beurteilung

Vancomycin ist wegen der Häufigkeit von Staphylokkeninfektionen und pseudomembranösen Kolitiden eine wichtige Substanz in der Intensivmedizin. Die Zunahme von Infektionen durch methicillinresistente Stämme hat Vancomycin in den letzten Jahren noch wertvoller gemacht. Es handelt sich um ein sicheres Präparat, das zunehmend preiswerter wird. Wegen der guten Wirksamkeit gilt es als Mittel der ersten Wahl bei einer durch Clostridium difficile hervorgerufenen Kolitis. Trotz Therapie muß man bei dieser Erkrankung in 25% mit Rezidiven rechnen.

ANHANG

1. REFERENZTABELLEN

Basale Stoffwechselrate (aus: Talbot FB. Am J Dis Child 1938; 5:455-459).

Körpergewicht (kg)	kcal/24 h (Männer)	kcal/24 h (Frauen)
40	1340	1241
50	1485	1399
52	1505	1429
54	1555	1458
56	1580	1487
58	1600	1516
60	1630	1544
62	1660	1572
64	1690	1599
66	1725	1626
68	1765	1653
70	1785	1679
72	1815	1705
74	1845	1731
76	1870	1756
78	1900	1781
80	–	1805

Spurenelementbestimmungen (*aus: Tietz NW: Clinical guide to laboratory tests. Philadelphia: W.B. Saunders, 1983. Andernfalls aus: Shenken A: Trace elements in critical illness. Intensive and Crit Care Dig, 1988; 7:20-23).

Spurenelement	Untersuchung	Normwerte
Zink	Plasmazink	12–18 µg/100 ml
Kupfer	Serumkupfer	15–20 µg/100 ml
Eisen	Serumferritin	15–200 ng/ml*
	Serumeisen	40–160 µg/dl*
Selen	Plasmaselen	6–15 µg/100 ml
	Erythrozyten-Glutathion-Peroxidase	30,8 ± 4,7 U/g Hb*
Chrom	Serumchrom	0,04–0,35 µg/l
Mangan	Serummangan	40–180 ng/100 ml
Molybdän	Urinmolybdän	20 µg/d

Vitaminuntersuchung (aus: Dempsey DT, et al. JPEN 1987; 11:229-237).

Vitamin	Untersuchung	Normwerte
A	Serumretinol	25–65 µg/100 ml
C	Serumascorbinsäure	0,5–1,5 mg/100 ml
E	Serumtocopherol	0,5–1,5 mg/100 ml
D	Plasma-25-OH-D$_3$	18–37 ng/ml
	Plasma-25-OH-D$_2$	0,8–7,0 ng/ml
Thiamin	Erythrozyten-Transketolase	0,9–1,27 A.C.
Riboflavin	Erythrozyten-Glutathion-Reduktase	0,9–1,9 A.C.
Pyridoxin	Urinpyridoxin	20–120 µg/d
B$_{12}$	Serum-B$_{12}$	200–900 pg/ml
Folsäure	Serumfolsäure	7–15 ng/ml
Biotin	Urinbiotin	6–50 µg/d
Niazin	Urinniazin	0,3–1,5 mg/d
Pantothensäure	Urinpantothensäure	0,4–14,3 µg/d

A.C. = Aktivitätskoeffizient

Arterielle Blutgase unter Raumluftbedingungen auf Meereshöhe
(aus: The Intermountain Thoracic Society Manual of Uniform Laboratory Procedures,
Salt Lake City 1984, pp. 44–45).

Alter (Jahre)	Pa$_{O_2}$ (mmHg)	Pa$_{CO_2}$ (mmHg)	A-aD$_{O_2}$ (mmHg)
20	84–95	33–47	4–17
30	81–92	34–47	7–21
40	78–90	34–47	10–24
50	75–87	34–47	14–27
60	72–84	34–47	17–31
70	70–81	34–47	21–34
80	67–79	34–47	25–38

Serumkonzentrationen häufig verwendeter Medikamente

Medikament	Serumspiegel	
	Therapeutischer Bereich	Toxischer Bereich
N-Acetyl-Procainamid	5–30 µg/ml	> 40 µg/ml
Amikacin	Spitze: 25–35 µg/ml,	> 35 µg/ml
	Basis: 1–4 µg/ml	> 10 µg/ml
Amitriptylin	120–250 ng/ml	> 500 ng/ml
Chlordiazepoxid	700–1000 ng/ml	> 5000 ng/ml
Chlorpromazin	50–300 ng/ml	> 750 ng/ml
Diazepam	100–1000 ng/ml	> 5000 ng/ml
Disopyramid	3–7 µg/ml	> 7 µg/ml
Doxepin	30–150 ng/ml	> 500 ng/ml
Gentamicin	Spitze: 5–10 µg/ml,	> 10 µg/ml
	Basis: 1–2 µg/ml	> 2 µg/ml
Imipramin	120–250 ng/ml	> 500 ng/ml
Lidocain	1,5–6 µg/ml	> 6 µg/ml
Lithium	0,6–1,2 mEq/l	> 2 mEq/l, 4 h nach Einnahme
Methadon	100–400 ng/ml	> 2000 ng/ml
Paracetamol	10–30 µg/ml	> 200 µg/ml
Pentobarbital	1–5 µg/ml, 20–50 µg/ml (Koma)	> 10 µg/ml
Phenobarbital	15–40 µg/ml	> 40 µg/ml Nystagmus, > 65 µg/ml Koma
Phenytoin	10–20 µg/ml	> 20 µg/ml Nystagmus, > 40 µg/ml mentaler Status
Procainamid	4–10 µg/ml	> 10 µg/ml
Chinidin	2–5 µg/ml	> 6 µg/ml
Theophyllin	10–20 µg/ml	> 20 µg/ml
Tobramycin	Spitze: 8–10 µg/ml,	> 10 µg/ml
	Basis: 1–2 µg/ml	> 2 µg/ml
Vancomycin		> 80 mg/ml

2. PHARMAKOTHERAPIE

Medikamenteninteraktion bei parenteraler Gabe

Intravenös verabreichtes Medikament	Serumspiegel	
	Erhöht durch	**Gesenkt durch**
Aminophyllin	Cimetidin Erythromycin Phenytoin Propranolol	Phenobarbital Phenytoin Rifampicin
Beta-Blocker		
Metoprolol	Cimetidin	Rifampicin
Propranolol	Cimetidin Furosemid	
Cimetidin		Phenobarbital Rifampicin
Diazepam	Propranolol	Phenytoin
Digoxin	Amiodaron Diazepam Erythromycin Chinidin Spironolacton Verapamil	Rifampicin
Katecholamine	Alkalisierung des Urins (z.B. Diamox®)	urinansäuernde Medikamente (z.B. Vitamin C)
Lidocain	Cimetidin beta-Blocker	
Pancuronium	Clindamycin Verapamil	Theophyllin
Phenytoin	Cimetidin Sulfonamide	Phenobarbital Diazepam Rifampicin
Procainamid	Cimetidin Ranitidin	

1. Rudd C, Wikman J, Lumb PD: Drug interactions in critical care. In Lumb PD, Bryan-Brown CW eds.: Complications in critical care medicine. Chicago: Year Book Medical Publishers, 1988.
2. Vasko MR, Brater DC: Drug interactions. In Chernow B ed: The pharmacologic approach to the critically ill patient. 2nd ed. Baltimore: Williams & Wilkins, 1988.
3. Dasta JF: Drug interactions in the ICU. Perspect Crit Care 1989; 2:61-85

Unverträglichkeiten häufig in der Intensivmedizin verwendeter Medikamente
(aus: Compendium of Drug Therapy. New York: McGraw-Hill, 1989).

Medikament	Inkompatibel mit
Adrenalin	Dextroselösung, Bikarbonat
Aminophyllin	Pethidin, Morphin, Vancomycin
Amphotericin	Kochsalz- oder Ringer-Laktatlösung
Amrinon	Dextroselösung, Furosemid
Dobutamin oder Dopamin	Bikarbonat und andere alkalische Flüssigkeiten
Heparin	Hydrocortison, Hydroxyzin, Pethidin, Penicillin, Vancomycin
Labetalol	Bikarbonat und andere alkalische Flüssigkeiten
Levophed	Kochsalz- oder Ringer-Laktatlösung
Morphin	Aminophyllin, Bikarbonat, Heparin, Pethidin, Methicillin
Vancomycin	Aminophyllin, Chloramphenicol, Dexamethason, Heparin, Penicillin, Phenytoin, Prochlorperazin
Verapamil	Albumin, Amphotericin, Hydralazin, Bikarbonat, Trimethoprim-Sulfamethoxazol

Inkompatibilität von Medikamenten mit Trägerlösungen.

Kategorie	Ringer-Laktatlösung*	
inkompatibel mit	Amphotericin	Cefamandol
	Ampicillin	Doxycyclin
	Bikarbonat	
möglicherweise inkompatibel mit	Amikacin	Solu-Medrol
	Arfonad	Nitroglyczerin
	Azlocillin	Nitroprussid
	Bretylium	Penicillin
	Clindamycin	Procainamid
	Decadron	Propranolol
	Adrenalin	Trimethoprim
	Levophed	Vancomycin
	Mannitol	Urokinase
	Kochsalzlösung**	**Zuckerlösung****
inkompatibel mit	Amphotericin	Adrenalin
	Levophed	Kalziumchlorid
möglicherweise inkompatibel mit	Aminophyllin	Aminophyllin

* aus: Griffith CA: The family of Ringer's solutions. NITA, 1986; 9:480-483
** aus Compendium of Drug Therapy. New York: McGraw-Hill, 1989

Perorale Absorption und intravenöse Adsorption.

Voraussetzung	Betroffene Medikamente	
Verminderte Absorption durch Antazida	Ampicillin	Phenytoin
	Benzodiazepine	Propranolol
	Cimetidin	Ranitidin
	Digoxin	Salizylate
	Isoniazid	Sulfonamide
	Penicillin	Tetrazykline
	Phenothiazin	
Medikamente, die an einer Polyvinylchloridleitung adsorbiert werden	Diazepam	
	Insulin	
	Nitroglyzerin	

Dobutamin.

Zubereitung	*Konzentration:*	1000 µg pro 1 ml
	Mischung:	250 mg in 250 ml Kochsalzlösung
Verabreichung	*übliche Dosierung:*	5–15 µg/kg KG/min

Infusionsgeschwindigkeit (Tropfen/min) (1 ml = 60 Tr.)

Gewicht (kg)	40	50	60	70	80	90	100
Dosierung (µg/kg KG/min)							
5	12	15	18	21	24	27	30
10	24	30	36	42	48	54	60
15	36	45	54	63	72	81	90
20	48	60	72	84	96	108	120
40	96	120	144	168	192	216	240

Anm. d. Übersetzers: Bei den in Europa üblicherweise verwendeten Erwachsenen-Infusionssystemen entspricht 1 ml 20 Tropfen. Auf Herstellerhinweise achten!

Dopamin.

| | *Zubereitung:* | 200 mg auf 250 ml verdünnen |
| | *Konzentration:* | 800 µg/ml |

Dosierung (µg/kg KG/min)	Gewünschter Effekt	Gewicht (kg) Infusionsgeschwindigkeit (Tropfen/min) (1 ml = 60 Tr.)			
		40	60	80	100
1	renale Vasodilatation	3	5	6	8
3	↓	9	14	18	23
5	Anstieg des Herzminutenvolumens	15	20	27	38
7,5	↓	23	32	42	57
10	Vasokonstriktion	30	45	60	75
20	↓	60	90	120	150

Anm. d. Übersetzers: Bei den in Europa üblicherweise verwendeten Erwachsenen-Infusionssystemen entspricht 1 ml 20 Tropfen. Auf Herstellerhinweise achten!

Lidocain und Procainamid.

Zubereitung

Konzentration: 4 mg/ml	oder 8 mg/ml
Mischung: 2 g in 500 ml NaCl-Lösung	4 g in 500 ml NaCl-Lösung
1 g in 250 ml NaCl-Lösung	2 g in 250 ml NaCl-Lösung

Verabreichung
übliche Dosierung: 1–4 mg/min

Dosierung (mg/min)	Infusionsgeschwindigkeit	
	4 mg/ml (ml/h)	8 mg/ml (ml/h)
1	15	8
2	30	15
3	45	23
4	60	30

Nitroglyzerin.

Zubereitung

Konzentration:	400 μg/ml
Mischung:	200 mg in 500 ml Kochsalz oder
	100 mg in 250 ml Kochsalz

Verabreichung
Dosierung zur Venendilatation: 1–50 μg/min
übliche Dosierung: 1–400 μg/min

Dosis (μg/min)	Infusionsgeschwindigkeit (Tropfen/min) (1 ml = 60 Tr.)
5	1
10	2
25	4
50	8
75	11
100	15
150	23
200	30
250	38
300	45
350	53
400	60

Anm. d. Übersetzers: Bei den in Europa üblicherweise verwendeten Erwachsenen-Infusionssystemen entspricht 1 ml 20 Tropfen. Auf Herstellerhinweise achten!

Nitroprussid.

Zubereitung								
	Konzentration: *Mischung:*	200 µg/ml 100 mg in 500 ml Kochsalzlösung oder 50 mg in 250 ml Kochsalzlösung oder 30 mg in 150 mg Kochsalzlösung						
Verabreichung	*übliche Dosierung:*	0,5–2,0 µg/kg KG/min bei Herzerkrankungen 2,0–5,0 mg/kg KG/min bei Hypertonie						

	Infusionsgeschwindigkeit (Tropfen/min) (1 ml = 60 Tr.)						
Gewicht (kg)	**40**	**50**	**60**	**70**	**80**	**90**	**100**
Dosierung (µg/kg KG/min)							
0,5	6	8	9	11	12	14	15
1,0	12	15	18	20	24	27	30
1,5	18	23	27	32	36	41	45
2,0	24	30	36	42	48	54	60
2,5	30	38	45	53	60	68	75
3,0	36	45	54	63	72	81	90
3,5	42	53	63	74	84	95	105
4,0	48	60	72	84	96	108	120
4,5	54	68	91	95	108	122	135
5,0	60	75	90	105	120	135	150

Anm. d. Übersetzers: Bei den in Europa üblicherweise verwendeten Erwachsenen-Infusionssystemen entspricht 1 ml 20 Tropfen. Auf Herstellerhinweise achten!

Noradrenalin.

Zubereitung

Konzentration:	16 µg/ml	8 µg/ml
Mischung:	8 mg in 500 ml Kochsalzlösung	4 mg in 500 ml Kochsalz
	4 mg in 250 ml Kochsalzlösung	2 mg in 250 ml Kochsalz

Verabreichung

Beta-Dosierung:	1–10 µg/min
Alpha-Dosierung:	> 10 µg/min

Infusionsgeschwindigkeit

Dosierung (µg/min)	(Konzentration 16 µg/ml) ml/h	(Konzentration 8 µg/ml) ml/h
2	8	15
4	15	30
6	23	45
8	30	60
10	38	75
12	45	90
14	53	105
16	60	120
18	68	135
20	75	150

Protokoll zur thrombolytischen Therapie.

Indikationen

A. Brustschmerz + charakteristische EKG-Veränderungen
B. Weniger als 6 h nach Beginn der Beschwerden
C. Keine Kontraindikationen

Kontraindikationen

Absolute Kontraindikationen
1. Perikarditis
2. Dissezierendes Aneurysma
3. Akute Blutung
4. Hirninsult
5. Intrazerebrale Raumforderung
6. Schwere Hypertonie

Relative Kontraindikationen
1. Kurz zurückliegender chirurgischer Eingriff
2. Kurz zurückliegendes Trauma
3. Diastolischer Blutdruck > 110 mmHg

Dosierungsempfehlung

1. Streptokinase: $1{,}5 \times 10^6$ E als i.v. Infusion über 1 h

oder

2. Gewebe-Plasminogen-Aktivator (TPA):[*]
6 mg i.v. als Bolus, dann
54 mg i.v. über 1 h, dann
40 mg i.v. über 40 min
3. Weiter mit einer Tablette Aspirin® (300 mg)

[*] Wird dann bevorzugt, wenn der Patient Streptokinase in den letzten 6 Monaten erhalten hatte.

Orale Therapie bei hypertoner Krise.

Medikament	Dosierung	Wirkungs-beginn	Kommentar
Clonidin	0,15 mg Initialdosis dann 0,1 mg/h bis zu 0,8 mg	30 min	funktioniert gut, beachte die Sedierung
Nifedipin	10–20 mg initial Wiederholung alle 30 min	5–10 min	wirkt schneller als Clonidin, verursacht aber in 15% der Fälle eine Tachykardie
Captopril	6,25 mg, bei akuter Herzinsuffizienz oder Hyponatriämie, sonst Beginn mit 25 mg 2×/d	15 min	schneller Wirkungseintritt Cave: Hypotension bei akuter Herzinsuffizienz und Erkrankungen mit hohem Reninspiegel im Blut
Minoxidil	5–10 mg initial, dann 5–10 mg alle 6 h, bis gewünschter Effekt erreicht ist	1–2 h	langsamer Eintritt der Wirkung

Behandlungskonzept bei generalisierten Krämpfen.

---

1. Wenn aus der Anamnese insulinabhängiger Diabetes, Zirrhose oder Alkoholismus bekannt:

      i.v. Bolus: 50 ml 50%ige Glukose + 100 mg Thiamin

2. Zur akuten Beherrschung von generalisierten Krämpfen

      Diazepam: 10 mg i.v. (2 mg/min)
                           wenn erforderlich, Wiederholung nach 3 min

      oder

      Lorazepam: 0,05–0,2 mg/kg KG i.v. als Bolus

3. Zur Anfallsprophylaxe

      Phenytoin: 18 mg/kg KG i.v. als Infusion
                           Wegen der Gefahr einer Hypotension die Infusionsrate nicht über 50 mg/min steigern.
                           Die Gesamtdosis kann bis auf 25 mg/kg KG gesteigert werden, wenn die Anfälle persistieren

      Phenobarbital: 100 mg/min als Infusion bis zu einer Gesamtdosis von 20 mg/kg KG

      Diazepam: 8 mg/h als Infusion

4. Sind die Anfälle nach diesem Behandlungsschema therapierefraktär: Rufen Sie einen Neurologen.

---

3. REANIMATION

Kammerflimmern (und Kammertachykardie ohne tastbaren Puls).

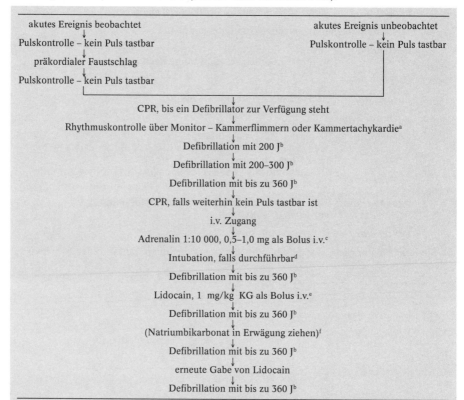

akutes Ereignis beobachtet
↓
Pulskontrolle – kein Puls tastbar
↓
präkordialer Faustschlag
↓
Pulskontrolle – kein Puls tastbar

akutes Ereignis unbeobachtet
↓
Pulskontrolle – kein Puls tastbar

↓

CPR, bis ein Defibrillator zur Verfügung steht
↓
Rhythmuskontrolle über Monitor – Kammerflimmern oder Kammertachykardie[a]
↓
Defibrillation mit 200 J[b]
↓
Defibrillation mit 200–300 J[b]
↓
Defibrillation mit bis zu 360 J[b]
↓
CPR, falls weiterhin kein Puls tastbar ist
↓
i.v. Zugang
↓
Adrenalin 1:10 000, 0,5–1,0 mg als Bolus i.v.[c]
↓
Intubation, falls durchführbar[d]
↓
Defibrillation mit bis zu 360 J[b]
↓
Lidocain, 1 mg/kg KG als Bolus i.v.[e]
↓
Defibrillation mit bis zu 360 J[b]
↓
(Natriumbikarbonat in Erwägung ziehen)[f]
↓
Defibrillation mit bis zu 360 J[b]
↓
erneute Gabe von Lidocain
↓
Defibrillation mit bis zu 360 J[b]

Dieses Diagramm wurde als Behandlungsschema für ein breitgefächertes Patientenkollektiv mit Kammerflimmern oder pulsloser Kammertachykardie erstellt. Manche Patienten benötigen Therapiemaßnahmen, die hier nicht aufgeführt sind. Durch diesen Algorithmus sollte eine gewisse Flexibilität in der Therapie nicht eingeschränkt werden. Die Abfolge des Algorithmus impliziert ein Fortbestehen des Kammerflimmerns. CPR bedeutet „kardiopulmonale Reanimation".

[a] Kammertachykardie ohne tastbaren Puls sollte wie Kammerflimmern behandelt werden.

[b] Puls und Herzrhythmus müssen nach jeder Defibrillation überprüft werden. Wenn das Kammerflimmern nach vorübergehender Rhythmisierung wieder auftritt (was häufiger passiert, als daß Kammerflimmern ohne jede Änderung persistiert), sollte diejenige Energiestufe gewählt werden, die zuletzt eine erfolgreiche Defibrillation ermöglichte.

[c] Adrenalin sollte alle fünf Minuten wiederholt werden.

[d] Die Intubation ist wünschenswert. Sie kann simultan mit anderen Maßnahmen erfolgen, je früher, desto besser. Defibrillation und Gabe von Adrenalin sind jedoch initial vorrangig, wenn der Patient auch ohne Intubation beatmet werden kann.

[e] Manche Kollegen bevorzugen die wiederholte Gabe von Lidocain, diese kann als 0,5-mg/kg-Bolus alle acht Minuten bis zu einer Maximaldosis von 3 mg/kg KG erfolgen.

[f] Der Stellenwert von Natriumbikarbonat bei Herzstillstand ist fraglich, die Gabe von Natriumbikarbonat wird als Standardmaßnahme bei Reanimation nicht empfohlen. An diesem Punkt des Algorithmus ist die Erwägung der Gabe von Natriumbikarbonat in einer Dosierung von 1 mval/kg KG berechtigt. Falls man sich zu einer Gabe entschließt, kann die Hälfte der ursprünglichen Dosis alle zehn Minuten wiederholt werden.

(Aus: 1985 National Conference on Cardiopulmonary Resuscitation [CPR] and Emergency Cardiac Care [ECC]. JAMA 1986; 255: 2905–2992.)

Anhaltende Kammertachykardie (VT).

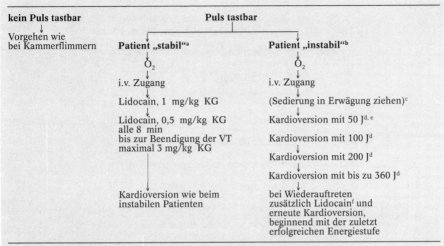

Dieses Diagramm wurde als Behandlungsschema für ein breitgefächertes Patientenkollektiv mit anhaltender Kammertachykardie erstellt. Ein Teil dieser Patienten benötigt möglicherweise Therapiemaßnahmen, die hier nicht aufgeführt sind. Dieser Algorithmus soll eine Flexibilität in diesem Zusammenhang nicht beeinträchtigen. Die Abfolge des Algorithmus impliziert ein Fortbestehen der Kammertachykardie.

[a] Falls der Patient zu irgendeinem Zeitpunkt instabil (Definition s. Fußnote b) wird, gilt die Sequenz „instabiler Patient".

[b] „Instabil" bedeutet die Präsenz von Symptomen wie retrosternale Schmerzen, Dyspnoe, das Vorhandensein einer Hypotension (systolischer Blutdruck < 90 mmHg), einer kongestiven Herzkrankheit, einer Ischämie oder eines Infarkts.

[c] Eine Sedierung sollte bei allen Patienten erwogen werden, einschließlich denjenigen, die nach der Definition in Fußnote b als „stabil" gelten, mit Ausnahme hämodynamisch instabiler Patienten (z.B. bei Hypotension oder im Lungenödem).

[d] Bei Hypotension, bei bestehendem Lungenödem oder bei bewußtlosen Patienten sollte eine unsynchronisierte Kardioversion durchgeführt werden, um eine durch die Synchronisierung verursachte Verzögerung zu vermeiden.

[e] Wenn keine Hypotension, kein Lungenödem oder keine Bewußtlosigkeit vorliegt, kann ein präkordialer Faustschlag vor der Kardioversion sinnvoll sein.

[f] Nach Beendigung der VT sollte eine Dauerinfusion mit Lidocain begonnen werden, wenn diese Substanz bei der Behandlung erfolgreich eingesetzt wurde. Bei Vorliegen einer Hypotension, eines Lungenödems oder bei bewußtlosen Patienten sollte Lidocain eingesetzt werden, wenn eine Kardioversion alleine erfolglos bleibt.

(Aus: 1985 National Conference on Cardiopulmonary Resuscitation [CPR] and Emergency Cardiac Care [ECC]. JAMA 1986; 255: 2905–2992.)

Asystolie (Herzstillstand).

Bei unbekanntem Herzrhythmus und möglicherweise bestehendem Kammerflimmern
Defibrillation wie bei Kammerflimmern. Bei Asystolie[a]

↓

Fortführen der kardiopulmonalen Reanimation

↓

venöser Zugang

↓

Adrenalin, 1:10 000, 0,5–1,0 mg als Bolus i.v.[b]

↓

Intubation, falls möglich[c]

↓

Atropin, 1,0 mg als Bolus i.v. (Wiederholung nach 5 min)

↓

(Natriumbikarbonat in Erwägung ziehen)[d]

↓

Schrittmacher in Erwägung ziehen

Dieses Flußdiagramm wurde als Behandlungsschema für ein breitgestreutes Patientenkollektiv mit Asystolie entworfen. Manche Patienten benötigen Therapiemaßnahmen, die hier nicht aufgelistet sind. Durch diesen Algorithmus sollte eine gewisse Flexibilität im Vorgehen nicht beeinträchtigt werden. Die Abfolge des Algorithmus impliziert ein Fortbestehen der Asystolie.

[a] Die Asystolie sollte in zwei EKG-Ableitungen bestätigt werden.
[b] Die Gabe von Adrenalin sollte alle fünf Minuten wiederholt werden.
[c] Die Intubation ist wünschenswert. Falls sie simultan mit anderen Maßnahmen durchgeführt werden kann, sollte sie so früh wie möglich erfolgen. Falls der Patient jedoch ohne Intubation beatmet werden kann, haben die kardiopulmonale Reanimation (CPR) und die Gabe von Adrenalin initial Vorrang (Adrenalin kann auch endotracheal verabreicht werden).
[d] Der Stellenwert von Natriumbikarbonat bei Herzstillstand ist fraglich, die Gabe von Natriumbikarbonat wird zur Zeit nicht als Standardmaßnahme bei Reanimation empfohlen. An diesem Punkt des Algorithmus ist die Verabreichung in einer Dosierung von 1 mval/kg KG zu überlegen. Falls man sich zu einer Gabe entschließt, kann die Hälfte der ursprünglichen Dosis alle zehn Minuten wiederholt werden.
(Aus: 1985 National Conference on Cardiopulmonary Resuscitation [CPR] and Emergency Cardiac Care [ECC]. JAMA 1986; 255: 2905–2992.)

Elektromechanische Entkoppelung.

Fortsetzung der kardiopulmonalen Reanimation
↓
intravenöser Zugang
↓
Adrenalin, 1:10 000, 0,5–1,0 mg als Bolus i.v.[a]
↓
Intubation, falls durchführbar[b]
↓
(Natriumbikarbonat in Erwägung ziehen)[c]
↓
DD: Hypovolämie, Herzbeuteltamponade, Spannungspneumothorax, Hypoxämie,
Azidose, Lungenembolie

Dieses Flußdiagramm wurde als Behandlungsschema für ein breitgefächertes Spektrum von Patienten mit elektro-mechanischer Entkopplung entwickelt. Manche Patienten benötigen Therapiemaßnahmen, die hier nicht erwähnt sind. Dieser Algorithmus sollte die Flexibilität in der Therapie nicht einschränken. Die Abfolge des Algorithmus impliziert ein Fortbestehen der elektromechanischen Entkopplung.
[a] Die Gabe von Adrenalin sollte alle fünf Minuten wiederholt werden.
[b] Die Intubation ist wünschenswert. Falls sie simultan mit anderen Maßnahmen durchgeführt werden kann, sollte sie so früh wie möglich erfolgen. Die Gabe von Adrenalin ist jedoch initial vorrangig, wenn der Patient ohne Intubation beatmet werden kann.
[c] Der Stellenwert von Natriumbikarbonat beim Herzstillstand ist umstritten, die Gabe von Natriumbikarbonat ist als Routinemaßnahme bei der Reanimation nicht empfohlen. An diesem Punkt ist seine Verabreichung in einer Dosierung von 1 mval/kg KG zu überlegen. Falls man sich zu einer Gabe entschließt, sollte die Hälfte der ursprünglichen Dosis alle zehn Minuten wiederholt werden.
(Aus: 1985 National Conference on Cardiopulmonal Resuscitation [CPR] and Emergency Cardiac Care [ECC]. JAMA 1986; 255: 2905-2992.)

Paroxysmale supraventrikuläre Tachykardie.

Patient instabil	**Patient stabil**
↓	↓
synchronisierte Kardioversion mit 75–100 J	Vagusstimulationsmanöver
↓	↓
synchronisierte Kardioversion mit 200 J	Verapamil, 5 mg i.v.
↓	↓
synchronisierte Kardioversion mit 360 J	Verapamil, 10 mg i.v. (über 15–20 min)
↓	↓
Korrektur zugrundeliegender Störungen	Kardioversion, Digoxin, Beta-Blocker, Schrittmacher, falls indiziert (s. Text)
↓	
Medikamentöse Therapie und Kardioversion	

Falls nach Normalisierung des Rhythmus erneut eine paroxysmale supraventrikuläre Tachykardie auftritt, ist eine Wiederholung der elektrischen Kardioversion nicht indiziert. Der Patient sollte zu gegebener Zeit sediert werden.

Dieses Flußdiagramm wurde als Behandlungsschema für ein breites Patientenkollektiv mit paroxysmaler supraventri-kulärer Tachykardie entworfen. Manche Patienten benötigen Therapiemaßnahmen, die hier nicht aufgeführt sind. Dieser Algorithmus sollte die Flexibilität in der Therapie nicht einschränken. Die Abfolge des Algorithmus impliziert das Fortbestehen der supraventrikulären Tachykardie.
(Aus: 1985 National Conference on Cardiopulmonary Resuscitation (CPR) and Emergency Cardiac Care (ECC). JAMA 1986; 255: 2905–2992.)

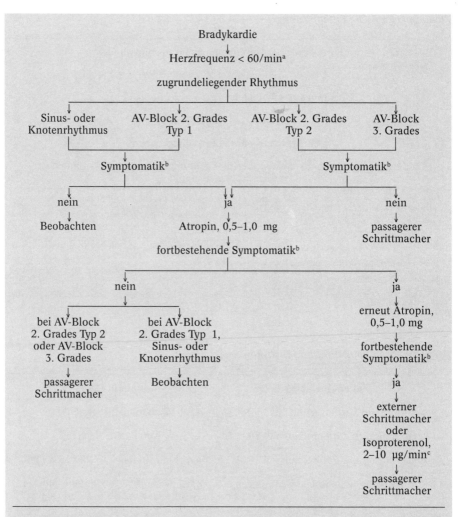

Dieses Flußdiagramm wurde als Behandlungsschema für ein breites Patientenkollektiv mit Bradykardie erstellt. Manche Patienten benötigen Therapiemaßnahmen, die hier nicht aufgeführt sind. Dieser Algorithmus sollte eine derartige Flexibilität in der Therapie nicht einschränken.
[a] Ein einmaliger präkordialer Faustschlag oder ein provozierter Hustenstoß können in dieser Situation die kardiale Reizleitung stimulieren und so die Auswurfleistung verbessern und sind somit in diesem Fall empfehlenswert.
[b] Hypotension (systolischer Blutdruck < 90 mmHg), vorzeitige Kammerkontraktionen, Störungen der Bewußtseinslage oder Symptome wie retrosternale Schmerzen, Dyspnoe, Ischämie oder Infarkt.
[c] Vorübergehende Maßnahme.
(Aus: 1985 National Conference on Cardiopulmonary Resuscitation [CPR] and Emergency Cardiac Care [ECC]. JAMA 1986;255: 2905–2992.)

Akutbehandlung ventrikulärer Extrasystolie.

Überprüfung der Indikation zu einer akuten Intervention
↓
→ Ausschluß von vermeidbaren Ursachen
Cave: Serumkalium
Digitalisspiegel
Bradykardie
Medikamentennebenwirkungen

Lidocain, 1 mg/kg KG
↓
bei Weiterbestehen der Extrasystolie:
erneut Lidocain, 0,5 mg/kg KG alle 2–5 min
bis zum Therapieerfolg, maximal 3 mg/kg KG
↓
bei Weiterbestehen der Extrasystolie:
Amiodaron 5–10 mg/kg KG über 20–30 min
Kontraindikationen beachten!
↓
bei Persistieren der ventrikulären Extrasystolie
eine Overdrive-Stimulation in Erwägung ziehen

Erhaltungsdosen nach Rhythmisierung:
nach Erfolg mit Lidocain 1 mg/kg KG ... Lidocaindauerinfusion 2 mg/min
nach Erfolg mit Lidocain 1–2 mg/kg KG ... Lidocaindauerinfusion 3 mg/min
nach Erfolg mit Lidocain 2–3 mg/kg KG ... Lidocaindauerinfusion 4 mg/min

Dieses Flußdiagramm wurde als Behandlungsschema für ein breitgestreutes Patientenkollektiv mit ventrikulärer Extrasystolie erstellt. Manche Patienten benötigen Therapiemaßnahmen, die hier nicht aufgeführt sind. Dieser Algorithmus sollte eine derartige Flexibilität in der Therapie nicht beeinträchtigen.
(Aus: 1985 National Conference on Cardiopulmonary Resuscitation [CPR] and Emergency Cardiac Care [ECC]. JAMA 1986; 255: 2905–2992.)

Endotracheal applizierbare Medikamente*.

Medikament	Initialdosis für Erwachsene	Volumen
Adrenalin 1 : 10 000	1 mg	10 ml
Atropin	0,5–1 mg	5–10 ml
Lidocain	100 mg	10 ml
Naloxon	0,4–4 mg	1–10 ml

* Die Medikamente müssen direkt in die oberen Luftwege instilliert werden. Nicht vernebeln! Die Lunge unmittelbar danach einige Male manuell blähen!

Abschätzung des Blutvolumens.

Männer	Frauen
70 ml/kg KG (fettfreie Körpermasse)	60 ml/kg KG (fettfreie Körpermasse)
60 ml/kg KG (bei Adipositas)	50 ml/kg KG (bei Adipositas)
2,74 l/m$^{2\#}$	2,37 l/m$^{2\#}$
0,367 Gr + 0,322 Gew + 0,604*	0,356 Gr + 0,33 Gew + 0,183*

Gr = Körpergröße in cm; Gew = Körpergewicht in kg
\# Aus: Shoemaker W, et al.: Clinical trial of survivors' cardiorespiratory patterns as therapeutic goals in critically ill postoperativ patients. Crit Care Med 1982; 10: 398–403.
* Aus: Buffaloe GW, Heineken FG.: Plasma volume nomograms for use in therapeutic plasma exchange. Transfusion 1983; 23:355–357.

Kristalloide.

	Plasma*	NaCl 0,9%	Ringer-Laktat	Vollelektrolyt-lösung
Na$^+$ (mval/l)	141	154	130	140
Cl$^-$ (mval/l)	103	154	109	98
K$^+$ (mval/l)	4–5	–	4	5
Ca^{2+}/Mg^{2+} (mval/l)	5/2	–	3/0	0/3
Puffer	HCO^{3-} (26)	–	Laktat (28)	Acetat (27), Glukonat (23)
pH	7,4	5,7	6,7	7,4
Osmolalität	289	308	273	295

* Plasmawerte nach: Brenner BM, Rektor FC, Jr. (eds.): The Kidney. 2nd ed. Philadelphia: W.B. Saunders 1981: 95.

Kolloide.

	Albumin 25%	Albumin 5%	HAES 6%	Dextran 40
KOD (mmHg)	70	20	30	40
Darreichungsmenge	50 ml	250 ml	500 ml	250 ml
Volumeneffekt*	4 : 1	1,3 : 1	1,3 : 1	2 : 1
Blutungsrisiko	–	0,001	0,01	0,01

* ausgedrückt als Anstieg des intravaskulären Volumens (ml) pro ml infundierte Kolloidlösung

Gebräuchliche hypertone Lösungen.

Lösung	Osmolalität (mOsm/kg KG H$_2$O)	Darreichungsmenge (ml)	Inhalt pro Flasche (mOsm)
NaCl 3%	1026	500	513
Salzwasser	1000	?	?
Mannit 25%	1374	50	69
NaHCO$_3$ 7,5%	1786	50	90
Glukose 50%	2525	50, 500	126, 1263

Blutprodukte.

Blutprodukt	Volumen	Inhalt	Kommentar
Vollblut	510 ml	450 ml Blut, 60 ml CPD	nach 24 h keine intakten Thrombozyten mehr, Kalium akkumuliert nach einigen Tagen
Erythrozyten-konzentrat	300 ml	200 ml Zellen, 100 ml Plasma	Hkt durchschnittlich 60–70%, mit NaCl verdünnen
Plasma	240 ml	alle Gerinnungsfaktoren	bei Gerinnungsstörungen indiziert, kein Plasmaexpander!
Thrombozyten-konzentrat	50 ml	50×10^{10} Thrombozyten	verfällt nach 72 h

4. SCORE-SYSTEME

Glasgow-Koma-Skala (GCS).

Augen öffnen
spontan	4 Punkte
auf Aufforderung	3
auf Schmerzreiz	2
keine Reaktion	1

☐ Punkte

beste motorische Antwort
befolgt Aufforderungen	6 Punkte
lokalisiert	5
flüchtet	4
beugt	3
streckt	2
keine Reaktion	1

☐ Punkte

beste verbale Antwort
orientiert	5 Punkte
verwirrt	4
inadäquate Worte	3
unverständliche Laute	2
keine Reaktion	1

☐ Punkte

Punktsumme ☐

bester Score: 15
schlechtester Score: 3

Pittsburgh Brain Stem Score (PBSS) – Ergänzt den GCS bei der Beurteilung von nicht-traumatologischen Erkrankungen. Zusätzlich werden die Hirnstammreflexe bewertet. Wie unten gezeigt, wird dieser Score mit dem GCS verrechnet. Es gibt derzeit nur wenig Erfahrung mit diesem kombinierten Score (Abdruck mit Genehmigung aus: Safar P, Bircher NG: Cardiopulmonary Cerebral Resuscitation. 3. Auflage. Philadelphia: WB Saunders Co., 1988:262).

Würge- oder Hustenreflex	auslösbar = 2 fehlt = 1	☐
Lidreflex (beidseits)	auslösbar = 2 fehlt = 1	☐
Kornealreflex (beidseits)	auslösbar = 2 fehlt = 1	☐
Puppenaugenphänomen oder kalorischer Reflex auf Kältereiz	auslösbar = 2 fehlt = 1	☐
Lichtreflex rechte Pupille	auslösbar = 2 fehlt = 1	☐
Lichtreflex linke Pupille	auslösbar = 2 fehlt = 1	☐
	PBSS ☐	(bester Wert = 15, schlechtester Wert = 6)
	zuzüglich GCS ☐	(bester Wert = 15, schlechtester Wert = 3)
	kombinierter Score ☐	(bester Wert = 30, schlechtester Wert = 9)

Kriterien für die Hirntoddiagnostik (mod. nach den Kriterien für die Hirntoddiagnostik der University of Pittsburgh, mit Erlaubnis von B.C. Decker, Inc., Philadelphia).

Der Hirntod ist eingetreten, wenn die folgenden Kriterien zu zwei unterschiedlichen Zeitpunkten, im Abstand von mindestens zwei Stunden, erfüllt sind.

1. Der Patient reagiert nicht auf Schmerzreize[1] ☐

2. Die Körpertemperatur liegt über 34 °C ☐

3. Die Serumspiegel der folgenden Substanzen sind vernachlässigbar gering oder unterhalb ihres Wirkungsbereichs:
   a. Ethanol
   b. Medikamente, die das ZNS beeinflussen ☐

4. Die folgenden Bewegungsmuster fehlen:
   a. Dekortikationshaltung
   b. Dezerebrationsstellung
   c. Muskelzittern
   d. Spontanbewegungen ☐

5. Die folgenden Reflexe sind beidseits nicht auslösbar:[2]
   a. Pupillenreaktion auf Licht
   b. Kornealreflex
   c. okulovestibulärer Reflex
   d. okulozephaler Reflex (Puppenaugenphänomen) ☐

6. Das EEG zeigt eine Nullinie bei maximaler Verstärkung[3] ☐

7. Der Apnoetest ist positiv[4].
   a. Pa_{O_2} am Ende des Tests ———————
   b. Pa_{CO_2} am Ende des Tests ——————— ☐

[1] Schmerzreize sollen im Versorgungsbereich der Hirnnerven erfolgen, weil Reize in der Peripherie zu Reflexen auf Rückenmarksebene führen können. Günstig ist ein supraorbitaler Druck.
[2] Die Pupillenreaktion auf Licht kann nach Augenverletzungen und nach Gabe von Muskelrelaxanzien, Atropin, Mydriatika, Scopolamin und Opiaten fehlen.
[3] Ein isoelektrisches EEG schließt eine Aktivität im Hirnstamm nicht aus und darf nicht alleine zur Diagnose des Hirntods herangezogen werden.
[4] Der Apnoetest ist positiv, wenn bei einem Pa_{CO_2} über 60 mmHg nach drei Minuten immer noch keine spontanen Atemanstrengungen erfolgen. Ist anamnestisch eine chronische CO_2-Retention bekannt, sollte am Ende des Tests der Pa_{O_2}-Wert unter 55 mmHg liegen.

*APACHE II (Acute **P**hysiology **A**nd **C**hronic **H**ealth **E**valuation). Der APACHE-II-Score wird zur Klassifizierung des Schweregrades der Erkrankung von Patienten herangezogen, die in internistischen oder chirurgischen Intensivstationen behandelt werden. Dieses Score-System eignet sich nicht für Patienten mit Verbrennungen oder postoperativ nach koronaren Bypass-Operationen. Die Darstellung unten stammt aus einer Multicenter-Studie an 5815 Intensivpatienten (Abdruck mit Genehmigung aus: Knaus WA et al.: APACHE II:*
A severity of disease classification system. Crit Care Med 1985; 13:818–829). Es sind nur die Ergebnisse der postoperativen Patienten dargestellt, die internistischen Patienten dürften einen ähnlichen Verlauf aufweisen.

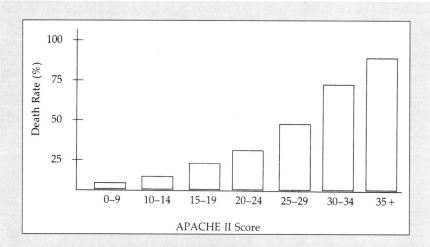

Der APACHE-II-Score besteht aus drei Teilen:
1. Acute Physiology Score. Dieser besteht aus zwölf Parametern, die innerhalb der ersten 24 Stunden nach Verlegung auf die Intensivstation bestimmt werden. Der am meisten von der Norm abweichende Meßwert jedes Parameters wird ausgewählt. Der Wert des APS-Scores ergibt sich aus der Punktsumme der einzelnen Parameter. Der einzige nicht objektive Parameter dabei ist die Glasgow-Koma-Skala (GCS). Die Ermittlung des Wertes der GCS wird im Anhang weiter vorne erklärt.
2. Altersbewertung. Zwischen null und sechs Punkten werden für das Alter des Patienten verteilt.
3. Bewertung chronischer Erkrankungen. Bis zu fünf Punkte werden für chronische Erkrankungen der wichtigsten Organsysteme vergeben.
Der APACHE-II-Score ergibt sich aus der Summe der drei oben erwähnten Scores. Im Folgenden werden die Kriterien aufgelistet, die den Bestandteilen des APACHE-II-Scores zugrunde liegen.

APACHE-II-Scoring-System

Parameter	+4	+3	+2	+1	0	+1	+2	+3	+4
Temperatur	≥41	39–40,9		38,5–38,9	36–38,4	34–35,9	32–33,9	30–31,9	≤29,9
Arterieller Mitteldruck	≥160	130–159	110–129		70–109		50–69		≤49
Herzfrequenz	≥180	140–179	110–139		70–109		55–69	40–54	≤39
Atemfrequenz	≥50	35–49		25–34	12–24	10–11	6–9		≤5
[1] $A\text{-}aD_{O_2}$	≥500	350–499	200–349		<200				
[2] Pa_{O_2}					>70	61–70		55–60	<55
Arterieller pH	≥7,7	7,6–7,69		7,5–7,59	7,33–7,49		7,25–7,32	7,15–7,24	<7,15
[3] $Serum\text{-}HCO_3^-$	≥52	41–51,9		32–40,9	22–31,9		18–21,9	15–17,9	<15
$Serum\text{-}Na^+$	≥180	160–179	155–159	150–154	130–149		120–129	111–119	≤110
$Serum\text{-}K^+$	≥7	6–6,9		5,5–5,9	3,5–5,4	3–3,4	2,5–2,9		<2,5
Serumkreatinin	≥3,5	2–3,4	1,5–1,9		0,6–1,4		<0,6		
Hämatokrit	≥60		50–59,9	46–49,9	30–45,9		20–29,9		<20
Leukozytenzahl	≥40		20–39,9	15–19,9	3–14,9		1–2,9		<1
[4] Glasgow Coma Scale (GCS)									
Acute Physiology Score (APS)									

[1] Wenn $FI_{O_2} > 0,5$
[2] Wenn $FI_{O_2} < 0,5$
[3] Nur benutzen, wenn keine arterielle Blutgasanalyse vorliegt.
[4] Score = 15 – aktueller GCS–Wert

Altersbewertung

Alter (Jahre)	Punkte
< 44	0
45–54	2
55–64	3
65–74	5
> 75	6

Bewertung chronischer Erkrankungen

Zusätzliche Punkte werden vergeben, wenn der Patient bestimmte Vorerkrankungen in der Anamnese aufweist:

1. Bioptisch gesicherte Leberzirrhose

2. NYHA-Stadium IV

3. Schwere COPD (z.B. Hyperkapnie, O_2-Inhalation zu Hause, pulmonale Hypertension)

4. Dialysepflichtige chronische Niereninsuffizienz

5. Immunsuppression

Liegt eine dieser Erkrankungen vor, so erhalten Patienten, die nicht operiert wurden oder die sich einem elektiven Eingriff unterzogen haben, zusätzlich zwei Punkte. Nach einer Notfalloperation werden fünf Punkte addiert.

APACHE-II-Score

A ☐ APS-Score _____

B ☐ Altersbewertung _____

C ☐ Krankheitsbewertung _____

APACHE II (gesamt) _____

5. VERHÜTUNG VON INFEKTIONEN

Hygienemaßnahmen (nach Garner JS, Simmons BP: CDC guidelines for isolation precautions in hospitals. Hospital Infections Program, Atlanta, Centers for Disease Control, 1983, und Castle M, Ajemian E: Hospital Infection Control, 2nd ed., New York, John Wiley & Sons, Inc., 1987).

Erkran- kung	Einzel- zimmer	Mund- schutz	Schutz- kleidung	Hand- schuhe	infiziertes Material	Kom- mentar
strikte Isolation						
Windpocken Diphtherie Pocken	ja, Tür geschlossen halten	ja	ja	ja	Sekrete, Drainage- verluste	schon bei Verdacht, vor definitiver Diagnose
Prophylaxe einer Luftkontamination						
Epiglottitis Meningokokken Masern Mumps	ja, Tür kann offen bleiben	ja	bei massivem Abhusten	bei massivem Abhusten	Sekrete aus Respira- tionstrakt	Patient soll beim Verlassen des Zimmers Mundschutz tragen
Prophylaxe einer Tuberkuloseübertragung						
Lungen- oder Kehlkopf-TB	ja, Tür ge- schlossen halten	ja	bei Husten	bei Husten	Sekrete aus dem Respira- tionstrakt	Patient soll beim Verlassen des Zimmers Mundschutz tragen
Hygienemaßnahmen bei intestinalen Infektionen						
C. difficile Hepatitis A Shigellen	nein	nein	ja	ja	Fäzes	Maßnahmen besonders bei akuter Diarrhö
Kontaktisolation						
Wundinfektion Staphylokok- ken-/Strepto- kokken- pneumonie	ja	nur bei direktem Körper- kontakt	bei Husten	ja	Wunde, jedes Sekret	besonders bei Erregern mit ausgeprägter Resistenz
Prophylaxe von Infektionen durch Blut und Körpersekrete						
AIDS Hepatitis B	nein	nein	bei Husten	ja	Blut, Körper- sekrete	Vermeiden von Verletzungen durch Kanülen, kein Zurückstecken von Kanülen in Schutzhüllen!

HIV-Übertragung durch Körpersekrete (aus: Recommendations for prevention of HIV transmission in health care settings. MMWR, 1987; 36 [suppl]: 1S-18S).

Übertragung nachgewiesen

Ja	Nein
Blut	Amnionflüssigkeit
Muttermilch	Liquor
Samenflüssigkeit	Nasensekret
Vaginalsekret	Speichel
	Sputum
	Schweiß
	Tränen
	Urin

Empfehlungen zur Verhütung von HIV-Übertragungen auf im Gesundheitswesen tätige Personen (aus: MMWR, Atlanta: Centers for Disease Control, 1989, [Jun] 38:1–37).

Tätigkeit	Hand-schuhe	Schutz-kleidung	Mund-schutz	Schutz-brille
Unterbinden oder Abdrücken einer spritzenden Blutung	ja	ja	ja	ja
Abdrücken einer Sickerblutung	ja	nein	nein	nein
Venenpunktion	ja	nein	nein	nein
Anschließen einer intravenösen Infusion	ja	nein	nein	nein
Intubation oder tracheales Absaugen	ja	nein	nein, außer bei spritzendem Sekret	
Blutdruck- und Temperaturmessung	nein	nein	nein	nein
Injektion	nein	nein	nein	nein

AIDS: Prognose und Mortalität bei Intensivpatienten – Stand 1989 (aus Rogers PL et al. Crit Care Med 1989; 17:113–117).

Diagnose	Gesamtzahl der Patienten	Anzahl der Patienten, die die Intensivstation verlassen können	Überlebenszahl nach 3 Monaten
respiratorische Insuffizienz	36	12 (33%)	6 (17%)
hämodynamische Instabilität	6	4 (67%)	4 (67%)
neurologische Störung	4	2 (50%)	1 (25%)
andere	4	2 (50%)	2 (50%)

6. *Hämodynamisches Profil*

Parameter und Gleichungen.

Der Herzindex (CI) ergibt sich durch Division des mittels Thermodilution bestimmten Herzzeitvolumens (Q) durch die Körperoberfäche (KOF).

$$CI = Q/KOF$$

(l/min/m²)

Der Schlagvolumenindex (SVI) ist das während der Systole von den Ventrikeln ausgeworfene Schlagvolumen. Es errechnet sich aus dem Quotienten von Herzindex (CI) und Herzfrequenz (HF).

$$SVI = (CI/HF) \times 1000$$

(ml/Schlag/m²)

Der Schlagarbeitsindex entspricht der Schlagarbeit der Ventrikel während eines Herzzyklus. Er ist eine Funktion von systolischem Druck und ausgeworfenem Schlagvolumen.

$$LVSWI = (MAP - PCWP) \times SVI \times 0,0136$$
$$RVSWI = (PAP - ZVD) \times SVI \times 0,0136$$

(g × m/m²)

Der Gefäßwiderstandsindex ist ein Maß für den Flußwiderstand im Pulmonal- und Systemkreislauf (PVRI, SVRI). Der Widerstand ergibt sich durch Division des Druckabfalls im Kreislauf durch den Blutfluß (CI).

$$PVRI = ([PAP - PCWP]/CI) \times 80$$
$$SVRI = ([MAP - ZVD]/CI) \times 80$$

(dyn × s/cm⁵/m²)

Die Sauerstofftransportkapazität $\dot{D}_{O_2}$ ist das Produkt aus Herzzeitvolumen und dem Sauerstoffgehalt des arteriellen Blutes (Ca_{O_2}).

$$\dot{D}_{O_2} = CI \times Ca_{O_2}$$

(ml/min/m²)

Der Sauerstoffverbrauch ($\dot{V}_{O_2}$) entpricht der Menge an Sauerstoff, die aus den Kapillaren in der Körperperipherie pro Minute aufgenommen wird. Er resultiert aus dem Produkt des Herzindex und der arterio-venösen Sauerstoffgehaltsdifferenz ($Ca_{O_2} - Cv_{O_2}$).

$$\dot{V}_{O_2} = CI \times (Ca_{O_2} - Cv_{O_2})$$

(ml/min/m²)

Die Sauerstoffextraktionsrate (O_2ER) entspricht dem Quotienten aus Sauerstoffverbrauch und Sauerstofftransportkapazität. Sie ist ein Maß für das Gleichgewicht zwischen Sauerstoffangebot und Sauerstoffbedarf im Gewebe.

$$O_2ER = 1 - (\dot{V}_{O_2}/\dot{D}_{O_2}) \times 100$$

(%)

Hämodynamische Normalwerte (aus: Marino PL, Krasner J: Hemodynamic Expert, Philadelphia: WB Saunders Co., 1986). Alle Werte gelten pro m² Körperoberfläche.

Hämodynamischer Parameter	Normbereich	
Herzindex (CI)	2,5–3,5	l/min/m²
Schlagvolumenindex (SVI)	36–48	ml/Schlag/m²
linksventrikulärer Schlagarbeitsindex (LVSWI)	44–56	g × m/m²
rechtsventrikulärer Schlagarbeitsindex (RVSWI)	7–10	g × m/m²
systemvaskulärer Widerstandsindex (SVI)	1200–2500	dyn × s/cm⁵/m²
pulmonalvaskulärer Widerstandsindex (PVI)	80–240	dyn × s/cm⁵/m²
arterielle Sauerstofftransportkapazität ($\dot{D}_{O_2}$)	520–720	ml/min/m²
Sauerstoffverbrauch ($\dot{V}_{O_2}$)	110–160	ml/min/m²
Sauerstoffextraktionsrate (O_2ER)	22–32	%

LITERATURVERZEICHNIS

1 HERZFUNKTION

Weiterführende Literatur
Berne RM, Levy MN. Cardiovasular physiology. 3rd ed. St. Louis: C.V. Mosby, 1981.
Little RC. Physiology of the heart and circulation. 3rd ed. Chicago: Year Book Medical Publishers, 1985.

Zitierte Literatur

Übersichtsartikel
1. Parmley WW, Talbot L. Heart as a pump. In: Berne RM ed. Handbook of physiology: The cardiovascular system. Bethesda: American Physiological Society, 1979; 429–460.
2. Braunwald E, Sonnenblick EH, Ross J Jr. Mechanisms of cardiac contraction and relaxation. In: Braunwald E. ed. Heart disease. A textbook of cardiovascular medicine. 3rd ed. Philadelphia: W.B. Saunders, 1988; 383–425.
3. Weber K, Janicki JS, Hunter WC, et al. The contractile behaviour of the heart and its functional coupling to the circulation. Prog Cardiovasc Dis 1982; 24: 375–400.
4. Rothe CF. Physiology of venous return. Arch Intern Med 1986; 146: 977–982.

Ausgewählte Originalarbeiten
5. Katz AM. The descending limb of the Starling curve and the failing heart. Circulation 1965; 32: 871–875.
6. Nichols WW, Pepine CJ. Left ventricular afterload and aortic input impedance: Implications of pulsatile blood flow. Prog Cardiovasc Dis 1982; 24: 293–306.
7. Harizi RC, Bianco JA, Alpert JS. Diastolic function of the heart in clinical cardiology. Arch Intern Med 1988; 148: 99–109.
8. Robotham JL, Scharf SM. Effects of positive and negative pressure ventilation on cardiac performance. Clin Chest Med 1983; 4: 161–178.
9. Lang RM, Borow KM, Neumann A, et al. Systemic vascular resistance: An unreliable index of left ventricular afterload. Circulation 1986; 74: 1114–1123.
10. Zelis R, Flaim SF. Alterations in vasomotor tone in congestive heart failure. Prog Cardiovasc Dis 1982; 24: 437–459.
11. Cohn JN, Franciosa JA. Vasodilator therapy of carciac failure (first of two parts). N Engl J Med 1977; 297: 27–31.
12. Dzau VJ, Colucci WS, Hollenberg NK; Williams GH. Relation of the renin-angiotensin-aldosterone system to clinical state in congestive heart failure. Circulation 1981; 63: 645–651.

2 SAUERSTOFFTRANSPORT

Weiterführende Literatur
Snyder JV, Pinsky MR, eds. Oxygen transport in the critically ill. 2nd ed. Chicago: Year Book Medical Publishers, 1987.
Dantzger DR, ed. Cardiopulmonary critical care. Orlando: Grune & Stratton, 1986.

Zitierte Literatur

Übersichtsartikel
1. Shoemaker WC. Pathophysiology, monitoring, outcome prediction, and therapy of shock states. Crit Care Clin 1987; 3:307–358.
2. Shoemaker WC. Relationship of oxygen transport patterns to the pathophysiology and therapy of shock states. Intensive Care Med 1987; 13:230–243.
3. Fahey JT, Lister G. Oxygen transport in low cardiac output states. J Crit Care 1987; 2:288–305.
4. Schumacher PT, Cain SM. The concept of critical oxygen delivery. Intensive Care Med 1987; 13:223–229.
5. Rackow EC, Astiz M, Weil MH. Cellular oxygen metabolism during sepsis and shock. JAMA 1988; 259:1989–1993.
6. Dantzger D. Oxygen delivery and utilization in sepsis. Crit Care Clin 1989: 5:81–9.

Die Regulation der Sauerstoffaufnahme
7. Komatsu T, Shibutani K, Okamoto K, et al. Critical level of oxygen delivery after cardiopulmonary bypass. Crit Care Med 1987; 15:194–197.

8. Rashkin MC, Bosken C, Baughman RP. Oxygen delivery in critically ill patients. Relationship to blood lactate and survival. Chest 1985; 87:580–584.
9. Mohsenifar Z, Goldbach P, Tashkin DP, et al. Relationship between O_2 delivery and O_2 consumption in the adult respiratory distress syndrome. Chest 1983; 84:267–272.
10. Danek SJ, Lynch JP, Weg J, Dantzger DR. The dependence of oxygen uptake on oxygen delivery in the adult respiratory distress syndrome. Am Rev Respir Dis 1980; 122:387–395.
11. Astiz ME, Rackow EC, Kaufman B, et al. Relationship of oxygen delivery and mixed venous oxygenation to lactic acidosis in patients with sepsis and acute myocardial infarction. Crit Care Med 1988; 16:655–662.

Gemischt-venöse Sauerstoffsättigung
12. Kandel G, Aberman A. Mixed venous oxygen saturation. Its role in the assessment of the critically ill. Arch Intern Med 1983; 143:1400–1402.
13. Birman H, Haq A, Hew E, Aberman A. Continuous monitoring of mixed venous oxygen saturation in hemodynamically unstable patients. Chest 1984; 86:753–756.

Laktazidose
14. Mizock BA. Lactic acidosis. Disease-A-Month 1989; 5:235–300.
15. Haljamae H. Lactate metabolism. Intensive Care World 1987; 4:118–121.
16. Weil MH, Michaels S, Rackow E. Comparison of blood lactate concentrations in central venous, pulmonary artery, and arterial blood. Crit Care Med 1987; 15:489–490.
17. Clark L Jr, Noyes LK, Grooms TA, Moore MS. Rapid micro-measurement of lactate in whole blood. Crit Care Med 1984; 12:461–464.
18. Kruse JA, Zaidi SAJ, Carlson RW. Significance of blood lactate levels in critically ill patients with liver disease. Am J Med 1987; 83:77–82.
19. Tashkin DP, Goldstein PJ, Simmons DH. Hepatic lactate uptake during decreased liver perfusion and hypoxemia. Am J Physiol 1972; 223:968–974.

3 BEURTEILUNG DES GASAUSTAUSCHS AM KRANKENBETT

Weiterführende Literatur

Forster RE, DuBois AB, Briscoe WA, Fisher A, eds. The lung. 3rd ed. Chicago: Year Book Medical Publishers, 1986.
Tisi GM. Pulmonary physiology in clinical medicine. Baltimore: Williams & Wilkins, 1980.

Zitierte Literatur

Übersichtsartikel

1. Dantzger DR. Pulmonary gas exchange. In: Dantzger DR, ed. Cardiopulmonary critical care. Orlando: Grune & Stratton, 1986:25–46.
2. D'Alonzo GE, Dantzger DR. Mechanisms of abnormal gas exchange. Med Clin North Am 1983; 67:557–571.
3. Dantzger DR. Ventilation-perfusion inequality in lung disease. Chest 1987; 91:749–754.
4. Dantzger DR. The influence of cardiovascular function on gas exchange. Clin Chest Med 1983; 4:149–159.
5. Shapiro B. Arterial blood gas monitoring. Crit Care Clin 1988; 4:479–492.

Ventilations-Perfusions-Ungleichheit

6. Buohuys A. Respiratory dead space. In: Fenn WO, Rahn H. eds. Handbook of physiology: Respiration. Bethesda: American Physiological Society, 1964:699–714.
7. Dean JM, Wetzel RC, Rogers MC. Arterial blood gas derived variables as estimates of intrapulmonary shunt in critically ill children. Crit Care Med 1985; 13:1029–1033.
8. Carroll GC. Misapplication of the alveolar gas equation. N Engl J Med 1985; 312–586.
9. Gilbert R, Kreighley JF. The arterial/alveolar oxygen tension ratio. An index of gas exchange applicable to varying inspired oxygen concentrations. Am Rev Respir Dis 1974; 109:142–145.
10. Harris EA, Kenyon AM, Nisbet HD, Seelye ER, Whitlock RML. The normal alveolar-arterial oxygen tension gradient in man. Clin Sci 1974; 46:89–104.
11. Covelli HD, Nessan VJ, Tuttle WK. Oxygen derived variables in acute respiratory failure. Crit Care Med 1983; 11:646 649.

Syndrome mit alveolärer Hypoventilation

12. Glauser FL, Fairman P, Bechard D. The causes and evaluation of chronic hypercapnia. Chest 1987; 91:755–759.
13. Praher MR, Irwin RS. Extrapulmonary causes of respiratory failure. J Intensive Care Med 1986; 1:197–217.
14. Rochester D, Arora NS. Respiratory muscle failure. Med Clin North Am 1983; 67:573–598.

4 ZENTRALVENÖSE ZUGÄNGE

Weiterführende Literatur

Peters JL ed. A manual of central venous catheterization and parenteral nutrition. Boston: Wright PSG, 1983.

Sprung CL, Grenvik A, eds. Invasive procedures in critical care. Clinics in critical care medicine. New York: Churchill Livingstone, 1985.

Venus B, Mallory DL, eds. Vascular cannulation. Problems in critical care. Philadelphia: J.B. Lippincott, 1988.

Zitierte Literatur

Übersichtsartikel

1. Seneff MG. Central venous catheterization: A comprehensive review. Part 1. Intensive Care Med 1987; 2:163–175.
2. Seneff MG. Central venous catheterization: A comprehensive review. Part 2. Intensive Care Med 1987; 2:218–232.
3. Sladen A. Complications of invasive hemodynamic monitoring in the intensive care unit. Curr Prob Surg 1988; (Feb)25:69–145.
4. Sitzmann JV. The technique of managing central venous lines. J Crit Illness 1986; 1:50–55.
5. Murphy LM, Lipman TO. Central venous catheter care in parenteral nutrition: A review. JPEN 1987; 11:190–201.

Ausgewählte Themen

6. Centers for Disease Control Working Group. Guidelines for prevention of intravascular infections. In: Guidelines for the prevention and control of nosocomial infections. VSDHHS-PHS, 1981.
7. Giuffreda DJ, Bryan-Brown CW, Lumb PD et al. Central vs. peripheral venous catheters in critically ill patients. Chest 1986; 90:806–809.
8. Getzen LC, Pollack EW. Short term femoral vein catheterization. Am J Surg 1979; 138:875–877.
9. Seldinger SL. Catheter replacement of the needle in percutaneous arteriography. Acta Radiol 1953; 39:368–372.
10. O'Quin RJ, Lakshminarayans S. Venous air embolism. Arch Intern Med 1982; 142:2173–2176.
11. Tocino IM, Miller MH, Fairfax WR. Distribution of pneumothorax in the supine and semirecumbent critically ill adult. Am J Radiol 1985; 144:901–905.
12. Slezak FA, Williams GB. Delayed pneumothorax: A complication of subclavian vein catheterization. JPEN 1984; 8:571–574.
13. Tocino IM, Watanabe A. Impending catheter perforation of superior vena cava: Radiographic recognition. Am J Radiol 1986; 146:487–490.

5 STRESSULZERA

Zitierte Literatur

Übersichtsartikel

1. Zuckerman GR, Cort D, Shuman RB. Stress ulcer syndrome. Intensive Care Med 1988; 3:21–31.
2. Del Guercio LRM. Factors for stress ulceration: Sepsis, shock, hepatic failure. J Crit Illness 1989; 3(Suppl):S26–S30.
3. Shorrock CJ, Rees WDW. Overview of gastroduodenal mucosal protection. Am J Med 1988; 84(Suppl 2A):25–34.
4. Miller TA. Mechanisms of stress-related mucosal damage. Am J Med 1987; 83:(Suppl 6A):8–14.
5. Bailey RW, Bulkley GB, Hamilton SR, et al. The fundamental hemodynamic mechanism underlying gastric „stress ulceration" in cardiogenic shock. Ann Surg 1987; 205:597–612.

Prophylaxestrategien

6. Peura DA, Johnson LF. Cimetidine for prevention and treatment of gastroduodenal mucosal lesions in patients in an intensive care unit. Ann Intern Med 1985; 103:173–177.
7. Zuckerman GR, Shuman R. Therapeutic goals and treatment options for prevention of stress ulcer syndrome. Am J Med. 1987; 83(Suppl 6A):29–35.
8. Shuman RB, Schuster DP, Zuckerman GR. Prophylactic therapy for stress ulcer bleeding: A reappraisal. Ann Intern Med 1987; 106:562–567.
9. Schuster DP, Rowley H, Feinstein S, et al. Prospective evaluation of the risk of upper gastrointestinal bleeding after admission to a medical intensive care unit. Am J Med 1984; 76:623–630.
10. Zuckerman G, Welch R, Douglas A, et al. Controlled trial of medical therapy for active upper gastrointestinal bleeding and prevention of rebleeding. Am J Med 1984; 76:361–366.
11. Pingleton SK, Hadzima S. Enteral alimentation and gastrointestinal bleeding in mechanically ventilated patients. Crit Care Med 1983; 11:13–15.

12. Pingleton SR. Gastric bleeding and/or (?) enteral feeding. Chest 1986, 90:2–3.
13. Szabo S, Hollander D. Pathways of gastrointestinal protection and repair: Mechanisms of action of sucralfate. Am J Med 1989; 86(Suppl A):23–31.
14. Borrero E, Bank S, Margolis I, et al. Comparison of antacid and sucralfate in the prevention of gastrointestinal bleeding in patients who are critically ill. Am J Med 1985; 79(Suppl 2C):62–64.
15. Tryba M. Risk of acute stress bleeding and nosocomial pneumonia in ventilated intensive care unit patients: Sucralfate versus antacids. Am J Med 1987; 83(Suppl 3B):117–124.
16. Driks MR, Craven DE, Celli BR, et al. Nosocomial pneumonia in intubated patients given sucralfate as compared with antacids or histamine type 2 blockers. N Engl J Med 1987; 317:1376–1382.
17. Kingsley AN. Prophylaxis for acute stress ulcers. Antacids or cimetidine. Am Surg 1985; 51:545–547.
18. Sherman RA, Hwang ER, Walker JA, Elsinger RP. Reduction in serum phosphorous due to sucralfate. Am J Gastroenterol 1983; 78:210–211.

Magensäure und Infektion
19. Howden CW, Hunt RH. Relationship between gastric secretion and infection. Gut 1987; 28:96–107.
20. Craven DE, Driks MR. Nosocomial pneumonia in the intubated patient. Sem Respir Med 1987; 2:20–33.
21. Craven DE, Kunches LM, Kilinsky V, et al. Risk factors for pneumonia and fatality in patients receiving continuous mechanical ventilation. Am Rev Respir Dis 1986; 133:792–796.
22. Pingleton SK, Hinthorn DR, Liu C. Enteral nutrition in patients receiving mechanical ventilation. Am J Med 1986; 80:827–832.
23. Wilmore D, Smith RJ, O'Dweyer ST, et al. The gut: A central organ after surgical stress. Surgery 1988; 104:917–923.

Dosierungsempfehlungen
23. Ostro MJ, Russel JA, Soldin SJ, et al. Control of gastric pH with cimetidine: Boluses versus primed infusions. Gastroenterol 1985; 89:532–537.
25. Rigaud D, Chastre J, Accary JP, et al. Intragastric pH during acute respiratory failure in patients with chronic obstructive pulmonary disease. Effect of ranitidine and enteral feeding. Chest 1986; 90:58–63.
26. Glotzer D. Stress ulcer bleeding control in critically ill patients. J Crit Illness 1989; 3(Suppl):S59–S64.

Überwachung
27. Fiddian-Green RG, McGough E, Pittinger G, Rothman E. Predictive value of intramural pH and other risk factors for massive bleeding from stress ulceration. Gastroenterol 1983; 85:613–620.
28. Meiners D, Clift S, Kaminski D. Evaluation of various techniques to monitor intra-gastric pH. Arch Surg 1982; 117:288–291.
29. McDonnell WM, Ryan JA, Seeger DM, Elta G. Effect of iron on the guaiac reaction. Gastroenterol 1989; 96:74–78.
30. Layne E, Mellow MH, Lipman TO. Insensitivity of guiac slide tests for detection of blood in gastric juice. Ann Intern Med 1981; 94:774–776.
31. Long PC, Wilentz KV, Sudlow G, et al. Modification of the hemoccult slide test for occult blood in gastric juice. Crit Care Med 1982; 10:692–693.

6 NOSOKOMIALE DIARRHÖEN

Zitierte Literatur

1. Kelly TWJ, Patrick MR, Hillman KM. Study of diarrhea in critically ill patients. Crit Care Med 1983; 11:7–9.
2. Cooper BT. Diarrhoea as a symptom. Clin Gastroenterol 1985; 14:599–613.

Antibiotika-assoziierte Diarrhö
3. Bartlett JG, Taylor NS, Chang T, et al. Clinical and laboratory observations in *Clostridium difficile* colitis. Am J Clin Nutr 1980; 33:2521–2526.
4. Tedesco FJ. Pseudomembranous colitis: Pathogenesis and therapy. Med Clin North Am 1982; 66:655–664.
5. Bartlett JG. New developments in infectious disease for the critical care physician. Crit Care Med 1983; 11:563–573.
6. McFarland LV, Mulligan ME, Kwok RYY, Stamm WE. Nosocomial acquisition of *Clostridium difficile* infection. N Engl J Med 1988; 320:204–210.
7. Kim KH, Fekety R, Batts DH, et al. Isolation of *Clostridium difficile* from the environment and contacts of patients with antibiotic-associated colitis. J Infect Dis 1981; 143:42–50.
8. Fekety R, Kim KH, Brown D, et al. Epidemiology of antibiotic-associated colitis. Isolation of Clostridium difficile from the hospital environment. Am J Med 1981; 70:906–908.
9. Van Ness MM, Cattau EL Jr. Fulminant colitis complicating antibiotic-associated pseudomembranous colitis: Case report and review of the clinical manifestations and treatment. Am J Gastroenterol 1987; 82:375–377.

Enterale Ernährung

10. Cataldi-Betcher EL, Seltzer MS, Slocum BA, et al. Complications occurring during enteral nutrition support: A prospective study. J Parenter Ent Nutr 1983; 7:546–552.
11. Koruda MJ, Geunter P, Rombeau JL. Enteral nutrition in the critically ill. Crit Care Clin 1987; 3:133–154.
12. Gottschlich MM, Warden GD, Michel M, Havens P, et al. Diarrhea in tube-fed burn patients: Incidence, etiology, nutritional impact, and prevention. J Parenter Ent Nutr 1988; 12:338–345.
13. Niemiec PW, Vanderveen TW, Morrison JI, et al. Gastrointestinal disorders caused by medication and electrolyte solution osmolality during enteral nutrition. J Parenter Ent Nutr 1983; 7:387–389.
14. Randall HT. Enteral Nutrition: Tube feeding in acute and chronic illness. J Parenter Ent Nutr 1984; 8:113-136.
15. Brinson RR, Kolts BE. Hypoalbuminemia as an indicator of diarrheal incidence in critically ill patients. Crit Care Med 1987; 15:506–509.
16. Foreman ML, Dominquez BA, Lyman B, Cuddy PG, Pemberton MD. Enteral feeding with hypoalbuminaemia. J Parenter Ent Nutr 1989; 13:13S.
17. Norman DA, Atkins JM, Seelig LL, et al. Water and electrolyte movement and mucosal morphology in the jejunum of patients with portal hypertension. Gastroenterol 1980; 79:707–715.
18. Grant JP. Nutrition-related complications in critically ill patients. In: Lumb PL; Bryan-Brown CW eds. Complications in Critical Care Medicine. Chicago: Year Book Medical Publishers, 1988; 220–247.

Verschiedenes

19. Ruddell WSJ, Losowsky MS. Severe diarrhea due to small intestinal colonisation during cimetidine treatment. Br Med J 1980; 281:273.
20. Dobbins JW, Binder HJ. Pathophysiology of diarrhea: Alterations in fluid and electrolyte transport. Clin Gastroenterol 1981; 10:605–625.
21. Huang SK, Marcus FI. Antiarrhythmic drug therapy of ventricular arrhythmias. Curr Probl Cardiol 1986; 11:182–240.

7 THROMBEMBOLIERISIKO

Zitierte Literatur

Übersichtsartikel

1. Consensus conference. Prevention of venous thrombosis and pulmonary embolism. JAMA 1986; 256:744–749.
2. Hull RD, Raskob GE, Hirsh J. Prophylaxis of venous thromboembolism; an overview. Chest 1986; 89 (Suppl):374S–382S.
3. Goldhaber SZ. Prevention of venous thromboembolism. In: Goldhaber SZ, ed. Pulmonary embolism and deep venous thrombosis. Philadelphia: W.B. Saunders, 1985.
4. Russel JC, Prophylaxis of postoperative deep venous thrombosis and pulmonary embolism. Surg Gynecol and Obstet 1983: 157:89–104.

Risikofaktoren

5. Cade JF. High rist of the critically ill for venous thromboembolism. Crit Care Med 1982; 10:448–450.
6. Phillips B, Woodring J. Anticoagulation does not exclude pulmonary emboli. Lung 1987; 165:37–43.

Prophylaxe

7. Negus D, Friedgood A, Cox SJ, et al. Ultra low-dose intravenous heparin in the prevention of postoperative deep-vein thrombosis. Lancet 1980; 1:874–890.
8. Leyvrax PF, Richard J, Bachman F, et al. Adjusted versus fixed-dose subcutaneous heparin in the prevention of deep vein thrombosis after total hip replacement. N Engl J Med 1983; 309:954–958.
9. Hull R, Delmore T, Carter C, et al. Adjusted subcutaneous heparin versus warfarin sodium in the long-term treatment of venous thrombosis. N Engl J Med 1982; 306:189–194.
10. Oster G, Tuden RL, Colditz GA. A cost effective analysis of prophylaxis against deep-vein thrombosis in major orthopedic surgery. JAMA 1987; 257:203–208.
11. Kempczinski RF. Surgical prophylaxis of pulmonary embolism. Chest 1986; 89:384S–388S.

Diagnostische Annäherung

12. Hoellerich VL, Wigton RS. Diagnosing pulmonary embolism using clinical findings. Arch Intern Med 1986; 146:1699–1704.
13. Hull RD, Hirsh J, Carter CJ, et al. Pulmonary angiography, ventilation lung scanning, and venography for clinically suspected pulmonary embolism with abnormal perfusion scans. Ann Intern Med 1983; 98:891–899.
14. Hull RD, Hirsh J, Carter CJ, et al. Diagnostic value of ventilation-perfusion scanning in patients with suspected pulmonary embolism. Chest 1985; 88:819–828.
15. Hull RD, Hirsh J, Carter CJ, et al. Diagnostic efficacy of impedance plethysmography for clinically suspected deep-vein thrombosis. Ann Intern Med 1985; 102:21–28.

16. Sumner DS, Lamwith A. Reliability of Doppler ultrasound in the diagnosis of acute venous thrombosis both above and below the knee. Am J Surg 1979; 138:205–210.
17. Starkley IR, De Bono DP. Echocardiographic identification of right-sided cardiac intracavitary thromboembolus in massive pulmonary embolism. Circulation 1982; 66:1322–1325.

8 ARTERIELLE BLUTDRUCKMESSUNG

Zitierte Literatur

Nationale Berichte
1. The 1984 report of the joint national committee on detection, evaluation, and treatment of high blood pressure. Arch Intern Med 1984; 144:1045–1057.
2. The 1988 report of the joint national committee on detection, evaluation, and treatment of high blood pressure. Arch Intern Med 1988; 148:1023–1038.

Fehlermöglichkeiten der Manschettenmethode
3. Bruner JMR, Krewis LJ, Kunsman JM, Sherman AP. Comparison of direct and indirect methods of measuring arterial blood pressure. Med Instr 1981; 15:11–21.
4. Bruner JMR, Krewis LJ, Kunsman JM, Sherman AP. Comparison of direct and indirect methods of measuring arterial blood pressure, Part III. Med Instr 1981; 15:182–188.
5. Hla KM, Vokaty KA, Feussner JR. Overestimation of diastolic blood pressure in the elderly. J Am Geriatr Soc 1985; 33:659–663.
6. Linfors EW, Feussner JR, Blessing CL, et al. Spurious hypertension in the obese patient. Effect of sphygmomanometer cuff size on prevalence of hypertension. Arch Intern Med 1984; 144:1482–1485.
7. Cohn JN. Blood pressure measurement in shock. Mechanism of inaccuracy in auscultatory and palpatory methods. JAMA 1981; 199:972–976.

Die Form der arteriellen Druckkurve
8. O'Rourke MF, Yaginuma T. Wave reflections and the arterial pulse. Arch Intern Med 1984; 144:366–371.
9. Rushmer RF. Cardiovascular dynamics. Philadelphia: W.B. Saunders, 1976; 179–182.
10. Kroeker EJ, Wood EH. Comparison of simultaneously recorded central and peripheral arterial pressure pulse during test, exercise and tilted position in man. Circ Res 1955; 3:623–628.
11. Park MK, Robotham JL, German VF. Systolic pressure amplification in pedal arteries in children. Crit Care Med 1983; 11:286–289.
12. Laskey WK, Kussmaul WG. Arterial wave reflection in heart failure. Circulation 1987; 75:711–722.

Aufzeichnungssysteme
13. Gardner RM. Direct blood pressure measurement – dynamic response requirements. Anesthesiology 1981; 54:227–236.
14. Rothe CF, Kim KC. Measuring systolic arterial blood pressure. Crit Care Med 1980; 8:683–689.

Die Kanülierung von Arterien
15. Harman EM. Arterial cannulation. Prob Crit Care 1988; 2:286–295.
16. Slogoff S, Keats AS, Arlund C. On the safety of radial artery cannulation. Anesthesiology 1983; 59:42–47.
17. Russell JA, Joel M, Hudson RJ, et al. Prospective evaluation of radial and femoral artery catheterization sites in critically ill adults. Crit Care Med 1983; 11:936–939.
18. Weiss BM, Gattiker, RI. Complications during and following radial artery cannulation: A prospective study. Intensive Care Med 1986; 12:424–428.
19. Thomas F, Burke JP, Parker J, et al. The risk of infection related to arterial vs. femoral sites for arterial cannulation. Crit Care Med 1983; 11:807–812.
20. Gurman GM, Kriemerman S. Cannulation of big arteries in critically ill patients. Crit Care Med 1985; 13:217–230.

9 DIE WELT DES PULMONALARTERIENKATHETERS

Weiterführende Literatur

Gore JM, Alpert JS, Benotti JR, Kotilainen PW, Haffajee CI, eds. Handbook of Hemodynamic Monitoring. 1st ed. Boston: Little Brown & Co., 1985.
Sprung CL. The pulmonary artery catheter: Methodology and clinical application. Baltimore: University Park Press, 1983.
Grossman W, ed. Cardiac catheterization and angiography. 3rd ed. Philadelphia: Lea & Febiger, 1985.

Zitierte Literatur

Übersichtsartikel

1. Weidemann HP, Matthay MA, Matthay RA. Cardiovascular-pulmonary monitoring in the intensive care unit (part I). Chest 1984; 85:537–549.
2. Matthay MA, Chatterjee K. Bedside catheterization of the pulmonary artery: Risks compared with benefits. Ann Intern Med 1988; 109:826–834.
3. Sladen A. Complications of invasive hemodynamic monitoring in the intensive care unit. Curr Probl Surg 1988; 25:1–130.
4. Putterman C. The Swan-Ganz catheter: A decade of hemodynamic monitoring. J Crit Care 1989; 4:127–146.

Druckmessungen

5. Niemens EJ, Woods SL. Normal fluctuations in the pulmonary artery wedge pressure in acutely ill patients. Heart Lung 1982; 11:393–398.
6. Wilson RF, Beckman B, Tyburski JG, et al. Pulmonary artery diastolic and wedge pressure relationships in critically ill and injured patients. Arch Surg 1988; 123:933–936.
7. Bouchard RJ, Gault JH, Ross J Jr. Evaluation of pulmonary arterial end-diastolic pressure as an estimate of left ventricular end-diastolic pressure in patients with normal and abnormal left ventricular performance. Circulation 1971; 44:1072–1079.
8. Shippy CR, Appel PL, Shoemaker WC. Reliability of clinical monitoring to assess blood volume in critically ill patients. Crit Care Med 1984; 12:107–112.

Das hämodynamische Profil

9. Fromm RE, Guimond JG, Darby J, Snyder JV. The craft of cardiopulmonary profile analysis. In: Snyder JV, Pinsky MR, eds. Oxygen transport in the critically ill. 2nd ed. Chicago: Year Book Medical Publishers, 1987:249–269.
10. Marino PL, Krasner J. An interactive computer program for analysing hemodynamic problems in the ICU. Crit Care Med 1984; 12:601–602.

Komplikationen

11. Gill JB, Cairns JA. Prospective study of pulmonary artery balloon flotation catheter insertion. J Intensive Care Med 1988; 3:121–128.
12. Patel C, Laboy V, Venus B, et al. Acute complications of pulmonary artery catheter insertion in critically ill patients. Crit Care Med 1986; 14:195–197.
13. Iberti TJ, Benjamin E, Gruppi L, et al. Ventricular arrhythmias during pulmonary artery catheterization in the intensive care unit. Am J Med 1985; 78:451–454.
14. Paulson DM, Scott SM, Sethi GK. Pulmonary hemorrhage associated with balloon flotation catheter. J Thorac Cardiovasc Surg 1988; 80:453–458.

Kritische Stimmen

15. Robin ED. The cult of the Swan-Ganz catheter. Ann Intern Med 1985; 103:445–449.
16. Gore JH, Goldberg RJ, Spodnick DH, Alpert JS, Dalen JE. A community-wide assessment of the use of pulmonary artery catheters in patients with acute myocardial infarction. Chest 1987; 92:721–727.
17. Sibbald WJ, Sprung CL. The pulmonary artery catheter. The debate continues. (editorial) Chest 1988; 94:899–901.

10 Der Wedge-Druck

Zitierte Literatur

Übersichtsartikel

1. Marini JJ. Pulmonary artery occlusion pressure: Clinical physiology, measurement and interpretation. Am Rev Respir Dis 1983; 128:319–325.
2. Sharkey SW. Beyond the wedge: Clinical physiology and the Swan-Ganz catheter. Am J Med 1987; 83:111–122.
3. Raper R, Sibbald WJ. Misled by the wedge? The Swan-Ganz catheter and left venticular preload. Chest 1986; 89:427–434.
4. Weidemann HP, Matthay MA, Matthay RA. Cardiovascular-pulmonary monitoring in the intensive care unit (part 1). Chest 1984; 85:537–549.

Grundlagen

5. Harizi RC, Bianco JA, Alpert JS. Diastolic function of the heart in clinical cardiology. Arch Intern Med 1988; 148:99–109.
6. Michel RP, Hakim TS, Chang HK. Pulmonary arterial and venous pressures measured with small catheters. J Appl Physiol 1984; 57:309–314.

7. Allen SJ, Drake RE, Williams JP, et al. Recent advances in pulmonary edema. Crit Care Med 1987; 15:963–970.
8. Cope DK, Allison RC, Parmentier JL, et al. Measurement of effective pulmonary capillary pressure using the pressure profile after pulmonary artery occlusion. Crit Care Med 1986; 14:16–22.
9. Seigel LC, Pearl RG. Measurement of the longitudinal distribution of pulmonary vascular resistance from pulmonary artery occlusion pressure profiles. Anesthesiology 1988; 68:305–307.

Artefakte durch intrathorakale Druckschwankungen
10. Schmitt EA, Brantigan CO. Common artifacts of pulmonary artery and pulmonary artery wedge pressures: Recognition and management. J Clin Monit 1986; 2:44–52.
11. Weismann IM, Rinaldo JE, Rogers RM. Positive end-expiratory pressure in adult respiratory distress syndrome. N Engl J Med 1982; 307:1381–1384.
12. deCampo T, Civetta JM. The effect of short term discontinuation of high-level PEEP in patients with acute respiratory failure. Crit Care Med 1979; 7:47–49.

Die Genauigkeit der Messung unter klinischen Bedingungen
13. Morris AH, Chapman RH, Gardner RM. Frequency of technical problems encountered in the measurement of the pulmonary artery wedge pressure. Crit Care Med 1984; 12:164–170.
14. Wilson RF, Beckman B, Tyburski JG, et al. Pulmonary artery diastolic and wedge pressure relationships in critically ill patients. Arch Surg 1988; 123:933–936.
15. Henriquez AH, Schrijen FV, Redondo J, et al. Local variations of pulmonary arterial wedge pressure and wedge angiograms in patients with chronic lung disease. Chest 1988; 94:491–495.
16. Morris AH, Chapman RH. Wedge pressure confirmation by aspiration of pulmonary capillary blood. Crit Care Med 1985; 13:756–759.
17. Nemens EJ, Woods SL. Normal fluctuations in pulmonary artery and pulmonary capillary wedge pressures in acutely ill patients. Heart Lung 1982; 11:393–398.
18. Johnston WE, Prough DS, Royster RL. Pulmonary artery wedge pressure may fail to reflect left ventricular end-diastolic pressure in dogs with oleic acid-induced pulmonary edema. Crit Care Med 1985; 13:487–491.

11 DIE BESTIMMUNG DES HERZZEITVOLUMENS MIT DER THERMODILUTIONSMETHODE

Zitierte Literatur

1. Kadota LT. Theory and application of thermodilution cardiac output measurement: A review. Heart & Lung 1985; 14:605–614.
2. Fogler G. Measurement of cardiac output in anaesthetized animals by a thermodilution method. Q J Exp Physiol 1954; 39:153–164.
3. Elkayam U, Berkely R, Azen S, et al. Cardiac output by thermodilution technique. Effect of injectate volume and temperature on accuracy and reproducibility in the critically ill patient. Chest 1983; 84:418–422.
4. Pearl RG, Rosenthal MH, Nielson L, et al. Effect of injectate volume and temperature on thermodilution cardiac output determination. Anesthesiology 1986; 64:798–801.
5. Nelson LD, Anderson HB. Patient selection for iced versus room temperature injectate for thermodilution cardiac output determinations. Crit Care Med 1985; 13:182–184.
6. Stevens JH, Raffin TA, Mihm FG, et al. Thermodilution cardiac output measurement. Effects of the respiratory cycle on its reproducibility. JAMA 1985; 253:2240–2242.
7. Stetz CW, Miller RG, Kelly GE, et al. Reliability of the thermodilution method in the determination of cardiac output in clinical practice. Am Rev Respir Dis 1987; 126:1001–1004.
8. Hillis LD, Firth BG, Winniford MD. Analysis of factors affecting the variability of Fick versus indicator dilution measurements of cardiac output. Am J Cardiol 1985; 56:764–768.
9. Nadeau S, Noble WH. Limitations of cardiac output measurement by thermodilution. Can J Anaesth 1986; 33:780–784.
10. Nishikawa T, Namiki A. Mechanism for slowing of heart rate and associated changes in pulmonary circulation elicited by cold injectate during thermodilution cardiac output determinations in dogs. Ancsthesiology 1988; 68:221–225.

12 ALLGEMEINE RICHTLINIEN ZUR SCHOCKDIAGNOSTIK UND SCHOCKTHERAPIE

Weiterführende Literatur

Barrett J, Nyhus LM. Treatment of shock. 2nd ed. Philadelphia: Lea & Febiger, 1986.
Sibbald WJ, Sprung CL, eds. Perspectives on sepsis and septic shock. Society of Critical Care Medicine, 1986.
Snyder JV, Perisky MR. eds. Oxygen Transport in the Critically Ill. Chicago, Year Book Medical Publishers, 1987.

Zitierte Literatur

Übersichtsartikel
1. Shoemaker WC. Circulatory mechanisms of shock and their mediators. Crit Care Med 1987; 15:787–794.
2. Shoemaker WC. Relationship of oxygen transport patterns to the pathophysiology and therapy of shock states. Intensive Care Med 1987; 13:230–243.
3. Rackow EC, Astiz ME, Weil MH. Cellular oxygen metabolism during sepsis and shock. JAMA 1988; 259:1989–1993.
4. Weber K, Janicki JS, Hunter WC, et al. The contractile behavior of the heart and its functional coupling to the circulation. Prog Cardiovasc Dis 1982; 24:375–400.

Ausgewählte Originalarbeiten
5. McNamara JJ, Suehiro GT, Suehiro A, et al. Resuscitation from hemorrhagic shock. J Trauma 1983; 23:552–558.
6. White BC, Winegar CD, Wilson RF, et al. Possible role of calcium blockers in cerebral resuscitation: A review of the literature and synthesis for future studies. Crit Care Med 1983; 11:202–207.
7. Sori AJ, Rush BF, Lysz TW, et al. The gut as a source of sepsis after hemorrhagic shock. Am J Surg 1988; 155:187–191.
8. Cerra FB. The systemic septic response: Multiple systems organ failure. Crit Care Clin 1985; 2:591–607.
9. Haljamde H. Lactate metabolism. Intensive Care World 1987; 4:118–120.
10. Kruse JA, Zaidi SAJ, Carlson RW. Significance of blood lactate levels in critically ill patients with liver disease. Am J Med 1987; 83:77–82.
11. Waxman K, Nolan LS, Shoemaker WC. Sequential perioperative lactate determination. Physiological and clinical implications. Crit Care Med 1982; 10:96–99.

13 BLUTUNG UND HYPOVOLÄMIE

Zitierte Literatur

Physiologie
1. Edelman IS, Leibman J. Anatomy of body water and electrolytes. Am J Med 1959; 27:256–263.
2. Moore FD. The effects of hemorrhage on body composition. N Engl J Med 1965; 273:567–577.
3. Haljamar H. Interstitial Fluid Response. In: Shires GT, ed. Shock and related problems. Clinical surgery international. Vol. 9. New York: Churchill Livingstone, 1984.

Klinisches Bild
4. American College of Surgeons, Committee on Trauma. Early care of the injured patient. 3rd ed. Philadelphia: W.B. Saunders, 1982:24–26.
5. Shippy CR, Appel PL, Shoemaker WC. Reliability of clinical monitoring to assess blood volume in the critically ill patients. Crit Care Med 1984; 12:107–112.
6. Amoroso P, Greenwood RN. Posture and central venous pressure measurement in circulatory volume depletion. Lancet 1989; 1:258–260.
7. Bellamy RF. The causes of death in conventional land warfare: Implications for combat casualty care research. Military Med 1984; 149:55–62.

Grundsätzliche Überlegungen zur Volumentherapie
8. Chien S, Usami S, Skalak R. Blood flow in small tubes. In: Renkin EM, Michel CC eds. Handbook of physiology. Section 2: The cardiovascular system. Vol. IV. The microcirculation. Bethesda: American Physiological Society, 1984.
9. Mateer JR, Thompson BM, Aprahamian C, Darin JC. Rapid fluid resuscitation with central venous catheters. Ann Emerg Med 12:149–152, 1983.
10. Dailey RH. Large volume fluid resuscitation. West J Med 1985; 142:386–387.
11. Dula DJ, Muller A, Donovan JW. Flow rate of commonly used IV techniques. J Trauma 1981; 21:480–482.

Autotransfusion
12. Bivins HG, Knopp R, dos Santos PAL. Blood volume distribution in the Trendelenburg position. Ann Emerg Med 1985; 14:641–643.
13. Gaffnex FA, Bastian BC, Thal ER, et al. Passive leg raising does not produce a significant autotransfusion effect. J Trauma 1982; 22:190–193.
14. Sibbald WJ, Paterson NA, Holiday RL, et al. The Trendelenburg position: Hemodynamic effects in hypotensive and normotensive patients. Crit Care Med 1979; 7:218–224.
15. Guneroth WG, Abel FL, Mullins GL. The effect of Trendelenburg's position on blood pressure and carotid flow. Surg Gynecol Obstet 1964; 117:345–348.
16. McSwain NE, Jr. Pneumatic anti-shock garment: State of the art 1988. Ann Emerg Med 1988; 17:506–525.

17. Pepe PE, Bass RR, Mattox KL. Clinical trials of the pneumatic antishock garment in the urban prehospital setting. Ann Emerg Med 1986; 15:1407–1410.

Strategien
18. Shoemaker WC. Relationship of oxygen transport patterns to the pathophysiology and therapy of shock states. Intensive Care Med 1987; 213:230–243.
19. Shah DM, Gottlieb ME, Rahm RL, et al. Failure of red blood cell transfusion to increase oxygen transport and mixed venous PO_2 in injured patients. J Trauma 1982; 22:741–746.
20. Rackow EC, Falk JL, Fein IA, et al. Fluid resuscitation in circulatory shock: A comparison of the cardiorespiratory effects of albumin, hetastarch and saline solutions in patients with hypovolemic and septic shock. Crit Care Med 1983; 11:839–850.
21. Messmer KF. Acceptable hematocrit levels in surgical patients. World J Surg 1987; 11:41–46.
22. McCormick M, Feustel PJ, Newell JC, et al. Effect of cardiac index and hematocrit changes on oxygen consumption in resuscitated patients. J Surg Res 1988; 44:499–505.
23. Consensus Conference on Perioperative Blood Transfusions. JAMA 1988; 260:2700–2703.
24. Arturson G, Thoren L. Fluid therapy in shock. World J. Surg 1983; 7:573–580.
25. Shoemaker WC, Felming AW. Resuscitation of the trauma patient: Restoration of hemodynamic functions using clinical algorithms. Ann Emerg Med 1986; 12:1437–1444.
26. Packman MI, Rackow EC. Optimum left heart filling pressure during fluid resuscitation of patients with hypovolemic and septic shock. Crit Care Med 1983; 11:165–169.
27. Weil MH, Afifi AA. Experimental and clinical studies on lactate and pyruvate as indicators of the severity of acute circulatory failure (Shock). Circulation 1970; 51:989–1001.
28. Davis JW, Shackford SR, Mackersie RC, Hoyt DB. Base deficit as a guide to volume resuscitation. J Trauma 1988; 28:1464–1467.

14 AKUTE HERZINSUFFIZIENZ

Weiterführende Literatur

Weber K ed. Heart failure: Current concepts and management. Cardiol Clin 1989; 7:1–204.
Ewer MS, Nicarelli GV, eds. Cardiac critical care. Crit Care Clin 1989; 5:415–706.
Quaal SJ, ed. Comprehensive intra-aortic balloon pumping. St. Louis: C.V. Mosby, 1984.

Zitierte Literatur

Übersichtsartikel
1. Passmore JM, Goldstein RA. Acute recognition and management of congestive heart failure. Crit Care Clin 1989; 5:497–532.
2. McElroy PA, Shroff SG, Weber K. Pathophysiology of the failing heart. Cardiol Clin 1989; 7:25–38.

Rechtsherzversagen
3. Cohn JN, Gulha NH, Broder MI, et al. Right ventricular infarction: clinical and hemodynamic features. Am J Cardiol 1974; 33:209–214.
4. Isner JM. Right ventricular myocardial infarction. JAMA 1988; 259:712–718.
5. Dell'Italia LJ, Starling MR, Blumhardt R, et al. Comparative effects of volume loading, dobutamine and nitroprusside in patients with predominant right ventricular infarction. Circulation 1986; 72:1327–1335.

Diastolisches Herzversagen
6. Harinzi AC, Bianco JA, Alpert JS. Diastolic function of the heart in clinical cardiology. Arch Intern Med 1988; 148:99–109.
7. Kessler KM. Heart failure with normal systolic function (editorial). Arch Intern Med 1988; 148:2109–2111.
8. Konstam MA, Wynne J. Radionuclide ventriculography. In: Conn PF, Wynne J, eds. Diagnostic methods in clinical cardiology. Boston: Little, Brown and Co., 1982:165–198.

Spezifische Therapie
9. Franciosa JA. Optimal left heart filling pressure during nitroprusside infusion for congestive heart failure. Am J Med 1983; 74:457–464.
10. Leier CV, Unverferth DV. Dobutamine. Ann Intern Med 1983; 99:490–496.
11. Mackawa K, Liang C, Hood WP. Comparison of dobutamine and dopamine in acute myocardial infarction. Circulation 1983; 67:750–758.
12. Franciosa JA. Intravenous amrinone: An advance or a wrong step? Ann Intern Med 1985; 102:399–400.
13. Uretsky LF, Lawless CE, Verbalis JG, et al. Combined therapy with dobutamine and amrinone in severe heart failure. Chest 1987; 92:657–662.
14. Milero RR, Fenwell WH, Young JB, et al. Differential systemic arterial and venous actions and consequent cardiac effects of vasodilator drugs. Prog Cardiovasc Dis 1982; 24:353–374.

15. Francis GS, Siegel RM, Goldsmith SR, et al. Acute vasoconstrictor response to intravenous furosemide in patients with chronic congestive heart failure. Ann Intern Med 1986; 103:1–6.
16. Molloy WD, Dobson K, Girling L, et al. Effects of dopamine on cardiopulmonary function and left ventricular volume in patients with acute respiratory failure. Am Rev Respir Dis 1984; 130:396–399.

Intraaortale Ballonpulsation
17. Bregman D, Kaskel P. Advances in intra-aortic balloon pumping. In: Bregman D, ed. New techniques in mechanical cardiac support. Crit Care Clin 1986; 2:221–236.
18. Balooki H. Current status of circulatory support with an intra-aortic balloon pump. Cardiol Clin 1985; 3:123–133.
19. Corral CH, Vaughn CC. Intra-aortic balloon counterpulsation: An eleven-year review and analysis of determinants of suvival. Tex Heart Inst J 1986; 13:39–44.
20. Williams DO, Korr KS, Gewirtz H, Most AS. The effect of intra-aortic balloon counterpulsation on regional myocardial blood flow and oxygen consumption in the presence of coronary artery stenosis with unstable angina. Circulation 1982; 3:593–597.

Hämodynamische Instabilität nach herzchirurgischen Operationen
21. Weeks KR, Chatterjee K, Block S, et al. Bedside hemodynamic monitoring. Its value in the diagnosis of tamponade complicating cardiac surgery. J Thorac Cardiovasc Surg 1976; 71:250–252.
22. D'Cruz IA, Callaghan WE. Atypical cardiac tamponade: Clinical and echocardiographic features. Internal Med Specialist 1988; 9:68–78.
23. Ivanov J, Weisel RD, Mickelborough LL, et al. Rewarming hypovolemia after aortocoronary bypass surgery. Crit Care Med 1984; 12:1049–1054.
24. Klancke KA, Assey ME, Kratz JM, Crawford MA. Postoperative pulmonary edema in postcoronary bypass graft patients. Chest 1983; 84:529–534.
25. Flaherty JT, Magee PA, Gardner TL, et al. Comparison of intravenous nitroglycerin and sodium nitroprusside for treatment of acute hypertension developing after coronary artery bypass surgery. Circulation 1982; 65:1072–1077.

15 SEPTISCHER SCHOCK UND VERWANDTE SYNDROME

Weiterführende Literatur

Balk RA, Bone RC, eds. Septic shock. Crit Care Clin 1989; 5:1–190.
Pinsky MR, Matuschak GM, eds. Multiple systems organ failure. Crit Care Clin 1989; 5:195–410.
Root RK, Sande MA, eds. Septic shock. Contemp Issues Infect Dis 1985; 4:1–277.
Sibbald WJ, Sprung C, eds. Perspectives on sepsis and septic shock. Fullerton: Society of Critical Care Medicine, 1986.

Zitierte Literatur

Das Sepsis-Syndrom
1. Sanford J. Epidemiology and overview of the problem. In: Root RK, Sande MA, eds. Septic shock. Contemp Issues Infect Dis 1985; 4:1–12.
2. Balk RA, Bone RC. The septic syndrome: Definition and clinical implications. Crit Care Clin 1989; 5:1–8.
3. Jacob RF, Tabor DR. Immune cellular interactions during sepsis and septic injury. Crit Care Clin 1989; 5:9–26.
4. Pinsky MR, Matuschak GM. Multiple systems organ failure: Failure of host defense mechanisms. Crit Care Clin 1989; 5:199–220.
5. Hasselgran PO, Fischer JE. Septic encephalopathy. Etiology and management. Intensive Care Med 1986; 12:13–16.
6. Cameron JS. Acute renal failure in the intensive care unit today. Intensive Care Med 1986; 12:64–71.
7. Gimson AES. Hepatic dysfunction during bacterial sepsis. Intensive Care Med 1987; 13:162–166.

Hämodynamische Veränderungen im septischen Schock
8. Hess ML, Nastillo A, Greenfield LJ. Spectrum of cardiovascular function during gramnegative sepsis. Prog Cardiovasc Dis 1981; 4:279–298.
9. Parker MM, Shelhammer JH, Bacharach SL, et al. Profound but reversible myocardial depression in patients with septic shock. Ann Intern Med 1984; 100:403–490.

Sauerstoffstatus im septischen Schock
10. Rackow EC, Astiz ME, Weil MH. Cellular oxygen metabolism during sepsis and shock. JAMA 1988; 259:1989–1993.
11. Shoemaker WC. Relation of oxygen transport patterns to the pathophysiology and therapy of shock states. Intensive Care Med 1987; 13:230–243.

12. Shoemaker WC. Hemodynamic and oxygen transport patterns in septic shock: Physiologic mechanisms and therapeutic implications. In: Sibbald WJ, Sprung CL, eds. Perspectives on sepsis and septic shock. Fullerton: Society of Critical Care Medicine, 1986:203–234.
13. Abraham E, Bland RD, Cobo JC, et al. Sequential cardiorespiratory patterns associated with outcome in septic shock. Chest 1980; 85:75–80.
14. Abraham E, Shoemaker WC, Bland RD, et al. Sequential cardiorespiratory patterns in septic shock. Crit Care Med 1983; 11:799–803.
15. Waxman K, Nolan LS, Shoemaker WC. Sequential perioperative lactate determinations. Crit Care Med 1982; 10:96–99.
16. Kruse JA, Zaidi SAJ, Carlson RW. Significance of blood lactate levels in critically ill patients with liver disease. Am J Med 1987; 83:77–82.

Wiederherstellung von Kreislaufverhältnissen für eine ausreichende Sauerstoffversorgung der Gewebe
17. Wolf YG, Cotev S, Perel A, et al. Dependence of oxygen consumption on cardiac output in sepsis. Crit Care Med 1987; 15:198–203.
18. Haupt MT, Gilbert EM, Carlson RW. Fluid loading increases oxygen consumption in septic patients with lactic acidosis. Am Rev Respir Dis 1985; 131:912–916.
19. Gilbert AM, Haupt MT, Mandanas RY, et al. The effect of fluid loading, blood transfusion and catecholamine infusion on oxygen delivery and consumption in patients with sepsis. Rev Respir Dis 1986; 134:873–878.
20. Hardaway RM. Metabolic acidosis produces by vasopressors. Surg Gynecol Obstet 1980; 151:203–204.
21. Haljmae H. Lactate metabolism. Intensive Care World 1987; 4:118–121.
22. Vincent JL, Van der Linden P, Domb M, et al. Dopamine compared with dobutamine in experimental septic shock: Relevance to fluid administration. Anesth Analg 1987; 66:565–571.
23. Tell B, Majerus TC, Flancbaum L. Dobutamine in elderly septic shock patients refractory to dopamine. Intensive Care Med 1987; 13:14–18.
24. De La Cal MA, Miravalles E, Pascual T, et al. Dose-related hemodynamic and renal effects of dopamine in septic shock. Crit Care Med 1984; 12:22–25.

Glukokortikoide
25. Schumer W. Steroids in the treatment of clinical septic shock. Ann Surg 1978; 184:333–341.
26. Bone RC, Fisher CJ, Clemmer, TP. A controlled clinical trial of high-dose methyl-prednisolone in the treatment of severe sepsis and septic shock. N Engl J Med 1987 317:653–658.
27. VA Systemic Sepsis Cooperative Study Group. Effect of high-dose glucocorticoid therapy on mortality in patients with clinical signs of systemic sepsis. N Engl J Med 1987; 317:659–665.

Glukose-Insulin-Kalium(GIK)-Infusion
28. Bronsveld W, Vanden Bos GC, Thjs LG. Use of glucose-insulin-potassium (GIK) in human septic shock. Crit Care Med 1985; 13:566–570.

Naloxon
29. Holaday JW. Opioid antagonists in septic shock. In: Root RK, Sande MA, eds. Septic Shock. Contemp Issues Infect Dis 1985; 4:117–134.
30. Peters WP, Friedman PA, Johnson MW, et al. Pressor effect of naloxone in septic shock. Lancet 1981; 1:529–531.
31. Rock P, Silverman H, Plump D, et al. Efficacy and safety of naloxone in septic shock. Crit Care Med 1985; 13:28–33.
32. Goldfarb L, Weisman RS, Errick JK, et al. Dosing nomogram for continuous infusion of intravenous naloxone. Ann Emerg Med 1986; 15:566–570.

Antibiotikatherapie
33. Bryant RE, Hood AF, Hood CE, et al. Factors affecting mortality of gram-negative bacteremia. Arch Intern Med 1971; 127:120–125.
34. Bryan CS, Reynolds KL, Brenner ER. Analysis of 1186 episodes of gram-negative bacteremia in non-university hospitals: The effects of antimicrobial therapy. Rev Infect Dis 1983; 5:629–635.
35. Sheagren JN. Controversies in the management of sepsis and septic shock: Empiric antimicrobial therapy. In: Sibbald WJ, Sprung CL, eds. Perspectives on Sepsis and Septic Shock. Fullerton: Society of Critical Care Medicine, 1986:257–274.

Syndrom des toxischen Schocks
36. Ciesielski CA, Broome CV. Toxic shock syndrome: Still in the differential. J Crit Illness 1986; 1:26–40.
37. Sperber SJ, Francis JB. Toxic shock syndrome during an influenza outbreak. JAMA 1987; 257:1086–1088.
38. Fisher CJ, Horowitz BZ, Albertson TE. Cardiorespiratory failure in toxic shock syndrome: Effect of dobutamine. Crit Care Med 1985; 13:160–165.

Anaphylaxie
39. Fisher M. Anaphylaxis. Vol. 8. Disease-A-Month. Chicago: Year Book Medical Publishers, 1987.
40. Silverman HJ, Van Hook C, Haponik EF. Hemodynamic changes in human anaphylaxis. Am J Med 1984; 77:341–344.

16 HERZ-KREISLAUF-STILLSTAND UND ZEREBRALE SCHÄDIGUNG

Zitierte Literatur

1. Jacobson S, ed. Resuscitation. Clinics in emergency medicine. Vol. 2. Churchill Livingstone: New York, 1983.
2. National Conference on Cardiopulmonary Resuscitation and Emergency Cardiac Care. Standards and Guidelines for Cardiopulmonary Resuscitation (CPR) and Emergency Cardiac Care. JAMA 1986; 255:2905–2989.
3. Safar P, Bircher NG. Cardiopulmonary cerebral resuscitation. 3rd ed. W.B. Saunders: Philadelphia, 1988.
4. Maiese K, Caronna JJ. Coma following cardiac arrest: A review of the clinical features, management, and prognosis. J Intensive Care Med 1988; 3:153–163.
5. Steinbrook R, Lo B. Artificial feeding – solid ground, not a slippery slope. N Engl J Med 1988; 318:286–290.
6. Bruns FJ, Fraley DS, Haigh J, et al. Control of organ blood flow. In: Snyder JV, Pinsky MR, eds. Oxygen transport in the critically ill. Chicago: Year Book Medical Publishers, 1987:87–124.
7. Koehler RC, Michael JR. Cardiopulmonary resuscitation, brain blood flow, and neurologic recovery. Crit Care Clin 1985; 1:205–222.
8. Kirsch JR, Dean JM, Rogers MC. Current concepts in brain resuscitation. Arch Intern Med 1986; 146:1413–1419.
9. Arai T, Kentaro D, Tsukahara I, et al. Cerebral blood flow during conventional, new and open chest cardio-pulmonary resuscitation in dogs. Resuscitation 1984; 12:147–154.
10. Babbs CF. New vs. old theories of blood flow during CPR. Crit Care Med 1980; 8:191–195.
11. Ducas J, Roussos C, Karsadis C, Magder S. Thoracoabdominal mechanics during resuscitation maneuvers. Chest 1983; 84:446–451.
12. White JD. The New CPR. In: Jacobsen S, ed. Resuscitation. New York. Churchill Livingstone, 1983:27–37.
13. Howard M, Carubba C, Foss F, Janiak B, Hogan B, Guinness M. Interposed abdominal compression – CPR: Its effects on parameters of coronary perfusion in human subjects. Ann Emerg Med 1987; 16:253–259.
14. White BC, Winegar CD, Wilson RF, Hochner PJ, Trombley JH. Possible role of calcium blockers in cerebral resuscitation: A review of the literature and synthesis for future studies. Crit Care Med 1983; 11:202–207.
15. Babbs F. Reperfusion injury of postischemic tissues. Ann Emerg Med 1988; 17:1148–1157.
16. McNamara JJ, Suehiro GT, Suehiro A, Jewett B. Resuscitation from hemorrhagic shock. J Trauma 1983; 23:552–558.
17. White BC, Winegar CD, Wilson F, Krause GS. Calcium blockers in cerebral resuscitation. J Trauma 1983; 23:788–794.
18. Hughes WG, Ruedy JR. Should calcium be used in cardiac arrest? Am J Med 1986; 81:285–296.
19. Yatsu FM, McKenzie JD, Lockwood AH. Cardiopulmonary arrest and intravenous glucose. [Editorial] J Crit Care 1987; 2:1–3.
20. Snyder BD, Hauser WA, Lowenson RB, Leppik IE, Ramirez-Lassepas M, Gumnit RJ. Neurologic prognosis after cardiopulmonary arrest: III Seizure activity. Neurology 1980; 30:1292–1297.
21. Brain Resuscitation Clinical Trial I Study Group. Neurologic recovery after cardiac arrest: Effect of duration of ischemia. Crit Care Med 1985; 13:930–931.
22. Levy DE, Bates D, Caronna JJ, et al. Prognosis in nontraumatic coma. Ann Int Med 1981; 94:293–301.
23. Bedell SE, Delbanco TL, Cook EF, Epstein FH. Survival after cardiopulmonary resuscitation in the hospital. N Engl J Med 1983; 309:569–576.
24. Snyder BD, Loewenson RB, Gumnit RJ, Hauser WA, Leppik IE, Ramirez-Lassepas M. Neurologic prognosis after cardiopulmonary arrest: II Level of consciousness. Neurology 1980; 30:52–59.
25. Longstreth WT Jr. The neurologic sequelae of cardiac arrest. West J Med 1987; 147:175–180.
26. Cerebral Resuscitation Study Group of the Belgian Society for Intensive Care: Predictive value of Glascow coma score for awakening after out-of-hospital cardiac arrest. Lancet 1988; 1:137–140.
27. Levy DE, Caronna JJ, Singer BH, Lapinski RH, Grydman H, Plum F. Predicting outcome from hypoxia-ischemic coma. JAMA 1985; 253:1420–1426.

17 KOLLOIDALER UND KRISTALLOIDER FLÜSSIGKEITSERSATZ

Zitierte Literatur

Übersichtsartikel
1. Moss GS, Gould SA. Plasma expanders. Am J Surg 1988; 155:425–434.
2. Shoemaker WC. Relation of oxygen transport patterns to the pathophysiology and therapy of shock states. Intensive Care Med 1987; 13:230–243.
3. Dodge C, Glass DD. Crystalloid and colloid therapy. Semin Anesth 1982; 1:293–301.
4. Tranbaugh RF, Lewis FR. Crystalloid fluid. In: Dailey RH, Callaham M. eds. Controversies in trauma management. Clinics in emergency medicine. Churchill Livingstone, 1985; 121-133.
5. Dawson RB, Cowley RA. Colloid Fluid. In: Dailey RH, Callaham M, eds. Controversies in trauma management. Clinics in emergency medicine. Vol. 6. New York: Churchill Livingstone, 1985; 135–146.
6. Shackford SR. Fluid resuscitation of the trauma victim. In: Shackford SR, Perel A, eds. Trauma. Problems in critical care. Philadelphia: J.B. Lippincott. Vol. 1. 1987; 576–587.
7. Messer KFW. The use of plasma substitutes with special attention of their side effects. World J Surg 1987; 11:69–74.
8. Shippy CR, Appel PL, Shoemaker WC. Reliability of clinical monitoring to assess blood volume in critically ill patients. Crit Care Med 1984; 12:107–112.

Körperflüssigkeiten und Blutung
9. Edelman IS, Leibman J. Anatomy of body water and electrolytes. Am J Med 1959; 27:256–263.
10. Shires T, Carrico J, Lightfoot S. Fluid therapy in hemorrhagic shock. Arch Surg 1964; 88:688-693.
11. Elwyn DH, Bryan-Brown CW, Quigley L, et al. Nutritional aspects of body water dislocations in postoperative and depleted patients. Ann Surg 1975; 182:76–82.

Kristalloider Flüssigkeitsersatz
12. Horton J, Landreau R, Tuggle T. Cardiac response to fluid resuscitation from hemorrhagic shock. Surg Gynecol Obstet 1985; 160:444–452.
13. Lowery BD, Cloutier CT, Carey LC. Electrolyte solutions in resuscitation in human hemorrhagic shock. Surg Gynecol Obstet 1971; 131:273–279.
14. Griffith CA. The family of Ringer's solutions. J Natl Intravenous Therap Assoc 1986; 9:480–483.
15. Voll CL, Auer RN. The effect of postischemic blood glucose levels on ischemic brain damage in the rat. Ann Neurol 1988; 24:638–646.
16. Lundy EF, Kuhn JE, Kwon JM, et al. Infusion of 5% dextrose increases mortality and morbidity following six minutes of cardiac arrest in resuscitated dogs. J Crit Care 1987; 2:4–14.
17. Gallagher TJ, Banner MJ, Barnes PA. Large volume crystalloid resuscitation does not increase extravascular lung water. Anesth Analg 1985; 64:323–326.

Kolloider Flüssigkeitsersatz
18. Singh S, Schaeffer RC, Valdes S, et al. Cardiorespiratory effects of volume overload with colloidal fluids in dogs. Crit Care Med 1983; 11:585–590.
19. Puri VK, Howard M, Paidapaty BB, et al. Resuscitation of hypovolemia and shock: A prospective study of hydroxyethyl starch and albumin. Crit Care Med 1983; 11:518–523.
20. Albright AL, Latchaw RE, Robinson AG. Intracranial and systemic effects of hetastarch in experimental cerebral edema. Crit Care Med 1984; 12:496–500.
21. Munoz E. Costs of alternative colloid solutions (dextran, starch, albumin). Intensive Care World 1987; 4:12–17.
22. Moggio RA, Rha CC, Somberg ED, et al. Hemodynamic comparison of albumin and hydroyethyl starch in the postoperative surgery patient. Crit Care Med 1983; 11:943–945.
23. Belcher P, Lennox SC. Avoidance of blood transfusion in coronary artery surgery: A trial of hydroxyethyl starch. Ann Thorac Surg 1984; 37:365–370.
24. Condit D, Freeman K, Brodman R. Hyperamylasemia in cardiac surgical patients receiving hydroxycthyl starch. J Crit Care 1987; 2:36–38.
25. Falk JL, Rackow EC, Astiz ME, et al. Effects of hetastarch and albumin on coagulation in patients with septic shock. J. Clin Pharmacol 1988; 28:412–415.
26. Shatney CH, Deepika K, Militello PR, et al. Efficacy of hetastarch in the resuscitation of patients with multisystem trauma and shock. Arch Surg 1983; 118:804–809.
27. Feest TG. Low molecular weight dextran: A continuing cause of acute renal failure. Br Med J 1976; 2:1300–1303.

Vergleichende Studien

28. Lowe RJ, Moss GS, Jilek J, et al. Crystalloid vs. colloid in the etiology of pulmonary failure after trauma: A randomized trial in man. Surgery 1979; 81:676–683.
29. Virgilio RW, Rice CL, Smithe DE, et al. Crystalloid vs. colloid resuscitation. Is one better? Surgery 1979; 85:129–139.
30. Rackow EC, Falk JL, Fein IA, et al. Fluid resuscitation in circulatory shock: a comparison of the cardio-respiratory effects of albumin, hetastarch, and saline solutions in patients with hypovolemic and septic shock. Crit Care Med 1983; 11:839–850.
31. Shoemaker WC, Schluchter M, Hopkins JA, et al. Comparison of the relative effectiveness of colloids and crystalloids in emergency resuscitation. Am J Surg 1981; 142:73–84.
32. Hauser CJ, Shoemaker WC, Turpin I, et al. Oxygen transport responses to colloids and crystalloids in critically ill surgical patients. Surg Gynecol Obstet 1980; 150:811–816.
33. Appel PL, Shoemaker WC. Evaluation of fluid therapy in adult respiratory distress syndrome. Crit Care Med 1981; 9:862–869.
34. Schaeffer RC, Reeiewicz RA, Chilton SW, et al. Effects of colloid or crystalloid solutions on edemagenesis in normal and thrombomicroembolized lungs. Crit Care Med 1987; 15:1110–1115.
35. Karanko MS, Klossner JA, Laaksonen VO. Restoration of volume by crystalloid versus colloid after coronary artery bypass: Hemodynamics, lung water, oxygenation, and outcome. Crit Care Med 1987; 15:559–566.
36. Finch JS, Reid C, Bandy K, et al. Compared effects of selected colloids on extravascular lung water in dogs after oleic acid-induced lung injury and severe hemorrhage. Crit Care Med 1983; 11:267–270.
37. Pearl RG, Halperin BD, Mihm FG, et al. Pulmonary effects of crystalloid and colloid resuscitation from hemorrhagic shock in the presence of oleic acid-induced pulmonary capillary injury in the dog. Anesthesiology 1988; 68:12–20.

Hypertoner Flüssigkeitsersatz

38. Trunkey DD. Trauma Sci Am 1983; 249:28–35.
39. Maningas PA. Hypertonic sodium chloride solutions for the prehospital management of traumatic hemorrhagic shock: A possible improvement in the standard of care? Ann Emerg Med 1986; 1:1411–1414.
40. Auler JOC, Periera MHC, Gomide-Amaral RV, et al. Hemodynamic effects of hypertonic sodium chloride during surgical treatment of aortic aneurysms. Surgery 1987; 101:594–601.
41. Kramer GC, Perron PR, Lindsey C, et al. Small-volume resuscitation with hypertonic saline dextran solution. Surgery 1986; 100:239–246.

18 PRINZIPIEN DER TRANSFUSIONSTHERAPIE

Zitierte Literatur

Übersichtsartikel

1. Kruskall MS, Bergen JJ, Klein HG, et al. Transfusion therapy in emergency medicine. Ann Emerg Med 1988; 17:327–335.
2. Hogman CF, Bagge L, Thoren L. The use of blood components in surgical transfusion therapy. World J Surg 1987; 11:2–13.
3. Nusbacher J. Transfusion of Red Cell Products. In: Peltz LD, Swisher SN, eds. Clinical practice of blood transfusion. New York: Churchill Livingstone, 1981; 289.
4. Sheldon GF, Watkins GM, Glover JL, et al. Panel: Present use of blood and blood products. J Trauma 1981; 21:1005–1012.

Konsensus-Konferenzberichte

5. Fresh frozen plasma. Report of consensus development conference on fresh frozen plasma. JAMA 1985; 253:551–553.
6. Perioperative red blood cell transfusion. Report of consensus development conference on perioperative red cell transfusion. JAMA 1988; 260:2700–2703.

Infusionstechniken

7. Dula DJ, Muller A, Donovan SW. Flow rate of commonly used IV infusion techniques. J Trauma 1981; 21:480–482.
8. Mateer JR, Thompson BM, Aprahamian C, et al. Rapid fluid resuscitation with central venous catheters. Ann Emerg Med 1983; 12:149–152.
9. Aeder MI, Crowe JP, Rhodes RS, et al. Technical limitations in the rapid infusion of intravenous fluids. Ann Emerg Med 1985; 14:307–310.
10. Gianino N. Equipment used for transfusion. In: Rutman RC, Miller WV eds. Transfusion Therapy. Rockville: Aspen Publishers, 1981; 131–150.

Massivtransfusion
11. Reiner A, Kickler TS, Bell W. How to administer massive transfusions effectively. J Crit Illness 1987; 2:15–24.
12. Phillips TF, Soulier G, Wilson RF. Outcome of massive transfusion exceeding two blood volumes in trauma and emergency surgery. J Trauma 1987; 27:903–909.

Transfusionsreaktionen
13. Seyfried H, Walewska I. Immune hemolytic transfusion reactions. World J Surg 1987; 11:25–29.
14. Gans ROB, Duurkens VAM, van Zundert AA, et al. Transfusion-related acute lung injury. Intensive Care Med 1988; 14:654–657.

Ungekreuzte Blutkonserven
15. Petz LD, Swisher SN, eds. Clinical practice of transfusion medicine. 2nd ed, New York: Churchill Livingstone, 1989; 213–222.
16. Gervin AS, Fischer RP. Resuscitation of trauma patients with type-specific uncrossmatched blood. J Trauma 1984; 24:327–331.

Indikationen für Transfusionen
17. Messmer KFW. Acceptable hematocrit levels in surgical patients. World J Surg 1987; 11:41-46.
18. Duke M, Abelmann WH. The hemodynamic response to chronic anemia. Circulation, 1969; 39:503–515.
19. Takaori M, Safar P. Treatment of massive hemorrhage with colloid and crystalloid solutions. JAMA 1967; 199:297–302.
20. Henling CE, Carmichael MJ, Keats AS, et al. Cardiac operation for congenital heart disease in children of Jehovah's witnesses. J Thorac Cardiovasc Surg 1985; 89:914–921.
21. Laks H, Pilon RN, Klovekorn WP, et al. Acute hemodilution: Its effect of hemodynamics and oxygen transport in anesthetized man. Ann Surg 1974; 180:103–109.
22. Martin E, Hansen E, Peter K. Acute limited normovolemic hemodilution: A method for avoiding homologous transfusion. World J Surg 1987; 11:53–59.
23. Blumberg N, Heal J, Chuang C, et al. Further evidence supporting a cause and effect relationship between blood transfusion and early cancer recurrence. Ann Surg 1988; 207:410–415.
24. Stephan RN, Kisala JM, Dean RE, et al. Effect of blood transfusion on antigen presentation function and on interleukin-2 generation. Arch Surg 1988; 123:235–240.

19 THROMBOZYTEN BEI KRITISCH KRANKEN PATIENTEN

Zitierte Literatur

Berichte
1. Blood services operations report. Washington, D.C.: American Red Cross. 1980–1985.
2. Platelet Transfusion Therapy. Consensus Conference on Platelet Transfusion Therapy. JAMA 1987; 257:1777–1780.

Thrombozytentransfusion
3. Lee VS, Tarassenko LL, Bellhouse BJ. Platelet transfusion therapy: Platelet concentrate preparation and storage. J Lab Clin Med 1988; 111:371-383.
4. Slichter SJ. Indications for platelet transfusions. Plasma Ther Transfus Tech 1982; 3:259–264.
5. McCullough J, Steeper TA, Connelly DP, et al. Platelet utilization in a university hospital. JAMA 1988; 259:2414–2418.
6. Tomasulo PA. Platelet transfusions for nonmalignant disease. In: Petz LD, Swisher SN, eds. Clinical practice of blood transfusion. New York: Churchill Livingstone, 1981; 527–544.

Thrombozytenstörungen
7. Bell WR. Heparin-associated thrombocytopenia and thrombosis. J Lab Clin Med 1988; 111:600–605.
8. Poskitt TR, Poskitt PKF. Thrombocytopenia of sepsis. The role of circulating IgG-containing immune complexes. Arch Intern Med 1985; 145:891–894.
9. Kim YL, Richman KA, Marshall BE. Thrombocytopenia associated with Swan-Ganz catheterization in patients. Ancsthesiology 1980; 53:261–262.
10. Chastre J, Cornud F, Bouchama A, et al. Thrombosis as a complication of pulmonary artery catheterization via the internal jugular vein. N Engl J Med 1982; 306:278–282.
11. Ridolfi R, Bell W. Thrombotic thrombocytopenic purpura. Medicine 1981; 60:413–428.
12. Harker LA: Bleeding after cardiopulmonary bypass. [Editorial] N Engl J Med 1986; 314:1446–1447.
13. Lichtenthal PR, Rossi EC, Louis G, et al. Dose-related prolongation of the bleeding time by intravenous nitroglycerin. Anesth Analg 1985; 64:30–33.
14. Mannucci PM, Remuzzi G, Pusineri F, et al. Deamino-8-D-arginine vasopressin shortens the bleeding time in uremia. N Engl J Med 1983; 308:8–12.

15. Salzman EW, Weinstein MJ, Weintraub RM, et al. Treatment with desmopressin acetate to reduce blood loss after cardiac surgery. N Engl J Med 1986; 314:1402–1406.

20 HÄMODYNAMISCH WIRKSAME MEDIKAMENTE

Zitierte Literatur

Allgemein

1. Opie LH. Drugs for the heart. Orlando: Grune & Stratton, 1987; 93.
2. Khan MG. Manual of cardiac drug therapy. 2nd ed. Philadelphia: W.B. Saunders, 1988; 121.

Übersichtsartikel

3. Chernow B, Rainey TG, Lake R. Endogenous and exogenous catecholamines in critical care medicine. Crit Care Med 1982; 10:409–416.
4. Higging TL, Chernow B. Pharmacotherapy of circulatory shock. Disease-a-month 1987; 33:314–360.
5. Ram CVS, Hyman D. Hypertensive Crisis. Intensive Care Med 1987; 2:151–162.
6. Tilden S, Hopkins RL. Calculation of infusion rates of vasoactive substances. Ann Emerg Med 1983; 12:697–699.

Einzelne Substanzen

AMRINON
7. Mancini D, Lajemtel T, Sonnenblick E. Intravenous use of amrinone for the treatment of the failing heart. Am J Cardiol 1985; 56:8B–15B.
8. Franciosa JA. Intravenous amrinone: An advance or a wrong step. [Editorial] Ann Intern Med 1985; 102:399–400.
9. Treadway G. Clinical safety of intravenous amrinone – A review. Am J Cardiol 1985; 56:39B–40B.

Dobutamin

10. Leier CV, Unverferth DV. Dobutamine. Ann Intern Med 1983; 99:490–496.
11. Leier CV, Heban PT, Huss P, et al. Comparative systemic and regional hemodynamic effects of dopamine and dobutamine in patients with cardiomyopathic heart failure. Circulation 1978; 58:466–475.
12. Liang CS, Sherman LG, Coherty JU, et al. Sustained improvement of cardiac function in patients with congestive heart failure after short-term infusion of dobutamine. Circulation 1984; 69:113–119.
13. Abdul-Rasool IH, Chamberlain JH, Swan PC, et al. Cardiorespiratory and metabolic effects of dopamine and dobutamine infusions in dogs. Crit Care Med 1987; 15:1044–1050.
14. Uretsky BF, Lawless CE, Verbalis JG, et al. Combined therapy with dobutamine and amrinone in severe heart failure. Chest 1987; 92:657–662.

Dopamin

15. Schwartz LB, Gewertz BL. The renal response to low dose dopamine. J Surg Res 1988; 45:574–588.

Adrenalin

16. Barach EM, Nowack RM, Lee TG, et al. Epinephrine for treatment of anaphylactic shock. JAMA 1986; 251:2118–2122.
17. Balderman SC, Aldridge J. Pharmacologic support of the myocardium following aortocoronary bypass surgery: A comparative study. J Clin Pharmacol 1986; 26:175–183.
18. Hardaway RM. Metabolic acidosis produced by vasopressors. Surg Gynecol Obstet 1980; 151:203–204.

Furosemid

19. Francis GS, Siegel RM, Goldsmith SR, et al. Acute vasoconstrictor response to intravenous furosemide in patients with chronic congestive heart failure. Ann Intern Med 1985; 103:1–6.
20. Nelson GIC, Silke B, Forsyth DR, et al. Hemodynamic comparison of primary venous or arteriolar dilatation and the subsequent effect of furosemide in left ventricular failure after acute myocardial infarction. Am J Cardiol 1983; 52:1036–1040.
21. Opie LH, Kaplan NM. Diuretic therapy. In: Opie LH, ed. Drugs for the heart. Orlando: Grune & Stratton, 1987; 111–130.

Glucagon

22. Hall-Boyer K, Zaloga GP, Chernow B. Glucagon: Hormone of therapeutic agent. Crit Care Med 1984; 12:584–588.
23. Mofenson HC, Caraccio TR, Laudano J. Glucagon for propranolol overdose. JAMA 1986; 255:2025.
24. Agura ED, Wexler LF, Witzburg RA. Massive propranolol overdose. Am J Med 1986; 80:755–758.

Labetalol

25. Blakely B, Williams LL, Lopez LM, et al. Labetalol HCl: alpha- and beta-blocking properties may offer advantages over pure beta blockers. Hosp Form 1987; 22:864–869.
26. Frishman WH, Michelson EL. Labetalol: An alpha- and beta-adrenoceptor blocking drug. [Editorial] Ann Int Med 1983; 99:553–555.

Nitroglycerin

27. Herling IM. Intravenous nitroglycerin: Clinical pharmacology and therapeutic considerations. Am Heart J 1984; 108:141–149.
28. Abrams J. A reappraisal of nitrate therapy. JAMA 1988; 259:396–401.
29. Packer M, Lee WH, Kessler PD, et al. Prevention and reversal of nitrate tolerance in patients with congestive heart failure. N Engl J Med 1987; 317:799–804.
30. Hales CA, Westphal D. Hypoxemia following the administration of sublingual nitroglycerin. Am J Med 1978; 65:911–918.
31. Kaplan KJ, Taber M, Teagarden JR, et al. Association of methemoglobinemia and intravenous nitroglycerin administration.
32. Shook TL, Kirshenbaum JM, Hundley RF, et al. Ethanol intoxication complicating intravenous nitroglycerin therapy. Ann Int Med 1984; 101:498–499.
33. Habbab MA, Haft JI. Heparin resistance induced by intravenous nitroglycerin. Arch Int Med 1987; 147:857–860.
34. Gibson GR, Hunter JB, Raabe DS Jr. Methemoglobinemia produced by high-dose intravenous nitroglycerin. Ann Intern Med 1982; 96:615–616.

Nitroprussid

35. Cohn JN, Burke LP. Nitroprusside. Ann Intern Med 1979; 91:752–757.
36. Patel CB, Laboy V, Venus B, et al. Use of sodium nitroprusside in post-coronary bypass surgery: A plea for conservatism. Chest 1986; 89:663–667.
37. Vesey CJ, Batistoni GA. The determination and stability of sodium nitroprusside in aqueous solutions. J Clin Pharm 1977; 2:105–117.
38. Griswold WR, Riznik V, Mendoza SA. Nitroprusside-induced intracranial hypertension. JAMA 1981; 246:2679–2680.
39. Hall AH, Rumack BH. Clinical toxicology of cyanide. Ann Emerg Med 1986; 15:1067–1074.

Noradrenalin

40. Desjars P, Pinaud M, Potel G, et al. A reappraisal of norepinephrine therapy in human septic shock. Crit Care Med 1987; 15:134–137.
41. Schaer GL, Fink MP, Parillo JE. Norepinephrine alone versus norepinephrine plus low-dose dopamine: Enhanced renal blood flow with combination pressor therapy. Crit Care Med 1985; 13:492–495.

Trimethaphan

42. Gonzales ER, Ornato JP. Cost-effective management of hypertensive emergencies. Clin Emerg Med 1986; 9:97–113.

21 AKUTTHERAPIE DER TACHYARRHYTHMIEN

Zitierte Literatur

Übersichtsartikel

1. Zipes DP. Genesis of Cardiac Arrythmias. In: Braunwald E, ed. Heart disease. A textbook of cardiovascular medicine. 3rd ed. Philadelphia: W.B. Saunders, 1988.
2. Guyton AC. The relationship of cardiac output and arterial pressure control. Circulation 1981; 64:1079–1088.

Supraventrikuläre Tachykardien

3. Keefe DL, Miura D, Somberg JC. Supraventricular tachyarrhythmias: Their evaluation and therapy. Am Heart J 1986; 11:1150–1161.
4. Manolis AS, Estes AM III: Supraventricular tachycardia. Mechanisms and therapy. Arch Intern Med 1987; 147:1706–1716.
5. Walsh KA, Ezri MD, Denes P. Emergency treatment of tachyarrhythmias. Med Clin North Am 1986; 70:791–811.
6. Morris DC, Hurst JW. Atrial fibrillation. Current problems in cardiology. Chicago: Year Book Medical Publishers, 1980:1–50.
7. Vecht RJ, Nicolaides EP, Ikweuke JK, et al. Incidence and prevention of supraventricular tachyarrhythmias after coronary bypass surgery. Int J Cardiol 1986; 13:125–134.

Tachykardien mit weitem QRS-Komplex

8. Wellens HJJ, Bar FWHM, Lie KI. The value of the electrocardiogram in the differential diagnosis of tachycardia with a widened QRS complex. Am J Med 1978; 64:27–33.
9. Akhtar M, Shenasa M, Jazayeri M, et al. Wide QRS complex tachycardia. Ann Internal Med 1988; 109:905–912.

Medikamentöse Therapie

10. Turlapaty P, Laddu A, Murthy S, et al. Esmolol: A titratable short-acting intravenous beta blocker for acute critical care settings. Am Heart J 1987; 114;866–885.
11. Henry M, Kay MM; Viccellio P. Cardiogenic shock associated with calcium-channel and beta blockers: Reversal with intravenous calcium chloride. Am J Emerg Med 1985; 3:334–336.
12. Barnett JC, Touchon RC. Verapamil infusion with calcium pretreatment for acute control of supraventricular tachycardia. Crit Care Med 1989; 17:S11.
13. Ferlinz J, Citron PD. Hemodynamic and myocardial performance characteristics after verapamil use in congestive heart failure. Am J Cardiol 1983; 51:1339–1345.
14. Levine JH, Michael JR, Guarnieri T. Multifocal atrial tachycardia: A toxic effect of theophylline. Lancet 1985; 1:1216.
15. Iseri LT, Fairshter RD, Hardeman JL, Brodsky MA. Magnesium and potassium therapy in multifocal atrial tachycardia. Am Heart J 1985; 110:789–791.
16. Levine JH, Michael JR, Guarnieri T. Treatment of multifocal atrial tachycardia with verapamil. N Engl J Med 1985; 312:21–26.
17. Arsura EL, Solar M, Lefkin AS, et al. Metoprolol in the treatment of multifocal atrial tachycardia. Crit Care Med 1987; 15:591–594.
18. MacMahon S, Collins R, Peto R, et al. Effects of prophylactic lidocaine in suspected acute myocardial infarction. JAMA 1988; 260:1910–1916.
19. Ahmad S, Giles TD. Managing ventricular arrhythmias during acute MI. J Crit Illness 1988; 3:29–40.
20. Stamato NJ, Josephson ME. When and how to manage premature ventricular contractions. J Crit Illness 1986; 1:41–48.
21. Stratmann HG, Kennedy HL. Torsades de pointes associated with drugs and toxins: Recognition and management. Am Heart J 1987; 113:1470–1482.
22. Fisch C, Knoebel SB. Digitalis cardiotoxicity. J Am Coll Cardiol 1985; 5:91A–98A.
23. Smith TW, Butler VP, Haber E, et al. Treatment of life-threatening digitalis intoxication with digoxin-specific Fab antibody fragments. N Engl J Med 1982; 307:1357–1362.
24. Lalonde RL, Deshpande R, Hamilton PP, et al. Acceleration of digoxin clearance by activated charcoal. Clin Pharmacol Ther 1985; 37:367–371.
25. Henderson RP, Solomon CP. Use of cholestyramine in the treatment of digoxin intoxication. Arch Intern Med 1988; 148:745–746.

22 *ANTIARRHYTHMIKA*

Weiterführende Literatur

Opie H, ed. Drugs for the heart. Orlando: Grune & Stratton, 1984.
Khan MG. Manual of cardiac drug therapy. 2nd ed. London: Balliere Tindall/W.B. Saunders, 1988.

Zitierte Literatur

Übersichtsartikel

1. Huang SK, Marcus SI. Antiarrhythmic drug therapy of ventricular arrhythmias. Curr Probl Cardiol 1986; 11:179–240.
2. Block PJ, Winkle RA. Hemodynamic effects of antiarrhythmic drugs. Am J Cardiol 1983; 62:14C–23C.
3. Campbell S. Pharmacologic principles of cardiovascular drug administration to the critically ill. Crit Care Clin 1985; 1:471–490.
4. Naccarelli GV, Rinkenberger RL, Dougherty AH, et al. Pharmacologic therapy of arrhythmias. Hosp Pract 1988; (Oct) 23:135–158.
5. Podrid PJ. Antiarrhythmic drug therapy (Part 1). Chest 1985; 88:452–460.
6. Zipes DP. Management of cardiac arrhythmias: Pharmacological, electrical, and surgical techniques. In: Braunwald E, ed. Heart disease: A textbook of cardiovascular medicine. Philadelphia: W.B. Saunders, 1988.

Digoxin

7. Smith TW: Digitalis. Mechanisms of action and clinical use. N Engl J Med 1988; 318:358–365.
8. Longhurst JC, Ross, J. Extracardiac and coronary vascular effects of digitalis. J Am Coll Cardiol 1985; 5:99A–105A.
9. Moorman JR, Pritchett EL: The arrhythmias of digitalis intoxication. Arch Intern Med 1985; 145:1289–1292.

10. Marcus FI. Pharmacokinetic interactions between digoxin and other drugs. J Am Coll Cardiol 1985; 5:82A–90A.
11. Graves SW, Brown B, Valdes R. An endogenous digoxin-like substance in patients with renal impairment. Ann Intern Med 1983; 99:604–608.
12. Craver JL, Valdes RL. Anomalous serum digoxin concentrations in uremia. Ann Intern Med 1983; 98:483–484.

Esmolol
13. Turlapaty P, Laddu A, Murthy VS. Esmolol: A titratable short-acting intravenous beta blocker for acute critical care settings. Am Heart J 1987; 114:866–885.
14. Sung RJ, Singh BH. Esmolol HCl: A short-acting beta-adrenergic blocker for the treatment of supraventricular tachyarrhythmias. Hosp Form 1988; 23:352–356.

Lidocain
15. Davidson R, Parker M, Atkinson AJ Jr. Excessive serum lidocaine levels during maintenance infusions: Mechanisms and prevention. Am Heart J 1982; 104:203–208.

Procainamid
16. Feld GK. N-acetylprocainamide (acecainide HCl): Electrophysiology and antiarrhythmic effects. Hosp Form 1987; 22:1038–1046.

Propranolol
17. McBride JW, McCoy HG, Goldenberg IF: Supraventricular tachycardia treated with continuous infusions of propranolol. Clin Pharmacol Ther 1988; 44:93–99.
18. Chester EH, Schwartz HJ, Felming GM. Adverse effect of propranolol on airway function in nonasthmatic chronic obstructive lung disease. Chest 1981; 79:540–544.

Verapamil
19. Reiter MJ, Shand DG, Aanonsen LM. Pharmacokinetics of verapamil: Experience with a sustained intravenous infusion regimen. Am J Cardiol 1982; 50:716–721.
20. Schwartz JB, Verapamil in atrial fibrillation, The expected, the unexpected, and the unknown. [Editorial] Am Heart J 1983; 106:173–176.
21. Ferling J, Easthope JL, Aronow WS. Effects of verapamil on myocardial performance in coronary disease. Circulation 1979; 59:313–319.
22. Ferling J, Citron D. Hemodynamic and myocardial performance characteristics after verapamil use in congestive heart failure. Am J Cardiol 1983; 51:1339–1345.

23 *LUNGENSCHÄDIGUNG UND LUNGENÖDEM*

Zitierte Literatur

Übergreifende Arbeiten
1. Fishman AP, Renkin EM, eds. Pulmonary edema. Bethesda: American Physiological Society, 1979.
2. Klein EF ed. Acute respiratory failure. Probl Crit Care 1987; 1:345–524.
3. Weidemann HP, Matthay MA, Matthay RA, eds. Acute lung injury. Crit Care Clin 1986; 2:377–667.

Angewandte Physiologie
4. Michel CC. Fluid movement through capillary walls. In: Renkin EM, Michel CC, Geiger SR, eds. The cardiovascular system. Vol 4. Microcirculation, Part 1. The Handbook of Physiology. Bethesda: American Physiological Society, 1984:375–410.
5. Staub NC. „State of the art" review. Pathogenesis of pulmonary edema. Am Rev Respir Dis 1974; 109:358–372.
6. Weil MH, Henning RJ. Colloid osmotic pressure. Significance, methods of measurement, and interpretation. In: Weil MH, Henning RJ, eds. Handbook of critical care medicine. Chicago: Year Book Medical Publishers, 1979:73–81.
7. Allen SJ, Drake RF, Williams JP, et al. Recent advances in pulmonary edema. Crit Care Med 1987; 15:963–970.
8. Bernard GR, Brigham KL. Pulmonary edema. Pathophysiologic mechanisms and new approaches to therapy. Chest 1986; 89:594–600.
9. Sprung CL, Isikoff SK, Hauser M, Eisler BR. Comparison of measured and calculated colloid osmotic pressure of serum and pulmonary edema fluid in patients with pulmonary edema. Crit Care Med 1980; 8:613–615.
10. Klancke KA, Assey ME, Kratz JM, Crawford FA. Postoperative pulmonary edema in postcoronary artery bypass patients. Chest 1983; 84:529–534.

Adult Respiratory Distress Syndrome

11. Ashbaugh DG, Bigelow DB, Petty TL, et al. Acute respiratory distress in adults. Lancet 1967; 2:319–323.
12. Matthay MA. The adult respiratory distress syndrome. New insights into diagnosis, pathophysiology, and treatment. West J Med 1989; 150:187–194.
13. Pepe PE. The clinical entity of adult respiratory distress syndrome. Crit Care Clin 1986; 2:377–404.

Klinische Einteilung

14. Sibbald WJ, Cunningham DR, Chin DN. Non-cardiac or cardiac pulmonary edema? Chest 1983; 84:452–461.
15. Richeson JF, Paulshock C, Yu PN. Non-hydrostatic pulmonary edema after coronary artery ligation in dogs. Circ Res 1980; 50:301–309.
16. Connors AF, McCaffree DR, Gray BA. Evaluation of right heart catheterization in the critically ill patient without myocardial infarction. N Engl J Med 1983; 308:263–267.
17. Sivak ED, Richmond BJ, O'Donovan PB, Borkowski GP. Value of extravascular lung water measurement vs. portable chest x-ray in the management of pulmonary edema. Crit Care Med 1983; 11:498–501.
18. Halperin BD, Feeley TW, Mihm FG, et al. Evaluation of the portable chest roentgenogram for quantitating extravascular lung water in critically ill adults. Chest 1985; 88:649–652.
19. Miniati M, Pistolesi M, Milne E, Giuntini C. Detection of lung edema. Crit Care Med 1987; 15:1146–1155.
20. Zimmerman JE, Goodman LR, Shahvari MBG. Effect of mechanical ventilation and positive end-expiratory pressure (PEEP) on chest radiograph. Am J Radiol 1979; 133:811–815.
21. Sugerman HJ, Strash AM, Hirsch JI, et al. Sensitivity of scintigraphy for detection of pulmonary capillary albumin leak in canine oleic acid ARDS. J Trauma 1981; 21:520–527.
22. Sprung CL, Long WM, Marcial EH, et al. Distribution of proteins in pulmonary edema. The value of fractional concentrations. Am Rev Respir Dis 1987; 136:957–963.

Behandlung

23. Broaddus VC, Berthiaume Y, Biondi JW, et al. Hemodynamic management of the adult respiratory distress syndrome. J Intensive Care Med 1987; 2:190–213.
24. Ali J, Unruh H, Skoog C, Goldberg HS. The effect of lung edema on vasoreactivity of furosemide. J Surg Res 1983; 35:383–390.
25. Mathur PN, Pugsley SO, Powles P, et al. Effect of diuretics on cardiopulmonary performance in severe chronic airflow obstruction. Arch Intern Med 1984; 144:2154–2157.
26. Jing DL, Kohler JP, Rice CL, et al. Albumin therapy in permeability pulmonary edema. J Surg Res 1982; 33:482–488.
27. Kariman K, Burns S. Regulation of tissue oxygen extraction is disturbed in adult respiratory distress syndrome. Am Rev Respir Dis 1985; 132:109–114.
28. Conrad SA, Dietrich KA, Hebert CA, et al. Cardiopulmonary response to red blood cell transfusion in critically ill non-surgical patients. Crit Care Med 1989; 17:s20.
29. Molloy DW, Ducas J, Dobson K, et al. Hemodynamic management in clinical acute hypoxemic respiratory failure: dopamine vs dobutamine. Chest 1986; 89:636–640.
30. Demling RH, Staub NC, Edmunds LH. Effect of end-expiratory pressure on accumulation of extravascular lung water. J Appl Physiol 1975; 38:907–912.
31. Andrews CP, Coalson JJ, Smith JD, et al. Diagnosis of nosocomial bacterial pneumonia in acute diffuse lung injury. Chest 1980; 80:254–258.
32. Pepe PE, Hudson LD, Carrico J. Early application of positive end-expiratory pressure in patients at risk from the adult respiratory distress syndrome. N Engl J Med 1984; 311:281–286.
33. Helbert C, Paskanik A, Bredenberg CE. Effect of positive end-expiratory pressure on lung water in pulmonary edema caused by increased membrane permeability. Ann Thorac Surg 1984; 36:42–48.
34. Bernard GR, Luce JM, Sprung CL, et al. High-dose corticosteroids in patients with adult respiratory distress syndrome. N Engl J Med 1987; 31:1565–1570.
35. Luce JM, Montgomery AB, Marks JD, et al. Ineffectiveness of high-dose methylprednisolone in preventing parenchymal lung injury and improving mortality in patients with septic shock. Am Rev Respir Dis 1988; 138:62–68.
36. Bone RC, Fischer CJ Jr., Clemmer TP, et al. A controlled trial of high-dose methylprednisolone in the treatment of severe sepsis and septic shock. N Engl J Med 1987; 317:653–658.

24 NICHT-INVASIVES BLUTGASMONITORING

Weiterführende Literatur

Payne JP, Severinghaus JW, eds. Pulse oximetry. Berlin: Springer-Verlag, 1986.

Tremper KK, Barker SJ, eds. Advances in Oxygen Monitoring. International Anesthesiology Clinics Vol 25, No. 3. Boston: Little, Brown and Company, 1987.

Zitierte Literatur

Oxymetrie
1. Tremper KK, Barker SJ. Pulse oximetry. Anesthesiology 1989; 70:98–108.
2. Wukitsch MW, Petterson MT, Tobler DR, et al. Pulse oximetry: Analysis of theory, technology, and practice. J Clint Monit 1988; 4:290–301.
3. Chaudhary BA, Burki NK. Ear oximetry in clinical practice. Am Rev Respir Dis 1978; 17:173–175.
4. Sendak MJ, Harris AP, Donham RT. Accuracy of pulse oximetry during arterial oxyhemoglobin desaturation in dogs. Anesthesiology 1988; 68:111–114.

Transkutane P_{O_2}-Messung
5. Tremper KK, Barker SJ. Transcutaneous oxygen measurement: Experimental studies and adult applications. Anesthesiol Clin 1987; 25:67–96.
6. Tremper KK, Waxman K, Bowman R, Shoemaker WC. Continuous transcutaneous oxygen monitoring during respiratory failure, cardiac decompensation, cardiac arrest, and CPR. Crit Care Med 1980; 8:377–381.
7. Moosa HH, Marakaroun MS, Peitzman AB, et al. TcP_{O_2} values in limb ischemia: Effects of blood flow and arterial oxygen tension. J Surg Res 1986; 40:482–487.

Konjunktivale P_{O_2}-Messung
8. Chapman KR, Liu FLW, Watson RM, Rebuck AS. Conjunctival oxygen tension and its relationship to arterial oxygen tension. J Clin Monit 1986; 2:100–104.

Transkutane P_{CO_2}-Messung
9. Greenspan GH, Block AJ, Haldeman LW, Lindsey S, Martin CS. Transcutaneous noninvasive monitoring of carbon dioxide tension. Chest 1981; 80:422–446.
10. Tremper KK, Mentelos RA, Shoemaker WC. Effect of hypercarbia and shock on transcutaneous carbon dioxide at different electrode temperatures. Crit Care Med 1980; 8:608–612.

Endexspiratorische CO_2-Messung
11. Snyder JV, Elliot L, Grenvik A. Capnography. Clin Crit Care Med 1982; 4:100–121.
12. Carlon GC, Ray C, Miodownik S, et al. Capnography in mechanically ventilated patients. Crit Care Med 1988; 16:550–556.
13. Murray IP, Modell JH. Early detection of endotracheal tube accidents by monitoring carbon dioxide concentration in respiratory gases. Anesthesiology 1983; 59:344–346.
14. Healey CJ, Fedullo AJ, Swinburne AJ, Wahl GW. Comparison of noninvasive measurements of carbon dioxide tension during withdrawal from mechanical ventilation. Crit Care Med 1987; 15:764–767.
15. Sanders AB, Kern KB, Otto CW, et al. End-tidal carbon dioxide monitoring during cardiopulmonary resuscitation. JAMA 1989; 262:1347–1351.

25 *SAUERSTOFFTHERAPIE*

Zitierte Literatur

Berichte
1. ACCP-NHLBI National Conference on Oxygen Therapy. Chest 1984; 86:234–247.

Übersichtsartikel
2. Ryerson GG, Block AJ: Oxygen as a drug: Chemical properties, benefits and hazards of administration. In: Burton G, Hodgkin JE, eds. Respiratory care. A guide to clinical practice. Philadelphia: J.B. Lippincott, 1984.

Ausgewählte Originalarbeiten
3. Eldridge F. Blood lactate and pyruvate in pulmonary insufficiency. N Engl J Med 1966; 274:878–882.
4. DeGaute JP, Demenighetti G, Naeije R, et al. Oxygen delivery in acute exacerbation of chronic obstructive pulmonary disease. Effects of controlled oxygen therapy. Am Rev Respir Dis 1981; 124:26–30.
5. Mithoefer JC, Holford FD, Keighley JFH. The effect of oxygen administration on mixed venous oxygenation in chronic obstructive pulmonary disease. Chest 1974; 62:122–130.
6. Danek SJ, Lynch JP, Weg JG, Dantzger DR. The dependence of oxygen uptake on oxygen delivery in the adult respiratory distress syndrome. Am Rev Respir Dis 1980; 122:387–396.
7. Fluk RB, Anthonisen NR. Administering oxygen effectively to critically ill patients. J Crit Illness 1986; 1:21–27.
8. Goldstein RS, Young J, Rebuck AS. Effect of breathing pattern on oxygen concentration received from standard face masks. Lancet 1982; 2:1188–1190.
9. Scacci R: Air entrainment masks: Jet mixing is how they work. The Bernoulli and Venturi Principles are how they don't. Resp Care 1979; 24:928–931.
10. Jenkinson SG: Oxygen toxicity. J Intensive Care Med 1988; 3:137–152.

11. Southorn PA, Powis G. Free radicals in medicine. II. Involvement in human disease. Mayo Clin Proc 1988; 63:390–408.
12. Fanburg BL. Oxygen toxicity: Why can't a human be more like a turtle? Intens Care Med 1988; 3:134–136. (editorial)
13. Sackner MA, Lauda J, Hirsch J, et al. Pulmonary effects of oxygen breathing: A 6-hour study in normal men. Ann Intern Med 1975; 82:40–48.
14. Barber RE, Hamilton WK. Oxygen toxicity in man. N Engl J Med 1970; 283:1478–1483.
15. Hesselvik F, Carlsson C, Schenck H, von Sorbo B. Low selenium plasma levels in surgical intensive care patients: Relation to infection. Clin Nutrition 1987; 6:279–283.
16. Dempsey DT, Mullen JL, Rombeau JL, et al. Treatment effects of parenteral vitamins in total parenteral nutrition patients. J Parent Ent Nutrit 1987; 11:229–237.

26 *PHARMAKOTHERAPIE DER SCHWEREN RESPIRATORISCHEN INSUFFIZIENZ*

Zitierte Literatur

Messung am Krankenbett
1. Shim CH, Williams MH Jr. Relationship of wheezing to the severity of obstruction in asthma. Arch Intern Med 1983; 143:890–892.
2. Williams MH. Expiratory flow rates: Their role in asthma therapy. Hosp Pract 1982; 95–110.
3. Gay PC, Rodarte JR, Tayyab M, Hubmayar RD. Evaluation of bronchodilator responsiveness in mechanically ventilated patients. Am Rev Respir Dis 1987; 136:880–885.

Adrenergika
4. Herman JJ, Noah ZL, Moody RR. Use of intravenous isoproterenol for status asthmaticus in children. Crit Care Med 1983; 11:716–720.
5. Hendeles L. Asthma therapy: State of the art, 1988. J Respir Dis 1988; 9:82–109.
6. Popa V. Beta-adrenergic drugs. Clin Chest Med 1986; 7:313–329.
7. Anthonison NR, Wright EC, and the IPPB Trial Group. Bronchodilator response in chronic obstructive pulmonary disease. Am Rev Respir Dis 1986; 133:814–819.

Theophyllin
8. Littenberg B. Aminophylline treatment in severe, acute asthma. A meta analysis. JAMA 1988; 259:1678–1684.
9. Hill NS. The use of theophylline in „irreversible" chronic obstructive pulmonary disease. Arch Intern Med 1988; 148:2579–2584.
10. Bukowskyj M, Nakatsu K, Munt PW. Theophylline reassessed. Ann Intern Med 1984; 101:63–73.
11. Powell JR, Vozeh S, Hopewell P, et al. Theophylline disposition in acutely ill hospitalized patients. The effects of smoking, heart failure, severe airway obstruction, and pneumonia. Am Rev Respir Dis 1978; 118:229–238.
12. Mitenko PA, Ogilvie TI. Rational intravenous doses of theophylline. N Engl J Med 1973; 289:600–603.
13. Rogers RM, Owens GR, Pennock BE. The pendulum swings again. Toward a rational use of theophylline. Chest 1985; 87:280–282.
14. Paloucek FP, Rodvold KA. Evaluation of theophylline overdoses and toxicities. Ann Emerg Med 1988; 17:135–144.
15. Bertino JS, Walker JW. Reassessment of theophylline toxicity. Serum concentrations, clinical course, and treatment. Arch Intern Med 1987; 147:757–760.
16. Jacobs MH, Senior RM, Kessler G. Clinical experience with theophylline. Relationship between dosage, serum concentration and toxicity. JAMA 1976; 2235:1983–1986.

Anticholinergika
17. Ziment I, Au JP. Anticholinergic agents. Clin Chest 1986; 7:355–366.
18. Rebuck AS, Chapman KR, Abboud R, et al. Nebulized anticholinergic and sympathomimetic treatment of asthma and chronic obstructive airways disease in the emergency room. Am J Med 1987; 82:59–64.
19. Bryant DH. Nebulized ipatropium bromide in the treatment of acute asthma. Chest 1985; 88:24–29.

Glukokortikoide
20. Fanta CH, Rossing TH, McFadden ER. Glucocorticoids in acute asthma. A controlled clinical trial. Am J Med 1983; 74:845–851.
21. Haskell RJ, Wong BM, Hansen JE. A double-blind, randomized clinical trial of methylprednisolone in status asthmaticus. Arch Intern Med 1983; 143:1324–1327.
22. Albert RK, Martin TR, Lewis SW. Controlled clinical trial of methylprednisolone in patients with chronic bronchitis and acute respiratory insufficiency. Ann Intern Med 1980; 92:753–758.
23. Bernard GR, Luce JM, Sprung CL: High-dose corticosteroids in patients with the adult respiratory distress syndrome. N Engl J Med 1987; 317:1565–1570.

Atmungsstimulanzien

24. Lugliani R, Whipp BJ, Wasserman K. Doxapram hydrochloride: A respiratory stimulant for patients with primary alveolar hypoventilation. Chest 1979; 76:414–419.
25. Martin RJ, Ballard RD: Respiratory stimulants. In: Cherniak RM, ed. Drugs for the respiratory system. Orlando: Grune & Stratton, 1986:191–212.
26. Moore RA, Rumack BH, Connors CS, Peterson RG. Naloxone. Underdosage after narcotic poisoning. Am J Dis Child 1980; 134:156–158.
27. Lyons HA, Huang CT. Therapeutic use of progesterone in alveolar hypoventilation associated with obesity. Am J Med 1968; 44:881–888.
28. Aubier M, DeTroyer A, Sampson M, et al. Aminophylline improves diaphragmatic contractility. N Engl J Med 1981; 305:249–252.

Muskelrelaxanzien

29. Lumb PD. Sedatives and muscle relaxants in the intensive care unit. In: Fuhrman BP, Shoemaker WC, eds. Critical care. State of the art. Fullerton: Society of Critical Care Medicine 1989:145–172.
30. Drug facts and comparisons, 1985. St Louis: J.B. Lippincott, 1985:1112–1125.
31. Schwartz SH. Treatment of status asthmaticus with halothane. JAMA 1984; 251:2688–2689.

Sedativa – Hypnotika

32. Texas GE, Stern TA. Evaluation and treatment of agitation in the intensive care unit. J Intensive Care Med 1986; 1:137–148.
33. Alexander HE, McCarty K, Giffen MB. Hypotension and cardiopulmonary arrest associated with concurrent haloperidol and propranolol therapy. JAMA 1984; 252:87–88.
34. Menza MA, Murray GB, Holmes VF, Rafuls WA. Controlled study of extrapyramidal reactions in the management of delirious, medically ill patients: Intravenous haloperidol versus intravenous haloperidol plus benzodiazepines. Heart Lung 1988; 17:238–241.
35. Rampertaap MP. Neuroleptic malignant syndrome. South Med J 1986; 79:331–336.
36. Altose MA, Hudgel DW. The pharmacology of respiratory depressants and stimulants. Clin Chest Med 1986; 7:481–494.
37. Drug facts and comparisons, 1985. St Louis: J.B. Lippincott, 1985:935.
38. Midazolam. The Medical Letter 1986; 28:73–74.
39. Oldenhof H, deJong M, Steenhoek A, Janknegt R. Clinical pharmacokinetics of midazolam in intensive care patients, a wide interpatient variability? Clin Pharmacol Ther 1988; 43:263–269.

Mukolytika

40. Ziment IW. Respiratory pharmacology and therapeutics. Philadelphia: W.B. Saunders, 1978; 60–104.
41. Ho SWC, Beilin LJ. Asthma associated with N-acetylcysteine infusion and paracetamol poisoning: Report of two cases. Br Med J 1983; 287:876–877.
42. Smilkstein MJ, Knapp GL, Kulig KW, Rumack BH. Efficacy of oral N-acetylcysteine in the treatment of acetaminophen overdose. N Engl J Med 1988; 319:1557–1562.

27 KONVENTIONELLE MASCHINELLE BEATMUNG

Weiterführende Literatur

Kirby RR, Smith RA, Desautels DA, eds. Mechanical ventilation. New York: Churchill Livingstone, 1985.
Morganroth ML, ed. Mechanical ventilation. Clin Chest Med 1988; 9(Mar).
Rattenborg CC, Via-Reque E, eds. Clinical use of mechanical ventilation. Chicago: Year Book Medical Publishers, 1981.

Zitierte Literatur

Übersichtsartikel

1. Snyder JV, Carroll GC, Schuster DP, et al. Mechanical ventilation: Physiology and application. Curr Prob Surg 1984; 21(Mar).
2. Grum CM, Chauncey JB. Conventional mechanical ventilation. Clin Chest Med 1988; 9:37–54.

Herzleistung

3. Jardin F, Farcot JC, Gueret P, et al. Cyclic changes in arterial pulse during respiratory support. Circulation 1983; 68:266–274.
4. Biondi JW, Schulman DS, Matthay RA. Effects of mechanical ventilation on right and left ventricular function. Clin Chest Med 1988; 9:55–71.
5. Abel JG, Salerno TA, Panos A, et al. Cardiovascular effects of positive-pressure ventilation in humans. Ann Thorac Surg 1987; 43:198–206.

Beginn der maschinelle Beatmung

6. Grum CM, Morganroth ML. Initiating mechanical ventilation. J Intensive Care Med 1988; 3:6–20.
7. Kacmarek RM, Venegas J. Mechanical ventilatory rates and tidal volumes. Respir Care 1987; 32:466–478.
8. Novak RA, Shumaker L, Snyder JV, Pinsky MR. Do periodic hyperinflations improve gas exchange in patients with hypoxemic respiratory failure? Crit Care Med 1987; 15:1081–1085.
9. Zwillich CW, Pierson DJ, Creagh CE, et al. Complications of assisted ventilation. Am J Med 1974; 57:161–170.

Überwachung der mechanischen Eigenschaften der Lunge

10. Bone RC. Diagnosis of causes for acute respiratory distress by pressure-volume curves. Chest 1976; 70:740–746.
11. Berger R, Burki NK. The effects of posture on total respiratory compliance. Am Rev Respir Dis 1982; 125:262–263.
12. Bergman NA. Measurement of respiratory resistance in anesthetized subjects. J Appl Physiol 1966; 21:1913–1917.
13. Katz JA, Zinn SE, Ozanne GM, Fairley BB. Pulmonary, chest wall and lung-thorax elastances in acute respiratory failure. Chest 1981; 80:304–311.
14. Gomez-Rubi JA, SanMartin A, Gonzalez-Diaz G, Apezteguia C, Torrez-Martinez G, Martin R. Assessment of total pulmonary airways resistance during mechanical ventilation. Crit Care Med 1980; 11:633–636.
15. Marino PL, Barkin P, Shaw D, et al. Bronchodilator effects on inspiratory and expiratory airflow resistance during mechanical ventilation. Am Rev Respir Dis 1983; 127:263.
16. DeTroyer A, Yernault JC, Rodenstein D. Influence of beta-2 agonist aerosols on pressure-volume characteristics of the lungs. Am Rev Respir Dis 1978; 118:987–995.

28 BEATMUNGSMUSTER

Zitierte Literatur

Assistierte Beatmung

1. Marini JJ, Capps JS, Culver BH. The inspiratory work of breathing during assisted mechanical ventilation. Chest 1985; 87:612–618.

Intermittent Mandatory Ventilation

2. Downs JB, Klein EF, Desautels D, et al. IMV: A new approach to weaning patients from mechanical ventilators. Chest 1973; 64:331–335.
3. Weisman IM, Rinaldo JE, Rogers RM, Sanders MH. Intermittent mandatory ventilation. Am Rev Respir Dis 1983; 127;641–647.
4. Zwillich CW, Pierson DJ, Creagh CE, et al. Complications of assisted ventilation. Am J Med 1974; 57:161–170.
5. Hudson LD, et al. Does intermittent mandatory ventilation correct respiratory alkalosis in patients receiving assisted mechanical ventilation? Am Rev Respir Dis 1985; 132:1071–1074.
6. Robotham JL, Scharf SM. Effects of positive and negative pressure ventilation on cardiac performance. Clin Chest Med 1983; 4:161–187.
7. Hastings PR, et al. Cardiorespiratory dynamics during weaning with IMV versus spontaneous ventilation in good-risk cardiac surgery patients. Anesthesiology 1980; 53:429–431.
8. Mathru M, et al. Hemodynamic response to changes in ventilatory patterns in patients with normal and poor left ventricular reserve. Crit Care Med 1982; 10:423–426.

Druckunterstützte Beatmung

9. Macintyre NB. Pressure support ventilation: Effects on ventilatory reflexes and ventilatory muscle workloads. Respir Care 1987; 32:447–457.
10. Hughes CW, Popovich J, Jr. Uses and abuses of pressure support ventilation. J Crit Illness 1989; 4:25–32.

Positiver endexspiratorischer Druck

11. Petty TL. The use, abuse and mystique of positive end-expiratory pressure. Am Rev Respir Dis 1988; 138:475–478.
12. Martin C, Saux P, Albanese J, et al. Right ventricular function during positive endexpiratory pressure. Chest 1987; 92:999–1004.
13. Tittley JG, Fremes SE, Weisel RD, et al. Hemodynamic and myocardial metabolic consequences of PEEP. Chest 1985; 88:496–502.
14. Pick RA, Handler JB, Friedman AS. The cardiovascular effects of positive end-expiratory pressure. Chest 1982; 82:345–350.
15. Suter PM, Fairley HB, Isenberg MD: Optimum end-expiratory pressure in patients with acute pulmonary failure. N Engl J Med 1975; 292:284–289.
16. Saul GM, Feeley TW, Mihm FG. Effect of graded administration of PEEP on lung water in noncardiogenic pulmonary edema. Crit Care Med 1982; 10:667–669.

17. Helbert C, Paskanik A, Bredenberg CE. Effect of positive end-expiratory pressure on lung water in pulmonary edema caused by increased membrane permeability. Ann Thorac Surg 1983; 36:42–48.
18. Pilon RN, Bittar DA. The effect of positive end-expiratory pressure on thoracic-duct lymph flow during controlled ventilation in anesthetized dogs. Anesthesiology 1973; 6:607–612.
19. Kanarek DJ, Shannon DC. Adverse effect of positive end-expiratory pressure on pulmonary perfusion and arterial oxygenation. Am Rev Respir Dis 1975; 112:457–459.
20. Pepe PE, Hudson LD, Carrico CJ. Early application of positive end-expiratory pressure to patients at risk for the adult respiratory distress syndrome. N Engl J Med 1984; 311:281–286.
21. Good JT, Wol JF, Anderson JT, et al. The routine use of positive end-expiratory pressure after open heart surgery. Chest 1979; 76:397–400.
22. Banasik JL, Tyler ML. The effect of prophylactic positive end-expiratory pressure on mediastinal bleeding after coronary revascularization surgery. Heart Lung 1986; 15:43–48.
23. Zurick AM, Urzua J, Ghattas M, et al. Failure of positive end-expiratory pressure to decrease postoperative bleeding after cardiac surgery. Ann Thorac Surg 1982; 34:608–611.
24. Petersen GW, Baier H. Incidence of pulmonary barotrauma in a medical ICU. Crit Care Med 1983; 11:67–69.
25. Pingleton SK. Complications of acute respiratory failure. Am Rev Respir Dis 1988; 137:1463–1493.
26. Leithner C, Frass M, Pacher R, et al. Mechanical ventilation with positive end-expiratory pressure decreases release of alpha-atrial natriuretic peptide. Crit Care Med 1987; 15:484–488.
27. Shapiro HM, Marshall LF. Intracranial pressure responses to PEEP in head-injured patients. J Trauma 1978; 18:254–256.

Continuous positive airway pressure (CPAP)
28. Kirby RR, Taylor RW. PEEP and CPAP for respiratory failure: When, where, and why. J Crit Illness 1987; 2:42–52.

29 KÜNSTLICHER LUFTWEG, BAROTRAUMA UND PEEP

Zitierte Literatur

Übersichtsartikel
1. Pingleton SK. State of the art. Complications of acute respiratory failure. Am Rev Respir Dis 1988; 137:1463–1493.
2. Consensus conference on artificial airways in patients receiving mechanical ventilation. Chest 1989; 96:178–193.
3. Heffner JE, Miller S, Sahn SA. Tracheostomy in the intensive care unit. Parts 1 and 2. Chest 1986; 90:269–274, 430–436.

Künstliche Luftwege
4. Stauffer JL, Olson DE, Petty TL. Complications and consequences of endotracheal intubation and tracheostomy. Am J Med 1981; 70:65–76.
5. Zwillich CW, Pierson DJ, Creagh CE, et al. Complications of assisted ventilation: A prospective study of 354 consecutive episodes. Am J Med 1974; 57:161–170.
6. Goodman LR. Pulmonary support and monitoring apparatus. In: Goodman LR, Putnam CE, eds. Intensive care radiology. St. Louis: C.V. Mosby, 1978:29–90.
7. Gridlinger GA, Niehoff J, Hughes L, et al. Acute paranasal sinusitis related to nasotracheal intubation of head-injured patients. Crit Care Med 1987; 15:214–217.
8. Knodel AR, Beekman JF. Unexplained fevers in patients with nasotracheal intubation. JAMA 1982; 248:868–872.
9. Whited RE. A prospective study of laryngotracheal sequelae in long-term intubation. Laryngoscope 1984; 94:367–377.
10. Dunham CM, LaMonica C. Prolonged tracheal intubation in the trauma patient. J Trauma 1984; 24:120–124.
11. Shapiro M, Wilson RK, Cesar G, et al. Work of breathing through different sized endotracheal tubes. Crit Care Med 1986; 14:1028–1031.
12. Spray SB, Zuidema GD, Cameron JL. Aspiration pneumonia. Am J Surg 1976; 13:701–703.
13. Bernhard WN, Cottrell JE, Sivakumaran C, et al. Adjustment of intracuff pressure to prevent aspiration. Anesthesiology 1979; 50:363–366.

Barotrauma
14. Haake R, Schlichtig R, Ulstad DR, et al. Barotrauma. Pathophysiology, risk factors and prevention. Chest 1987; 91:608–613.
15. Powner DJ. Pulmonary barotrauma in the intensive care unit. J Intensive Care Med 1988; 3:224–232.
16. Petersen GW, Baier H. Incidence of pulmonary barotrauma in a medical ICU. Crit Care Med 1983; 11:67–69.
17. Steir M, Ching N, Roberts EB, Nealon TF. Pneumothorax complicating continuous ventilatory support. J Thorac Cardiovasc Surg 1974; 67:17–23.

18. Woodring JH. Pulmonary interstitial emphysema in the adult respiratory distress syndrome. Crit Care Med 1985; 13:786–791.
19. Chiles C, Ravin CE. Radiographic appearance of pneumothorax in the intensive care unit. Crit Care Med 1986; 14:677–680.

Auto-PEEP

20. Pepe PE, Marini JJ. Occult positive end-expiratory pressure in mechanically ventilated patients with airflow obstruction. Am Rev Respir Dis 1982; 126:166–170.
21. Qvist J, Pemberton M, Bennike KA. High-level PEEP in severe asthma. N Engl J Med 1982; 307:1347. (Letter)
22. Tobin M, Lodato RF. PEEP, auto-PEEP, and waterfalls. Chest 1989; 96:449–451.

30 DIE ENTWÖHNUNG DES PATIENTEN VON DER MASCHINELLEN BEATMUNG

Zitierte Literatur

Übersichtsartikel

1. Karpel JP, Aldrich TK. Respiratory failure and mechanical ventilation: Pathophysiology and methods to promote weaning. Lung 1986; 164:309–324.
2. Sporn PHS, Morganroth ML. Discontinuation of mechanical ventilation. Clin Chest Med 1988; 9:113–126.
3. Rochester DF, Arora NS. Respiratory muscle failure. Med Clin North Am 1983; 67:573–598.

Entwöhnungskriterien

4. Benedixen HH, et al. Respiratory care. St. Louis: C.V. Mosby Co. 1965; 137–156.
5. Stetson JB. Introductory essay in prolonged tracheal intubation. Int Anesthesiol Clin 1970; 8:774–775.
6. Pontoppidan H, Laver MA, Geffin B. Acute respiratory failure in the surgical patient. Adv Surg 1970; 4:163–254.
7. Sahn SA, Lakshminarayan S. Bedside criteria for discontinuation of mechanical ventilation. Cest 1973; 63:1002-1005.
8. Morganroth ML, et al. Criteria for weaning from prolonged mechanical ventilation. Arch Intern Med 1984; 144:1012–1016.

Sauerstoffverbrauch der Atmung

9. Harpin RP, Baker JP, Downer JP, et al. Correlation of the oxygen cost of breathing and length of weaning from mechanical ventilation. Crit Care Med 1987; 15:807–812.
10. Nashimura M, Taenaka N, Takezawa J, et al. Oxygen cost of breathing and inspiratory work of ventilator as weaning monitor in critically ill. Crit Care Med 1984; 12:258.

Entwöhnungsmethoden

11. Venus B, Smith RA, Mathru M. National survey of methods and criteria used for weaning from mechanical ventilation. Crit Care Med 1987; 15:530–533.
12. Ashutosh K. Gradual vs abrupt weaning from respiratory support in acute respiratory failure and advanced chronic obstructive lung disease. South Med J 1983; 76:1244–1248.
13. Prakash O, Meij MS, Van der Borden B. Spontaneous ventilation test vs. intermittent mandatory ventilation. Chest 1982; 81:403–405.

Häufige Probleme bei der Entwöhnung

14. Tobin MJ, Perez W, Guenther SM, et al. The pattern of breathing during successful and unsuccessful trials of weaning from mechanical ventilation. Am Rev Respir Dis 1986; 134:1111–1118.
15. Pourriat JL, Lamberto C, Hoang PH, et al. Diaphragmatic fatigue and breathing pattern during weaning from mechanical ventilation in COPD patients. Chest 1986; 90:703–707.
16. Wolff G, Gradel E. Hemodynamic performance and weaning from mechanical ventilation following open heart surgery. Eur J Intensive Care Med 1975; 1:99–104.
17. Weinberger SE, Schwartzstein RM, Weiss JW. Hypercapnia. N Engl J Med 1989; 321:1223–1230.
18. Pinsky M. The influence of positive pressure ventilation on cardiovascular function in the critically ill. Crit Care Clin 1985; 1:699–717.

Spezielle Überlegungen

19. Tesar GE, Stern TA. Evaluation and treatment of agitation in the intensive care unit. J Intensive Care Med 1986; 1:137–148.
20. Aubier M, DeTroyer A, Sampson M, et al. Aminophylline improves diaphragm contractility. N Engl J Med 1981; 305:249–252.
21. Brophy C, Miler A, Moxham J, Green M. The effect of aminophylline on respiratory and limb muscle contractility in man. Eur Respir J 1989; 2:652–655.
22. Swartz M, Marino PL. Diaphragm strength during weaning from mechanical ventilation. Chest 1985; 88:736–739.

31 ALGORITHMEN ZUR INTERPRETATION DES SÄURE-BASEN-STATUS

Zitierte Literatur

Allgemein
1. Cohen JJ, Kassirer JP, eds. Acid-base. Boston: Little Brown & Co. 1982.
2. Arieff AI, DeFronzo RA, eds. Fluid electrolyte and acid-base disorders. New York: Churchill Livingstone, 1985.
3. Kurtzman NA, Battle DC, eds. Acid-base disorders. Med Clin North Am 1983; 67:751–929.

Software
4. Krasner J, Marino PL. Respiratory expert. Philadelphia: W.B. Saunders, 1987.

Übersichtsartikel
5. Narins RG, Emmett M. Simple and mixed acid-base disorders: A practical approach. Medicine 1980; 59:161–187.
6. Fencl V, Rossing TH. Acid-base disorders in critical care medicine. Ann Rev Med 1989; 40:17–29.

Die ärztliche Leistung
7. Broughton JO, Kennedy TC. Interpretation of arterial blood gases by computer. Chest 1984; 85:148–149.
8. Hingston DM. A computerized interpretation of arterial pH and blood gas data: Do physicians need it? Respir Care 1982; 27:809–815.

Metabolische Alkalose
9. Javaheri S, Kazemi H. Metabolic alkalosis and hypoventilation in humans. Am Rev Respir Dis 1987; 136:1011–1016.

Die Anionenlücke
10. Emmet M, Narins RG. Clinical use of the anion gap. Medicine 1977; 56:38–54.
11. Oh MS, Carroll HS. The anion gap. N Engl J Med 1977; 297:814–817.
12. Goodkin DA, Krishna GG, Narins RG. The role of the anion gap in detecting and managing mixed metabolic acid-base disorders. Clin Endocrinol Metab 1984; 13:333–349.
13. Gabow PA, Kaehny WD, Fennessey PV, et al. Diagnostic importance of an increased serum anion gap. N Engl J Med 1980; 303:854–858.
14. Paulson WD. Anion gap-bicarbonate relationship in diabetic ketoacidosis. Am J Med 1986; 81:995–1000.

Anionenlücke im Urin
15. Battle DC, Hizon M, Cohen E, et al. The use of the urinary anion gap in the diagnosis of hyperchloremic metabolic acidosis. N Engl J Med 1988; 318:594–599.

Arterielle oder venöse Blutgasanalyse?
16. Griffith KK, McKenzie MB, Peterson WE, Keyes JL. Mixed venous blood-gas composition in experimentally induced acid-base disturbances. Heart Lung 1983; 12:581–586.

32 LAKTAZIDOSE, KETOAZIDOSE UND THERAPIE MIT ALKALISIERENDEN SUBSTANZEN

Zitierte Literatur

Laktazidose
1. Kruse JA, Carlson RW. Lactate metabolism. Crit Care Clin 1987; 3:725–746.
2. Mizock BA. Lactic acidosis. Disease-A-Month 1989; 35:237–300.
3. Weil MH, Afifi AA. Experimental and clinical studies on lactate and pyruvate as indicators of the severity of acute circulatory failure (shock). Circulation 1970; 16:989–1001.
4. Eldridge F. Blood lactate and pyruvate in pulmonary insufficiency. N Engl J Med 1966; 274.878–882.
5. Ott DD, Cooley DA. Cardiovascular surgery in Jehovah's Witnesses. Report of 542 operations without blood transfusions. JAMA 1977; 238:1256–1263.
6. Kruse JA, Zaidi SAJ, Carlson RW. Significance of blood lactate levels in critically ill patients with liver disease. Am J Med 1987; 83:77–82.
7. Campbell CH. The severe lactic acidosis of thiamine deficiency: Acute pernicious or fulminating beriberi. Lancet 1984; 1:446–449.
8. Bersin RM, Arieff AI. Primary lactic alkalosis. Am J Med 1988; 85:867–871.

D-Laktazidose
9. Smith SM, Eng RHK, Buccini F. Use of D-lactic acid measurements in the diagnosis of bacterial infections. J Infect Dis 1986; 154:658–664.

10. Stolberg L, Rolfe R, Giflin N, et al. D-lactic-acidosis due to abnormal gut flora. N Engl J Med 1982; 306:1344–1348.
11. Dahlquist NR, Perrault J, Callaway CW, Jones JD. D-lactic acidosis and encephalopathy after jejunoileostomy: Response to overfeeding and to fasting in humans. Mayo Clin Proc 1984; 59:141–145.

Diagnose
12. Gabow PA, Kaehny WD, Fennessey PV, et al. Diagnostic importance of an increased serum anion gap. N Engl J Med 1980; 303: 854–858.
13. Weil MH, Michaels S, Rackow EC. Comparison of blood lactate concentrations in central venous, pulmonary artery and arterial blood. Crit Care Med 1987; 15:489–490.

Natriumbikarbonat
14. Mehta PM, Kloner RA. Effects of acid-base disturbance, septic shock, and calcium and phosphorous abnormalities on cardiovascular function. Crit Care Clin 1987; 3:747–758.
15. Graf H, Arieff AI. The use of sodium bicarbonate in the therapy of organic acidosis. Intensive Care Med 1986; 12:286–288.
16. Stacpoole PW. Lactic acidosis. The case against bicarbonate therapy. Ann Intern Med 1986; 105:276–279.
17. Narins RG, Cohen JJ. Bicarbonate therapy for organic acidosis: The case for its continued use. Ann Intern Med 1987; 106:615–618.
18. Sun JH, Filley GF, Hord K, Kindig NB, Bartle EJ. Carbicarb: An effective substitute for NaHCO$_3$ for the treatment of acidosis. Surgery 1987; 102:835–839.

Dichloracetat
19. Stacpoole PW, Lorenz AC, Thomas RG, Harman EM. Dichloroacetate in the treatment of lactic acidosis. Ann Intern Med 1988; 108:58–63.

Ketoazidose
20. Owen OE, Caprio S, Reichard G, et al. Ketosis of starvation: A revisit and new perspectives. Clin Endocrin Metab 1983; 12:359–379.
21. Kriesberg RA. Diabetic ketoacidosis: An update. Crit Care Clin 1987: 3:817–834.
22. Brandt KR, Miles JM. Relationship between severity of hyperglycemia and metabolic acidosis in diabetic ketoacidosis. Mayo Clin Proc 1988; 63:1071–1074.
23. Gamblin GT, Ashburn RW, Kemp DG, Beuttel SC. Diabetic ketoacidosis presenting with a normal anion gap. Am J Med 1986; 80:758–760.
24. Zonszein J, Baylor P. Diabetic ketoacidosis with alkalemia: A review. West J Med 1988; 149:217–219.
25. Androgue HJ, Wilson H, Boyd AE, et al. Plasma acid-base patterns in diabetic ketoacidosis. N Engl J Med 1982; 307:1603–1610.
26. Morris LR, Murphy MB, Kitabchi AE. Bicarbonate therapy in severe diabetic ketoacidosis. Ann Intern Med 1986; 105 836–840.
27. Kriesberg RA. Acid-base and electrolyte disturbances in the alcoholic. In: Problems in Critical Care: The Substance Abuser. Dellinger RP (ed), Philadelphia, J.B. Lippincott, Vol. 1, pp. 66–77, 1987.
28. Kriesberg RA. Acid-base and electrolyte disturbances in the alcoholic. In: Dellinger RP ed. The substance abuser. Philadelphia: J.B. Lippincott, 1987; 66–77.

33 METABOLISCHE ALKALOSE

Zitierte Literatur

Übersichtsartikel
1. Rimmer JM, Gennari FJ. Metabolic alkalosis. J Intensive Care Med 1987; 2:137–150.
2. Riley LJ, Ilson BE, Narins RG. Acute metabolic acid-base disturbances. Crit Care Clin 1987; 3:699–724.
3. Galla JH, Luke RG. Pathophysiology of metabolic alkalosis. Hosp Pract 1987; (Oct): 95–118.

Ausgewählte Themen
4. Driscoll DF, Bistrian BR, Jenkins RL. Development of metabolic alkalosis after massive transfusion during orthotopic liver transplantation. Crit Care Med 1987; 15:905–908.
5. Javeheri S, Kazemi H. Metabolic alkalosis and hypoventilation in humans. Am Rev Respir Dis 1987; 136:1011–1016.
6. Rastegar HR, Woods M, Harken AH. Respiratory alkalosis increases tissue oxygen demand. J Surg Res 1979; 26:687–692.
7. Williams DB, Lyons JH. Treatment of severe metabolic alkalosis with intravenous infusion of hydrochloric acid. Surg Gynecol Obstet 1980; 150:315–321.
8. Brimioulle S, Vincent JL, Dufaye P, et al. Hydrochloric acid infusion for treatment of metabolic alkalosis: Effects on acid-base balance and oxygenation. Crit Care Med 1985; 13:738–742.

9. Duncan DA. Use of intravenous hydrochloric acid for the treatment of metabolic acidosis in renal or hepatic failure. Int Med Spec 1984; 5:56–63.

34 PRAKTISCHES VORGEHEN BEI OLIGURIE

Zitierte Literatur

Übersichtsartikel

1. Corwin HL, Bonventre JV. Acute renal failure in the intensive care unit. Parts 1 and 2. Intensive Care Med 1988; 14:10–16; 86–96.
2. Hou SH, Cohen JJ. Diagnosis and management of acute renal failure. Acute Care 1985; 11:59–84.
3. Sillix DH, McDonald FD. Acute renal failure. Crit Care Clin 1987; 5:909–925.

Medikamente und Nierenversagen

4. Sonheimer JH, Migdal SD. Toxic nephropathies. Crit Care Clin 1987; 5:883–907.
5. Linton AL, Clark WF, Driedger AA, et al. Acute interstitial nephritis due to drugs. Ann Intern Med 1980; 93:735–741.

Urinanalyse

6. Steiner RW. Interpreting the fractional excretion of sodium. Am J Med 1984; 77:699–702.
7. Miller TR, Anderson RJ, Linas SL, et al. Urinary diagnostic indices in acute renal failure. Ann Intern Med 1978; 89:47–50.

Maßnahmen am Krankenbett

8. Niemens EJ, Woods SL. Normal fluctuations in pulmonary artery and pulmonary capillary wedge pressures in acutely ill patients. Heart Lung 1982; 11:393–398.
9. Luke RG, Briggs JD, Allison MEM, Kennedy AC. Factors determining response to mannitol in acute renal failure. Am J Med Sci 1970; 259:168–172.
10. Rajagopalan PR, Reines HD, Pulliam C, et al. Reversal of acute renal failure using hemodilution with hydroxyethyl starch. J Trauma 1983; 795–800.
11. Francis GS, Siegel RM, Goldsmith SR, et al. Acute vasoconstrictor response to intravenous furosemide in patients with chronic congestive heart failure. Ann Intern Med 1985; 103:1–6.
12. Schrier RW. Acute renal failure. Kidney Int 1979; 15:205–216.
13. Schwartz LB, Gewertz B. The renal response to low dose dopamine. J Surg Res 1988; 45:574–588.
14. Lindner A. Synergism of dopamine and furosemide in diuretic-resistant oliguric renal failure. Nephron 1983; 33:121–126.

35 OSMOTISCHE REGULATIONSSTÖRUNGEN

Zitierte Literatur

Übersichtsartikel

1. Rose BD. New approach to disturbances in the plasma sodium concentration. Am J Med 1986; 81:1033–1040.
2. Alvis R, Geheb M, Cox M. Hypo- and hyperosmolar states: Diagnostic approaches. In: Arieff AI, DeFronzo R, eds. Fluid, electrolyte and acid-base disorders. New York: Churchill Livingstone, 1985; 185–221.
3. Narins RG, Jones ER, Stom MC, et al. Diagnostic strategies in disorders of fluid, electrolyte and acid-base homeostasis. Am J Med 1982; 72:496–520.

Hypertonische Syndrome

4. Geheb M. Clinical approach to the hyperosmolar patient. Crit Care Clin 1987; 5:797–815.
5. Katz MA. Hyperglycemia-induced hyponatremia – calculation of expected serum sodium depression. N Engl J Med 1973; 289:843–844.
6. Moran SM, Jamison RL. The variable hyponatremic response to hyperglycemia. West J Med 1985; 142:49–53.
7. Feig PU. Hypernatremia and hypertonic syndromes. Med Clin North Am 1981; 65:271–290.
8. Khadori R, Soler NG. Hyperosmolar hyperglycemic nonketotic syndrome. Am J Med 1984; 77:899–903.
9. Daugirdas JT, Kronfol NO, Tzamaloukas AH, Ing TS. Hyperosmolar coma: Cellular dehydration and the serum sodium concentration. Ann Intern Med 1989; 10:855–857.

Hyponatriämie

10. Arieff AI. Osmotic failure: Physiology and strategies for treatment. Hosp Pract 1988; 22:131–152.
11. Anderson RJ, Chung HM, Kluge R, Schrier RW. Hyponatremia: A prospective analysis of its epidemiology and the pathogenic role of vasopressin. Ann Intern Med 1985; 102:164–168.
12. Chung HM, Kluge R, Schrier RW, Anderson RA. Postoperative hyponatremia. A prospective study. Arch Intern Med 1985; 146:333–336.
13. Weisberg LS. Pseudohyponatremia: A reappraisal. Am J Med 1988; 86:315–318.

14. Ayus JC, Krothapalli RK, Arieff AI. Changing concepts in treatment of severe symptomatic hyponatremia. Am J Med 1985; 78:897–902.
15. Dubois GD, Arieff AI: Symptomatic hyponatremia: The case for rapid correction. In: Narins RG ed. Controversies in Nephrology and Hypertension. New York: Churchill Livingstone, 1984; 393–407.

36 KALIUM

Weiterführende Literatur
Tannen RL, ed. Potassium metabolism. Semin Nephrol. 1987; 7(Sep):171–273.

Zitierte Literatur

Übersichtsartikel
1. Brown RS. Extrarenal potassium homeostasis. Kidney Int 1986; 30:116–127.
2. Smith JD, Bia MJ, DeFronzo RA. Clinical disorders of potassium metabolism. In: Arieff AI, DeFronzo RA. Fluid, electrolyte and acid-base disorders. New York: Churchill Livingstone, 1985; 413–509.
3. Narins RG, Jones ER, Stom MC, et al. Diagnostic strategies in disorders of fluid, electrolyte and acid-base balance. Am J Med 1982; 72:496–520.

Hypokaliämie
4. Parker MS, Oster JR, Perez GO, Taylor AL. Chronic hypokalemia and alkalosis. Arch Intern Med 1980; 140:1336–1337.
5. Knochel JP. Etiologies and management of potassium deficiency. Hosp Pract 1987; 22(Jan):153–162.
6. Flakeb G, Villarread D, Chapman D. Is hypokalemia a cause of ventricular arrhythmias? J Crit Illness 1986; 1:66–74.
7. Surawicz B. Factors affecting tolerance to digitalis. J Am Coll Cardiol 1985; 5(Suppl):69A–81A.
8. Stanaszek WF, Romankiewicz JA. Current approaches to management of potassium deficiency. Drug Intell Clin Pharm 1985; 19:176–184.
9. Solomon R. The relationship between disorders of potassium and magnesium homeostasis. Semin Nephrol 1987; 7:253–262.

Hyperkaliämie
10. Rimmer JM, Horn JF, Gennari FJ. Hyperkalemia as a complication of drug therapy. Arch Intern Med 1987; 147:867–869.
11. Williams ME, Rosa RM. Hyperkalemia: Disorders of internal and external potassium balance. J Intensive Care Med 1988; 3:52–64.
12. Ponce SP, Jennings AE, Manias NE, Harrington JT. Drug-induced hyperkalemia. Medicine 1985; 64:357–370.
13. Edes TE, Sunderrajan EF. Heparin-induced hyperkalemia. Arch Intern Med 1985; 145:1070–1072.
14. Fisch C. Electrocardiography and vectorcardiography. In: Braunwald E, ed. Heart disease. A textbook of cardiovascular medicine. Philadelphia: W.B. Saunders, 1988; 180–222.
15. Villabona C, Rodriguez P, Joven J. Potassium disturbances as a cause of metabolic neuromyopathy. Intensive Care Med 1987; 13:208–210.
16. Blumberg A, Weidmann P, Shaw S, Gradinger M. Effect of various therapeutic approaches on plasma potassium and major regulating factors in terminal renal failure. Am J Med 1988; 85:507–512.

37 MAGNESIUM: DAS „UNBEKANNTE" ION

Zitierte Literatur
1. Elin RJ. Magnesium metabolism in health and disease. Disease-A-Month 1988; Apr 34:173.
2. Reinhart RA. Magnesium metabolism. A review with special reference to the relationship between intracellular content and serum levels. Arch Intern Med 1988; 148:2415–2420.
3. Whang R. Magnesium deficiency: Pathogenesis, prevalence, and clinical implications. Am J Med 1987; 82(3A):24–29.
4. Whang R, Oci TO, Watawabe A. Frequency of hypomagnesemia in hospitalized patients receiving digitalis. Arch Intern Med 1985; 145:655–656.
5. Reinhart RA, Desbiens NA. Hypomagnesemia in patients entering the ICU. Crit Care Med 1985; 13:506–507.
6. Ryzen E, Wagers PW, Singer FR, Rude RK. Magnesium deficiency in a medical ICU population. Crit Care Med 1985; 13:19–21.
7. Ryzen E, Elkayam U, Rude RK. Low blood mononuclear cell magnesium in intensive cardiac care unit patients. Am Heart J 1986; 111:475–480.
8. Chernow B, Bamberger S, Stoiko M, et al. Hypomagnesemia in patients in postoperative intensive care. Chest 1989; 95:391–397.
9. Ryan MP. Diuretics and potassium/magnesium depletion. Am J Med 1987; 82(3A):38–47.

10. Whang R, Oei TO, Aikawa JK, et al. Predictors of clinical hypomagnesemia. Arch Intern Med 1984; 144:1794–1796.
11. Iseri LT, Freed J, Bures AR. Magnesium deficiency and cardiac disorders. Am J Med 1975; 58:837–846.
12. Abraham AS, Rosenmann D, Kramer M, et al. Magnesium in the prevention of lethal arrhythmias in acute myocardial infarction. Arch Intern Med 1987; 147:753–755.
13. Rasmussen HS, Suenson M, McNair P, Nooregard P, Balsev S. Magnesium infusion reduces the incidence of arrhythmias in acute myocardial infarction. A double-blind placebo-controlled study. Clin Cardiol 1987; 10:351–356.
14. Iseri LT. Magnesium in coronary artery disease. Drugs 1984; 28(Suppl 1):151–160.
15. Iseri LT, French JH. Magnesium: Nature's physiologic calcium blocker. Am Heart J 1984; 108:188–193.
16. Laban E, Charbon GA. Magnesium and cardiac arrhythmias: Nutrient or drug? J Am Coll Nutr 1986; 5:521–532.
17. Cohen L, Kitzes R. Magnesium sulfate and digitalis-toxic arrhythmias. JAMA 1983; 249:2808–2810.
18. French JH, Thomas RG, Siskind AP, Brodsky M, Iseri LT. Magnesium therapy in massive digoxin intoxication. Ann Emerg Med 1984; 13:562–566.
19. Molloy DW, Dhingra S, Solven F, Wilson A, McCarthy DS. Hypomagnesemia and respiratory muscle power. Am Rev Respir Dis 1984; 129:497–498.
20. Oster JR, Epstein M. Management of magnesium depletion. Am J Nephrol 1988; 8:349–354.
21. Fassler CA, Rodriguez RM, Badesch DB, Stone WJ, Marini JJ. Magnesium toxicity as a cause of hypotension and hypoventilation. Arch Intern Med 1985; 145:1604–1606.

38 Kalzium und Phosphat

Zitierte Literatur

Kalzium
1. Kassirer JP, Hricik DE, Cohen JJ. Repairing body fluids. Philadelphia: W.B. Saunders, 1989;73–99.
2. Zaloga GP, Chernow B. Calcium metabolism. In: Geelhoed GW, Chernow B, eds. Endocrine aspects of acute illness. Clinics in critical care medicine. Vol. 5 New York: Churchill Livingstone, 1985.

Hypokalzämie
3. Desai TK, Carlson RW, Geheb MA. Hypocalcemia and hypophosphatemia in acutely ill patients. Crit Care Clin 1987; 5:927–941.
4. Ladenson JH, Levius JW, Boyd JC. Failure of total calcium corrected for protein, albumin and pH to correctly assess free calcium status. J Clin Endocrinol Metab 1978; 46:986–991.
5. Chernow B, Zaloga G, McFadden E, et al. Hypocalcemia in critically ill patients. Crit Care Med 1982; 10:848–851.
6. Desai TK, Carlson RW, Geheb MA. Prevalence and clinical implications of hypocalcemia in acutely ill patients in a medical intensive care unit setting. Am J Med 1988; 84:209–214.
7. Zaloga GP, Chernow B. The multifactorial basis for hypocalcemia during sepsis. Studies of the parathyroid hormone-vitamin D axis. Ann Intern Med 1987; 107:36–41.
8. Neville WE. Intensive care of the surgical cardiopulmonary patient. 2nd ed. Chicago: Year Book Medical Publishers, 1983; 77.

Hyperkalzämie
9. Roswell RH. Severe hypercalcemia: Causes and specific therapy. J Crit Illness 1987; 2:14–21.
10. Green L, Ringenberg QS. Current concepts in the management of hypercalcemia of malignancy. Hosp Form 1988; 23:268–287.
11. Baker JR, Wray HL, Early management of hypercalcemic crisis: Case report and literature review. Milit Med 1982; 147:756–760.
12. Hosking DJ, Cowley A, Bucknall CA. Rehydration in the treatment of severe hypercalcemia. QJ Med 1981; 22:473–481.

PHOSPHORUS
13. Yu GC, Lee DB. Clinical disorders of phosphorus metabolism. West J Med 1987; 147:564–576.

Hypophosphatämie
14. King AL, Sica DA, Miller G, Pierpaoli S. Severe hypophosphatemia in a general hospital population. South Med J 1987; 80:831–835.
15. Halevy J, Bulvik S. Severe hypophosphatemia in hospitalized patients. Arch Intern Med 1988; 148:153–155.
16. Janson C, Birnbaum G, Baker FJ. Hypophosphatemia. Ann Emerg Med 1983; 12:107–116.
17. Agusti AGN, Torres A, Estopa R, Agusti-Vidal A. Hypophosphatemia as a cause of failed weaning: The importance of metabolic factors. Crit Care Med 1984; 12: 142–143.

18. Shoenfeld Y, Hager S, Berliner S, et al. Hypophosphatemia as a diagnostic aid in sepsis. NY State Med J 1982; 82: 163–165.
19. Gravelyn TR, Brophy N, Siegert C, Peters-Golden M. Hypophosphatemia-associated respiratory muscle weakness in a general inpatient population. Am J Med 1988; 84:870–875.
20. Youssef HAE. Hypophosphatemic respiratory failure complicating total parenteral nutrition. An iatrogenic potentially lethal hazard. Anesthesiology 1982; 57:246.
21. Lentz RD, Brown DM, Kjellstrand CM. Treatment of severe hypophosphatemia. Ann Intern Med 1978; 89:941–944.
22. Kingston M, Al-Siba MB. Treatment of severe hypophosphatemia. Crit Care Med 1985; 13:16–18.

39 *NÄHRSTOFFBEDARF*

Weiterführende Literatur

Allgemein

Burzstein S, Elwyn DH, Askanazi J, Kinney JM, eds. Energy metabolism, indirect calorimetry, and nutrition. Baltimore: Williams & Wilkins, 1989.
Proceedings of the First International Workshop on Nutrition and Metabolism in Hospital Nutrition. JPEN 1987; 11(Suppl) (Sep–Oct).
Weissman C, ed. Nutritional support in the critically ill patient. Critical Care Clinics. Philadelphia: W.B. Saunders, (Jan) 1987.

Zitierte Literatur

Energie- und Proteinbedarf

1. Jequier E. Measurement of energy expenditure in clinical nutritional assessment. JPEN, 1987; 11(Suppl):86S–89S.
2. Westenskow DR, Schipke CA, Raymond JL, et al. Calculation of metabolic expenditure and substrate utilization from gas exchange measurements. JPEN 1988; 12:20–24.
3. Long CL, Schaffel N, Geiger JW, et al. Metabolic response to injury and illness: Estimation of energy and protein needs from indirect calorimetry and nitrogen balance. JPEN 1979; 3:452–456.
4. Weissman C, Kemper M, Askanazi J, Hyman AI, Kinney JM. Resting metabolic rate of the critically ill patient: Measured versus predicted. Anesthesiology 1986;64:673–679.
5. Mann S, Westenskow DR, Houtchens BA. Measured and predicted caloric expenditure in the acutely ill. Crit Care Med 1985; 13:173–177.
6. Swanimar DL, Phang PT, Jones RL, et al. Twenty-four hour energy expenditure in critically ill patients. Crit Care Med 1987; 15:637–643.
7. Paauw, JD, McCamish MA, Dean RE, Ouellette TR. Assessment of caloric needs in stressed patients. J Am Coll Nutr 1984; 3:51–59.
8. Askanazi J, Carpentier YA, Elwyn DH, et al. Influence of total parenteral nutrition on fuel utilization in injury and sepsis. Ann Surg 1980; 191:40–46.
9. Stein TP. Why measure the respiratory quotient of patients on total parenteral nutrition? J Am Coll Nutr 1985; 4:501–513.
10. Linscheer WG, Vergroesen AJ. Lipids. In: Shils ME, Young VR eds. Modern nutrition in health and disease. 7th ed. Philadelphia: Lea & Febiger, 1988; 72–107.
11. Munro HN, Crim MC. The proteins and amino acids. In: Shils ME, Young VR eds. Modern nutrition in health and disease. 7th ed. Philadelphia: Lea & Febiger, 1988; 1–37.

Vitamine und Spurenelemente

12. Dempsey DT, Mullen JL, Rombeau JL, et al. Treatment effects of parenteral vitamins in total parenteral nutrition patients. JPEN 1987; 11:229–237.
13. Campillo B, Zittoun J, de Gialluly E. Prophylaxis of folate deficiency in acutely ill patients: Results of a randomized clinical trial. Intensive Care Med 1988; 14:640–645.
14. Beard M, Hatipov C, Hamer J. Acute onset of folate deficiency in patients under intensive care. Crit Care Med 1980; 8:500–503.
15. McConachie I, Haskew A. Thiamine status after major trauma. Intensive Care Med 1988; 14:628–631.
16. Reuler JB, Girard DE, Cooney TG. Wernicke's encephalopathy. NEJM 1985; 312:1035–1038.
17. Shenkin A. Trace elements in intensive care. Intensive Care Digest 1988; 7:20–23.
18. Aggett PJ. Physiology and metabolism of essential trace elements: An outline. Clin Endocrinol Metab 1985; 14:513–543.
19. Neve J, Vertongen F, Molle L. Selenium deficiency. Clin Endocrinol Metab 1985; 14:629–656.
20. Martin RF, Young VR, Janghorbani M. Selenium content of enteral formulas. JPEN 1986; 10:213–215.
21. Prasad AS. Clinical, endocrinological and biochemical effects of zinc deficiency. Clin Endocrinol Metab 1985; 14:567–589.

22. Takagi Y, Okada A, Itakura T, Kawashama Y. Clinical studies on zinc metabolism during total parenteral nutrition as related to zinc deficiency. JPEN 1986; 10:195–201.

40 Enterale Ernährung

Weiterführende Literatur

Rombeau JL, Caldwell MD, eds. Enteral and tube feeding. 1st ed., Philadelphia: W.B. Saunders, Co., 1984.

Zitierte Literatur

Übersichtsartikel

1. A.S.P.E.N. Board of Directors. Guidelines for the use of enteral nutrition in the adult patient. JPEN 1987; 11:435–439.

Trophische Einflüsse

2. Wilmore DW, Smith RJ, O'Dweyer ST, et al. The gut: A central organ after surgical stress. Surgery 1988; 104:917–923.
3. Deitch EA, Wintertron J, Li MA, Berg R. The gut is a portal of entry or bacteremia. Ann Surg 1987; 205:681–690.
4. Fox AD, Kripke SA, Berman JR, Settle RG, Rombeau JL. Reduction of severity of enterocolitis by glutamine-supplemented enteral diets. Surg Forum 987; 38:43–44.
5. Cerra FB. Metabolic manifestations of multiple systems organ failure. Crit Care Clin 1989; 5:119–132.

Nasoenterale Sondenernährung

6. Ramos SM, Lindine P. Inexpensive, safe and simple nasoenteral intubation – an alternative for the cost conscious. JPEN 1986; 10:78–81.
7. Metheny NA, Eisenberg P, Spies M. Aspiration pneumonia in patients fed through nasoenteral tubes. Heart Lung 1986; 15:256–261.
8. Raff MH, Cho S, Dale R. A technique for positioning nasoenteral feeding tubes. JPEN 1987; 11:210–213.
9. Valentine RJ, Turner WW, Jr. Pleural complications of naso-enteric feeding tubes. JPEN 1985; 9:605–607.
10. Rombeau JL, Caldwell MD, Forlaw L, Geunter PA, eds. Atlas of nutritional support techniques. Boston: Little, Brown & Co., 1989; 77–106.
11. Rees, RGP, Payne-James JJ, King C, Silk DBA. Spontaneous transpyloric passage and performance of »finebore« polyurethane feeding tubes: a controlled clinical trial. JPEN 1988; 12:469–472.
12. Whatley K, Turner WW, Dey M, Leonard J, Guthrie M. When does metoclopromide facilitate transpyloric intubations? JPEN 1984; 8:679–681.

Ernährungsmethoden

13. Jones BMJ. Enteral feeding: Techniques and administration. Gut 1986; 27 (Suppl):47–50.
14. Zarlin EJ, Parmar JR, Mobarhan S, Clapper M. Effect of enteral formula infusion rate, osmolality, and chemical composition upon clinical tolerance and carbohydrate absorption in normal subjects. JPEN 1986; 10:588–590.
15. Rees RGP, Keohane PP, Grimble GK, Forst PG, Attrill H, Silk DBA. Elemental diet administered nasogastrically without starter regimens to patients with inflammatory bowel disease. JPEN 1986; 10:258–262.
16. Koruda M, Geunther P, Rombeau J. Enteral nutrition in the critically ill. Crit Care Clin 1987; 3:133–153.

Sondenenterostoma

17. Hassett JM, Sunby C, Flint LM. No elimination of aspiration pneumonia in neurologically disabled patients with feeding gastrostomy. Surg Gynecol Obstet 1988; 167:383–388.
18. Gauderer MWL, Stellato TA. Gastrostomies: Evolution, techniques, indications, and complications. Current Probl Surg 1986; 23:660–719.
19. Ponsky JL, Gauderer MWL. Percutaneous endoscopic gastrostomy: Indications, limitations, techniques, and results. World J Surg 1989; 13:165–170.
20. Ryan JA, Page CP. Intrajejunal feeding: Development and current status. JPEN 1984; 8:187–198.
21. Sarr MG. Needle catheter jejunostomy: An unappreciated and misunderstood advance in the care of patients after major abdominal operations. Mayo Clin Proc 1988; 63:565–572.
22. Adams MB, Seabrook GR, Quebbemen EA, Condon RE. Jejunostomy. Arch Surg 1986; 121: 236–238.

Formeln und Komplikationen

23. Heimburger DC, Weinsier RL. Guidelines for evaluating and categorizing enteral feeding formulas according to therapeutic equivalence. JPEN 1985; 9:61–67.
24. Jenkins DJA. Dietary fiber. In: Shils ME, Young VR, eds. Modern nutrition in health and disease. 7th ed. Philadelphia: Lea & Febiger, 1988; 52–71.
25. Marcuard CP, Segall KL, Trogdon S. Clearing obstructed feeding tubes. JPEN 1989; 13:81–83.

41 PARENTERALE ERNÄHRUNG

Weiterführende Literatur
Rombeau JL, Caldwell MD, eds. Parenteral nutrition. Philadelphia: Lea & Febiger, 1986.
Weissman C, ed. Nutritional support. Crit Care Clin 1987; 3(1)(Jan):97.
Askanazi, J, ed. Nutrition and respiratory disease. Clin Chest Med 1986; 7:141.

Übersichtsartikel
1. Gilder H. Parenteral nourishment of patients undergoing surgical or traumatic stress. J Parenter Enter Nutr 1986; 10:88-99.
2. Louie N, Niemiec PW. Parenteral nutrition solutions. In: Rombeau JL, Caldwell MD, eds. Parenteral nutrition. Philadelphia: W.B. Saunders, 1986.
3. Rodriguez JL, Askanazi J, Weissman C, et al. Ventilatory and metabolic effects of glucose infusions. Chest 1985; 88:512-518.
4. Skeie B, Askanazi J, Rothkopf M, et al. Intravenous fat emulsions and lung function. A review. Crit Care Med 1988; 16:183-193.

Komplikationen
5. Weinsier RL, Bacon PHJ, Butterworth CE. Central venous alimentation: A prospective study of the frequency of metabolic abnormalities among medical and surgical patients. J Parenter Enter Nutr 1982; 6:421-425.
6. Baker AL, Rosenberg IH. Hepatic complications of total parenteral nutrition. Am J Med 1987; 82:489-497.
7. Bernotti PN, Bistrian BR. Practical aspects and complications of total parenteral nutrition. Crit Care Clin 1987; 3:115-131.
8. Stein TP. Why measure the respiratory quotient of patients on total parenteral nutrition? J Am Coll Nutr 1985; 4:501-503.
9. Weinsier R, Krumdieck C. Death resulting from overzealous total parenteral nutrition: The refeeding syndrome revisited. Am J Clin Nutr 1981; 34:393-399.
10. Amene PC, Sladen RN, Feeley TW, Fisher R. Hypercapnia during total parenteral nutrition with hypertonic dextrose. Crit Care Med 1988; 15:171-172.
11. Askanazi J, Matthews D, Rothkopf M. Patterns of fuel utilization during parenteral nutrition. Surg Clin North Am 1986; 66:1091-1103.
12. Jensen GL, Seidner DL, Mascioli EA, et al. Fat emulsion infusion and reticuloendothelial system function in man. J Parenter Enter Nutr 1988; 12:4551.

42 STÖRUNGEN DER NEBENNIEREN- UND SCHILDDRÜSENFUNKTION BEI INTENSIVPATIENTEN

Weiterführende Literatur

Geelhoed GW, Chernow B, eds. Endocrine aspects of acute illness. Clinics in critical care medicine. New York: Churchill Livingstone, 1985.

Zitierte Literatur

Übersichtsartikel
1. Felicetta JV, Sowers JR. Endocrine changes with critical illness. Crit Care Clin 1987; 3:855-870.
2. Knowlton AI. Adrenal insufficiency in the intensive care setting. Intensive Care Med 1989; 4:35-45.
3. Zaloga GP, Smallridge RC. Thyroid alterations in acute illness. Semin Respir Med 1985; 7:95-107.

Nebenniereninsuffizienz
4. Drucker D, Shandling M. Variable adrenocortical function in acute medical illness. Crit Care Med 1985; 13:477-479.
5. Xarli VP, Steele A, Davis PJ, et al. Adrenal hemorrhage in the adult. Medicine 1978; 57:211-221.
6. Sibbald WJ, Short A, Cohen MP, Wilson RF. Variations in adrenocortical responsiveness during severe bacterial infections. Ann Surg 1977; 186:29-33.
7. Passmore JM, Jr. Adrenal cortex. In: Geelhoed SW, Chernow B, eds. Endocrine aspects of acute illness. Clinics in critical care medicine. Vol 5. New York: Churchill Livingstone, 1985; 97-134.
8. Barnett AH, Espiner EA, Donald RA. Patients presenting with Addison's disease need not be pigmented. Postgrad Med J 1982; 58:690-692.
9. Dorin RI, Kearns PJ. High output circulatory failure in acute adrenal insufficiency. Crit Care Med 1988; 16:296-297.

Schilddrüsenfunktionsstörungen

10. Morley JE, Slag MF, Elson MK, Shafer RB. The interpretation of thyroid function tests in hospitalized patients. JAMA 1983; 249:2377–2379.
11. Koenig RJ, Larsen PR, Enrique Silva J. Current approach to the euthyroid patient with abnormal thyroid function tests. Resident & Staff Physician 1987; 33:49–62.
12. Zaloga GP, Chernow B. Thyroid function in acute illness. In: Geelhoed GW, Chernow B, eds. Endocrine aspects of acute illness. Clinics in critical care medicine. Vol 5. New York: Churchill Livingstone, 1985:67–96.
13. Chopra IJ, Solomon DH, Hepner GW, Morgenstein AA. Misleading low free thyroxine index and usefulness of reverse triiodothyronine measurement in nonthyroidal illnesses. Ann Intern Med 1979; 90:905–912.
14. Ehrmann DA, Sarne DH. Early identification of thyroid storm and myxedema coma. J Crit Illness 1988; 3:111–118.
15. McCulloch W, Price P, Hinds CJ, Wass JAH. Effects of low dose triiodothyronine in myxedema coma. Intensive Care Med 1985; 11:259–262.

43 *Nosokomiales Fieber – Versuch einer Annäherung*

Zitierte Literatur

Nosokomiales Fieber

1. Felice GA, Weiler MD, Hughes RA, Gerding DN. Nosocomial febrile illnesses in patients on an internal medicine service. Arch Intern Med 1989; 149:319–324.
2. Tondberg D, Sklar D. Effect of tachypnea on the estimation of body temperature by an oral thermometer. N Engl J Med 1983; 308:945–946.
3. Mellors JW, Horwitz RI, Harvey MR et al. A simple index to identify occult bacterial infection in adults with acute unexplained fever. Arch Intern Med 1987; 147:666–671.
4. Cunha BA, Digamon-Beltran M, Gobbo PN. Implications of fever in the critical care setting. Heart Lung 1984; 13:460–465.
5. Wollschlager CM, Conrad AR, Khan FA. Common complications in critically ill patients. Disease-a-Month 1988; 34(May):221–293.

Postoperatives Fieber

6. Freischlag J, Busuttil RW. The value of postoperative fever evaluation. Surgery 1983; 94:358–363.
7. Glaciel L, Richet H. A prospective study of postoperative fever in a general surgery department. Infect Control 1985; 6:487–491.
8. Britt BA. Malignant hyperthermia. In: Orkin FK, Cooperman LH. Complications in anesthesiology. Philadelphia: J.B. Lippincott, 1983:291–307.
9. Wenzel RP, Hunting KJ, Osterman CA. Postoperative wound infection rates. Surg Gynecol Obstet 1979; 144:749–755.
10. Meyers JK, Lembeck L, O'Kane H, Baue AE. Changes in functional residual capacity of the lung after operation. Arch Surg 1975; 110:576–583.

Fieber nach diagnostischen oder therapeutischen Eingriffen

11. Pollack VE: Adverse effects and pyrogenic reactions during hemodialysis. JAMA 1988; 260:2106–2107.
12. Periera W, Kovnat DM, Khan MA et al. Fever and pneumonia after flexible fiberoptic bronchoscopy. Am Rev Respir Dis 1975; 112:59–63.

Sinusitis

13. Grindlinger GA, Niehoff J, Hughes L et al. Acute paranasal sinusitis related to nasotracheal intubation of head-injured patients. Crit Care Med 1987; 15:214–217.
14. Aebert H, Hunefeld G, Regel G. Paranasal sinusitis and sepsis in ICU patients with nasotracheal intubation. Intensive Care Med 1988; 15:27–30.

Abdominale Ursachen

15. Orlando R, Gleason E, Drezner AD. Acute acalculous cholecystitis in the critically ill patient. Am J Surg 1983; 145:472–476.
16. Savino JA, Scalea TM, Del Guercio LRM. Factors encouraging laparotomy in acalculous cholecystitis. Crit Care Med 1985; 13:377–380.
17. Stillwell M, Caplan ES. The septic multiple-trauma patient. Crit Care Clin 1988; 4:345–373.
18. Van Thiel DH. Gastrointestinal and hepatic manifestations of chronic alcoholism. Gastroenterology 1981; 81:594–615.
19. Wood M, Anderson M, eds. Neurologic infections. Philadelphia: W.B. Saunders, Co., 1988; 49–130.

Nicht-infektiöse Ursachen

20. Svensson LG, Decker G, Kinsley RB. A prospective study of hyperamylassemia and pancreatitis after cardiopulmonary bypass. Ann Thorac Surg 1984; 39:409–411.
21. Steinberg WM, Goldstein SS, Davis ND et al. Diagnostic assays in acute pancreatitis. Ann Intern Med 1985; 102:576–580.
22. Cooke M, Sande MA. Diagnosis and outcome of bowel infarction on an acute medical service. Am J Med 1983; 75:984–992.
23. Murray HW, Ellis GC, Blumenthal DS et al. Fever and pulmonary thromboembolism. Am J Med 1979; 67:232–235.
24. Mackowiak PA, LeMaistre CF. Drug Fever: A critical appraisal of conventional concepts. Ann Intern Med 1987; 106:728–733.
25. Chang YC, Gross EM. Utility of naproxen in the differential diagnosis of fever of undetermined origin in patients with cancer. Am J Med 1984; 76:597–603.
26. Lorell BH, Braunwald E. Pericardial Disease. In: Braunwald E, ed, Heart Disease. A textbook of cardiovascular medicine. 2nd ed. Philadelphia: W.B. Saunders, Co., 1988; 1484–1534.

Diagnose und Therapie

27. Aronson MD, Bor DH. Blood cultures. Ann Intern Med 1987; 106: 246–253.
28. Rubin M, Pizzo PA. Update on the management of the febrile neutropenic patient. Res Staff Physician 1989; 35:25–43.
29. Sheagren JN. Guidelines for the use of the teichoic acid antibody assay. Arch Intern Med 1984; 144:250–251.

44 Nosokomiale Pneumonie

Zitierte Literatur

Übersichtsartikel

1. Craven DE, Driks MR. Nosocomial pneumonia in the intubated patient. Semin Respir Med 1987; 2:20–33.
2. Hessen MT, Kaye D. Nosocomial pneumonia. Crit Care Clin 1988; 4:245–257.
3. Verghese A, Berk SL. Bacterial pneumonia in the elderly. Medicine 1983; 62:271–285.

Mikrobiologie

4. Ruiz-Santana S, Jiminez AG, Estcban A, et al. ICU pneumonias: A multi-institutional study. Crit Care Med 1987; 15:930–932.
5. Bartlett JG, O'Keefe P, Tally FP. Bacteriology of hospital-acquired pneumonia. Arch Intern Med 1986; 146:868–874.
6. Meyer RD. *Legionella* infections: A review of five years of research. Rev Infect Dis 1983; 5:258–278.

Pathogenese

7. Higuchi JH, Johanson WG. Colonization and bronchopulmonary infection. Clin Chest Med 1983; 3:133–142.
8. Johanson WG, Pierce AK, Sanford JP. Changing pharyngeal bacterial flora of hospitalized patients. N Engl J Med 1969; 281:1137–1140.
9. Driks MR, Craven DE, Celli BR, et al. Nosocomial pneumonia in intubated patients given sucralfate as compared with antacids or histamine type-2 blockers. N Engl J Med 1987; 317:1376–1382.

Klinische Diagnosestellung

10. Bryant LR, Mobin-Uddin K, Dillon ML, et al. Misdiagnosis of pneumonia in patients needing mechanical respiration. Arch Surg 1973; 106:286–288.
11. Garner JS, Jarvis WR, Emori TG, et al. CDC definitions for nosocomial infections, 1988. Am J Infect Control 1988; 16:128–140.
12. Andrews CP, Coalson JJ, Smith JD, Johanson WG, Jr. Diagnosis of nosocomial bacterial pneumonia in acute diffuse lung injury. Chest 1981; 80:254–258.
13. Berger R, Arango L. Etiologic diagnosis of bacterial nosocomial pneumonia in seriously ill patients. Crit Care Med 1985; 13:833–836.
14. Murray PR, Washington JA. Microscopic and bacteriologic analysis of expectorated sputum. Mayo Clin Proc 1975; 50:339–344.
15. Salata RA, Lederman MM, Shlaes DM. Diagnosis of nosocomial pneumonia in intubated intensive care unit patients. Am Rev Respir Dis 1987; 135:426–432.

Bronchoskopie

16. Chastre J, Viau F, Brun P, et al. Prospective evaluation of the protected specimen brush for the diagnosis of pulmonary infections in ventilated patients. Am Rev Respir Dis 1984; 130:924–929.
17. Fagon J-Y, Chastre J, Hance AJ, et al. Detection of nosocomial lung infection in ventilated patients. Am Rev Respir Dis 1988; 138:110–116.

18. Richard C, Pezzang M, Bouhaja B, et al. Comparison of non-protected lower respiratory tract secretions and protected specimen brush samples in the diagnosis of pneumonia. Intensive Care Med 1988;14:30–33.

Pleuraergüsse

19. Light RW, Meyer RD, Sahn SA, et al. Parapneumonic effusions and empyema. Clin Chest Med 1985; 6:55–62.

Präventivtherapie

20. van Uffelen R, Rommes JH, van Saene HKF. Preventing lower airway colonization and infection in mechanically ventilated patients. Crit Care Med 1987; 15:99–102.
21. Stoutenbeek CP, van Saene HKF, Miranda DR, et al. The effect of oropharyngeal decontamination using topical nonabsorbable antibiotics on the incidence of nosocomial respiratory tract infections in multiple trauma patients. J Trauma 1987; 27:357–364.

AIDS

22. Rankin JA, Collman R, Daniele RP. Acquired immune deficiency syndrome and the lung. Chest 1988; 94:155–164.
23. Masur H, Kovacs JA. Treatment and prophylaxis of *Pneumocystis carinii* pneumonia. In: Sande MA, Volberding PA, eds. The medical management of AIDS. Philadelphia: W.B. Saunders, 1988; 181–192.
24. MacFadden DK, Edelson JD, Hyland RH. Corticosteroids as adjunctive therapy in treatment of pneumocystis carinii pneumonia in patients with acquired immunodeficiency syndrome. Lancet 1987; 2:1477–1479.

45 KATHETERSEPSIS

Zitierte Literatur

Übersichtsartikel

1. Weinbaum DL. Nosocomial bacteremia. Clin Crit Care Med 1986; 12:39–58.
2. Hampton AA, Sheretz RJ. Vascular-access infections in hospitalized patients. Surg Clin North Am 1988; 68:57–71.

Koagulase-negative Staphylokokken

3. Lowy FD, Hammer SM. *Staphylococcus epidermidis* infections. Ann Intern Med 1983; 99:834–839.
4. Sheagren JN. Significance of blood culture isolates of *Staphylococcus epidermidis*. [Editorial] Arch Intern Med 1987; 147:635.
5. Williams JW, Wenzel RP. Coping with methicillin-resistant *S. aureus* infections. J Crit Illness 1987; 2:65–68.

Klinisches Vorgehen

6. Aronson MD, Bor DH. Blood cultures. Ann Intern Med 1987; 106:246–253.
7. Benezra D, Kiehn TE, Gold JWM, et al. Prospective study of infections in indwelling central venous, catheters using quantitative blood cultures. Am J Med 1988; 85:495–498.
8. Pettigrew RA, Lang SDR, Haydock DA, et al. Catheter-related sepsis in patients on intravenous nutrition: A prospective study of quantitative catheter cultures and guidewire changes for suspected sepsis. Br J Surg 1985; 72:52–55.
9. Bozzetti F, Terno G, Bonfanti G, et al. Prevention and treatment of central venous catheter sepsis by exchange via a guidewire. Ann Surg 1983; 198:48–52.
10. Sitzmann JV, Townsend TR, Siler MC, et al. Septic and technical complications of central venous catheterization. Ann Surg 1985; 201:766–770.
11. Maki DG, Weise CE, Sarafin HW. A semiquantitative culture method for identifying intravenous-catheter related infection. N Engl J Med 296:1305–1309, 1977.
12. Goldstein E, Hoeprich PD. Problems in the diagnosis and treatment of systemic candidiasis. Pediatr Infect Dis J 1982; 1:11–18.
13 Power J, Wing EJ, Talamo TS, et al. Fatal bacterial endocarditis as a complication of permanent indwelling catheters. Am J Med 1986; 81:166–168.
14. Cooper GL, Hopkins CC. Rapid diagnosis of intravascular catheter-associated infection by direct gram staining of catheter segments. N Engl J Med 1985; 312:1142–1147.
15. Markus S, Buday S. Culturing indwelling central venous catheters in situ. Infect Surg 1989; 8:156–162.
16. Bozetti F, Terno G, Camerini E, et al. Pathogenesis and predictability of central venous catheter sepsis. Surgery 1982; 91:383–389.
17. Garrison RN, Richardson JD, Fry DE. Catheter-associated septic thrombophlebitis. South Med J 1982; 75:917–919.
18. Verghese A, Widrich WC, Arbeit RD. Central venous septic thrombophlebitis – the role of medical therapy. Medicine 1985; 64:394–400.
19. Henderson DK, Edwards JE, Montgomerie JZ. Hematogenous *Candida* endophthalmitis in patients receiving parenteral hyperalimentation fluids. J Infect Dis 1981; 143:655–661.

20. Rubin M, Pizzo PA. Update on the management of the febrile neutropenic patient. Resident & Staff Physician 1989; 35:25–43.

Übliches Vorgehen
21. Hilton E, Haslett TM, Borestein MT, et al. Central catheter infections: Single- versus triple-lumen catheters. Influence of guide wires on infection rates when used for replacement of catheters. Am J Med 1988; 84:667–672.
22. Heard SO. Do protective sleeves maintain sterility of pulmonary artery catheters? J Crit Illness 1987; 2:16–17.

46 *INFEKTIONEN DER ABLEITENDEN HARNWEGE*

Zitierte Literatur

Übergreifende Arbeiten
1. Cunin CM. Detection, prevention and management of urinary tract infections. 4th ed. Philadelphia: Lea & Febiger, 1987.

Übersichtsartikel
2. Wong ES. New aspects of urinary tract infections. Clin Crit Care Med 1987; 12:25–38.
3. Roberts JA. Urinary tract infections. Am J Kidney Dis 1984; 4:103–115.
4. Warren JW. Catheter-associated urinary tract infections. Infect Dis Clin North Am 1987; 1:823–854.

Pathogenese
5. Sobel JD. Pathogenesis of urinary tract infections: host defenses. Infect Dis Clin North Am 1987; 1:751–772.
6. Howard RJ. Host defense against infection – Part 1. Curr Probl Surg 1980; 27:267–316.
7. Daifuku R, Stamm WE. Bacterial adherence to bladder uroepithelial cells in catheter-associated urinary tract infection. N Engl J Med 1986; 314:1208–1213.

Mikrobiologie
8. Jarvis WR, White JM, Munn VP, et al. Nosocomial infections surveillance, 1983. MMWR 1985; 33:14SS.

Klinische Diagnosestellung

9. Stark RP, Maki DG. Bacteriuria in the catheterized patient. What quantitative level of bacteriuria is relevant? N Engl J Med 1984; 311:560–564.
10. Platt R. Quantitative definition of bacteriuria. Am J Med 1983; 75:44–52.
11. Stamm WE. Measurement of pyuria and its relation to bacteriuria. Am J Med 1983; 75:53–58.
12. Jenkins RD, Fenn JP, Matsen JM. Review of urine microscopy for bacteriuria. JAMA 1986; 255:3397–3403.
13. Martinez OV, Civetta JM, Anderson K, et al. Bacteriuria in the catheterized surgical intensive care unit patient. Crit Care Med 1986; 14:188–191.
14. Grahn D, Norman DC, White ML, et al. Validity of urinary catheter specimen for diagnosis of urinary tract infection in the elderly. Arch Intern Med 1985; 145:1858–1860.

Candidurie
15. Sobel JD. *Candida* infections in the intensive care unit. Crit Care Clin 1988; 4:325–344.
16. Parke D, Jones D, Gentry L. Endogenous endophthalmitis among patients with candidemia. Ophthalmology 1982; 89:789–792.

47 *GRUNDLAGEN DER ANTIBIOTIKATHERAPIE*

Übersichtsartikel

Allgemein
1. Conte JE, Jr, Barriere SL. Antibiotics and infectious diseases. 6th ed. Philadelphia: Lea & Febiger, 1988.
2. The choice of antimicrobial drugs. The Med Let 1988; 30(Mar):33–40.
3. Neu HC ed. Update on antibiotics I. Med Clin North Am 1987;71(Nov).
4. Neu HC ed. Update on antibiotics II. Med Clin North Am 1988; 72(May).

Aminoglykoside
5. Pancoast SJ. Aminoglycoside antibiotics in clinical use. Med Clin North Am 1988; 72:581–612.
6. Whelton A. Treatment of gram-negative infections in patients with renal impairment: New alternatives to aminoglycosides. J Clin Pharmacol 1988; 28:866–878.
7. Rubin M, Pizzo PA. Update on the management of the febrile neutropenic patient. Resident & Staff Physician 1989; 35:25–44.
8. Sillix DH, McDonald FD. Acute renal failure. Crit Care Clin 1987; 3:909–925.
9. Kaloyanides GJ, Pastoriza-Munoz E. Aminoglycoside nephrotoxicity. Kidney Int 1980; 18:571–582.
10. Desai TK, Tsang TK. Aminoglycoside nephrotoxicity in obstructive jaundice. Am J Med 1988; 85:47–50.

Amphotericin
11. Bodey GP. Topical and systemic antifungal agents. Med Clin North Am 1988; 72:637–660.

Beta-Lactam-Antibiotika
12. Aztreonam. The Med Let 1987; 29(May):45–46.
13. Schentag JJ, Vari AJ, Winslade NE, et al. Treatment with aztreonam or tobramycin in critical care patients with nosocomial gram-negative pneumonia. Am J Med 1985; 78(Suppl 2A):34–41.

Cephalosporine
14. Goldberg D. The cephalosporins. Med Clin North Am 1987; 71:1113–1134.

Clindamycin
15. Tedesco FJ. Pseudomembranous colitis: Pathogenesis and therapy. Med Clin North Am 1982; 66:655–665.
16. Levison ME, Mangura CT, Lorber B et al. Clindamycin compared with penicillin for the treatment of anaerobic lung abscess. Ann Intern Med 1983; 98:466–471.

Imipenem
17. Lipman P, Neu H. Imipenem: A new carbepenem antibiotic. Med Clin North Am 1988; 72:567–580.

Trimethoprim-Sulfamethoxazol
18. Cockerill FR, Edson RS. Trimethoprim-sulfamethoxazole. Mayo Clin Proc 1987; 62:921–929.
19. Foltzer MA, Reese RE. Trimethoprim-sulfamethoxazole and other sulfonamides. Med Clin North Am 1987; 71:1177–1194.
20. Mazur H, Kovacs JA. Treatment and prophylaxis of *Pneumocystis carinii* pneumonia. In: Sande MA, Volberding PA, eds. The medical management of AIDS. Philadelphia: W.B. Saunders, 1988: 181–192.

Vancomycin
21. Levine JF. Vancomycin: A review. Med Clin North Am 1987; 71:1135–1146.
22. Southorn PA, Plevak DJ, Wright AJ, Wilson WR. Adverse effects of vancomycin administered in the perioperative period. Mayo Clin Proc 1986; 61:721–724.

Sachverzeichnis

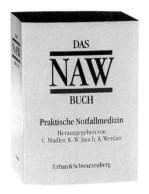